U0309613

葡萄多酚基础与临床

主　编　高海青　李保应

副主编　程　梅　刘向群　於洪建　周瑞海（美）

人民卫生出版社

图书在版编目（CIP）数据

葡萄多酚基础与临床/高海青等主编. —北京：人民
卫生出版社，2012.6
ISBN 978-7-117-15617-2

Ⅰ.①葡…　Ⅱ.①高…　Ⅲ.①葡萄-多元酚-应用-
临床药学-研究　Ⅳ.①R97

中国版本图书馆 CIP 数据核字（2012）第 084301 号

门户网：www.pmph.com	出版物查询、网上书店
卫人网：www.ipmph.com	护士、医师、药师、中医 师、卫生资格考试培训

葡萄多酚基础与临床

主　　编：高海青　李保应
出版发行：人民卫生出版社（中继线 010-59780011）
地　　址：北京市朝阳区潘家园南里 19 号
邮　　编：100021
E-mail: pmph @ pmph.com
购书热线：010-67605754　010-65264830
　　　　　010-59787586　010-59787592
印　　刷：北京人卫印刷厂
经　　销：新华书店
开　　本：787×1092　1/16　印张：31　插页：10
字　　数：785 千字
版　　次：2012 年 6 月第 1 版　　2012 年 6 月第 1 版第 1 次印刷
标准书号：ISBN 978-7-117-15617-2/R·15618
定　　价：88.00 元

打击盗版举报电话：010-59787491　E-mail: WQ @ pmph.com
（凡属印装质量问题请与本社销售中心联系退换）

毕　轶　山东大学齐鲁医院　山东省心血管疾病蛋白质组学重点实验室
蔡　茜　山东大学齐鲁医院　山东省心血管疾病蛋白质组学重点实验室
陈　琳　山东大学医学院
程　梅　山东大学齐鲁医院　山东省心血管疾病蛋白质组学重点实验室
崔晓霈　山东大学齐鲁医院　山东省心血管疾病蛋白质组学重点实验室
冯　红　山东省立医院
高海青　山东大学齐鲁医院　山东省心血管疾病蛋白质组学重点实验室
郭英帅　山东大学齐鲁医院　山东省心血管疾病蛋白质组学重点实验室
江　蓓　山东大学齐鲁医院　山东省心血管疾病蛋白质组学重点实验室
李保应　山东大学齐鲁医院　山东省心血管疾病蛋白质组学重点实验室
李　冰　山东大学齐鲁医院　山东省心血管疾病蛋白质组学重点实验室
李　曼　山东大学齐鲁医院　山东省心血管疾病蛋白质组学重点实验室
李宪花　山东大学齐鲁医院　山东省心血管疾病蛋白质组学重点实验室
李小利　山东大学齐鲁医院
梁　英　山东省千佛山医院
刘岱琳　中国人民武装警察部队后勤学院
刘相菊　山东大学齐鲁医院　山东省心血管疾病蛋白质组学重点实验室
刘向群　山东大学齐鲁医院　山东省心血管疾病蛋白质组学重点实验室
卢　梅　山东大学齐鲁医院　山东省心血管疾病蛋白质组学重点实验室
逯伟达　山东大学齐鲁医院　山东省心血管疾病蛋白质组学重点实验室
马　丽　北京市老年病医院
马亚兵　山东大学齐鲁医院　山东省心血管疾病蛋白质组学重点实验室
裴　斐　山东大学齐鲁医院　山东省心血管疾病蛋白质组学重点实验室
邱　洁　山东大学齐鲁医院　山东省心血管疾病蛋白质组学重点实验室
单培彦　山东大学齐鲁医院　山东省心血管疾病蛋白质组学重点实验室
沈　琳　山东大学齐鲁医院　山东省心血管疾病蛋白质组学重点实验室
孙大龙　山东大学齐鲁医院　山东省心血管疾病蛋白质组学重点实验室
王静茹　山东大学齐鲁医院　山东省心血管疾病蛋白质组学重点实验室
王维玲　山东大学齐鲁医院　山东省心血管疾病蛋白质组学重点实验室
魏　娜　山东大学齐鲁医院　山东省心血管疾病蛋白质组学重点实验室
许　玲　美国 Mayo 医学中心
由倍安　山东大学齐鲁医院　山东省心血管疾病蛋白质组学重点实验室

伊永亮　山东大学齐鲁医院　山东省心血管疾病蛋白质组学重点实验室

尹　梅　山东大学齐鲁医院　山东省心血管疾病蛋白质组学重点实验室

于　飞　山东大学齐鲁医院　山东省心血管疾病蛋白质组学重点实验室

於洪建　天津市尖峰天然产物研究开发有限公司

翟　茜　山东大学齐鲁医院　山东省心血管疾病蛋白质组学重点实验室

张风雷　东营市人民医院

张　蕊　山东大学齐鲁医院　山东省心血管疾病蛋白质组学重点实验室

张世阳　安徽省立医院

张　珍　山东大学齐鲁医院　山东省心血管疾病蛋白质组学重点实验室

张志勉　山东大学齐鲁医院　山东省心血管疾病蛋白质组学重点实验室

赵改霞　山东大学齐鲁医院　山东省心血管疾病蛋白质组学重点实验室

周瑞海　美国 North Carolina 大学

周　雁　卫生部北京医院

内 容 简 介

　　《葡萄多酚基础与临床》是关于天然药物葡萄多酚生物药理活性、研究开发和临床应用的国内第一部专著,详细论述了葡萄多酚的生物药理学活性,及如何应用基因组学、蛋白质组学、代谢组学和生物芯片等先进技术进行研究开发,并系统阐述了葡萄多酚在临床各系统慢性疾病中的防治和地位。全书分为上、下两篇,上篇阐述了葡萄多酚的药动学、药效学和安全性评价,以及基因组学、蛋白质组学、代谢组学和生物芯片等技术在葡萄多酚研究开发中的应用;下篇系统探讨了葡萄多酚在衰老、心血管疾病、内分泌与代谢性疾病、神经系统疾病、肿瘤、呼吸系统、消化系统、泌尿系统和眼科疾病防治中的应用及在美容中的重要作用及新进展。本书全面系统地介绍了天然药物葡萄多酚的药用价值,为天然药物和中药现代化的实现提供研究途径,并为临床慢性疾病的防治提供重要的手段。此外,为从事医学、天然药物和中医药学研究的科研人员及临床医务工作者提供参考,同时也可作为医学院校和综合性大学生命科学学院(系)、医学院(系)等相关专业师生的教学参考用书。

序 一

随着生活方式的改变,人类的疾病谱发生了巨大的变化,表现为慢性、复杂性疾病的增加,如心脑血管系统疾病、代谢性疾病、肿瘤、退行性及功能低下性疾病的发病率相应增加。这也导致医疗负担愈来愈重,甚至影响到国家的安定团结,如欧洲各国的金融危机就与此有密切关系。化学合成药物常常不可避免地引起严重的副作用和药源性疾病。加之化学合成药开发周期长、风险高、投资大、回报周期短,即使大的跨国制药企业亦难以承受。

随着社会经济的发展和科学文化的进步,世界卫生组织(WHO)提出现代医学的目的是维护健康,强调预防为主。人们的健康观念也发生了明显改变,回归自然,追求绿色已成为时尚。早在20世纪末,世界范围内开始重视对天然药物的研究和应用。随着对天然药物的需求日益旺盛,世界各国均着力于天然药物的研发,促进了天然药物研发、生产、流通的迅速发展。

葡萄多酚是一种植物多酚类物质,广泛存在于葡萄籽、葡萄皮与果汁中。葡萄多酚主要包括原花青素和白藜芦醇及其糖苷类化合物成分,具有较强的抗氧化、抗非酶糖基化活性,并通过调节血脂、稳定斑块、降低血压、防治血栓形成等作用,从而发挥良好的心脑血管干预作用。此外,葡萄多酚还具有改善胰岛素抵抗、抑制糖尿病血管并发症的发生发展、抗突变、抗肿瘤、抗辐射、抗过敏、抗炎、抗病毒和抗菌等多种药理活性。葡萄多酚无明显的毒副作用,是"药食同源"的一种材料,适量食用可起到一定的养生保健、防病治病的目的,受到大众的欢迎。

山东大学高海青教授课题组一直致力于葡萄多酚干预多种慢性疾病的临床和基础研究,积累了丰富的经验,特别是应用蛋白质组学技术研究葡萄多酚抗糖尿病血管并发症的作用靶点方面,取得了突出的成绩。他们在此基础上,结合国内葡萄多酚研究和临床应用的最新进展,撰写了《葡萄多酚基础与临床》一书。

全书分上、下两篇,上篇阐述了葡萄多酚的药动学、药效学和安全性评价,以及基因组学、蛋白质组学、代谢组学和生物芯片技术在葡萄多酚研究开发中的应用;下篇系统探讨了葡萄多酚临床应用的最新进展,包括在衰老、心血管疾病、内分泌与代谢性疾病、神经系统疾病、肿瘤、呼吸系统、消化系统、泌尿系统、眼科疾病防治及其在美容中发挥的重要作用。本书是国内首部介绍葡萄多酚药理活性、研究开发的著作,并重点介绍了葡萄多酚在慢性疾病防治中的作用,将对葡萄多酚的深入研究和深度开发提供有益的指导和借鉴,具有重要的应用价值和学术影响。

　　有感于一个学科带头人率领他的团队，围绕一个研究方向，十几年深耕不已、持续攻关，这种执著的科学精神，令人敬佩。我深信此书的出版将会有力推进我国天然药物和中医药的研究开发及临床应用，为健康科学作出重要贡献。

中国工程院　院士

中国中医科学院　院长

天津中医药大学　校长

2011 年初冬月

序 二

　　天然药物是指自然界生长、繁殖、分布、存在着的植物、动物和矿物等保持自然物理、化学特性的药物。它随各国用药习惯的不同，又有民间药、草药、传统药之称。近年来，从天然产物中寻找创新药物，在阐明天然药物生物药理活性的基础上研制新的天然药物活性成分，是当今国际上重要的发展趋势。目前，已发现人类患有 3 万多种疾病，其中 1/3 依靠对症治疗，极少数能够治愈，大多数尚缺少有效的治疗药物。以往工业化国家多用合成药物，其副作用、抗药性及引起药源性疾病较多。

　　在众多天然药物中，葡萄一直是经久不衰的研究课题。葡萄是常见的水果之一，也是酿酒的原料，中医认为葡萄果、根、藤均可入药，《本草纲目》记载"葡萄味甘、涩，性平，无毒。主筋骨湿痹，益气增力强志，令人肥健，耐饥饿风寒，轻身不老延年。食用或研酒饮又可通利小便，催痘疮不出"。从 20 世纪 50 年代以来，人们从葡萄果实、叶和其他部位分离、鉴定的多酚化合物、脂肪酸、维生素、酶、碳水化合物、氨基酸、多肽和蛋白质、萜烯与挥发油成分以及脂类、果胶和蜡等物质达 100 多种。在众多成分之中，人们最感兴趣的是原花青素和白藜芦醇，因为葡萄的医疗功效大都与这些成分的药理活性有关。葡萄多酚是一种植物多酚类活性物质，主要存在于葡萄籽和葡萄皮之中，包括原花青素和白藜芦醇及其糖苷类化合物。其中尤以对来自葡萄皮和籽的原花青素和白藜芦醇的研究为最深入、最广泛、最成功，取得了突破性的进展。

　　随着现代药理学、分子生物学等理论及相关技术的发展，葡萄多酚的开发途径和手段也在不断现代化。最近的研究证实，应用基因组学、蛋白质组学和生物芯片技术，能够全面理解葡萄多酚的作用机制，研究疾病状态下以及葡萄多酚处理后基因和蛋白的差异变化，可以发现新的、潜在的药物作用靶点，从而促进我国实现天然药物研发的现代化和研制开发出一批具有自主知识产权的创新药物，提升我国在未来全球制药业中的竞争力。

　　《葡萄多酚基础与临床》是在山东大学高海青教授长期致力于天然药物葡萄多酚的基础与临床研究的基础上，结合国际上葡萄多酚临床应用的最新进展撰写而成。它是我国第一部系统介绍葡萄多酚生物药理活性，并应用基因组学、蛋白质组学和生物芯片等先进技术深入揭示其分子作用靶点，重点阐述葡萄多酚在临床慢性病防治中的重要价值和地位的专著。

　　该书的出版将有利于积极推进我国天然药物的发展，对于我国科技人员开展和加强其他天然药物的研究具有广泛的参考价值和借鉴意义。同时，该书基于编者作为老年医学临床工作者数十年的临床实践,从临床疾病的角度全面阐述了葡萄多酚在慢性病防治中的重要地位。因此,该书对于科技人员和临床医生具有较强的实用价值和研究指导意义。

中 国 药 学 会 理事
山东省药学会理事会 副理事长
山 东 大 学 副校长

2011 年 12 月

前　言

随着经济的发展、人民生活水平的不断提高、生活方式的改变及人口的老龄化,人类的疾病谱发生了明显的变化,表现为慢性非传染性疾病,特别是多脏器疾病发病率增加,冠心病、脑卒中、恶性肿瘤、糖尿病和因衰老引起的功能低下性疾病已经成为严重危害人民健康和生活质量的主要疾病。随着疾病谱改变、药源性疾病不断增多、健康观念转变,在世界范围内,回归自然、重视天然药物已经成为社会发展的主要潮流,强调预防为主,提倡药疗不如食疗,通过日常摄服少量天然药物,对机体进行及时的微细调节以保持机体的正常平衡,达到保健养生、防病治病、健康长寿的目的。

大自然种类繁多的植物、动物和微生物,为人类造就了各式各样的化合物,这些天然产物是现代新药发现的重要来源。近20年来,采用现代生物技术也开发出几十种具有特殊疗效的天然药物。100多年来,在涉及的众多天然药物中,葡萄多酚一直是经久不衰的研究课题。葡萄多酚包括原花青素和白藜芦醇及其糖苷类化合物,其中原花青素成分较为复杂,主要是以儿茶素或表儿茶素为单体缩合而成的聚合物,其中以低聚体(二聚、三聚、四聚体)生物活性最强,又称为寡聚体,五聚以上为高聚体,还含有部分单体。葡萄多酚作为一种天然植物成分,无明显的毒性反应,在国内外的应用非常广泛。最近的研究证实,应用基因组学、蛋白质组学和生物芯片技术,能够全面理解葡萄多酚的作用靶点,研究疾病状态下以及葡萄多酚处理后基因和蛋白的差异变化,可以发现新的、潜在的药物作用靶点,从而促进我国实现天然药物研发的现代化,研制开发出一批具有自主知识产权的创新药物,提升我国在未来全球制药业中的竞争力。

本书的编者们自20世纪80年代末期开始进行葡萄多酚的研究和开发,至今已经有30余年。重点在葡萄多酚治疗心脑血管疾病、糖尿病及其血管并发症等慢性病作用机制的基础和临床方面,尤其是应用先进的蛋白质组学、生物信息学技术,深入揭示了葡萄多酚保护糖尿病血管病变的作用靶点及通路,取得了丰硕的成果。在此基础上,结合了国内外葡萄多酚基础研究和临床应用的最新进展,撰写了该部著作。

本书详细论述了葡萄多酚的生物药理学活性,应用基因组学、蛋白质组学、代谢组学和生物芯片等先进技术进行研究开发,并系统阐述了葡萄多酚在临床各系统慢性疾病中的防治和地位。全书分为上、下两篇,上篇阐述了葡萄多酚的药动学、药效学和安全性评价,以及基因组学、蛋白质组学、代谢组学、生物芯片和生物信息学等技术在葡萄多酚研究开发中的应用;下篇系统探讨了葡萄多酚在抗衰老、心血管疾病、内分泌与代谢性疾病、神经系统疾病、肿瘤、呼吸系统、消化系统、泌尿系统和眼科疾病防治中的应用及在美容中的重要作用及新进展。本书全面系统地介绍了天然药物葡萄多酚的药用价值,为天然药物和中药现代化的实现提供研究途径,并为临床慢性疾病的防治提供重要的手段。本书可为从事医学、天然药物和中医药学研究的科研人员及临床医务工作者提供参考,同时也可作为医学院校和综合性大学生命科学院(系)、医学院(系)等相关专业师生的教学参考用书。

　　本书承蒙天津中医药大学校长张伯礼院士和山东大学副校长娄红祥教授在百忙之中给予帮助和指导,并欣然作序,在此表示衷心的感谢。

　　本书在编写过程中,总结了课题组成员数十年对葡萄多酚研究开发和临床应用的丰富经验,并参阅了大量的国内外文献。虽经编者细心修改和校对,仍难免有不足之处,承望各界专家和读者不吝指正,为本书提供宝贵意见。

山东大学齐鲁医院老年病科

高海青　李保应

2011 年 12 月

目　录

上篇　葡萄多酚的基础研究

上 篇
葡萄多酚的基础研究

第一章 总论

第一节 葡萄多酚的研究概况

葡萄多酚(grape seed polyphenols,GSP)为葡萄籽提取物的主要有效成分,它包括原花青素和芪类。原花青素(procyanidins,简称 PC)成分较为复杂,主要是以儿茶素或表儿茶素为单体缩合而成的聚合物,其中以低聚体(二聚、三聚、四聚体)生物活性最强,又称为寡聚体(oligomeric proanthocyanidins,简称 OPC),五聚以上为高聚体,还含有部分单体;另外,芪类主要包括白藜芦醇及其糖苷类化合物。葡萄多酚是受关注程度最深、范围最广的一类天然多酚类成分,其研究发展历史与天然药物的研究发展历史息息相关。

一、天然药物的研究历程

天然药物是药物的一个重要的组成部分,是从植物、动物和微生物等天然资源中开发出来的药物。天然药物具有化学多样性、生物多样性和类药性的特点,包括来自植物的,如阿片、人参、大黄等;来自动物的,如牛黄、鹿茸、蟾酥、海马等;来自人类的,如紫河车等;来自矿物的,如石膏、朱砂、雄黄等。

远古时代的原始人在寻找食物时,意外地发现服用某些植物和动物后会引起不同的生理反应。人类在以身试药、日积月累了大量的实践经验后,开始利用这些天然物质来治疗疾病,经过无数次的试验和失败,终于发现了天然药物,我国称之为中草药或中药。诞生在古代埃及文化中的生药利用,传入希腊、阿拉伯文化中,后来纳入欧洲的近代医药学;诞生在中国和印度的自成体系的传统医药学发展到今天,其药物都属于天然药物领域,生命体的内源性活性物质也属于天然药物领域。

公元前,尼罗河(Nile)、底格里斯河(Tigris-Euphrates)、印度河(Indus)和黄河 4 大流域的发达文化,在经历了使用天然物质的漫长历史之后,于 18 世纪末,各种有机酸、甘油等被相继发现;到 19 世纪初,从阿片中分离吗啡,开创了生药有效成分利用的先河,人们开始尝试了解这些物质的生物活性作用。这些是天然药物化学形成的初级阶段,主要以发现和分离化学成分为特点。如:1769 年酒石酸、乳酸、尿酸和甘油酯的分离;1777 年将化学划分为无机化学和有机化学;1805 年 21 岁的德国药剂师 Friedrich Sertürner 从罂粟中首次分离出单体化合物吗啡(morphine),开创了从天然产物中寻找活性成分的先河。这一伟大功绩不仅是人类开始利用纯单体化合物作为药物的标志,也是天然药物化学初级阶段开始形成的标志。19 世纪又陆续从植物中分离出具有活性的单体化合物:吐根碱(emetine)、马钱子碱(brucine)、士的宁(strychnine)、金鸡纳碱(cinchonine)、奎宁(quinine)、咖啡因(caffeine)、尼古丁(nicotine)、可待因(codeine)、阿托品(atropine)、可卡因(cocaine)和地高辛(digitoxin)

等。19世纪末,天然药物化学学科开始真正形成。20世纪初,青霉素的偶然发现以及广泛应用不仅扩大了天然药物的研究范围,同时也加速了其发展速度。20世纪50年代,Wall博士从中国特有植物喜树(Camptotheca acuminata Decne)中分离出抗癌活性成分喜树碱(camptothecine),后经结构修饰,诞生了抗癌药物Irinotecan和Topotecan;20世纪60年代从植物中发现的抗癌药物长春碱(vinblastine)和长春新碱(vincristine)以及1989年美国批准上市的长春碱衍生物vinorelbine;美国Merck公司筛选开发并于1987年被批准上市的用于治疗高胆固醇血症和混合型高脂血症的药物洛伐他汀(lovastatin)也是来源于自然的、最成功的、里程碑式的标志性天然药物之一;20世纪90年代从红豆杉中发现的抗癌药物紫杉醇(taxol)及其衍生物多西他赛(docetaxel)等,这些都是天然药物研究开发的成功例证。天然化合物的分离极大地促进了纯化技术的飞跃发展,这些纯化技术使微量物质的分离成为可能。

结构确定是在结合反应模式和元素分析及降解到已知结构小碎片的条件下进行的。这些较早的工作带来了许多新的、有价值的反应和重排的发现。碎片结构的确定常常是通过精细的化学合成来完成的,全合成十分复杂。从实用和商业角度来考虑,常常需要改变实验室的合成过程;由此带来了化学合成技术上的革命。一系列新的合成路线的设计和特异进行的天然化合物的化学合成极大地促进了有机合成的发展。此时期内,天然产物化学家和有机化学家确定了大量天然化合物的结构。但是,较早提出的化合物结构不是十分慎重的,除非通过化学合成方法已合成了这个化合物。另一方面,此时期内也极大地促进了天然化合物生物合成的研究,科学家们根据天然化合物的生物合成路线确定天然化合物的结构。这一时期天然药物化学最明显的发展就是生物合成物质的识别。天然产物化学家和有机化学家对于已确定的大量天然化合物的结构按照生源、药理活性或结构进行分类,在快速而正确地决定结构过程中,早期的生物信息学起了积极作用。化学家们的创造性和直觉不断地揭示出不同化合物的生物合成途径,如:萜类有共同的合成材料——甲戊二羟酸的结构单元,生物碱源于 α-氨基酸等。因此生物细胞合成天然化合物的奥秘被逐渐揭示。不同分类的化合物具有不同的生物合成途径。前体化合物和中间体的鉴定,揭示细胞内酶催化的反应有其离体相互对应的物质,其机制可以通过已知的有机化学反应机制来解释。仿生研究引导出新的、完美的合成过程,生物合成物质不断地被应用于结构确定上,用以修正错误的"非天然结构"。

20世纪是天然药物化学迅速发展和"药味"浓郁的时期,以色谱技术用于天然化合物的分离、纯化,谱学技术渗透到结构鉴定和生物活性试验普遍开展为特点。1906年俄国植物学家茨维特(Tsweet)使用碳酸钙为吸附剂、石油醚为洗脱剂,通过柱色谱技术研究植物叶的化学成分,得到3种颜色的6个色带,并首次提出了"色谱"概念。此后的20年间,没有人关注这一伟大的发现。1931年德国的Kuhn和Lederer再现了茨维特的某些实验,用氧化铝和碳酸钙分离了 $\alpha2$、$\beta2$ 和 $\gamma2$ 胡萝卜素,从此色谱技术开始得到重视。之后出现了液-液色谱法、气-液色谱法、毛细管柱气相色谱法、高效液相色谱法、超临界流体色谱法、毛细管区带电泳法,由于James和Martin提出了从理论到实践都比较完整的气-液色谱方法而获得1952年的诺贝尔化学奖。色谱技术已在21世纪的天然药物化学领域发挥其不可替代的重要作用。1944年,Perkin-Elmer公司生产了世界上第一台红外光谱仪,并于20世纪50年代初开始应用于天然化合物的结构研究,开创了现代谱学技术应用于天然化合物结构研究的第一个里程碑。1952年从蛇根木[Rauvolfia serpentina(L.)Benth. exKurz]分离出结晶性利血平(reserpine)。其后美国杰出化学家 Woodward 在他合成的利血平论文中发表 30 多幅红外光谱图，并评价："不管反应所得到的混合物纯度多差，或生成预期产物的希望何等渺茫，如果采用红外光谱对它们做常规检测，往往会为重大的发现提供某些线索，这是其他方法难以胜任的……"。目前各种型号傅里叶变换红外光谱仪的相继问世，使检测样品量少至微克级。

20 世纪初质谱仪诞生，从 EI、CI 到 FAB、ESI、MALDI 等软电离技术的出现及后两者与 TOF 检测的搭配，质谱仪对于测定天然化合物的分子量和分子组成表现出了明显的优势和不可替代性。从 1953 年出现第一台 30MHz 连续波核磁共振波谱仪（CW-NMR）到 20 世纪 70 年代初推出的脉冲傅里叶变换核磁共振波谱仪（PFT-NMR），NMR 经历了 30、60、90、100、300、400、500、600、800 及 900MHz 的发展过程，今天已在天然药物化学领域广泛应用。虽然仅 50 余年历史，但其成就非常惊人，已经两次获得诺贝尔奖。一次是布洛赫（FelixBloch）因为"发展了核磁精密测量的新方法以及一些有关的发现"，与珀塞尔分享 1952 年度诺贝尔物理学奖，使 NMR 用于物质结构分析等领域，引发了 20 世纪 70 年代波谱仪的革命；另一次是恩斯特（Richard R. Ernst）由于"在高分辨率核磁共振波谱学研究中作出的划时代贡献"而获 1991 年度诺贝尔化学奖。由于 NMR 能够提供有关化学结构及分子动力学的信息，所以已成为分子结构解析的一个有力工具，尤其是现在用多核、多维 NMR 方法来确定蛋白质、多糖、核酸等的三维空间构象。由于 NMR 技术在天然产物化学成分结构解析上的应用，使天然药物化学结构研究手段发生了革命性变化。目前，几乎没有一个新的天然化合物的结构确定不是由 NMR 来完成的。回顾 NMR 应用历史，正如恩斯特所言：NMR 像一棵大树，发展最早和应用最早的领域是物理学即树根，然后是在化学有机分子结构领域的应用即树干，再后来是枝繁叶茂的生物化学和医学应用。NMR 技术使我们取得越来越多的丰硕成果。目前气相色谱-傅里叶变换红外光谱联用技术（GC-IR）、气相色谱-质谱联用技术（GC-MS）、高效液相色谱-傅里叶变换红外光谱联用技术（LC-IR）、高效液相色谱-质谱/质谱联用技术（LC-MS/MS）、高效毛细管电泳与电喷雾电离质谱的在线耦合、高效液相色谱-核磁共振波谱联用技术（LC-NMR）等已在天然药物化学研究中有了不同程度的应用。进入 20 世纪，天然药物化学研究的进展越来越依赖于药理学家的配合，生药中生物活性物质的研究逐渐成为热点，从单纯的化合物活性研究发展到跟踪分离。早期的活性跟踪分离主要采取：单项技术、单一靶标筛选，如：用四氧嘧啶性糖尿病大鼠模型筛选生药中抗糖尿病活性成分，用蛙心模型筛选强心活性成分等；单项技术、多靶标筛选，如：采用整体未麻醉大鼠对生药进行多种靶标的筛选，观察中枢神经抑制活性、安定活性、交感神经兴奋活性、副交感神经兴奋活性、周围血管扩张活性、利尿活性、代谢性毒性等；特异性活性筛选，如以多种离体器官为模型的筛选；特异性和多靶标结合的活性筛选，如：对生药进行一般的活性筛选、测定长期给药的作用和试验化学治疗的潜力。尽管靶标在更新，但活性跟踪分离的基本思路是一致的。至 20 世纪 80 年代，随着长期药物研究经验的积累和科技的进步，尤其是分子生物学、分子药理学、分子病理学、微电子技术以及基因组学、蛋白质组学、糖组学的出现和发展，水到渠成地出现了创新药物的高通量筛选（high throughput screening, HTS）或大规模集群式筛选。在 HTS 中的 5 个子系统（高容量的样品库、化合物库系统，自动化的操作系统，高灵敏度的检测系统，高效率的数据处理系统，高特异性的药物筛选系统）中，高容量的样品库、化合物库系统非常适合于天然产物。首先，天然产物是人类赖以生存的条件，对人类友好，是朴素药物的来源；其次，天然产物具有生物多样性（biological diversity），为药物筛选提供了天然的样品库;再次,天然产物具有化学多样性(chemodiversity),为药物筛选组建了高容量的化合物库,使药物类型、活性、构效关系的研究集约式高度一体化。HTS引导的天然药物化学研究为天然药物化学学科的发展创造了良好的机遇,尤其对于几个世纪以来用于人体治疗的传统天然药物,可以认为在开始生物活性筛选之前就已经成功地完成了针对各种治疗目的的临床试验。天然产物研究者的主要任务是如何确定、分离和鉴定有用的化学活性成分。21世纪将是天然药物化学有史以来发展最快的时期,其主要任务包括:用现代科学技术方法对传统药物进行再评价,使经验实验化、定性和定量化,质量标准制定的化学和生物活性"指纹"化。生药基源动物、植物、矿物和近源物种化学成分的研究,并探讨其生物活性(包括有效性和毒性)的差异,开发新的药用资源,走可持续性利用之路。以经验和生物活性为线索,寻找创新药物研究的候选化合物。以天然化合物为工具,探讨生物活性作用靶点,发展新的天然药物筛选模型。以天然化合物为工具药物,服务于疾病的发生和发展机制的探讨。以有生物活性的化合物为工具,指导天然化合物提取、分离和纯化的合理工艺设计。根据天然化合物的亲缘性和生物合成途径及模拟生物酶催化机制,进行仿生合成设计。根据化学物种的进化,从分子水平探讨生物进化。研究天然化合物在动物、人体等的吸收、分布、代谢、排泄、有效性和毒性,进行合理的药物设计。对有用药物代谢酶进行体外异源表达,发展先导化合物结构的体外生物酶优化工艺。充分利用天然手性化合物资源,开展手性药物研究。总之,20世纪末和21世纪世界科学技术的发展为天然药物化学的发展创造了前所未有的机遇,促进了天然药物化学学科发展新的变迁。

二、葡萄多酚的研究历程

葡萄多酚中的主要成分是原花青素,其发现者是法国著名化学家、生物学家杰克·马斯魁勒博士。在他长达50余年的科研生涯中,对原花青素进行了细致深入的研究。其科研成果有多项在美国、法国、意大利等国申报了专利。同时,松树皮提取物还被制成药品,在多个国家销售,对人类健康产业的发展产生了广泛、深远的影响。

"二战"后的法国,物资极度匮乏。为了解决牲口的饲料问题,法国农业部决定把花生下脚料利用起来,这其中包括花生皮和花生仁的包衣。但法国农民抱怨说他们的牲畜并不喜欢吃这种饲料。农业部的官员们想知道法国的牲畜们为什么如此挑食,是否是因为花生皮或仁的包衣中含有什么有毒物质? 农业部将这一研究课题委托给法国科学院,科学院将这一课题委托给法国波尔多大学研究生院,最后这一任务落在了当时正在波尔多大学研究生院做博士论文的年仅25岁的马斯魁勒身上。他成功地完成了这个科研课题,首先证实这种饲料没有任何毒性,然后推断说,牲畜们之所以不喜欢吃是因为在花生仁的包衣中含有一种此前还从未被人分离鉴定过的物质,这就是原花青素,这种物质的味道非常苦涩。科研课题结束了,法国农业部的疑问被完全澄清,但是马斯魁勒并没有终止这项研究。因为他在实验中发现一个有趣的现象:当把从花生包衣中提取出来的原花青素喂养实验动物时,动物的血管强度在短时间内就可以提高1倍,血管的渗透性明显降低;用患水肿的老鼠做实验,水肿症状可得到明显改善。这证明原花青素是效果显著的血管增强剂。从此开始,马斯魁勒将其毕生的精力都投入到对原花青素的研究开发上。他又陆续证明原花青素是广泛存在于植物界的一种物质,具有极强的抗氧化性,一般只存在于果实的皮及植物的子实部,其作用主要是保护植物中易氧化的成分,如花生仁中的油脂。由于其在花生仁包衣中含量都很低,尽管证明该物质可以用于调节血管功能,但无法实现大规模的商业生产而失去实际意义。

若干年后,马斯魁勒偶然读到一本有关 Jacquer Carter 美洲探险的书,了解到在1534至1535年的冬天,有一队法国人正在现加拿大魁北克地区的圣劳伦斯河中航行探险,由于时值寒冬,河水结冰,航队被困,船员们依靠船上储藏的食粮维生,吃不到任何新鲜蔬菜。体质莫名其妙地变得虚弱,有些人表现出了关节疼痛,皮肤出现巨大红褐色斑点,牙龈肿胀溃烂,牙齿松动脱落等症状。不久后,一些体质较弱的人就在绝望中死去了。这实际上就是被后人称为坏血病(维生素 C 缺乏症)的疾病。事实上,16世纪的远洋探险队员们有许多人因患坏血病而客死他乡。但是这些法国人遇到了一个印第安土著人,并从此人处拿到一种松树的树皮和松针捣碎熬汤,然后将汤喝下,剩余的残渣涂敷在患病的关节等处,法国人获救了。看完这篇文章,马斯魁勒想到:挽救了船员们的松树皮中除了含有维生素 C 外,很可能还含有原花青素。花生仁包衣中的原花青素可保护花生仁中的油脂不被氧化腐烂,松树中也有大量的松脂,从这一点看,每一棵松树就是一粒"巨大的花生"。激动不已的马斯魁勒博士亲自去了加拿大魁北克地区进行研究。结果证实了他的推想:松树皮提取物除含有维生素 C 之外,还含有"维生素 C 伴随剂——原花青素"。它们二者协同对付坏血病,原花青素的作用之一就是保护维生素 C 在到达起效部位之前不被氧化失活。因此也有人将原花青素称为维生素 C 增效剂。

此后,马斯魁勒在法国海岸的树皮中也发现了含有大量的原花青素。这一发现促使其找到了大量提取原花青素的新资源。在20世纪50年代,松树皮提取物(其中含有约85%的原花青素)在法国被注册为药物,其商品名为 Pycnogenol,用于提高血管的抵抗力,降低毛细血管的脆性和通透性。这是原花青素的第一个明确适应证。在随后的实际应用中,欧洲的医生们从他们的患者所反馈的信息中获得,原花青素的功能并不仅仅局限于血管系统疾病,它对诸如花粉过敏、关节炎、胃溃疡等疾病同样也具有明显的疗效。

20世纪70年代,马斯魁勒又发现了获得原花青素的另一个更好的资源——葡萄籽。用葡萄籽提取原花青素含量高达95%,并且他还用葡萄籽中的原花青素系统做了一系列实验,如生物利用度实验、毒性试验、"三致"实验(致畸、致癌、致突变)等,这一切都是为了将原花青素打入美国市场。从此,葡萄籽中提取的原花青素也就是葡萄多酚被广泛地应用到保健食品中。

20世纪80年代,自由基对健康的影响日益为人们所认识。由于原花青素具有强烈的抗氧化作用,而自由基也是通过氧化损伤来危害健康,马斯魁勒博士做了原花青素的自由基清除活性实验。实验结果证明原花青素是迄今为止所发现的最强效的自由基清除剂,其抗自由基氧化能力是维生素 C 的20倍、维生素 E 的50倍,尤其是其体内活性,更是其他抗氧化剂无法比拟的。

1986年,马斯魁勒就原花青素的自由基清除剂功能在美国申请了专利,原花青素作为一种抗氧化功能食品正式进入美国市场,由于不再受作为药物时需要明确适应证的限制,原花青素基于清除体内过量自由基的功效,其应用范围越来越广。实验应用证明,目前已发现原花青素对70多种疾病具有直接或间接的预防治疗作用。

葡萄多酚历经30多年的研究、开发,其优越的生物学活性已为人们首肯。目前,它在法国、意大利等欧洲国家已经作为一般的药品在销售;在美国、日本由于药品法的规定,只作为营养补充剂来销售。在我国已投产,目前也作为保健食品销售,现已有众多商业品牌上市。

对葡萄多酚的开发具有极大的市场潜力和经济效益,而葡萄多酚也将成为具有广阔发展前景的天然药物。

三、白藜芦醇的研究历程

白藜芦醇(resveratrol,简称 Res)的化学名称为芪三酚(3,4′,5-trihydroxystilbene),为无色针状结晶,分子式 $C_{14}H_{12}O_3$,分子量228.25,结构式有顺、反式两种。其反式异构体的生物活性强于顺式异构体,而在紫外线的照射下,反式白藜芦醇能够转化为顺式结构,并各自可以与葡萄糖结合形成顺、反式。白藜芦醇常与葡萄糖结合,以糖苷的形式存在。

白藜芦醇广泛存在于植物中,目前至少在21科31属的72种植物中发现了白藜芦醇及其苷类成分,如葡萄科的葡萄属、蛇葡萄属,豆科的落花生属、决明属,百合科的藜芦属,桃金娘科的桉属,蓼科的蓼属、大黄属等。花生、桑椹、葡萄、蓝莓、酸果蔓、菠萝蜜、虎杖、大黄、桉树、买麻藤、云杉、黄花羊蹄甲、樟子松、毒草秃百合、蓝色羊毛草等中都有白藜芦醇成分,但在葡萄、虎杖、花生和朝鲜槐等植物中,尤其是在种皮中含量较高,并且在我国的传统中药中除虎杖外,何首乌等植物也发现了白藜芦醇的存在。白藜芦醇最早被发现于1924年,直到1940年才首次从毛叶藜芦的根部获得,由于得到的是白色结晶,而称为白藜芦醇。现在主要由蓼科植物虎杖 Polygonum cuspidatum Sieb. et Zucc. 的根茎提取。1963年 Nonomura 等提出白藜芦醇是某些草药治疗炎症、脂类代谢和心脏疾病等的有效成分;其合成在受到紫外线照射、机械损伤及真菌感染时急剧增加,并且能够抵抗灰霉菌(Botryscinerea)的侵染,是植物体在逆境或遇到病原侵害时分泌的一种抗毒素,故称之为“植物杀菌素”。1976年,Langcake 和 Pryce 发现在葡萄的叶片中存在白藜芦醇,后来发现其主要存在于葡萄叶和葡萄皮中,果肉含量极少。新鲜的葡萄皮中含 $50\sim100\mu g/g$ 的白藜芦醇。

白藜芦醇首次发现以后并未引起人们的重视,直到20世纪90年代因为“法国悖论”的出现才被人们所关注:法国居民对脂肪的摄取量与英国等国家相近,但冠心病的发病率却较低,经过调查人们发现这种现象是因为法国人经常饮用的红葡萄酒中含有白藜芦醇这种物质而造成的。近年来随着心血管疾病、癌症等恶性疾病的大量发生,严重影响了人们的生活质量。研究显示,白藜芦醇可以预防和缓解多种疾病,其中就包括癌症、心血管疾病等。

2006年,《白藜芦醇改善高热量摄入大鼠的健康和存活能力》在《Nature》杂志上的发表,将白藜芦醇的研究再次推向了新的高潮。该文章指出,SIRT1 基因可调控葡萄糖和胰岛素产生、脂肪代谢和细胞生长,以此可推测 SIRT1 基因能调节哺乳动物体内的热量限制。在筛选的20 000个化合物中,鉴定出约25个能在体外提高 SIRT1 基因的活性。白藜芦醇是很多植物在应激反应下产生的小分子物质,也是该项研究中发现最具活性的化合物。体外实验发现,白藜芦醇对过氧化氢诱导的红细胞溶血和 DNA 损伤有明显的抑制作用,且能抑制兔肝匀浆丙二醛的生成。2006年,意大利科学家发现白藜芦醇能够延长脊椎动物的寿命。欧美有报道白藜芦醇可以减缓阿尔茨海默症患者海马神经衰退并且防止认知能力退化,表明白藜芦醇可以有效地防止老年痴呆。

白藜芦醇已成为科学家们高度重视的天然活性成分,其具有抗肿瘤、抗心血管疾病、抗炎、抗氧化、保肝、保护神经系统等多种药理学作用和保健功效,现在已被美国、日本、加拿大列为保健品。在我国,白藜芦醇植物提取物被制成了具有降脂、抗癌的胶囊,还将其添加到各种酒中。白藜芦醇具有丰富的自然资源以及优良的生物活性。因此大力开发与之相关的保健品和医疗产品将具有广阔的市场前景及良好的经济效益。

第二节 葡萄多酚的分布和主要来源

一、原花青素和白藜芦醇在自然界中的分布

（一）原花青素在自然界中的分布

原花青素（proanthocyanidin,简称 PC）可视作花青素（cyanidin）类物质的聚合物,因其在加热的状态下能产生红色的花青素而得名,是一类在植物界广泛存在的多酚化合物。1961 年德国 Karl 等从英国山楂（*Crataegus oxyacantha*）新鲜果实的乙醇提取物中首次分离出 2 种多酚化合物。1967 年美国学者 Joslyn 等又从葡萄皮和籽提取物中分离出 4 种多酚化合物,他们观察到的多酚化合物在酸性介质中加热均可产生花青素,这类多酚化合物即为原花青素。从 20 世纪 80 年代以来,各国学者对原花青素的研究日益深入,主要针对葡萄、山楂、苹果（*Malus pumila*）、番荔枝（*Annona squamosa*）、野草莓（*Fragaria vesca*）、扁桃（*Prunus dulcis*）、高粱（*Sorghum vulgare*）、可可（*Theobroma cacao*）、日本罗汉柏（*Thujopsis dolabrata*）、白桦树（*Betula platyphylla*）、花旗松（*Pseudotsuga menziesii*）、海岸松（*Pinus pinaster*）、耳叶番泻（*Cassia auriculata*）、野生刺葵（*Phoenix sylvestris*）和大黄（*Rheum palmatum*）等植物的原花青素进行研究。

1. 原花青素资源在不同物种中的分布 原花青素主要分布于葡萄科、十字花科、禾本科、豆科、旋花科、无患子科、胡颓子科、蔷薇科、杜鹃花科、蓼科、银杏科、桃金娘科、玄参科、桦木科、大戟科、茶科、梧桐科、松科、杨柳科、柿科和樟科等。从分类学角度,蔷薇科、豆科和松科的物种分布比较多,旋花科及无患子科次之,禾本科和胡颓子科等再次之。因此,作为原花青素的资源,随着蔷薇科、豆科及松科的物种分布也随之较广。该科属的植物中含有与原花青素质量相关的遗传基因,因此,在这些科属中发现和寻找原花青素的新资源均具有理论及现实意义。

从单个植物资源总量来分析原花青素的分布,豆科的大豆和蚕豆、禾本科的黑稻和黑玉米及十字花科的油菜资源总量比较丰富。松科、桃金娘科、桦木科、杨柳科和梧桐科等一些物种均属于乔木,资源总量也相对比较丰富。葡萄科资源总量适中,蔷薇科等其他一些科属的单个植物资源总量则相对有限。从研究状况来看,葡萄科和松科是迄今为止研究范围最广、最深入的原花青素资源。尽管其资源总量相对而言并非十分丰富,但原花青素提取率高,所得原花青素质量较好。因此许多植物提取物厂家依然认为它们是目前最重要的原花青素资源。值得注意的是,十字花科的油菜、油菜子的资源总量相当丰富,据官方统计,中国 2007 年油菜子总产量超过 1000 万吨。油菜子皮约占油菜子重量的 7%,即有 70 万吨之巨。其皮中含有大量的原花青素,但是现在油菜子皮一般作为油料加工的废弃物,尚未合理开发利用。因此油菜子皮是一种潜在的重要原花青素资源,但关于油菜子原花青素的研究尚处于起步阶段,需要进一步深入研究。从中提取原花青素属于废弃物利用,具有重要的资源循环利用意义。

2. 原花青素在植物器官中的分布 原花青素在不同科属中的资源分布是不同的。

自然界中许多含有原花青素的植物,其果实、花、叶、茎及根中均可能含有原花青素,但是原花青素的含量与组成因植物的种类、器官、地域或生长期不同而不同。

(1) 植物果实中的分布:大量研究结果显示原花青素在植物果实中的含量相对较高。其中葡萄籽的原花青素在质量和含量上均比较突出。由于鲜食葡萄籽资源比较分散而不易得,而酿酒葡萄籽资源比较集中,适于作为原花青素开发利用的原料。为了拓展植物资源,近年来研究人员也开始致力于探索其他富含原花青素的果实资源。目前国内外关于原花青素植物果实资源的研究对象主要有以下植物:葡萄(*Vitis vinifera*)、油菜(*Brassica campestris*)、油茶(*Camellia oleifera*)、黑豆(*Glycine max*)、稻(*Oryza sativa*)、高粱(*Sorghum vulgare*)、可可(*Theobroma cacao*)、蚕豆(*Vicia faba*)、扁豆(*Lablab purpureus*)、荔枝(*Litchi chinensis*)、沙棘(*Hippophae rhamnoides*)、苹果(*Malus pumila*)、黑莓(*Rubus allegheniensis*)、野草莓(*Fragaria vesca*)、山楂(*Fructus crataegi*)、桂圆(*Dimocarpus longgana*)、越橘(*Vaccinium myrtillus*)、沙枣(*Elaeagnus angustifolia*)、酸果蔓(*Oxycoccus palustris*)、柿子(*Diospyros kaki*)、山竹(*Garcinia mangostana*)、石榴(*Punica graatum*)等的果实,即包括上述植物的果肉、种子或果皮或兼而有之。

在上述植物果实中,关于葡萄籽的原花青素组成、化学结构与保健功能的研究相对较多。文献报道葡萄籽所含的原花青素量相对较高,大约占干品的3.9%。J. Yamakoshi 等用乙醇提取葡萄籽的原花青素,用香草醛法测定了其提取液中原花青素的含量为89.3%。其后使用 ^{13}C-NMR 研究了葡萄籽的原花青素中二聚、三聚、四聚原花青素分别占葡萄籽粗提物的6.6%、5.0%和2.9%,五聚体以上的原花青素占74.8%。

(2) 植物根中的分布:根部含有原花青素的植物多为中草药。主要分布于地榆(*Sanguisorba officinalis*)、紫甘薯(*Ipomoea batatas*)、野葛(*Pueraria lobata*)、大黄(*Rheum palmatum*)、异叶木属植物(*Anisophyllea dichostyla*)等植物的根中。

(3) 植物叶中的分布:原花青素主要分布于山楂(*Fructus crataegi*)、银合欢(*Leucaena leucocephala* cv. Reyan)、银杏(*Ginkgo Biloba*)、白桦树(*Betula platyphylla*)、葡萄藤(*Vitis* spp.)、茶叶(*Thea viridis*)、山玄参(*Scrophularia ningpoensis*)、贯叶连翘(*Hypericum perforatum*)、月桂(*Laurus nobilis*)、桉树(*Eucalyptus* spp.)等植物的叶中。

(4) 植物花中的分布:原花青素主要分布于山楂(*Fructus crataegi*)、玫瑰(*Rosa rugsa*)、桂圆(*Dimocarpus longgana*)、牵牛(*Pharhirisnil qianniuhua*)、紫斑蕹菜(*Ipomoea aquatica*)、红车轴草(*Trifolium pratense*)及睡莲(*Nymphaea tetragona*)等植物的花。由于植物花的资源比较分散,不易于采集,因此一般不作为重要的原花青素资源。

(5) 植物的茎中分布:主要分布于木本植物的树皮中,如马尾松(*Pinus massoniana*)、海岸松(*Pinus pinaster*)、落叶松(*Larix gmelinii*)等松科植物,肉桂(*Cinnamomum cassia*)、钩藤毛白杨(*Uncaria tomentosa*)、沙棘(*Hippophae rhamnoides*)、巴豆(*Croton celtidifolius*)和桉树(*Euca lyptus* spp.)等。在各种木本植物中,松树皮也是研究比较多的一种原花青素资源,其与葡萄籽一样含有大量的原花青素。于立梅等提取了马尾松树皮的原花青素,提取率达到95%左右。尽管松树或某些木本植物树皮中含有一定量的原花青素,但过度利用树皮进行原花青素的开发可能破坏森林资源。因此一般只能在伐木区或木材加工厂等地有计划地进行开发利用。

综上所述,如果同一物种的根、茎、叶、花和果实中同时含有原花青素,但一般还以果实或花中的含量最高。由于花在自然界的存在时间短,采集不便,即使采集有价值的干花,如玫瑰花中原花青素的含量较高,但是总产量也很低,因此作为原花青素的来源,其资源量很小。植物叶中原花青素含量不高。根中除一些特殊物种(如紫甘薯等)以外,其整体资源量不大,而且尚需要深入地系统研究。目前最有价值的原花青素资源仍然是果实和茎(树干)。

(二) 白藜芦醇在自然界中的分布

白藜芦醇广泛存在于葡萄科(爬山虎属、葡萄属)、百合科(藜芦属)、蓼科(蓼属、大黄属)、豆科(落花生属)、伞形科(棱子芹属)、落草科(苔属)、棕榈科(海枣属)、买麻藤科(买麻藤属)等多种植物中。到目前为止,至少已在21科、31属的72种植物中被发现。并且在我国的传统中药虎杖、何首乌等植物中也发现了白藜芦醇的存在。富含白藜芦醇的植物主要有葡萄、花生及中药虎杖等;尤其在新鲜的葡萄皮中含量最高,为50~100μg/g,并以反式占主导地位。它是许多植物受到生物或非生物胁迫(如真菌感染、紫外照射等)时产生的一种植物抗毒素。王振月等研究显示,毛脉酸模根及根茎中也富含白藜芦醇,甚至有些地区的毛脉酸模中白藜芦醇的含量高于葡萄和虎杖。表1-1中展示了白藜芦醇在主要科属植物中的分布情况。

表1-1 白藜芦醇在植物中的分布

植物来源(科)	植物来源(属)	代表植物	植物拉丁学名
蓼科 Polygonaceae	酸模属 Rumex	毛脉酸模	*R. gmelinii* Turcz. ex Ledeb.
	蓼属 Polygonum	何首乌	*P. multiflorum* Thunb.
		毛脉蓼	*P. ciliinerve* (Nakai) Ohwi
	大黄属 Rheum	矮大黄	*R. nanum* Siev. ex Pall.
葡萄科 Vitaceae	葡萄属 Vitis	葡萄	*V. vinifera* L.
		山葡萄	*V. amurensis* Rupr.
	白粉藤属 Cissus	四季藤	*C. sicyoides* L.
		方茎青紫葛	*C. quadrangula* L.
	崖爬藤属 Tetrastigma	狭叶崖爬藤	*T. hypoglaucum* Planch.
	爬山虎属 Parthenocissus	爬山虎	*P. tricuspidata* (Sieb. et Zucc) Planch
百合科 Liliaceae	藜芦属 Veratrum	毛叶藜芦	*V. grandiflorum* Loes. f.
		乌苏里藜芦	*V. nigrum* L. var. *ussuriense* Nakai
		大理藜芦	*V. taliense* Loses. f.
		毛穗藜芦	*V. maackii* Rgl.
	菝葜属 Smilax	菝葜	*S. china* L.
		黑刺菝葜	*S. scobinicaulis* C. H. Wright
		光叶菝葜	*S. glabra* Roxb.

续表

植物来源(科)	植物来源(属)	代表植物	植物拉丁学名
	龙血树属 Dracaena	剑叶龙血树	D. cochinchinensis (Lour.) S. C. Chen.
豆科 Leguminosae	落花生属 Arachis	落花生	A. hypogaea L.
	决明属 Cassia	五角决明	C. quinquangulata Rich
		决明	C. tora L.
	仪花属 Lysidicie	仪花	L. rhodostegia Hance
	马鞍树属 Maackia	怀槐	M. amurensis Rupr. et Maxim.
	锦鸡儿属 Caragana	锦鸡儿	C. sinica (Buc'hoz) Rehd.
		鬼箭锦鸡儿	C. jubata (Pall.) Poir.
		狭叶锦鸡儿	C. stenophylla Pojark.
	羊蹄甲属 Bauhinia	总状花羊蹄	B. racemosa Lam.
	苜蓿属 Medicago	苜蓿	M. sativa L.
桑科 Moraceae	桑属 Morus	光叶桑	M. macroura Miq.
		桑	M. alba L.
		黑桑	M. nigra L.
买麻藤科 Gnetaceae	买麻藤属 Gnetum	小叶买麻藤	G. parvifolium (Warb.) C. Y. Cheng
		大叶买麻藤	G. montanum Markgr.
		海南买麻藤	G. hainanense C. Y. Cheng
金缕梅科 Hamamelidaceae	马蹄荷属 Exbucklandia	马蹄荷	E. populnea R. W. Br.
桃金娘科 Myrtaceae	蒲桃属 Syzygium	蒲桃	S. jambos (L.) Alston
	桉属 Eucalyptus	细叶桉	E. tereticornis Smith
紫金牛科 Myrsinaceae	桐花树属 Aegiceras	桐花树	A. corniculatum (L.) Blanco
槭树科 Aceraceae	槭属 Acer	色木槭	A. mono Maxim.
蔷薇科 Rosaceae	悬钩子属 Rubus	牛叠肚	R. Crataegifolius Bge.
凤梨科 Bromeliaceae	凤梨属 Ananas	凤梨	A. comosus (L.) Merr.
棕榈科 Arecaceae	假槟榔属 Archontophoenix	假槟榔	A. alexandrae (F. Muell) H.
松科 Pinaceae	云杉属 Picea	欧洲云杉	P. abies (L.) karst.
	松属 Pinus	苏格兰松	P. sylvestris

二、葡萄多酚的化学成分组成

目前研究显示葡萄多酚主要由黄酮类多酚成分构成,包括黄烷醇类、黄酮醇类、花色苷类和一些小分子酚酸类成分等,其中黄烷醇类成分中包括儿茶素和表儿茶素等黄烷醇类的单体化合物,原花青素类成分和其他由黄烷醇类单体成分缩合而成的单宁类成分。

(一) 黄烷醇类成分

黄烷醇类成分是在黄酮化合物的结构基础上,4 位羰基被还原,依然满足 C_6-C_3-C_6 的基本结构骨架。包括单体的黄烷醇类成分和聚合体的黄烷醇类成分,单体成分如儿茶素类成分。缩合类成分包括单宁类成分和原花青素类成分。

1. 单体黄烷醇类成分 葡萄多酚中的单体黄烷醇类成分主要以儿茶素类成分为主,含量高的主要为(+)-儿茶素(2,3H-*trans*)和(-)-表儿茶素(2,3H-*cis*),此外还含有少量的(+)-表儿茶素(2,3H-*trans*)和(-)-表没食子儿茶素(epigallocatechin,EGCG)。儿茶素具有一定的苦味,但是没有涩味,目前尚未发现儿茶素苷的存在。

2. 原花青素类成分 原花青素是植物王国中广泛存在的一大类多酚(polyphenol)化合物的总称。原花青素是由不同数量的儿茶素或表儿茶素结合而成,最简单的原花青素是儿茶素、表儿茶素或儿茶素与表儿茶素形成的二聚体,此外还有三聚体、四聚体直至十聚体等。

1976 年,Bombardell 发明了从葡萄籽中提取高含量原花青素混合物的方法,用此法提取的原花青素混合物中二聚体的含量可高达 15%。1991 年,法国 Dumon 指出,同一地区的不同品种或不同年份收获的葡萄,其籽中的原花青素的聚合度和总含量有很大的差别。

葡萄籽、葡萄汁、葡萄酒、葡萄干、葡萄皮和葡萄根、藤、叶中都含有多原花青素类物质。到目前为止,已从葡萄籽和皮中分离、鉴定了 16 种原花青素,其中 8 个二聚体、4 个三聚体,其他为四聚体、五聚体和六聚体等。有研究显示,在葡萄藤和皮中主要含 B1 型,而种子中主要含 B2 型(表 1-2)。

表 1-2 葡萄籽中分离得到的原花青素类成分

名 称	化 学 结 构
1. 单体	
儿茶素(Cat)	(+)-catechin
表儿茶素(Ec)	(+)-epicatechin
表儿茶素没食子酸酯(EcG)	(-)-epicatech-3-O-gallate
2. 原花青素二聚体	
原花青素 B1	Ec-(4β→8)-Cat
原花青素 B2	Ec-(4β→8)-Ec
原花青素 B3	Cat-(4α→8)-Cat
原花青素 B4	Cat-(4α→8)-Ec
原花青素 B5	Ec-(4β→6)-Ec
原花青素 B6	Cat-(4α→6)-Cat
原花青素 B7	Ec-(4β→6)-Cat
原花青素 B8	Cat-(4α→6)-Ec

续表

名　称	化学结构
3. 没食子酸酯二聚体	
3-O-倍酰原花青素 B1	Ec-3-O-gallate-(4β→8)-Cat
3-O-倍酰原花青素 B2	Ec-3-O-gallate-(4β→8)-Ec
3'-O-倍酰原花青素 B2	Ec-(4β→8)-Ec-3-O-gallate
3'-O-倍酰原花青素 B4	Cat-(4α→8)-Ec-3-O-gallate
3-O-倍酰原花青素 B7	Ec-3-O-gallate-(4β→6)-Cat
3,3'-O-二倍酰原花青素 B2	Ec-3-O-gallate-(4β→8)-Ec-3-O-gallate
4. 原花青素三聚体	
原花青素 C1	Ec-(4β→8)-Ec-(4β→8)-Ec
原花青素 C2	Cat-(4α→8)-Cat-(4α→8)-Cat
	Cat-(4α→8)-Cat-(4α→8)-Ec
原花青素 T2	Ec-(4β→8)-Ec-(4β→8)-Cat
原花青素 T3	Ec-(4β→8)-Ec-(4β→6)-Cat
原花青素 T4	Ec-(4β→6)-Ec-(4β→8)-Ec
原花青素 T5	Ec-(4β→8)-Ec-(4β→6)-Ec
原花青素 T6	Ec-(4β→6)-Ec-(4β→8)-Cat
5. 没食子酸酯三聚体	
3-O-倍酰原花青素 C1	Ec-(4β→8)-Ec-(4β→8)-Ec-3-O-gallate
3-O-倍酰原花青素 T1	Ec-(4β→8)-Ec-3-O-gallate-(4β→8)-Cat
3,3-二倍酰原花青素 C1	Ec-(4β→8)-Ec-3-O-gallate-(4β→8)-Ec-3-O-gallate
6. 原花青素四聚体	Ec-(4β→8)-Ec-(4β→8)-Ec-(4β→8)-Ec

3. 单宁类成分　单宁是由活性很强的原单宁经过聚合、缩合、氧化等反应形成的复杂有机物,根据其化学结构特征,可分为水解单宁(hydrolysable tannin)和缩合单宁(condensed tannin),而在葡萄当中只有缩合单宁,主要由 3-黄烷醇和 3,4-黄烷二醇经过聚合、缩合形成的,其单体基本骨架为 C_6-C_3-C_6。在幼年葡萄酒中,单宁为 3~4 个黄烷分子的聚合物,分子量为 500~1500;在陈酿葡萄酒中,单宁为 6~10 个黄烷分子的聚合物,平均分子量为 3000~4000。当聚合单宁分子量足够大时会形成沉淀,是红葡萄酒中色素沉淀的主要成分之一。当分子量在 500~3000 时,单宁能和多糖、多酚等物质形成缩合单宁,从而失去收敛性,使葡萄酒变得更加柔和。当一些单宁(如儿茶酸)在多酚氧化酶、O_2 的作用下,发生氧化缩合,会形成一种黄棕色的多聚体,这也是白葡萄酒褐变的原因之一。当单宁和花色素进行缩合时,使得葡萄酒的颜色更加稳定,趋于成熟葡萄的颜色。而这些反应的发生往往需要很长时间。

（二）黄酮醇类成分

葡萄中几乎不含有黄酮和黄烷酮类物质。黄酮醇类物质主要存在于葡萄籽及葡萄当中,而在葡萄酒中含量较少。红葡萄中的黄酮醇含量为 20~100mg/kg。但是一些白葡萄品种中并不含有黄酮醇类成分。由于黄酮醇类化合物较容易水解,于是经常以糖苷配基的形式存在。在黄酮醇类成分中以槲皮苷含量最多,还含有少量的山奈酚和杨梅黄酮。此外,还含有微量的黄烷酮醇类,如 3 位结合鼠李糖的二氢山奈苷和二氢槲皮苷等。

(三) 花色苷类成分

花色苷是葡萄浆果中的一种红色素,也是红葡萄的主要呈色物质,主要存在于葡萄皮中,少数情况下存在于果肉中(Barance 等,1996 年)。由于花色苷在果皮中的积累,葡萄果实遂呈现红色、蓝色、紫色或黑色。葡萄成熟时的果实颜色对其商品质量有影响,特别是对于酿酒用的葡萄。葡萄中的花色苷主要有花翠素、花青素、甲基花翠素、甲基花青素以及二甲基花翠素的单糖苷、双糖苷和酰化糖苷。亚欧地区的葡萄(Vitis vinifera)品种一般都只含有单糖苷化的花青素、花翠素、甲基花青素(peonidin)、3′-甲基花翠素(petunidin)和二甲花翠素(malvidin)的 3-葡萄糖苷、3-乙酰葡萄糖苷、3-p-香豆酰葡萄糖苷和 3-咖啡酰葡萄糖苷衍生物,其中二甲基花翠素及其衍生物是其主要成分,一般不含有天竺葵色素(pelargonidin)衍生物。但也有一些是例外,如黑比诺(Pinot Noir)品种只含有非酰化的花色苷(Fong 等,1971年),一些具有玫瑰香味的品种含有的二甲花翠素衍生物比其他花色苷少(Cravero 等,1994年)。

最近研究报道利用 HPLC-MS/MS 技术,从山葡萄(Vitis amuremsis Rupr.)果皮中鉴定出 10 种花色苷,分别为花翠素-3-O-葡萄糖苷、花翠素-3,5-O-双葡萄糖苷、花青素-3,5-O-双葡萄糖苷、甲基花翠素-3-O-葡萄糖苷、甲基花翠素-3,5-O-双葡萄糖苷、甲基花青素-3-O-葡萄糖苷、甲基花青素-3,5-O-双葡萄糖苷、甲基花青素-3-O-葡萄糖苷-丙酮酸、二甲基花翠素-3-O-葡萄糖苷-乙醛、二甲基花翠素-3,5-O-双葡萄糖苷。

不同品种葡萄都具有自己独特的花色苷类型,各种花色苷的比例决定着果皮的颜色。花色苷的颜色稳定性易受 pH 的影响,一般酸性时呈红色且比较稳定,碱性时呈紫色,中性时呈紫罗兰色。同时对 SO_2、光和热比较敏感,且放置过久易退变减少,所以陈酿葡萄酒中花色苷最终稳定在 20mg/L 左右。

(四) 其他酚酸类成分

在葡萄和葡萄酒中酚酸类物质含量较少,基本骨架为 C_6-C_1(苯甲酸结构)和 C_6-C_3(肉桂酸结构)。在葡萄浆果中酚酸成分多数以酯的形式存在,当遇到碱时水解成游离状态的酚酸,在酿造的过程中也会缓慢水解一部分,所以在葡萄酒中两种形式都存在。同时酒中游离的酚酸还可以与花色素、酒石酸相结合形成复合物,比如酒石咖啡醌,酒石香豆醌。如果这两种物质在浆果中含量过高,占酚酸的 40%,在有氧气存在的条件下,它们均可氧化成酒石咖啡醌,随着醌含量的增加,将会聚合成黄色多聚体,聚合程度越高,颜色越黄;醌也可被还原性的物质如谷胱甘肽还原形成一种无色可溶性的物质,所以谷胱甘肽可以阻止葡萄汁氧化。

此外,在葡萄和葡萄酒中还存在另外一类重要的化合物——芪类化合物,其代表化合物就是白藜芦醇。白藜芦醇在葡萄中含量相对较高。以葡萄为原料加工酿造而成的葡萄酒,由于果汁对果皮的浸渍作用,使葡萄酒中的白藜芦醇含量要高于其他食品。由于法国人饮用葡萄酒的量较高(每年 63 升/人,平均 200 毫升/天),尽管其吸烟率高,动物性脂肪摄取量高,但因心血管疾病造成的病死率却特别低。这种奇怪的现象被称为"法兰西奇迹"。该现象表明白藜芦醇具有很多医疗保健作用,例如阻止血小板凝聚,防止人体低密度脂蛋白氧化,清除自由基,消炎、抗过敏、抗肿瘤等,已经引起了全世界科学家的高度重视。在葡萄浆果生长过程中,白藜芦醇是在果皮中合成的。紫外线照射,真菌侵染及机械损伤均会刺激浆果产生反式白藜芦醇。

三、葡萄多酚的检测方法及含量分布

（一）葡萄多酚的检测方法

1. 葡萄原花青素的含量检测方法　葡萄籽多酚组成成分中生物活性最强的部分是低聚原花青素（二、三、四聚体），即 OPCs（oligomeric proanthocyanidins 的缩写），所以 OPCs 在葡萄籽提取物中含量高低就成为产品质量的最关键指标。该类成分呈棕红色粉末，其溶解性与聚合度有关，低聚体含量高时，产品易溶于水、乙醇、甲醇中，随着高聚物的增加，其也溶于丙酮、乙酸乙酯中，但不溶于乙醚、三氯甲烷、苯等。UV 在 280nm 有强吸收。在酸性溶液中加热可降解和氧化形成花色素（Bate-Smith 反应）。

目前国际上关于原花青素的含量测定还没有统一的标准方法，一般采用紫外分光光度法、电化学检测方法和 HPLC 检测方法。本文根据有关的工作实践，列出了几种常见的检测方法。

（1）采用分光光度计测定含量：尽管 HPLC 检测方法已经非常普遍，但是针对原花青素类物质，由于该类成分中同分异构体难以达到较好的分离效果，检测周期也较长，同时标准品也难以获得。而分光光度法对于测定原花青素类成分具有简便、快速、准确度相对较高等优点而得到广泛的应用。因此许多学者根据原花青素自身的结构特性，开发并改进了一些分光光度测定方法，叙述如下。

1）香草醛-盐酸法和香草醛-硫酸法：原花青素在酸性条件下，A 环的化学活性较高，其上的间苯二酚或间苯三酚与香草醛发生缩合，产物在浓酸作用下形成有色的正碳离子（图 1-1）。用分光光度法在 500nm 处测定其吸光度，根据标准曲线来计算样品中原花青素的含量。盐酸和硫酸都可作为反应过程的催化剂。该方法的线性范围为 $10 \sim 100\mu g/ml$，相对偏差（$RSD\%$）为 1.20%，相关系数 $r = 0.9995$。

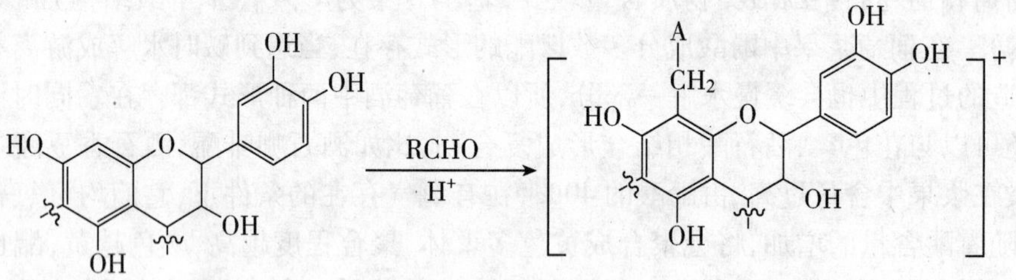

图 1-1　酚醛缩合反应

2）正丁醇-盐酸法：依据花色素的反应原理（图 1-2），原花青素在热酸作用下能产生红色物质，并可用分光光度法进行测定。聚合原花青素，其单元间的连接键易在酸性作用下被打开，下部单元生成黄烷-3-醇，上部单元生成花色素，利用分光光度计在 550nm 处测定吸光度，用原花青素标准曲线计算样品中原花青素含量。该方法的线性范围为 $10 \sim 50\mu g/ml$，相对偏差（$RSD\%$）为 1.53%，相关系数 $r = 0.9920$。

3）铁盐催化比色法：该方法是在正丁醇-盐酸法的基础上进行改进的。当原花青素在稀酸的作用下发生反应形成花青素，这个自动氧化过程必须要有氧的参加，一定量的过渡金属离子，如 Cu^{2+}、Mn^{2+}、Fe^{2+}、Fe^{3+} 等离子或醌类如对-苯醌、α-萘醌、9,10-蒽醌等氧化剂的存在

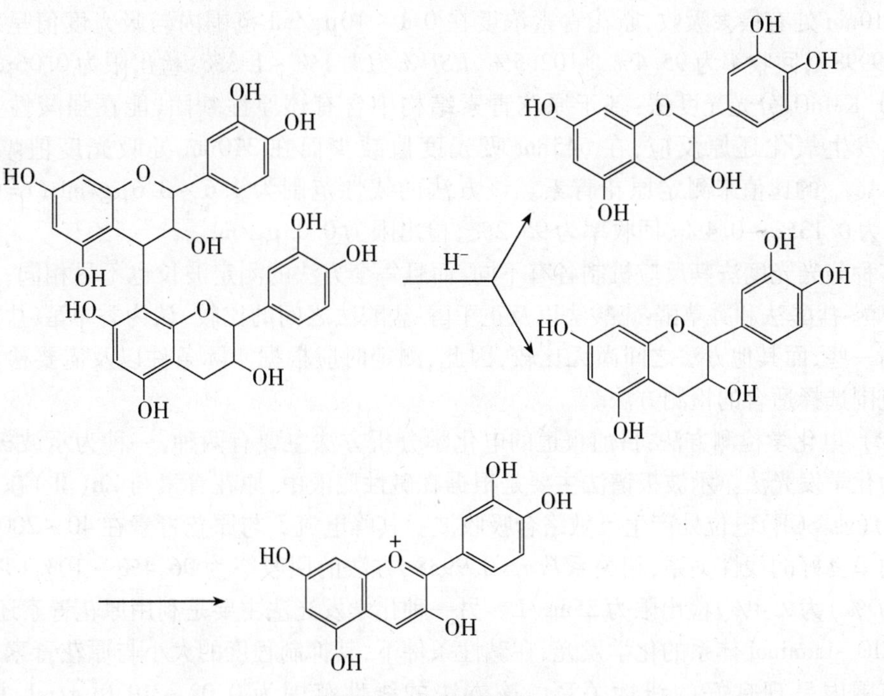

图1-2　花色素反应

均能够促进反应的进行,但过量的醌类及 Cu^{2+}、Mn^{2+} 会降低吸光度,文献报道采用铁盐较为合适,尤其是三价铁盐如硫酸高铁铵。反应溶液在 550nm 处测定吸光度值,结果显示原花青素浓度在 $26 \sim 416\mu g/ml$ 的范围内呈线性关系,相关系数 $r = 0.9993$。该方法的回收率为 $90.6\% \sim 109.5\%$,相对偏差($RSD\%$)为 $1.57\% \sim 1.69\%$,检出限为 $0.04\mu g/ml$。

4）钼酸铵分光光度法:原花青素与钼酸铵在弱酸性条件下反应生成黄色钼酸酯,此类物质在弱酸性条件下稳定,其最大吸收波长为333nm,原花青素在 $5 \sim 110\mu g/ml$ 范围内符合 Beer 定律,利用原花青素标准曲线测定含量。该方法相对偏差($RSD\%$)为 $1.1\% \sim 1.3\%$,回收率为 $97.8\% \sim 101.5\%$,相关系数 $r = 0.9995$,检出限为 $2.7\mu g/ml$（图 1-3）。

5）高铁盐-铁氰化钾分光光度法:根据原花青素结构中含有还原性基团,能和 Fe^{3+} 发生氧化还原反应,还原产物 Fe^{2+} 与铁氰化钾生成可溶性蓝色配合物 $KFe[Fe(CN)_6]$,该类化合

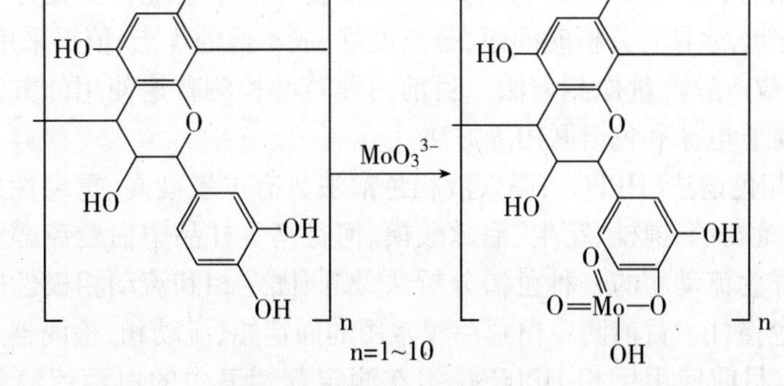

图1-3　钼酸铵反应原理

物在 710nm 处有最大吸收,原花青素浓度在 $0.1 \sim 10\mu g/ml$ 范围内与吸光度值呈线性相关($r=0.9998$),回收率为 $95.4\% \sim 102.5\%$,$RSD\%$ 为 $1.1\% \sim 1.3\%$,检出限为 $0.06\mu g/ml$。

6) KMnO₄分光光度法:基于原花青素结构中含有还原性基团,能在强酸性介质中与 KMnO₄发生氧化还原反应,在 545nm 吸光度值减少而在 310nm 处吸光度值增加,通过 A_{310nm}/A_{545nm} 的比值来测定原花青素。该方法的线性范围为 $1.6 \sim 3.6\mu g/ml$($r=0.9996$),$RSD\%$ 为 $0.13\% \sim 0.4\%$,回收率为 95.2%,检出限为 $0.03\mu g/ml$。

多种分光光度法其反应机制各有不同,而且每个方法的测定波长也不尽相同,目前仅有对香草醛-盐酸法和香草醛-硫酸法以及正丁醇-盐酸法之间的比较,认为香草醛-盐酸法准确度更高一些,而其他方法之间尚无比较,因此,测定时应根据实际条件以及需要检测的样品浓度范围选择适合的检测方法。

(2) 电化学检测方法:目前报道的电化学分析方法主要有两种,一种为示波极谱法,另一种为化学发光法。示波极谱法主要是根据在碱性底液中,原花青素与 Zn(Ⅱ)在($-1.02 \pm 0.02V$)(vs. SCE)电位处产生灵敏络合吸收波。其峰电流 I_p 与原花青素在 $40 \sim 200\mu g/ml$ 的范围内呈良好的线性关系,相关系数 $r=0.9938$,方法的回收率为 $96.4\% \sim 103.1\%$,相对偏差($RSD\%$)为 2.4%,检出限为 $25mg/L$。另一种化学发光法主要是利用原花青素还原 ClO^-,抑制 ClO^--Luminol 体系的化学发光,在碱性条件下,其抑制程度的大小与原花青素的浓度在一定范围内呈现良好的线性关系。该方法的线性范围为 $0.08 \sim 19.0\mu g/ml$,检出限为 $0.06\mu g/ml$,相对偏差($RSD\%$)为 1.2%。此方法的特点就是样品直接进行测定,不需要进行特殊处理。

(3) HPLC 以及 HPLC-MS 检测方法:随着葡萄籽中原花青素类成分研究的深入,国内外越来越多地采用 HPLC 以及 HPLC-MS 进行含量的检测以及组分成分的分析。采用 HPLC 方法可以准确检测葡萄籽中原花青素类成分中的单体以及低聚体的含量,但是检测周期相对较长,而且含量的检测受到标样的限制。见图 1-4。

(4) 毛细管电泳法(CE):毛细管电泳法又称高效毛细管电泳法(HPCE),它是以高电压电场为驱动动力,以毛细管为分离通道,依据样品中各组分之间运动速度和分配系数的不同而实现分离的一类液相分离技术。毛细管电泳分离、分析葡萄原花青素,是用硼酸盐缓冲液使大量同分异构体和不同聚合度的原花青素分离,各带电粒子以柱塞状向前推移,通过检测器检测,得到电泳图谱。当硼砂-磷酸盐缓冲液 pH=9,浓度为 80mmol/L 时,原花青素混合物的分离度和分离效果最好。通过解聚反应,将高聚体原花青素降解,原花青素的电泳分离效果得到明显改善,在 20mmol/L 的硼砂-磷酸盐缓冲液中也能得到良好的电泳图谱。与 HPLC 相比,毛细管电泳具有分析时间短、分离度好、成本低的优点,值得采用。

2. 葡萄中白藜芦醇含量检测方法　目前白藜芦醇检测普遍使用的方法有高效液相色谱、薄层色谱、毛细管电泳和色谱联用等方法。

(1) 高效液相色谱法(HPLC):高效液相色谱法具有灵敏度高、重现性好和结果可靠等特点,广泛应用于葡萄酒、虎杖、花生、毛脉酸模、何首乌等样品中白藜芦醇的检测。高效液相色谱法以液体作为流动相的一种色谱分析法,按照固定相和流动相极性的差别可分为正相色谱柱和反相色谱柱。目前测定白藜芦醇常用的固定相、流动相、检测器及流速等色谱条件如表 1-3 所示。目前使用反相 HPLC 技术在测定葡萄酒中的白藜芦醇含量上应用十分广泛。

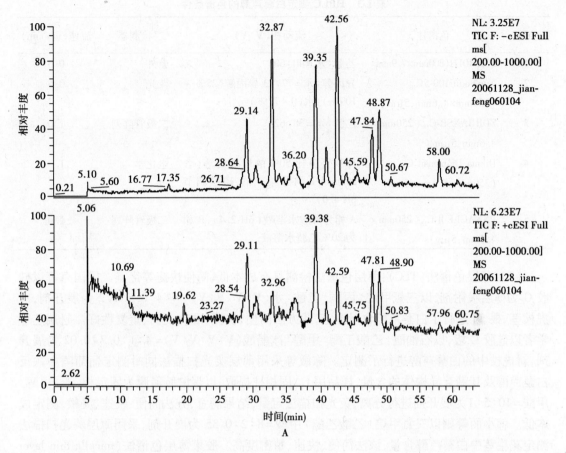

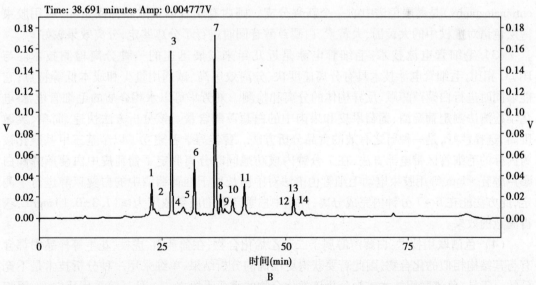

图 1-4　葡萄籽原花青素提取物的 HPLC 和 HPLC-ESIMS 分析图谱

A. 葡萄籽中原花青素类成分的 HPLC-ESIMS 电子流图谱；B. 葡萄籽中原花青素类成分的 HPLC
分析图谱（1，2，4，6 为二聚体；3 为儿茶素；7 为表儿茶素；11 为二聚体没食子酸单酯；5，9，10，12，
14 为三聚体）

表1-3　HPLC测定白藜芦醇的色谱条件

方法	色谱柱	流动相(V∶V)	检测器	流速(ml/min)
1	SCR-101H(300mm×7.9mm)	乙腈∶水=40∶60	紫外	0.6
2	Nucleodur100-5C18 (250mm×4.6mm,5μm)	异丙醇∶水=77∶23 异丙醇(25%~100%),水(0~77%)	荧光	0.6
3	ZDRBAXSB-C18 (250mm×4.6mm,5μm)	乙腈∶水=38∶62	二极管阵列	1.0
4	Dikma Diamonsil C18 (250mm×4.6mm,5μm)	体积百分比50%的甲醇溶液(含20mmol/L枸橼酸三钠,磷酸调节pH 4.0)	电化学	1.0
5	PNNACLE II C18(250mm×4.6mm,5μm)	A相为磷酸水溶液(pH 2.4),B相为20%乙腈水溶液	二极管阵列	1.0

(2) 薄层色谱法(TLC):薄层色谱法检测具有成本低、简便快捷等优点。周国海等以硅胶G为薄层吸附剂,以三氯甲烷∶丙酮∶乙酸∶水(V∶V∶V∶V)=4∶4∶0.5∶0.2为展开剂,对虎杖茎、根、叶进行了白藜芦醇含量测定,此方法简便、快捷、准确度高、重复性好。赵瑞芝等学者以硅胶G板,以石油醚∶乙酸丁酯∶甲醇∶冰醋酸(V∶V∶V∶V)=4∶1∶0.7∶0.02为展开剂,对虎杖中的白藜芦醇进行了测定。陈敏等采用薄层荧光扫描法同时测定葡萄酒中顺反白藜芦醇及其糖苷异构体的含量,样品用C18固相柱提取,以聚酰胺薄膜为固定相,苯∶甲醇∶甲酸=10∶5∶1为展开剂进行分离,荧光扫描法定量,结果满意,方法简便、快速、灵敏,测定成本低。韩小丽等则以三氯甲烷∶乙酸乙酯∶甲酸=8∶2∶0.35为展开剂,采用薄层荧光扫描法测定花生茎中白藜芦醇含量,该法简便、快速、精密度高。胶束薄层色谱法(micelle thin layer chromatography)是薄层色谱中的一个新兴分支。国内有学者以聚酰胺为固定相,应用胶束薄层色谱对虎杖中的大黄酚、大黄素、白藜芦醇苷同时进行了分离鉴定,分离效果较好。

(3) 毛细管电泳技术:毛细管电泳是近几年来发展迅速的一种分离检测技术。与HPLC相比,毛细管电泳技术具有分离速度快、分离效率高、试剂用量少和成本低等特点,它能够同时进行白藜芦醇顺、反异构体的分离和检测。刘芳华等以水相介质的毛细管电泳-电化学检测法测定葡萄酒、葡萄果皮和果肉中的白藜芦醇含量。该分析方法快速、简单、灵敏度高,选择性好,是一种行之有效的食品分析方法。曹佳等学者建立了以苄基三甲基碘化铵为内标的毛细管区带电泳方法,在7分钟内成功地同时分离测定了葡萄皮中白藜芦醇和白藜芦醇苷。Fan等用胶束电动毛细管色谱法对中国长城干红葡萄酒中的白藜芦醇进行了测定,此方法能在6~7分钟内完成分离,样品中白藜芦醇的质量浓度为≥(1.3±0.1)mg/L,获得满意的效果。

(4) 色谱联用技术:白藜芦醇属于二苯乙烯化合物,在葡萄酒、虎杖、花生等样品中都含有与其结构相似的化合物,因此若要获得更准确的分析结果,单纯采用一种分析技术是不充分的。于是,色谱联用技术成为分析该类化合物的重要手段之一。马亭等采用反向C18固相萃取小柱对葡萄酒进行了预处理,然后用BSTFA硅烷化试剂对萃取物进行了衍生化处理,用气相色谱/质谱对葡萄酒中顺式、反式白藜芦醇进行了同时测定,最低检出限分别是3.72和6.00μg/L。Buiarelli等用反相高效液相色谱对葡萄酒中白藜芦醇进行了定性和定量的测定,比较研究了紫外检测器、荧光检测器和质谱对白藜芦醇吸收的选择性和灵敏度,发现质谱法对白藜芦醇的定性和定量检测比其他两种方法都更有优越性。栾天罡等学者应用固相微萃取和甲硅化处理葡萄酒样品,然后利用 GC/MS 对样品中的反式白藜芦醇进行了定性和定量分析。与单一固相微萃取相比,具有色谱峰分离明显、杂峰干扰小、峰面积大等优越性。

(5) 其他检测方法:近年来,国内有学者建立了二次微分简易示波伏安法测定葡萄酒中白藜芦醇含量的分析方法。该方法仪器设备简单、操作简便、分析速度快。张寒俊等利用荧光分光光度计建立了检测干红葡萄酒中白藜芦醇的新方法,检测限为 8.14×10^{-10} mol/L。姚型军等在碱性介质中,以 N-氯代丁二酰亚胺-鲁米诺为化学发光体系,建立了测定白藜芦醇的流动注射化学发光分析方法,测定了虎杖、葡萄酒、葡萄皮样品中的白藜芦醇含量,检出限为 0.63μg/L。国外也有用激光解析离子共振光谱、电子顺磁共振法测定葡萄及葡萄酒中白藜芦醇的报道,但方法均显得烦琐,技术水平要求较高,较难推广应用。

(二) 葡萄多酚的含量分布

葡萄籽中含有大量的酚类物质,其含量占葡萄果实酚类的 50% ~70%。研究发现,葡萄籽中多酚类成分的种类和含量均比葡萄果皮和果肉丰富,这些多酚类物质是葡萄的次生代谢产物,具有极强的抗氧化活性。

1. 葡萄籽中原花青素的含量分布　葡萄籽中原花青素类成分占葡萄籽提取物的质量分数一般为 75% ~85%。天然葡萄籽含有 50 ~1000mg/kg(小于 1%)单体,120 ~1400mg/kg 低聚体和 1250 ~1700mg/kg 高分子量的聚合体或单宁。Bourzeix 等比较了不同品种葡萄籽中原花青素成分并发现了儿茶素和表儿茶素单体含量:从 carlgnane(佳丽酿)葡萄籽中的 51mg/kg 到 Pinot Noir(黑比诺)葡萄籽中的 1100mg/kg,低聚体原花青素从 carignane 中的 114mg/kg 到 Pinot Noir 的 1275mg/kg,而 Cabernet Sauvignon(赤霞珠)中含有 317mg/kg,聚合体的变化范围是 6% ~73%。

红、白葡萄籽均可作葡萄多酚的生产原料。一般来讲,红葡萄籽比白葡萄籽的总多酚含量高,平均红葡萄籽中葡萄多酚的含量为 3500mg/kg,而白葡萄籽中葡萄多酚的含量为 2800mg/kg。

2. 白藜芦醇的含量分布　在葡萄浆果生长过程中,白藜芦醇是在果皮中合成的,因此在果皮中含量较高,葡萄籽和果肉中含量相对较低。紫外线照射,真菌侵染及机械损伤均会刺激浆果产生反式白藜芦醇,在欧洲葡萄中尚未发现顺式白藜芦醇,然而在葡萄酒中却有顺式白藜芦醇的存在。

1995 年 Goldberg 学者在世界上葡萄酒主要生产国家中选取有代表性的 300 种葡萄酒进行测试,除了瑞士与德国的葡萄酒外,几乎所有白葡萄酒的反式白藜芦醇含量均小于 0.1mg/L,而以黑比诺为原料酿制的红酒其反式白藜芦醇含量一直很高(7.5 ~8.5mg/L)且与产地无关。1996 年 Okuda 等报道利用 HLPC 测定 10 种白葡萄酒、2 种桃红葡萄酒、9 种红酒和 16 种白色、20 种粉红或红色成熟且无污染的葡萄果皮中白藜芦醇的含量,结果表明在新鲜的果皮中,白藜芦醇含量从 0.5(pizzu tello Bianco) ~14.1(Mueller-Thurgau)μg/g,平均 4.12μg/g。葡萄酒中白藜芦醇含量从 1(Delaware) ~244(赤霞珠)μg/g。平均 81μg/g,红酒中白藜芦醇含量是白葡萄酒的 6 倍,含量与葡萄酒产区没有明显的区别。Dell'oro 等测定了来自意大利山前地带的约 56 种红酒及白葡萄酒,红酒中白藜芦醇平均含量为 2.09mg/g,白葡萄酒中为 93μg/L。

通过研究调查白藜芦醇在葡萄酒中的含量与其选取的原料品种,栽培地区和生产工艺有密切关系。

(1) 葡萄品种与白藜芦醇含量的关系:不同的葡萄品种,其白藜芦醇的含量有很大差别,就 4 种形态的白藜芦醇(反式-白藜芦醇、顺式-白藜芦醇、反式-白藜芦醇苷、顺式-白藜芦醇苷)绝对含量而言,一般为:黑比诺>梅鹿特>赤霞珠。Roggero 指出在浸渍过程中,歌海娜中白藜芦醇的溶出速度要快于梅鹿特。但经 10~12 天后,两个品种的白藜芦醇及糖苷含量接近,歌海娜葡萄酒在浸渍后期白藜芦醇会有一些损失,在发酵过程中其含量会进一步下降,Mourvedre 葡萄酒白藜芦醇及其糖苷的含量有较好的稳定性,其总白藜芦醇含量贮存 7 年后基本不变。

(2) 植物生态条件与白藜芦醇含量的关系:对于赤霞珠而言,其白藜芦醇含量随气候的变化而不同。法国的波尔多和加拿大的 Ontario 等寒冷地区产的葡萄中白藜芦醇的含量要比加利福尼亚州、南美、澳大利亚等温热地区的含量高。产于意大利、西班牙、葡萄牙的葡萄酒,由于其气候相对干燥、温热,白藜芦醇含量较低(约 1.76mg/L),而产于法国 Rhone 山谷的葡萄酒虽然气候相似,但反式-白藜芦醇含量相对较高(平均 3.60mg/L)。

(3) 酿酒方式对葡萄酒中白藜芦醇含量的影响:由于白藜芦醇主要是在葡萄果皮中合成的,所以葡萄酒中的白藜芦醇主要来自发酵过程中葡萄汁对果实的浸渍作用,浸渍时间长,酒中的白藜芦醇含量相对较高。对于不同种的葡萄酒中白藜芦醇含量趋势为:红酒>白酒>桃红>加强葡萄酒。

3. 其他多酚类成分的含量分布　不同葡萄品种中单宁的含量也不同,从而导致其在葡萄酒中的含量也有所不同:燕山葡萄 834.91mg/L,华东葡萄 827.81mg/L,赤霞珠 621.99mg/L,黑比诺 494.24mg/L。

花色素及其苷类成分是主要存在于葡萄皮中的另一类多酚成分,花色苷在葡萄果实中为 42~5933mg/kg,在新葡萄酒中为 200~500mg/L。但在一些野生种葡萄酿成的酒中含量较高,如华东葡萄 1403.87mg/L,燕山葡萄 1328.73mg/L,山葡萄 679.67mg/L,秋葡萄 109.20mg/L,赤霞珠 114.47mg/L。

在山葡萄果实发育过程中对花色苷的含量进行了检测,结果如图 1-5 所示,从花后 2 周到花后 8 周未检测到花色苷类成分,从花后 8 周开始有花色苷类物质积累,但含量上升缓慢,变化不大;从果实 20% 着色起其含量开始急剧上升,持续到果实成熟,且在果实成熟期花

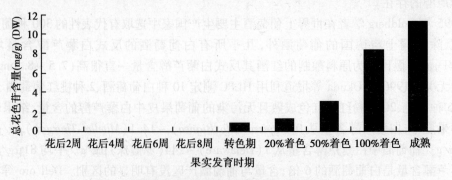

图 1-5　葡萄果实发育过程中总花色苷的含量变化过程

色苷类物质的含量最高达到 11.351mg/g(DW)。果实成熟期双糖苷能够检测到 5 种,含量为 8.979mg/g(DW),占总花色苷的 79.09%,单糖苷也能够检测到 5 种,含量为 2.372mg/g(DW),占总花色苷的 20.91%。

随着葡萄多酚的化学成分及其含量的深入研究,国内外学者及许多营养学家非常关注葡萄水果、葡萄酒及其相应的葡萄籽提取物等产品的保健功效,也正在研发以葡萄为原料的保健品和药品。我国葡萄资源丰富,可以充分利用资源,使其成为一种颇具开发前景的保健品,更好地服务于人类健康。

第三节 葡萄多酚的提取分离技术

葡萄籽是葡萄多酚的主要来源,主要存在于葡萄酒厂的下脚料,国内还未对其进行充分的加工利用,一般只简单地作为饲料或肥料处理,甚至被当作无用的垃圾。我国葡萄资源丰富,每年有 500 万 ~ 700 万 kg 的副产品葡萄籽,干葡萄籽中富含原花青素,达到 w(原花青素)≥5% 的含量。若能把这些葡萄籽加以合理利用,提取其中的有用物质,不仅可解决葡萄酒厂的后顾之忧,而且还可以带来很大的经济效益和社会效益。

一、葡萄多酚的提取分离技术

在葡萄多酚的提取制备中,常采用溶剂提取法、微波辅助浸提法、超声提取法、超临界 CO_2 萃取法、双水相萃取方法等。

(一) 提取技术

1. 溶剂提取法

(1) 以水为溶剂进行提取:水为提取溶剂,具有经济、安全的特点。1998 年 Duncan 和 Gilmour 利用脱氧热水提取,采用超滤、反渗透或两者联用,浓缩滤液,真空喷雾或冷冻干燥,得到分子量≤5000Da 的水溶性原花青素,并纯化分离得到原花青素 B1、B3、B6 和 C2。1999 年 Karim 等人则改进了提取方法,在加压条件下,采用脱氧去离子水提取植物材料中的原花青素。将提取液超滤后,采用疏水性微孔聚合物树脂作填料的柱色谱方法,选用极性洗脱液(乙醇+水)洗脱,将洗脱液采用反渗透方法除去乙醇,干燥得到原花青素。但水提取法溶剂用量大、浸提耗时长、提取率不高而温度高,容易造成原花青素的损失。同时水的极性较大,溶出杂质也较多,不利于后续大孔树脂纯化,且后续浓缩过程能耗较大。因此水作为溶剂进行提取具有一定的局限性。

(2) 有机溶剂-水提取法:葡萄多酚在植物体中通常以结合态与蛋白质、纤维素结合在一起,选用有机溶剂或水提取,具有断裂氢键的作用。同时由于原花青素分子含有多个苯环和醚键,油溶性较强,同时又有大量的羟基连接在分子骨架上,在水中能够溶解的特征也十分明显。根据"相似相溶"的原理,采用油水双溶性的丙酮与之相互匹配,原花青素的溶解度自然增加,其提取率相应得到提高,但是丙酮的消耗量较大,工业化生产成本消耗较大。利用甲醇水溶液或者丙酮水溶液(50% ~ 75%)作为溶剂对原花青素都有较好的提取性能。Romanczyk 等从脱脂可可豆中提取原花青素,先用 70% 甲醇水溶液提取后,再用 70% 丙酮水溶液提取 2 次,浓缩后,再溶于水中,用三氯甲烷提取,其水相用乙酸乙酯提取后,除去乙酸乙酯,水相冷冻干燥,得到高纯度的原花青素产品,但是该产品的生产过程中溶剂消耗大,危害环境,自身生产成本也较高。

2. 微波辅助浸提法　微波技术用于葡萄籽中原花青素的提取,具有高效、强选择性、无毒无害、价廉易得及不需回收溶剂等优点。而且产品不易发霉、变质,同时易于分离纯化。微波技术近年来已广泛应用于生化蛋白质水解、有机合成、酯化等反应中,目前微波提取技术在天然产物的提取中应用较多。微波辅助提取葡萄籽中原花青素的最佳工艺条件为:微波功率中、高料液比 1:8(g/ml)、微波作用时间 70 秒、沸水浴中浸提 80 分钟。在最佳工艺条件下,原花青素的提取率为 1.931%,而传统水提法原花青素的提取率为 0.987%,即原花青素在微波辅助作用下提取率提高了约 1 倍,且时间仅为传统水提法的 1/3。由此可见,微波辅助从葡萄籽中提取原花青素具有省时、高效、节能等优点。

3. 超声波辅助提取　超声波是一种震荡频率非常高、波长十分短小的声波。超声波具有强烈振动、高的加速度、强烈的空化效应、搅拌等特殊作用,它可以破坏植物的细胞壁,令其中的化学成分溶于溶剂中,从而提高提取效率。超声波法应用比较广泛,它的优点是将电能转化为机械振动能,溶剂提取工作可以在室温下进行,在提取原花青素之类的热敏性物质显示出优越的性能。钟振声等考察了超声波作用对原花青素提取率和提取物含量的影响,并与传统溶剂法进行了对比。在室温下用超声波法从葡萄籽中提取原花青素,用水作溶剂的提取率为 2.5%,比普通溶剂法提高 48%;用乙醇或丙酮作溶剂时提取率均达 4.6%,提取率比普通溶剂法分别提高 11% 和 66%。原理可能为超声波产生的强烈振动向体系内部传送能量,使溶质进入溶剂的过程得到加速,导致提取效率显著提高。

4. 超临界流体萃取技术　超临界流体萃取(supercritical fluid extraction,简称 SFE)具有很强的溶解能力和良好的流动及传递性能。近年来,超临界流体萃取技术开始用于原花青素的提取,通过在 CO_2 中加入不同比例的甲醇、乙醇、丙酮来改变混合介质的极性。吴朝霞等使用 HA121-50-01 型超临界流体萃取装置术提取葡萄籽中低聚原花青素(OPC)。结果表明不使用夹带剂时,不能萃取出 OPC;甲醇或乙醇作为夹带剂时可以增加 OPC 的提取率,且甲醇效果更好,并初步分析了产物中含有儿茶素、表儿茶素及两种二聚体,但总体提取率仍较低。胡氏等探讨了超临界 CO_2 流体萃取葡萄籽中原花青素的方法,确定了以甲醇做夹带剂,药材质量 30g,萃取压力 32MPa,萃取温度 40℃,CO_2 流量为 10L/h 的条件下萃取 60 分钟最佳的提取工艺参数。超临界 CO_2 萃取率高,而且使原花青素不受到空气和光的影响,对原花青素的破坏作用小,但由于设备昂贵,推广使用比较困难。

(二) 葡萄多酚的分离纯化

葡萄中的原花青素单体物质通常用柱色谱进行分离,其中聚酰胺、Sephadex LH-20 和 Toyopeal HW-40 是最有效的填料。随着聚合度的增加,原花青素的同分异构体数目呈几何级数递增,分离纯化这类大分子的单体物质非常困难。对于较难分离或需要量较小的化合物,可用半制备反相高效液相色谱法(RP-HPLC)和正相高效液相色谱法(NP-HPLC)制备。目前,精制原花青素的方法主要有溶剂分级精制法、微生物发酵法和柱色谱法。

1. 溶剂分级精制法　原花青素的纯化可采用通过多级液相萃取的方法进行,常用的有机溶剂为乙酸乙酯、甲苯、二氯甲烷、醚等,溶剂分级精制法中所用的溶剂较多,这类方法因为有机溶剂用量大,对环境可能带来污染,工艺路线长,烦琐费时,同时也容易造成产品中存在有机物残留而限制使用。

2. 微生物发酵法　Ariga 等发现一种活性酵母(葡萄酒酵母、酵母属和接枝酵母属的菌株),可将用水和有机溶剂提取得到的提取物中的淀粉发酵除去而达到纯化原花青素的目的;如果提取剂是水和水/乙醇,能直接浓缩后发酵,若提取剂是丙酮,则要除去丙酮后才能进行发酵。同时还发现纯化的原花青素中金属离子也能被较好地除去。

3. 柱色谱法 原花青素单体物质通常采用柱色谱进行分离。

(1) 大孔吸附树脂柱色谱技术:它作为一种新型的分离提纯技术,在天然活性成分的分离纯化研究中将有更广泛的应用。其具有选择性好、机械强度高、再生处理方便、吸附容量大、吸附速度快、解吸容易、分离效果好等优点。

吴朝霞等选取了 6 种大孔吸附树脂(LSA221、LSA240、HPD-2450、HPD-600、NKA、AB28),通过静态吸附和动态吸附试验,确定 HPD-600 为分离纯化葡萄籽原花青素的最佳树脂。以 HPD-600 为最佳树脂,上样流速为 0.41ml/min,洗脱流速为 0.38ml/min 时,分离纯化效果最好,原花青素的纯度可达 95%。HPD-600 的样品前处理和树脂的前处理过程简单、省时、价格低廉、可行性好,能满足大规模生产的应用需要。杨迎花等通过对 7 种树脂(AB-8、X-5、NKA-9、H-103、S-8、D3520、DM-301)吸附性能的筛选,得出 AB-8 树脂较适合精制原花青素粗提物,经 AB-8 树脂吸附精制,原花青素的纯度达到 91.2%。采用大孔吸附树脂纯化葡萄原花青素工艺简单,成本低,产率高,安全适用。孙氏采用 AB-8 树脂吸附分离原花青素,通过逐步提高乙醇浓度(10% ~ 50%)可以将原花青素按聚合度由低到高的顺序依次洗脱下来,从低浓度乙醇洗脱液中可以得到低聚体含量相对较高的原花青素组分,并且可用于原花青素的工业化生产。

(2) 聚酰胺柱色谱分离技术:吴朝霞等以聚酰胺柱色谱分离技术分离提纯原花青素,并以 HPLC-MS 联检技术定性分析了部分纯化产物的组成成分,20% 丙酮洗脱片段中检出儿茶素、表儿茶素和两种二聚体,而在 40% 丙酮洗脱片段中检出 4 种二聚体。结果显示,上样流速为 0.44ml/min,洗脱流速约为 1ml/min,80% 丙酮洗脱,聚酰胺对原花青素的吸附和洗脱效果较好。

(3) 凝胶柱色谱分离技术:Sephadex LH-20 凝胶色谱目前多用于原花青素的纯化和分离。它是一种对黄酮类化合物具有高度亲和性的羟丙基化葡聚糖凝胶,Escribano-Bailónetal 采用 Sephadex LH-20 和半制备 RP-HPLC 对葡萄籽中的原花青素进行纯化。但 Sephadex LH-20 凝胶的物理特性决定其并不能对原花青素进行高效率分离。Sepherdex 75HR 通常用于蛋白质的分离,也用于原花青素的纯化、分离,研究发现其分离原花青素的能力优于 Sephadex LH-20。

二、葡萄多酚中的单体化合物——白藜芦 醇的提取分离纯化技术

白藜芦醇是植物体中的一种次生代谢产物,在普通植物中含量较低,但在干燥虎杖根茎中的含量能达 1.0 ~ 4.0mg/g,在新鲜葡萄皮中的含量达 0.05 ~ 0.1mg/g,在花生中含量大致为 0.025mg/g。虎杖、葡萄中白藜芦醇的含量相对较高,在自然界中主要是以反式存在,而且其反式异构体的生物活性强于顺式异构体。目前,多从葡萄皮和葡萄籽、虎杖等含量相对较高的植物中进行提取。在国外,白藜芦醇主要从葡萄皮和葡萄籽中提取;我国大多以传统中药虎杖为原料进行提取白藜芦醇,也有的报道以中药虎背丝绸、菝葜、桑椹和花生等为原料提取白藜芦醇。

（一）白藜芦醇的提取方法

现在用来提取的方法主要有:有机溶剂提取法、超声波提取法、碱提酸沉法、超临界 CO_2 萃取法、微波萃取技术、酶解提取法和耦合提取法等。

1. 有机溶剂提取法　有机溶剂提取法是利用白藜芦醇易溶于有机溶剂(比如甲醇、乙醇、丙酮、乙酸乙酯、二甲亚砜等)的特性而采用的一种方法。常见的有机溶剂提取法分为 4 种:浸提法、渗漉法、加热回流法及固定床连续提取法。有机溶剂浸提法所需的时间较长,溶剂用量大,提取效率不高;渗漉法由于保持一定的浓度差,所以提取效率较高,但费时较长,操作麻烦;而加热回流法所需的温度较高,易造成活性成分的分解或挥发,对白藜芦醇的提取不利;固定床连续提取属动态浸出,在固定床连续提取装置内,新鲜溶剂不断从上而下补充,使其渗透原料,自上而下形成一定浓度梯度,使有效成分提取更加完全;提取率(0.513%)高于加热回流提取法的提取率(0.201%)。再者,固定床连续提取属常温提取方法,原料无需受热,所以固定床连续提取工艺优于其他的提取工艺。

不同溶剂对白藜芦醇的提取效果不同,相差较大。其中乙醇来源丰富,无毒性,供应充足,且价格适中,因此,一般选择安全、无毒、易回收的乙醇作为提取剂较为适宜。但乙醇提取的粗品中含有大量的植物多糖、黄酮类化合物、色素、酚酸类、亚油酸、酒石酸、单宁等多种杂质,不利于后续工序的精制纯化,且工序多,工艺烦琐复杂,需多次蒸馏,有机溶剂耗用量大,加热时间长,有效成分的含量和提取率较低,会造成严重的环境污染等问题。

2. 超声波提取法　超声波提取是通过独特的机械振动和空化作用将媒质进行物理破碎。它是一种强弹性波,其振动能产生强大的能量,将植物体快速穿透,使溶剂能与植物中的有效成分充分接触,加速有效成分进入溶剂,可以增加有效成分的提取率。应用超声波技术来强化提取过程,具有操作简单,使有效成分浸出速率快、提取得率高、提取时间短、温度需求低等优点。同时在低温条件下以超声波提取有效成分还有利于维持原药中有效成分的性质,适用于热敏性物质的提取。

曾里等用超声波辅助提取中药虎杖中的白藜芦醇,发现不同占空比的超声波,对白藜芦醇的含量有一定影响,结果发现占空比较小的超声波辅助提取有利于保持较高的白藜芦醇相对含量。江曙等比较乙醇回流提取、水回流提取、超临界 CO_2 流体萃取、超声提取等方法,确定了从虎杖中提取白藜芦醇的最佳工艺:15 倍量 75% 乙醇作为提取剂,采用超声波浸提 60 分钟,白藜芦醇的提取率达 0.03mg/g。这主要是在提取过程中无需加热,避免白藜芦醇在高温下的反应,白藜芦醇的提取率高,再者,白藜芦醇属于多羟基酚,采用适宜浓度乙醇有利于对白藜芦醇的提取。因此,超声波辅助法提取原料中的白藜芦醇等有效成分受到人们的青睐。

3. 碱提酸沉法　白藜芦醇属于弱酸性多元酚类物质,在碱性条件下酚羟基可与某些无机碱、碱性盐形成酚盐而从体系里溶解而出。再通过调节体系 pH,白藜芦醇将重新沉淀出来而得以分离,从而富集提取白藜芦醇。常用的碱性溶液有 NaOH、KOH、Na_2CO_3、$NaHCO_3$ 溶液。

苏文强等经过研究确定了白藜芦醇碱提酸沉的最佳提取条件:用 NaOH 调节提取溶剂的 pH 为 10,加热煮沸 1 小时后,滤液用盐酸调 pH 为 3,放置沉淀,真空过滤或离心分离。结果白藜芦醇纯品的得率为 0.196%。与传统有机溶剂提取法相比,碱提酸沉法具有工艺简单易行,操作安全方便,成本低,选择性强的特点。但在进行酸碱反应时能否反应完全,即能否全部沉淀或全部溶出,需要进一步研究。

4. 超临界 CO_2 萃取法　超临界流体萃取是以超临界流体作为溶剂来提取分离混合物的过程。超临界流体的性质介于液相和气相之间,具有气体、液体双重特性,即其密度大,接近于液体;黏度小,扩散系数大,接近于气体,因而具有很强的溶解能力、良好的流动及传递性能。现多采用 CO_2 作为溶剂,其具有常温、无毒、环境友好、使用安全简便、萃取时间短、产品质量高等特点,尤其适合一些热敏性和易氧化的物质。但该方法具有一定的局限性,主要适用于低极性化合物的萃取,对于极性较高的物质(如某些内酯、生物碱、黄酮及酚类等),可在使用夹带剂的条件下将这些物质从固体物料中萃取出来。

曹庸等利用超临界 CO_2 作为萃取剂提取虎杖中白藜芦醇,加入无水乙醇和 2-丙醇作为改性剂,萃取条件为萃取釜压力 5.7MPa,温度 46℃,解析釜压力 25MPa,温度 50℃,萃取液中白藜芦醇含量为 18%,提取率为 75%,减压浓缩后,经硅胶柱层析分离、浓缩、结晶得产品。

5. 微波萃取技术　微波萃取又称微波辅助萃取(microwave-assisted extraction,简称 MAE),是指利用微波辐射强化溶剂萃取效率,即利用微波加热来加速溶剂对固体样品中目标萃取物(主要是有机化合物)的萃取过程,是一种具有发展潜力的新萃取技术。微波是一种波长为 1mm～1m、频率为 0.3～300GHz 的电磁波,能使植物细胞组织吸收微波能,温度迅速上升,细胞膨胀破裂,有利于植物有效成分的提取。但目前微波提取白藜芦醇应用较少。

李核等用微波辅助萃取法,得到虎杖中白藜芦醇的最佳萃取条件:甲醇和丙酮为最佳萃取剂,温度 80℃,时间 15 分钟,微波功率 800～900W,白藜芦醇的得率为 0.55%。吴艳敏以乙醇为浸提剂提取葡萄籽中的白藜芦醇,微波功率 650W、提取时间 4 分钟、料液比 1∶15,白藜芦醇含量达 4.11%。

6. 酶解提取法　酶解可通过加入生物酶或利用植物体内微生物进行。研究表明,酶解作用可使细胞壁疏松、破裂,减小传质阻力,加速有效成分的释放,从而提高提取率和原料利用价值。虎杖中除了含有白藜芦醇外,还含有白藜芦醇苷、蒽醌类、氨基酸等物质,白藜芦醇苷在一定的条件下可以通过酶解脱去葡萄糖基而转化为白藜芦醇。同时,纤维素酶可充分破坏虎杖以纤维素为主的细胞壁结构,使被包裹在内的有效成分白藜芦醇易于溶出。

向海艳等用纤维素酶酶解后提取,其白藜芦醇得率比直接醇提法提高了近 5 倍,使白藜芦醇的得率大大提高。瞿卫林等采用酶解法促使虎杖白藜芦醇苷转化为白藜芦醇,酶解后虎杖中的白藜芦醇含量提高 2.72 倍。曹庸等将虎杖用专用微生物(酵母+青霉素种或酵母+短小芽孢杆菌)在 15～45℃下培养 24～48 小时,使虎杖苷转化为白藜芦醇,用柱层析纯化,得到纯度大于 95% 白藜芦醇和一定纯度的副产物大黄素。与传统醇提法相比,酶解提取法减少能耗,降低成本,且工艺优化后,产品质量和收率均有所提高;提取相对容易,在较低乙醇浓度、较低温度下,在较短时间内提取即可达到较好的提取效果。

7. 耦合提取法　近年来,将两种或两种以上提取方法耦合的耦合提取法受到许多学者的重视。常见的如生物发酵与有机溶剂耦合提取。

田天丽等利用一株根霉菌种(产生 β-葡萄糖苷酶)与虎杖共发酵,将白藜芦醇苷转化为白藜芦醇,再通过乙醇浸渍、大孔吸附树脂吸附等方法提取分离白藜芦醇,发酵渣中白藜芦醇得率为 0.87%。由于蒽醌类物质有部分也是以 β-葡萄糖苷形式存在,发酵也使其转化为大黄素,发酵渣中可得到大黄素;兰天路等采用纤维素酶-微波联合提取虎杖中白藜芦醇,优化白藜芦醇酶法提取和微波提取工艺。研究表明,微波辅助提取比传统乙醇提取法提取率提高近 3 倍;酶法辅助提取比传统乙醇提取法提取率提高 2 倍,利用酶-微波结合提取白藜芦醇,提取率提高 3 倍,且大大缩短提取时间,降低生产成本,是一种较理想的方法。

这些从植物提取白藜芦醇的方法安全性都大于化学合成。微波、超声波技术辅助提取、超临界 CO_2 萃取法、耦合提取法等这些新型提取方法的出现,对于白藜芦醇的纯化以及检测技术的发展都有很大的推动作用。

（二）白藜芦醇的分离纯化

提取得到的白藜芦醇一般为粗品,为了得到高纯度的白藜芦醇产品,满足食品、药品、生物、化工等行业的需要,必须将粗提物进行分离纯化,经纯化后其产品附加值也显著提高。白藜芦醇的纯化目前常采用柱色谱纯化技术、薄层色谱层析技术、高速逆流色谱法、分子印迹技术、双水相萃取技术等方法。

1. 柱色谱纯化技术　柱色谱是以固体吸附剂为固定相,以有机溶剂或缓冲液为流动相构成柱的一种色谱层析方法。是利用混合物中组分的物理化学性质差异,使各组分在吸附剂中以不同速度移动而达到分离的目的,适用于多组分混合物的分离。分离层析柱可采用大孔吸附树脂柱色谱、硅胶柱色谱、凝胶柱色谱、聚酰胺柱色谱等。

（1）大孔吸附树脂柱色谱分离纯化技术:该技术是采用特殊的吸附剂,有选择地吸附其中的目标组分的色谱纯化工艺。大孔吸附树脂主要是通过表面吸附、表面电性或形态氢键等来实现,具有吸附快、解吸快、吸附容量大、选择性高、易于再生、使用寿命长等特点。该技术已广泛用于纯化黄酮类、生物碱类等活性成分,在食品、天然药物领域也有不少应用。

瞿卫林等对 18 种吸附树脂（D-101、DA-201、DB-301、ADS-8、ADS-21、ADS-F8、YWD-01B、YWD-03、YWD-04、YWD-06、YWD-09、YWD-12C、HPD-400、HPD-500、HPD-700、HPD-800、NKA-9、聚酰胺）进行研究,发现 HPD-500 树脂的吸附量、解析率,都适用于白藜芦醇的工业化生产。研究发现,该树脂对白藜芦醇吸附量可达 58.67%,解吸率为 92.6%,能够使其粗提物中含量由 9.25% 提高至 39.5%。杜彬等比较研究了 3 种大孔吸附树脂（NKA-Ⅱ、NKA-9、D101）对白藜芦醇的纯化,结果表明 NKA-9 大孔吸附树脂为最佳吸附树脂,可较好地纯化白藜芦醇。树脂吸附法提取产物纯度和收率高,是一种大有前途的分离方法。

（2）硅胶柱色谱分离纯化技术:白藜芦醇纯化多采用硅胶柱层析法。硅胶柱层析法价格便宜,提取量大,但操作相对烦琐,得率较低,产物杂质多,往往还要进一步纯化。常压柱层析分离效果不好,溶剂用量较大,敞口易造成车间有机溶剂蒸气浓度过大而产生危险,工业化生产受到许多限制。苏文强等采用中压柱层析法对虎杖中白藜芦醇粗提液进行纯化,以石油醚-乙酸乙酯梯度洗脱,产物重结晶后,白藜芦醇纯度为 99.28g/100g。

2. 薄层色谱层析技术　薄层色谱常用的薄层板有 Merck Kieselgel、$60F_{254}$、GF_{254},吸附剂常采用硅胶 H、聚酰胺。根据样品的极性、溶解度和吸附剂的活性等因素来选择展开剂。展开剂采用三氯甲烷-乙酸乙酯-甲酸（体积比 5:4:1）和正己烷-乙酸乙酯-甲酸（体积比 30:10:0.5）,效果较好。

李梦青等用薄层色谱法进行定性分析和分离白藜芦醇,和标准品的比移值进行对照分析,得到较好的实验结果。

3. 高速逆流色谱法　高速逆流色谱技术（HSCCC）是一种不用固态支撑体或载体的液-液分配色谱技术,主要根据化合物在不相溶两相间分配能力的不同进行的分离。其分离效率和分离速度可以与 HPLC 相媲美。与其他液相色谱分离法相比,其不使用固相载体作固定相,被分离物质在互不相溶的两相分配分离,不存在载体对样品的吸附和污染,且具有溶剂消耗少、操作条件简单等特点,但其成本相对较高,且制备量小,不易实现规模化生产。

Chu 等使用高速逆流色谱技术分离、纯化了中药虎杖中的 5 种成分,其中包括白藜芦醇,通过 HPLC 法检测其纯度超过 95%。刘树兴等采用 TBE-300 型高速逆流色谱仪分离纯化虎杖中的白藜芦醇,选择溶剂体系为三氯甲烷-甲醇-水(体积比 4:3:2),流速 2.0ml/min,转速850r/min,所得产品经高效液相色谱测定,白藜芦醇得率为 0.186g/100g,纯度大于96g/100g。陈雷等用 GS10AZ 高速逆流色谱仪对虎杖中白藜芦醇进行了纯化,溶剂体系为三氯甲烷-甲醇-水(体积比 4:32),流速为 2.0ml/min,转速 800r/min,紫外检测波长 254nm,白藜芦醇得率为 2.18g/100g,其纯度可达到 99%。

4. 分子印迹技术 分子印迹聚合物(MIPs)是将功能单体在模板分子(印迹分子)存在下交联聚合,然后洗脱除去模板分子,制得聚合物。目前 MIPs 已被应用于色谱分离、固相萃取、MIP 模拟抗体药物分析、仿生传感器、模拟酶催化等领域。它具有选择性强,物理和化学性质稳定,耐高温、高压,抵抗酸、碱、高浓度离子及有机溶剂作用,对环境耐受性好和制备简单等优点,并可反复使用。

向海燕等研究了分子印迹技术分离纯化白藜芦醇的方法,发现虎杖提取液在通过加有印迹聚合物的层析柱时,几乎全部被保留,然后通过 5% 乙酸的甲醇溶液洗脱,能够得到较高纯度的目标物。与传统分离或分析介质相比,分子印迹聚合物的突出特点是对被分离物具有高度选择性。

5. 双水相萃取技术 双水相萃取技术(aqueous two-phase extraction,简称 ATPE)始于 20世纪 60 年代,现已被广泛应用于生物制品和天然产物分离等领域。白藜芦醇提取一般用有机溶剂-盐-水形成双水相体系,从而避免毒性较大的有机溶剂,具有重要意义。其具有体系黏度较小、溶剂易回收、无需反萃取等特点。

李梦青等研究双水相萃取体系在提纯白藜芦醇工艺中的应用。双水相萃取时,白藜芦醇含量远高于有机溶剂萃取,达 34.29%。用乙醇-硫酸胺-水双水相体系,使虎杖提取液中各物质按极性不同在油水两相中得到分离。可见双水相萃取技术可替代有机溶剂萃取技术提纯白藜芦醇,所得的产品质量高;且避免三氯甲烷对环境的危害,乙醇和硫酸胺可回收利用,成本低,操作简单。

第四节 葡萄多酚的应用现状

国外学者研究表明,原花青素在体内抗氧化、清除自由基的能力是维生素 E 的 50 倍、维生素 C 的 20 倍,它能防治多种由自由基引起的疾病,包括心脏病、关节炎等,还具有改善人体微循环,预防心血管疾病、抗非酶糖基化、抗肿瘤、抗辐射、抗突变、抗炎、抗过敏、抗皱美容,缓解视疲劳等功能。目前已广泛用于保健品、护肤品、营养食品的开发。本节主要讲述原花青素在医学、食品以及化妆品方面的应用研究进展。

一、在医学上的应用研究

研究发现,葡萄多酚在延缓衰老、保护心脑血管、改善糖尿病血管并发症及抗癌、预防神经退行性病变、防治白内障等疾病方面具有重要的价值。如果合理利用,不仅可以有效利用植物资源,而且能在医学方面为人类牟取福利。现在,葡萄多酚对生物体功效的研究正在大量开展,以期待更清楚地了解其成分组成、生理活性和药理作用。

(一) 葡萄多酚在衰老中的应用

衰老又称老化,是生物体自成熟期开始,随增龄发生的渐进的、受遗传因素影响的、全身复杂的形态结构与生理功能不可逆的退行性变化。现代医学针对衰老的机制提出了许多理论,影响较为深远的学说有:自由基学说、免疫学说、DNA 损伤学说、内分泌学说、微量元素学说、自由基氧化-非酶糖基化学说等。

老化与细胞的氧化和非酶糖基化息息相关。细胞的氧化过程就是被自由基侵害的过程,而自由基和非酶糖基化都导致羰基化合物的产生,自由基和羰基化合物都在体内到处流窜,它们几乎能与细胞内外所有的重要生物成分反应并产生毒害,各种疾病也就随之发生。近年来的研究证实,不少疾病的发生均与自由基引发的脂质过氧化作用有关。脂质过氧化除了直接造成生物膜损伤外,还可通过脂质过氧化物与蛋白质(包括酶)或 DNA 反应,使机体组织发生广泛性损伤,因而抑制脂质过氧化作用无疑在预防衰老方面起到重要作用。葡萄多酚(GSP)是一种抗衰老的有效因子,具有超强的抗氧化能力,并能通过血脑屏障,清除体内过量的自由基,使人体所有器官和组织得到最大程度的保护,成为抗衰老的健康食品。

研究表明,白藜芦醇干预可使衰老小鼠血清超氧化物歧化酶含量升高,血清丙二醇含量下降;该组小鼠的胸腺指数升高;同时其血清中 CD8$^+$ 细胞数量升高;还能使血清中白细胞介素-6、白细胞介素-8 的含量降低。白藜芦醇可以抵抗由自由基及其代谢产物引起的脂质过氧化而导致的老化,减缓机体胸腺萎缩,提高机体免疫功能,还能延缓机体的组织损伤过程。欧阳昌汉等研究发现,白藜芦醇可明显干预 D-半乳糖所致的衰老小鼠的氧自由基应激损伤、低脂质过氧化水平及一氧化氮自由基形成,减少脂褐质含量,提高了机体的超氧化物歧化酶及谷胱甘肽过氧化物酶等抗氧化酶活性,还可以减少体内一氧化氮自由基生成,减轻一氧化氮神经毒性。提示白藜芦醇具有酚羟基结构,其活性明显强于自由基清除剂维生素 E,具有较强的清除自由基和抗脂质过氧化效应。许丹等探讨了白藜芦醇对衰老小鼠肝脏抗氧化能力的影响,结果发现高、中、低剂量组的白藜芦醇均可提高衰老小鼠肝脏中的总抗氧化能力和超氧化物歧化酶含量,说明白藜芦醇能够增强去卵巢及 D-半乳糖诱导小鼠的肝脏抗氧化活性,增强其清除自由基的能力,进而不同程度地延缓小鼠衰老,这一作用可能与白藜芦醇抑制细胞内活性氧产生、清除自由基有关。

(二) 葡萄多酚在心血管疾病中的应用

心血管疾病是世界上病死率最高的疾病之一,患病年龄逐渐年轻化,心血管疾病已成为危害人类健康的“头号杀手”。研究表明,葡萄多酚具有抗动脉粥样硬化、降血压、防止血栓形成、抗心律失常等生物活性。

1. 抗心肌缺血再灌注损伤　研究表明,氧自由基、钙超载、心肌纤维能量代谢障碍、中性粒细胞、血管内皮细胞、细胞黏附分子与细胞凋亡等均可能参与缺血再灌注的损伤过程。

原花青素作为一种极强的抗氧化剂,具有强大的自由基清除能力,Sato 等应用大鼠离体心脏缺血再灌注模型研究了 GSP 对心脏的保护作用。发现 GSP 除了通过其清除自由基作用来保护心脏外,还可通过抑制缺血再灌注所诱导的 JNK-1 和 c-Jun 的激活而减少心肌细胞的凋亡。

许多研究发现,白藜芦醇对心肌缺血-再灌注损伤有保护作用。Hung 等在麻醉大鼠缺血再灌注模型上发现白藜芦醇预处理对缺血引起的心律失常发生率和病死率无明显影响，但对再灌注损伤有强大的保护作用，可减少室性心动过速及室颤的发生率和持续时间，降低病死率。白藜芦醇还可增加颈动脉血中一氧化氮(nitric oxide, NO)的含量，降低乳酸脱氢酶(lactate dehydrogenase, LDL)水平。Ray 等研究发现，用白藜芦醇预处理离体灌流大鼠心脏缺血再灌注模型，能改善缺血后心室功能，减少心肌梗死面积，还可减少缺血再灌注后心肌细胞的凋亡。

2. 抗动脉粥样硬化 基质金属蛋白酶(Matrix metalloproteinase, MMP)、氧化修饰的低密度脂蛋白(oxidized low density lipoprotein, oxLDL)和氧化应激(oxidative stress)对血管内皮细胞的损伤在动脉粥样硬化的形成及发展过程中起非常重要的作用。LDL 可通过自由基介导发生氧化，形成 oxLDL，其结构及生物学特性便发生明显变化，通过多种受体路径很快被巨噬细胞吸收，形成泡沫细胞。脂质在泡沫细胞中沉积，使得动脉壁从最初的脂纹发展到更复杂的纤维斑块，而富含泡沫细胞的纤维斑块易于发生斑块破裂，引起血栓形成。

GSP 具有极强的抗氧化活性，是一种很好的自由基清除剂和抗氧化剂。刘相菊等的研究结果表明，葡萄籽原花青素(grape seed proanthocyanidins extract, GSPE)能抑制动物体内 LDL 的氧化修饰，在饲喂高胆固醇食物造成高脂血症的同时应用 GSPE 可减轻主动脉内皮细胞的破坏，减少脂质的沉积，明显延缓动脉粥样硬化的发展。

白藜芦醇能够抑制低密度脂蛋白的氧化，保护损伤的内皮细胞，在动脉粥样硬化早期即发挥保护作用。Ou 等研究显示，白藜芦醇能够减弱 oxLDL 引起的细胞毒性和活性氧自由基的产生，降低细胞内 Ca^{2+} 的积蓄，抑制细胞色素 C 的释放和凋亡蛋白 caspase-3 的活性，从而保护 oxLDL 损伤的内皮细胞。白藜芦醇还具有抑制血小板聚集、抑制炎症反应、抑制血管平滑肌细胞增殖的作用，从而发挥强大的抗动脉粥样硬化作用。

3. 降低血压 流行病学研究发现，血压水平随年龄而增高，尤其是收缩期高血压，在老年人中较为常见。NADPH 氧化酶来源的超氧阴离子在高血压形成过程中起着重要的作用。国外学者对葡萄多酚的抗高血压作用进行了研究，血管紧张素转换酶(ACE)能够将无升压作用的血管紧张素 I 降解为具有强烈收缩血管作用的血管紧张素 II，引起血压升高；葡萄多酚可以抑制 ACE 的活性，从而降低血管紧张素 II 的含量，使血压控制在一定水平。张立春等研究证实，葡萄多酚可通过降低 NADPH 氧化酶的亚单位而降低由 Ang II 引起的高血压。

Preuss 等用 F344/BN 大鼠对 GSP 的作用进行了长达 1 年多的研究。在实验的前 7 个月，对照组的平均 SBP 渐升至 140mmHg，并在随后的 7 ~ 8 个月中维持在此水平，而应用 GSP、铬剂及锌剂的实验组，其平均 SBP 在实验的前 4 个月逐渐下降，最低可达 110 ~ 114mmHg，提示 GSP 与铬剂和锌剂联合应用能够防止与年龄增长有关的血压升高。

白藜芦醇对血管有广泛的舒张效应。研究表明，白藜芦醇能够剂量依赖性地抑制组胺、哇巴因及四乙胺等引起的猪冠状动脉收缩。沈敏等研究发现，白藜芦醇具有内皮依赖性和非内皮依赖性的舒血管效应，前者的作用机制可能与 NO 系统和 ATP-敏感的 K^+ 通道有关，后者可能是白藜芦醇对血管的直接作用。

4. 对心脏电生理的作用 研究表明，白藜芦醇能抑制家兔窦房结起搏细胞的自发活动，此效应可能与其通过非 NO 依赖性途径抑制 Ca^{2+} 内流有关。白藜芦醇可缩短正常乳头肌细胞动作电位时程；可剂量依赖性减慢右心房窦性频率，对心室乳头肌无明显的负性肌力作用。白藜芦醇通过延长 L 型 Ca^{2+} 激活过程而明显抑制 I_{Ca-L}，减少细胞外的 Ca^{2+} 内流，延长有效不应期,从而发挥抗心律失常作用。

(三) 葡萄多酚在内分泌与代谢性疾病中的应用

现代医学研究证明,糖尿病(diabete mellitus,DM)的发生与自由基有密切关系,而糖尿病患者体内的自由基非常高。控制血糖是控制 DM 慢性并发症的重要手段,但是单纯控制血糖并不能完全阻断 DM 慢性并发症的发生和发展,这与 DM 时氧化应激增强有关。导致氧化应激升高的最主要原因是高血糖介导的糖自身氧化和蛋白糖基化。这两种作用引起自由基产生过多,同时破坏体内的抗氧化能力,使体内糖、脂、核酸等大分子物质氧化产物增多,增多的自由基和氧化产物通过多种机制促进组织器官的重构,加速 DM 并发症的发生发展。对抗氧化剂维生素 E、维生素 C、β-胡萝卜素、牛磺酸、锌、硒等的研究均表明,抗氧化治疗对控制 DM 慢性并发症有效。抗氧化治疗可以抑制糖基化终产物的形成,抑制脂氧化,减轻外周神经病变,降低血小板的高凝状态,稳定血管内皮细胞功能和延缓动脉粥样硬化的产生等多方面发挥作用。

Bagchi D 等对 GSPE,维生素 C、维生素 E 的抗氧化活性进行了对比研究,发现 100mg/L 的 GSPE 可抑制 78% ~ 81% 的超氧阴离子和羟自由基,同样条件下,维生素 E 只能抑制 36% ~ 44% 的两种自由基,维生素 C 只能抑制 12% ~ 19% 的两种自由基,GSPE 的作用显著优于维生素 C 和维生素 E;仍在同样条件下,超氧化物歧化酶(superoxide dismutase,SOD)和过氧化氢酶联合起来能抑制 83% 的超氧阴离子,甘露醇能抑制 87% 的羟自由基,GSPE 的作用与它们相差不大。体外实验表明 GSPE 在浓度为 50mg/L 时,清除超氧阴离子和羟自由基的能力分别比维生素 E 高 84% 和 98%,在浓度为 100mg/L 时,与维生素 C 相比,清除超氧阴离子和羟自由基的能力分别高 429% 和 575%。另有研究表明,GSPE 可提高大鼠血浆的抗氧化能力,并显著优于维生素 E、C 等抗氧化剂。SOD、MDA 是反映机体氧化水平的可靠指标。有实验表明,DM 大鼠血清 SOD 较正常对照组明显降低,血清 MDA 较正常对照组显著升高,说明 DM 大鼠体内氧化应激水平升高。GSPE 能够显著提高 DM 的抗氧化能力。

白藜芦醇是一种天然的抗氧化剂,在红葡萄等植物中大量存在。美国得克萨斯大学西南医学研究中心发现,将白藜芦醇直接注射到老鼠的大脑中,能对 2 型糖尿病起到预防作用,具体机制是白藜芦醇能激活大脑中一类名为 sirtuins 的蛋白质,sirtuins 能限制机体摄入过多热量。该项研究揭示,大脑在介导白藜芦醇的抗糖尿病方面具有重要作用,而且与食物摄入和体重变化无关。糖尿病大鼠模型实验证明,白藜芦醇能减低血糖,抑制胰岛素抵抗发生。白藜芦醇降糖机制与其激活 PI3K 途径,上调葡萄糖转运体 4(GLUT4)表达,降低肝脏糖异生并促进骨骼肌、肝脏、脂肪细胞对葡萄糖的摄取有关。白藜芦醇能上调糖尿病大鼠脂肪组织 PPAR-γ 及 GLUT4 蛋白的表达,从而促进脂肪组织对葡萄糖的摄取。

(四) 葡萄多酚在恶性肿瘤中的应用

国外有研究发现葡萄多酚抑制了 TPA 诱导的表皮鸟氨酸脱羧酶(ODC)和髓过氧化物酶(MPO)的活性,从而使其具有抗肿瘤的效果。美国《Science》杂志曾发表一个报告,报道了原花青素的抗癌功效。长期的研究证明,原花青素可以极大限度地降低各种癌症的发病率。有研究显示,体内维生素 E 水平较低的人患癌症的危险是正常人的 11.4 倍,原花青素的抗氧化活性是维生素 E 的 50 倍,能够保护细胞 DNA 免遭自由基的氧化损伤,从而可以预防导致癌症的基因突变。此外,原花青素能够使自然杀伤细胞的抗癌细胞活性时间延长,提高防癌、抗癌效果。许多研究都证实了原花青素对于肺癌、胃癌、乳腺癌等癌细胞具有细胞毒性,显示原花青素在这些癌症的辅助治疗或预防上具有很高的临床价值。

白藜芦醇也是一种抗肿瘤的有效化合物。1997年,美国的科研人员发现白藜芦醇具有抗肿瘤的功效,表现为对肿瘤的起始、促进和发展三个阶段均有抑制作用。此后,各种研究进一步发现,白藜芦醇可通过多种机制对人类肝细胞癌、乳腺癌、白血病等多种肿瘤细胞产生显著的抑制作用。白藜芦醇通过清除小蛋白RNA还原酶的酪氨酰基来抑制RNA还原酶的活性。还能抑制DNA聚合酶,从根本上降低DNA的合成能力,从而达到抑制肿瘤细胞增殖的作用;对乳腺癌、结肠癌、白血病细胞株的研究表明,白藜芦醇通过不同的诱导凋亡机制均能诱导肿瘤细胞凋亡;氧化和自由基损伤是引起细胞DNA损伤进而导致细胞恶变的重要机制之一。白藜芦醇能减少H_2O_2产生,使髓过氧化物酶和氧化型谷胱甘肽还原酶的活性正常化,恢复谷胱甘肽水平和SOD活性,从而增强机体的抗氧化、抗自由基防御系统;白藜芦醇具有直接的抗基因突变的作用;白藜芦醇也通过抑制环氧合酶(COX)、细胞色素酶和蛋白激酶等与肿瘤发生有关的酶,发挥抗肿瘤作用。

(五)葡萄多酚在神经系统疾病中的应用

有研究表明,原花青素能显著降低局灶性脑缺血大鼠脑组织中的丙二醛含量,同时明显升高SOD活性,表明原花青素通过抗氧化活性和清除自由基作用,对脑缺血能起到保护作用。其清除自由基的机制可能为:有效地清除超氧阴离子自由基和羟基自由基;参与磷脂、花生四烯酸的新陈代谢和蛋白质磷酸化,保护脂质免遭病理性的过氧化损伤;强有力的金属螯合剂,可螯合金属离子,在体内形成惰性化合物;保护和再生维生素C、维生素E,同时有助于维生素C的吸收;促进细胞内、外Ca^{2+}的稳定,减少由于Ca^{2+}异常所造成的细胞损伤。

白藜芦醇能够有效对抗中枢神经缺血损伤,保护缺血区神经元,减少梗死范围,降低缺血再灌注所造成的迟发型神经细胞凋亡,改善脑缺血引发的肢体运动功能障碍,可能机制为抗氧化、对一氧化氮的调节作用、抑制Ca^{2+}内流的作用等。有研究探讨不同剂量白藜芦醇对小鼠局灶性脑缺血后的神经保护作用及对脑内基质金属蛋白酶表达的影响,发现各白藜芦醇治疗组的脑梗死体积和脑水肿程度均明显小于单纯缺血组,结论为白藜芦醇具有脑保护作用,机制与其对基质金属蛋白酶-9的抑制有关。周杰等探讨白藜芦醇对大鼠脑创伤后神经细胞凋亡的影响及可能的作用机制,研究结果显示,白藜芦醇可以减少颅脑损伤后神经细胞的凋亡,有助于神经细胞的修复和功能的恢复,提示白藜芦醇在颅脑损伤后对神经细胞的保护作用可能与促进凋亡因子的表达下调有关。其中有可能通过抑制促进凋亡因子的表达,使促凋亡作用减弱,重新调整了抑制凋亡因子和促进凋亡因子之间的平衡,减少了神经细胞的凋亡,起到保护脑组织的作用。另有研究发现,白藜芦醇对老年性痴呆小鼠认知功能有影响,各剂量白藜芦醇均可在一定程度上提高模型小鼠行为学测试成绩,抑制血清和脑组织超氧化物歧化酶活力下降,减少丙二醛生成,同时抑制脑组织乙酰胆碱酯酶活力,减少海马Bax表达,对模型小鼠的学习记忆能力具有一定保护作用。

(六)葡萄多酚在眼部疾病中的应用

葡萄多酚由于其独特的抗氧化、抗炎、抗非酶糖基化等作用,已经应用于防治眼病等领域。

原花青素作为一种有效的自由基清除剂,可以抑制晶状体氧自由基的生成和脂质过氧化,从而抑制白内障的发生。Durukan等在用亚硒酸钠致大鼠白内障模型的研究中,发现GSPE能有效抑制白内障的发生,服用GSPE的大鼠,晶状体中的谷胱甘肽含量明显高于未服用组,丙二醛的含量明显低于未服用组,大鼠食物中加入 GSPE 亦可延缓白内障进展;原惠萍等探讨了不同剂量的原花青素对微波致视网膜神经节细胞损伤的拮抗作用,结果表明,原花青素可降低微波辐射后的细胞凋亡率,对该类视力损伤有一定的保护作用;原花青素具有良好的抗炎活性和免疫调节功能,已被多次用于抗葡萄膜炎的基础研究中。GSPE 的抗氧化和抗炎活性可防止葡萄膜炎引起的眼组织破坏和并发症的发生,即使在炎症发生时,GSPE 也可降低炎症介质组胺、缓激肽等引起的毛细血管通透性增高,从而改善毛细血管的抵抗力和通透性,减少毛细血管壁的脆性,使毛细血管的张力和通透性减小,保护毛细血管的物质转运能力;GSPE 易于和胶原蛋白结合,在自由基对胶原蛋白造成的损伤前就被 GSPE 清除掉,这样就从根本上预防了青光眼的发生。GSPE 还可修复被自由基损坏的胶原蛋白,也可用于预防和治疗青光眼。

青光眼是由于眼压增高和低血流灌注压等多因素引起的视神经损害的一组不可逆性致盲眼病,是目前国内乃至国际不可逆致盲眼病的第二位原因,青光眼致盲主要因素是视神经损害及由此引起的视野损害。有研究发现,白藜芦醇预处理可以有效减少原发性开角型青光眼(primary open-angle glaucoma,POAG)炎症介质和氧化应激物的产生,并且可以有效地阻止 POAG 小梁网组织的损害。对兔急性高眼压模型的实验表明,白藜芦醇预处理后视网膜神经节细胞的数量和形态得到较好的保留,视网膜内层厚度及视网膜的形态和结构损伤明显减轻。并可增加兔急性高眼压下视网膜神经节细胞 NF-κB 和 HSP70 的表达,对兔急性高眼压下视网膜具有较强的保护作用。

（七）其他疾病

1. 抗菌、抗病毒作用　葡萄多酚被发现对包括金黄色葡萄球菌、变形杆菌、伤寒沙门杆菌、大肠杆菌、肠球菌、假单胞菌、毛癣菌、表皮癣菌属及小孢霉属等多种细菌及皮肤真菌有抑制作用,且可抑制单纯疱疹病毒。提示葡萄多酚可作为良好的天然抗菌剂。

2. 保肝作用　葡萄多酚对脂质过氧化物有很强的抑制作用,能降低血清和肝脏的脂质,减少脂质过氧化物在体内的积累,从而保护肝脏免受损坏。白藜芦醇能减少大鼠肝中过氧化类脂化合物的堆积,降低血清中天冬氨酸氨基转移酶(谷草转氨酶)、丙氨酸氨基转移酶(谷丙转氨酶)、载脂蛋白和游离脂肪酸的水平,阻止鼠肝内微粒体 P 和对硝基酚羟化酶诱导过氧化物的生成,抑制血清甘油三酯和低密度脂蛋白的升高。白藜芦醇还能诱导肝成纤维细胞表型的改变,显著减少成纤维细胞的增殖,同时减少 I 型胶原蛋白的表达和金属蛋白酶-9 的分泌,对肝纤维化和肝癌的治疗有重要的意义。

3. 雌激素样作用和影响骨代谢作用　白藜芦醇的结构类似于雌激素己烯雌酚,可以与雌激素受体结合,明显促进阴道上皮角质化,增加子宫重量,使子宫内膜柱状上皮增厚或腺体增生。有研究发现,白藜芦醇还能通过促进骨形成和抑制骨吸收来抑制雌激素缺乏所诱发的骨丢失,对中老年妇女绝经后的骨丢失所致的骨质疏松等具有潜在的预防作用。包括白藜芦醇在内的一些天然药物可以上调骨形态发生蛋白 2 的表达,为骨质疏松症的治疗提供更多的选择。

二、在食品和饲料方面的应用

在食品应用方面,最常见的为葡萄酒与葡萄汁等葡萄饮品。许多研究认为,每天适量饮用葡萄酒对人体健康大有裨益。在食品添加剂方面,越来越趋向于向高效、低毒、天然的方向发展。葡萄多酚对人体的健康有很大的益处,如果开发成食品抗氧化剂,会是一种理想的食品添加剂。张峻等研究了葡萄多酚对葡萄籽油及猪油的抗氧化作用,200mg/kg 的浓度即可延长葡萄籽油的保质期近 4 倍,使猪油的保质期延长约 15 倍,其作用效果优于油脂抗氧化剂 BHT。除了以葡萄多酚为原料开发抗氧化剂外,人们还在探讨将葡萄多酚开发成食品防腐剂与食品乳化剂。

在饲料应用方面,目前广泛应用的饲料添加剂多为化学、激素、抗生素类物质。它们能促进动物增重,但却降低了肉、蛋、奶的营养价值,并使大量有害物质蓄积在动物体内,被人体摄入后可诱发癌变、畸变、突变、股骨头坏死及肥胖等,严重影响人类健康。以绿色植物饲料添加剂代替化学、激素、抗生素等添加剂,可避免这些危害,提高人类的健康水平。葡萄多酚具有抗氧化和消除自由基、抗辐射、降血脂、抗突变等多种生物学功能,对葡萄多酚的研究可为天然植物添加剂的开发提供理论基础,可真正意义上减少抗生素等药物添加剂在饲料中的使用,推进动物饲料“无抗生素化”或尽量少用抗生素的进程,保证畜产品的安全和我国畜牧业可持续发展具有重大意义。因此,葡萄多酚作为防病保健的绿色环保饲料添加剂,可应用于畜牧业。

三、在化妆品方面的应用

葡萄多酚具有极强的抗氧化和消除自由基的作用,而环境对皮肤、黏膜和毛发的刺激而引起的脂质、蛋白质与核酸的衰退过程均与自由基的作用分不开,因此,葡萄多酚对暴露在空气中的皮肤有很大的保护功能。此外,葡萄多酚又有抗炎与抗辐射等作用,所以在化妆品领域有广阔的应用前景。1990 年,日本 Yamaskosh 公司研制出含 1% 原花青素低聚体的油性化妆品,这种产品可亮洁皮肤、抗皱。法国用原花青素低聚体制成了脂质体晚霜、发乳与漱口水成品。同时,法国等国家已将葡萄籽作为原料提取葡萄多酚,其中的原花青素含量可达 90% ~ 98%,是化妆品有效成分的良好来源。杨亚军等对葡萄多酚的美白功能进行了研究,发现葡萄多酚对 B16 黑色素细胞毒性较小,对细胞内酪氨酸酶活性抑制率不高,但能明显减少细胞黑色素含量,可以作为美白类化妆品的添加剂。

随着人们对葡萄多酚研究的深入,对葡萄多酚的应用研究已经具有一定的规模,所有应用研究主要围绕其各种生物活性展开。从上述可以看出,对葡萄多酚的应用研究主要集中在医学方面,而在食品与饲料添加剂及化妆品方面的研究较少,有待于进一步的开拓。葡萄多酚是一种集营养、保健于一体的多酚类物质,是一种较好的功能性食品,以葡萄多酚为原料的保健食品具有良好的应用前景。此外,将葡萄多酚作为一种天然的食品添加剂,可以给食品工业注入新的活力。人们对葡萄多酚的认识在不断加深,葡萄多酚在实践中的应用也一定会越来越广泛。

第五节　葡萄多酚在疾病防治中的作用和地位

一、葡萄多酚的生物药理活性

(一) 抗氧化作用

葡萄多酚具有显著的抗氧化活性,机制是其自身作为优良的供氢体,形成的自由基可通过共振杂化成稳定的自由基,从而使自由基失活,切断链式反应,起到抗氧化作用。大量研究表明其可显著降低小鼠心、肝、肾、脑等组织 MDA 及脂褐质的含量,极显著提高心、脑组织 SOD 活性,有效地提高机体组织抗氧化能力,防止组织脂质过氧化损伤;对冠状动脉结扎大鼠的心肌缺血和异丙肾上腺素诱发的小鼠心肌缺血有显著保护作用;可抗过氧化氢引起的血管内皮细胞增殖抑制、LDH 渗漏、前列环素释放减少和内皮素-1 释放增加,保护血管内皮细胞;老龄大鼠喂食葡萄多酚后,可使其红细胞膜 MDA 含量显著下降且全血谷胱甘肽过氧化物酶活性显著升高,表明葡萄多酚能有效抑制大鼠红细胞膜乃至整体的自由基脂质过氧化反应,提高机体抗氧化能力,对细胞膜结构和功能的稳定性具有明显保护作用;葡萄多酚还能直接减少氧自由基的生成,从而保护大鼠心肌线粒体免受氧自由基引起的损伤;能改善 ^{60}Co γ-辐射小鼠红细胞免疫功能及脂质过氧化损伤;此外,张立春等还发现葡萄多酚可通过降低 NADPH 氧化酶的亚单位而降低由血管紧张素 Ⅱ 引起的高血压。

（二）抗糖基化作用

采用体外蛋白糖基化反应系统,对照组将葡萄糖与牛血清白蛋白分别在 37℃,50℃ 条件下共同保温,实验组加入不同剂量的葡萄籽多酚或氨基胍。利用荧光分光光度计测定蛋白糖基化终末产物的生成量,GSP 在 1.0 ~ 2.0g/L 剂量范围内均可有效地抑制蛋白糖基化终末产物的生成,当药物浓度达 2.0g/L 时,其抑制作用相当于同剂量的氨基胍。实验结果表明,GSP 不仅具有抗氧化作用,而且具有明确的抗糖基化作用。国内外研究表明:葡萄多酚能够显著抑制 AGE 诱发血管内皮细胞 RAGE 和炎症因子(VCAM-1、ICAM-1、IL-6、TNF-α) 的表达,从而保护血管内皮细胞避免糖基化损伤,也能够抑制糖尿病大鼠体内非酶糖基化产物(AGE)生成,对靶器官起到保护作用,从而有效地防止糖尿病并发症的发生。

（三）抗心血管疾病作用

近年来,心血管疾病已成为危害人类健康的常见病,人们随着年龄的增长,动脉中的弹性纤维由于逐渐氧化而变硬,这种变化是导致老年人心血管疾病的一个主要原因。机体内的低密度脂蛋白、胆固醇增加也是导致动脉硬化和心脏病的关键因素。大量研究发现,葡萄多酚可以有效地提高血管弹性、抑制血管紧张素酶的活性而降低血压,增强血管抵抗力,降低低密度脂蛋白和胆固醇水平,降低毛细血管渗透性,预防血栓的形成,有助于预防心血管疾病的发生。葡萄多酚对血管内皮细胞和心肌细胞均有显著的保护作用,对高血脂、高血压、高血糖等心血管系统的危险因素均有明显的预防作用,对心血管系统的常见疾病,比如心律失常、缺血再灌注损伤等也有明显的治疗作用。

（四）抗致突变作用、抗肿瘤作用

研究表明:环境污染,尤其是周围的致突变物质,已成为导致人类肿瘤和癌症形成过程的重要原因。Sugimoto 证实葡萄籽原花青素低聚体对 Trp-P-2(一种来自食品的致突变剂)的抑制率达 94% ,原花青素的抗致突变活性可部分地归因于它的抗氧化剂活性。对于葡萄籽原花青素的抗癌功效,国内外已有许多研究报道:GSPE 对于多种肿瘤细胞都具有显著的杀伤作用,对于多种致癌剂在启动及促癌阶段都具有显著的抑制作用。葡萄籽原花青素对人乳腺癌细胞 MCF-27,人肺癌细胞 A-427,人胃腺癌细胞 RL-1739 有明显的抑制作用。原花青素对 TPA 诱导的鼠皮肤癌症模型,可以使鸟氨酸脱羧酶(ODC)和髓过氧化物酶(MPO)活性降低,能抑制肿瘤生长,降低肿瘤发生率,减少肿瘤数量,缩小肿瘤体积。此外,Aarwal 等研究 GSPE 对人前列腺癌 DU145 细胞的作用,发现 GSPE 能明显抑制 DU145 细胞生长,并以时间剂量依赖性的方式诱导 G_1 期的细胞静止和细胞凋亡。其作用机制为：GSP 通过调节癌细胞有丝分裂、细胞周期，诱导 G_1 期的细胞静止、抑制细胞生长及诱导癌细胞凋亡等而发挥抗癌作用。

（五）预防神经退行性病变

国外早有发现，规律饮用葡萄酒可恢复记忆力，对痴呆症、阿尔茨海默症、帕金森症等有改善作用。Sun 等经过实验证实葡萄多酚可抑制血小板聚集，降低 LDL 对氧化的敏感性；可完全抑制由慢性乙醇摄取导致的 Na^+-K^+-ATP 酶以及多巴胺摄取活性的下降。证明了葡萄多酚具有预防神经退行性病变的效果。脑缺血也是一种常见的神经损伤性疾病。目前认为，参与脑缺血损伤的分子机制有兴奋性氨基酸释放、钙离子稳态失衡和自由基形成等。

（六）抗辐射作用

自由基学说是辐射损伤的基础理论，机体受辐射后可产生内源性自由基，引发脂质过氧化等损伤。而葡萄多酚具有清除自由基，抑制氧化损伤的功效。俄国人早就了解到 GSP 对辐射损伤的保护作用，前苏联的宇航员们长期服用一种富含原花青素的植物饮料，以预防他们在太空飞行时所受到的辐射损伤。前苏联切尔诺贝利核电站发生爆炸，造成严重核污染，当地很多人遭受核辐射损伤，生活在该地区的人们被建议饮用一种叫作 Crimean 的红葡萄酒（一种富含原花青素的葡萄酒），以缓解核泄漏对人体的影响。GSP 抗辐射损伤的作用现在日益为人们所重视，现代高科技的迅猛发展为人们的生活、生产和工作带来了极大的便利，诸如电视、电脑、微波炉、移动电话等，在给人们带来物质享受的同时，也产生一些电磁辐射，危害人类的健康。因此，应用葡萄多酚防止辐射将具有广阔的前景。

（七）抑制微生物

葡萄多酚被发现对包括金黄色葡萄球菌、变形杆菌、伤寒沙门杆菌、大肠杆菌、肠球菌、假单胞菌、毛癣菌、表皮癣菌属及小孢霉属等多种细菌及皮肤真菌有抑制作用，且可抑制单纯疱疹病毒。提示葡萄多酚可作为良好的天然抗菌剂。

此外，葡萄多酚还可以抗病毒、抗溃疡、抗炎症、改善肠道微循环等。葡萄多酚由于具有卓越的抗氧化、清除氧自由基等作用，对神经细胞和视网膜也有明确的保护作用。因此，葡萄多酚对神经退行性病变，如阿尔茨海默病以及白内障等眼科疾病的防治也具有深远的意义。

二、葡萄多酚的安全性

由于近年来从化学合成物中发现新药的命中率越来越低，创制成本反而越来越高，研制周期也越来越长，加之化学合成药物的毒副作用，使更多的新药研究机构又开始重视从天然产物中来寻求新药。从天然药物中发现新药，已成为新药研发的趋势。葡萄多酚作为一种介于食物和药物之间、对人类健康有益的天然植物成分，又具有这些强大的生化作用和丰富的自然来源，暗示它具有广阔的临床应用前景。目前多项对葡萄原花青素和白藜芦醇的急性毒性和慢性长期毒性试验表明，长期服用均未见毒副作用和致畸作用，证明葡萄多酚具有较高的食用安全性和药用安全性。

第六节　我国天然药物发展目标和应用前景

目前在世界范围内销售的药物中约 30% 来源于天然产物。1997 年位于销售榜前 20 名的药物中有近40%来源于自然界;而在1992—1996年间问世的新化合物有34%也是来自天然化合物;1989—1995年批准和处于新药应用前阶段的抗感染和抗肿瘤药物中60%是天然来源的。这些数字显示了天然产物研究在药物发现和开发方面的重要性。

　　虽然在过去的几十年中,以组合化学(combinatorial chemistry)、高通量筛选(high throughput screening,HTS)、靶向药物设计(study of targeted drugs)等为代表的新方法在新药开发中曾风靡全球,但令人遗憾的是这些新方法远远没有取得预期的效果。目前合成药物开发难度越来越大,表现在开发费用激增、周期延长、成功率大幅下降、造成的环境污染越来越严重等,所以科学家们又重新将新药开发的目光关注到天然产物上,尤其是天然抗癌药物紫杉醇(taxol)的发现更使科学家对从天然产物中发现新药充满了信心。地球上存在的25万～35万种高等植物一直是药物的主要来源,至今世界上仍有约75%的人口主要依靠这些高等植物作为最基本的医疗保健来源,植物提取物是国际天然医药保健品市场上一种新的产品形态。

一、天然药物的发展策略及目标

(一)天然药物研究发展的总体策略

1. 以化学研究为导向(chemical oriented)的天然产物活性成分研究　该研究策略的突出特点是以化合物为核心。在研究过程中尽可能多地获得不同类型的化合物。其研究程序通常是:首先根据植物的亲缘关系及其在传统医学或民间应用的情况确定研究对象,也可以从非洲热带雨林植物、高等真菌或微生物发酵产物等中随机选取研究对象;再利用现代天然药物化学的研究方法从中获得各种类型的化合物,以此作为后续研究的物质基础,在文献资料基础上进行生物性筛选测定,最终发现新药或先导化合物。这种研究方法在20世纪普遍使用并已经取得了显著的成果。

2. 以生物活性为导向(bioassay guided)的天然产物活性成分研究　该研究发展策略与方向是以生物活性评价与化学活性成分的分离相结合的策略,这是20世纪80年代以后发展起来的一种研究方法。采用这种策略的关键是必须对每一步骤的分离样品都要进行生物活性评价,该研究方向工作量大,适宜的活性筛选技术、高效快速筛选体系的建立和有效发挥功能将起到决定性作用。其研究程序是首先利用生物活性的指标指导化学成分分离纯化,确定需要分离的部位或组分,以便更有效地获得有效成分,然后针对具有活性的部位或组分进行有选择的分离,获得理想的活性化学成分。这种方法目的明确,强调并实现了化学研究与生物活性研究的密切结合。

　　但该研究策略与方向也有明显的缺点:活性评价的速度制约化学成分分离的研究进度,二者不能同步进行;生物活性实验方法的灵敏度不够,会导致有效成分的遗漏;随着分离纯化的进行,发现生物活性下降甚至最后分离得到的单体反而没有活性;工作量较大,不可能用多个活性指标去跟踪每一步骤分离的样品,但仅用1～2个活性指标进行跟踪分离并不能全面反映该药物药效作用的物质基础,具有局限性。总而言之,这种研究策略能够提高获得有活性先导化合物的概率,但也存在方法的局限性。

　　上述两种研究策略是相辅相成的,都为了一个共同的目标:发现生物活性先导化合物。采用哪种研究策略,要综合考虑具体条件再进行设计并通过实践摸索。天然药物研究开发流程见图1-6。

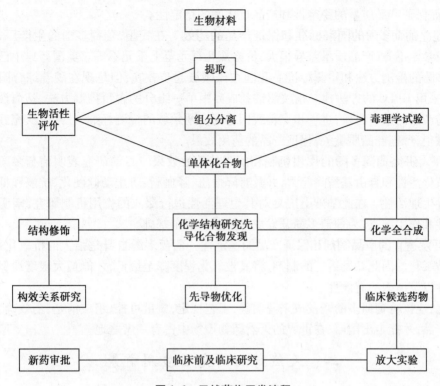

图 1-6 天然药物开发流程

（摘自史清文等,中草药,2010,41(10):1583-1589)

3. 以生物活性为导向的天然产物有效部位的研究开发 本方法利用生物活性的快速筛选技术,结合传统的药效学手段确定天然药物的有效部位,采用现代色谱技术对其进行提取、分离、制备等一定程度去粗取精的加工,从而获得提取物或浸膏制剂;进一步评价其药效和安全性,在此基础上利用液相色谱联用技术等方法分析其中的组成成分,建立含量测定方法,控制产品的质量;然后再开发成制剂,申报新药或保健品,进入市场流通。该方法的研究较单体天然产物的研发周期短,经费投入少。但保证其成分组成确切和产品制剂安全性是该研究策略需要关注和解决的问题。

（二）葡萄多酚的研究发展目标

自从 20 世纪 40 年代马斯魁勒博士发现葡萄多酚提取物至今,经历了半个世纪的发展,现在葡萄多酚已经得到了最为深入和广泛的关注。到目前为止,研究人员已对葡萄多酚的化学组成成分、药理功效和体内药动学进行了深入研究。从葡萄籽和皮中分离鉴定了 23 种原花青素。葡萄(籽和皮)是多酚的丰富来源,葡萄多酚提取物含有 80%~85% 的原花青素、5% 的儿茶素和表儿茶素、2%~4% 咖啡酸等有机酸,它们以复杂成分和协同方式起抗氧化作用,使其具有高度的生物利用率。病原自由基学说的建立加深了人类对疾病本质的认识,使得这一安全、高效、无毒的天然抗氧化剂日益受到关注和重视。开发和研制天然植物药,是目前医药和食品研究中的一个重点,而葡萄多酚因其具有多种重要生物活性和药理作用,成为近年来研究的热点。葡萄多酚的研究方向从以下四方面加以阐述。

1. 优化资源利用和稳定葡萄多酚的产品质量 葡萄多酚的产品含量与其原料来源品种有关,因此在全球进行葡萄资源调查,选取最优质的葡萄原料和酿酒的废弃物来生产葡萄多酚,从而保证产品质量的稳定性和产品批次间的稳定性。

2. 建立葡萄多酚的国家标准和保证产品的药效　在我国,葡萄多酚的生产厂家较多,企业规模参差不齐,产品质量差异很大,价格从几百元至上千元不等。美国药典中已经建立了葡萄多酚的检测方法和检测标准。我国在该领域起步较晚,但是现在随着综合国力的增强,可以采用 HPLC 的方法建立指纹图谱和成品中单一组分的含量控制方法,从而设立我国葡萄多酚产品的质量门槛,进一步完善我国葡萄多酚领域的检测标准,杜绝以次充好等商业现象的滋生,严把产品质量关,保证产品的药用效果。

3. 深入研究葡萄多酚的作用机制和阐明其药效效果　目前研究表明葡萄多酚具有强大的抗氧化活性和自由基清除能力,并具有降血压、降血脂、防止动脉硬化、抗癌和抑制酶活性等多种生理活性。在此基础上应针对其生理活性进行深入的作用机制研究,阐明其成药的可行性和作用靶点,为葡萄多酚开发成天然药物奠定基础。

4. 开发适宜的产品制剂和保证产品的稳定性　葡萄多酚自身是强大的抗氧化剂,同时也极易被氧化。因此开发适宜的制剂,将其被氧化程度降至最低,才能最大限度地保证产品的稳定性以及体内的有效性。

总之,应该将葡萄多酚开发成来源明确,工艺稳定,质量可控,组成清楚,药效确切,制剂稳定的产品,才能走出国门,在世界的天然药物市场中占有一席之地。

二、天然药物研究的应用前景

(一) 天然药物的研究应用前景

在科学技术高度发达的今天,出于对药物安全性的重视,加之开发高效低毒新药的难度越来越大,研究成本急剧上升,而回归自然,从天然产物中研制新药可以增加出药的机会,显著降低成本,并且可以解决一些环保问题。近年来从天然资源中开发成功的新药,如抗肿瘤药喜树碱 camptothecine(来自珙桐科植物喜树 *Comptotheca acuminata*)、治疗偏头疼的药物酒石酸麦角碱 ergotamine tartrate(来自麦角菌科麦角菌 *Ciavieps purpurea*)、抗心力衰竭药蟾力苏 resibufogenin(来自蟾蜍科动物中华大蟾蜍 *Bufo bufo gargarizans*)等,进一步激励着天然药物的研究。我国的医药行业过去长期仿制国外药品,近年来知识产权的问题已在国内引起广泛重视,大家都已认识到我国的药物研究和生产必须尽快实现由仿制到创制的转变,制定一项符合中国国情的新药发展战略将促进这一转变,并推动我国医药事业的顺利发展。目前我国还不可能像发达国家那样投入巨大的研究经费,而要以较小的投入、较短的周期、较高的效率研究新药。我们必须扬长避短,充分发挥自己的优势。我国的天然资源极其丰富,现已查明的植物品种数量仅次于巴西和印度尼西亚,占世界的第 3 位。加上我们祖先留下了数千年中医中药和民间医药的宝贵经验,因此,开发和利用天然药物是我们独特的优势,天然药物应当成为当前我国创新药的重点目标。

(二) 葡萄多酚的研究开发前景

葡萄多酚由于具有极强的清除自由基和显著的生理功能,在食品添加剂、保健品、药物、化妆品等领域得到了广泛的应用。自 20 世纪 60 年代,欧洲的医生就用葡萄多酚治疗花粉症和过敏症,并获得了满意的效果。20 世纪 80 年代初,葡萄多酚对心血管的治疗价值被人们承认。在法国,用葡萄多酚制成的专利产品用于治疗微循环疾病,包括眼与外周毛细血管通透性疾病及静脉与淋巴功能不全。法国 Sanofi 公司用葡萄多酚与大豆磷脂制成复合物,用作血管保护剂和抗炎剂。德国 Berkhman 等研制了用于治疗酒精中毒的原花青素制剂并获得专利。

葡萄多酚的抗辐射、抗衰老、抗氧化、美白、保湿、重建胶原质等功效为其在化妆品领域开辟了广阔的前景。法国已开发出用原花青素低聚体制成的脂质体微囊晚霜、发乳和漱口水等。法国兰蔻公司（Lancome）生产的葡萄多酚活力系列护肤品能够保湿，增强皮肤弹性。意大利 Indena 公司以磷脂（天然磷脂和合成磷脂）为载体的功能化妆品，含 5% 银杏原花青素二聚体，其活性成分能通过皮肤角质层，适用于皮肤消炎和改善微循环。经过受试者试验，表明该化妆品有较好的防护紫外线伤害作用。近年来国内也有关于葡萄多酚的化妆品上市销售。

葡萄多酚中的一个重要单体化合物就是白藜芦醇，其资源十分丰富，广泛存在于虎杖、葡萄、桑椹、决明、毛脉酸模等多种植物中。由于白藜芦醇具有多方面有益于人类健康的生物活性，对人类肿瘤、心血管等疾病的治疗和预防有着很重要的意义，并且由于此类成分具有确切的保健作用，现在已被美国、日本、加拿大列为保健品。在欧洲，白藜芦醇的一些主要生产厂家包括 Burgundy、帝斯曼（DSM）、Naturex 和 Bioserae 公司。其他非欧盟地区的厂家包括 Actichem 和 Lalilab 公司。这些厂家分为两类，即纯白藜芦醇供应商和含白藜芦醇提取物供应商。其中帝斯曼（DSM）以其 resVida 白藜芦醇占据垄断地位。但是上述产品没有一种的原料来自于葡萄。最近 BioSerae 公司以 Resveravine 品牌推出了各种源自葡萄的白藜芦醇原料，这类产品经过标准化后含有 20% 的寡二苯乙烯类化合物（其中包括反式白藜芦醇）。

迄今为止，白藜芦醇在膳食补充剂领域中的应用最为广泛，过去 7 年来，有 35 种白藜芦醇新产品属于膳食补充剂，化妆品有 29 种，食品和饮料只有 11 种。在新推出的食品和饮料产品中，4 种属于"功能饮料"类，3 种属于"静态葡萄酒"，2 种属于"饮料浓缩液"，另有 2 种为巧克力。很显然，饮料行业要比食品行业更加愿意接纳白藜芦醇，尤其是功能性饮料要比应用白藜芦醇的其他大多数产品类别更受欢迎得多。在我国，白藜芦醇植物提取物被制成了具有降脂、抗癌的胶囊，还将其添加到各种酒中。鉴于白藜芦醇具有丰富的自然资源以及优良的生物活性，因此，大力开发与之相关的保健品和医疗产品，将具有广阔的市场前景及良好的经济效益。

参 考 文 献

[1] 姚新生. 天然药物化学. 北京：人民卫生出版社，1996.

[2] 熊增芳，韵海霞，侯永芳，等. 天然药物的开发及应用前景. 安徽农学通报，2007，13：81-84.

[3] 史清文，李力更，霍长虹，等. 天然药物化学研究与新药开发. 中草药，2010，41：1583-1589.

[4] 杨秀伟. 天然药物化学发展的历史性变迁. 北京大学学报，2004，36：9-11.

[5] 林翠梧，蒋林斌，赵树凯. 天然药物的研究与开发. 广西大学学报，2001，26：162-164.

[6] 高海青，马亚兵. 葡萄多酚——防病抗衰植物有效成分. 济南：山东科学技术出版社，2006.

[7] 汪多仁. 白藜芦醇的开发与应用. 综述与述评. 2009，12：5-12.

[8] Jang M，Cai L，Udeani GO，et al. Cancer chemopreventive activity of resveratrol，a natural product derived from grapes. Science，1997，275：218.

[9] Sobolev VS，Cole RJ. Trans-resveratrol content in commercial peanuts and peanut products. J Agric FoodChem，1999，47：1435-1439.

[10] 贾浩延，云学英，吴宁远，等. 白藜芦醇的研究进展. 内蒙古医学院学报，2010，32：12-15.

［11］ Chiou WF,Lin LC,Chen CF. Acteoside protects endothelialcells against free radical-induced oxidative stress. Pharm Pharmacol,2004,56:743-748.

［12］ Dohoon Kim. SIRT1 deacetylase protects against neurodegeneration in models for Alzheimer's disease and amyotrophielateral sclerosis. European Molecular Biology Organization,2007,26:3169-3179.

［13］ 张小军,夏春镗,吴建铭,等. 原花青素的资源研究. 中药材,2009,32:1154-1159.

［14］ 胡健华,韦一良,陆艳,等. 油菜籽皮中提取原花色素的研究. 中国油脂,2004,29:26-28.

［15］ Yamakoshi J,Saito M,Kataoka S,et al. Safety evaluation of proanthocyanidin-rich extract from grape seeds. Food and Chemical Toxicology,2002,40:599-607.

［16］ 于立梅,赵谋明,李莹. 基于响应面法的马尾松树皮 PC 提取及抗氧化性研究. 科研开发,2007,23:64-68.

［17］ 程建蕊,王振月,胡凤,等. 白藜芦醇在植物中的分布及其生物活性研究进展. 世界科技技术-中医药现代化,2007,9:91-96.

［18］ Soleas GJ,Diamandis EP,Goldberg DM. Resveratrol:a molecule whose time has come? And gone? Clin Biochem,1997,30:91-113.

［19］ 韩晶晶,刘炜,毕玉平. 白藜芦醇的研究进展. 生物工程学报,2008,24:1851-1858.

［20］ 王振月,左月明,康毅华,等. 毛脉酸模药材质量标准研究. 中草药,2005,36:1875-1879.

［21］ 於洪建,刘岱琳,刘丹,等. 葡萄籽中原花青素的研究进展. 中草药,2007,增,279-285.

［22］ 赵权,王军,段长青,等. 山葡萄果实发育过程中花色苷和非花色苷酚成分及其含量的变化. 植物生理学通讯,2010,46:80-86.

［23］ 侯小歌,于庆泉,严斌,等. 发酵容器对赤霞珠干红葡萄酒中花色苷的影响. 食品科学,2006,27:154-158.

［24］ He J,Santos-Buelga C,Mateus N,et al. Isolation and quantification of oligomeric pyranoanthocyaninflavanol-pigments from red wines by combination of column chromatographic techniques. J Chromatogr A,2006,1134:215-225.

［25］ Pao YZ,Chen YK,Xu GH. Primary Study on the Determination Methods of Proanthocyanidin Content of Grape Seed Extract. Journal of Agricultural Sciences,2005,26:43-45.

［26］ Fu WS,Cai YX,Lin LY,et al. Determination of Oligomeric Procyanidins in Grape Seeds Extracts by Colorimetry Catalyzed by Iron Salt. Food and Fermentation Industries,2002,27:57-60.

［27］ Ma YJ,Yang BQ,Lang HY. Determination of Oligomeric Procyanidins in Grape Seeds Extracts by Ammonium Molybdate Spectrophotometry. China Grease,2003,28:63-65.

［28］ Ma YJ,Yang BQ,Lang HY. Determination of Functional Components in Grape Seeds by Ferric Ammonium Alum-Potassium Ferricyandis. China Western Cereals and Oils Technology. 2003,1:60-61.

［29］ Shen YH,Liu HY,Li N,et al. Determination of Procyanidins in Grape Seeds by Potassium Permanganate Spectrophotometry. Chinese Journal of Analysis Laboratory,2006,25:51-53.

［30］ Yao K,He QN,Lu YP,et al. Comparison of Determination Methods for Proanthocyanidin from Grape-Seed Extracts. Chemical research and application 2002,14:230-232.

［31］ Han ZP,Lu CY. Determination of Oligomeric Proanthocyanidins Extracted from Grape Seed by Oscillopolarography. PTCA(PART B:CHEM. ANAL.),2005,41:245-247.

［32］ Liu BM. Determination of Oligomeric Procyanidins in Grape Seeds with Flow Injection Chemiluminescence Inhibition. Food Sciences,2007,28:250-253.

［33］ Xi HM,Zou XZ,Liu JB,et al. Recent Studies on Oligomeric Proanthocyanidins in Grape Seeds. The Chemical World,2005,12:759-762.

［34］ Su Y,Tao GJ,Gu WY. Analysis of Procyanidins in Grape Seeds by RP-HPLC/ESI-MS. Chinese Traditional and Herbal Drugs,2003,34:493-496.

[35] Yang CD,Song LH,Wang CH. Analysis of Procyanidins in Grape Seeds by HPLC/MS. Modern Scientific Instruments,2005,4:46-47.

[36] Li H,Yuan CL,Wang WX. Analysis of Active Compounds in Grape Seeds Extracts(GSE). Journal of Food Science and Biotechnology,2006,25:1-4.

[37] Kreimeyer J,Petereit F,Nahrstedt A. Separations of flavan-3-ols and dimeric proanthocyanidins by capillary electrophoresis. Plant Medica,1998,64:63-67.

[38] 张奇,于凉云. 白藜芦醇的制备及其检测方法研究进展. 江苏化工,2007,35:1-5.

[39] 周国海,于华忠,李国章,等. TLC法测定虎杖中白藜芦醇的含量. 湖南林业科技,2005,32:11-13.

[40] 赵瑞芝. 薄层扫描法测定虎杖中白藜芦醇含量. 中成药,2005,27:605-606.

[41] 陈敏,舒友琴,何计国,等. 薄层荧光扫描法测定葡萄酒中的白藜芦醇及其糖苷异构体. 分析化学, 2005,33:635-638.

[42] 韩小丽,邵鹏,李明静,等. 薄层荧光扫描法测定花生茎中白藜芦醇的含量. 天然产物研究与开发, 2006,18:628-630.

[43] 刘芳华,彭友元,叶建农. 毛细管电泳-电化学检测法测定葡萄和葡萄酒中的白藜芦醇. 分析测试学报, 2005,24:125-127.

[44] 曹佳,陈冠华,杜钰珊,等. 毛细管区带电泳法测定白藜芦醇与白藜芦醇苷. 河北大学学报:自然科学版,2006,26:97-100.

[45] Fan EG,Zhang K,Yao CY,et al. Determination of trans-resveratrol in China Great Wall "Fazenda" red wine by use of micellar electrokinetic chromatography. Chromatographia,2005,62:289-294.

[46] J iménez J B,Orea J M,Ureña A G. Short anoxic treatments to enhance trans-resveratrol content in grapes and wine. European Food Research and Technology,2007,224:373-378.

[47] 张宏芳,张秀琦,郑建斌,等. 葡萄酒中白藜芦醇的二次微分简易示波伏安法测定. 分析测试学报, 2001,20:21-23.

[48] 张寒俊,喻玖宏. 分子荧光法快速定量测定干红葡萄酒中白藜芦醇的含量. 食品研究与开发,2006, 127:107-109.

[49] 姚型军,王术皓,杜凌云. 基于I-N氯代丁二酰亚胺-鲁米诺反应体系流动注射化学发光法测定白藜芦醇. 分析测试学报,2006,25:88-91.

[50] Orea JM,Montero C,J imenez JB. Analysis of trans-resveratrol by laser desorption coupled with resonant ionisation spectrometry:application to trans-resveratrol content in vine leaves and grape skin. Analytical Chemistry,2001,73:5921-5929.

[51] Bertelli A,Falchi M,Lo Scalzo R,et al. EPR evaluation of the antiradical activity of wines containing high concentrations of resveratrol. Drugs Exp Clin Res,2004,30:111-115.

[52] Shao YD,Gao WY,Su YF,et al. The quality specification of grape seed extract. China Journal of Chinese Materia Medica,2005,30:1406-1408.

[53] 肖付才,李华,王华. 葡萄籽原花青素的提取和检测方法. 食品研究与开发,2007,28:165-167.

[54] 吕丽爽,潘道东. 微波对葡萄籽中低聚原花青素(OPCs)提取的影响. 食品与机械,2004,20:31-33.

[55] 钟振声,冯焱,孙立杰. 超声波法从葡萄籽中提取原花青素. 精细化工,2005,22:41-44.

[56] 吴朝霞,孟宪军,张红,等. 超临界CO_2萃取葡萄籽中低聚原花青素的初探. 沈阳农业大学学报,2007, 38:241-243.

[57] 吴朝霞,吴朝晖. 大孔吸附树脂纯化葡萄籽原花青素的研究. 食品与机械,2006,22:46-48.

[58] 杨迎花,李玉峰,寇丽,等. 从葡萄籽中分离纯化原花青素的研究. 天津科技大学学报,2008,23:52-55.

[59] 吴朝霞,孟宪军,金嫘,等. 聚酰胺分离纯化葡萄籽原花青素及部分产物组分构成的初步研究. 食品研

究与开发,2007,128:71-73.

[60] 李莹,李才国.原花青素提取、分离纯化方法的研究进展.食品工程,2008,1:9-11.

[61] 陈易彬,陈奎.白藜芦醇提取工艺的研究.食品科学,2007,28:197-199.

[62] 曾里,连春霞,夏之宁.超声提取虎杖白藜芦醇及其液质联用分析.重庆大学学报,2002,25:53-56.

[63] 江曙,朱蓉蓉,张芳,等.虎杖中白藜芦醇提取方法及工艺的优化.南京中医药大学学报,2006,22:197-199.

[64] 苏文强,杨磊,李艳杰,等.碱提取法从虎杖中分离白藜芦醇的研究.林产化工通讯,2004,38:17-20.

[65] 毕海丹.白藜芦醇提取及分离纯化技术的研究进展.食品工程,2009,1:15-18.

[66] 曹庸,于华忠,杜亚填,等.虎杖白藜芦醇超临界 CO_2 萃取研究.湖南农业大学学报(自然科学版),2003,29:353-355.

[67] 汪杰,刘祖德,王忠.微波提取中药有效成分的应用与比较.武警医学,2004,15:379-381.

[68] 谢明勇,陈奕.微波辅助萃取技术研究进展.食品与生物技术学报,2006,25:105-114.

[69] 李核,李攻科,张展霞.影响微波辅助萃取虎杖中白藜芦醇产率的一些重要操作参数.分析化学,2003,31:1341-1344.

[70] 吴艳敏.微波辅助提取葡萄籽中白藜芦醇的研究.黑龙江科技信息,2008,9.

[71] 吴素萍,徐建宁.酶法提取枸杞多糖的研究.食品科学,2007,8:114-117.

[72] 李胜银,孙晓飞.虎杖中白藜芦醇的提取纯化工艺研究.中国现代中药,2008,10:17-22.

[73] 李梦青,聂媛,张洁,等.酶解法提取虎杖中白藜芦醇、白藜芦醇苷、大黄素.精细化工,2008,25:467-470.

[74] 向海艳,戴开金,罗奇志.酶解法对提取虎杖中白藜芦醇的应用及工艺优化.中南大学学报(自然科学版),2008,39:700-704.

[75] 曹庸.虎杖颗粒愈伤组织悬浮培养体系建立与白藜芦醇的生物合成、调控及生物转化研究.湖南农业大学博士学位论文,2005.

[76] 田天丽,王嫱,王永宏,等.虎杖的微生物发酵转化及其发酵产物提取分离的研究.天然产物分离,2006,4:1-4.

[77] 兰天路,朱宏吉,李少白.纤维素酶-微波提取虎杖中白藜芦醇的工艺.化学工业与工程,2008,25:394-398.

[78] 瞿卫林,陈晓祥,赵伯涛.大孔吸附树脂分离虎杖中白藜芦醇的研究.中国野生植物资源,2005,24:60-64.

[79] 杜彬,闫立英,林小虎,等.吸附树脂法分离纯化酿酒用葡萄中白藜芦醇的研究.酿酒科技,2007,41-44.

[80] 苏文强,杨磊,朱明华,等.中压柱层析法分离白藜芦醇的研究.林产化学与工业,2004,24:39-42.

[81] 丁永胜,何丽一.毛白杨叶中酚苷类成分含量测定方法的研究.中草药,1999,30:656-658.

[82] 李梦青,丁永胜,何丽一.薄层荧光扫描法测定小叶买麻藤等植物中芪类化合物含量.药学学报,2000,35:454-456.

[83] Chu X, Sun A, Liu R. Preparative isolation and purification of five compounds from the Chinese medicinal herb Polygonum cuspidatum Sieb. et Zucc by high-speed Count-current chromatography. J Chromatogr A, 2005,33:452-501.

[84] 刘树兴,程丽英,耿伟,等.高速逆流色谱纯化白藜芦醇的研究.农产品加工学刊,2005,121-123.

[85] 陈雷,杨福全,张天佑,等.虎杖中白藜芦醇和白藜芦醇苷高速逆流色谱提纯及分析.分析测试学报,2000,19:60-62.

[86] 向海艳,周春山,钟世安,等.白藜芦醇分子印迹聚合物合成及其对中药虎杖提取液活性成分的分离.应用化学,2005,22:740-744.

［87］ 李梦青,耿艳辉,刘桂敏,等.双水相萃取技术在白藜芦醇提取工艺中的应用.天然产物研究与开发, 2006,18:647-649.

［88］ Hung LM,Chen JK,Huang SS,et al. Cardioprotective effect of resveratrol,a natural antioxidant derived from grapes. Cardiovasc Res,2000,47:549-555.

［89］ 高维民,张会临.山葡萄多酚对血管内皮细胞损伤的保护作用.中国公共卫生,2006,22:715-716.

［90］ Maffei FR,Carini M,Aldini G,et al. Free radicals scavenging action and anti-enzyme activities of procyani-dines from Vitis vinifer-a mechanism for their capillary protective action. Drug Res,1994,44:592-593.

［91］ 焦淑萍,倪海镜,杜培革.山葡萄多酚对大鼠红细胞膜结构稳定性的影响.吉林大学学报:医学版, 2006,32:829-831.

［92］ 刘相菊,高海青,邱洁,等.葡萄籽原花青素对兔动脉粥样硬化氧化应激的影响.山东大学学报(医学版),2010,48:25-27,31.

［93］ Ou HC,Chou FP,Sheen HM,et al. Resveratrol a polyphenolic compound in red wine protects against oxidized LDL-induced cytotoxicity in endothelial cells. Chin Chim Acta,2006,364:196-204.

［94］ 张立春,安吉吉,于春雷.山葡萄多酚对高血压大鼠 NADPH 氧化酶活性的影响.中国厂矿医学,2007, 20:462-463.

［95］ El-Mowafy AM. Resveratrol activates membrane-bound guanylylcyclase in coronary arterial smooth muscle:a novel signaling mechanism in support of coronary protection. Biochem Biophys Res Commun,2002,291: 1218-1224.

［96］ 沈敏,王海昌,马恒,等.白藜芦醇对大鼠腹主动脉的舒张作用及其机制.解放军医学杂志,2005,30: 816-818.

［97］ 刘政,王庆山,赵娟,等.白藜芦醇对家兔窦房结起搏细胞的电生理效应.中国药理学与毒理学杂志, 2005,19:407-411.

［98］ 张丽男,王永梅,王桂英,等.白藜芦醇对家兔心房肌、乳头肌的影响.北京中医药大学学报,2008,31: 323-325.

［99］ 刘妍妍,白云龙,王涛,等.白藜芦醇对豚鼠心室肌细胞 L 型钙通道的影响.中国药理学通报,2007,23: 181-184.

［100］ Atten MJ. Resveratrol-induce dinavtivation of human gastrica deno-carcinomaceless through a protein Kinase C mediated mechanism. Biochemical Pharmacology,2001,62:1423-1432.

［101］ Bowers JL. Resveratrol acts as a mixed agonist/antigonist forestrogen receptors alpha and beta. Endocrinolo-gy,2000,141:3657-3667.

［102］ Fontecave M. Resveratrol are markable inhibitor of ribonucleotide ereductase. FEBS Letters,2000,66(9): 769-777.

［103］ Sun AY. The"French Paradox"and beyond:neuroprotective effects of polyphenols. Free Radical Biology and Medicine,2002,32:314-318.

［104］ 李建慧,马会勤,陈尚武.葡萄多酚抑菌效果的研究.中国食品学报,2008,8:105-106.

［105］ Chan MY. Antimicrobial effect of resveratrol on dermatophyres and bacterial pathogens of the skin. Biochem-ical Pharmacology,2002,63:99-104.

［106］ Dochety JJ. Resveratrol inhibition of the passim plexvirus placation. Antiviral Research,1999,43:135-145.

［107］ Sun NJ,Woo SH,Cassady JM,et al. DNA polymerase and topoisomerase Ⅱ inhibitors from psoralea coryli-folia. J Nat Prod,2003,66:734.

［108］ Delmas D,Jannin B,Malki MC,et al. Inhibitory effect of resveratrol on the proliferation of human and rat hepatic derived cell lines. Oncol Rep,2000,7:847-952.

［109］ Clement MV,Hirpara JL,Chawdhury SH,et al. Chemopreventive agent resveratrol,a natural product derived from grapes, triggers CD95 signaling-dependent apoptosis in human tumor cells. Blood,1998,92:996-1002.

[110] Jang M,Pezzuto JM. Cancer chemopreventive activity of resveratrol. Drug Exp Clin Res,1999,25:65-77.

[111] Kuyvenhoven JP,Meinders AE. Oxidative stress and diabetes mellitus pathogenesis of long-term complications. Eur J Int Med,1999,10:9-19.

[112] Koga T,Moro K. Increase of antioxidative potential of rat plasma by oral administration of proanthocyanidin-rich extract from grape seeds. J Agricult Food Chem,1999,47:1892-1897.

[113] Silan C. The effects of chronic resveratrol treatment on vascular responsiveness of streptozotocin-induced diabetic rats. Biol Pharm Bull,2008,31:897-902.

[114] Chi TC,Chen WP,Chi TL,et al. Phosphatidylinositol-3-kinase is involved in the anti-hyperglycemic effect induced by resveratrol in streptozotocin-induced diabetic rats. Life Sci,2007,80:1713-1720.

[115] 张翼鸿,杨玉辉,孙薇,等.白藜芦醇上调糖尿病大鼠脂肪组织 PPAR-g 及 GluT-4 蛋白表达.黑龙江医学,2011,35:175-177.

[116] 周雁,高海青,由倍安,等.原花青素提取物对糖尿病大鼠氧化应激的影响.中国老年学杂志,2005,25:1189-1190.

[117] 姚煌,田涛,南克俊.白藜芦醇抗衰老免疫机制的研究.中药材,2006,29:464-466.

[118] 欧阳昌汉,吴基良,郑敏.白藜芦醇对 D-半乳糖致衰老小鼠氧化损伤的影响.咸阳学院学报,2006,22:795-796.

[119] 许丹,朱明元,罗莉,等.白藜芦醇对衰老小鼠肝脏抗氧化能力影响.中国公共卫生,2006,22:467-468.

[120] 陈怡,李明.白藜芦醇对神经系统保护作用的研究进展.武警医学,2006,17:780-782.

[121] 彭雅滨,章翔,蒋晓帆,等.白藜芦醇对小鼠局灶性脑缺血的保护作用及其机制.中国临床康复,2005,9:106-107.

[122] 罗莉,黄忆明.白藜芦醇对老年性痴呆小鼠认知功能的影响.中南大学学报,2006,31:566-569.

[123] 原慧萍,马春阳,周欣荣,等.原花青素对微波诱导视网膜神经节细胞凋亡的拮抗作用.中国病理生理杂志,2008,24:812-814.

[124] 晏兴云,刘苏.原花青素在眼科的应用研究.国际眼科杂志,2007,7:1095-1097.

[125] Concalves C,Dinis T,Batista MT. Antioxidant properties of proanthocyanidins of Uncaria tomentosa bark decoction: a mechanism for anti-inflammatory activity. Phytochemistry,2005,66:89-98.

[126] Yamakoshi J,Saito M,Kataoka S,et al. Procyanidin-rich extract from grape seeds prevents cataract formation in hereditary cataractous(ICR/f)rats. Agric Food Chem,2002,50:4983-4988.

[127] Durukan AH,Evereklioglu C,Hurmeric V,et al. Ingestion of IH636 grape seed proanthocyanidin extract to prevent selenite-induced oxidative stress in experimental cataract. Cataract Refract Surg, 2006, 32:1041-1045.

[128] Luna C,Li G,Liton PB,et al. Resveratrol prevents the expression of glaucoma markers induced by chronic oxidative stress in trabecular meshwork cell. Food Chem Toxicol,2009,47:198-204.

[129] 韩昀,鲁建华,张文芳,等.白藜芦醇对兔急性高眼压视网膜节细胞 NF-κB 表达和 IL-6 浓度的影响.国际眼科杂志,2011,11:958-960.

[130] 韩昀,鲁建华,张文芳,等.白藜芦醇对兔急性高眼压视网膜热休克蛋白 70 表达的影响.中国现代医药杂志,2011,13:8-10.

[131] 李文仙,刘兆平,于波,等.白藜芦醇对卵巢切除大鼠骨丢失的抑制作用.卫生研究,2003,32:415-416.

[132] Yi CO,Jeon BT,Shin HJ,et al. Resveratrol activates AMPK and suppresses LPS-induced NF-κB-dependent COX-2 activation in RAW 264.7 macrophage cells. Anat Cell Biol,2011,44:194-203.

[133] Yang YM,Wang XX,Chen JZ,et al. Resveratrol attenuates adenosine diphosphate-induced platelet activation by reducing protein kinase C activity. Am J Chin Med,2008,36:603-613.

[134] Schirmer H,Pereira TC,Rico EP,et al. Modulatory effect of resveratrol on SIRT1,SIRT3,SIRT4,PGC1α and NAMPT gene expression profiles in wild-type adult zebrafish liver. Mol Biol Rep. 2011 Jun 25.[Epub ahead of print].

[135] Minakawa M,Kawano A,Miura Y. Hypoglycemic effect of resveratrol in type 2 diabetic model db/db mice and its actions in cultured L6 myotubes and RIN-5F pancreatic β-cells. J Clin Biochem Nutr,2011,48: 237-244.

[136] 张小郁,李文广,高明堂,等. 葡萄籽中原花青素对心肌细胞的保护作用. 中药药理与临床,2001,17: 14-16.

[137] 吴英俊,梁忆非,董嘉楠. 葡萄籽原花青素的研究进展. 热带医学杂志,2010,8:1025-1028.

[138] 马亚兵,高海青,由倍安,等. 葡萄籽原花青素对动脉粥样硬化兔血脂的调节作用. 中国药理学通报, 2004,20:325-329.

[139] 李建慧,马会勤,陈尚武,等. 葡萄多酚抑菌效果的研究. 中国食品学报,2008,8:100-107.

[140] 肖波,屈慧鸽,张金华,等. 茶多酚与葡萄多酚协同抑制幽门螺杆菌的研究. 食品研究与开发,2007, 28:48-50.

[141] Yamakoshi J,Saito M,Kataoka S,et al. Safety evaluation of proanthocyanidin-rich extract from grape seeds. Food Chem Toxicol,2002,40:599-607.

[142] 侯震,胡向科. 白藜芦醇对小鼠的经口毒性和遗传毒性实验研究. 癌变畸变突变检测研究,2011,3: 213-214.

[143] 曾宪可,杜冠华. 天然药物的开发和利用. 药学进展,2001,25:257-260.

[144] Chin YW,Balunas MJ,Chai HB,et al. Drug discovery from natural sources. AA PSJ,2006,8:E239-E253.

[145] Pott erat O,H am burger M. Natural products in drug discovery concepts and approaches for tracking bioactivity. Curr Org Chem,2006,10:899-920.

[146] Tulpa M,Bohlin L. Rediscovery of known natural compounds:Nuisance or goldmine? Bioorg Med Chem, 2005,13:5274-5282.

[147] 孙传范. 原花青素的研究进展. 食品与机械,2010,26:146-149.

第二章 葡萄多酚的药动学及安全性评价

第一节 葡萄多酚的药动学

葡萄多酚(grape seed polyphenol,GSP)主要包括原花青素和芪类。葡萄籽原花青素(grape seed proanthocyanidin extract,GSPE)主要是以儿茶素或表儿茶素为单体缩合而成的聚合物,其中以低聚体(二聚、三聚、四聚体)生物活性最强,又称为寡聚体(oligomeric proanthocyanidin,OPC)。芪类主要包括白藜芦醇及其糖苷类化合物。本节主要对原花青素和白藜芦醇在生物体内的吸收、分布、代谢及排泄进行讲述。

一、原花青素的药动学研究

葡萄多酚具有多种生物活性。它们具有提高细胞的抗氧化性,限制脂肪形成,抗炎等作用。其中原花青素是其主要活性成分。在体外实验中,原花青素表现出显著的抗氧化性,抗癌,抗生素活性,抑制低密度脂蛋白氧化,抑制胰腺脂肪酶活性,活化血小板功能,同样对于肿瘤细胞系的生长也有良好的功效。在体内,原花青素的使用提高了人类和小鼠的抗氧化,减缓了主动脉硬化发展,降低了人类 DNA 的损伤并延缓了小鼠肿瘤的扩散。因此,食用原青花素可减少血管疾病的发生率,并有助于预防癌症。原花青素分子中多数活性成分为二聚体、三聚体,并且效果和完整葡萄中的总原花青素提取物酷似。因此,低聚原花青素在消化过程中的稳定性和生物利用度对于解释原花青素的药理作用和理解它在体内细胞水平上的作用机制是至关重要的。

在体内,原花青素潜在抗氧化的程度还要取决于服用后这些成分在体内的吸收、代谢、分布、排泄和产生的代谢产物的性质。因此对原花青素的吸收、分布和代谢的了解是至关重要的,因为这将决定原花青素的使用意义和在体内的生物活性。以下从原花青素的吸收、转化、排泄、生物利用度、稳定性等方面的研究情况进行阐述。

(一) 原花青素的体内吸收及影响因素

原花青素的吸收依赖于原花青素的聚合程度,原花青素单体、二聚体和三聚体易于被吸收,原花青素 A1、A2、B2 没有被修饰就能通过小肠 Caco-2 细胞吸收。但当原花青素平均聚合度达到 7 时,则不易被吸收。有研究说明,当原花青素平均聚合度≥8 时,二聚体和三聚体的吸收会被促进而增强。

1. 单体的吸收 原花青素单体儿茶素和表儿茶素小肠吸收良好。研究表明,大鼠灌服儿茶素后,小肠和肝脏均可检测到原形药物和 3′-O-甲基化儿茶素,占摄取量的 20% ~ 40%。人体服用巧克力和咖啡后,血浆中可检测到儿茶素和表儿茶素。

2. 二聚体的吸收 目前关于原花青素二聚体体内吸收的研究仍较少,表儿茶素和他们

48

的甲基化或结合形式如 B 型原花青素二聚体的代谢物在体内可以吸收,A 型原花青素因其结构上的连接方式不同,在体内的吸收可能也会有所不同,具体吸收情况尚不清楚。在服用原花青素二聚体和三聚体 1 小时以后,其在血浆中的浓度达到最大值。它们在血浆中的低浓度不是由于消化过程中的不稳定造成的,通过体外消化模型试验显示,十二指肠消化后二聚体和三聚体的浓度很高。灌注任何原花青素二聚体、A 型三聚体、四聚体,在血浆和胆汁中都没有检测到表儿茶素和其代谢物。

实验证明原花青素二聚体 A1、A2 能被吸收,但吸收率只有表儿茶素的 5% ~ 10%。由于原花青素低聚体和高聚体之间存在协同作用,当食物中原花青素含量很高时,原花青素二聚体会促进富含多酚的食物发挥功效。体外研究表明,原花青素 B2 大鼠空肠原位灌流,浆膜侧可检测到非甲基化和甲基化的二聚体,吸收程度与儿茶素单体在单层 Caco-2 细胞吸收模型试验相似。体内研究表明,大鼠和小鼠给予放射性标记的葡萄多酚原花青素混合物(多为二聚体),尿液和粪便中均可检测到原花青素,原花青素二聚体可以透过肠道上皮。口服原花青素 B2 后,可在血浆和尿液中检测到原形药物,且在血浆中达到峰值,但此峰浓度远低于给予等量表儿茶素后的浓度。这些研究结果表明表儿茶素和儿茶素在大鼠体内的生物利用度高于原花青素二聚体。

3. 多聚体的吸收　高聚合度的原花青素在胃中分裂为单体和二聚体的混合物,能增强它们在小肠的吸收。四聚体的存在也能影响二聚体的吸收效率。研究显示只灌注四聚体时,体内没有检测到 A1、B2 或三聚体,说明四聚体不能代谢成二聚体和三聚体而被吸收;采用四聚体和二聚体联合给药,结果显示原花青素四聚体能增强 B2 的吸收,但不能增强 A1 的吸收。此外有研究还发现,当低聚合度(聚合度 2 ~ 5)原花青素与原花青素高聚体联合给药时,B2、三聚体 C1 体内浓度会升高。体外 Caco-2 细胞吸收试验表明原花青素多聚体(聚合度大于 3)不能透过肠道上皮,另有体外试验表明平均聚合度为 7 的原花青素聚合物不能转移到基底外侧。大鼠给予原花青素三聚体以上聚合物,尿中均未检测到聚合体原形或儿茶素单体,而给予儿茶素单体后可以检测到儿茶素和甲基化儿茶素,表明高于三聚体的聚合物很难以原形在小肠吸收。

相对于单体,寡聚体的聚合度对肠道吸收有很大影响。一般情况下,聚合物肠道吸收受聚合方式、分子体积和分子量的影响。原花青素高聚体对原花青素低聚体的吸收影响还有待进一步研究,因为原花青素高聚体和低聚体往往同时存在于食物中。因此,一些原花青素的生物利用度仅仅利用原花青素低聚体进行研究,尚存在不足。

葡萄籽提取物与富含碳水化合物的食物一起摄入,能增强原花青素单体的吸收,但是能够抑制同时摄入的原花青素二聚体和三聚体的吸收。在体外模型中,富含糖类食物的存在对原花青素的消化吸收率有很大影响。当原花青素类和富含糖类的成分一起消化时,经过胃部消化后,儿茶素和表儿茶素在消化混合物中的含量相当高,从而体现糖类促进原花青素单体吸收的作用。

（二）原花青素的体内吸收代谢

原花青素高聚体不能被吸收而到达血浆,当人摄入葡萄籽提取物后,只有二聚体 B2、B1 达到血浆。通过人体和大鼠的实验显示只有原花青素二聚体能被完整地吸收。当给予高达 1g/kg 剂量原花青素时,原花青素三聚体能够在大鼠血浆中被检出。

1. 原花青素在消化道中的吸收代谢　原花青素明确的体内吸收代谢途径尚不清楚,但是其在消化道中的降解、代谢和吸收与消化道中的酶以及微生物代谢密切相关。大部分的原花青素原形化合物通过消化道微生物群转化,这些有生物活性和有益健康的代谢产物与原花青素的消耗有关系。

通过体外建立了大鼠肠道菌群体外实验和在无菌或抗生素治疗的体内研究,儿茶素单体化合物在体内的代谢途径已经部分被阐释。儿茶素降解成3,4-二羟基苯丙酸和3-羟基苯戊酸,进一步氧化成3,4-二羟基苯丙酸、3-羟基苯丙酸和3-羟基苯甲酸。3-羟基苯甲酸本身在肝和肾中与甘氨酸共轭形成3-羟基马尿酸。3-羟基苯丙酸、3-羟基苯甲酸是儿茶素主要的微生物代谢物。

原花青素B2在消化道不易被快速吸收,当原花青素B2转运到浆膜的时候,会在小肠黏膜上发生甲基化和结合。此外,还有些给予原花青素B2后,在消化道上部迅速转化为表儿茶素,被吸收的表儿茶素被酶代谢为结合物和甲基化产物,代谢的表儿茶素出现在血浆和尿中。通过小肠灌注原花青素B2和B5,在浆膜端发现表儿茶素和少量未甲基化和甲基化的原花青素二聚体。此外有报道原花青素的聚合度在大鼠的小肠中降低。从而表明,原花青素低聚体在体内可以被利用。

目前也有报道称原花青素在大鼠的胃、小肠、大肠中,不能水解为可生物利用的单体。其大部分到达结肠,被人体结肠微生物群降解为低分子量的代谢物,许多代谢物在体外缺氧的条件下产生。

原花青素通过结肠细菌降解为小分子酚酸的复杂混合物,主要是几种芳香酸,例如苯丙酸、苯乙酸和苯甲酸。这些微生物代谢产物进入肝循环,吸收后在尿中以自由形式或 O-甲基化作用、葡萄糖苷酸化、硫酸化形成的结合物形式存在。体外试验也已经证实原花青素低聚体(三聚体到六聚体)在体外酸性条件(类似于胃肠道环境)下,分解成原花青素单体和二聚体,如原花青素B2、B5在离体大鼠的小肠中可水解为表儿茶素。

原花青素通过体内的微生物进行代谢,从而获得小分子的代谢产物,进而发挥更好的药效。原花青素的微生物代谢产物在内部组织也发挥着一些作用,虽然代谢产物比儿茶素少,但他们在尿液中回收率比原花青素母体高,肠道微生物群将不易吸收的酚酸代谢形成易吸收的芳香酸类成分发挥重要作用,从而可以解释很多花青素的生物活性。微生物代谢产物作为抗氧化剂,保护组织不被氧化。如原花青素B2被人结肠微生物在厌氧条件下降解,许多降解产物如苯乙酸、苯基丙酸、苯戊酸单羟基化物已经被确认为代谢产物,这些代谢产物能够加强血浆中抗氧化的活性,但是其与原花青素B2抗氧化活性的关系尚需要深入研究。

原花青素聚合物的微生物代谢产物也可以解释其较好的抗菌性质。原花青素的抗菌活性是由于抑制细胞外微生物酶,影响形成微生物生长所需的底物,或通过氧化磷酸化的抑制作用直接影响微生物的代谢。

2. 原花青素的入血吸收代谢　葡萄籽原花青素经过口服,可以在血液中检出二聚体(原花青素B1、B2、B3、B4、B5)、单体以及一些代谢产物。口服葡萄籽原花青素提取物两小时后,一些代谢产物如儿茶素葡萄糖醛酸和表儿茶素葡萄糖醛酸在血浆中的浓度能达到高峰,但与高糖食物同时服用时,血浆中的浓度分别为6.24nmol/L和9.74nmol/L,不同时服用时浓度为6.32nmol/L和8.71nmol/L。原花青素和二聚体、三聚体的自由形式在摄入1小时后,在血浆中达到浓度最大值。这些自由形式比单体的葡萄糖醛酸化形式在血浆中出现得快。服用葡萄籽原花青素提取物而不服用高糖食物时,原花青素二聚体的入血浓度比同时服用葡萄籽原花青素和高糖食物时高。相似的是，三聚体在血浆中的最大浓度也会因为高糖食物的服用而降低。

最近有研究报道食用原花青素 B2，其降低了硫酸铜处理过的血浆中脂质过氧化物的累积量，在人体血浆中发现原花青素 EC 单体。给予原花青素 B2 后，原花青素 B2、EC 和 3'-O-甲基-EC 代谢物、未甲基化的形式在血浆可以被检出。原花青素 B2 在 30~60 分钟时血浆浓度达到最高值。

（三）原花青素的生物利用度

1. 血浆药动学　原花青素中，只有单体和二聚体以原形出现在血浆中。前期研究表明表儿茶素单体吸收好，食用巧克力 2~3 小时血浆浓度达峰值。人摄食 2 小时后血浆也检测到一部分二聚体。长期服用富含原花青素的食物，血浆中会发生蓄积而导致半衰期变长。

为了揭示原花青素的生物学效应，现在已经证实原花青素在肠道转运的时候是被降解的。在体外胃液刺激下，原花青素能够降解为小单位分子，然而在体内胃酸的环境中，原花青素确实很稳定。这两种结果的不同可能是在体内高 pH 作用的同时，体内其他成分起到了一种缓冲效果。研究发现，口服表儿茶素和儿茶素后，24 小时内尿中排泄的总表儿茶素和儿茶素代谢物分别为口服剂量的 55% 和 30%。相反地给予原花青素 B2，24 小时内尿中排泄的总原花青素 B2、表儿茶素、3'-O-甲基-表儿茶素是口服剂量的 0.48%。这表明单体表儿茶素、儿茶素的生物利用度比原花青素 B2 高。当血浆用硫酸铜和 AAPH 处理后，表儿茶素比原花青素 B2 能更有效地抑制脂质过氧化物积累。给予表儿茶素后，未甲基化的表儿茶素代谢物在血浆中最大浓度是 35μmol/L。给予原花青素 B2 后，血浆中原花青素 B2 最大浓度是 0.5μmol/L。由此再次表明表儿茶素和原花青素 B2 生物利用度的不同。

在研究原花青素的生物利用度过程中，即使其不被吸收进入体循环，也可能会发生生物效应。作为螯合剂，它们可以与矿物质如铁等发生作用，并影响其生物利用度。他们也可以减少在结肠中双歧杆菌、肠杆菌科的水平和限制粪便的气味。此外，原花青素在内在组织中的生物效应也可以通过其在结肠中形成的一些代谢产物进行介导，然后通过结肠屏障吸收。原花青素高聚体和二聚体 B3 被大肠菌群降解成类似儿茶素的酚酸，从而被吸收利用，增加生物效用。

2. 组织分布　原花青素及其结合或降解代谢产物的摄取情况可以反映其潜在的生物利用度及体内的存在方式。二聚体和三聚体可能在小肠吸收，关于他们结合产物或菌群代谢产物的研究较少。原花青素类化合物通过氢键与磷脂的极性基团结合而与膜磷脂相互作用，细胞内外膜会有这些化合物的蓄积。

表儿茶素及其 O-甲基化代谢产物在体内易与成纤维细胞结合。大鼠灌服表儿茶素，可在脑中检测到表儿茶素及其代谢产物，特别是结肠部位转化产生的酚酸类和葡萄糖醛酸类产物。给予放射性标记的儿茶素，检测动物肝、肺、胰腺、乳腺、皮肤、脑、肾、子宫、卵巢和睾丸放射性活度，均可检测到儿茶素或其代谢产物，表明其在体内分布广泛。

3. 影响因素　原花青素结构对小肠吸收有很大影响，特别是原花青素酯化对小肠吸收的影响。除此之外，分子量、溶解度、脂溶性和排泄率（尿液或胆汁）也会影响原花青素的生物利用度。

服用原花青素可以降低血浆氧自由基，并具有剂量依赖性，提示此类化合物生物利用度具有剂量依赖性。然而，慢慢摄入高剂量可能导致吸收代偿性降低，提示在肠道内有稳定的调节机制。

食物对原花青素类生物利用度的影响已有详细的研究。原花青素与食物成分的直接相互作用(如与蛋白和多糖的结合),都可能影响体内吸收。其他间接影响包括食物可能改变体内正常的生理环境(pH、循环时间等),也可能对其吸收造成影响,而与吸收和代谢相关的酶或载体可能被15种微量营养物或其他外源物诱导或抑制。

(四) 降解过程中的解聚

原花青素多聚体在肠道上皮吸收较少,未吸收的多聚体排到肠道下端发生其他生物转化。在结肠降解为芳香酸类之前,未吸收的多聚体会解聚为低分子量的聚合物或单体。

大鼠服用原花青素 B2 后,可部分降解为表儿茶素,进而代谢为结合或甲基化代谢产物。人服用巧克力和可可后,尿和血浆中检测到大量未代谢的表儿茶素。另有报道服用富含二聚体的巧克力后,人血浆中表儿茶素含量是上述报道的 12 倍,服用黑巧克力后血浆中表儿茶素浓度也升高。所有数据表明聚合物和单体在消化道和生物转化过程中有不同的方式。三聚体纯品和多聚体葡萄籽原花青素在大鼠体内均不能轻易降解为易吸收的单体。

(五) 原花青素的排泄

研究表明原花青素在体内可以入血吸收,然后通过尿液排出体外;此外还可以在胃、小肠、大肠、结肠等处被消化、吸收、代谢;还可以利用胆汁进行排泄。

给予口服大剂量原花青素提取物后,原花青素在胃中(酸性环境下),检测食糜和沉淀,主要是二聚体和三聚体等低聚原花青素;表明在酸性条件下呈现出一个很好的稳定性。原花青素经过胰腺消化,显示原花青素高聚体浓度明显降低,说明在弱碱性环境下,原花青素的稳定性降低。在十二指肠中,低聚原花青素被消化降解为单体。当提取物和高糖食物一起食入后,原花青素的浓度降低不大。原花青素最终经酶水解或微生物降解后,在尿中可以检出原花青素二聚体 B1、B2、B3、B4、B5。给予原花青素单体 B2 后,尿中主要能够检出 B2原形、表儿茶素和 3'-O-甲基-表儿茶素代谢物、未甲基化的代谢物等。如果只选择单体化合物儿茶素喂养大鼠时,大部分排泄的化合物是完整的儿茶素和 3'-O-甲基化衍生物。尿液中的排泄量占儿茶素摄入量的 25.7%±0.6%。

给大鼠小肠灌注原花青素二聚体 B2 和 B5 后,表儿茶素是其主要的代谢产物。大鼠血浆中的药动学研究表明,葡萄糖醛酸化形式是最多的代谢产物,其次为甲基葡萄糖醛酸化形式的代谢产物,且不受高糖食物的影响。原花青素的聚合作用增强,微生物的代谢产物会减少。此外,通过胆汁代谢研究显示原花青素 A1 的浓度比血浆中多 6 倍,灌注原花青素混合物之后,在血浆中可以检测出原花青素 B2,这些说明原花青素 B2、A1 可以通过胆汁进行排泄。

(六) 原花青素代谢的组织功能

原花青素类在小肠和肝内发生结合反应,聚合物在胃肠中降解为单体或低聚体,进而发生甲基化、硫酸化和葡萄糖醛酸化。

1. 小肠 在大鼠小肠上皮黏膜发现儿茶酚-O-甲基转移酶(COMT)和 UDP-葡萄糖醛酸转移酶(UDPG)。多酚类是肝Ⅰ相和Ⅱ相代谢酶的底物,同时也是小肠 β-葡萄糖苷酶、UDPG 和 COMT 的底物。表儿茶素和儿茶素在透过空肠时大部分发生甲基化和葡萄糖醛酸化,因此小肠的空肠段是 O-甲基化和葡萄糖醛酸化产物富集的位点。摄入可可和巧克力后,原花青素二聚体会产生大量的非甲基化表儿茶素结合物,而摄取表儿茶素单体后是甲基化结合物,由此可见,二聚体可能会抑制单体甲基化。肠灌流 PB2 和 PB5 后在浆膜检测到表儿茶素,表明它们在肠道解聚为相应的单体。另有研究表明,大鼠盲肠的菌群参与解聚过程。

2. 肝脏　肠道原位灌流试验结果显示,进入肠系膜血液循环的儿茶素 50% 在到达肝脏之前发生甲基化,而排泄到胆汁的儿茶素 99% 都发生甲基化。体外研究表明,儿茶素和表儿茶素在相对较高的浓度下从回肠进入门静脉,可在肝中代谢为甲基化和葡萄糖醛酸化产物。

3. 胃　原花青素聚合物可降解为单体和二聚体,且在胃中的降解程度与体外胃液中相似。但是人饮用富含原花青素的可乐饮料后,胃中未见大量原花青素解聚产物,体内外底物暴露时间和 pH 的不同可能是引起上述结果差异的两个主要原因。

通过以上体内和体外实验研究发现,原花青素类化合物在体内肠道吸收差,与儿茶素相比,肠道菌群代谢较少。健康人体和大鼠血浆中均可检测到单体和二聚体,但未见高聚合物。原花青素对肠道黏液有直接作用,可以保护其抗氧化能力和防御致癌物,也可能通过与肠道其他成分如铁离子相互作用而发挥间接作用。多酚类和类胡萝卜素类物质是肠道抗氧化的主要物质,因为维生素 C 和 E 在肠道上端吸收。一些代谢产物还可能具有抑制血小板聚集的功能,可作为铁离子螯合剂,但是有关体内这些物质含量的重要性未知。

二、白藜芦醇及其糖苷类化合物的药动学研究

近年来研究发现,葡萄多酚类化合物反式白藜芦醇具有抗肿瘤、抗心血管疾病、抗炎、抗氧化、保肝及保护神经系统等多种药理学作用,已成为科学家们高度重视的天然活性成分,具有很大的药用价值和市场前景。虽然我们对白藜芦醇的潜在健康效应已经有了广泛的研究,但是有关其在体内代谢的研究报道相对还较少。

(一)白藜芦醇的代谢

多种黄酮类化合物在结肠菌群的作用下,均可以降解为小分子的酚酸或羟基化的衍生物。但是研究表明结肠菌群对白藜芦醇并没有降解作用。而白藜芦醇主要在小肠或肝脏中发生了葡萄糖醛酸化,这也是一种植物多酚具有代表性的主要代谢途径。实际上,白藜芦醇-3-O-葡萄糖醛酸化产物也是服用白藜芦醇后在血浆中能够检出的、量最大的代谢产物。摄入 25mg 白藜芦醇纯品或 600ml 红酒后,人类血浆中白藜芦醇的量可达到 2~4μmol。

Manal 等利用放射性核素标记的[^{3}H]白藜芦醇给大鼠灌胃给药,评估了[^{3}H]标记的白藜芦醇去向、各组织中反式白藜芦醇的分布,并调查了其代谢产物的化学性质。证明血清中放射性标记化合物的整体水平比放射性测试化合物下降慢得多,这再次确认存在内源性代谢的白藜芦醇衍生物。灌胃给予白藜芦醇 2 小时后,血浆和组织中发现的放射性标记相对较低,几乎所有的放射性物质都出现在肠道中。18 小时后放射性物质在胃肠道中消失,在粪便中含量也很低。

为了计算在不同组织和体液中[^{3}H]白藜芦醇衍生物的浓度,总的给药剂量规定为100%,各组织的测量水平用各自占总量的百分比来表示。给药后 2 小时,在肠胃中检测出大约 76.2% 的放射性物质。与此同时,在血浆中衍生物的浓度为总给药剂量的 1.7%。而组织中在肝脏和肾检测到最高浓度的衍生物,其分别为 0.98% 和 0.59%。仅有小于 0.1% 的放射性物质在大脑、肺、心脏、脾中被检测到,这些组织中总的含量不高于 2%。给药 18 小时后,在血浆中衍生物的浓度仅有 0.48%。然而,在组织中的浓度总共才有 0.35%。除了血浆和器官外,在肠胃中测到的浓度为 5.1%,在尿液中大约为 3.3%,在排泄物中大约为

1.6%。给药后18个小时,大约有11%的衍生物浓度被检测到。

如果吸收度可以表示为总给药量与在排泄物(粪便加上肠胃上的物质)中检测到物质量之差,那么就意味着18小时后有约90%的白藜芦醇被机体吸收。此时在尿液中检测到白藜芦醇的浓度是3.3%,这说明已被机体吸收的白藜芦醇可以随尿液排出体外。没有检测到的放射性物质也可能会通过汗水和呼吸而排出体外,或者高比例地聚集在其他的组织中,如在骨骼肌和脂肪组织中。为了研究白藜芦醇与一些主要的变性疾病,如对心脏、肝脏、大脑等的治疗作用,进而检测其在组织和器官中的浓度及代谢产物。检测结果显示,尽管在给药后2小时肝脏和肾中具有很高的浓度,但是在给药后18小时检测到的量分别只有2小时的10%和25%。与此相比,起初在大脑中检测到白藜芦醇的量很少,但18小时后的浓度却增加为2小时的43%。这说明白藜芦醇可以透过血脑屏障进入脑组织,从而发挥药效。

(二) 白藜芦醇葡萄糖苷的代谢

大鼠灌胃给予反式白藜芦醇葡萄糖苷(PD-50)150mg/kg后,在尿中除测到原形药(M0)外,还测到7种代谢物,Ⅱ相代谢物为原形药的酚羟基直接与葡萄糖苷酸结合,生成两种葡萄糖苷酸结合物(M3和M3′);Ⅰ相代谢物为PD-50发生水解生成的反式白藜芦醇(M1),M1继续发生Ⅱ相代谢,分别生成葡萄糖苷酸结合物(M2和M2′)和硫酸结合物(M4和M4′),其中M2为大鼠尿中的主要代谢物。粪中可检测到M1和M4′,未检测到M0;胆汁中可检测到M0、M2、M3、M4和M4′。

比格犬灌胃给予PD-50(50mg/kg)后,从尿中除检测到M0外,还检测到M3和M3′;粪便中可检测到M1、M4和M4′,但未检测到M0。在尿和粪便中均未检测到M2和M2′,其中M1为比格犬粪便中的主要代谢物。

猕猴灌胃或静脉注射给予PD-50(35mg/kg)后,在血浆中的代谢产物与大鼠尿中代谢物的种类相同,表明PD-50在猕猴和大鼠体内具有相似的代谢途径。

口服白藜芦醇葡萄糖苷溶液,发现其有38%的生物利用度。吸收初始阶段,由于肝肠循环作用,白藜芦醇葡萄糖苷和葡萄糖苷酸的血浆浓度在4～8小时的时间间隔内显现突然的高峰。口服后,白藜芦醇葡萄糖苷的清除明显高于葡萄糖醛酸化产物,因此葡萄糖醛酸化代谢产物的浓度是白藜芦醇葡萄糖苷的46倍。研究表明在食物存在下口服白藜芦醇,其吸收率受到食物影响而显著延迟。由于白藜芦醇预防或治疗效果与其血药浓度密切相关,因此临床上建议空腹服用白藜芦醇,从而提高血药浓度和药效。

静脉注射给予白藜芦醇葡萄糖苷,血药浓度在初始的消除阶段符合单指数方式。由于4～8小时的肝肠循环,血药浓度会突然升高,这显著延长白藜芦醇葡萄糖苷消除的半衰期。白藜芦醇葡萄糖苷的含量低于白藜芦醇葡萄糖醛酸,所以静脉注射白藜芦醇葡萄糖苷后,葡萄糖醛酸化的消除途径起着重要的作用。

大鼠和猕猴灌胃给予PD-50后,主要以M2的形式进入血液循环;而比格犬灌胃给药后,血浆中未检测到M2。PD-50在大鼠和比格犬体内的绝对生物利用度分别为0.99%和3.52%,M2在大鼠和猕猴体内的绝对生物利用度分别为73.6%和54.0%。大鼠以150mg/kg灌胃给予PD-50后,PD-50在各组织中分布广泛,其中在胃、小肠等消化道组织中浓度较高;M1主要分布在肠道组织中,其他组织中分布较少;M2也在各组织中广泛分布,但各时间点组织中的浓度低于血浆中药物的浓度,说明M2极性较强,在体内不易蓄积。M2、PD-50和M1在脑组织中含量均较低,说明它们不易透过血脑屏障。PD-50的蛋白结合率为

96.1%。排泄试验表明,大鼠灌胃给予 PD-50(150mg/kg)后,尿中 M2 的累积排泄率较高,PD-50 和 M1 的累积排泄率较低,0~72 小时分别为 52.8%,0.59% 和 1.37%;0~48 小时胆汁中 PD-50 和 M2 的累积排泄率分别为 0.08% 和 8.07%;0~72 小时粪中 M1 的累积排泄率仅为 0.35%。比格犬灌胃给予 PD-50(50mg/kg)后,0~96 小时粪中 M1 的累积排泄率为37.8%,相当于 PD-50 的 64.7%,说明大鼠灌胃给药后主要以 M2 的形式通过肾脏排出体外,而比格犬灌胃给药后主要以 M1 的形式从粪中排出体外。

白藜芦醇是对健康有益的,但是其生物活性却很低,因为口服白藜芦醇后,由于首关效应,迅速转化成白藜芦醇葡萄糖酸和硫酸盐共聚物。然而,白藜芦醇的二甲醚共聚物能克服上述影响,同时含有羟基保护基的白藜芦醇前体药物也可以减少首关效应及生物利用度低等不利因素的影响。

白藜芦醇是天然化合物庞大家族中的一员,具有多种生物活性。它在保健领域已作出了巨大的贡献,例如,保护心血管系统,从而延缓衰老或神经退行性疾病和预防治疗癌症。白藜芦醇的生物活性机制也得到了广泛研究。但其药动学研究相对比较少,仍需要深入研究,从而促使白藜芦醇拥有更广阔的开发利用空间。

第二节　葡萄多酚的安全性评价

一、药物安全性评价的研究方法

药物安全性评价包括临床前安全性评价及临床安全性评价和药品上市后安全性评价三大部分。临床前安全性评价主要包括单次给药及反复给药的毒性试验、生殖毒性试验、遗传毒性试验、致癌试验、局部毒性试验、依赖性试验、毒动学研究、安全性药理研究等。临床安全性评价指Ⅰ、Ⅱ、Ⅲ期临床试验。上市后安全性评价主要指Ⅳ期临床试验。Ⅰ、Ⅱ、Ⅲ、Ⅳ期临床试验主要研究药品的不良反应。

(一)药物临床前安全性评价的主要方法

药物临床前安全性评价是确定新药安全性能指标并降低其毒副作用的重要技术手段,其主要目的是提供新药对人类健康危害程度的科学依据,预测上市新药对人体健康的危害程度。药物临床前安全性评价涉及药物毒性损害的剂量、药效毒性安全比、毒性作用靶器官、毒性作用持续时间、积蓄毒性及药物结构与毒性强弱关系等多项内容。

药物毒理学研究是药物临床前安全性评价的主要内容,是研究外源化合物对生物体损害作用的一门学科。随着现代生命科学技术的新发展,尤其是转基因技术、组学技术的飞速发展,研究人员得以采用这些新技术深入研究靶器官毒性作用机制及定量构效关系,研究药物体外替代性毒性筛选模型,研究适合的新型药物如基因治疗药物、转基因药物、新型生物制品等。目前,药物毒性机制研究中所采用的技术包括:转基因动物技术、毒理组学技术(包括基因组学、蛋白质组学和代谢组学等)以及 RT-PCR 等分子毒理学技术。

1. 转基因动物技术　转基因动物技术在药物安全性评价中的应用主要指通过基因敲除技术和基因过表达技术来构建转基因动物模型。基因敲除技术为阐明某些基因或生物大分子在药物毒性发生中的作用提供了新途径。与传统的规范性动物致癌实验相比,应用现有的转基因动物进行致癌性筛选,可以缩短时间和减少费用。目前已建立的检测模型或研究模型有:过表达癌基因的转基因动物模型,如 TG、AC 小鼠,HK-fos 转基因小鼠等和基因敲除动物致癌检测模型。

2. 基因组学技术　药品的毒性就是对细胞正常功能或结构的干扰,而这种直接或间接的作用会引起基因表达的改变。由于大多数病理过程是在基因控制下进行的,特定基因的表达与某些病理结果相关。因此,基因表达分析能够提供有力的技术支持,快速分析相关的基因改变。另外,基因表达的变化往往先于毒性结果的出现。因此,DNA 微阵列分析方法可以更敏感和更特异地检测出外源性毒性物质对细胞基因表达的损害。除此之外,运用基因芯片技术还可将实验剂量降低至接近人类日常暴露水平,进一步提高种属间外推的准确性,有助于阐明化合物在药效和毒性方面的种属特异性反应。

3. 蛋白质组学技术　蛋白质组学可快速通过对药物作用后蛋白质的变化情况,对药物的毒理机制加以认识。蛋白质组学采用高分辨率的蛋白质分离技术和高效率的蛋白质鉴定技术,全景式地研究化合物作用过程中蛋白质表达谱的改变和蛋白质-蛋白质相互作用的变化,通过与蛋白质数据库的比对,根据它们间的相关性预测化合物的潜在毒性。与传统的方法相结合,利用蛋白质组学技术可以在细胞水平上通过鉴定新蛋白或蛋白质谱的变化来解释一些毒理现象,能更准确地预测药物在人体中所发生的毒性,在实验室和临床试验中对人和动物进行药物安全性观察。

4. 代谢组学技术　代谢组学能够快速、有效地分析多条代谢通路,帮助定位靶组织及判定毒副作用程度,寻找相应的生物学标志,显著缩短了新药安全性研究的周期。美国食品与药品管理局已经接受代谢组学研究的结果作为新药申报和注册的重要参考指标。代谢组学已经作为一种独立的技术被广泛地应用于候选药物的毒性评价。

在药物毒理学研究中,基因组学和蛋白质组学是研究药物毒性和中毒机制的有效手段,分别从基因水平和蛋白质水平研究药物对生物体的影响。但是有些药物可能只在药理学水平上产生作用,并不影响基因的调节和表达;或者某些毒理学效应可能与基因的改变和蛋白质的合成无关,此时单从基因组和蛋白质组的水平,不能非常准确地预测药物的毒性。但是生物体由于中毒或代谢损害引起的细胞功能异常通常会反映在体液成分的变化上,这样通过检测体液中生物小分子的改变可以探求机体的毒理作用方式。代谢组学补充了某些基因组学和蛋白质组学无法研究的毒性问题,为毒性筛选、毒性靶器官、毒性标志物和毒性作用机制等提供了大量的资料和信息。因此,基因组学、蛋白质组学和代谢组学结合,能更全面地分析药物的毒理作用机制,为药物的安全性评价提供了更有力的实验证据。

(二) 药物临床安全性评价的主要方法

药物确切可靠的安全性资料一般不是主要来源临床前期的药理和毒理研究,而是来自新药开发阶段的临床试验和上市后进行的临床研究。药物临床安全性评价分为Ⅰ、Ⅱ、Ⅲ期临床试验。但是单独的临床试验由于受试样本有限,不足以暴露某药的全部不良反应;所观测的药物不良反应的发生率也不适合外推至更加广大、多样的人群,因而要得到全面、详细、可靠的药物安全性资料,就要解决药物安全性资料的归纳合并问题。解决的方法主要有药物不良反应的系统性综述和药物不良反应事件的因果评价。

1. 药品不良反应的系统性综述　综述是一种传统的药物安全性资料的合并方法,指综述者根据所收集到的文献,如实地摘引原始文献报道的结果,目的是罗列已经报道的不良反应种类,估计主要不良反应的发生率,提示引发各类不良事件的因素,如易感病人群、特定疾病患者、给药剂量、血药浓度特征、用药情况及暴露于药物的程度等。传统的综述法只简单地归并药物不良反应资料。但是,由于不同的药物安全性研究报告的结果存在明显的不一致性,选择文献时的偏倚,容易导致以偏概全,很容易过低或者过高估计药物的风险。因此,传统的综述方法总结出的药物安全性信息,在说明药物不良反应的严重性时,既不能以某一项研究为准,又不能简单求平均值,只能笼统地说住院患者的药物不良反应发生率在某一区间。

为了保证药物安全性信息可靠、有效,必须采用更加科学的信息资料提取和合并方法。系统性综述的方法在药物安全性资料的再评价和合理利用方面日益受到关注,已经广泛应用于医学和药学的许多领域,尤其是在汇总对相同主题的独立临床试验结果方面,正在发挥着积极的作用。例如疾病诊断或治疗方法的效能和效果的临床试验、药物有效性试验等。随着人们对药物安全性问题重视程度的提高,系统性综述方法业已被引用到药物安全性评价领域。

（1）系统性综述的概念:系统性综述(systematic review 或 overview)是指采用科学的策略,将所有特定主题相关研究的偏倚限制在系统分配、关键性评价和综合的范围之内,可以是定性综述,也可以是定量综述。目前应用较多的定量综述方法是荟萃分析(meta-analysis)。这是一种采用统计方法,归纳和综合相同主题的大量实验研究结果的系统综述法。应用荟萃分析方法来估计住院患者中严重和致命的药物不良反应的发生率。

（2）系统性综述的实施步骤

1）确立研究主题:系统性综述首先要明确研究的问题并制订解答问题的计划。研究问题包括确定研究的对象和研究关注的初步结果,并提出参考标准。另外,还要明确表述所有值得关注的附加次级结果,作为本项研究分组分析的考虑对象。分组研究往往根据特定的人群或者定性评估分值的某一取舍点进行分组。

2）搜集资料:系统综述法要求尽可能广泛地收集资料,在检索现有相关文献时,要求较高的查全率。因此在开始检索之前,必须精心设计检索方法。内容包括关于研究目标的信息、文献的纳入标准和排除标准、检索的时间跨度、采用的关键词主题词及其搭配等。除了检索公开发表在专业期刊上的文献外,还应检索研究相关领域的主要学术会议的论文综述文章,挑选出追加的参考文献,列出参考文献目录。为了尽量减小发表偏倚的影响,综述小组还应当从发表的研究和资料中搜寻其他未发表的信息,以及未发表的研究中与本综述有关的资料。

3）制定标准:收集资料阶段所收集到的原始文献主要是一项项独立的药物安全性试验报告,这些研究报告必须根据预置的纳入标准和排除标准进行筛选。所谓的纳入标准即明确规定哪些数据是本项系统性综述所需要的;排除标准,是详细规定哪些初始研究不宜作为本项综述的样本,例如研究设计不规范、未随机抽样、无对照组、未采用盲法等。

4）提取数据:依照上述制定的纳入标准和排除标准,从检索到的全部文献中严格挑选出合格的临床试验报告,作为本次系统性综述的样本。然后从中提取有关资料,一般要包含每项研究报告的医院类型和科室、研究时间和周期、观察的患者数、平均年龄、男性和女性患者总数、平均住院天数、人均用药数、发生药物不良反应后的留院治疗天数、药物不良反应的类型、发生人次、严重程度、致死人数、药物不良反应的发生率、致死率等。为了保证提取的数据真实、可靠,应当进行可行性检验。

5）统计处理:数据提取之后,就要对这些数据进行统计分析。对于药物安全性总体评价来说,需要计算不同程度药物不良反应的发生率和总病死率,计算各发生率的可信区间。另外,对于具体药物的安全性评价,除了统计总体发生率和致死率,还可以分别统计不同类型药物不良反应的发生率,如过敏反应、恶心呕吐、血小板减少、肝功能检验值异常等。如果单独的药物安全性试验设有对照组,则可以进一步统计使用该药的比值比,相对危险度、危险差异等绝对危险度等指标。

6) 得出结论:最后得出本次报告结果的一致性,估计总体药物治疗的风险。

系统性综述的优点主要有:首先,文献资料涵盖面广,包括发表的和未发表的,并严格按照预定的标准对全部文献进行筛选。其次,研究样本足够大,系统性综述合并数十项研究,累计患者数一般数以万计,多的可达几十万,而且患者呈多样性,比单项研究的患者总体更具有代表性。第三,针对可能产生的各种偏倚,采取了有效的控制手段,以确保综述结果的质量。系统性综述的方法不适用于原始文献的结果之间存在矛盾冲突的资料。

2. 药品不良反应事件的因果评价　上市药品安全性管理的过程一般可分为五个阶段,即监测、鉴别、风险评估、风险处理、实施。鉴别是指对个例进行因果关系评价和流行病学调研,它是药品安全管理的整个过程中不可缺少的重要环节之一。药物不良反应事件,指在药物治疗过程中出现不利的临床事件。因为不良反应事件发生的环境比较复杂,同时存在着许多可能的影响因素,例如饮食、合用的药物、患者身患的疾病和并发的病症等,这些均可导致不良反应事件与药物之间联系的不确定性。因此不良反应事件未必都和药物有因果关系。在未明确真正原因之前,只能把药物作为怀疑对象。对可疑药物不良反应的因果评价,目的在于合理地判断被怀疑药物是否是观察到的不良反应事件的原因,以及这种因果关系有多大的可能性。

(1) 药物不良反应事件因果评价的原则:药品不良反应的临床症状很难与患者现患疾病症状区分,因此,一般不易识别和诊断。评价临床观察到的不良事件与给药之间的因果关系,属于鉴别诊断问题,应遵循以下原则。

1) 发生的先后顺序:临床发生可疑药物不良反应事件若要认定为是药物不良反应,首先必须符合用药在先,不良反应事件出现在后的条件,而且不良反应事件在发生时间上还必须与药物作用的潜伏期相一致。

2) 联系的一致性:药物与不良反应事件之间的联系在研究总体的不同亚组之间应是相同的,也就是说,在不同时间、不同观察单位、采用不同的观察方法、选取不同人群的样本,均能获得相同的结果。

3) 生物学合理性:要判定某药物是导致特定临床不良反应事件的原因,必须符合已经证实的该药物所具有的作用。可疑药物与不良反应事件之间存在因果关系的可能性,按程度大小可分为"肯定"、"很可能"、"可能"、"不太可能"和"不可能"。如果药物与不良反应事件确实存在因果关系,应当有实验证据,即有实验和动物研究资料证实这种原因和结果之间的联系。而且也有流行病学研究支持这种药物和不良反应事件关系的存在、趋势和联系强度。

4) 联系的特异性:药物的作用都有其特异性,引发的具有特定的临床病理学特征。如果患者只服用一种药物,而且发生的不良反应可以用药物作用机制解释,则判断药物与不良反应事件有因果关系的可能性就比较大。

5) 剂量-反应关系:不良反应的程度一般与给药剂量呈正相关,给药剂量越大或者血药浓度越高,反应越严重。当控制全部其他因素时,增加给药剂量,则观察总体中不良反应事件的程度和频度也应随之增加;减少剂量,不良反应的程度和频度也随之降低。

6)联系的强度:可疑药物与临床不良反应事件的联系强度是指从评价中得到的相对危险度的估计值有多大,以及作出相关性结论的置信区间有多大。若以相对危险度表示联系强度,则其值越大,可以说联系强度就越强。

(2)可疑药物不良事件因果评价的常用方法:药物不良反应因果评价的常用方法包括全面内省法、联合评价法、概率法等。

1)全面内省法:也称为经验法,是一种定性的因果评价法。当临床发生不良反应事件,怀疑与现用药物有关时,推断者凭借医药学知识和临床经验,首先尝试排列出每种可能的因素,并根据个人的知识和经验,按照各因素的相对重要性,给每个因素赋以一定的权重,排除相关性或可能性比较小的因素,把剩下的复杂资料合并到一起,形成追述形式的材料,进行分析推论,最后作出药物与不良反应事件因果关系存在与否的结论。全面内省法主要依靠评判者的知识和经验,因而人为因素干扰较大,在因果评价结论的可重复性、有效性和负责性方面存在明显的局限性。

2)联合评价法:结合了时间顺序推论法和临床表现判断法,增加了评价结果的可靠性。①时间顺序推论法依据的标准:根据事件发生的先后时间可得出提示的、能共存的、相互矛盾的结论;停止给药后恢复正常,提示结果的不确定性;再次使用可疑药物,如果不良反应事件再次出现则结果为阳性,未重复出现则结果为阴性或者不能评价。②临床表现的判断标准:可疑药物的作用确实能够引发类似的临床症状,用已知的药物作用机制能够解释;无其他因素可解释,或者不存在或未发现其他引发该不良反应事件的可能性。如果符合上述两种判断标准,则可以认为药物与不良反应事件的因果关系成立。

3)概率法:是一种以贝叶斯概率方法为基础的因果关系评价法,故又称贝叶斯法,贝叶斯法的步骤是先测算某临床事件在有药物存在情况下的发生概率,同时测算该事件在无药物存在下的发生概率,然后将相关参数代入特定公式,计算出似然比。似然比代表了药物引发事件的概率与非药物引发事件概率的比值,比值越大,表示药物与不良反应事件有因果关系的可能性就越大。

Ⅰ、Ⅱ、Ⅲ期临床试验,再通过对药物不良反应的合并分析,以及药物不良反应和药品的因果评价,人们对药品的临床安全性有了进一步的评价,为临床的用药安全提供了依据。

(三)药品上市后安全性评价的方法

药品上市后的安全性评价是新药上市后由申请人进行的应用研究阶段,是对药物安全性及有效性研究的经常性工作,主要通过Ⅳ期临床试验,进一步进行新药上市前未能进行或未完善的研究。新药上市后的再评价目的是观察广泛使用条件下药物的疗效和不良反应,评价在普通或者特殊人群中使用的利益与风险关系以及改进给药剂量、联合用药等。特殊人群(老年人、儿童、妊娠、哺乳期妇女、肝肾功能异常者等)的安全性研究;药品间相互作用的研究;长期用药(甚至终身用药)研究等。通过药物的对照研究,根据其优缺点差别,提出合理用药方案,指导临床合理用药。

二、葡萄多酚安全性评价的研究现状

葡萄多酚是一类混合物,包括原花青素和芪类。它们通常在自然界中分布广泛,但在植物体内的含量却千差万别。比如葡萄籽原花青素和白藜芦醇在葡萄籽和葡萄皮中含量较高,可达70%,而茶多酚在绿茶中含量较高,人类主要通过正常的饮食摄取这些营养素。

研究发现葡萄多酚除了具有的营养价值外,还有重要的药用价值。在中国传统医学里,富含白藜芦醇的植物被作为药材,比如虎杖清热解毒、活血通经,主治小便通淋、月经不调、腹内肿块、消渴等。借助于现代的提纯工艺及基因组学研究方法,人们逐渐发现葡萄多酚通过在mRNA和蛋白质水平影响基因的表达而发挥强大的抗氧化、抗自由基、抗炎、抗过敏、抗衰老、抗肿瘤等作用。对与饮食失衡相关的疾病,例如糖尿病、动脉粥样硬化性心脏病、高脂血症,以及皮肤癌、前列腺癌、乳腺癌、肺癌等有明显的改善作用。

葡萄多酚的药理作用暗示了它具有广阔的临床应用前景。但是要作为应用于治疗、预防和诊断人类疾病的临床药物,就要符合药品安全、有效和质量可控的基本要求。因此,对葡萄多酚的安全性评价是其应用于临床必不可少的步骤之一。另外,在长期的应用过程中并没有发现其明显的不良反应,因此,对葡萄多酚的安全性评价比较困难。

近几年,国内外对葡萄多酚的安全性研究主要集中在对葡萄多酚、白藜芦醇的毒性实验研究。毒性实验主要通过小鼠急性毒性试验、Ames试验、小鼠骨髓嗜多染红细胞微核试验、小鼠精子畸形试验、大鼠30天喂养等试验进行急性毒性、遗传毒性和长期毒性等安全性评价。

(一) 葡萄籽原花青素的安全性

1. 葡萄籽原花青素的急性毒性研究 国外学者Yamakoshi等在急性毒性试验中,以最大剂量4g/kg(单位小鼠体重喂食量)的葡萄籽原花青素喂食小鼠后,其生长状况与对照组小鼠无差别,无毒副作用。国内学者沈继红、张爱军以10g/kg的葡萄籽原花青素灌胃后,连续观察14天,动物无死亡,$LD_{50} > 10g/kg$,说明葡萄籽原花青素属实际无毒物质。

马中春用葡萄籽原花青素提取物给小鼠灌胃后,观察14天,各剂量组未见中毒症状,死亡数为零,结果见表2-1。葡萄籽原花青素提取物对两种性别小鼠的急性毒性LD_{50}均大于15.00g/kg。根据毒性分级,属无毒级。

表 2-1 小鼠急性毒性

剂量组 (g/kg)	雄 性		雌 性	
	实验动物数	死亡动物数	实验动物数	死亡动物数
21.50	5	0	5	0
10.00	5	0	5	0
4.64	5	0	5	0
2.15	5	0	5	0

(摘自马中春《葡萄籽原花青素的安全性毒理学评价及抗突变作用研究》)

2. 葡萄多酚的遗传毒性研究

(1) 致突变研究:致突变研究经常采用Ames试验进行,通过突变的测试菌株,观察受试物能否纠正或补偿突变所携带的改变,在基因水平上反映遗传物质受损的情况。沈继红、张爱军在Ames试验中,采用平板掺入法,在加与不加S9活化系统的情况下,以每皿313、625、1250、2500和5000μg的葡萄多酚进行致突变试验。结果各剂量的葡萄多酚在加与不加

S9 时,对鼠伤寒沙门菌 TA97、TA98、TA100 和 TA102 四株试验菌株均未出现遗传毒性。

马中春重复进行两次 Ames 试验,结果葡萄籽原花青素各剂量组回变菌落数均未超过阴性对照组回变菌落数的 2 倍,无剂量-反应关系,表明葡萄籽原花青素对鼠伤寒沙门菌组氨酸缺陷型 TA97、TA98、TA100、TA102 四菌株,加与不加 S9,也未呈现遗传毒性。

此外,在动物体内采用小鼠骨髓嗜多染红细胞微核试验进行致突变毒性研究,主要检测 DNA 断裂和非整倍体诱变。马中春考察了葡萄籽原花青素各剂量组的致突变毒性,结果显示各剂量组的微核率与阴性对照组比较差异无显著性($P>0.05$)(结果见表 2-2),环磷酰胺(CP)阳性对照组与阴性对照组比较有高度显著性差异($P<0.01$)。说明葡萄籽原花青素各试验组小鼠骨髓嗜多染红细胞微核试验为阴性,无致突变毒性。

表 2-2 小鼠骨髓 PCE 微核

性别	剂量组 (g/kg)	动物数 (只)	检查 PCE 数 (个)	含微核 PCE 数 (个)	微核率 (‰)
雄 性	7.50	5	5×1000	8	1.6
	3.75	5	5×1000	6	1.2
	1.88	5	5×1000	7	1.4
	0.94	5	5×1000	8	1.6
	阴性组	5	5×1000	9	1.8
	阳性组	5	5×1000	124	24.8*
雌 性	7.50	5	5×1000	7	1.4
	3.75	5	5×1000	6	1.2
	1.88	5	5×1000	5	1.0
	0.94	5	5×1000	6	1.2
	阴性组	5	5×1000	7	1.4
	阳性组	5	5×1000	131	26.2*

* 阳性对照组与阴性对照组比较:$P<0.01$
(摘自马中春《葡萄籽原花青素的安全性毒理学评价及抗突变作用研究》)

马中春在葡萄籽原花青素无致突变毒性的基础上,又进一步考察了其抗突变功能。在 Ames 试验中,葡萄籽原花青素对 TA98、TA100 两株试验菌株,在加与不加 S9 的情况下均呈现对致突变作用的抑制作用;骨髓微核试验中,经口给予小鼠葡萄籽原花青素 30 天,能明显拮抗环磷酰胺所致小鼠骨髓细胞微核率。结果提示葡萄籽原花青素不仅没有导致突变的遗传毒性,同时还具有抗突变作用(表 2-3、表 2-4)。

表 2-3 Ames 试验(相对菌落数/皿)

菌株		阴性对照	阳性对照	低剂量	中剂量	高剂量
TA98	−S9	37.2±5.2	596.0±79.4	587.0±69.3	501.6±85.7	418.0±89.6*
	+S9	42.0±4.8	601.7±76.7	597.5±73.4	498.8±74.3*	450.7±70.7*
TA100	−S9	172.3±12.1	762.7±86.8	762.8±80.4	671.0±80.9	613.0±83.8*
	+S9	161.7±10.8	800.6±53.3	792.3±62.7	662.7±78.1*	644.0±51.9*

* 方差分析,与阳性对照组相比较,$P<0.05$
(摘自马中春《葡萄籽原花青素的安全性毒理学评价及抗突变作用研究》)

表2-4　葡萄籽原花青素对环磷酰胺诱发的小鼠骨髓细胞微核的影响

组别	动物(只)	观察细胞数	微核数	微核率(‰)
阴性对照组	10	10×1000	28	2.8
环磷酰胺阳性对照组	10	10×1000	252	25.2
低剂量	10	10×1000	244	24.4
中剂量	10	10×1000	208	20.8*
高剂量	10	10×1000	166	16.6*

* 与阳性对照组相比较,$P<0.05$
(摘自马中春《葡萄籽原花青素的安全性毒理学评价及抗突变作用研究》)

（2）致畸毒性研究:致畸毒性试验是以小鼠精子畸形试验进行研究的,通过观察精子的形态,检测化学物对精子生成、发育有关的基因及蛋白产物的影响。沈继红在葡萄多酚的毒性实验中,各剂量组精子畸形率与阴性对照组比较,差异无显著性,而环磷酰胺(CP)阳性对照组与阴性对照组比较,差异均有显著性($P<0.01$),表明葡萄籽原花青素对小鼠精子不产生畸变作用。

综上所述,通过 Ames 试验、小鼠骨髓嗜多染红细胞微核试验、小鼠精子畸形试验研究,结果显示原花青素均为阴性结果,未显示其对体细胞和生殖细胞的致突变性和致畸性,同时葡萄籽原花青素还具有抗突变作用。

3. 原花青素的长期毒性试验研究　Wren AF 给予雄性、雌性 Sprague-Dawley 大鼠葡萄籽提取物(0.5%,1.0%,2.0%)90 天,表明葡萄籽提取物没有明显的毒性作用。沈继红等利用大鼠进行了葡萄多酚的 30 天喂养试验。在 30 天的过程中,大鼠未出现拒食现象,生长发育、活动情况正常。试验组大鼠体重与对照组之间差异无显著性,进食量及食物利用率差异均无显著性。试验结束后对所有试验大鼠进行了血常规和生化指标测定,给予葡萄多酚各试验组的血红蛋白、红细胞计数、白细胞计数及其分类、血生化指标(天门冬氨酸氨基转移酶、丙氨酸转氨酶、碱性磷酸酶、尿素氮、肌酐、甘油三酯、胆固醇、血糖、总蛋白和白蛋白)均在正常范围内。并对大鼠的各组织进行病理学检查,葡萄多酚各试验组大鼠的肝、肾、脾、胃、十二指肠、睾丸或卵巢等脏器均未发现异常。与对照组比较,受试组大鼠的脏器系数(指肝、肾、脾)差异无显著性。说明葡萄多酚在实验过程中未体现任何的长期毒性。

（二）白藜芦醇的安全性评价

1. 急性毒性研究　侯震以 15.0g/kg 剂量的白藜芦醇给予雌雄昆明种小鼠灌胃后未见明显中毒症状,观察 14 天无死亡。白藜芦醇对小鼠的急性经口毒性试验最大耐受剂量大于15.0g/kg,为无毒级。国内某公司以自制的葡萄白藜芦醇提取物(纯度为 98%)给予 ICR 小鼠进行灌胃后,观察 1 周,动物无死亡,给药组体重变化与阴性对照组没有差异,并且均增重,各器官也均无异常。灌胃给药的最大耐受量大于 90.36g/kg,说明白藜芦醇无毒性。

2. 小鼠遗传毒性研究

（1）致突变研究:通过采用 Ames 试验考察白藜芦醇对 TA97、TA98、TA100、TA102 四株菌种,加与不加 S9,样品各剂量组的回变菌落数均为超过自发回变菌落数的 2 倍,也无量效依赖关系,揭示白藜芦醇诱变性为阴性。采用小鼠骨髓嗜多染红细胞微核试验对白藜芦醇进行的致突变毒性研究中,白藜芦醇各剂量组微核率与阴性对照组比较差异无统计学意义

(P>0.05),而各剂量组和阴性对照组微核率均显著低于环磷酰胺(CP)组(P<0.01)。各组 PCE/NCE 比值均在正常范围内。

(2)致畸研究:在小鼠精子畸形试验中,白藜芦醇各剂量组精子畸形率与阴性对照组比较差异无统计学意义(P>0.05),而各剂量组和阴性对照组精子畸形率均显著低于环磷酰胺(CP)组(P<0.01),实验结果见表 2-5,表明白藜芦醇对小鼠精子不产生畸变作用。

表 2-5 白藜芦醇对小鼠精子畸形发生率的影响(n=5)

组别(g/kg)	检测精子数	异常精子数	异常精子发生率 ($x±s$,%)
白藜芦醇			
7.500	5000	105	2.10±0.21
3.750	5000	97	1.94±0.11
1.875	5000	101	2.02±0.15
0.000	5000	102	2.04±0.42
环磷酰胺			
0.040	5000	505	10.10±0.25 *

* 与白藜芦醇组相比,P<0.01

(摘自侯震《白藜芦醇对小鼠的急性经口毒性和遗传毒性试验研究》)

但是要把白藜芦醇作为药物推广到临床,除了临床前安全评价外,还要通过临床试验对它的安全性、药动学、药效学及临床疗效作出评价。Brown 等人通过给予 44 个健康志愿者每日口服白藜芦醇 0.5、1.0、2.5、5.0g,共 29 天,观察他们对白藜芦醇的耐受性以及不良反应。结果表明:在服药期间及停药后 2 周内这些健康志愿者没有出现严重临床不良反应事件,血生化指标也没有异常。有 28 个健康志愿者出现轻度胃肠道反应,主要表现为恶心、呕吐、腹痛,多数是服药剂量 2.5 和 5.0g/d 的健康志愿者。Chow 等人实施的临床试验也表明,健康志愿者可以耐受 1.0g/d 的白藜芦醇,少数出现轻度胃肠道反应。Brown 等人应用 HPLC 和 LC/MS/MS 质谱分析,发现出现不良反应的志愿者口服高剂量的白藜芦醇后,血液循环中的胰岛素样生长因子(insulin-like growth factor-1,IGF-1)和胰岛素样生长因子结合蛋白-3(IGF binding protein-3,IGFBP-3)的表达有明显降低,胰岛素样生长因子信号传导系统可以影响有丝分裂和细胞增殖,从而影响肿瘤的生长。

研究发现白藜芦醇抑制 DNA 损伤,从而阻止基因突变的能力和抑制致癌剂的代谢和(或)促进解毒有关。为了研究白藜芦醇是否干扰药物和致癌剂的代谢酶,Almeida 等人利用蛋白组学技术发现,健康志愿者每天服用白藜芦醇 1g,4 周后血浆中细胞色素 CYP3A4、2D6 和 2C9 的表达可以显著下调,1A2 的表达水平上调。另外,低剂量组的 GST 蛋白表达。该实验表明:白藜芦醇抗肿瘤的作用一部分是通过调节代谢酶的表达来实现的,而剂量为 1g/d 时可以最小化白藜芦醇的不良反应。

通过应用基因组学技术和其他相关组学技术,对葡萄多酚的临床前药理毒理作用和临床对照试验可得出,作为天然产物的葡萄多酚,其药物安全性还是比较高的,高浓度药物引起的不良反应多是轻至中度的胃肠道反应。

总之,葡萄多酚无毒性作用,并具有一定的抗突变作用,符合我国食品安全性毒理学评价标准对保健食品的要求,可以作为毒理学安全的保健食品原料,有望成为一种颇具开发前景的具有抗突变功能的保健食品功能因子。

参 考 文 献

[1] Donovan JL,Crespy V,Manach C,et al. Catechin is metabolized by both the small intestine and the liver in rats. J Nutr,2000,131:1753-1757.

[2] Gonthier MP,Cheynier V,Donovan JL,et al. Microbial aromatic acid metabolites formed in the gut account for a major fraction of the polyphenols excreted in urine of rats fed red wine polyphenols. J Nutr,2003,133:461-467.

[3] Baba S,Osakabe N,Yasuda A,et al. Bioavailability of(-)-epicatechin upon intake of chocolate and cocoa in human volunteers. Free Radic Res,2000,33:635-641.

[4] Spencer JP,Schroeter H,Shenoy B,et al. Epicatechin is the primary bioavailable form of the procyanidin dimers B2 and B5 after transfer across the small intestine. Biochem Biophys Res Commun,2001,285:588-593.

[5] Deprez S,Mila I,Scalbert A,et al. Transport of proanthocyanidin dimer,trimer and polymer across monolayers of human intestinal epithelial Caco-2 cells. Antioxid Redoa Signal,2001,3:957-967.

[6] Appeldoom MM,Vincken JP,Gruppen H,et al. Procyanidin dimers A1,A2,and B2 are absorbed without conjugation or methylation from the small intestine of rats. J Nutr,2009,139:1469-1473.

[7] Baba S,Osakabe N,Natsume M,et al. Absorption and urinary excretion of procyanidin B2[epicatechin-(4β-8)-epicatechin]in rats. Free Radic Biol Med,2002,33:142-148.

[8] Holt RR,Lazarus SA,Sullards MC,et al. Procyanidin dimer B2[epicatechin-(4β-8)-epicatechin]in human plasma after the consumption of a flavanol-rich cocoa. Am J Clin Nutr,2002,76:798-804.

[9] Donovan JL,Manach C,Rios L,et al. Procyanidins are not bioavailable in rats fed a single meal containing a grapeseed extract or the procyanidin dimer B3. Br J Nutr,2002,87:299-306.

[10] Gonthier MP,Donovan JL,Texier O,et al. Metabolism of dietary procyanidins in rats. Free Radic Biol Med,2003,35:837-844.

[11] Scalbert A,Williamson G. Dietary intake and bioavailability of polyphenols. J Nutr,2000,130:2073S-2085S.

[12] Terril TH,Waghorn GC,Wooley DJ,et al. Assay and digestion of[14]C-labelled condensed tannins in the gastrointestinal tract of sheep. Br J Nutr,1994,72:467-477.

[13] Piskula MK,Terao J. Accumulation of(-)-epicatechin metabolites in rat plasma after oral administration and distribution of conjugated enzymes in rat tissues. J Nutr,1998,128:1172-1178.

[14] Spencer JP,Schroeter H,Crossthwaithe AJ,et al. Contrasting influences of glucuronidation and O-methylation of epicatechin on hydrogen peroxide-induced cell death in neurons and fibroblasts. Free Radic Biol Med,2001,31:1139-1146.

[15] Rein D,Lotito S,Holt RR,et al. Epicatechin in human plasma:in vivo determination and effect of chocolate consumption on plasma oxidation status. J Nutr,2000,130:2109S-2114S.

[16] Richelle M,Tavazzi L,Enslen M,et al. Plasma kinetics in man of epicatechin from black chocolate. Eur J Clin Nutr,1999,53:22-26.

[17] Groenewoud G,Hundt HK. The microbial metabolism of condensed(+)-catechins by rat-caecal microflora. Xenobiotica,1986,16:99-107.

[18] Deprez S,Mila I,Scalbert A. Carbon-14 biolabelling of(+)-catechin and proanthocyanidin oligomers in willow tree cuttings. J Agric Food Chem,1999,47:4219-4230.

[19] Meselhy MR,Nakamura N,Hattori M. Biotransformation of(-)-epicatechin-3-O-gallate by human intestinal bacteria. Chem Pharm Bull,1997,45:888-893.

[20] Manach C,Scalbert A,Morand C,et al. Polyphenols:food sources and bioavailability. Am J Clin Nutr,2004, 79:727-747.

[21] Dell Agli M,Buscial A,Bosisio E. Vasular effects of wine polyphenols. Cardiovasc Res,2004,63:593-602.

[22] Spencer JP,Mohsen MM,Rice-Evans C. Cellular uptake and metabolism of flavonoids and their metabolites: implications for their bioactivity. Arch Biochem Biophys,2004,423:148-161.

[23] Verstraeten SV,Keen CL,Schmitz HH,et al. Flavan-3-ols and procyanidins protect liposomes against lipid oxidation and disruption of the bilayer structure. Free Radic Bio Med,2003,34:84-92.

[24] Mohsen MM,Kuhnle G,Rechner AR,et al. Uptake and metabolism of epicatechin and its access to the brain after oral ingestion. Free Rad Biol Med,2002,33:1693-1702.

[25] Arts MJ,Haenen GR,Wilms LC,et al. Interactions between flavonoids and proteins:effect on the total antioxidant capacity. J Agric Food Chem,2002,50:1184-1187.

[26] Manach C,Moraand C,Demigne C,et al. Bioavailability of rutin and quercetin in rats. FEBS Lett,1997,409: 12-16.

[27] Serafini M,Ghiselli A,Ferro-luzzi A. In vivo antioxidant effect of green and black tea in man. Eur J Clin Nutr,1996,50:28-32.

[28] Rios LY,Bennett RN,Lazarus SA,et al. Cocoa procyanidins are stable during gastric transit in humans. Am J Clin Nutr,2002,76:1106-1110.

[29] Puiggro's F,Sala E,Vaque M,et al. In vivo,in vitro,and in silico studies of Cu/Zn-superoxide dismutase regulation by molecules in grape seed procyanidin extract. J. Agric FoodChem,2009,57:3934-3942.

[30] Pinent M,Blade MC,Salvado MJ,et al. Grape-seed derived procyanidins interfere with adipogenesis of 3T3-L1 cells at the onset of differentiation. Int. J. Obes. (Lond),2005,29:934-941.

[31] Pinent M,Blay M,Blade MC,et al. Grape seed derived procyanidins have an antihyperglycemic effect in streptozotocin-induced diabetic rats and insulinomimetic activity in insulin-sensitive cell lines. Endocrinology,2004,145:4985-4990.

[32] Gonthier MP,Donovan JL,Texier O,et al. Metabolism of dietary procyanidins in rats. Free Radic Biol Med, 2003,35:837-844.

[33] Serra A,Macià A,Romero MP,et al. Bioavailability of procyanidin dimers and trimers and matrix food effects in vitro and in vivo models. Br J Nutr,2010,103:944-952.

[34] Déprez S,Brezillon C,Rabot S,et al. Polymeric proanthocyanidins are catabolized by human colonic microflora into low-molecular-weight phenolic acids. J Nutr,2000,130:2733-2738.

[35] Shoji T,Masumoto S,Moriichi N,et al. Apple procyanidin oligomers absorption in rats after oral administration: analysis of procyanidins in plasma using the porter method and high-performance liquid chromatography/tandem mass spectrometry. J. Agric Food Chem,2006,54:884-920.

[36] Appeldoorn MM,Vincken JP,Gruppen H,et al. Procyanidin dimers A1,A2,and B2 are absorbed without conjugation or methylation from the small intestine of rats. J Nutr,2009,139:1469-1473.

[37] Spencer JP,Schroeter H,Rechner AR,et al. Bioavailability of flavan-3-ols and procyanidins:Gastrointestinal tract influences and their relevance to bioactive forms in vivo. Antioxid Redox Signal,2001,3:1023-1056.

[38] Stoupi S,Williamson G,Viton F,et al. In vivo bioavailability,absorption,excretion,and pharmacokinetics of [^{14}C]procyanidin B2 in male rats. Drug Metab Dispos,2010,38:287-291.

[39] Spencer JP,Schroeter H,Shenoy B,et al. Epicatechin is the primary bioavailable form of the procyanidin dimers B2 and B5 after transfer across the small intestine. Biochem Biophys Res Commun,2001,285:588-593.

[40] Baba S,Osakabe N,Natsume M,et al. Absorption and urinary excretion of procyanidin B2[Epicatechin-(4β-8)-Epicatechin]in rats. Free Radic Biol Med,2002,33:142-148.

[41] Baba S,Osakabe N,Natsume M,et al. In vivo comparison of the bioavailability of(+)-catechin,(−)-epicate-chin and their mixture in orally administered rats. J. Nutr,2001,131:2885-2891.

[42] Donovan JL,Manach C,Rios L,et al. Procyanidins are not bioavailable in rats fed a single meal containing a grapeseed extract or the procyanidin dimer B3. Br J Nutr,2002,87:299-306.

[43] 邓伟峰. 民族药白藜芦醇药理作用研究新进展. 中国民族医药杂志,2007,11:56-59.

[44] 闻永举,梁爱军,申秀丽. 白藜芦醇制备技术进展. 中草药,2010,32:1569- 1573.

[45] 韩晶晶,刘炜,毕玉平. 白藜芦醇的研究进展. 生物工程学报,2008,24:1851-1859.

[46] Henry-Vitrac C,Desmoulière A,Girard D,et al. Transport,deglycosylation,and metabolism of trans-piceid by small intestinal epithelial cells. Eur J Nutr,2006,45:376-382

[47] Abd El-Mohsen M,Bayele H,Kuhnle G,et al. Distribution of [³H]trans-resveratrol in rat tissues following oral administration. Br J Nutr,2006,96:62-70.

[48] Marier JF,Vachon P,Gritsas A,et al. Metabolism and Disposition of Resveratrol in Rats:Extent of Absorp-tion,Glucuronidation,and Enterohepatic Recirculation Evidenced by a Linked-Rat Model. J Pharmacol Exp Ther,2002,302:369-373.

[49] 孟雪莲,杨静玉,吴春福. 白藜芦醇的药理学作用研究进展. 沈阳药科大学学报,2008,25:63-66.

[50] 季花,吴玉珍,季强. 白藜芦醇的生理功能及其应用前景. 中国现代医学杂志,2011,21:1625-1629.

[51] 马超,郝青南,马兵钢. 白藜芦醇的药理功能及分离检测研究进展. 北方园艺,2008,4:61-65.

[52] Yamakoshi J,Saito M,Kataoka S,et al. Safety evaluation of proanthocyanidin rich extract from grape seeds. Food Chem Toxicol,2002,5:599-607.

[53] 沈继红,张爱军. 葡萄多酚的毒性实验. 毒理学杂志,2006,20:96-97.

[54] 马中春. 葡萄籽原花青素的安全性毒理学评价及抗突变作用研究. 硕士学位论文,2005,8-78.

[55] 侯震,胡向科. 白藜芦醇对小鼠的急性经口毒性和遗传毒性试验研究. 癌变·畸变·突变,2011,23:213-215.

[56] Wren AF,Cleary M,Frantz C,et al. 90-day oral toxicity study of a grape seed extract in rats. J Agric Food Chem,2002,50:2180-2192.

第三章 葡萄多酚的药效学

第一节 葡萄多酚的分子结构和化学性质

一、葡萄多酚的分子结构

葡萄是常见水果之一,也是酿酒原料,中医认为葡萄果、根、藤均可入药,《本草纲目》记载"葡萄味甘、涩,性平,无毒。主筋骨湿痹,益气增力强志,令人肥健,耐饥饿风寒,轻身不老延年。食用或研酒饮又可通利小便,催痘疮不出"。葡萄籽提取物中主要含有大量多酚类、脂质类和矿物类等有益于人体的化学成分,其中葡萄多酚(GSP)为其主要有效成分,它包括原花青素和芪类。原花青素成分较为复杂,是由儿茶素、表儿茶素、没食子酸以及没食子酸酯以共价结合,或黄烷-3-醇的单体结构单元(儿茶素、表儿茶素)聚合而成的高分子聚合物,其键合(或氧化缩合)位置常发生在杂环 C_4 和 A 环的 C_6 或 C_8,其中以直链4,8 键聚合的原花青素最常见,直链4,6 键较常见,而支链4,6 键或4,8 键的聚合体较少见。在反相高效液相色谱中,极性的物质和低聚体原花青素一般先被洗脱出来,然后高聚体原花青素和非极性物质再被洗脱出来,高聚体原花青素电离时离子碎片多,质谱信号强。低聚体原花青素又称为寡聚体(二聚、三聚、四聚体)生物活性最强;五聚以上为高聚体,还含有部分单体(图3-1)。GSP 以 B 型为主,二聚体中,因两个单体的构象或键合位置不同,可有多种异构体,已分离鉴定的 8 种结构形式分别命名为 B1 至 B8。

另外,芪类主要包括白藜芦醇和其糖苷类化合物(图3-2)。白藜芦醇化学名称为3,5,4′-三羟基二苯乙烯(3,5,4′-trihydroxystilbene),分子式为 $C_{14}H_{12}O_3$,分子量为228.25kDa,是无色针状晶体,难溶于水,易溶于乙醇、乙酸乙酯、丙酮等极性溶剂。白藜芦醇在自然界的存在形式主要有 4 种:顺式、反式白藜芦醇及顺式、反式白藜芦醇苷。在紫外线照射下,白藜芦醇苷反式异构体能够转化为顺式异构体,其中反式异构体的生理活性大于顺式异构体,单体活性大于糖苷,植物中白藜芦醇通常以稳定的反式糖苷形式存在。

儿茶素　　　　　　　　　　　表儿茶素

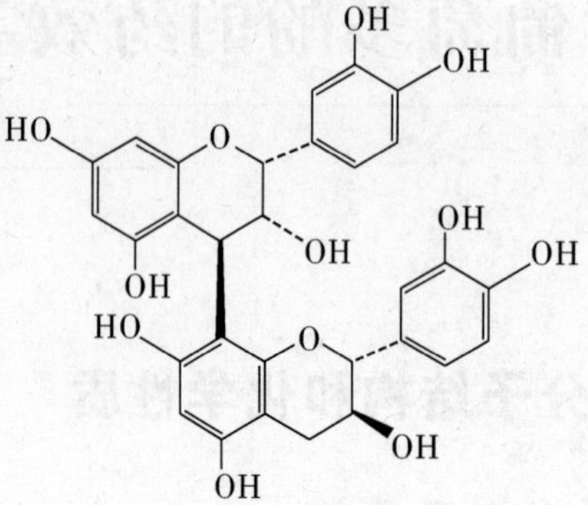

原花青素B1

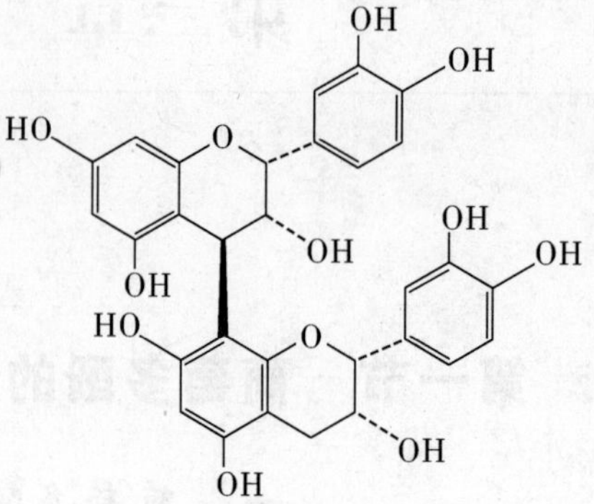

原花青素B2

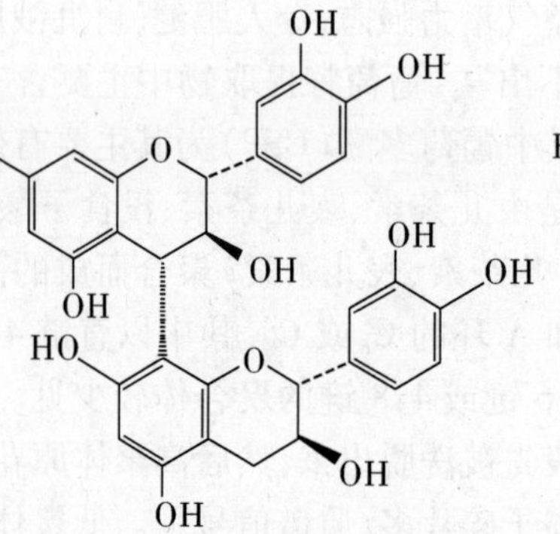

原花青素B3

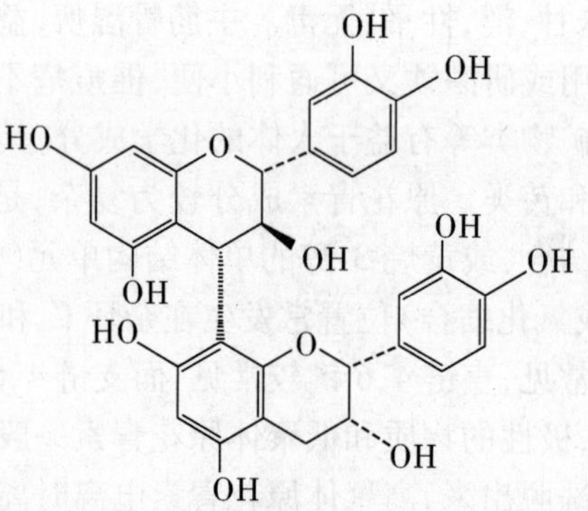

原花青素B4

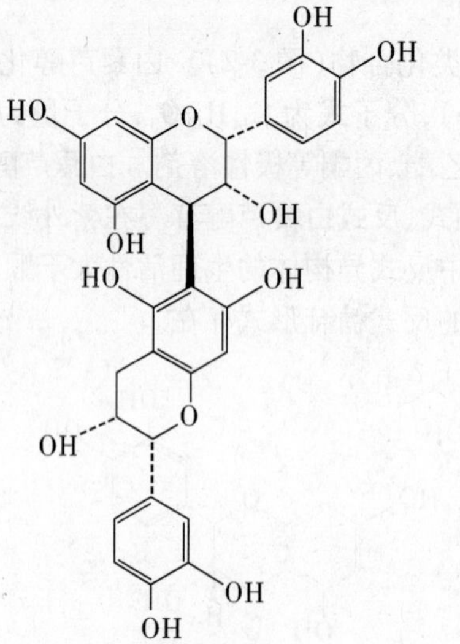

原花青素B5

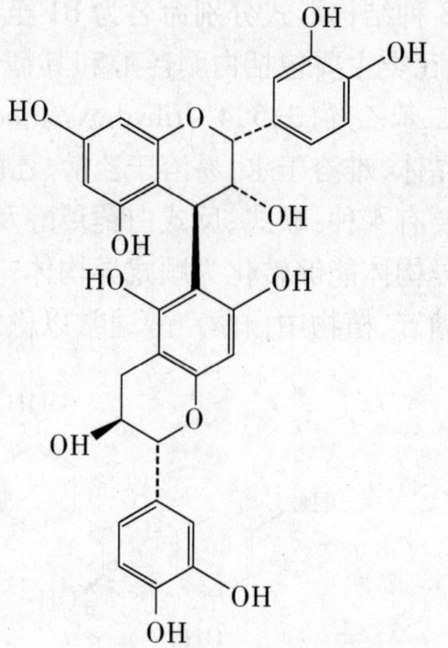

原花青素B6

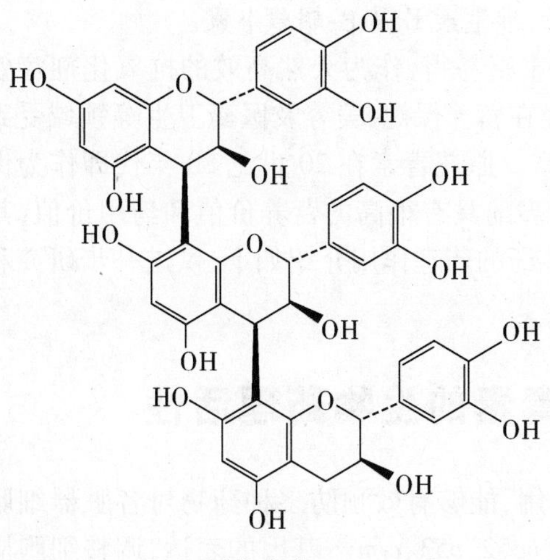

原花青素C2 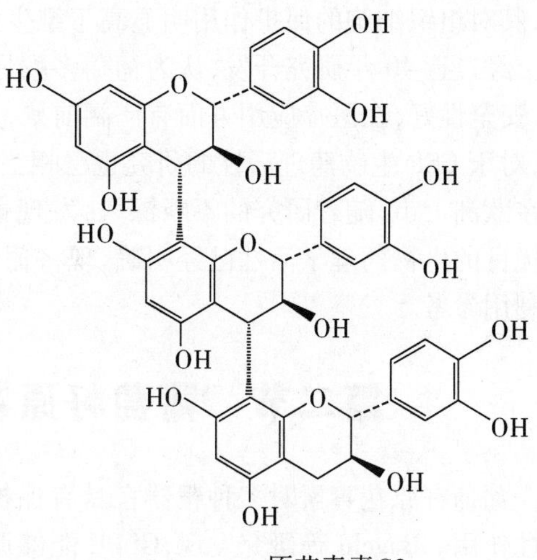 原花青素C3

图 3-1 原花青素的分子结构

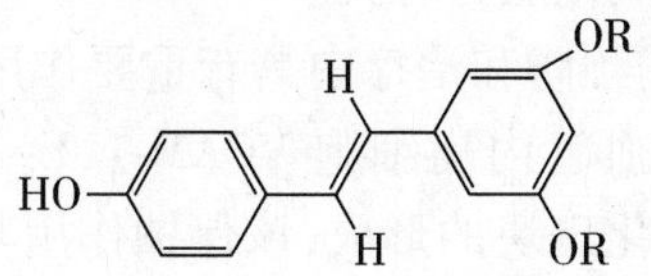

R=H, trans-Resveratrol
R=Glu,trans-piceid

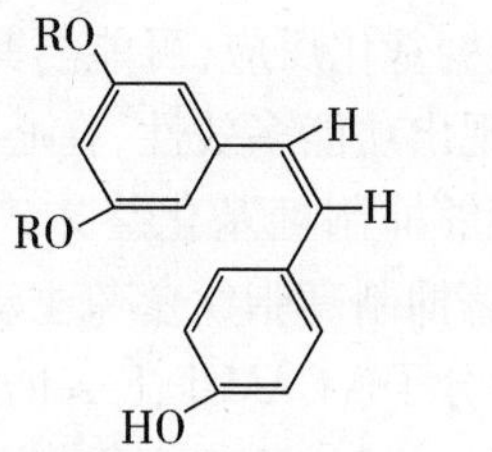

R=H, cis-Resveratrol
R=Glu,cis-piceid

图 3-2 白藜芦醇的分子结构

二、葡萄多酚的化学性质

原花青素是白色粉末,可溶于水、乙醇、甲醇、丙酮、乙酸乙酯,不溶于乙醚、三氯甲烷、苯等,有涩味,在紫外线(UV)280nm 处有强吸收,在酸性溶液中加热可氧化形成花青素。

白藜芦醇在光照下不稳定,反式白藜芦醇在完全避光时,可在乙醇中稳定存在数个月,仅在高 pH(≥10)下稳定性差一些;而顺式白藜芦醇避光条件下只有在中性 pH 下较稳定;反式与顺式白藜芦醇在紫外线 210nm 处有强吸收,其第二吸收峰分别在 305 ~ 330nm 和280 ~ 295nm 处。目前,分离原花青素的方法有溶剂萃取法、膜过滤法、反渗透法、色谱法等。

GSP 主要药理活性包括抗氧化、自由基捕获、金属离子螯合、与蛋白结合等。Nathalie 等运用酶学、化学及免疫组化的方法对一系列原花青素单体及粗分组分研究表明:原花青素抗氧化及清除自由基的能力与其分子结构中含有较多的酚羟基,并与其特定分子立体化学结构密切相关,对不同的自由基均有捕获活性,不同聚合体活性不同,相互有协同作用。3D 实验表明,葡萄籽原花青素(grape seed proanthocyanidin extracts, GSPE)对 DNA 保护作用显著,修复率下降,有可能对抗临床上自由基引起的功能紊乱。Bagchi 等人研究证实 GSPE 具有高度生物学活性,体内体外均能够有效清除自由基,减少自由基诱导的脂质过氧化及 DNA 损伤,其对组织细胞的保护作用明显高于维生素 C、维生素 E 及 β-胡萝卜素。

经过近 40 年研究开发,认为葡萄多酚原料丰富易得,作为天然高效的抗氧化剂疗效确切、安全性好,在医疗应用方面有广阔前景,已经在营养保健、美容及医药卫生等领域受到青睐,对于 GSP 生物药理活性的研究也已相当丰富。原花青素在 20 世纪 80 年代即作为保健品在欧洲上市,随着研究的不断深入,发现葡萄多酚具有很高的营养价值和药用价值,其众多优良的生物药理学活性已经明确,现将葡萄多酚的药理作用介绍如下,供进一步研究和开发利用参考。

第二节　葡萄籽原花青素的生物药理活性

葡萄籽原花青素对多种靶器官具有保护作用,能够有效预防多种药物对各脏器细胞的毒性作用。Bagchi 等研究发现,GSPE 能够调节 *bcl-2*、*p53*、*c-myc* 基因的表达,调整细胞周期和细胞凋亡,并能够剂量-浓度依赖性抑制细胞色素 P450 2E1 的活性,发挥抗毒性细胞保护作用。此外,国内周雁等人对 STZ 诱导的 DM 大鼠应用 GSPE 后发现,GSPE 可有效抑制 DM 大鼠体内非酶促糖基化反应,可能与其强大的抗氧化能力有关。

GSPE 还表现出功能多效性,在心血管疾病的预防和治疗中具有重要作用。我们既往研究发现,GSPE 能够抑制糖基化终末产物诱导的血管内皮细胞 VCAM-1、E-selectin 的表达。GSPE 还能够显著抑制高脂饮食兔主动脉粥样硬化斑块的形成,该保护作用与 GSPE 抑制内皮细胞表面黏附分子 VCAM-1、E-selectin 的表达密切相关。目前,GSPE 作为保健品已在世界各地广泛使用。关于 GSPE 的生物药理活性及在临床中的应用进展现阐述如下。

一、抗氧化作用

近年来,自由基对健康的影响日益为人们所认识,现代医学和营养保健学认为,自由基在人体内不仅可直接引起许多疾病,而且还和某些疾病的发生有关。大量实验研究证实,葡萄多酚具有极强的抗氧化及清除自由基活性。据法国科学院的实验报告,GSP 是迄今为止人类所发现的最强、最有效的自由基清除剂之一,尤其是其体内活性,是其他抗氧化剂不可比拟的。

(一) 抑制活性氧的产生

研究表明,葡萄多酚可以抑制各种自由基的产生。其中葡萄籽原花青素可明显抑制胶原引起的过氧化氢的产生,从而抑制血小板凝集。在大鼠脑呼吸链反应中,白藜芦醇可以和辅酶 Q 竞争,降低复合物Ⅲ的生成,而这一复合物恰恰是活性氧物质产生的位点,从而减少了活性氧的产生。白藜芦醇还明显抑制炎症反应中由脂多糖或佛波醇酯引发的巨噬细胞释放超氧阴离子和过氧化氢的反应。已知重金属离子参与促发自由基的产生,抗氧化物质的活性还体现在其对金属离子具有一定的螯合作用,从而减少自由基的产生。此外,动物实验表明,葡萄籽原花青素能够降低大鼠骨骼肌细胞中柠檬酸合成酶的生物活性,减少线粒体呼吸链中复合体Ⅰ和复合体Ⅱ的氧化磷酸化,减少线粒体呼吸链中氧自由基的产生。

(二) 对自由基的直接捕获作用

体外试验证明,葡萄籽原花青素对过氧化氢、羟自由基和超氧阴离子均具有直接显著的捕获作用,自身参与自由基的电子转移而灭活自由基。同样,原花青素也可以直接和羟自由基、过氧化氢反应,减少氧化应激引起的细胞损伤。Bagchi 等人研究证实,GSPE 具有高度生物学活性,体内体外均能够有效清除超氧阴离子,减少自由基诱导的脂质过氧化及 DNA 损伤,其对组织细胞的保护作用明显高于维生素 C、维生素 E 及 β-胡萝卜素。

GSPE 对于暴露于过氧化氢的心肌细胞具有显著作用,其保护机制主要是直接螯合超氧阴离子。朱振勤研究了 GSPE 的抗氧化和对 DNA 氧化损伤的保护作用,结果证明 GSPE 能有效地清除 $O_2^-\cdot$、$\cdot OH$、H_2O_2、$ONOO^-$ 和全血中性粒细胞"呼吸暴发"产生的多种活性氧,有效地抑制脂质过氧化,并能保护 DNA 免受 $\cdot OH$ 引起的氧化损伤。

多柔比星是临床广泛使用的抗肿瘤药物,但多柔比星的累积心脏毒性严重限制了它的应用。体外细胞试验表明,氧化应激损伤是多柔比星心脏毒性的发生机制之一,多柔比星作用于心肌细胞后,增加细胞内活性氧簇产生,降低还原型/氧化型谷胱甘肽比值。而 GSP 能够有效螯合多柔比星诱导产生的活性氧簇,发挥细胞保护作用。

(三) 影响酶的生物活性

在作用机制的研究中,相当一部分实验结果表明,葡萄籽中的抗氧化活性物质可以影响酶类的活性,而这些酶类直接参与自由基的产生、传递或灭活。葡萄籽原花青素可以活化谷胱甘肽过氧化物酶,提高细胞的抗氧化能力;抑制 NADH-辅酶 Q、琥珀酸-辅酶 Q 和泛醌醇-细胞色素 C 还原酶的活性,从而中断电子的转移,保持细胞色素 C 的还原态,减少活性基团的产生。白藜芦醇显著降低呼吸链中 ATP 酶活性,减少呼吸链中活性氧的产生;抑制脂多糖和佛波醇酯对环氧酶-2 的活化作用,降低花生四烯酸释放,减少炎症反应中产生的氧自由基。原花青素也可以抑制细胞色素 C 的还原,减轻组织损伤和细胞凋亡。葡萄多酚类化合物可以降低培养的细胞株 PC3 分泌一氧化氮,主要是抑制了诱导型一氧化氮合酶。

1. 对谷胱甘肽过氧化物酶的影响 谷胱甘肽过氧化物酶(GSH-Px)是机体内广泛存在的一种重要的过氧化物分解酶。它的生理功能主要是催化 GSH 参与过氧化反应,清除在细胞呼吸代谢过程中产生的过氧化物和羟自由基,从而减轻细胞膜多不饱和脂肪酸的过氧化作用。

郭英等以大鼠肝、脑组织匀浆为材料,研究了葡萄籽提取物的体外抗脂质过氧化作用,实验结果表明 GSPE 可明显降低大鼠肝、脑组织自发性丙二醛(MDA)的生成,并对 CCl_4、H_2O_2 和铁离子-维生素 C 等自由基引发剂诱导的肝脂质过氧化具有明显的拮抗作用,可减轻谷胱甘肽过氧化物酶肝组织耗竭,具有明显的抗脂质过氧化作用与清除自由基的效应。

2. 对 NADPH 氧化酶的影响 NADPH 氧化酶是人体内重要的氧化-还原酶类,可催化体内多种氧化-还原反应,并且是体内活性氧簇(ROS)的重要来源。吞噬细胞中的 NADPH 氧化酶在无刺激因素作用时呈失活状态,当遇到有害刺激时,吞噬细胞中的 NADPH 氧化酶可催化 NADPH 的单电子氧化,将单电子传递给氧分子产生 $O_2^-\cdot$,后者可进一步转变为其他的 ROS。动物模型证实,非吞噬型 NADPH 氧化酶是血管 ROS 生成最重要的来源,NADPH 氧化酶亚单位表达或活性的改变在动脉粥样硬化中扮演着重要角色。细胞实验证实,GSPE 能够有效减少高糖环境下体外培养的血管平滑肌细胞中活性氧的产生,其主要机制是 GSPE 能够增加 NADPH 氧化酶 p47phox 和 p67phox 亚基磷酸化水平,减少其跨膜转运,增加 NADPH 氧化酶生物学活性,进而减少 ROS 产生,发挥细胞保护作用。

(四) 对 DNA 合成和基因表达的作用

各种化学致癌物、电离辐射及致癌病毒均可诱导细胞内活性氧产生的增加,导致 DNA

损伤并引发基因突变,是肿瘤发生的始动环节。葡萄籽原花青素能够显著减少致癌物质导致的 DNA 损伤,其主要机制为直接清除过量自由基,对与 DNA 修复相关的拓扑异构酶Ⅱ的生物活性则没有明显影响。

近年来,由于人类活动造成臭氧层破坏,环境中紫外线强度较前显著增强,其中,又以中波紫外线(UVB)影响最大。过量 UVB 导致 DNA、蛋白质等生物大分子结构破坏,导致细胞损伤、凋亡甚至癌变。闫永健等研究发现,过量 UVB 会导致斑马鱼胚胎 DNA 损伤,增加斑马鱼胚胎死亡率和畸形率;胚胎内注射葡萄籽原花青素后,UVB 照射后的斑马鱼胚胎存活率及正常发育率显著提高,斑马鱼视网膜色素细胞中调控细胞凋亡的基因 caspase-3 表达率明显降低。亦有报道证实 GSPE 能够保护人晶状体上皮细胞免受 UVB 诱导的氧化损伤,减少暴露于 UVB 后晶状体上皮细胞 DNA 单链断裂。GSPE 对于紫外线导致的晶状体上皮细胞氧化损伤的保护作用明显强于牛磺酸和维生素 C,目前国内外已经逐步将葡萄籽原花青素的抗炎、抗氧化、调节免疫等相关作用应用于眼科的研究中,并初步证实其在保护角膜基质细胞、治疗葡萄膜炎、视网膜神经血管疾病有一定效果。

在人成淋巴细胞系(WIL2-NS)的体外实验中,GSPE 显示了良好的生物安全性:培养液中加入 GSPE 本身不引起细胞染色体损伤,而且能够有效抑制氧化剂 H_2O_2 导致的染色体损伤,并呈剂量依赖性。

此外,GSPE 能够特异性显著抑制培养的大鼠肝脏、脾脏和睾丸组织中的 DNA 合成;抑制自由基诱导的核转录因子 NF-κB 的活性,减轻 DNA 损伤;减少 C-Jun 蛋白表达,延缓细胞凋亡等 DNA 氧化损伤。

二、GSPE 在糖尿病中的研究进展

糖尿病(diabetic mellitus,DM)是由遗传和环境因素相互作用而引起的一种代谢异常综合征,其患病率正在迅速升高。长期糖尿病可引起多个系统器官的慢性并发症,导致功能障碍和衰竭,成为致残、病死的主要原因。糖尿病的主要危害体现在其大血管和微血管并发症导致的靶器官损害。其中,糖尿病微血管病变是糖尿病最早出现、最常见的并发症。

目前研究认为,糖尿病微血管并发症,包括糖尿病肾病、神经病变和视网膜病变均具有共同发病机制。一般认为,以下 4 种机制起主要作用:①多元醇通路活性增强及相关代谢紊乱,导致细胞内山梨醇和果糖堆积,细胞内高渗,出现细胞水肿,同时细胞对肌醇摄取减少使细胞内肌醇耗竭,最终导致细胞 Na^+-K^+-ATP 酶活性下降,出现能量代谢障碍;②蛋白质非酶促糖基化,形成终末糖基化产物(advanced glycosylation end product,AGE)直接改变蛋白质结构,使其丧失正常功能;③蛋白激酶 C(protein kinase C,PKC)活性增强,引起一系列的应激级联反应;④己糖胺通路(hexosamine biosynthesis pathway,HBP)活性增强:是细胞内葡萄糖代谢途径之一,在葡萄糖的细胞毒性作用中发挥比较重要的作用。上述 4 种机制貌似各自独立,但近年来一些学者提出,4 种机制均与高血糖时机体氧化应激水平升高密切相关。已有多项研究证实,无论体内体外,高血糖均可引起氧化应激水平升高。氧化应激水平的升高可激活 PKC 通路、多元醇通路、己糖胺通路及 AGE 形成,并激活 NF-κB 上调黏附分子及炎症因子基因的表达。线粒体电子传递链产生过多的活性氧簇,是高血糖激活各条通路,引起组织损伤的重要环节。

2001 年,Brownlee 在《Nature》发表文章提出"统一机制学说",认为:糖尿病并发症经典

的多元醇途径、糖基化终末产物途径、蛋白激酶 C(PKC)途径和己糖胺途径,均是高血糖环境下,线粒体呼吸链中氧自由基生成过多导致的结果。

DCCT(diabetes control and complications trail)研究提示,虽然严格控制血糖几乎正常,能够显著降低糖尿病并发症的发生率和严重程度,但并不能完全阻止慢性并发症的发生,提示在糖尿病慢性并发症的预防和治疗中除血糖控制外,可能需要综合运用多种治疗手段。这些研究和学说的提出,为我们应用抗氧化剂辅助治疗糖尿病慢性并发症提供了依据,GSPE 作为强效抗氧化剂,近年来在糖尿病的治疗和研究中表现不凡。

(一) GSPE 治疗糖尿病肾病

慢性肾病(chronic kidney disease,CKD)是世界范围的公共卫生问题,近年来,糖尿病逐渐成为发达和发展中国家慢性肾病的首要病因。糖尿病肾病(diabetic nephropathy,DN)是由于糖尿病的糖代谢异常为主因所致的肾小球硬化,并伴尿蛋白含量超过正常范围。

在高血糖环境下,蛋白质非酶促糖基化会形成终末糖基化产物,直接改变蛋白质结构,使其丧失正常功能,导致组织细胞功能异常。有研究报道,采用体外蛋白糖基化反应系统,对照组将葡萄糖与牛血清白蛋白分别在 37℃、50℃条件下共同保温,实验组加入不同剂量的葡萄多酚或氨基胍。利用荧光分光光度计测定蛋白糖基化终末产物的生成量,GSP 在 1.0～2.0g/L 剂量范围内均可有效地抑制蛋白糖基化终末产物的生成,当药物浓度达 2.0g/L 时,其抑制作用相当于同剂量的氨基胍(表 3-1)。实验结果表明,GSP 不仅具有抗氧化作用,而且具有明确的抗糖基化作用。国内外研究表明:葡萄多酚能够显著抑制 AGE 诱发血管内皮细胞 RAGE 和炎症因子(VCAM-1、ICAM-1、IL-6、TNF-α)的表达,从而减轻血管内皮细胞的糖基化损伤,也能够抑制糖尿病大鼠体内非酶糖基化产物(AGE)生成,对靶器官起到保护作用,从而有效地防止糖尿病并发症的发生。

越来越多的证据表明,AGE 在 DN 和其他并发症的发病中起重要作用。由于 AGE 在 DN 发病中的重要地位,针对 AGE 的药物研究也引起重视。

基于 GSP 在抑制 AGE 生成中的优越药理活性,李宪花对 GSPE 治疗糖尿病大鼠肾病进行了研究。结果显示,GSPE 治疗组糖尿病大鼠血糖、血清 AGE、血压、尿蛋白量(24 小时)、C_{cr} 和肾质量/体质量均明显好转;其病理改变亦较 DM 组明显减轻(见附录二附图

表 3-1　不同剂量的 GSP 对糖基化终末产物的抑制作用

GSP 剂量(g/L)	AGE 抑制率(%)
1.0	40
1.5	60
2.0	85

11、附图 12)。提示 GSPE 对 DN 有一定的治疗作用。糖尿病组大鼠肾组织 CTGF mRNA 及蛋白表达显著上调。GSPE 治疗组 CTGF mRNA 及蛋白表达较糖尿病组明显降低,以 GSPE 大剂量组下降更显著。提示 GSPE 有下调 CTGF 的作用,且剂量不同作用亦有差异。此外,血清 AGE 与尿蛋白定量(24 小时)、CTGF mRNA 及蛋白表达均呈正相关,提示 GSPE 作用机制可能与其降低血清 AGE,下调 CTGF 的表达有关。

此外,基础研究还表明,在 DM 及其 DN 发病过程中,机体存在着明显的脂质过氧化作用增强和一氧化氮(NO)代谢异常,提示 DM 发生、发展过程中出现的脏器损害与自由基引发的组织细胞过氧化损伤和 NO 代谢异常有关。刘燕妮等采用四氧嘧啶糖尿病大鼠模型,给以 GSPE 灌胃 6 周后,测定各组大鼠的肾功能指标,肾组织和血清的抗氧化指标及 NO 含量、一氧化氮合酶(NOS)活性等指标后发现,GSPE 组大鼠的 24 小时尿蛋白、血清尿素氮、血肌

酐、肌酐清除率和肾指数低于未治疗组,肾组织 SOD 活性高于未治疗组,而反映体内氧化应激水平的 MDA 含量低于糖尿病对照组。

（二）GSPE 治疗糖尿病神经病变

在糖尿病微血管并发症中,糖尿病周围神经病变最常见,半数以上糖尿病患者合并糖尿病周围神经病变(diabetic peripheral neuropathy,DPN),是非创伤性截肢的主要原因。向红丁等对我国近 10 年 24 496 例糖尿病患者慢性并发症患病率分析显示:神经病变的患病率为 60.3%。

崔晓需等通过对链脲佐菌素(streptozotocin,STZ)诱导的糖尿病大鼠经 GSPE 喂养后血糖、生物行为学、坐骨神经电生理及神经形态学的研究证实:与正常对照组大鼠相比,模型对照组大鼠普遍存在痛觉过敏,机械刺激痛阈降低,坐骨神经传导速度及动作电位波幅明显降低,光镜及电镜下神经形态学均观察到明显的损伤性改变,而反映体内氧化应激水平的 MDA 浓度升高,与既往报道相似。给予 GSPE 500mg/(kg·d)及 GSPE 25mg/(100g·d)对 STZ 诱导的糖尿病大鼠体重及血糖虽无明显改善,但痛觉异常的比例低,神经电生理检测坐骨神经传导速度及动作电位波幅下降幅度有明显改善,光镜及电镜下均可观察到坐骨神经脱髓鞘等损伤性变化显著减轻(见附录二附图 15),且大鼠血清 MDA 水平明显低于未治疗组。以上结果说明:葡萄籽原花青素对于 STZ 诱导的糖尿病大鼠血糖水平无明显影响,但能够显著降低大鼠体内氧化应激水平,明显减轻其周围神经病变的程度,对糖尿病大鼠周围神经具有保护作用,提示葡萄籽原花青素对糖尿病大鼠周围神经的保护作用与其降低氧化应激水平有关,且该保护作用独立于血糖控制之外。

糖尿病还可引起认知障碍和大脑神经生理及结构改变,称为糖尿病脑病。临床上以获得性认知障碍和行为改变为主要表现,是大脑加速老化的过程。糖尿病脑病的发生与高血糖时氧化应激水平升高和终末糖基化产物增加密切相关。许玲等研究发现,糖尿病大鼠海马,即大脑调节认知功能的关键区域中 AGE/RAGE/NF-κB 信号通路表达明显增强,介导大鼠神经元退行性改变;而 GSPE 治疗组海马中 AGE/RAGE/NF-κB 信号通路被明显抑制,海马组织结构得到有效保护(见附录二附图 14),证实了 GSPE 在糖尿病治疗中对靶器官保护的多效性。

三、抗心血管疾病作用

近年来,心血管已成为危害人类健康的常见病,人们随着年龄的增长,动脉中的弹性纤维由于逐渐氧化而变硬,这种变化是导致老年人心血管疾病的一个主要原因。机体内的低密度脂蛋白、胆固醇增加也是导致动脉硬化和心脏病的关键因素。大量研究发现,葡萄多酚可以有效地提高血管弹性、抑制血管紧张酶的活性而降低血压,增强血管抵抗力,降低低密度脂蛋白和胆固醇水平,降低毛细血管渗透性,预防血栓的形成,有助于预防心血管疾病的发生。

（一）抗动脉粥样硬化作用

动脉粥样硬化(atherosclerosis,AS)是潜在的可危及生命的累及动脉的疾病。其基本病理表现为动脉内膜脂质沉积,伴平滑肌细胞和纤维组织增生。随着病变发展,动脉壁增厚、血管弹性下降、管腔变窄,造成局部组织缺血坏死;粥样斑块内新生血管形成可导致管壁破裂,引起出血,危及患者生命。随着生活方式的改变,21 世纪初,心血管疾病导致全球总死亡的比例已占 1/3,已成为全球首位死因。2006 年中国卫生部统计信息中心发布的《中国卫生事业发展情况统计公报》显示,我国心脑血管疾病导致的死亡人数已占全国总死亡人数的 1/3 以上,因此,控制心血管疾病蔓延成为我国 21 世纪提高人民健康水平的重要课题。2009 年,我国专家推出的《动脉粥样硬化性疾病一级预防中国专家共识》,将动脉粥样硬化的一级预防提到了重要的地位。深入了解动脉粥样硬化的发生发展机制,对于有效预防和治疗这类疾病具有指导性意义。

目前,对于动脉粥样硬化的病因仍未完全明确。一般认为,这是一种多因素综合作用的结果,其危险因素包括血脂异常、高血压、吸烟等,其中,以高胆固醇血症为代表的高脂血症被认为是 AS 发生的最主要危险因素。他汀类药物的问世让人们在 AS 的治疗中看到了曙光,然而 REVERSAL 等大型临床试验表明:标准剂量阿托伐他汀(80mg/d)或匹伐他汀(40mg/d)治疗 18 个月,在血脂水平达标的情况下,依然无法抑制动脉粥样斑块的发生和进展;即使应用强化剂量的他汀类药物治疗,也仅仅是减慢动脉粥样斑块的进展速度。虽然PROVE-IT 研究表明患者对大剂量他汀类药物耐受性较好,但其肝功能损害等不良反应的发生率仍较标准剂量不良反应的发生率高且治疗费用不菲。单纯降脂治疗对于粥样斑块疗效的不满意、高额的治疗费用等,促使研究者不断探讨 AS 的发病机制,寻找新的经济有效的抗动脉粥样硬化的药物。

1. 调节血脂和抑制脂质过氧化 1999 年,日本学者 Yamakoshi 等首次证实,GSPE 能够减轻高脂饮食兔主动脉粥样硬化斑块的形成,与 GSPE 抑制体内 LDL 过氧化、减少泡沫细胞形成密切相关。

我国学者马亚兵等对雄性新西兰兔分别喂食标准、标准+1% 胆固醇、标准+1% 胆固醇+1% GSPE 的颗粒饲料,检测血清总胆固醇(TC)、低密度脂蛋白胆固醇(LDL-C)、甘油三酯(TG)、高密度脂蛋白胆固醇(HDL-C)、丙二醛(MDA)和血浆氧化型低密度脂蛋白(ox-LDL)。12 周处死动物后取主动脉作病理形态学观察。结果证明 GSPE 能明显降低血清 TC、LDL-C、TG、TG/HDL-C,升高 HDL-C,并能显著降低血清 MDA、血浆 ox-LDL。病理分析显示 GSPE 组兔主动脉壁厚和泡沫细胞数量比高脂模型组明显减轻、减少,表明 GSPE 具有预防动脉粥样硬化的作用,该作用的发挥与其调节血脂、抗 LDL 氧化修饰有关(见附录二附图 6)。

Preuss 等在高脂血症患者中研究了 GSPE 对血脂的调节作用。40 名高胆固醇血症患者(TC 200~300mg/L)被随机分为 4 组,分别给予安慰剂、烟酸铬、GSPE 或 GSPE 联合烟酸铬治疗 2 个月。结果显示,单独给予 GSPE 对胆固醇水平无明显影响,但 GSPE 能够显著增强烟酸铬降低胆固醇的效果。此外,GSPE 治疗能够有效降低 ox-LDL 的水平,发挥抗动脉粥样硬化作用。此项研究为 GSPE 在高脂血症治疗中的应用提供了理论依据。

2. 抑制体内炎症反应 C 反应蛋白(CRP)是在某些疾病时出现于血清中的一种特殊蛋白质,因其能沉淀肺炎球菌菌体的 C 多糖而得名。近年研究认为 CRP 是 AS 发生的独立危险因素,并与 AS 病变程度呈正相关。马亚兵等研究还发现,高胆固醇饮食会使新西兰白兔体内 CRP 水平持续升高,而 GSP 虽不能使其恢复正常,但可阻止其进一步升高,并维持在较低水平,表现出体内抗炎作用。

3. 调节内皮细胞功能 内皮细胞形成血管内表面的光滑衬里,能够抑制血细胞黏附、分泌血管活性物质并调节血浆与血管壁之间的物质交换,在维持正常血管功能和形态中具有不可替代的作用。内皮细胞功能受损和紊乱是动脉粥样硬化的始动环节。

（1）减少内皮细胞炎症因子的表达：内皮细胞功能受损导致的炎症因子表达增加、介导炎症反应在动脉粥样硬化发生和进展中具有不可估量的作用。糖尿病患者体内非酶糖基化终末产物（AGE）水平升高与糖尿病动脉粥样硬化导致的内皮细胞功能受损密切相关。张风雷等研究发现，GSPE 能够有效抑制 AGE 诱导的内皮细胞损伤，减少活性氧产生，降低内皮细胞表面的细胞黏附分子 VCAM-1 的表达，从而抑制白细胞黏附和迁移，阻断动脉粥样硬化的进程（见附录一附图 1）。马丽等进一步研究揭示：GSPE 抑制 AGE 诱导的内皮细胞炎症反应是通过抑制 PPARγ 信号通路实现的。

（2）调节内皮依赖性 NO 的生成：一氧化氮是由细胞中精氨酸脱氨产生的气体，起气体信号分子的作用，可调节平滑肌的收缩。在血管内皮细胞里产生的一氧化氮气体，由于它是脂溶性的，所以能很快渗透出细胞膜，向下扩散进入平滑肌细胞，从而作用于平滑肌细胞，使其松弛，扩张血管，最终导致血压的下降；同时也会很快渗透出细胞膜，向上扩散进入血液，进入血小板细胞，使血小板活性降低，抑制其凝集和在血管内皮的黏附，从而防止血栓的形成，防止动脉粥样硬化的发生。

Feng 等证实，GSPE 能够调节内皮细胞 NO 的产生。当脐静脉内皮细胞受到过氧化氢导致的氧化损伤时，GSPE 可捕获氧自由基，降低细胞内钙离子的浓度，激活 Akt，进而增加内皮细胞一氧化氮合酶（eNOS）生物学活性，增加一氧化氮的产生，从而维持内皮细胞正常的生理功能。

4. 增加斑块稳定性 不稳定斑块破裂伴发血栓形成，引发急性冠状动脉综合征是最常见的急性心血管事件，也是冠状动脉粥样硬化性心脏病致死的主要原因。基质金属蛋白酶-9（MMP-9）是蛋白酶超家族成员，主要功能为降解变性胶原及基底膜的主要成分——Ⅳ型胶原，在 AS 的发生、发展中起重要作用。AS 发生时，MMP-9 一方面通过降解基底膜，促进血管壁平滑肌细胞从中膜向内膜迁移，并进行增殖、分泌大量细胞外基质（ECM），形成 AS 斑块，另一方面，斑块内 MMP-9 降解胶原，使斑块纤维帽变薄，形成不稳定斑块。研究表明，AS 的动脉壁和外周血中 MMP-9 水平均增加，其增加程度与病变严重程度呈正相关。沈林等在动脉粥样硬化大鼠模型中给予 GSPE，发现 GSPE 在活体内具有调节 MMP 表达的作用，通过这种调节抑制动脉粥样硬化的形成、增加斑块的稳定性，对正在形成的动脉粥样硬化发挥保护作用。

（二）降低血压

高血压是心血管疾病的源头，主要通过诱发动脉粥样硬化和过高的器官灌注压，引起心、脑、肾等重要脏器损伤，而对机体造成严重影响，甚至威胁生命。研究表明，葡萄多酚在高血压及其并发症的研究和治疗中有不俗的表现，其保护机制可能如下。

1. 类雌激素样作用 有报道认为 GSP 与植物雌激素类似，可以降低幼年的雌激素衰竭自发性高血压雌性大鼠（SHR）的盐敏感性高血压。在 SHR 4 周龄时切除卵巢，分别给予不含植物雌激素的高盐饮食（8.0% NaCl）和普通饮食（0.6% NaCl），在此基础上添加和不添加 GSP（0.5%）喂养 10 周。结果发现，与对照组相比，饮食中添加 GSP 可以显著地降低普通饮食组和高盐组的动脉压，分别为 10 和 26mmHg。给予 GSP 的普通饮食组 SHR 的空间认知能力亦有所改善。该研究未进一步解释 GSP 降低血压的机制，研究者推测认为，GSP 降低 SHR 的动脉压可能与其抗氧化作用密切相关。

2. 调节 RAS 系统 血管紧张素转换酶（ACE）能够将无升压作用的血管紧张素 Ⅰ 降解为具有强烈收缩血管作用的血管紧张素 Ⅱ，所以 ACE 活性失调是导致高血压的一个重要因素。GSP 在体外明显抑制 ACE 活性（IC_{50} 为 0.08mg/ml），兔静注 5mg/kg GSP 可减轻血压对血管紧张素Ⅰ和Ⅱ的应答，提示 GSP 对高血压的治疗作用。

3. 逆转左心室重构 高血压导致的心室重构是心力衰竭的主要常见原因。最新研究表明，葡萄籽原花青素能明显抑制异丙肾上腺素（ISO）所致的大鼠左心室重构，降低全心重量指数、左心室重量指数，减小心肌细胞横截面积及心肌间质胶原容积分数和血管周围胶原面积，并降低左心室心肌组织中羟脯氨酸的含量；明显改善 ISO 导致的心脏舒缩功能紊乱，改善大鼠±dp/dt$_{max}$和左心室舒张末期压（LVEDP）等血流动力学指标，而对心率（HR）和左心室收缩压（LVSP）无明显影响。提示 GSP 在一定的剂量范围内对 ISO 诱导的大鼠心室重构具有明显的逆转作用。GSP 明显增高血清中 SOD 的活性，降低 MDA 的含量，表明 GSP 逆转 ISO 诱导左心室重构的机制在于清除 ROS、降低 SOD 等抗氧化应激酶的消耗，减轻 ROS 对细胞膜的攻击而发挥抗心肌重构作用。

（三）防止血栓形成

葡萄多酚能抑制凝血酶和血小板活化因子诱导的血小板聚集和胶原蛋白引起的血小板激活，减少血小板在动脉损伤部位的沉积和聚集，还能使内皮细胞羟脯氨酸代谢，使内壁的胶原含量相对减少，有利于防止血小板黏附、聚集和血栓的形成等。并可降低应激反应和肾上腺素引起的血小板凝集升高。Rein 等发现，在体外全血中加入 GSP 可增加 PAC-1 结合及 P-选择蛋白质的表达，减少血小板对促效剂的反应，但不能抑制肾上腺素引起的血小板活化，结果显示 GSP 对未受刺激的血小板可增加其活化标记的表达。Putter 等比较了 GSP 与阿司匹林对吸烟诱导的血小板聚集的作用，结果表明，100mg、150mg GSP 与阿司匹林 500mg 抑制吸烟诱导的血小板聚集作用是相同的。阿司匹林能使出血时间明显延长，而 GSP 则无此作用，提示 GSP 更为安全。

（四）抗缺血再灌注损伤

组织缺血后，尽快恢复血流是挽救存活组织、防治缺血性损伤的基本措施。近年来，随着医疗技术的不断进步，恢复血流再灌注已经成为常用治疗手段，然而，部分患者缺血后再灌注不仅没有恢复组织功能，反而使受损部位损伤更加严重，这种病理生理过程称为缺血再灌注损伤。缺血再灌注损伤的发生机制主要与氧自由基大量产生、细胞内钙离子超载等因素密切相关，而 GSP 作为一种极强的抗氧化剂，具有强大的自由基清除能力，且能够螯合金属离子，提示其在缺血再灌注损伤中可能会起到一定的保护作用。

Pakati 等利用离体心脏灌流技术研究了 GSPE 在心肌缺血再灌注损伤中的作用。他们应用电子自旋共振（ESR）分光术测定了大鼠心脏再灌注损伤 3 分钟时冠状动脉流出液中的氧自由基，发现与对照组相比，GSPE 100mg 组使自由基产生减少了 75.7%，心室颤动发生率减少了 42%，而 GSPE 50mg 组室颤发生率降低了 27%，提示 GSPE 能够有效减少缺血再灌注性心律失常，其作用呈剂量依赖性。

Maffei 等研究了 GSP 对缺血性心室挛缩和缺血性心律失常的预防作用，发现均匀、等容地向兔心输注 GSP 制剂 200μg/ml，即可预防因低流速灌注引起的心室缺血性挛缩并消除心律失常，改善心脏的机械运动直至恢复正常灌流。

四、调节线粒体呼吸功能，改善代谢

线粒体是真核细胞中由双层高度特化的单位膜围成的细胞器，其主要功能是通过氧化磷酸化作用合成 ATP,为细胞各种生理活动提供能量。维持线粒体的正常功能,对于维持细胞的基本生理功能具有重要意义。

Pajuelo 等给 Zucker 肥胖大鼠模型饮食中按照 35mg/kg 添加 GSPE 两个月后,检测其骨骼肌能量代谢情况及代谢过程中相关酶的活性。结果发现,与对照组大鼠相比,GSPE 不改变肥胖大鼠线粒体的氧化活性,却能够减少 ROS 产生,降低乳酸合成酶的活性,减少复合体 Ⅰ 和 Ⅱ 的氧化磷酸化。此外,添加 GSPE 还能够促进丙酮酸氧化,增强细胞色素 C 氧化酶的生物学活性。因此,GSPE 能够增强线粒体功能,增加细胞内能量供给,并减少氧自由基的产生,增强细胞抗应激能力。

棕色脂肪组织(BAT)呈棕色,其特点是组织中有丰富的毛细血管,脂肪细胞内散在许多小脂滴,线粒体大而丰富,核圆形,位于细胞中央。这种脂肪细胞称为多泡脂肪细胞。BAT 在成人极少,新生儿及冬眠动物较多,在新生儿主要分布在肩胛间区、腋窝及颈后部等处。主要功能是在寒冷的刺激下,BAT 内的脂类分解、氧化,散发大量热能,而不转变为化学能。Pajuelo 等进一步在肥胖大鼠模型 BAT 组织中研究了 GSPE 对线粒体功能的作用。高热量饮食会导致大鼠 BAT 中线粒体呼吸功能相关基因如 Nrf2、细胞色素 C 氧化酶 5a 等表达障碍,线粒体功能失调,对丙酮酸代谢利用减少;而在饮食中添加 GSPE 25mg/kg 或 50mg/kg,均能有效恢复线粒体的功能,增加能量供应。

五、抗肿瘤作用

GSPE 还表现出优越的抗肿瘤活性。已有研究表明 GSPE 抑制小鼠皮肤的光致癌和化学致癌,但抗癌机制并不明确。对雄性 B6C3F1 小鼠的研究发现,GSPE 对二甲基硝胺(DMN)诱导的肝脏肿瘤发生率、病死率均有明显改善:DMN 诱导肝肿瘤的发生率为 85%,致死率为 38%,应用 GSPE 治疗时,肿瘤阳性率和致死率分别为 45% 和 11%;大于 75% 的 DMN 组动物有多个肿瘤(5 个或更多),而 GSPE+DMN 组仅有 35% 的小鼠肿瘤数大于 5 个。此外,GSP 治疗组小鼠肝功能、DNA 完整性、抗氧化指标、凋亡细胞和坏死细胞的比例等也较未治疗组有明显改善。

大量基础研究结果表明,GSPE 能够有效调整多级肿瘤发生过程中的级联代谢和细胞凋亡。Roy 等用 JB6 C141 细胞(用来研究角质化细胞肿瘤诱发的模型)和 p53+/+成纤维细胞来研究 GSPE 的作用,发现 GSPE 可以剂量依赖性地诱导细胞凋亡,且是 p53 依赖性的:野生型 p53(p53+/+)的细胞比 p53 缺陷(p53−/−)的细胞凋亡率高得多(15% ~ 80% vs 6% ~ 20%)。GSPE 也诱导 JB6 C141 细胞凋亡,这与肿瘤抑制蛋白,p53 和其 Ser15 的磷酸化水平升高有关。GSPE 还可下调抗凋亡蛋白 Bcl-2 和 Bcl-xl,并增加 JB6 C141 细胞中凋亡前体蛋白 Bax 的表达以及细胞色素 C、Apaf-1、caspase9 和 caspase 3 的生物学活性,GSP 对 Bcl 信号通路的调节作用也依赖于 p53 的存在。

Mantena 等在高转移性鼠乳腺腺癌细胞系中进一步证实,GSPE 能够有效抑制肿瘤细胞增殖和转移,并诱导肿瘤细胞凋亡,且呈剂量和时间依赖性。GSPE 诱导乳腺癌细胞凋亡主要是通过 Bax-Bcl2 通路实现,GSPE 作用会改变细胞内 Bax/Bcl2 比值,细胞色素 C 外漏,Apaf-1、caspase 3 及 PAR-1 活化。乳腺癌细胞负荷的小鼠模型中也得到了相同的结论:在饮食中添加 GSPE 能够有效抑制肿瘤细胞向肺转移,肿瘤组织中 Bax/Bcl2 比值、细胞色素 C、Apaf-1、caspase 3 及 PAR-1 也产生了和细胞实验相似的变化。

Meeran 等应用皮肤癌细胞系为模型,也得到了一致的结论,即 GSPE 能够通过诱导肿瘤细胞凋亡,抑制肿瘤生长。总之,GSPE 能够减少肿瘤的发生和进展,其分子机制主要通过调节 p53、Bax-Bcl2 通路诱导细胞凋亡。葡萄多酚作为天然药物毒副作用小,口服制剂应用方便,体外实验抗肿瘤证据丰富,其在肿瘤预防治疗中可能具有广泛的应用前景。

综上所述,GSPE 历经多年的研究、开发,其优越的生物学活性已被人们所认可。目前,GSPE 已在法国、意大利等欧洲国家作为一般的药品在销售,在美国、日本作为营养补充剂出售。在我国大陆及台湾地区也作为保健品广泛销售,受到热捧。GSPE 的开发和生物活性研究具有极大的市场潜力和经济效益,是具有广阔发展前景的天然药物。

第三节　白藜芦醇的生物药理活性

白藜芦醇(resveratrolres)属于芪类化合物,是天然酚类物质,于 1939 年首先由日本人 M. Takaoka 从药用植物蒜藜芦中分离提取。白藜芦醇广泛存在于自然界的多种植物中。随着植物化学技术的提高及对各种植物成分的深入研究,目前至少已经在 21 科、31 属的 72 种植物中发现白藜芦醇,主要以反式存在。许多常见的药用植物,如决明、藜芦、虎杖等,有的甚至是食物,如葡萄、花生。其中以虎杖、花生、葡萄中含量较为丰富。每克葡萄皮含白藜芦醇达 50~100μg,红酒中白藜芦醇含量为 1.5~3mg/L。

白藜芦醇反式异构体的生理活性大于顺式异构体,单体活性大于糖苷,植物中白藜芦醇通常以稳定的反式糖苷形式存在。白藜芦醇在光照下不稳定,反式白藜芦醇在完全避光时,可在乙醇中稳定存在数月,仅在高 pH(≥10)下稳定性差一些;而顺式白藜芦醇在避光条件下只有在中性 pH 下较稳定;反式与顺式白藜芦醇在紫外线 210nm 处有强吸收,其第二吸收峰分别在 305~330nm 和 280~295nm 处。

目前,白藜芦醇可以通过酶解、发酵或者酸水解白藜芦醇苷以及生物工程的方法来获得。动物实验测定白藜芦醇药动学参数后发现,大鼠静脉注射后,白藜芦醇血浆半衰期为 81.20 分钟,表明白藜芦醇在血浆中的滞留时间较长,能更好地发挥药物的治疗效果。

一、在心血管系统中的作用研究

众所周知,地中海饮食人群中相关 AS 发病率较低,研究者推测,可能与地中海饮食中白藜芦醇含量较多有关。经过数十年的研究,积累了大量基础研究资料,证实白藜芦醇具有抗动脉粥样硬化作用,因此具有广泛应用前景,但其对心血管系统的保护机制仍不甚明了,现就白藜芦醇在动脉粥样硬化发病机制中的研究进展综述如下。

1. 减轻内皮细胞氧化损伤　活性氧簇(ROS)产生过多导致内皮细胞氧化损伤,在动脉粥样硬化起始和进展中具有重要意义。白藜芦醇拥有独特的化学结构,能够直接捕获氧自由基,减少氧化损伤。

(1) 减少活性氧产生:除直接捕获自由基外,白藜芦醇还能通过调节细胞中 ROS 产生的关键酶,减少 ROS 产生。血管系统中 ROS 产生主要由内皮细胞、血管平滑肌细胞(VSMC)和单核-巨噬细胞中烟酰胺腺嘌呤二核苷酸磷酸氧化酶(Nox)介导产生。在 ox-LDL 或 Ang Ⅱ 作用下,内皮细胞中 Nox 被活化,ROS 生成增加。他汀类药物也表现出一定的抗氧化活性,主要是通过减少 Nox 亚单位 gp91phox 表达实现,而白藜芦醇则抑制 Nox 亚单位 gp91phox 和 G 蛋白 Rac1 在细胞膜的偶联,抑制 Nox 活化和 ROS 产生,保护内皮细胞免受 ox-LDL 或 Ang Ⅱ导致的氧化应激损伤,增强内皮细胞抗血小板聚集和白细胞黏附的能力。此外,Nox 活性还受肿瘤坏死因子(TNF-β)的调节,白藜芦醇能够在转录水平抑制内皮细胞 TNF-β 的表达,降低 Nox 生物活性,减少血管内活性氧的产生。

(2) 增强内皮细胞抗氧化能力:白藜芦醇预处理能够保护离体培养的大鼠主动脉和内皮细胞免受 ox-LDL 和 TNF-β 诱导的氧化损伤,其保护机制主要与白藜芦醇上调谷胱甘肽过氧化物酶(GSH-Px)、过氧化氢酶(catalase)和血红素加氧酶-1(HO-1)等抗氧化酶的表达水平相关。白藜芦醇对超氧化物歧化酶(SOD)调节作用仍存在一定争议,部分实验证实白藜芦醇可上调内皮细胞 SOD1 表达,而有些实验则认为白藜芦醇对 SOD1 表达无明显影响,可能与实验中所用内皮细胞来源不同有关。核转录因子 E2 相关因子 2(Nrf-2)参与调节一系列抗氧化基因包括 HO-1 等的表达,白藜芦醇这一保护作用正是通过增加核转录因子 Nrf-2 转录活性实现的,高脂饮食的 Nrf-2 基因敲除小鼠血管中活性氧水平显著增加,添加白藜芦醇后不能减少其氧化损伤,进一步在整体水平证实了这一结论。

2. 抑制局部炎症反应　单核细胞趋化蛋白(MCP-1)对单核-巨噬细胞有趋化和激活作用,多种炎症介质如 LPS、白介素 1(IL-1)等均可诱导 MCP-1 产生,参与并促进动脉粥样斑块炎症反应和泡沫细胞形成,具有重要意义。MCP-1 是多个转录因子的靶蛋白,白藜芦醇可通过调控不同的信号通路发挥心血管保护作用。在 IL-1 刺激体外培养的脐静脉内皮细胞(HUVEC)分泌 MCP-1 过程中,白藜芦醇能抑制转录因子 NF-κB 及 AP-1 与 MCP-1 启动子区域结合,抑制 MCP-1 转录,进而减少内皮细胞分泌 MCP-1。而在 LPS 诱导的单核细胞 MCP-1 分泌中,白藜芦醇则被证实能够通过阻断 PI3K/Akt-FoxO3a 信号通路,抑制 MCP-1 表达。

3. 调节血脂及脂质过氧化　脂代谢异常是动脉粥样硬化的独立危险因素,其中,低密度脂蛋白(LDL)与 AS 关系尤为密切,是引起内皮细胞和血管平滑肌细胞损伤的重要因素。LDL 被内皮细胞(EC)吞噬后,氧化修饰成氧化型 LDL(ox-LDL),其损伤性更强。

(1) 减少 ox-LDL 生成:细胞表面存在的 LDL 受体能够与正常的 LDL 颗粒结合并介导 LDL 细胞摄取,一旦 LDL 被氧化修饰为 ox-LDL,则 LDL 受体结合活性显著降低。Lucie Frémont 等在体外试验中证实,LDL 颗粒可在铜离子或射线作用下被氧化修饰成 ox-LDL,其与中国仓鼠卵巢细胞表面 LDL 受体的结合率仅为正常 LDL 的 1/24,如在反应体系中加入白藜芦醇,在 40 μmol/L 即能够完全阻断铜离子对 LDL 颗粒的氧化修饰,增加 LDL 与 LDL 受体的结合。我国研究者也得出了相似的结论,白藜芦醇抑制 LDL 氧化修饰的作用与其螯合金属离子、捕获自由基密切相关。

(2) 减轻 ox-LDL 细胞毒性:大量研究证实,ox-LDL 能够趋化单核和淋巴细胞,刺激局部炎症反应,而白藜芦醇能够有效减轻 ox-LDL 所致的细胞毒性损伤。过量的 ox-LDL 能够诱导 Lox-1 的表达,进而促进凋亡前体蛋白 Bax 从胞浆向线粒体转移,改变线粒体膜电位,导致细胞色素酶外漏,caspase-3、6、9 活化,最终引起内皮细胞凋亡。白藜芦醇通过显著抑制 ox-LDL 诱导的 Lox-1 过表达,减少内皮细胞凋亡。

4. 调节内皮细胞功能　血管内皮细胞是排列在血管内表面的单细胞层,形成血管的光滑衬里,具有合成并释放多种血管活性物质、阻止血细胞黏附、表达抗凝及促凝物质等多种功能。内皮细胞功能受损被认为是动脉粥样硬化发生中的始动环节。

研究发现,白藜芦醇能够有效调节内皮功能,诱导内皮依赖性血管舒张。Rakici 等对冠状动脉搭桥术患者的大隐静脉和乳内动脉进行研究后发现,白藜芦醇 70μmol/L 即能有效诱导血管舒张达 30% 以上,这一舒张作用呈内皮细胞依赖性,当把血管内膜移除或者给予 eNOS 抑制剂预处理后,白藜芦醇的扩血管作用即被阻断。此外,吲哚美辛也在一定程度上能够阻断白藜芦醇的血管舒张作用,提示环氧合酶也可能参与白藜芦醇的扩血管作用。

硝酸酯类药物在冠状动脉粥样硬化的治疗中具有不可替代的作用,而硝酸酯类药物耐药是临床中的一大难题,Coskun 等就这一问题进行了研究。人离体乳内动脉在 100mmol/L 硝酸甘油刺激 90 分钟后即可出现耐药,表现为对硝酸甘油反应性下降,同时,血管内活性氧产生增加;有趣的是,将动脉内膜移除或者加入 SOD 预处理,会在一定程度上减轻硝酸甘油耐药,提示内皮细胞来源的活性氧在硝酸甘油耐药中具有重要意义。在动脉内膜完整存在的情况下,如在反应中加入白藜芦醇,则能够完全恢复动脉对硝酸甘油的反应性,提示白藜芦醇通过减少内皮细胞活性氧的产生而减少硝酸酯类耐药。

临床试验也进一步证实,在超重和肥胖人群饮食中适量添加白藜芦醇能有效增加内皮细胞依赖性血管舒张,改善血流动力学,这一结果很好地解释了为何适量饮用红酒能够预防心血管疾病。

5. 抑制血管平滑肌细胞增殖　众所周知,血管平滑肌细胞(VSMC)向血管内膜的移行和增殖会促进纤维斑块形成和发展,破坏斑块稳定性,导致粥样斑块破裂和急性心血管事件发生。VSMC 增殖受多条信号通路调控特别是 PI3K/Akt 通路调控。Akt 作为蛋白激酶,其下游有多个靶蛋白,其中,西罗莫司靶蛋白(mTOR)通路的作用已经日益引起研究者关注。已知 ox-LDL 通过激活 PI3K 和 Akt,增加 mTOR 磷酸化水平,进而活化 mTOR,并进一步向下游激活 p70S6K,促进细胞增殖。体外实验显示,白藜芦醇能够抑制 Akt 活化,在上游阻断 mTOR 信号通路激活,抑制 VSMC 增殖。

另外,除了白藜芦醇对血管平滑肌细胞有抑制作用外,我们的体外实验证实,白藜芦醇还可以显著抑制高糖诱导的肾小球系膜细胞的增殖(见附录一附图 3)。

前面提到,Nox 是血管内 ROS 的重要来源,已知 Nox 存在不同的亚型,VSMC 中以 Nox1 和 Nox4 表达为主,增殖期的 VSMC 高表达 Nox1,是活性氧产生的主要来源。既往研究认为,白藜芦醇通过捕获氧自由基,减少 VSMC 内活性氧浓度,继而抑制 ROS-PI3K/Akt-Nox1 信号通路,打断细胞内氧化应激恶性循环。令人困惑的是,直接抑制 Nox1 生物活性时并没有观察到类似白藜芦醇的保护机制:Cornelia E. Schreiner 等发现,Ang Ⅱ 不能诱导 Nox1 受抑制的 VSMC 中 PI3K-Akt 通路的活化,提示白藜芦醇对 Akt 通路的抑制作用可能与 Nox1 依赖性 ROS 产生和清除无关。该课题组进一步研究发现,白藜芦醇无抗氧化活性的类似物同样能够抑制 Ang Ⅱ 诱导的 Akt 通路活化,说明白藜芦醇除捕获并清除自由基外,还可通过其他途径直接抑制 Akt 通路活化,发挥心血管保护作用。

二、白藜芦醇的抗衰老作用

延缓衰老、延长寿命是千百年来人们不懈的追求。近代以来,随着科学技术的不断进步,随着对生物体衰老的分子机制研究的逐渐深入,各种抗衰老因子和药物也在进一步研发中。2003 年,Howitz 等报道了 3 类能有效延长酵母(*Saccharomyces cerevisiae*)平均(复制性)寿命和最高寿限的物质,其中白藜芦醇的作用最强:10μmol/L 时即可使酵母平均寿命延长70%。他们认为,白藜芦醇延长酵母寿命与其增加酵母中 Sir2 蛋白表达有关。

去乙酰化酶 SIRT1(silent mating type information regulation 2 homolog 1)是酵母 Sir2 在哺乳动物细胞中的类似蛋白,是依赖于烟酰胺腺嘌呤二核苷酸(NAD^+)的组蛋白脱乙酰酶。Nisoli 等证实,SIRT1 与 eNOS 生物学活性密切相关,SIRT1 有可能通过对 eNOS 第 496 和 506位赖氨酸去乙酰化,增加 eNOS 生物活性。SIRT1 作为核蛋白,主要通过对其底物上的赖氨酸残基乙酰化修饰来调控蛋白活性。SIRT1 的直接底物除 eNOS 外,涉及炎症及氧化应激等多个方面:调节细胞周期,SIRT1 可使 p53 上的第 382 位赖氨酸残基去乙酰化,抑制 p53 活性,减少细胞凋亡;抑制炎症反应,SIRT1 使 NF-κB p65 亚基的第 310 位赖氨酸残基去乙酰化,降低 NF-κB 介导的炎症反应;改善细胞氧化应激状态:PGC1 能够被 SIRT1 去乙酰化,获得更强的生物学活性,促进 SOD2 等抗氧化蛋白的表达。最近研究发现,SIRT1 还能够直接与 PGC1 基因的增强子结合,促进转录因子募集,进而上调 PGC1 的表达水平。因此,SIRT1对于调节细胞周期和细胞生长、调控炎症反应及氧化应激状态具有重要意义。

Lagouge 等 2006 年在《Cell》上发表文章,报道认为,白藜芦醇能够通过激活 SIRT1 调节线粒体功能,在代谢性疾病中具有重要意义。而此后,Beher. D 等则发现,白藜芦醇不能够直接激活 SIRT1。此外,对于高热量饮食的小鼠,白藜芦醇通过增加其胰岛素敏感性、增加线粒体含量等机制,使其维持健康、延长寿命。Barger 等实验发现,Res 能抑制小鼠多种重要组织中衰老相关基因的表达,减少胰岛素样生长因子 1(IGF-1)的表达,激活腺苷酸活化蛋白激酶(AMPK)和 PGC1a 的生物活性,且这种作用和热量限制有类似之处,同时发现白藜芦醇还能预防衰老相关性心功能失调、维持内分泌和糖代谢平衡等。但他们也发现,白藜芦醇不能改变 SIRT1 的表达水平,也不能诱导 PGC-1a 对靶基因的转录调控。

因此,关于白藜芦醇与长寿因子 SIRT1 之间的联系仍存在争议,白藜芦醇抗衰老的机制还需要进一步研究。

三、白藜芦醇的抗肿瘤作用

虽然目前尚没有白藜芦醇在肿瘤患者中的研究资料,已有多项细胞和动物实验证实白藜芦醇能够减少肿瘤的发生和进展。现将白藜芦醇在肿瘤发生中的分子机制研究进展及临床应用前景综述如下。

1. 清除或减轻致癌物的毒性作用　能够抑制 TPA(12-*O*-十四烷酰佛波醋酸酯-13)刺激下人早幼粒细胞(HL-60)内氧自由基生成,并呈剂量依赖性。减少正常细胞突变,剂量依赖性抑制 DMBA(二甲基苯并蒽)作用下伤寒沙门菌基因突变。

白藜芦醇还能够诱导体外培养的小鼠肝癌细胞系(Hepa 1c1c7)中醌还原酶生物活性,这一点至关重要,因为醌还原酶作为 Ⅱ 相代谢酶,在致癌物清除中具有举足轻重的作用。这一作用在 Ⅰ 相代谢酶诱导缺失的 Hepa 1c1c7 衍生细胞系 BPrC1 中得到了进一步证实。

2. 抑制肿瘤血管生长　肿瘤生长、浸润和转移有血管依赖性,肿瘤的血管化是新生物从微小局限的肿瘤转变为具有转移能力的增大的肿瘤过程中的关键步骤，实体瘤如无新生血管长入，瘤体直径将无法超过 0.3mm。肿瘤微血管的大量生成对实体肿瘤的生长和营养必不可缺，新生血管也是肿瘤细胞从原发灶脱落进入血液循环和淋巴循环的关键途径。

血管内皮细胞生长因子(vascular endothelial cell growth factor，VEGF)是目前发现最强的促进血管内皮细胞增生和增加血管通透性的物质之一，与多种肿瘤的发生、转移和预后密切相关。不同浓度的白藜芦醇(Res)后可见 VEGF mRNA 表达显著降低，并随着 Res 浓度的增加出现浓度依赖性，表明 Res 能显著下调 VEGF mRNA 的表达。VEGF 的表达在一定程度上受到 NF-κB 信号转导途径的调节，进一步研究证实，Res 抑制 HepG2 细胞中 NF-κB 活性，白藜芦醇能有效减缓小鼠 T241 纤维肉瘤内新生血管的形成，抑制肉瘤生长，与白藜芦醇增加MAPK 磷酸化，激活 MAPK 信号通路，抑制血管内皮细胞 VEGF 受体表达水平密切相关。

近年来，抑制新生血管形成成为肿瘤治疗的研究热点，部分临床观察表明，大多数抑制血管生成的药物都需要长期静脉注射才能达到有效的治疗效果，白藜芦醇作为口服天然药物，在未来肿瘤治疗中将占有一席之地。

3. 调控细胞周期　白藜芦醇直接诱导肝癌细胞凋亡并将癌细胞阻滞于细胞周期的 S期，白藜芦醇抑制肿瘤细胞增殖的机制主要表现在抑制肿瘤细胞 DNA 的合成，或针对细胞周期 G_1&S 和 S&G_2 期，通过对细胞周期素(cyclin)的影响，进而影响到细胞周期依赖性激酶等来使细胞周期发生阻滞，通过抑制 DNA 合成，将癌细胞阻滞于 S 期，抑制癌细胞从 S 期进入 G_2/M 期，从而抑制癌细胞的生长，并存在剂量依赖关系。

对白藜芦醇刺激后的子宫内膜腺癌细胞中的细胞周期特异性蛋白进行分析，发现 Res上调细胞周期蛋白 A 和 E(cyclin A、E)的表达，并抑制 CDK2 的表达。

4. 诱导肿瘤细胞分化和凋亡　1997 年，Jang 等在《Science》发表文章，报道称白藜芦醇能够通过肿瘤生长的各个时期干预细胞生长代谢的不同途径，有效抑制化学致癌物质介导的癌症发生。HL-60 细胞正常状态下呈无限制生长，在培养液中加入白藜芦醇后，反映早幼粒细胞生长受抑并最终向成熟粒细胞和单核细胞分化。乳腺组织培养显示，白藜芦醇抑制DMBA 诱导的乳腺早期癌变。DMBA 和 TPA 双重诱导下小鼠皮肤癌模型：同时给予白藜芦醇治疗 18 周，皮肤癌发生率能够降低 88%，未观察到明显的毒副作用。

从细胞外刺激作用于细胞，至细胞出现相应的生物学效应，须通过 MAPK 信号转导通路的三级激酶级联反应。细胞外调节蛋白激酶(extracellular regulated protein kinases，ERK)包括 ERK1 和 ERK2，是将信号从表面受体传导至细胞核的关键酶。磷酸化激活的 ERK1/ERK2 由胞质转位到核内，进而介导 Elk-1，ATF，NF-κB，Ap-1，c-fos 和 c-Jun 等细胞因子的转录活化，参与细胞增殖与分化、细胞形态维持、细胞骨架的构建、细胞凋亡和细胞恶变等多种生物学反应。前列腺腺癌转基因小鼠给予白藜芦醇喂养 7～14 周后，其前列腺背外侧叶低分化腺癌细胞增殖明显受抑，该抑制作用与白藜芦醇上调细胞雄激素受体、雌二醇受体表达，降低 ERK1/ERK2 磷酸化水平密切相关。

Caspase-3 是调节细胞凋亡的关键蛋白质。凋亡过程中，细胞质中的 caspase-3 被酶解激活，进入细胞核中诱导细胞凋亡。在 Lewis 肺癌小鼠中，白藜芦醇增加 caspase-3 酶原剪切并诱导细胞凋亡。程海燕等将白藜芦醇作用于 5 种胰腺癌细胞，也得到同样结论，结果发现白藜芦醇减缓胰腺癌细胞 capan-2 及 co lo357 的增殖,并使 capan-2 及 colo357 中的 caspase-3 酶原剪切,其活性形式剪切体随着白藜芦醇处理时间的延长而增多,通过激活 caspase-3 促进细胞凋亡;而对 capan-1、Bxpc-3 及 Miapaca-2 细胞株不敏感。此外,白藜芦醇对正常胰腺导管上皮细胞无明显的毒性,表明白藜芦醇对胰腺癌细胞具有靶向特异性。

5. 抑制肿瘤细胞转移　给恶性度极高的 Lewis 肺癌小鼠按照 2.5mg/kg 或 10mg/kg 灌胃,能够抑制肿瘤细胞 DNA 合成、诱导细胞凋亡,减少肿瘤新生血管生成,明显缩小肿瘤体积(42%),减少肺内转移(56%)。白藜芦醇对 CD4$^+$、CD8$^+$T 细胞和自然杀伤细胞无明显作用,提示白藜芦醇抑制肿瘤转移主要与抑制原发肿瘤生长有关,与细胞免疫无明显相关性。

基质金属蛋白酶(MMP)是水解细胞外基质的蛋白裂解酶,几乎能降解 ECM 中的各种蛋白成分,破坏肿瘤细胞侵袭的组织学屏障,在肿瘤侵袭转移中起关键性作用,在肿瘤浸润转移中的作用日益受到重视,被认为是该过程中主要的蛋白水解酶。多项研究证实,白藜芦醇可以通过调节 MMP 上游的多条通路,进而调控 MMP 的表达水平,抑制肿瘤细胞转移。

血红素加氧酶-1(HO-1)是一种急性应激反应蛋白,其催化血红素代谢的产物具有扩张血管和抗氧化应激损伤等保护作用,近年研究认为 HO-1 能够调节基质金属蛋白酶(MMP)的表达,与肿瘤转移密切相关。与周围正常组织相比,肺癌组织中 HO-1 的表达显著升高,白藜芦醇能有效抑制肺腺癌细胞系中 HO-1 的表达水平,进而减少 MMP-2 和 MMP-9 这两种已知的介导肿瘤转移的基质金属蛋白酶的表达,抑制癌细胞侵袭和转移。

在乳腺癌的研究中也得到相似的结论,即白藜芦醇能够通过抑制 MAPK-ERK1/2 信号通路减少生长因子 heregulin-beta1(HRG-beta1)诱导的 MMP-9 的表达,减少细胞转移。

以上研究说明,白藜芦醇能够在转录水平调节 MMP 表达。此外,白藜芦醇还能够通过组织金属蛋白酶抑制因子(TIMP)的作用,在蛋白水平调节 MMP 活性。Weng CJ 等最新实验证实,白藜芦醇不仅能够在转录水平下调 MMP-9 和 MMP-2 表达,还能够在转录水平增加 MMP 特异性抑制因子 TIMP1 和 TIMP2 的表达,降低 MMP-2 和 MMP-9 生物学活性,抑制肝癌细胞侵袭转移。

6. 选择性调节雌激素受体　乳腺癌是女性最常见的恶性肿瘤,其发生与体内雌激素水平密切相关。乳腺组织是雌激素的靶组织,体内雌激素水平持续过高、雌激素与孕激素水平失调,均会导致乳腺癌的发生。

白藜芦醇的结构类似于雌激素受体的拮抗剂——二乙基己烯雌酚。然而,关于白藜芦醇对雌激素的影响最初存在争议。Gehm 等用 MCF-7 乳腺癌细胞发现,白藜芦醇具有强雌激素样作用;而另外一些研究则表明,在雌激素受体转染细胞系中,白藜芦醇表现为雌激素拮抗剂双重作用。Bhat KP 在多个乳腺癌细胞系和乳腺癌动物模型中做了进一步研究,结果发现,低剂量白藜芦醇单独使用有轻度雌激素样作用;当白藜芦醇与雌二醇(E2)共同作用时则表现为雌激素拮抗作用,并抑制雌激素依赖性孕酮受体(PR)的表达,且与剂量呈明显正相关。在 SD 大鼠乳腺癌模型中,白藜芦醇有效减少了 DMBA 诱导的乳腺腺管非典型增生。因此,在雌激素缺乏时,白藜芦醇表现为雌激素样作用,但在与雌激素同时存在时,则表现为雌激素拮抗作用。

白藜芦醇选择性抗雌激素特性在子宫内膜腺癌的研究中得到了进一步证实。子宫内膜癌作为女性生殖道常见三大恶性肿瘤之一,其发生和发展也与长期持续雌激素对子宫内膜的刺激密切相关。在体外培养的子宫内膜腺癌细胞中加入白藜芦醇,并不改变 PR 表达水平;并能够有效抑制雌二醇诱导的 PR 表达上调,抑制腺癌细胞增殖,使细胞停留在细胞周期的 S 期。

以上研究均提示白藜芦醇作为选择性雌激素受体调节剂,在雌激素依赖性肿瘤的预防和治疗中将大有可为。

综上所述,目前已有大量体外和动物实验证实白藜芦醇能够减少肿瘤的发生和进展,其机制涉及肿瘤生长的各个阶段,但是白藜芦醇在肿瘤患者中的研究资料仍然缺乏,白藜芦醇的临床效果仍有待进一步观察。白藜芦醇作为天然药物毒副作用小,口服制剂应用方便,体外实验抗肿瘤证据丰富、确凿,其在肿瘤预防治疗中的临床应用前景值得期待。

参 考 文 献

[1] 李春阳,张红城,王乃富,等.葡萄籽原花青素的纯化与结构研究.食品科学,2009,30:218-223.

[2] 程丽英,刘树兴.白藜芦醇研究现状与应用展望.食品研究与开发,2005,26:25-27.

[3] Yamakoshi J,Saito M,Kataoka S,et al. Safety evaluation of proanthocyanidin-rich extract from grape seeds. Food Chem Toxicol,2002,40:599-607.

[4] Lluís L,Muñoz M,Nogués MR,et al. Toxicology evaluation of a procyanidin-rich extract from grape skins and seeds. Food Chem Toxicol,2011,49:1450-1454.

[5] 周雁,马亚兵,高海青,等.葡萄籽多酚抗糖尿病大鼠非酶糖基化实验研究.中华老年医学杂志,2005,24:49-52.

[6] Shao ZH,Becker LB,Vanden Hoek TL,et al. Grape seed proanthocyanidin extract attenuates oxidant injury in cardiomyocytes. Pharmacol Res,2003,47:463-469.

[7] 朱振勤,翟万银,陈季武,等.葡萄籽原花青素提取物抗氧化作用研究.华东师范大学学报(自然科学版),2003,1:98-102.

[8] Li J,Liu H,Ramachandran S,et al. Grape seed proanthocyanidins ameliorate Doxorubicin-induced cardiotoxicity. Am J Chin Med,2010,38:569-584.

[9] Zalba G,Beloqui O,San José G,et al. NADPH oxidase-dependent superoxide production is associated with carotid intima-media thickness in subjects free of clinical atherosclerotic disease. Arterioscler Thromb Vasc Biol,2005,25:1452-1457.

[10] Wang L,Zhu LH,Jiang H,et al. Grape seed proanthocyanidins attenuate vascular smooth muscle cell proliferation via blocking phosphatidylinositol 3-kinase-dependent signaling pathways. J Cell Physiol,2010,223:713-726.

[11] 陆茵,孙志广,陈文星,等.原花青素对 MNNG 致 DNA 损伤及拓扑异构酶Ⅱ的影响.中国药理学通报,2003,19:52-55.

[12] 于攀,王欣玲,阎启昌.原花青素对紫外线诱导晶状体上皮细胞氧化损伤保护作用的研究.国际眼科杂志,2010,10:1477-1480.

[13] Ohgami K,Ilieva I,Shiratori K,et al. Anti-inflammatory effects of aronia extract on rat endotoxin-induced uveitis. Invest Ophthalmol Vis Sci,2005,46:275-281.

[14] Li M,Ma YB,Gao HQ,et al. A novel approach of proteomics to study the mechanism of action of grape seed proanthocyanidin extracts on diabetic retinopathy in rats. Chin Med J(Engl),2008,121:2544-2552.

[15] Sugisawa A,Inoue S,Umegaki K. Grape seed extract prevents H(2)O(2)-induced chromosomal damage in human lymphoblastoid cells. Biol Pharm Bull,2004,27:1459-1461.

[16] Nathan DM,Buse JB,Davidson MB,et al. Management of hyperglycemia in type 2 diabetes:A consensus algorithm for the initiation and adjustment of therapy:a consensus statement from the American Diabetes Association and the European Association for the Study of Diabetes. Diabetes Care,2006,29:1963-1972.

[17] Debasis Bagchi FL,Manashi Bagchi. Proteomics and Metabolomics in Nutraceuticals and Functional Foods. WILEY-BLACKWELL. 2010.

[18] Takeda M,Mori F,Yoshida A,et al. Constitutive nitric oxide synthase is associated with retinal vascular permeability in early diabetic rats. Diabetologia,2001,44:1043-1050.

[19] 刘艳妮,沈新南,姚国英. 葡萄籽原花青素对大鼠实验性糖尿病肾病的影响. 卫生研究,2006,3:703-705.

[20] Cui XP,Li BY,Gao HQ,et al. Effects of grape seed proanthocyanidin extracts on peripheral nerves in streptozocin-induced diabetic rats. J Nutr Sci Vitaminol(Tokyo),2008,54:321-328.

[21] Xu L,Li BY,Cheng M,et al. Oral administration of grape seed proanthocyanidin extracts downregulate RAGE dependant nuclear factor-kappa BP65 expression in the hippocampus of streptozotocin induced diabetic rats. Exp Clin Endocrinol Diabetes,2008,116:215-224.

[22] Nissen SE,Tuzcu EM,Schoenhagen P,et al. Effect of intensive compared with moderate lipid-lowering therapy on progression of coronary atherosclerosis:a randomized controlled trial. JAMA, 2004, 291:1071-1080.

[23] Cannon CP,Braunwald E,McCabe CH,et al. Intensive versus moderate lipid lowering with statins after acute coronary syndromes. N Engl J Med,2004,350:1495-1504.

[24] Yamakoshi J,Kataoka S,Koga T,et al. Proanthocyanidin-rich extract from grape seeds attenuates the development of aortic atherosclerosis in cholesterol-fed rabbits. Atherosclerosis,1999,142:139-149.

[25] 马亚兵,高海青,伊永亮,等. 葡萄籽原花青素降低动脉粥样硬化兔血清 C 反应蛋白水平. 中国动脉硬化杂志,2004,12:549-552.

[26] Preuss HG, Wallerstedt D, Talpur N; et al. Effects of niacin-bound chromium and grape seed proanthocyanidin extract on the lipid profile of hypercholesterolemic subjects:a pilot study. J Med,2000,31:227-246.

[27] Zhang FL, Gao HQ, Wu JM, et al. Selective inhibition by grape seed proanthocyanidin extracts of cell adhesion molecule expression induced by advanced glycation end products in endothelial cells. J Cardiovasc Pharmacol,2006,48:47-53.

[28] Feng Z,Wei RB,Hong Q,et al. Grape seed extract enhances eNOS expression and NO production through regulating calcium-mediated AKT phosphorylation in H_2O_2-treated endothelium. Cell Biol Int,2010,34:1055-1061.

[29] 沈琳,高海青,刘相菊,等. 葡萄籽原花青素对实验性动脉粥样硬化兔基质金属蛋白酶的影响. 山东大学学报(医学版),2006,44:33-36.

[30] Peng N,Clark JT,Prasain J,et al. Antihypertensive and cognitive effects of grape polyphenols in estrogen-depleted,female, spontaneously hypertensive rats. Am J Physiol Regul Integr Comp Physiol, 2005, 289:R771-775.

[31] 左友梅,高杉,曹建飞,等. 低聚葡萄籽原花青素对异丙肾上腺素诱导大鼠心室重构的影响. 药学学报,2010,45:565-570.

［32］ Pütter M,Grotemeyer KH,Würthwein G,et al. Inhibition of smoking-induced platelet aggregation by aspirin and pycnogenol. Thromb Res,1999,95:155-161.

［33］ Pataki T,Bak I,Kovacs P,et al. Grape seed proanthocyanidins improved cardiac recovery during reperfusion after ischemia in isolated rat hearts. Am J Clin Nutr,2002,75:894-899.

［34］ Pajuelo D,Fernández-Iglesias A,Díaz S,et al. Improvement of Mitochondrial Function in Muscle of Genetically Obese Rats after Chronic Supplementation with Proanthocyanidins. J Agric Food Chem,2011,59:8491-8498.

［35］ Pajuelo D,Quesada H,Díaz S,et al. Chronic dietary supplementation of proanthocyanidins corrects the mitochondrial dysfunction of brown adipose tissue caused by diet-induced obesity in Wistar rats. Br J Nutr,2011,1-9.

［36］ Roy AM,Baliga MS,Elmets CA,et al. Grape seed proanthocyanidins induce apoptosis through p53,Bax,and caspase 3 pathways. Neoplasia,2005,7:24-36.

［37］ Mantena SK,Baliga MS,Katiyar SK. Grape seed proanthocyanidins induce apoptosis and inhibit metastasis of highly metastatic breast carcinoma cells. Carcinogenesis,2006,27:1682-1691.

［38］ Meeran SM,Katiyar SK. Grape seed proanthocyanidins promote apoptosis in human epidermoid carcinoma A431 cells through alterations in Cdki-Cdk-cyclin cascade,and caspase-3 activation via loss of mitochondrial membrane potential. Exp Dermatol,2007,16:405-415.

［39］ 张瑞,汪电雷,张弦,等. 高效液相色谱法测定大鼠血浆中白藜芦醇含量及其药物代谢动力学. 安徽中医学院院报,2010,29:56-58.

［40］ Ungvari Z,Orosz Z,Rivera A,et al. Resveratrol increases vascular oxidative stress resistance. Am J Physiol Heart Circ Physiol,2007,292:H2417-2424.

［41］ Rueckschloss U,Galle J,Holtz J,et al. Induction of NAD(P)H oxidase by oxidized low-density lipoprotein in human endothelial cells:antioxidative potential of hydroxymethylglutaryl coenzyme A reductase inhibitor therapy. Circulation,2001,104:1767-1772.

［42］ Chow SE,Hshu YC,Wang JS,et al. Resveratrol attenuates oxLDL-stimulated NADPH oxidase activity and protects endothelial cells from oxidative functional damages. J Appl Physiol,2007,102:1520-1527.

［43］ Zhang H,Zhang J,Ungvari Z,et al. Resveratrol improves endothelial function:role of TNF{alpha} and vascular oxidative stress. Arterioscler Thromb Vasc Biol,2009,29:1164-1171.

［44］ Spanier G,Xu H,Xia N,et al. Resveratrol reduces endothelial oxidative stress by modulating the gene expression of superoxide dismutase 1(SOD1),glutathione peroxidase 1(GPx1) and NADPH oxidase subunit (Nox4). J Physiol Pharmacol,2009,60 Suppl 4:111-116.

［45］ Ungvari Z,Bagi Z,Feher A,et al. Resveratrol confers endothelial protection via activation of the antioxidant transcription factor Nrf2. Am J Physiol Heart Circ Physiol,2010,299:H18-24.

［46］ Cullen JP,Morrow D,Jin Y,et al. Resveratrol,a polyphenolic phytostilbene,inhibits endothelial monocyte chemotactic protein-1 synthesis and secretion. J Vasc Res,2007,44:75-84.

［47］ Park DW,Baek K,Kim JR,et al. Resveratrol inhibits foam cell formation via NADPH oxidase 1-mediated reactive oxygen species and monocyte chemotactic protein-1. Exp Mol Med,2009,41:171-179.

［48］ Zou JG,Huang YZ,Chen Q,et al. Resveratrol inhibits copper ion-induced and azo compound-initiated oxidative modification of human low density lipoprotein. Biochem Mol Biol Int,1999,47:1089-1096.

［49］ Fremont L,Belguendouz L,Delpal S. Antioxidant activity of resveratrol and alcohol-free wine polyphenols related to LDL oxidation and polyunsaturated fatty acids. Life Sci,1999,64:2511-2521.

[50] Ou HC, Chou FP, Sheen HM, et al. Resveratrol, a polyphenolic compound in red wine, protects against oxidized LDL-induced cytotoxicity in endothelial cells. Clin Chim Acta, 2006, 364: 196-204.

[51] Chang HC, Chen TG, Tai YT, et al. Resveratrol attenuates oxidized LDL-evoked Lox-1 signaling and consequently protects against apoptotic insults to cerebrovascular endothelial cells. J Cereb Blood Flow Metab, 2011, 31: 842-854.

[52] Rakici O, Kiziltepe U, Coskun B, et al. Effects of resveratrol on vascular tone and endothelial function of human saphenous vein and internal mammary artery. Int J Cardiol, 2005, 105: 209-215.

[53] Coskun B, Soylemez S, Parlar AI, et al. Effect of resveratrol on nitrate tolerance in isolated human internal mammary artery. J Cardiovasc Pharmacol, 2006, 47: 437-445.

[54] Wong RH, Howe PR, Buckley JD, et al. Acute resveratrol supplementation improves flow-mediated dilatation in overweight/obese individuals with mildly elevated blood pressure. Nutr Metab Cardiovasc Dis, 2010, 21: 851-856.

[55] Isenovic ER, Fretaud M, Koricanac G, et al. Insulin regulation of proliferation involves activation of AKT and ERK 1/2 signaling pathways in vascular smooth muscle cells. Exp Clin Endocrinol Diabetes, 2009, 117: 214-219.

[56] Brito PM, Devillard R, Nègre-Salvayre A, et al. Resveratrol inhibits the mTOR mitogenic signaling evoked by oxidized LDL in smooth muscle cells. Atherosclerosis, 2009, 205: 126-134.

[57] Brown DI, Griendling KK. Nox proteins in signal transduction. Free Radic Biol Med, 2009, 47: 1239-1253.

[58] Schreiner CE, Kumerz M, Gesslbauer J, et al. Resveratrol blocks Akt activation in angiotensin II-or EGF-stimulated vascular smooth muscle cells in a redox-independent manner. Cardiovasc Res, 2011, 90: 140-147.

[59] Howitz KT, Bitterman KJ, Cohen HY, et al. Small molecule activators of sirtuins extend Saccharomyces cerevisiae lifespan. Nature, 2003, 425: 191-196.

[60] Mattagajasingh I, Kim CS, Naqvi A, et al. SIRT1 promotes endothelium-dependent vascular relaxation by activating endothelial nitric oxide synthase. Proc Natl Acad Sci USA, 2007, 104: 14855-14860.

[61] Lagouge M, Argmann C, Gerhart-Hines Z, et al. Resveratrol improves mitochondrial function and protects against metabolic disease by activating SIRT1 and PGC-1 alpha. Cell, 2006, 127: 1109-1122.

[62] Amat R, Planavila A, Chen SL, et al. SIRT1 controls the transcription of the peroxisome proliferator-activated receptor-gamma Co-activator-1 alpha (PGC-1 alpha) gene in skeletal muscle through the PGC-1 alpha autoregulatory loop and interaction with MyoD. J Biol Chem, 2009, 284: 21872-21880.

[63] Beher D, Wu J, Cumine S, et al. Resveratrol is not a direct activator of SIRT1 enzyme activity. Chem Biol Drug Des, 2009, 74: 619-624.

[64] Baur JA, Pearson KJ, Price NL, et al. Resveratrol improves health and survival of mice on a high-calorie diet. Nature, 2006, 444: 337-342.

[65] Sharma S, Stutzman JD, Kelloff GJ, et al. Screening of potential chemopreventive agents using biochemical markers of carcinogenesis. Cancer Res, 1994, 54: 5848-5855.

[66] Shamon LA, Chen C, Mehta RG, et al. A correlative approach for the identification of antimutagens that demonstrate chemopreventive activity. Anticancer Res, 1994, 14: 1775-1778.

[67] Prochaska HJ, Santamaria AB. Direct measurement of NAD(P)H: quinone reductase from cells cultured in microtiter wells: a screening assay for anticarcinogenic enzyme inducers. Anal Biochem, 1988, 169: 328-336.

[68] 余海波, 李德宇, 张慧峰. 白藜芦醇抑制肝癌细胞 VEGF 表达的实验研究. 医学论坛杂志, 2010, 31: 61-65.

［69］Brakenhielm E,Cao R,Cao Y. Suppression of angiogenesis,tumor growth,and wound healing by resveratrol,a natural compound in red wine and grapes. FASEB J,2001,15:1798-1800.

［70］李勇,马荣,苏燕燕,等. 白藜芦醇对肝癌 SMMC-7721 细胞的抑制作用. 安徽农业科学,2010,38:13745-13746.

［71］Bhat KP,Pezzuto JM. Resveratrol exhibits cytostatic and antiestrogenic properties with human endometrial adenocarcinoma(Ishikawa)cells. Cancer Res,2001,61:6137-6144.

［72］Jang M,Cai L,Udeani GO,et al. Cancer chemopreventive activity of resveratrol,a natural product derived from grapes. Science,1997,275:218-220.

［73］Harper CE,Patel BB,Wang J,et al. Resveratrol suppresses prostate cancer progression in transgenic mice. Carcinogenesis,2007,28:1946-1953.

［74］Lee EO,Lee HJ,Hwang HS,et al. Potent inhibition of Lewis lung cancer growth by heyneanol A from the roots of Vitis amurensis through apoptotic and anti-angiogenic activities. Carcinogenesis, 2006, 27:2059-2069.

［75］程海燕,周家华,杨德同. 白藜芦醇诱导胰腺癌细胞凋亡通路的实验研究. 2010,38:515-517.

［76］Kimura Y,Okuda H. Resveratrol isolated from Polygonum cuspidatum root prevents tumor growth and metastasis to lung and tumor-induced neovascularization in Lewis lung carcinoma-bearing mice. J Nutr,2001,131:1844-1849.

［77］Liu PL,Tsai JR,Charles AL,et al. Resveratrol inhibits human lung adenocarcinoma cell metastasis by suppressing heme oxygenase 1-mediated nuclear factor-kappaB pathway and subsequently downregulating expression of matrix metalloproteinases. Mol Nutr Food Res,2010,54 Suppl 2:S196-204.

［78］Tang FY,Chiang EP,Sun YC. Resveratrol inhibits heregulin-beta1-mediated matrix metalloproteinase-9 expression and cell invasion in human breast cancer cells. J Nutr Biochem,2008,19:287-294.

［79］Weng CJ,Wu CF,Huang HW,et al. Evaluation of anti-invasion effect of resveratrol and related methoxy analogues on human hepatocarcinoma cells. J Agric Food Chem,2010,58:2886-2894.

［80］Gehm BD,Mcandrews JM,Chien PY,et al. Resveratrol,a polyphenolic compound found in grapes and wine,is an agonist for the estrogen receptor. Proc Natl Acad Sci USA,1997,94:14138-14143.

［81］Lu R,Serrero G. Resveratrol,a natural product derived from grape,exhibits antiestrogenic activity and inhibits the growth of human breast cancer cells. J Cell Physiol,1999,179:297-304.

［82］Bhat KP,Lantvit D,Christov K,et al. Estrogenic and antiestrogenic properties of resveratrol in mammary tumor models. Cancer Res,2001,61:7456-7463.

第四章　基因组学技术在葡萄多酚研究中的应用

1986 年,美国科学家 Thomas Roderick 提出基因组学(genomics)的概念。基因组学是指对所有基因进行基因组作图(包括遗传图谱、物理图谱、转录本图谱)、核苷酸序列分析、基因定位和基因功能分析的一门科学。基因组学使生命科学研究的重心从揭示生命的所有遗传信息转移到在分子整体水平上研究其功能,主要内容包括以全基因组测序为目标的结构基因组学(structural genomics),以基因功能鉴定为目标的功能基因组学(functional genomics)和通过对已知的基因和基因组结构进行比较来了解基因的功能表达机制及物种进化的比较基因组学(Comparative genomics)。目前应用于基因组学研究的方法主要有 DNA 芯片技术、生物标志物、mRNA 差异显示技术等。

第一节　基因组学技术

一、我国基因组学的发展

基因组学的概念自提出到现在已有 10 多年的时间,在这短短的 10 多年内,我国的基因组学也取得了令人瞩目的发展。在国家高技术研究发展计划(863)的支持下,中国科学家早在 20 世纪 80 年代末即开展了早期的人类基因组计划(human genome project, HGP)。自1998 年起,中国在上海和北京相继成立了上海人类基因组研究中心(后正式命名为人类基因组南方研究中心),国家人类基因组北方研究中心、华大基因组中心及国家基因研究中心。同年 9 月,我国获准参加人类基因组计划,成为继美、英、日、德、法之后第 6 个国际 HGP 参与国。在短短两年的时间里,中国科学家就出色地完成了所承担的测序任务,得到了人类基因组计划其他参与国的认可。中国基因组学的快速发展,对我国生命科学研究的其他领域产生了深远的影响,无论是免疫学、微生物学、遗传学、分子生物学、细胞生物学、生物化学,还是临床疾病的机制研究,在各个领域、各个研究方向或多或少地渗透着基因组学相关的技术和工作。

二、基因组学的研究内容

基因组学根据研究内容的不同,分为药物基因组学、毒理基因组学、环境基因组学和营养基因组学。

(一)药物基因组学

药物基因组学作为基因组学的一个重要分支,将药物和遗传结合起来,开辟了药物遗传学研究的新领域。药物基因组学利用基因组信息和研究方法,从整个基因组水平研究药物代谢和反应的遗传学本质,通过应用个体的遗传背景,预测该个体对特定药物吸收、分布、代谢、排泄和反应的特点,并根据不同人群及不同个体的遗传特点设计、开发和研制新的药物,从而真正达到"个体化"合理用药的目的。目前,药物基因组学已广泛应用于传染性疾病比如结核、艾滋病、丙型病毒性肝炎等疾病的抗病毒药物的开发和研究及个体化用药方面,均取得了具有重大意义的研究成果。

药物基因组学的研究对象主要集中在药物代谢和药物转运蛋白上。迄今为止,科学家发现人类的药物代谢酶谱系有 30 多个,并且多数遗传变异可导致被编码蛋白的功能改变。对于最易发生显著性个体差异的细胞色素 P450(CYP450)酶系来说,目前,已经有 53 个 CYP 基因和 24 个假基因被发现,还发现了若干遗传多态性酶。这些基因的差异会导致体内药物代谢的差异,从而导致药物的疗效和不良反应出现个体差异。基因组学技术在研究药物转运蛋白上也得到了很好的应用。在药物的吸收、分布、排泄的调节方面,转运蛋白的作用至关重要,研究最广泛的涉及药物特性和疗效的转运蛋白是膜转运蛋白中腺苷三磷酸结合序列盒谱系的成员,其中的 P-糖蛋白便是由人类 ABCB1 基因进行编码的。

药物基因组学主要应用在新药开发和临床合理用药等方面。药物基因组学中,先进的生物信息学和 DNA 芯片技术、高通量筛选技术,使新药的开发速度显著提高。通过研究药物基因组学,更多、更有效的药物靶标为新药的研制提供了更多的新化学实体。另外在选择临床受试对象时以基因特性为依据,筛选出对一些原认为无效的药物敏感性高的人群为受试对象,使这些药物重新成为临床试验的对象,而那些由于毒性反应较大而被淘汰或减少的药物也会根据不同的基因而重新使用,还可以避免使受试者服用低效、无效甚至有毒的药物,使临床试验的风险得到了极大的降低。未来制药业发展的一个方向是研发药物的个性化,在进行药物设计时以基因特性为依据进行划分,甚至是针对每一个人,从而真正体现药物作用的专一性。

由于高通量、高灵敏度、高特异性的基因检测技术的应用,使临床合理用药不再局限于以药动学原理和患者的生理参数指标来制订个体化的治疗方案,因为药物相关基因的多态性和患者个体基因的差异会导致药物有效血药浓度和治疗效果的不同。在基于药物基因组学的药物靶向治疗中,根据患者的个体特点进行给药,不仅最大限度地增加了药物的有效性,最大限度地降低了药物的不良反应,而且最大限度地节约了医疗资源。

(二) 毒理基因组学

毒理基因组学是结合基因组学和毒理学的一门新兴的交叉学科。它能够快速全面地检测出化合物和生物体相互作用后全基因组表达的变化,再通过生物信息学的方法对化合物的毒性进行定性分析。它可以为传统毒理学检测筛选更多的生物学标志物,解释有毒物质的致毒机制,降低风险评价的不确定性。与传统的毒理学相比,毒理基因组学研究有毒物质不再以出现病理表现型为检测点,而是在全基因组水平,以基因表达水平的改变为检测点。因此,毒理基因组学的毒性检测具有其他检测手段无法比拟的全面性和高效性。理论上,毒理基因组学目前最主要的应用是对新药物的潜在毒性进行临床前期的筛选以及对环境污染物进行风险评价。

(三) 环境基因组学

环境基因组学作为功能基因组学的另一个主要研究内容,是由基因组学和环境科学交叉融合而成的新型边缘学科,是基因组学技术和成果在环境保护、污染控制和生态风险评价中的应用。环境基因组学研究的目的是研究环境的改变对机体遗传变异的影响,包括发掘可对环境刺激进行应答的基因的多态性,并探究这些多态性基因的功能及其与患病风险的关系。此外,研究目的还包括利用 DNA 芯片等基因组学技术,在基因组水平上筛选鉴定降解污染物的菌株、检测环境污染与生物修复的关系。目前,环境基因组学应用最多的研究技术主要有 3 种:DNA 芯片技术、差异显示反转录 PCR 技术和基因表达序列分析。此外,蛋白质组学技术在环境基因组学研究中也有应用。

(四) 营养基因组学

营养基因组学是近年来在基因组学的理念和研究方法上,随着人们对营养个体化的重视而新兴的一门学科,从分子水平和人群水平研究膳食与基因的交互作用及其对人类健康的影响,提出更具个体化的营养政策,进而使营养学研究的成果能够更有效地应用于疾病的预防,促进人类健康。关于营养基因组学的研究方法和应用,在本章第二节中再做详细的介绍。

三、基因组学技术的应用前景

(一) 在疾病诊断中的应用

疾病的发生和发展多是由于自身基因突变或外来基因的入侵所致。自身基因的突变可引起各种遗传性疾病、肿瘤和自身免疫性疾病,病原体携带外来基因入侵可引发各种传染性疾病。随着基因组学与现代信息学技术的发展,可以从基因水平对各种疾病进行早期诊断,检测疾病引发的各种基因的改变,并对相关数据进行分析,从而在分子水平进行精确诊断。随着人类基因组计划的完成,加快了基因诊断在医学中的应用,特别是在肿瘤、遗传性疾病等方面的应用。

肿瘤多是由于基因突变引起的,因此,从某种程度上说,肿瘤是一种基因病。基因突变之后,相应的突变基因的表达产物——蛋白质才会在体内出现。很多蛋白分子应用在临床诊断中的特异性和敏感性都不高,对肿瘤的早期诊断效果不好。这就要求肿瘤的诊断和治疗从基因的角度入手,进行诊断。人类基因组计划的完成,为从基因角度诊断和治疗肿瘤提供了很好的平台。如果能借助高通量基因序列检测技术对肿瘤高危人群进行基因检测,筛选出早期肿瘤患者,进行肿瘤的早期治疗,从而可以大幅度提高恶性肿瘤的治疗效果。肿瘤全基因组关联研究(GWAS)就是在基因组范围内根据连锁不平衡原理,通过高通量的基因分型平台,同时选择几十万个标签位点进行检测,从而研究肿瘤遗传易感基因的基因组学方法。国内外研究学者运用肿瘤全基因组关联研究方法发现了前列腺癌、乳腺癌、直肠癌和支气管肺癌等多种肿瘤的基因易感位点或区域。通过对肿瘤的基因组学研究,不仅可以建立各种肿瘤的临床基因早期诊断模型,而且可以为临床构建一种以分子特征为基础的新的肿瘤分型方法。

(二) 在疾病治疗中的应用

随着分子生物学、分子遗传学、免疫学等相关学科的发展和渗透,基因治疗特别是肿瘤基因治疗技术迅速发展,多种肿瘤基因治疗方法在理论和技术上已趋成熟,并从实验及基础研究过渡到临床试用阶段。基因治疗是近年来疾病治疗学中的研究焦点,目前研究较多的领域是遗传性疾病、肿瘤、心血管疾病和神经系统疾病的基因治疗。

基因治疗(gene therapy)是指应用基因工程和细胞生物学技术,将正常基因转移到体内,以期通过导入外源目的基因,补充缺失或失去正常功能的蛋白质或细胞因子,或者抑制体内某些基因过盛表达而达到治疗疾病的一类方法。基因治疗通常采用4种措施：①基因置换，是用有功能的正常基因置换致病基因，达到彻底治愈的目的；②基因修正，将突变碱基序列修正，正常序列保留，恢复其正常功能；③基因修饰，是将目的基因导入缺陷细胞或其他细胞，目的基因的表达产物可修饰和改变缺陷细胞的功能或使原有功能加强；④基因失活，就是运用反义技术特异封闭某些基因的表达，以达到抑制某些有害基因表达的目的。

　　基因的最终破译带来了肿瘤研究的根本性转变，分子生物学时代将进入基因生物学时代，肿瘤的本质将被揭示，特异的靶基因将被鉴定，基因治疗将成为各种肿瘤和遗传性疾病的新的治疗手段。

（三）在预防医学中的应用

　　随着基因组学研究的不断深入发展，基因组预防医学将逐渐成为主流医学。医务工作者将基因组图所提供的全套生命信息与当时当地的环境、社会、心理状况结合起来，对疾病作出综合评估，以保障每个人做到无病时预防，有病时有针对性地、有效地治疗。基因组图信息还可用于医药咨询、社区医疗和保健、电子医疗和远程医疗，促进预防医学基因组信息产业的建立和发展。

　　预防医学领域中关于基因多态性的研究既包括基因多态性与病因未知的疾病关系的研究，又包括对已知特定环境因素致病的易感基因的筛检，涉及的疾病有肿瘤、神经系统、生长发育、循环系统和骨骼疾病等。通过基因组学技术对易感基因和易感性生物标志物进行系统的分析，将某些携带敏感基因型的人甄别出来，采取针对性预防措施，将提高预防职业性危害工作的效率。另外，环境基因组学在劳动卫生与环境卫生学研究中有着独特的重要地位。环境基因组学的研究不是基于完整基因的世代结构图，而是基于基因组的单核苷酸多态性。也就是说，环境基因组学的主要研究目标是促进环境反应基因的多态性研究，并在疾病病因学中探索基因-环境的交互作用。

（四）在中药研发中的应用

　　近年来，随着化学药品毒副作用的不断增加，人们把视线逐步转向天然药物，这为中药的发展创造了一个很好的机遇。进行中药的现代化研究，最终目的是要为中药的药学及医学研究建立国际化标准，弘扬我国传统中药。目前中药在国际上还没获得普遍的认同和接受，其原因是：①由于中药的作用机制仅有传统的中医药理论基础，无法用现代科学理论解释；②中药化学成分复杂，有效成分不清且定性定量仍有困难，个体差异大，缺乏现代科学理论的支持。中药和天然药物现代化是我国传统医药发展的必然趋势。

　　基因组学作为一门新型学科，是生命科学最活跃的领域之一。其研究的特点是整体性、动态性、时空性、复杂性。基因组学技术以高通量、多因素、微型化和快速灵敏的特点而见长，能够针对中药的多成分、多途径、多系统、多靶点的作用特点进行系统深入的研究。

　　中药作用机制，特别是复方配伍多靶点作用机制的研究，瞬时、快速、同位置的靶点分析至为重要，但同时进行靶点反应的差异性比较一直是个困难的问题。中药进入人体内发挥作用的基本环节是药物分子与细胞之间的直接或间接的相互作用。中药中所含的化学成分非常复杂，基于以往的分析技术，进行多组分同时分离筛选存在很多困难，采用有效部位加以描述，难以准确确定其中的有效成分。因此，基因组学的方法和技术在中药现代化的研究中具有巨大的、潜在的经济和社会效益，它不仅有助于治疗手段的提高，还可以促进新药的开发和利用。通过了解经典复方不同配伍组方与相应蛋白质表达的差异性，进而了解不同组方的分子作用机制,可从中发现治疗相关疾病的定性定量的复方新药,此外还有助于药物毒性分析及药物疗效的评价。

（五）在临床合理用药中的应用

药物基因组学将在临床合理用药中得到广泛应用,合理用药的核心是个体化给药,基因多态性决定了患者对药物的不同反应,依据患者基因组特征优化给药方案,真正做到因人而异,实现由"对症下药"到"对人下药",取得最佳治疗效果。

药物基因组学主要是基于药物反应的遗传多态性提出的,属于遗传药理学范畴。药物遗传多态性表现为药物代谢酶、药物转运体、药物受体和药物靶标的多态性等,这些多态性可能导致许多药物治疗中药效和毒副作用的个体间差异。主要研究内容是:研究药物代谢酶基因的多态性、药物受体基因的多态性、药物转运蛋白基因的多态性与药效学、药动学、药物安全性之间的关系,阐明不同个体的药物反应(主要指药效和毒性)差异,针对不同个体基因型指导个体化用药。

将药物基因组学应用到临床合理用药中,研究基因的变异与药物效应的关系,从基因水平揭示了在许多药物治疗中药效和不良反应的个体差异,并从基因入手设计药物治疗方案,在理论上可以达到根治而无不良反应的效果,弥补了在临床用药中只根据血药浓度进行个体给药的不足。药物基因组学将为特定人群设计最为有效的药物,为每一个患者设计最为理想的用药方案,真正做到因人而异,充分体现个体化给药的优越性。总之,药物基因组学作为一门发展迅速,充满生机和希望的新兴学科,将在临床合理用药中发挥着极为重要的指导作用。

第二节　营养基因组学

一、营养基因组学的概念

营养通常指的是膳食营养,作为一种环境因素,它既可以作为身体结构及其代谢网的组分,也可作为基因表达的调控者。营养成分如氨基酸、脂肪酸和糖等,都会影响基因的表达,他们通过控制基因构型或通过代谢产物或代谢状态(如激素水平、细胞氧化还原状况等),继而导致 mRNA 水平和(或)蛋白质水平以及功能的改变。人类对某种营养的需要量及可承受的量由一个人的基因背景决定,膳食营养素摄入不足和不平衡会对健康造成危害,另外食物中的抗营养因素、过敏物质(如某种食品中的过敏蛋白)以及有毒物质也是对健康不利的因素。因此,要实现人类营养健康,必须解决营养来源及营养摄入最适度的问题。体内的营养代谢过程取决于细胞或器官众多 mRNA 分子表达和众多编码蛋白质的相互作用。

mRNA 水平的改变,可导致蛋白质的相应变化,但有时二者的改变并不平行。因此,在营养研究中,利用基因组学和蛋白质组学进行细胞培养、动物和人类的研究,寻找和鉴定对某些营养素、药物或食物有良好反应的特殊标记物。近年来,基因组学和生物信息学在生物技术领域的研究获得了飞速发展,为在营养学领域研究营养素与基因的交互作用打下了良好的基础。在此背景下,营养基因组学(nutrigenomics 或 nutritional genomics)应运而生,并迅速成为营养学研究的新前沿。

营养基因组学是在人类基因组计划完成后发展起来的新的学科,它实现了营养学、基因组学、蛋白质组学和代谢组学等学科的交叉。营养基因组学的概念最早由 Della Penna 在 1999 年提出，根据 2002 年、2003 年国际营养基因组会议上各国专家达成的共识，营养基因组学概括为研究营养素和植物化学物质对人体基因的转录、翻译表达以及代谢机制的科学，是利用基因组学研究成果及方法技术来发现与营养的合成、积累、吸收、转运及代谢等有关基因的综合性方法。营养基因组学是高通量基因组技术在日粮营养素与基因组相互作用及其与健康关系研究中的应用，是研究营养素和食物化学物质在机体中的分子生物学过程以及产生的效应，对机体基因的转录、翻译表达以及代谢的调控机制。它利用机体中进化代谢具有统一性这一观念，通过数据库、蛋白质及 DNA 同源性研究，以及在计算机中的研究等，充分利用特定的模式系统（例如全测序的基因组、途径突变体、功能互补突变体等）研究目标机体中单个途径及酶反应，以鉴定生物合成的直系同源基因（不同物种间有共同的祖先和同样功能的基因）等。营养基因组学主要从分子水平和人群水平研究膳食与基因的交互作用及其对人类健康的影响，将建立基于个体基因组结构特征的膳食干预方法和营养保健手段，提出更具个体化的营养政策，进而使营养学研究的成果能够更有效地应用于疾病的预防，促进人类的健康。

二、营养基因组学的研究内容

营养基因组学研究的重点是营养素对人类健康的影响以及营养素调控基因表达的机制，如何根据人类自身的特点与个体差异调节营养素的供需平衡，以达到促进健康的目的。

（一）营养对基因表达的调控机制

营养调控基因的表达主要通过两种途径。一种是营养物质直接调节基因表达。如微量元素锌、1,25-二羟维生素 D_3 可直接调控基因表达。另一种是营养物质通过其代谢产物或激素来介导基因表达的调控，如维生素 A 对基因表达的影响是通过其代谢产物视黄酸介导的。另外多种维生素参与 DNA 保护和维持基因稳定，膳食中维生素缺乏可能增加 DNA 损害，继而引起细胞功能障碍，诱发癌症、促进衰老等。体外实验和人体研究都证实，类胡萝卜素（维生素 A 的前体）通过清除氧自由基发挥抗氧化作用，减少 DNA 损害；促进人成纤维细胞间通道蛋白 connexin 43 的表达，还可诱导编码微粒体酶的血红素氧化酶-1 基因的表达。各种营养素对基因表达的调节分述如下。

1. 氨基酸对基因表达的调节　最近发现氨基酸可作为一种调节基因表达的营养信号，细胞可以根据氨基酸浓度的变化，作出相应的反应：如调节基因的转录、mRNA 的稳定性，或是上调/下调 mRNA 的翻译等。对氨基酸影响启动子 CAAT/增强子结合蛋白（CAAT/enhancer binding proteins，C/EBP）的同源蛋白（C/EBP 2 homologous protein，CHOP）表达的调节过程的研究显示，CHOP 是一种分布广泛的由基因编码的小分子核蛋白，与 C/EBP 家族相关。在人类细胞中，限制亮氨酸会导致 CHOP mRNA 和蛋白质呈剂量依赖性地增加。Montoya 等给予大鼠不含蛋白质的饮食显示，缺乏蛋白质可以改变小肠绒毛隐窝的结构和降低碱性磷酸酶及 N2 末端氨基转肽酶的活性。Leong 等应用基因芯片技术研究在不同的氨基酸环境下细胞基因表达是否敏感时发现，在缺乏精氨酸的情况下，正常的肝脏及肿瘤细胞分别有 56 和 162 个基因的表达发生改变。Lenaerts 等应用营养基因组学技术研究谷氨酰胺对肠上皮细胞有益作用的分子机制，结果显示 14 种蛋白质的表达改变明显与谷氨酰胺的浓度相关，而这些蛋白质的表达在缺乏精氨酸的情况下却没有改变，该项研究表明谷氨酰胺对肠上皮细胞基因表达作用具有特异性。Curi 等总结了谷氨酰胺在调节还原型烟酰胺腺嘌呤二核苷酸磷酸氧化酶催化亚基、骨骼肌肌动蛋白、纤维连接蛋白等基因的表达研究进展,证实谷氨酰胺通过影响基因表达的机制,发挥其多种生物学功能的作用。

2. 碳水化合物对基因表达的调节　碳水化合物主要通过影响胰岛素和胰高血糖素的分泌,从而影响磷酸烯醇式丙酮酸羧激酶(phosphoenol-pyruvate carboxy kinase,PEPCK)的基因转录,PEPCK 是动物肝和肾中糖原异生作用的关键酶。Burcelin 等分析了实验鼠正常生理状态下多种糖代谢途径中胰高血糖素受体(glucagon receptor,GR)的 mRNA 浓度,证实糖酵解底物葡萄糖、甘露糖、果糖以及糖异生底物甘油和二丙酮醇可增加小鼠肝细胞原代培养基中的 GR mRNA 浓度。在体外人工培养的多种细胞中,通过运用各种酶,研究碳水化合物对基因表达的调节作用,如 L-丙酮酸激酶在肝实质细胞及胰岛 B 细胞中,脂肪合成酶(乙酰辅酶 A 羧化酶)在胰岛 B 细胞及脂肪细胞中,脂肪酸合成酶在肝实质细胞及脂肪细胞中的作用。在这些实验中,所有的结果均显示,较高的葡萄糖浓度使靶酶的基因表达增强,并抑制糖异生途径中的限速酶(如 PEPCK)的基因表达。

3. 脂肪酸对基因表达的调节　脂肪酸在细胞、人类健康和疾病中的作用与它们调节基因转录的能力密切相关。Deckelbaum 等系统回顾了 ω-23 多不饱和脂肪酸在调节基因转录中的作用,包括胆固醇调节结合蛋白依赖性的基因表达,对脂质过氧化物酶体增殖体激活受体及其他的转录因子的作用机制。脂质过氧化物酶体增殖体激活受体(peroxisome proliferator-activated receptor,PPAR)被脂肪酸及脂肪酸复合物活化后产生两种作用,一种作用是由 PPAR-α 和 PPAR-δ 介导的转录调节途径,调节脂肪酸的氧化代谢;另一种作用是由 PPAR-γ 介导的,调节脂肪储存。富含 ω-23 多不饱和脂肪酸的饮食可以减少脂肪组织中 PPAR-α 的表达,却不影响 PPAR-γ 的表达。相反,在胰岛素抵抗大鼠模型的主动脉壁中,ω-23 多不饱和脂肪酸诱导两种受体表达。通过给予肥胖妇女低脂高碳水化合物能量或中等脂肪低碳水化合物能量的饮食研究显示,在 8500 种人类基因中,52 个基因的表达明显上调,44 个基因的表达下调,其中最显著的改变是多不饱和脂肪酸合成的相关基因的表达下调。

4. 维生素维持 DNA 稳定性和基因表达　多种维生素参与保护 DNA 和维持基因组稳定性,缺乏维生素可能会导致 DNA 损伤和细胞功能障碍,引起衰老和癌症等多种疾病。维生素 C 在体内外实验中皆已被证明具有很强的抗氧化作用,可以减少 DNA 的氧化损伤。通过 cDNA 探针方法证明了维生素 C 参与调控基因表达。维生素 D 除了具有抗氧化及维护染色体稳定的作用外,还可以调节一些在肿瘤发生过程中有重要作用的基因的表达(如 bcl22,原癌基因 c-fos 和 c-myc),因而被认为是一种抑癌物质。给予心脏移植的大鼠动物模型维生素 E 的研究显示,编码清除活性氧酶类(如超氧化物歧化酶)、黏附分子、应激标志物(如心钠素)的基因表达明显下调,而编码心肌和骨骼肌肌动蛋白的基因表达增加。除了抗氧化作用,维生素 E 还通过调控特定基因的表达参与调节细胞功能。如在人乳腺肿瘤细胞中,它们对于原癌基因 c-jun 的表达具有调节作用。在人类外周血 T 细胞中,维生素 E 可在 mRNA 和蛋白质两种水平下调节白细胞介素-4 的表达。

(二) 营养需要与基因多态性

为维持生命健康和满足日常工作、生活需要,每个人必须每天从膳食中摄取一定数量的营养素。大量调查研究揭示,人群营养素需要量存在明显的个体差异。近年来,随着分子生物学技术和方法的发展,使营养工作者能够从分子水平认识个体营养素需要量差异的本质。

研究发现,一些营养代谢相关基因突变将引起营养代谢的改变。现在科学家认为与营养相关的单核苷酸多态性导致不同个体对营养素吸收、代谢与利用的差异,并最终引起个体对营养素需要量的不同。国内外一些营养学家为此提出,未来推荐的日摄食量(recommended dietary allowance,RDA)或膳食营养参考摄入量(dietary reference intake,DRI)制定可能更需要考虑个体的遗传差异。

(三) 营养与疾病的关系

流行病学调查表明,全世界冠心病的患病率有很大的不同。在西方国家及过着西方生活方式的人群中,冠心病的患病率最高;在发展中国家的群体中,其频率通常很低。在20世纪中叶,冠心病的病死率逐年增加,但通过营养教育引起人们对饮食的注意后,冠心病的发病率又显著降低。另有研究表明:当移居者从低频率国家(如日本)移居到高频率地区(如美国)后,冠心病的发病率增高。进一步研究认识到,个体遗传差异使得部分人对引起冠心病的某些环境因素(如饮食)更加易感,因此冠心病的发生是营养素与基因相互作用的结果。膳食可影响血脂相关基因的表达,从基因转录到翻译后的修饰均有影响。但对这些过程的细节还不清楚。

生活水平的提高,生活方式和日常饮食的改变,影响了那些依靠营养环境因素表达的显性基因的遗传性。遗传和环境因素的交互作用使肥胖、高血压、高血脂、冠心病、糖尿病和癌症等慢性非传染性疾病的患病率增加。营养代谢病主要是由于营养物质如糖、脂肪、蛋白质、维生素、微量元素等代谢紊乱引起的一类疾病。在该类疾病的发生发展过程中,涉及营养物质代谢的相关酶、辅酶、蛋白基因的表达均发生了改变。因此,研究该类疾病的基因差异表达情况,对阐明营养代谢病的发病机制、寻找特异性基因诊断方法及治疗药物具有重要意义。

三、营养基因组学的常用技术

基因组学和生物信息学在生物技术领域的飞速发展,为营养基因组学的研究打下了良好的基础。鉴于营养基因组学研究的对象主要是基因、蛋白质和代谢途径,其主要应用的技术涉及基因组学、蛋白质组学和代谢组学等方面。

(一) 基因组学技术

营养素对机体代谢具有极为复杂的调节机制,既可以直接影响基因的表达,也可以通过其中间代谢产物来起作用。目前营养素对基因表达的影响已经成为广大研究者积极探索的热点。应用基因组学技术,从DNA和mRNA的水平研究营养素对细胞中众多基因的调控,更有助于揭示营养素的功能,这已成为营养科学普遍而有效的方法之一,在方法学上是一次革命性的转变。主要的基因组学技术有基因芯片技术和mRNA差异显示技术。

1. 基因芯片技术 基因芯片又称DNA芯片或微阵列(microarrays),主要用于鉴定序列(基因/基因突变)和鉴定基因的表达水平,可以同时分析成千上万种mRNA的表达水平,为研究极为复杂的营养对基因表达与健康的关系提供了有效的工具。基因芯片技术的原理是根据DNA碱基的配对和互补原则,把DNA或RNA分解为一系列碱基数固定交错且重叠的寡核苷酸并进行测序,测出序列,并据此重新组建出原序列,就可以同时测出多种基因或一种基因的多个片段,再进行序列拼接。其主要流程包括将待测基因酶切成不同长度的片段,荧光定位标记,然后与DNA芯片杂交,应用激光共聚焦荧光显微镜扫描芯片。由于生物标记受激光激发后发出荧光,并且其强度与杂交程度有关,因此可以获知杂交的程度和分布情况。根据探针的位置和序列就可确定靶基因的相应序列或表达以及突变情况。

应用含有人全部基因的 cDNA 芯片来研究在营养素缺乏、适宜和过剩等状况下的基因表达图谱,可发现更多的、能用来评价营养状况的分子生物标志物。Rao 等人采用 DNA 芯片对低硒饮食的 C57BL6 小鼠小肠的基因表达进行检测,对照高硒饮食组 84 个基因的表达量增加两倍,而 48 个基因的表达量减少了 75%,其中高表达的主要有关 DNA 损伤或氧化诱导基因、细胞增殖基因,表达减少的主要有谷胱甘肽过氧化物酶、P450 3A-1 和 2B-9 等。结果表明硒含量可能调节与肿瘤有关的多种途径。Lyakhovich 等检测了 1,25-维生素 D_3 处理过的乳腺癌细胞的 FGF-7 表达,结果显示维生素 D 可能通过调节 FGF-7 的表达来调节细胞的生长分化。Gohil 等应用微阵列技术分析得出 C57BL6 小鼠与人的基因组有高度保守性,从而可以针对人类的各种慢性病,进行多步骤、多水平地分析营养素的抗氧化功能。

此外,应用基因芯片技术将阐明与营养相关的单核苷酸多态性(single nucleotide polymorphism,SNP),并用来研究人体对某些疾病的易感性以及对营养素(食物)需求的个体间差异。基因芯片技术将为制定更准确、合理的膳食参考摄入量提供分子基础。目前已有的推荐膳食供给量都不是根据基因表达来制定的,而且也只有极少数是根据生化指标来制定的,如维生素 K 是根据凝血酶原,硒是根据谷胱甘肽过氧化物酶活性等。营养素的推荐膳食供给量或膳食参考摄入量都是对群体而言的,然而人与人的基因是有差异的,据估计,基因组中平均每 500～1000bp 就会出现 1 个 SNP,这样它们在整个基因组的分布就会达到 300 万个。其中 20 多万个存在于编码区中,这可能是人体对营养素需求及响应差异的重要分子基础。通过对基因构成以及代谢类型的鉴定,列出每个人的最佳食谱,从而使个体的营养状况通过调整饮食达到最佳。

2. mRNA 差异显示技术　mRNA 差异显示技术的基本原理是将具有可比性的细胞在某一条件下可表达的 mRNA 群体通过逆转录方法变成相应的 cDNA 群体,以此为模板,利用一对特殊引物,即 3′-anchor 引物和 5′-arbitrary 引物,在一定条件下进行 PCR 扩增,得到与 mRNA 相对应的"标签"(tag),然后用变性聚丙烯酰胺测序胶分析其差别,将有差别的基因克隆,进一步分析其结构与功能。Blanchard 应用 mRNA 差异显示技术比较了正常锌与缺锌大鼠小肠基因表达的变化,结果发现因缺锌所致的小肠中,两种肽类激素、小肠脂肪酸结合蛋白、小肠碱性磷酸酶Ⅱ等的 mRNA 均发生显著变化,且缺锌组动物小肠肽类激素尿鸟苷素 mRNA 的表达较正常锌组升高了 2.5 倍。

(二) 蛋白质组学研究技术

生物标志物通常是指与疾病发生相关的蛋白质,在疾病的诊断、分级、预后及治疗监测过程中常被作为诊断指标而进行定量测定。蛋白质组学技术因为能在特定的条件下规模化地考察基因和蛋白质的表达情况,所以以为生物标志物的发现、鉴定和评价提供了有力的技术平台。常用的蛋白质组学技术包括:双向凝胶电泳(two-dimensional gel electrophoresis,2D-PAGE)技术,多维蛋白质鉴定技术,蛋白芯片等。

1. 双向凝胶电泳　蛋白质双向凝胶电泳技术是大多数蛋白质组学研究中分离复杂蛋白质混合物的首选技术,具有较高的分辨率,并且能够和质谱技术联用,实现分析蛋白质的目的,还可以对翻译后修饰和加工的蛋白质作出分析。双向凝胶电泳的基本原理是第一向基于蛋白质等电点的不同用等电聚焦分离,第二向基于分子量的不同进行 SDS-PAGE 分离,使蛋白质在二维平面上分开。翻译后修饰和加工对蛋白质发挥正常生理功能是必需的,它们的变化往往与疾病有关。2D-PAGE 中发现的蛋白拖曳现象很可能是蛋白的不同翻译后修饰产物所造成的,拖曳图像的变化对营养素的研究提供了帮助。人们在对大肠杆菌的研究中发现碳、氮、磷及硫等元素限制导致的细胞内蛋白质图谱变化,如当营养素磷被限制,发现有 137 个蛋白质的合成速率减少,其中大部分表现为诱导合成,其他则被抑制。Gianazza 等利用 2D-PAGE 方法对美国和欧洲的用于治疗高胆固醇血症的大豆蛋白进行了蛋白质组的比较,发现蛋白质成分(球蛋白亚基及其分解产物)的不同会导致治疗结果的不同。2D-PAGE 也是应用最为广泛的蛋白质组学技术,它的优点在于可以在分离蛋白质的同时,对凝胶成像上的蛋白质进行相对定量分析,并能够分辨出蛋白质的不同类型以及翻译后修饰(如磷酸化、羟基化、甲基化和氧化等)的不同。但它也存在一些不足,对等电点、分子量等较特殊的蛋白质(如膜蛋白和某些血浆蛋白)的分离效果较差,且不能提供绝对的定量信息。

2. 多维蛋白质鉴定技术　多维蛋白质鉴定技术(multi-demensional protein identification technology,MudPIT)首先需要将蛋白质用一种特定的蛋白酶(通常是胰蛋白酶)进行消化,所产生的肽再用强阳离子交换及反向高效液相色谱进行分离,最后再用质谱进行分析。质谱已成为连接蛋白质与基因的重要技术,是大规模自动化鉴定蛋白质的重要方法。质谱分析能精确地检测某种蛋白质经特定酶解后的质量和数量,与已建立好的蛋白数据库对照,从而确定该蛋白的种属。MudPIT 不仅克服了 2D-PAGE 的缺点,而且还具有蛋白质分离时间短、灵敏度高、所需样本量少,对待测检验物纯度要求不高,可直接对酶解液进行分析,且肽能够有效分离等优点。Fenaille 等人研究美拉德反应(Maillard reaction)时,为了鉴定蛋白质的特点,采用飞行时间质谱技术,总共发现 17 种的氨基酸末端被修饰,其中包括赖氨酸和精氨酸。Washburn 等对生长到对数中期阶段的啤酒酵母 BJ5460 进行 MudPIT 分析,共检测到 1484 种蛋白,其中包括用 2D-PAGE 很难检测到的一些低丰度蛋白(如转录因子和蛋白激酶等)。另外他们还识别出 131 种具有 3 个或 3 个以上跨膜区域的蛋白,辨别出许多完整膜蛋白上的可溶区域。

3. 蛋白质芯片技术　蛋白质芯片(protein array)是近年来蛋白质组学研究中兴起的一种新的方法。它类似于基因芯片,是将蛋白质点到固相物质上,然后与要检测的组织或细胞等进行"杂交",再通过自动化仪器分析得出结果。这里所指的"杂交"是指蛋白与蛋白之间(如抗体与抗原)在空间构象上能进行特异性的相互识别。酵母双杂交技术在近几年被广泛应用。酵母双杂交系统是在真核模式生物酵母中进行的,是研究活细胞内蛋白质间的相互作用,对蛋白质之间微弱的、瞬间的作用也能够通过报告基因的表达产物敏感地检测得到,它是一种具有很高灵敏度的研究蛋白质之间关系的技术。有研究者应用改进的酵母双杂交技术构建 HBcAg 诱饵质粒,转化酵母细胞 AH 109 后,与含人肝 cDNA 文库质粒的酵母 Y 187 进行双杂交,经营养缺陷培养基(SD/-Trp-Leu-His-Ade)及 X-gal 双重筛选,获得真阳性菌落 16 个,再经 PCR 扩增出靶基因,测序后进行生物信息学分析,发现其中含金属硫蛋白基因的菌落。结果表明金属硫蛋白与 HBcAg 之间有确切的相互作用,推测金属硫蛋白在 HBV 的致病过程中起着重要的作用。

(三)代谢途径的研究

代谢组学作为一种新发展起来的技术,已经被广泛应用到微生物、植物学、毒理学和疾病机制的研究中,如给予外源性复合物(药物、毒物)测定对代谢的影响。其应用包括饮食底物的代谢、药物引起的 2 型糖尿病患者脂肪在体内的重新分布和在慢性代谢性疾病中维生素治疗效果的评定等。在不同饮食或营养干预下，机体内这些小分子量代谢产物的变化是代谢组学在营养研究中的主要目标。氨基酸和脂类代谢物可以用代谢组学的方法进行定量测定。Hemmati 等建立了用荧光标记的高效液相色谱（HPLC）方法分别测定伏隔核各亚区（包括外壳、核心等）14 种氨基酸的浓度，并测定在多巴胺 D3/D2 受体激动剂喹那定蓝作用下对这些代谢产物浓度的影响。这种定量测定氨基酸方法的优点是稳定性和重复性好。

四、营养基因组学的意义及前景

总之，营养基因组学是研究营养素和植物化学物质对机体基因的转录、翻译表达及代谢机制的科学。它以分子生物学技术为基础，应用 DNA 芯片、蛋白质组学等技术来阐明营养素与基因的相互作用。虽然营养基因组学还处于起步阶段，但它有着广阔的应用前景。从大的方面来讲，营养基因组学可用于三个方面。

（一）揭示营养素的作用机制或毒性作用

通过观察基因表达的变化可以研究能量限制、微量营养素缺乏、糖代谢等问题；应用分子生物学技术，能够测定单一营养素对某种细胞或组织基因表达谱的影响；采用基因组学技术，可以检测营养素对整个细胞、组织或系统及作用通路上所有已知和未知分子的影响。因此，这种高通量、大规模的检测将使我们能够真正了解营养素的作用机制。

（二）营养基因组学有助于发现动物营养需要量的分子生物标记

应用含有某种动物全部基因的 cDNA 芯片，研究在营养素缺乏、适宜和过剩条件下的基因表达图谱，将发现更多的、能用来评价营养状况的分子标记物。现有的营养需要量均非根据基因表达确定，仅有极少数是依据生化指标。今后，借助于功能基因组学技术，可通过从 DNA、RNA 到蛋白质等不同层次的研究来寻找发现适宜的分子标记物，作为评价营养素状况的新指标，进而更准确、更合理地确定人类对营养素的需要量，从而彻底改变传统的剂量-功能反应的营养素需要量研究模式。

（三）营养基因组学使个性营养成为可能

营养基因组学目前被广泛应用于各个领域，如畜牧产业、临床药理学、临床营养等，更进一步的应用包括食品安全、食品认证、转基因食物检测和食品重组等方面。在畜牧产业方面，营养基因组学的研究和发展为动物营养学家提供了新的理念和创新。在基因表达水平上评估饲料营养配比的效果，确定营养素对动物生产和动物健康的影响作用，可以更为有效地发挥动物的生产潜能。在临床营养方面，因为临床营养是一门营养学和临床相结合的学科，包括与营养摄入、消化吸收功能和营养物质代谢紊乱相关的疾病。通过改变营养物质的含量和成分，采用一定的药物或营养物干预，以及给予一些新型的营养物质治疗这些营养相关疾病。因此，在临床应用方面，营养基因组学的长期目标是如何用营养干预预防某些疾病，如肿瘤和代谢性疾病。营养基因组学研究的方向应该侧重于阐述机体对营养素的感受机制，描述其作为信号分子的目的基因，寻找基因或蛋白质表达谱的生物学标志物以区分健康和非健康个体，并进行饮食方面的干预。目前的营养需要量均系针对群体而言，而未能考虑个体之间的基因差异。未来将有可能应用基因组学技术阐明与营养有关的单核苷酸多态性，通过基因组成以及代谢类型的鉴定，确定个体的营养需要量，使个体营养成为可能。此外，应用基因组技术也将有助于开发出一些针对性强、功效明显的动物源性的功能食品。

另外,由于营养基因组学还处于起步阶段,如何能够高效地利用营养基因组学的技术进行人类营养需要的研究,成为迫切需要解决的问题。因此,建立一个集中积累和管理信息的营养基因组学数据库必不可少。在此过程中还要依赖计算生物学的发展,包括芯片数据库和生物信息学的相关方法。Saito 等建立的一个营养基因组学领域的集成数据库,其中的数据来自 200 多个出版刊物的相关信息,这些数据还可以链接到其他相关数据库,如提供生物技术信息的 NCBI 中的 PubMed(来自 NCBI 的公共域 www. ncbi. nlm. nih. gov),以及提供相关芯片试验数据的公共芯片数据库。

营养基因组学、基因组学、蛋白质组学和代谢组学的相互渗透与提高,将使未来的营养基因组学能够应用基因芯片和蛋白质组学等技术,阐明营养素与基因的相互作用。有关营养基因组学的研究将促进人类的健康,并对人类疾病的预防产生积极的影响,指导通过调节饮食控制疾病的发生。同时,营养基因组学在食品科学中的应用将产生更多高效能的营养食品,解决食品危机和营养不良现象。虽然现在还只处于初级阶段,距离实际应用还有一段距离,但是营养基因组学的出现标志着人类应对疾病的方式正在发生变化。随着营养素对基因表达调控机制的研究,人们将全面了解自身的营养需求,提高自身的生活水平和生活质量。

第三节　基因组学技术在葡萄籽原花青素研究中的应用

原花青素属生物黄酮类,可从许多植物如海岸松、葡萄、银杏、山楂、可可、苹果等中提取得到,具有显著的抗突变、降血压、抗菌、抗病毒、抗心血管损伤、抗癌等活性,有维生素 P 之称。葡萄籽原花青素(grape seed proanthocyanidin extracts,GSPE)是从葡萄籽中提取的,具有明显的抗氧化作用,抗糖基化损伤及抗心血管疾病,如抗动脉粥样硬化、抗心律失常、抗血栓形成及明显的降压作用。其中抗氧化作用是基于其强大的抑制活性氧的产生,清除自由基,影响氧化应激相关酶的活性,以及对氧化应激相关 DNA 表达的影响。现在基于先进技术的应用,比如基因组学技术和蛋白质组学技术的广泛应用,人们对于葡萄籽原花青素药理作用的研究已深入到分子水平。也正是得益于这些先进的生物技术,我们不仅明确了葡萄籽原花青素对某些疾病治疗作用的分子通路,同时也进一步研究了一些复杂疾病的发病机制,为这些疾病的诊断及治疗提供了实验基础。

一、葡萄籽原花青素处理后肝细胞差异基因表达

葡萄籽原花青素具有多种药理效应,众多研究表明,葡萄籽原花青素通过发挥强大的抗氧化、抗炎、降压、降脂等作用,对心血管具有明显的保护效应。另有研究表明,葡萄籽原花青素可以通过结合细胞表面的特异膜受体,参与细胞内的信号转导,从而影响细胞和组织的基因表达。但是关于葡萄籽原花青素在肝脏中的研究甚少。一项应用基因芯片杂交技术检测葡萄籽原花青素对肝脏细胞差异基因表达的研究表明,给健康大鼠灌入葡萄籽原花青素 5 小时后,肝脏中金属硫蛋白的基因表达减少了 70%。金属硫蛋白是一组低分子量,富含半胱氨酸的金属结合蛋白,分布广泛。金属硫蛋白在重金属的解毒及维持锌、铜的内稳态中起重要作用,它参与含锌指结构的转录因子中锌原子的交换。人类金属硫蛋白基因的表达可以

被多种因素上调,比如重金属、氧化应激、促炎症因子等,其表达的改变引起多种转录因子功能的改变,继而引起多种生物效应。另一项研究表明,用葡萄籽原花青素处理体外培养的人肝细胞 HepG2,12 小时后 6 个金属硫蛋白的功能基因(MT1A、MT1E、MT1F、MT1G、MT1X 和 MT2A)表达减少了 50% ~ 80%,仅有两个金属硫蛋白功能基因(MT1G 和 MT1E)的表达在处理前 2 小时上调。结果显示,不管在体内还是体外,葡萄籽原花青素都可以通过下调肝细胞金属硫蛋白的基因表达而发挥器官保护作用。这项利用 DNA 芯片技术的研究表示,金属硫蛋白基因作为葡萄籽原花青素的靶基因,参与其多种生物效应。

二、基因组学技术在研究葡萄籽原花青素抑制乳腺癌中的应用

　　乳腺癌是危害女性身心健康的重大疾病之一,其发病率在北美及欧洲女性肿瘤中居首位,在我国的发病率正在逐渐升高。乳腺癌的发生是基因及环境相互作用的结果。因此,有人提出通过饮食干预可能达到有效预防乳腺癌的效果。Song X 等人研究了葡萄籽原花青素对暴露于低剂量致癌物质 4-甲基亚硝胺基-1,3-吡啶基-1-丁酮(NNK)和苯并(a)芘[B(a)P]中的人乳腺上皮细胞(MCF10A)的抑癌效果。结果显示:葡萄籽原花青素显著抑制了重组致癌物质 NNK 和 B(a)P 诱导的癌前细胞的形成,细胞内羟基类固醇-11-β-脱氢酶 2 在 NNK 和 B(a)P 诱导的癌症形成过程中,可能作为葡萄籽原花青素的细胞内效应分子而起关键作用。通过基因组学技术,该研究表明,葡萄籽原花青素降低了细胞色素 P450 酶 CYP1A1 和 CYP1B1 基因的表达,这两个酶可以激活 NNK 和 B(a)P。利用基因组学技术,该研究证明了葡萄籽原花青素通过调节基因的表达来发挥其对乳腺癌的抑制效应。

三、mRNA 差异显示技术在葡萄籽原花青素研究中的应用

　　该项技术在研究肿瘤标志物及致癌基因的表达中应用较多。另有 Blanchard 应用 mRNA 差异显示技术比较了正常锌与缺锌大鼠小肠基因表达的变化,结果发现因缺锌所致的小肠中两种肽类激素、小肠脂肪酸结合蛋白、小肠碱性磷酸酶 II 等的 mRNA 均发生显著变化,且缺锌组动物小肠肽类激素尿鸟苷素 mRNA 表达较正常锌组升高了 2.5 倍。目前尚未有报道应用 mRNA 差异显示技术研究葡萄籽原花青素中的药理作用。

第四节　基因组学技术在白藜芦醇研究中的应用

　　白藜芦醇(resveratrol)别名虎杖苷元,化学名称为(E)-5-[2-(4-羟苯基)-乙烯基]-1,3-苯二酚或 3,5,4′-三羟基芪或芪三酚。白藜芦醇是一种天然多酚类化合物,是葡萄多酚的一种组成部分,在大自然中分布广泛,尤其在葡萄科、百合科、桃金娘科、蓼科等植物中含量丰富,其中葡萄皮中白藜芦醇的含量最高,为 $50 \sim 100\mu g/g$。研究证实:白藜芦醇有极高的营养价值和药用价值,对一些老年相关性疾病的防治具有重要的价值。

一、应用基因组学技术检测白藜芦醇对皮肤基因组学的改变

白藜芦醇作为一种天然多酚,在植物界中分布广泛,富含白藜芦醇的一些植物比如虎杖,自古就被广泛应用于中国和日本的草药学。但是关于白藜芦醇生物活性的研究,则是得益于现代先进的科学技术。大量的科研结果表明,白藜芦醇具有强大的抗氧化、抗脂质氧化修饰、抗血小板聚集、抗炎,抗过敏、调节凋亡等作用,动物模型实验证明白藜芦醇具有明显的心脏保护、神经保护、抗微生物及抗衰老等作用。1997年,Jang等首次发现白藜芦醇具有抗肿瘤作用,可以作为化学预防剂。他们的研究表明:白藜芦醇可以抑制皮肤肿瘤形成的全部过程。

Bastianetto等发现,在体外培养的人角质细胞(HaCaT)中,白藜芦醇可以结合细胞膜上特异的多酚受体,阻断一氧化氮异常释放,减轻活性氧损伤和异常凋亡引起的表皮细胞死亡。另外,应用基因芯片技术分析皮肤基因差异表达得知,与空白对照组相比,硝普钠处理的人角质细胞中有10个上调基因(白细胞介素-8、一氧化氮合酶3、NADPH脱氢酶、Jun原癌基因、苯醌1等),6个下调基因(如过氧化氢酶、谷胱甘肽过氧化物酶等),白藜芦醇处理可以回调这些差异基因的表达。另外和空白对照组相比,白藜芦醇上调谷胱甘肽过氧化物酶、角蛋白、抗氧化性能基因的表达,下调核糖体蛋白L13a的基因表达。本研究表明,白藜芦醇结合细胞膜上特异的多酚类受体,可以调节NO信号通路中相关分子的基因表达,抑制表皮细胞的凋亡,从而延缓皮肤衰老。

Gruber J等人应用白藜芦醇处理正常人真皮层成纤维细胞和正常人真皮层角质细胞24小时,应用含有约205个主要与皮肤相关基因的芯片来检测处理组和未处理组基因表达的变化。结果显示,与未处理组相比,白藜芦醇处理24小时后,人真皮层成纤维细胞和角质细胞内5个基因的表达显著上调,分别是ACLY、AQP3、COX1、NOS3和PLOD3,同时检测出一个下调基因PGR。

Yusuf N等的研究表明,白藜芦醇通过活化TOLL样受体4(toll-like receptor 4,TLR4),增强机体对二甲基二苯蒽[dimethylbenz(a)anthracene,DMBA]的细胞免疫,从而预防DMBA引起的皮肤癌。在这项实验中,Yusuf N等人对比了白藜芦醇处理后TLR4缺陷小鼠和TLR4正常小鼠组的肿瘤发生率、瘤体的大小以及体外存活率,结果表明白藜芦醇处理后的TLR4缺陷小鼠肿瘤发生率比正常组高,而且肿瘤较大,存活时间较久。在TLR4的协同作用下,白藜芦醇可以明显抑制肿瘤血管形成。另外定量RT-PCR检测,干扰素-γ和白介素-12在白藜芦醇处理的TLR4正常小鼠组表达明显增高。本实验说明,白藜芦醇通过活化TLR4信号通路,发挥对皮肤癌的化学预防作用。

二、基因组学技术在研究白藜芦醇预防前列腺癌的应用

有不少研究表明,在预防及抑制前列腺癌的发生发展中,白藜芦醇同样具有较强的生物活性。

Seeni A 等人通过病毒转染构建前列腺癌模型大鼠,分别用不同浓度的白藜芦醇(50、100、200μg/ml)和正常饮用水处理 7 周。结果表明:低浓度的白藜芦醇也可显著抑制大鼠前列腺癌的进展,与空白对照组相比,白藜芦醇处理组的大鼠牵累腺癌细胞的凋亡细胞数明显增加。PT-PCR 结果表明,白藜芦醇可以下调雄激素受体及雄激素反应基因 GK11 的表达。本实验在前列腺癌大鼠体内证实了上述 PT-PCR 的结果,证实白藜芦醇能抑制前列腺癌的发生发展。

Deprimo SE 等人采用 DNA 芯片技术分析体外培养的人前列腺癌细胞 LNCaP 经白藜芦醇、人工合成的雄激素类似物 R1881 和二氢睾酮处理后,其基因转录水平的差异。结果显示,共有 567 个雄激素敏感基因出现显著的差异表达,其中 517 个基因的表达在白藜芦醇处理组有明显变化。而在雄激素处理后表达上调的 412 个基因中,有 210 个基因的表达可以被白藜芦醇回调。这些基因参与多种生物过程,比如细胞增殖、凋亡,多胺类的合成及雄激素信号通路。他们采用基因芯片技术,发现白藜芦醇可以通过改变前列腺癌细胞的基因表达,从而抑制前列腺癌的发生发展。

Sunita B 等人为了进一步探讨白藜芦醇对前列腺癌化学预防作用的分子机制,采用 DNA 芯片技术来分析体外培养的人前列腺癌细胞 LNCaP 经过不同浓度的白藜芦醇处理后,与二甲亚砜(dimethyl sulfoxide,DMSO)对照组相比,细胞内全部基因的差异表达。他们收集经白藜芦醇处理 18 ～ 40 小时后的细胞 RNA 进行逆转录,然后用不同的荧光标记白藜芦醇组和 DMSO 组的 cDNA,混合后再与含有 42 000 元件、代表 30 000 个基因的 Stanford 人 cDNA 芯片杂交,杂交后的芯片经扫描和相关软件分析。基于标记 cDNA 荧光强度的不同,可得出基因在不同处理组之间的差异表达。结果显示,与 DMSO 对照组相比,白藜芦醇处理组差异表达的基因种类随着白藜芦醇浓度的增加而增加,共有 1656 个转录子的表达出现明显差异,其中 612 个基因的表达上调,1044 个基因被白藜芦醇抑制。这些基因包括与前列腺癌密切相关的前列腺特有抗原(PSA)和雄激素受体(AR)基因,参与雄激素信号通路,细胞增殖和凋亡等。他们还发现白藜芦醇下调参与细胞周期调控和增殖的特异基因,通过诱导这些基因的表达来负性调控细胞增殖,使处于细胞周期 G_1 和 S 期的细胞聚集,从而抑制细胞增殖。他们利用基因芯片技术进一步阐述了白藜芦醇预防和抑制前列腺癌的分子机制。

另外一项关于白藜芦醇抑制前列腺癌的实验表明,在体外培养的人前列腺癌细胞中,白藜芦醇呈剂量依赖性地抑制癌细胞的生长,主要通过抑制雄激素和雌激素信号转导。在雄激素和 17β-雌二醇诱导的前列腺癌中,白藜芦醇起抑癌作用的最低浓度分别是 1μmol/L 和 5μmol/L。应用基因芯片技术和 RT-PCR 技术分析不同浓度白藜芦醇处理组和未处理组之间的差异基因表达,结果表明:白藜芦醇回调雄激素下调的基因(如 BCHE)。与蛋白激酶 B 信号通路相关的 mRNA,如胰岛素样生长因子-1 受体,磷脂酰肌醇-3-激酶,FRAP/mTOR 和 FOX3A 在白藜芦醇处理组和未处理组均有明显的差异表达。白藜芦醇下调 PSA 和 STK39 基因的表达。另外基因芯片结果还显示,中、高浓度白藜芦醇可以诱导 CDKN1A 基因的表达,CDKN1A 是一种由 p53 基因调控的细胞周期蛋白抑制剂,参与调控细胞周期和凋亡的肿瘤抑制蛋白。本实验通过基因芯片技术,进一步阐明了白藜芦醇抑制前列腺癌的分子基础,不仅证实了前列腺癌发病相关的传统分子通路,还发现了 CDKN1A 也参与前列腺癌的发病,为前列腺癌的诊断和治疗提供了新靶向。

三、基因组学技术研究白藜芦醇降糖、改善胰岛素抵抗的分子机制

关于白藜芦醇的药理作用,研究较多的是它的抗氧化、抗炎、抗过敏、抗肿瘤以及抗衰老作用,近几年的研究发现,白藜芦醇除了以上作用外,还可以抑制葡萄糖的摄取和转运,从而有效降低血糖水平,并且减轻由氧化应激引起的糖基化终末产物和凋亡对胰岛 B 细胞的损伤。另外也有研究发现,白藜芦醇除了保护心血管、抑制肿瘤、抗衰老之外,对糖尿病也有明显的改善作用。

Werner 综合征是一种罕见的人类常染色体隐性遗传疾病,由 DNA 解旋酶突变引起的,基因定位在 8p12 ~ p11。该病为全身性疾病,糖尿病可以是该病的一个组成部分,主要临床表现有身材矮小,发育停顿,寿命缩短,皮肤呈老人外貌,毛发灰白和脱落,青年白内障,心血管系统主要表现为血管钙化,多数患者的血糖、胆固醇、β-脂蛋白和甘油三酯升高,尿肌酐、氨基酸升高。目前尚无特效的治疗方案。鉴于白藜芦醇有效的抗衰老、抗氧化、降糖、保护胰岛的作用,Labbé A 等利用解旋酶缺陷小鼠模型,研究白藜芦醇是否可以改善 Werner 综合征。结果显示,补充白藜芦醇的治疗组和对照组相比,高血糖症和胰岛素抵抗均有显著改善,另外,肝脂肪变性、脂质过氧化也有明显改善。然而,白藜芦醇没有明显改善高甘油三酯血症及炎症反应,也没有明显延长寿命。Labbé A 等人应用基因芯片技术进一步分析肝脏组织基因的差异表达发现,白藜芦醇下调参与脂代谢的相关基因,上调参与谷胱甘肽代谢和胰岛素信号转导的相关基因。研究表明,白藜芦醇可以通过改变代谢和胰岛素信号转导的相关基因表达来发挥降糖作用和改善胰岛素抵抗作用。

四、基因组学技术研究白藜芦醇抗衰老的分子机制

白藜芦醇是活性较强的一种天然多酚,在葡萄皮和红酒中含量丰富,它也被看作是一种植物雌激素,也是一种植物抗毒素,具有多种药理作用。白藜芦醇因为具有明显的抗氧化、抗自由基的作用而被作为抗衰老药物。流行病学和动物实验表明,作为红酒中的一种有效成分,白藜芦醇可以有效延长与能量摄入量相关的人的寿命。另有实验证明,白藜芦醇可以激活长寿基因 Sirtuins(SirTs),延长哺乳类动物的寿命。

Wong YT 等研究发现:胸腺的退化、第二淋巴器官的萎缩以及持续的炎症状态都引起寿命的缩短。他们给予衰老模型小鼠长期低剂量的白藜芦醇,检测其免疫标志物的变化。结果发现:白藜芦醇组可以逆转老化细胞的细胞表型,增加脾细胞表面的 CD4+ 和 CD8+ 分子的表达,减少 CD8+ 和 CD4+ 细胞的数量。并且,白藜芦醇减缓了因衰老引起的促炎症因子的释放。应用基因芯片技术分析差异基因的表达,发现 CD72 基因的表达在白藜芦醇组明显下调。本研究说明,长期低剂量的白藜芦醇通过影响免疫系统,而不是改变免疫细胞免疫标识物的基因表达来发挥抗衰老作用。

参 考 文 献

[1] 冷方伟. 中国基因组学研究进展与发展态势. 生物化学与生物物理进展,2010,37:1261-1264.

[2] 曹杉,吴惠子,周淦,等. 药物基因组学在传染性疾病中的研究进展. 中国新药杂志,2011,20: 1198-1202.

[3] 汪园明. 药物基因组学的研究进展概述. 中国医药导报,2010,7:129-130.

[4] 张惠娟. 药物基因组学及其在合理用药中的应用. 中国现代应用药学杂志,2003,20:20-21.

[5] 陆韵,侯凌燕,胡洪营,等. 毒理基因组学研究进展. 生态环境学报,2010,19:2232-2239.

[6] Nuwaysir EF, Bittner M, Trent J, et al. Microarrays and toxicology: The advent of toxicogenomics. Mol Carcinog,1999,24:153-159.

[7] Ryan TP, Stevens JL, Thomas CE. Strategic applications of toxicogenomics in early drug discovery. Curr Opin Pharmacol,2008,8:654-660.

[8] 王颖. 基因组生物技术的研究现状及应用. 生物学杂志,2000,17:4-6.

[9] 孙权,高福,蔡建明. 组学技术在肿瘤诊断中的应用. 中国肿瘤临床,2010,37:1012-1015.

[10] 梅新华. 肿瘤基因治疗的研究进展. 中华肿瘤防治杂志,2008,15:1275-1278.

[11] 唐秋莎,张东生. 肿瘤基因治疗的靶向性研究进展. 东南大学学报(医学版),2005,24:297-309.

[12] 谷云飞,张守彦. 原发性高血压的基因治疗进展. 实用心脑肺血管病杂志,2010,18:1556-1557.

[13] 莫鸿辉,黄衍寿,洪永敦. 冠心病基因治疗研究进展. 广州中医药大学学报,2006,23:104-107.

[14] 王书敬. 生物新技术在天然药物研究中的应用. 北京联合大学学报(自然科学版),2010,24:29-32.

[15] 赵丽华,邹若飞,徐学君. 基因技术在中药研究方面的应用. 武警医学,2005,16:136-137.

[16] 汪桂清. 药物基因组学的研究与应用. 药物流行病学杂志,2004,13:1-6.

[17] 刘苗苗. 药物基因组学的应用与研究进展. 医学综述,2004,10:703-705.

[18] 李芳,储继红,李国昌. 药物基因组学与临床合理化用药. 农垦医学,2009,31:264-266.

[19] 李幼生,黎介寿. 营养、营养基因组学和营养蛋白质组学. 肠外与肠内营养,2004,11:129-131.

[20] DellaPenna D. Nutritional genomics: manipulating plant micronutrients to improve human health. Science, 1999,285:375-379.

[21] 蒋与刚,刘静. 营养基因组学的研究进展. 生理科学进展,2006,37:22-26.

[22] 龙建纲,张燕琴,沈慧,等. 基因芯片技术筛选孕期缺锌仔鼠脑中差异表达基因. 营养学报,2004,26: 89-93.

[23] Blanchard RK, Cousins RJ. Regulation of Intestinal Gene Expression by Dietary Zinc: Induction ofUroguanylin mRNA by Zinc Deficiency. Joural of Nutrition,2000,130:1393-1397.

[24] Wang XZ, Lawson B, Brewer JW, et al. Signals from the stressed endoplasmic reticulum induces C/EBP2 homologous protein(CHOP/GADD153). Mol Cell Biol,1996,16:4273-4280.

[25] Montoya CA, Leterme P, Lalles JP. A protein-free diet alters small intestinal architecture and digestive enzyme activities in rats. Rep rod Nutr Dev,2006,46:492-561.

[26] Leong HX, Simkevich C, Brooks A. Short term arginine deprivation results in large scale modulation of hepatic gene expression in both normal and tumor cells: bioinformatic analysis. NutrMetab(Lond),2006, 3:371.

[27] Lenaerts K, Mariman E, Bouwman F. Glutamine regulates the expression of proteins with a potential health promoting effect in human intestinal Cacocells. Proteomics,2006,6:2454-2464.

[28] Curi R, Lagranha CJ, Doi SQ. Glutamine dependent changes in gene expression and protein activity. Cell Bio-

chem Funct,2005,23:772-841.

[29] Burcelin R,Mrejen C,Decaux JF,et al. In vivo and in vitro regulation of hepatic glucagon receptor mRNA concentration by glucose metabolism. J Biol Chem,1998,273:8088-8093.

[30] Foufelle F,Ferre P. New perspectives in the regulation of hepatic glycolytic and lipogenic genes by insulin and glucose:a role for the transcription factor sterol regulatory element binding protein. Biochem J,2002, 366:3772-3911.

[31] Deckelbaum RJ,Worgall TS,Seo T. fatty acids and gene expression. Am J Clin Nutr,2006,83:1520-1525.

[32] 张明鸣,伍晓汀,郑亚民.营养基因组学的研究与临床应用.中国临床营养杂志,13:307-311.

[33] Dudda-Subramanya R,Lucchese G,Kanduc D,et al. Clinical applications of DNA microarray analysis. J Ex p Ther Oncol,2003,3:297.

[34] Xu JQ,Wan N,Cheng J. Biochip technology and microfilm laboratory. Med Philos,2000,21:8.

[35] Rao L,Puschner B,Prolla TA. Gene expression profiling of low selenium status in the mouse intestine:tran-scriptional activation of genes linked to DNA damage,cell cycle control and oxidative stress. J Nutr,2001, 131:3175-3181.

[36] 暴永平.后基因组时代的营养学研究.中国科学院院刊,2002,4:264-266.

[37] 曾朝阳,李桂源.单核苷酸多态性.国外医学分子生物学分册,2001,23:149-151.

[38] Gianazza E,Eberini I,Arnoldi A,et al. A proteomic investigation of isolated soy proteins with variable effects in experimental and clinical studies. J Nutr,2003,133:9-14.

[39] Washburn MP,Wolters D,Yates JR. Large-scale analysis of the yeast proteome by multidimensional protein identification technology. Nat Biotechnol,2001,19:242-247.

[40] 徐菲菲,刘秀华.蛋白质组学技术进展及其在微循环研究中的应用.生理科学进展,2010,41:429-433.

[41] 宋云鹏.营养基因组学的研究.中国畜牧杂志,2009,45:64-68.

[42] Quesada IM,Del Bas JM,Bladé C. Grape seed procyanidins inhibit the expression of metallothionein gees in human HepG2 cells. Genes Nutr,2007,2:105-109.

[43] Song X,Siriwardhana N,Rathore K,et al. Grape seed proanthocyanidin suppression of breast cell carcinogen-esis induced by chronic exposure to combined 4-(methylnitrosamino)-1-(3-pyridyl)-1-butanone and benzo [a]pyrene. Mol Carcinog,2010,49:450-463.

[44] Jang M,Cai L,Udeani GO,et al. Cancer chemopreventive activity of resveratrol,a natural product derived from grapes. Science,1997,275:218-220.

[45] Bastianetto S,Dumont Y,Duranton A,et al. Protective Action of Resveratrol in Human Skin:Possible Involve-ment of Specific Receptor Binding Sites. PLoS ONE,2010,5:129-135.

[46] Yusuf N,Nasti TH,Meleth S,et al. Resveratrol enhances cell-mediated immune response to DMBA through TLR4 and prevents DMBA induced cutaneous carcinogenesis. Mol Carcinog,2009,48:713-723.

[47] Seeni A,Takahashi S,Takeshita K,et al. Suppression of prostate cancer growth by resveratrol in the transgenic rat for adenocarcinoma of prostate(TRAP)model. Asian Pac J Cancer Prev,2008,9:7-14.

[48] Jones SB,DePrimo SE,Whitfield ML,et al. Resveratrol-induced gene expression profiles in human prostate cancer cells. Cancer Epidemiol Biomarkers Prev,2005,14:596-604.

[49] Wang TT,Hudson TS,Wang TC,et al. Differential effects of resveratrol on androgen-responsive LNCaP human prostate cancer cells in vitro and in vivo. Carcinogenesis,2008,29:2001-2010.

[50] Minakawa M,Kawano A,Miura Y,et al. Hypoglycemic effect of resveratrol in type 2 diabetic model db/db mice and its actions in cultured L6 myotubes and RIN-5F pancreatic β-cells. J Clin Biochem Nutr,2011,48:

237-244.

[51] Labbé A,Garand C,Cogger VC,et al. Resveratrol improves insulin resistance hyperglycemia and hepatoste-atosis but not hypertriglyceridemia, inflammation, and life span in a mouse model for Werner syndrome. J Gerontol A Biol Sci Med Sci,2011,66:264-278.

[52] Schirmer H,Pereira TC,Rico EP,et al. Modulatory effect of resveratrol on SIRT1,SIRT3,SIRT4,PGC1α and NAMPT gene expression profiles in wild-type adult zebrafish liver. Mol Biol Rep,2011-06-25. [Epub ahead of print].

[53] Wong YT,Gruber J,Jenner AM,et al. Chronic resveratrol intake reverses pro-inflammatory cytokine profile and oxidative DNA damage in ageing hybrid mice. Age(Dordr),2011,33:229-246.

第五章　蛋白质组学技术在葡萄多酚研究中的应用

第一节　蛋白质组学技术

蛋白质组学的概念是由澳大利亚学者 Wilkins 和 Williams 等人于 1994 年提出的,根据他们的定义,"proteome"一词源于"protein"与"genome"的杂合。随着人类基因组计划的实施和推进,研究重心开始从揭示生命的所有遗传信息转移到在分子整体水平对功能的研究。这种转向的第一个标志是产生了功能基因组学这一新学科,即从基因组整体水平上对基因的活动规律进行阐述,如在 mRNA 水平上通过 DNA 芯片技术检测大量基因的表达模式。而第二个标志则是蛋白质组学的兴起,它是以细胞内全部蛋白质的存在及其活动方式为研究对象。20 世纪 90 年代初期,随着各种技术日益成熟,蛋白质组学研究进展十分迅速,从基础理论到实验技术都在改进和完善。而且有相当多的蛋白质组数据库已经建立,相应的国际互联网站也层出不穷。2001 年 4 月,在美国成立了国际人类蛋白质组研究组织(human proteome organization,HPO),并和欧洲、亚太地区的区域性蛋白质组研究组织一起,试图通过合作的方式,融合各方面的力量,完成人类蛋白质组计划(human proteome project,HPP)。

(一) 蛋白质组

蛋白质组最早是指细胞(或单细胞生物)或组织内全部蛋白质,后来学者们更新了这个概念,"蛋白质组"代表一个完整生物全套蛋白质或反映不同细胞的组合。由此,有 3 种含义,指的是由一个细胞、一个组织或一种生物的基因组所表达的全部相应的蛋白质。作为基因表达产物的蛋白质,其种类和数量在不同的时间及环境下是不同的,同一时刻取得的蛋白质组的数据,由于所处不同的生理病理状态,也是不同的,即蛋白质组是一个动态的概念。但总体而言,人体细胞所表达的蛋白种类和数量有 80% 是大致相同的,亦称之为管家蛋白。

基因是遗传信息的携带者,蛋白质则是生命活动的执行者。实际上每一种生命运动的形式,都是特定蛋白质群体在不同时间和空间出现并发挥功能的结果。因而蛋白质组研究是我们理解细胞功能和疾病发生发展过程的中心环节。如果不能共同致力于蛋白质组的研究,那么基因组的研究成果将无法兑现。

DNA 序列所提供的信息仅仅是一种静止的资源,而细胞的生命活动是通过各种蛋白质实现的一种动态过程。一个机体内所有不同的细胞都共享同一基因组,然而同一个机体的不同细胞和不同组织却有不同的蛋白质组,而且机体在不同发育阶段,直至最后消亡的全过程中,蛋白质组也在不断变化。因而蛋白质组要比基因组复杂得多。由于对转录产物的选择性剪切、翻译起止点的变化或者 mRNA 上三联体密码发生移码突变等因素,均可以明显促进蛋白质多样性的产生,而且 mRNA 的水平并不能反映蛋白质水平,即使一个开放阅读框(open read frame,ORF)呈现在面前,也根本无法证实某种蛋白质存在与否。此外,蛋白质在细胞中的位置、稳定性的变化，以及与不同的物质如其他蛋白质、核酸、脂类等配基相结合，再加上蛋白质具有多种修饰形式，如糖基化、磷酸化、乙酰化、硫酸化、连接在各种载体上（如小的泛素蛋白）等，所有这些均可导致蛋白质组要比基因组复杂多个数量级，同时也说明基因的存在和多样性与蛋白质的存在和多样性之间是不均衡的。因此，利用基因组的研究成果进行大规模的蛋白质组研究已经成为必然。蛋白质组学研究是基因组学（特别是功能基因组学）研究的深入和延伸。

（二）蛋白质组学

蛋白质组学（proteomics）是研究在特定时间或环境下某个细胞或某种组织的基因组表达的全部蛋白质的组成、结构及其自身特有的活动规律。蛋白质组学的真正含义在于：它不是按照传统的方式孤立地研究某种蛋白质分子的功能，而是在生物体或其细胞的整体蛋白质水平上进行的研究，它是从一个机体或一个细胞的蛋白质整体活动的角度来揭示和阐明生命活动的基本规律。蛋白质组学研究内容包括对各种蛋白质的识别和定量化，确定它们在细胞内外的定位、修饰、相互反应、活性，最终确定它们的功能。并对由此获取的数据进行数据库构建，以及推动这一学科进步的蛋白质组分析技术的研究。蛋白质组学研究有两条途径：一条是类似基因组学的研究，即力图"查清"人类大约 3 万到 4 万多基因编码的所有蛋白质，建立蛋白质组数据库，即组成蛋白质组学研究；另一条途径，则是着重于寻找和筛选引起 2 个样本之间的差异蛋白质谱产生的任何有意义的因素，揭示细胞生理和病理状态的进程与本质，对外界环境刺激的反应途径，以及细胞调控机制，同时获得对某些关键蛋白的定性和功能分析，即比较蛋白质组学研究。

1. 组成蛋白质组学研究（结构蛋白质组学）　这是一种针对有基因组或转录组数据库的生物体、组织或细胞，建立其蛋白质或亚蛋白质组（或蛋白质表达谱）及其蛋白质组连锁群的一种全景式的蛋白质组学研究，从而获得对有机体生命活动的全景式认识。

全基因组研究的发源和升温，是由大规模基因组测序技术的实现和其后高通量基因芯片技术的发展所推动的。而蛋白质组迄今还不具备相应的技术基础，且大规模的高通量 DNA 研究是建立在 4 种碱基及其配对性质的相对单一和简单的原则基础上的，而对蛋白质的识别和鉴定的原则却要复杂得多。随着对蛋白质组学的深入理解和具体工作的开展，人们逐渐认识到，在短时间内建立人类蛋白质组学"完整的"数据库和实现网络资源共享的条件尚未成熟。在没有弄清楚具体蛋白质的结构、功能、表达调控和亚细胞定位之前，其应用前景也不是十分明确和直接，其可操作性也因此大打折扣。

2. 比较蛋白质组学研究（差异蛋白质组学、功能蛋白质组学）　以重要生命过程或人类重大疾病为对象，进行重要生理、病理体系过程的比较蛋白质组学研究，是比较蛋白质组学研究的核心。

以分子生物学为代表的生命科学的不断发展与相应技术的不断进步是分不开的，可以说目前生命科学每一步重大突破都是基于相应技术的突破。虽然蛋白质组学研究的支撑技术（双向凝胶电泳、质谱技术、生物信息学技术等）已经取得了巨大的进步，并在蛋白质组学研究中发挥着决定性的作用，但不可否认：①蛋白分离技术对低丰度蛋白、碱性蛋白、疏水性蛋白的检测力低；②酵母双杂交系统缺乏快速、高效的手段获取复杂蛋白质相互作用的多维信息；③蛋白质的生物信息学研究的应用范围与准确率需要进一步的提高，各种数据整理和算法需要规范，对更复杂的信息综合能力，对蛋白质相互作用的准确分析，界定相互作用连锁群等方面,都需要新的突破性技术的进一步开发。虽然在微生物中,基因组、转录组基础上的蛋白质全谱研究已有成功的报道,但在高等生物尤其是哺乳动物中未见报道,人类组织或细胞的蛋白质组全谱基本未涉及。比照基因组测序式的对人类"完全"蛋白质组进行扫描和建档的研究途径,优先开展筛选特定情况(疾病、农业新品种等)下的蛋白质组中特殊标志蛋白与关键蛋白的研究("差异蛋白质组学"),并迅速运用到满足我国有重大需求的实际应用中去,是一种更符合中国国情的切实可行的研究途径。可以说差异蛋白质组学是功能蛋白质组学研究的一个分支,通过参与不同生理病理过程蛋白质种类和数量的比较,寻找重要生理过程中的关键蛋白和导致疾病发生的标志性蛋白的研究,现在正获得国内外众多蛋白质组学研究者日益增多的关注。中国的科学工作者就此提出了一种全新的研究策略——功能蛋白质组学,它是位于对个别蛋白质的传统蛋白质研究和以全部蛋白质为研究对象的蛋白质组研究之间的一个中间层次概念,指研究特定时间、特定环境和实验条件下基因组所表达的蛋白质。

一、蛋白质组学的研究内容

从整体上看,蛋白质组研究包括两方面,一方面是对蛋白质表达模式的研究,即蛋白质组组成的研究,另一方面是对蛋白质组功能模式(目前主要集中在蛋白质组相互作用网络关系)的研究。蛋白质翻译后修饰研究已成为蛋白质组研究中的重要部分和巨大挑战。蛋白质-蛋白质间的相互作用研究也已被纳入蛋白质组学的研究范畴。而蛋白质高级结构的解析即传统的结构生物学,虽也有人试图将其纳入蛋白质组学研究的范围,但目前仍独树一帜。随着学科的发展,蛋白质组学的研究内容也在不断完善和扩充。

现阶段蛋白质组学的研究内容不仅包括对各种蛋白质的识别和定量化,还包括确定它们在细胞内外的定位、修饰、相互反应、活性和最终确定它们的功能。内容大致包括以下四方面:①蛋白质组作用、成分鉴定、数据库构建、新型蛋白质的发现、同源蛋白质比较、蛋白质加工和修饰分析;②基因产物识别、基因功能鉴定、基因调控机制分析;③重要生命活动的分子机制(如细胞周期、分化与发育、环境反应与调节等);④医药靶分子的寻找和分析(包括新药靶分子、肿瘤分子标记、人体病理介导分子等)。

二、蛋白质组学的研究方法

现阶段蛋白质组的研究可分为 3 个主要步骤:①应用双向凝胶电泳(2D-PAGE)、"双向"高效柱层析分离蛋白质;②应用氨基酸组成分析、C-或 N-端氨基酸序列分析及质谱分析鉴定所分离的蛋白质;③应用生物信息学数据库对鉴定结果进行存储、处理、对比和分析。蛋白质组学的主要研究方法可按结构蛋白质组学和功能蛋白质组学分为两大类。结构蛋白质组学是由 2D-PAGE 电泳、质谱、Edman 降解法等技术测得的完整蛋白质分子量、蛋白质的肽质谱以及部分肽序列等数据,通过相应数据库的搜寻来鉴定蛋白质组。功能蛋白质组是指在变化的条件下蛋白质所发生的变化,如蛋白质表达量的变化,翻译后的加工修饰;或者在可能的条件下分析蛋白质在亚细胞水平上定位的改变等,从而发现和鉴定出特定功能的蛋白质组。结构蛋白质组学研究方法有三种:①蛋白质结构测定主要以 X 光衍射为主要研究手段;②分析测定蛋白质数量及种类以 2D-PAGE 为主要手段,现在一张 2DE 图谱可辨出 5000 ~ 10 000 个蛋白质斑点;③质谱是对蛋白质鉴定的基本手段。在功能蛋白质组学方面,比较常用的研究方法有酵母双杂交系统和反向杂交系统、免疫共沉淀技术、表面等离子技术和荧光能量转移技术等。

蛋白质组学的核心实验技术是2D-PAGE和质谱技术,另有与其配套的微量制备和分析技术。生物信息学常由数据库、计算机网络和应用软件三大部分组成,已在基因组计划中发挥了巨大的作用,在蛋白质组学研究中也占有十分重要的地位,已成为独立的蛋白质组信息学。对一种细胞或组织的蛋白质组2D-PAGE后可分离得到电泳图谱,运用计算机图像技术系统分析比较,可确定分离蛋白质在图谱的定位、数量及图谱间分离蛋白质的差异。质谱已成为蛋白质鉴定的核心技术,从质谱技术测得的完整蛋白质分子量、蛋白质的肽质谱以及部分肽序列等数据,通过相应数据库的搜寻来鉴定蛋白质。蛋白质的可靠鉴定往往需要多种方法和数据的结合,还需要对蛋白质翻译后修饰的类型和程度进行分析。

(一) 双向凝胶电泳

双向凝胶电泳(2D-PAGE)是分离蛋白质最基本的工具。其原理是:第一向是等电聚集电泳,用pH呈梯度排列的凝胶,分离等电点不同的蛋白质。第二向是十二烷基磺酸钠聚丙烯酰胺凝胶电泳(SDS-PAGE),由于带负电荷的SDS可与蛋白质多肽链结合,掩盖了蛋白质原有的电荷差别,故可分离分子量不同的蛋白质。双向凝胶电泳不仅可用于蛋白质的分离,同时也可用于蛋白质的纯化,一张凝胶可分离纯化出几千个甚至上万个蛋白质。目前美国的Proteome公司已开发了一种全自动化的仪器,灌胶、电泳、染色全部实现自动化。双向凝胶电泳技术存在的问题是不易分离极酸或极碱、片段极大(>200kDa)或极小(<10kDa)的蛋白质,不易检测低拷贝(<1000拷贝)的蛋白质或难溶解的蛋白质。此外,还有3种新的方法可以用作对2-DE的补充:带有放射性核素的亲和性标签标记法,二维液相色谱串联质谱测量法,毛细管区带电泳。

(二) "双向"高效柱层析

"双向"高效柱层析原理:第一向用分子筛柱层析,按蛋白质的不同分子量进行分离;第二向用反向柱层析,利用蛋白质表面疏水性质进行分离。第二向的分离原理与双向凝胶电泳中利用蛋白质等电点分离完全不同,因此两种方法可相互补充。"双向"高效柱层析的优点:可分离得到较多的蛋白量以供鉴定;可与质谱分析联用,分离流出的蛋白直接进入质谱仪进行鉴定。

(三) 氨基酸组成分析

氨基酸组成分析可提供蛋白质的一级结构信息。原理是用酸水解蛋白质,测定蛋白质中各氨基酸所占的摩尔百分数(%)或各氨基酸的摩尔比率,与数据库中已知蛋白质的理论值进行比较。氨基酸组成分析经济、快速,但灵敏度低。

(四) C-或N-端氨基酸序列分析

常用Edman降解法测定蛋白质N-端氨基酸序列,常用羧肽酶法、化学降解法测定蛋白质C-端氨基酸序列。目前均可用自动测序仪。N-端4个氨基酸残基序列即可鉴定43%~83%蛋白质、C-端5个氨基酸残基序列即可鉴定74%~97%蛋白质,若两者结合使用,判断结果的准确性会更高。

(五) 质谱分析

以往质谱(MS)仅用于小分子挥发物质的分析,由于新的离子化技术的出现,如:介质辅助的激光解析/离子化、电喷雾离子化,各种新的质谱技术开始用于生物大分子的分析。其原理是:通过电离源将蛋白质分子转化为气相离子,然后利用质谱分析仪的电场、磁场,将具有特定质量与电荷比值(M/Z 值)的蛋白质离子分离开来,经过离子检测器收集分离的离子,确定离子的 M/Z 值,分析鉴定未知的蛋白质。质谱技术主要用于检测双向凝胶电泳或"双向"高效柱层析分离所得的蛋白质及酶解所得的多肽质量,也可用于蛋白质高级结构及蛋白质间相互作用等方面的研究。3 条肽段的精确质量数便可鉴定蛋白质。

近年来,串联质谱分析仪发展迅猛,其数据采集方面的自动化程度、检测的敏感性及效率都显著提高,大规模数据库和一些分析软件(如:SEQUEST)的应用,使得串联质谱分析仪可以进行更大规模的测序工作。目前,利用 2-DE 及 MS 技术对整个酵母细胞裂解产物进行分析,已经鉴定出 1484 种蛋白质,包括完整的膜蛋白和低丰度的蛋白质。

(六) 酵母双杂交系统

对于研究蛋白质间的相互作用,酵母双杂交系统是非常有力的工具。其基本原理是:由于所有真核生物转录激活因子都由两部分独立的功能域组成,即 DNA 结合功能域(DNA binding domain,DNABD)和激活功能域(activating domain,AD)。DNABD 的作用是与特异的启动子结合,AD 的作用是引导 RNA 聚合酶Ⅱ复合物,两者靠近并协同作用,才能使 DNA 结合位点下游的基因得以转录。如果将待测蛋白之一与 DNABD 融合,蛋白之二与 AD 融合,若待测的两种蛋白有相互作用,则 DNABD 和 AD 靠近并激活报道基因的转录,借此可研究蛋白质间的相互作用。

为了大规模高通量地研究蛋白间的相互作用,近年来发展了一种酵母双杂交扫描法。首先建立两类含不同 cDNA 文库的酵母菌株,在第一类菌株中,读码框(ORF)以 DNABD 融合蛋白形成被表达,在第二类菌株中,ORF 以 AD 融合蛋白的形式被表达,将两类菌株配对,用缺陷的培养基筛选二倍体,只有表达两种可以相互作用的蛋白质的酵母细胞,才可以在该培养基上生长。该方法的应用模式有两种:一种是微阵列模式,即先将第一类酵母菌(表达已知蛋白-DNABD 融合蛋白)克隆在阵列的栅状网孔内,以此筛查第二类菌株(表达待测蛋白 AD 融合蛋白),从而确定待测蛋白质可与哪一已知蛋白质相结合;另一种是库筛查模式,即先将一组 ORF 产生的融合蛋白建成一个库,而后通过待测蛋白质与库中的蛋白质反应,寻找可以相互作用的某个或某些蛋白质。

最近,从酵母双杂交系统衍生出一种新的方法,称为"反向双杂交",主要用于鉴定可以干扰蛋白质间相互作用的化合物和多肽。与传统方式不同,这种方法可以用于开发在体内具有活性的药物。此外,酵母双杂交系统的作用已经扩展至对蛋白质的鉴定,通过这种方法已经发现与酵母菌 mRNA 剪接相关的 15 种蛋白质,以及噬菌体 T7 的 55 种蛋白质、痘苗病毒的 226 种蛋白质、酿酒酵母的 5345 种蛋白质。酵母双杂交系统提供蛋白质间可能的相互作用信息,还需通过进一步的生物化学试验加以确定和排除。

(七) 微阵列技术

严格来讲,DNA 微阵列技术并非蛋白质组技术的范畴,但是却不失为大规模研究蛋白质功能的一种好方法。通常在转录中受到协同调控的基因将编码同种功能的蛋白质,如果某一段 DNA 序列与已知功能的 DNA 序列在很大程度上相同,说明它们编码的蛋白质的功能也可能相同,例如酵母细胞中与细胞分裂周期和芽胞形成相关的基因可能编码功能相同的蛋白质。蛋白质阵列技术已经发展起来,蛋白质样品以纳升小滴共价吸附在玻璃、硅、塑料等载物片上,每一个载物片可以点 10 000 个样品,可用于鉴定一个生物有机体的全部修饰酶。例如:蛋白质微阵列技术已经检测出酵母中近乎全套的蛋白激酶。

(八) 生物信息学

蛋白质组的研究要求有自动化处理大规模数据的工具,从而促使生物信息学迅速发展。目前许多与蛋白质组相关的软件可通过与蛋白质分析专家系统(ExPASY)的蛋白质组学服务器链接而获得。这些软件可用于鉴定蛋白质的种类,分析蛋白质的理化特性,预测可能的翻译后修饰以及蛋白质的三维结构,其中注释蛋白质和二维凝胶电泳数据库是蛋白质组研究的生物信息学核心。

三、蛋白质组学研究技术的新进展

蛋白质组学是针对蛋白质组研究的一门新兴学科,近年来发展迅速,其相应的方法学也取得了巨大的进步。双向电泳和质谱技术虽然一直是蛋白质组学的核心技术,但是近年来一系列新技术、新思想融入了蓬勃发展的蛋白质组学技术中,极大地促进了这门新兴学科在生命科学各个领域的应用。

(一) 质谱显像技术

质谱显像技术是利用基质辅助激光解吸/离子化质谱(matrix assisted laser desorption ionization-mass spectrometry, MALDI-MS),直接确定新鲜冷冻组织切片的多肽或蛋白的新技术,也被称为原位蛋白质组学。其基本过程是将冷冻组织切片置于金属盘上,涂上基质,紫外脉冲激光激发基质使蛋白质离子化,测定质荷比;利用组织上的光栅获得数千个点的峰密度值,最后形成特定质量分子的质谱影像。通常该技术可以在组织的任意位置检出 400 个以上的蛋白信号。MALDI 质谱显像既有质谱设备高敏感性的全部优点,又具有同时检测混合物中多种成分的能力,基本无需考虑化学性质和分子质量。MALDI-MS 可以用于生物标记物如多肽和蛋白的示踪,也可以绘制药物/组织相互作用图。Rohner 等阐述了质谱显像的各种应用潜力,如对阿尔茨海默病患者脑组织切片质谱成像、优化药物研究的朊蛋白作图、利用质谱成像进行靶标鉴定和将组织印迹与消化相结合的一步法分子扫描技术。

质谱成像也可应用于整块组织切片分析。Chaurand 等对鼠附睾显像研究,检测到的蛋白质超过 400 个。其中 50 个以上的蛋白从附睾头部向尾部成区域性分布。从高解析度质谱成像中获得的信息和激光捕获显微切割实验数据结合分析,附睾内一系列蛋白在细胞水平定位,并依据信号强度获得了各个蛋白空间分布的半定量信息。对其中几种蛋白另外做了 mRNA 原位杂交和免疫组织化学染色,与质谱显像结果基本一致。Crossman 等进一步证明该法可以检测到组织下 $40\mu m$ 的蛋白成分。

(二) 多维液相色谱

双向电泳分离蛋白,需要制胶、电泳、转移、切胶、抽提和脱色,然后才能进行质谱分析,步骤较多且需要人为因素干预,不利于高通量作业,准确性和重复性也不理想。所以无胶分离技术正在迅速发展。多维液相色谱(multiple dimension liquid chromatography, MDLC)在蛋白质组学领域大有代替传统的蛋白质分离核心技术——双向电泳分离蛋白质的趋势。MDLC 基本过程是:首先将蛋白抽提物变性,然后用酪氨酸蛋白酶水解并酸化,使 pH<3。酸化后蛋白水解产物通过强阳离子交换柱,根据各肽段的电荷差异进行分离。各洗脱峰直接进入反相层析柱,各组分再根据疏水性的差异进行分离,同时脱盐;最后洗脱的各组分直接进入电喷雾离子化质谱仪中鉴定。这一过程反复进行,从而得到由样品产生的多肽混合物

中各肽段的肽指纹图谱,结合数据库搜索而得到样品的蛋白组成。对感兴趣的肽段,还可以在通过源后裂解(post source ecay,PSD)或碰撞裂解直接得出序列信息,实现分离和鉴定一次完成,达到对复杂多肽和蛋白样本的有效分析和在线检测。其分析速度快、自动化程度高,可获得完整蛋白质高精度分子质量,所得的图谱远优于 2-DE 图谱,而且通过图谱可以研究蛋白质表达量的变化及详细结构上的变化,甚至可以检测翻译后修饰,是多维液相色谱应用越来越多的原因。应用多维液相色谱增进了低丰度蛋白、膜蛋白或疏水性蛋白、分子量特别大和特别小蛋白的分离和检测能力;重现性好,回收率高,可保持蛋白质完整性和活性。MDLC 技术目前应用较多的是二维技术,第一维不稳定,第二维采用反向液相色谱直接偶联质谱分析(2D-LC-MS)。Sköld 等把纳米毛细管反向液相色谱与电喷雾离子化四极杆飞行时间质谱仪在线联合使用,对大鼠 3 个不同脑区的大量多肽进行分析,每个脑区检测到 1500 个多肽,其中一些用源后裂解法测序并确定了蛋白,证明这一方法是研究脑中大量多肽及蛋白片段的有力工具。Tyan 等利用 2D-LC 和电喷雾串联质谱对 43 例肺腺癌患者的胸腔积液进行研究,共检出 1415 种蛋白,其中某些蛋白是未在血浆中检出过的,可能为胸腔积液所特有。作者正在进行进一步的差异蛋白质组学研究,以确定哪些蛋白可以作为肺腺癌的生物标志物。

(三) 核素标签色谱

核素标签色谱是液相色谱-质谱技术与核素示踪技术相结合的分离方法,主要用于定量分析差异表达蛋白。广泛应用的是放射性核素亲和标签(isotopic code affinity tag,ICAT)法。此法敏感度高,低表达蛋白分析准确性好。ICAT 是一种人工合成的有机分子,一端是起亲和标签作用的生物素,另一端为可与半胱氨酸发生特异性反应的活性基团。中间连接部分含 8 个氢原子(轻型)或 8 个氘原子(重型),两者分子质量相差 8U。比较两种样品蛋白质时,分别加入轻型或重型 ICAT,充分反应后等量混合,胰酶水解,过生物素亲和柱,吸附 ICAT 标记的肽段。洗脱并进行质谱分析,可见不同来源的同种多肽成对并相邻地展现在质谱图上,分子质量差值为 8U 或 4U(肽段带两个电荷)。两者峰面积差为蛋白质在两样品中的表达差异。

ICAT 技术利用巯基标记,所以只能对含半胱氨酸残基的蛋白质进行分析是其不足之处。ICAT 方法又衍生了多种新方法,如定量研究蛋白质磷酸化的磷酸化蛋白亲和标签、大规模研究 N-末端糖基化的糖基化定点标签、分析蛋白质丰度的串联质量标签等。

放射性核素标记相对和绝对定量技术(isobaric tags for relative and absolute quantitation,iTRAQ)是一种新的、功能强大的、可同时对 4 种不同来源的样品进行绝对和相对定量研究的方法。iTRAQ 试剂是可与氨基酸 N 端及赖氨酸侧链连接的胺标记同重元素。在质谱图中,任何一种 iTRAQ 试剂标记的不同样本中的同一蛋白质表现为相同的质荷比。而在串联质谱中,信号离子表现为不同质荷比(114~117)的峰,因此根据波峰的高度及面积,可以得到蛋白质的定量信息。iTRAQ 作为一种新的蛋白质绝对和相对定量技术,具有很好的精确性和重复性,迅速被广大学者接受。

(四) 蛋白质芯片技术

蛋白质芯片(protein chip)技术是一类高通量、微型化分析蛋白质表达和蛋白质功能的新型分离及鉴定技术,可分为生物化学型芯片、化学型芯片和缩微芯片 3 类。

生物化学型芯片与基因芯片的原理相似,芯片上固定的是结合特异蛋白质的分子如抗体、抗原、配体、受体及酶等,形成蛋白质的微阵列,依据蛋白分子间、蛋白与核酸、蛋白与其他分子相互作用实现检测目的。实验时将待检样品中的蛋白质用荧光素、放射性核素或酶分子标记,在适当的条件下与芯片作用,结合到芯片上的靶蛋白就会直接或间接通过底物发出特定信号(荧光、放射线或颜色),然后用激光共聚焦扫描仪、荧光透射扫描仪或质谱仪等对信号进行检测。这样的芯片已在肿瘤标志物分析中应用于临床。

化学型芯片的设计基于传统色谱原理,在芯片表面包裹各种色谱介质,通过色谱介质的疏水力、静电力、金属螯合、共价结合等捕获样本中的目标蛋白,经特定的洗脱液去除杂质后,再用质谱检测保留在芯片上的蛋白,获得样品蛋白质表达谱。这类芯片已商品化,广泛应用于肿瘤等方面的研究。Moscova等利用强阳离子化学芯片研究卵巢癌细胞系,发现磷脂酰肌醇 3 激酶通路调节白介素-8、CXC 趋化因子配体 1(CXCL1)等化学激素分泌。

缩微芯片又称芯片实验室(lab on a chip),通过在玻片或硅片上制作各种微泵、微阀、微电泳、微通道以及微流路,将生化实验室的分析功能浓缩固化在蛋白质芯片上。将蛋白质的分离、纯化、酶解、分析等步骤集中在一块玻片上进行,是蛋白质芯片技术发展的最终目标。由于微型化,单位体积表面积增加,分子扩散和热传导作用显著增强,生物检定、分析及化学合成能力均比常规条件增强,新药开发领域对此充满期待。

(五) 化学喷墨印迹

化学喷墨印迹是一种结合了 2-DE 技术和蛋白质芯片技术双重优点的新型技术,直接将 2-DE 分离结果转印到膜上,形成一个固相蛋白质阵列,然后利用特殊装置对选定的蛋白质点微小部分进行原位消化,采用压电脉冲技术,无接触式微量喷进质谱完成分析。该方法省去了 2-DE 分离后胶内酶切的多个步骤,而且经 2-DE 分离的蛋白质可以应用多种酶消化,联合进行蛋白质序列的鉴定。化学喷墨技术是发现新的诊断标记物和药物靶点的重要工具。

蛋白质组学技术在今后数年仍将快速发展,而且会向更高的自动化方向发展。蛋白质组学将推动对疾病本质的认识,协助解决复杂疾病包括肿瘤的预防、诊断、治疗和预后判定等问题。

四、蛋白质组学的研究意义

蛋白质组学的最终目标是阐明生命细胞进行代谢、信号传导和调控网络的组织结构和动力学,并理解这些网络如何在病理中失去功能,又如何通过干预如药物和基因改变它们的功能。几乎所有的生理和病理过程,以及药物和环境因子的作用都依赖于蛋白质,并引起蛋白质的变化。反之,对蛋白质组变化的分析也能提供对上述过程或结果的重要信息。蛋白质组的研究不仅为生命活动规律提供物质基础,探索生命奥秘,也为某些疾病发生发展机制的阐明和解决途径提供理论根据。

蛋白质组学的研究对象已涵盖了原核生物、真核生物、动物和植物等,但由于微生物个体蛋白质种类少,已成为蛋白质组学研究的突破口,并已取得了很大进展,同时提出了亚蛋白质组学、比较蛋白质组学、定量蛋白质组学等新概念,推动了蛋白质组学的发展。

五、蛋白质组学的应用

由于人有着大量的组织、细胞类型和发育阶段,对人类蛋白组的研究主要聚焦在特异的组织、细胞和疾病上。现在肺结核杆菌的基因全序列已测定,心肌肥大症的蛋白质组研究也已启动。人的各种体液(血液、淋巴、脊髓、乳汁和尿等)被用于研究与某些疾病的关系。对于各种肿瘤组织与正常组织之间蛋白质谱差异的研究,已经找到了一些肿瘤特异性的蛋白分子,可能会对揭示肿瘤发生的机制有帮助,目前已应用于肝癌、膀胱癌、前列腺癌等研究中。与此同时,已经展开细菌、酵母、线虫、果蝇以及某些植物(玉米、水稻和拟南芥)的蛋白质组的研究。此外,蛋白质组学还广泛应用于生命起源研究、生物的进化历程,以及开发新的蛋白质等领域。

(一) 蛋白质组学与疾病

蛋白质组学可以让我们对人类疾病的发病机制有更加清楚的认识。在基因水平检测基因的突变和多态性,在蛋白质水平分析健康及病变组织不同水平的基因表达,对于疾病发病机制的研究均具有重要意义,但对于疾病的诊断治疗方面后者更为重要。正常及患病个体的组织、体液中的蛋白质分布、特征及差异都是将蛋白质组学技术应用于分子诊断学的基础。例如:骨髓瘤患者尿液中沉淀物 Bence-Jones 蛋白、抗上皮细胞肿瘤特异性抗体、病变肝细胞中的 p53 蛋白均可以作为肿瘤的标记,用于肿瘤的诊断。目前,应用蛋白质组学技术已发现许多与癌症相关的异常糖基化的蛋白质,但将这些研究结果应用于临床诊断,其价值尚待评估。

到目前为止,心功能障碍的发病机制仍未阐明。如果用蛋白质组学的研究方法分析心肌蛋白质表达的变化,将为阐明心脏疾病相关的细胞病变机制提供新的思路,也将有助于发现新的诊断标记、治疗方法。人类心脏蛋白质联合二维电泳数据库已建立,目前已鉴定几百种心脏蛋白质。

对于感染性疾病而言,由于许多微生物的部分或全部基因组的测序工作已经完成,这将有助于鉴定该微生物所产生的全部蛋白质,以寻找新的诊断标记,寻找用作疫苗的抗原及毒力决定簇等。

(二) 蛋白质组与药物开发

药物作用的靶标多为蛋白质。如何发现更多的药物作用靶蛋白,是药品开发面临的主要挑战。蛋白质组研究能发现那些在健康人组织细胞中正常表达或不存在,而在患者组织细胞中异常表达或出现的蛋白质,为药品开发提供新的药物靶标,或新的生物标记物,还能发现与药物毒性相关的蛋白质,用于预报药物的毒副作用,从而减少到临床试验阶段才发现该药物的副作用所造成中间阶段的损耗。

除了药物作用靶蛋白的选择外,观察药物对靶蛋白的作用及药物毒性的研究也同样重要。在这一研究领域中,可采用 CD-标记(CD-tagging)技术研究用药期间蛋白质组中的任一成员在分子和细胞水平的各种变化。其原理是将带有 CD-tagging 的 CD 盒插入某一个表达基因的内含子,结果该基因转录的 mRNA 增加了一段外来序列,该基因编码的蛋白质增加了一个特殊的外来肽——抗原决定簇或荧光蛋白。这种外来肽作为标记物,可用高效价的抗体识别或各种荧光检测方法观察,标记的基因及转录产物的变化可用多聚酶链反应(PCR)、逆转录多聚酶链反应(RT-PCR)、测序等方法观察。因此,CD 标记技术可用来研究基因的转录、翻译水平的变化,评估基因的功能状态,探查蛋白质表达的组织特异性,以及蛋白质在细胞或细胞器中的定位等。该项技术的特点是:尤其适用于标记内含子丰富的基因;被标记的基因、转录产物及蛋白质均保留正常的功能;不影响基因的正常调控;可在组织细胞原位观察研究标记基因、标记蛋白;也可从组织细胞中分离提纯标记蛋白,然后用于生化、功能检查。

六、临床蛋白质组学

任何研究的目的都是要服务于人类,蛋白质组学的研究也不例外。蛋白质组学的研究已涉及临床的各个方面:①诊断:如疾病筛查、疾病分期分型等。因为不同病理过程中蛋白质的种类和数量会有不同的变化,有的蛋白质呈现明显的上调,有的则较正常生理过程出现缺失或明显下调,把这些疾病特异和疾病相关的蛋白质作为生物标志物。对于特定蛋白质在特定疾病中作用的深入研究,为最终找到疾病的病因、发病机制提供了客观依据,也是疾病临床分期分型的分子基础。②指导治疗:如病程分析、用药、手术时机的选择等。③提供药物开发的临床依据:如确定药物靶点、新药开发(某些药物本身就是蛋白质)等。④预后判断:如根据生物标志物在不同疾病中的变化,从而判断疾病的性质和严重程度等。

七、展　望

随着技术和方法的不断创新与发展,蛋白质组学研究将在揭示诸如生长、发育和代谢调控等生命活动规律上有所突破,最终也将成为人类重大疾病机制阐明和诊断、防治中的有力武器。病原体基因组和蛋白质组的研究,将为开发新的抗菌药物提供理论依据。在恶性肿瘤方面,它从蛋白质整体的水平上研究恶性肿瘤的发病机制,从而使攻克癌症这一难关成为可能。在农业上,育种也将通过个别基因的转移改进个别性能,使整体性能达到改善。在新药的开发上,它作为指导思想,可以加快药物专一作用靶点的探测速度,增加新药临床试验通过率。目前已有数十种蛋白质芯片系统问世,为蛋白质组学研究提供了强有力的手段。可以预期,作为一门新兴学科,蛋白质组学给人类展示了一幅美好的前景,这必将作用于人类生活质量水平的提高和人类寿命的延长。

尽管蛋白质组学的相关技术在操作自动化、检测灵敏度等方面存在缺陷,但蛋白质组学在未来的生命科学研究以及医药开发中将占有越来越重要的地位。随着样品制备、高通量自动分析、质谱技术以及生物信息学领域的进步,蛋白质组学的研究也将更加系统。

第二节　蛋白质组学技术在葡萄籽原花青素研究中的应用

流行病学研究证实,适度饮用红酒对于预防心血管疾病非常有益。法国人爱喝葡萄酒,因为每天大量饮用葡萄酒,许多同样食用大量脂肪的法国人,其高血压、冠心病等心血管疾病的发病率并不高,这最终形成法兰西悖论"French Paradox"。研究显示,红葡萄酒里的多酚类物质(polyphenolic constituents)包括低聚体原花青素(oligomeric proanthocyanidin)和白藜芦醇(resveratrol),是引起"French Paradox"心血管保护作用的根本原因。葡萄籽原花青素(GSPE)是从葡萄籽中获得的一种天然、标准化的水-乙醇提取物,它是具有生物活性的多酚类黄酮复合物,包括低聚体原花青素。目前已经证实,GSPE 具有广泛的生物学活性,可以抗氧化应激、抗糖基化、抗心血管疾病等。GSPE 对多种心血管疾病和糖尿病都有一定的保护作用,它可以抗动脉粥样硬化、降低血压、调节血脂、抗再灌注性心肌损伤及对多种糖尿病靶器官起保护作用。

一、应用比较蛋白质组学研究葡萄籽原花青素抗再灌注性心律失常的作用

早期再灌注治疗对于冠状动脉粥样硬化性心脏病缺血心肌的存活至关重要。然而,再灌注治疗被 Braunwald 和 Kloner 称为"双刃剑",因为再灌注本身可以在加速心肌损伤和缺血单独导致的心肌损伤之外新生的心肌损伤。这就导致了一系列再灌注相关的病理过程,统称为再灌注损伤。再灌注损伤在各种各样的再灌注治疗中都可以观察到,包括经皮冠状动脉介入治疗、溶栓治疗和冠状动脉旁路移植手术。再灌注损伤的不同临床表现包括心肌坏死、心肌凋亡、再灌注性心律失常、心肌顿抑和内皮细胞功能障碍、微血管功能障碍(包括无复流现象)。再灌注性心律失常的分子机制包括心肌传导恢复的异质性和非完全再灌注的抵抗期、折返机制、异常激动和由 Ca^{2+} 超载、自由基引起的损伤。再灌注性心律失常到目前为止仍然没有得到令人满意的治疗。

葡萄籽原花青素是从葡萄籽中获得的一种天然的具有生物活性的多酚类黄酮复合物,具有显著的自由基清除能力。GSPE 起药理作用的主要成分是低聚体原花青素。众所周知,自由基和氧化应激在一系列心血管疾病的病理生理过程中有着举足轻重的作用,包括心力衰竭、心脏瓣膜病、心肌病、心肌肥大、冠状动脉粥样硬化性心脏病。实验和临床研究发现,缺血再灌注(ischemia reperfusion,IR)损伤主要与氧自由基损伤及钙超载相关。GSPE 作为一种强大的抗氧化剂,对于心肌缺血再灌注损伤有着一定的保护作用,它可以促进再灌注后心功能的恢复,减少心肌梗死面积,抑制心肌细胞的凋亡等。

在研究 GSPE 保护缺血再灌注损伤的实验中,人们发现,GSPE 具有抗再灌注性心律失常的作用。研究表明,在离体大鼠心脏缺血再灌注模型中,GSPE 可以降低再灌注引起的室性心动过速、心室颤动的发生。然而,此保护作用的分子机制可能涉及减少自由基损伤、减轻钙超载等多个不同的分子机制,目前还不十分清楚。心脏组织的比较蛋白质组学研究能够提供心肌对于各种心脏性疾病所作反应的特定早期分子机制,因此,比较蛋白质组学研究对于心血管疾病特效或有效的诊断和治疗可能有着重要的启示。

赵改霞等构建大鼠在体心脏缺血再灌注模型,观察 GSPE 抗大鼠在体心肌再灌注性室性心律失常的作用,并借助于蛋白质组学技术,深入探讨了 GSPE 在细胞水平的生物学作用机制,寻找其作用的靶蛋白和靶位相关蛋白。

赵改霞等将是否用 GSPE 预处理的大鼠分开,分别建立大鼠在体心脏缺血再灌注模型,证实在大鼠在体心脏缺血再灌注模型中,GSPE 能够显著地降低再灌注引起的室性心动过速、心室颤动的发生率。灌注结束后,立即取出心脏,取心尖部分组织。将心肌组织进行差速离心,以富集蛋白,然后用胰蛋白酶进行蛋白消化得到肽段。用 iTRAQ 试剂标记消化后的肽段。将标记的肽段混合后,应用强阳离子交换柱(strong cation exchange,SCX)和 C_{18} 柱进行分级分离,最后用 MALDI-TOF/TOF 和 microQ-TOF 进行质谱鉴定。最终发现 91 个差异蛋白点,其中两个或两个以上肽段进行定量鉴定的蛋白有 67 个,采用单个肽段进行定量鉴定的蛋白有 24 个。分析质谱数据,应用 MASCOT 软件搜索质谱匹配蛋白标本差异表达蛋白点。在鉴定出的 91 个蛋白中,以假手术组为对照,43 种蛋白质的表达在缺血再灌注(IR)组下降,而在 GSPE 组中则被显著上调;以 Sham 组为对照,21 种蛋白质的表达在 IR 组上升,而在 GSPE 组则被明显下调;余下的 27 种蛋白在 GSPE 组与 IR 组的变化不明显。这 91 个差

异蛋白的功能涉及离子转运、脂肪酸的氧化、钙离子结合、细胞黏附、凋亡的调节和信号转导等,这预示着这些过程可能参与了 GSPE 抗再灌注损伤。在这些差异蛋白中,以假手术组为对照,Na^+/K^+-ATP 酶 α_1 亚基(Na^+/K^+-ATPase α_1)和热休克蛋白 60(heat shock protein 60,HSP60)的表达在 IR 组明显下降,在 GSPE 组则显著提高,这两个蛋白可能是 GSPE 抗再灌注性心律失常作用的关键蛋白。Na^+/K^+-ATP 酶 α_1 亚基的增加可能导致 Na^+/K^+-ATP 酶活性的升高,继而引起心肌细胞内 Ca^{2+} 超载的减少;提高再灌注后心肌细胞 HSP60 的表达,可能会抑制再灌注后心肌细胞的凋亡。GSPE 可能通过这两个途径,最终减少了再灌注性心律失常的发生。

通过这个实验,进一步明确了临床对缺血再灌注性心律失常病理生理学机制的认识。这对寻找药物治疗的新靶位,开辟新的心血管疾病治疗途径,具有重要的理论和实际意义。

二、蛋白质组学研究葡萄籽原花青素对糖尿病血管重构的影响

糖尿病是由遗传和环境因素相互作用而引起的一组代谢异常综合征,其患病率正在迅速升高。长期糖尿病可引起多个系统器官的慢性并发症,导致功能障碍和衰竭,成为致残、病死的主要原因。糖尿病大血管病变是糖尿病慢性并发症中最常见的一种,其主要病理改变为大、中动脉粥样硬化和中、小动脉硬化,伴随血管重塑。血管重塑在糖尿病血管病变的发生发展中起着重要作用。因此,研究发现糖尿病血管重塑过程中的关键蛋白靶点,对糖尿病血管并发症的治疗有着重大的指导意义。

葡萄籽原花青素(GSPE)是迄今为止所发现的最强效的自由基清除剂之一,具有强大的抗氧化、抗非酶糖基化活性,并具有强效的心血管保护作用;其作为一种天然植物成分,无明显的毒性反应,在国内外的应用非常广泛。多年来,国内外众多学者一直致力于 GSPE 的作用机制研究。国内高海青课题组前期研究发现:GSPE 对糖尿病大鼠主动脉组织具有显著的保护作用。但是至今尚未明确 GSPE 治疗糖尿病大血管病变的分子靶点。

目前,药物研发中共同存在的缺点是:只注重表型的观察和单个大分子或酶解活性的观察,对药物药理活性的观测常维持在分子水平上的简单理解,而除被检测的部分以外,药物作用于潜在靶分子上的直接或间接的效应依然未知。为了弥补药理效应与分子水平上对效应理解之间的差距,有必要应用蛋白质组学技术研究药物的作用机制,发现新的药物治疗靶标,这些方法将极大地提高药物发现和药物研发的速度和效率,降低新药研发的成本。并且最近的研究证实,应用蛋白质组学技术,能够全面理解药物作用的分子机制。本部分研究采用 2D 荧光差异凝胶电泳(2D-fluorescence difference gel electrophoresis,2D-DIGE)和质谱技术,分离鉴定正常对照组(C1 组)、糖尿病未治疗组(DM1 组)和糖尿病 GSPE 治疗组(DM2 组)大鼠主动脉组织差异表达蛋白,阐述 GSPE 对糖尿病主动脉的保护机制,为临床上糖尿病患者并发症的治疗寻求和设计更为有效的药物提供候选靶点。

Li 等分别选取 C1 组、DM1 组和 DM2 组大鼠各 3 只,提取主动脉总蛋白,并用 DIGE 染料 Cy2、Cy3、Cy5 标记样品蛋白质,然后利用 2D-DIGE 技术进行蛋白质分离:首先应用等电聚焦电泳(IEF)将蛋白质在不同 pH 梯度进行分离,并用 SDS-PAGE 电泳将蛋白质在不同分子量梯度上进行分离,然后用 Typhoon 9400 扫描仪获取 2D-DIGE 胶的荧光图像;应用 DeCyder5.0 软件系统进行图像分析,寻找各组样品的差异表达蛋白。另外,C1 组、DM1 组、DM2

组样品分别取 1.5mg,不进行标记,按常规方法进行制备型双向电泳,获得制备胶并用考马斯亮蓝染色,进行质谱鉴定。

　　本实验共获得 5 张 2D-DIGE 图谱(见附录三附图 16),每张图谱分离出的蛋白质点数目从 1279 至 1563 不等。经过 DeCyder 软件系统分析,DM1 组与 C1 组之间共获得差异蛋白 29 个。另外,C1 组、DM1 组、DM2 组样品分别不进行标记,按常规方法进行制备型双向电泳,获得 3 块制备胶,用考马斯亮蓝染色并与 2D-DIGE 图像进行匹配。

　　实验经 MALDI-TOF/TOF 质谱仪鉴定 C1 组和 DM1 组大鼠主动脉差异表达蛋白 6 个,经 LTQ-ESI-MS/MS 质谱仪鉴定主动脉差异表达蛋白 19 个。两种质谱仪共鉴定 C1 组和 DM1 组大鼠主动脉差异表达蛋白 25 个,其中糖尿病大鼠主动脉组织表达上调的点 17 个,下调的点 8 个,糖尿病大鼠经 GSPE 治疗后回调的差异表达蛋白 16 个,并将这些蛋白的差异表达情况做成折线图和 3D 图(见附录三附图 19)。对质谱鉴定得出的 25 个差异蛋白点(C1 组和 DM1 组之间)和 GSPE 治疗后回调的 16 个差异蛋白点经过 ExPASY 蛋白质组学工具分析,STZ 诱发的糖尿病大鼠主动脉的差异蛋白包括胞浆蛋白、分泌蛋白、线粒体蛋白、膜蛋白、核蛋白和过氧化物酶体蛋白,其中以胞浆蛋白为主,占 40%;糖尿病大鼠主动脉经 GSPE 治疗后回调的差异表达蛋白胞浆蛋白、分泌蛋白和线粒体蛋白均占 25%。

　　Li 等根据已有的知识、数据库注释和文献资料,以 GO 分类对质谱鉴定得出的 25 个差异蛋白点(C1 组和 DM1 组之间)和 GSPE 治疗后回调的 16 个差异蛋白点进行功能分析。在 STZ 诱发的糖尿病大鼠主动脉的差异蛋白中,细胞代谢所占比例最大,为 36%;而经 GSPE 治疗后回调的差异表达蛋白中,细胞代谢所占比例也是最大,为 30%,细胞增殖为第 2 位,占 18%。这些蛋白包括核纤层蛋白 A、热休克蛋白 27、载脂蛋白 A-I 和氧化氢酶等与糖尿病大血管病变密切相关的蛋白,功能涉及细胞黏附、热休克、胆固醇代谢、氧化应激等多个方面。本实验的发现极大地丰富了对糖尿病大血管病变发生机制的理解,并为下一步的研究提供了可靠的方向。最终希望能为新药研究找到合理的作用靶点。

三、蛋白质组学技术研究葡萄籽原花青素对高糖条件下载脂蛋白 A-I 合成及表达的影响

　　世界卫生组织推测,到 2025 年成年人中糖尿病患者将达到 3 亿。若按糖尿病患者人数计算,中国位居印度之后,排名第 2 位。糖尿病是老年人面临的重大健康、社会以及经济问题。糖尿病大血管病变是糖尿病患者常见的慢性并发症,也是糖尿病患者致死、致残的主要原因之一,其病理变化过程始于内皮功能不良,可发展到动脉粥样斑块形成,发病机制尚不明确,但由慢性高血糖诱导的氧化应激反应可能是重要原因之一。动物实验表明,GSPE 具有抗氧化、抗动脉硬化及保护心血管等作用,并且 GSPE 对链脲佐菌素(streptozotocin,STZ)诱导的糖尿病大鼠并发的血管病变、心肌病变、肾脏病变及神经病变均具备一定的保护作用。众所周知,载脂蛋白 A-I(apolipoprotein A-I,apoA-I)是高密度脂蛋白(highdensitylipoprotein,HDL)最主要的蛋白成分。研究证明,血浆中 HDL 的含量与冠状动脉疾病的发生呈负相关性,即 HDL 含量越高,冠状动脉疾病发病率越低。apoA-I 对冠状动脉保护作用明确。监测 GSPE 对 apoA-I 水平的影响以及因此带来的效应,探讨 GSPE 血管保护机制,将有助于发现药物作用靶点,为研究新的糖尿病并发症防治药物提供理论依据。

　　观察 GSPE 对 STZ 诱导的糖尿病大鼠血浆和主动脉组织内 apoA-I 的影响:将大鼠随机

分成对照组、糖尿病组和糖尿病 GSPE 治疗组。测定每组动物血浆低密度脂蛋白(LDL)、高密度脂蛋白(HDL)和 apoA-Ⅰ的水平。24 周后处死动物,迅速分离胸主动脉,应用荧光差异凝胶电泳技术观察经 GSPE 治疗后糖尿病大鼠主动脉差异表达蛋白。实验应用 DIGE 测定正常大鼠、糖尿病大鼠和经 GSPE 治疗的糖尿病大鼠主动脉组织中的差异蛋白,经过双向差异电泳,在所有胶条上均得到了清晰的蛋白质表达谱,经 Decyder 软件处理,不同染料标记的样本呈现不同颜色的图谱。使用 Decyder 软件分析,发现有一蛋白质点在 DM 组表达下调,而经 GSPE 治疗后表达回升。LTQ-ESI-MS/MS 质谱仪分析此差异表达蛋白点后获得其二级质谱图。将其肽段输入 NCBI 非冗余哺乳动物数据库检索,鉴定该差异蛋白为 apoA-Ⅰ。鉴定后应用 Western blot 和免疫荧光技术验证。从而得到结论:GSPE 有助于缓解糖尿病的大血管病变;GSPE 可以调节 apoA-Ⅰ在主动脉组织的表达水平,并且该调节可能是其实现对血管保护作用的机制之一。

四、应用蛋白质组学技术研究葡萄籽原花青素对糖尿病视网膜病变的影响

糖尿病视网膜病变是糖尿病患者常见的慢性并发症,其引起的视觉障碍甚至失明是糖尿病患者致残的主要原因之一。研究发现糖尿病视网膜病变时的分子机制及分子靶点是预防糖尿病患者视网膜病变一个至关重要的问题。之前的研究证明葡萄籽原花青素可以有效治疗或延缓糖尿病并发症的发生发展,但是具体的分子机制并不清楚,尤其是其作用在视网膜上的分子靶点还不明了。因此,寻找糖尿病时视网膜的关键功能蛋白不仅有利于进一步了解糖尿病并发症的发生机制,而且也为糖尿病并发症的干预提供新的靶点,有利于新型药物的开发。

将大鼠随机分成对照组、糖尿病组和糖尿病 GSPE 治疗组,监测血糖、糖化血红蛋白和糖基化终末产物。同时取视网膜组织,运用 2D 差异凝胶电泳发现 3 组大鼠中的差异表达蛋白,并用质谱仪分析差异表达蛋白点后获得其二级质谱图。将其肽段输入 NCBI 非冗余哺乳动物数据库检索及鉴定。实验证明 GSPE 可以减少糖基化终末产物的产生,对视网膜血管有保护作用。对比正常对照组,在糖尿病组大鼠中找到了 18 个差异表达蛋白,而 GSPE 治疗可以使其中 7 种蛋白回调至正常水平(2D-DIGE 图谱见附录三附图 18)。这些蛋白有着极其重要的生物学功能,包括在热休克、泛素系统、细胞增殖、细胞生长和葡萄糖代谢中。下一步可针对这几种差异表达蛋白进行深一步的研究。

五、运用蛋白质组学研究葡萄籽原花青素对糖尿病肾病的影响

在糖尿病各种慢性并发症中,糖尿病肾病(diabetic nephropathy,DN)是最主要的血管并发症,不仅发病率高,且最终发展为终末期肾衰竭而致死,病死率亦高。DN 已成为发达国家终末期肾衰竭的首位病因,在我国为终末期肾衰竭第二大病因。据美国肾脏病资料系统的统计显示,超过 30% 的终末期肾衰竭为 DN 所致。DN 严重威胁人类的生命和健康,已成为世界关注的重要问题。DN 基本病理特征包括系膜基质合成增多,肾小球基底膜增厚,从而引起肾小球硬化及肾小管间质纤维化。研究发现,糖尿病肾病发生发展中的关键蛋白有助于了解其发病机制,以及为新药的研发提供有效的作用靶点。

实验证明,葡萄籽原花青素可以有效抑制糖尿病肾病的发生发展,但其中的分子机制并不明了。因此有必要运用蛋白质组学寻找 GSPE 作用于糖尿病肾病的靶蛋白:将大鼠随机分成对照组、糖尿病组和糖尿病 GSPE 治疗组,24 周处理后取各组肾脏组织,用 2D 荧光差异凝胶电泳和质谱技术分离鉴定大鼠肾脏组织差异表达蛋白,阐述 GSPE 对糖尿病主动脉的保护机制。结果显示,糖尿病大鼠中有 25 种蛋白与对照组大鼠比较有差异表达。而对比糖尿病组大鼠,GSPE 处理组可以回调其中 9 种蛋白的表达(2D-DIGE 图谱见附录三附图 17)。这几种蛋白均有重要的生物学功能,包括在糖基化损伤、氨基酸代谢、氧化应激等过程中。本实验结果可以更好地理解糖尿病肾病的发生发展机制,并为糖尿病肾病的新药研发提供了有效的可能作用靶点。

第三节　蛋白质组学技术在白藜芦醇研究中的应用

白藜芦醇(Res)被认为是芪类物质单体中最重要的生物活性物质,至少存在于 21 科 31 属 72 种植物中,其中葡萄和葡萄产品被认为是人类食品中白藜芦醇的最重要来源。

对葡萄白藜芦醇的兴趣起源于流行病学调查,人们发现长期适量饮用红葡萄酒能够降低出现心血管疾病的危险,当时的研究发现把这种生物学作用归功于白藜芦醇。越来越多的证据表明白藜芦醇具有多种生物学作用,如可抑制血小板聚集和低密度脂蛋白氧化,调节脂蛋白代谢,从而降低人体血脂,防止血栓形成,具有良好的防治心血管疾病的功效。白藜芦醇在人体生理代谢过程中具有强抗氧化和抗自由基功能,并具有抗突变的作用,能抑制环加氧酶和过氧化氢酶的活性,它在癌细胞的起始、增殖、发展 3 个主要阶段均有抑制乃至逆转作用。白藜芦醇可使老鼠皮肤癌细胞最多可减少 98%,可诱导人类 HL60 白血病细胞程序性死亡,被誉为继紫杉醇后又一新的绿色抗癌药物。Cichocki 等的研究结果表明,白藜芦醇衍生物 Pterostilbene 具有和白藜芦醇相同的抗癌活性。Yang 等和 Katalinié 等再次证实了来源于葡萄的白藜芦醇及其衍生物具有抗氧化、抗微生物(细菌)和抗癌细胞增殖的活性。此外,白藜芦醇及其衍生物在肝脏保护、抗炎、防治神经性疾病、激活长寿基因等方面也起着重要作用,可广泛地应用于医药、保健品、化妆品和食品添加剂等领域。在白藜芦醇生物学活性的机制研究中,蛋白质组学技术是必不可少的实验手段。蛋白质组学的研究不仅有助于深入理解白藜芦醇复杂的作用机制,更为多种疾病新药的研究提供了潜在的靶点。

一、运用蛋白质组学技术研究白藜芦醇的神经保护作用

白藜芦醇具有多种生物学特性。近年来,白藜芦醇可能具有的神经保护作用受到了越来越多的关注。但是,对于白藜芦醇神经保护作用的分子机制目前尚未完全明确。王莹等采用二维荧光差异凝胶电泳(2D-DIGE)结合质谱分析(MS)方法来研究白藜芦醇处理的 SH-SY5Y 细胞的差异蛋白表达情况,为探索白藜芦醇神经保护的分子机制提供了新的线索。

为了检查不同剂量的白藜芦醇对 SH-SY5Y 细胞的影响,并进一步应用白藜芦醇处理 SH-SY5Y 细胞 24 小时,研究白藜芦醇作用 SH-SY5Y 细胞的差异蛋白质组学改变,以阐明白藜芦醇的神经保护机制,王莹等首先用不同浓度的白藜芦醇处理 SH-SY5Y 细胞,观察 SH-SY5Y 细胞的形态学变化、细胞的存活率、细胞凋亡情况。形态学观察到低剂量白藜芦醇处理的细胞形态无明显变化,而在高剂量组细胞的胞体明显变圆、树突消失,表现为凋亡细胞

形态。其他实验也验证了低剂量白藜芦醇组细胞无凋亡,而高剂量组出现大量的凋亡细胞。然后他们将白藜芦醇处理后的 SH-SY5Y 细胞采用 2D-DIGE 和 MALDI-TOF MS 技术分析蛋白质表达水平的改变。共有 34 个蛋白点表达了至少 1.3 倍的丰度差异,其中 5 个差异表达蛋白质被成功鉴定出来,分别为内质网氧化还原酶 1(erol-like protein alpha,Erol-Lα)、p21 活性激酶(p21-activated kinase 1,PAK1)、外壳蛋白Ⅰ(COPⅠ)复合物亚基(ARCN1 protein)、T-复合体蛋白 1(T-complex protein 1)、T 细胞受体 β 链(T cell receptor beta chain)。它们在功能上分别与内质网应激、信号转导、囊泡转运、伴侣蛋白、免疫调节有关,这些结果提示氧化应激保护、囊泡分子转运调节、免疫功能调节、信号转导途径调节等可能是白藜芦醇神经保护作用的分子机制之一。应用 Western blot 方法成功地验证了 MS 鉴定出的蛋白质(Erol-Lα)的表达。这些结果为探索白藜芦醇神经保护作用机制及发现药物作用潜在靶点提供了新的线索。该研究从质谱学和免疫学两个不同的角度确定 Erol-Lα 蛋白表达,证明了质谱鉴定的可靠性。

二、运用蛋白质组学技术研究白藜芦醇在原发性脑肿瘤中的代谢特点

髓母细胞瘤(medulloblastoma,MB)和胶质母细胞瘤(glioblastoma,GB)分别是好发于儿童和成人的原发性颅内恶性肿瘤。由于它们在颅内呈侵袭性生长,手术难以根除,术后极易复发,故预后较差。大量的临床资料表明,MB 的发病率虽低于白血病,但病死率却居儿童恶性肿瘤的首位,其对常规放、化疗不敏感,而大剂量的冲击疗法又使患儿难以忍受,即便少数病例经过多方治疗之后得以存活,也经常出现智力发育障碍和在青壮年期间罹患继发性肿瘤以及诸如多囊肾、肺纤维化和发育畸形等多种后遗症。同样,作为星形细胞肿瘤中恶性程度最高的多形性胶质母细胞瘤(glioblastoma multiforme,GM),即使在手术后接受放射和化学等辅助性治疗,患者一般也只能存活 12~15 个月,最后死于肿瘤复发。迄今为止,国内外还没有针对这两种原发性脑肿瘤可靠的辅助性治疗手段。因此,寻求更为有效且无明显毒副作用的 MB 和 GB 治疗措施,具有明显的学术价值和现实的肿瘤治疗学意义。

早期研究证实,白藜芦醇以剂量相关的方式和凋亡相关因子(factor associated suicide,Fas)非依赖性途径抑制髓母细胞(UW228-1、-2、-3 及 Med-3)生长并诱导细胞分化和凋亡,其作用与调节或改变髓母细胞瘤多个信号传导网络的状态有关。由此可见,白藜芦醇有可能成为临床治疗髓母细胞瘤的理想药物。同时白藜芦醇能够诱导人胶质瘤细胞系 U251 细胞凋亡。以往的研究发现,白藜芦醇在体内或细胞内的代谢形式主要有白藜芦醇原形、白藜芦醇葡萄糖醛酸苷类和(或)白藜芦醇硫酸酯类化合物。尽管白藜芦醇的临床应用价值日趋引起人们的关注,但对白藜芦醇作用于机体或细胞的代谢产物活性形式的确定、代谢产物与机体或细胞之间相互作用的机制以及有效代谢产物形成的酶学基础等研究报道较少,这也成为阻碍白藜芦醇合理用药的瓶颈。舒晓宏等以白藜芦醇处理前后的髓母细胞瘤 UW228-3 细胞和胶质母细胞瘤细胞系 LN-18 这两个成熟可靠的对白藜芦醇敏感程度迥异的体外实验模型为中心。采用高效液相色谱(HPLC)及液质联用技术对白藜芦醇在细胞中的代谢产物及代谢特点加以分析,从而为白藜芦醇在髓母细胞瘤 UW228-3 细胞和胶质母细胞瘤细胞系 LN-18 中的代谢活性形式及相关代谢酶的评估提供实验依据。

舒晓宏等培养髓母细胞瘤 UW228-3 细胞和胶质母细胞瘤细胞系 LN-18 细胞,并以白藜

芦醇进行处理不同时间,观察细胞形态并对其生存率、细胞凋亡进行检测。培养结束后分别收集细胞和培养液上清。将收集到的细胞经超声破碎后,与培养液上清分别用固相萃取(SPE)纯化柱进行纯化和浓缩。通过 HPLC、LC-MS/MS 及高分辨质谱(HRMS)技术对样品进行分析,从而对在髓母细胞瘤和胶质母细胞瘤细胞中的主要代谢产物及代谢特点进行分析和比较,并基于代谢产物的类型,推测出相关代谢酶,得到如下实验结果:

(一) 白藜芦醇在髓母细胞瘤 UW228-3 细胞中的代谢特点

白藜芦醇能促进髓母细胞瘤 UW228-3 细胞分化并诱导其凋亡,抑制其生长;髓母细胞瘤 UW228-3 细胞中的白藜芦醇主要代谢产物为单硫酸酯。白藜芦醇在 UW228-3 细胞中的代谢产物经 HPLC 及 LC-MS/MS 分析,所得 TIC 图谱对应的 3 个色谱峰分别为:M1,反式白藜芦醇;M2,顺式白藜芦醇;M3,白藜芦醇单硫酸酯。代谢产物进一步通过高分辨质谱(HRMS,阴离子模式)分析得到精确的分子质量 227.0695,227.0697 和 307.0261,进一步验证白藜芦醇在 UW228-3 中代谢产物的类型。其中反式白藜芦醇不稳定,在自然光下即可产生其异构体顺式白藜芦醇,故 M2 不是真正意义上的代谢产物。

(二) 白藜芦醇在胶质母细胞瘤 LN-18 中的代谢特点

白藜芦醇处理后的胶质母细胞瘤 LN-18 细胞无生长抑制和凋亡征象;白藜芦醇在胶质母细胞瘤 LN-18 细胞中代谢产物也为白藜芦醇单硫酸酯,与髓母细胞瘤 UW228-3 基本相似。进一步研究发现白藜芦醇能够有效地抑制髓母细胞瘤的 STAT3 信号通路并影响 STAT3 上下游基因的表达,诱导 UW228-3 细胞凋亡;相反,白藜芦醇对胶质母细胞瘤的 STAT3 信号通路无抑制作用,LN-18 细胞经白藜芦醇处理后无明显凋亡指征。这提示,STAT3 对白藜芦醇的反应性因肿瘤细胞的类型而异并与化学敏感性有关。由此可见,蛋白质组学在研究白藜芦醇代谢上是个极其有利的工具。

三、运用蛋白质组学技术研究白藜芦醇诱导 HepG2 细胞凋亡的线粒体机制

近年来的研究表明:白藜芦醇对多种肿瘤细胞具有诱导凋亡的作用,并对凋亡过程中的多个环节发挥作用,如:抑制 iNOS 表达,抑制细胞色素 P450 1A1 的转录,PKC 磷酸化;直接以剂量和时间依赖的方式阻断肿瘤坏死因子 TNF 诱导的核转录因子 NF-kappa B 的活化;由细胞外信号调节的蛋白激酶(ERK)和 p38 激酶使 p53 蛋白第 15 位上的丝氨酸酸化而诱导的 p53 活化和凋亡等。但迄今为止,对其抗癌作用及其诱导细胞凋亡的分子机制还有许多有待揭示之处,尤其是对肝癌的作用。

线粒体曾一度被认为是细胞的"能量工厂",其主要功能是为细胞提供各种功能活动所需要的能量。除此以外,近年来人们认识到线粒体还具有其他一些重要的功能,其中线粒体在细胞凋亡中的关键作用已成为研究热点。细胞凋亡过程中许多重要事件的发生都与线粒体密切相关,包括半胱天冬酶激活因子的释放,细胞色素 C(cytochrome c,Cyt c)、电子传递链的改变,线粒体膜电位($\triangle \Psi m$)的丧失,细胞内氧化还原状态的改变,Bcl-2 家族促进和抑制凋亡蛋白的参与等。不同信号的传导最终都集中到线粒体上来启动或抑制这些事件及其效应的产生。研究发现,凋亡早期线粒体结构保持完整,而坏死细胞的线粒体则发生肿胀,因此将其作为凋亡与坏死的一个重要区别。

鉴于以上研究,马晓冬等为认识白藜芦醇诱导人肝癌 HepG2 细胞凋亡的机制,从分子

水平了解线粒体在白藜芦醇诱导细胞凋亡中的作用机制而进行了实验。实验初步分析鉴定了白藜芦醇处理前后 HepG2 细胞线粒体差异蛋白，探求了白藜芦醇影响线粒体的具体分子机制，为白藜芦醇防治肝癌提供更广泛、系统的实验依据。

马晓冬等以人肝癌细胞系 HepG2 为研究对象，采用噻唑蓝（MTT）和流式细胞技术，观察不同浓度的白藜芦醇对 HepG2 细胞的生长抑制作用及其对细胞生长周期的影响，并利用蛋白质组学技术分析线粒体差异表达蛋白。线粒体蛋白的分离提取通过对匀浆器的选择、缓冲液的成分、差速离心方法和许可混杂其他细胞器的程度等方面的反复验证，摸索并建立提取细胞线粒体较好的方法。双向凝胶电泳和质谱技术鉴定线粒体差异蛋白，使用考马斯亮蓝染色的制备型双向电泳和质谱方法，分析了白藜芦醇处理 HepG2 细胞前后线粒体蛋白表达谱的变化。结果处理组和对照组线粒体中大约有（860±60）个蛋白点可被检测。实验初步分析鉴定了 4 个显著性差异蛋白，其中，白藜芦醇处理组有 3 个蛋白点表达降低，1 个蛋白点升高。进行质谱鉴定，4 个蛋白质点分别为：A1（驱动蛋白）、A2（线粒体核糖体蛋白 L7/L12）、A3（着丝粒蛋白质，CENP-E）、A4（肽酶 β）。由此得到如下结论：白藜芦醇以浓度-时间依赖性方式抑制 HepG2 细胞的生长增殖，并能诱导 HepG2 细胞在 S 期停滞，抑制细胞 DNA 的合成。此外，它还可以诱导 HepG2 细胞凋亡。实验初步分析鉴定了 4 个显著性差异蛋白，为深入研究白藜芦醇的作用机制起到了重要的提示作用。

四、利用蛋白质组学技术研究白藜芦醇对糖尿病大鼠心脏的保护作用

最近有研究报道白藜芦醇对糖尿病患者的心脏起到保护作用。为了验证这一保护作用并深入研究其机制，Dekkers 等运用蛋白质组学技术比较白藜芦醇处理后正常大鼠和糖尿病大鼠心脏蛋白谱的差异表达。他们将正常大鼠和糖尿病大鼠均喂以 7 天的白藜芦醇，然后处死大鼠，部分大鼠取出左心室心肌组织，分离出胞浆片段，进行蛋白组分析。部分大鼠分离心脏作为离体缺血-再灌注模型。缺血 30 分钟后进行再灌注 2 小时，观察到糖尿病大鼠的心脏心肌梗死的面积明显大于正常大鼠，心肌细胞凋亡也明显较多。而白藜芦醇虽然可以对两组大鼠心脏都起到保护作用，但是糖尿病组心肌梗死面积和细胞凋亡仍然较正常大鼠心脏严重。大鼠左心室心肌细胞的胞浆蛋白运用 2D-DIGE 进行分离，然后将差异表达蛋白用 LC-MS/MS 进行分析。结果显示白藜芦醇对两组大鼠蛋白的调控是不一致的，比如一些与能量代谢有关的蛋白，其中几个蛋白已经被鉴定为线粒体蛋白。值得注意的是，几个关系到伴侣蛋白、氧化应激和氧化还原的蛋白，包括 Hsc70、HSPp6、GRP75、过氧化还原酶 1 和 3 的变化。糖尿病大鼠心脏中这几个蛋白的表达均有不同程度的增加，而白藜芦醇可以逆转这种改变。他们又进一步用 Western blot 验证了这几个蛋白的表达差异。这些结果说明白藜芦醇调控糖尿病时应激蛋白的表达，可能是其对糖尿病心血管病变起到保护作用的机制。

第四节　蛋白质组信息学与葡萄多酚

一、生物信息学定义

生物信息学（bioinformatics）是在生命科学的研究中，以计算机为工具，对生物信息进行

储存、检索和分析的科学。它是当今生命科学和自然科学的重大前沿领域之一,同时也将是21世纪自然科学的核心领域之一。其研究重点主要体现在基因组学(genomics)和蛋白质组学(proteomics)两方面,具体说就是从核酸和蛋白质序列出发,分析序列中表达结构功能的生物信息。

具体而言,生物信息学作为一门新的学科领域,它把基因组 DNA 序列信息分析作为源头,在获得蛋白质编码区的信息后进行蛋白质空间结构模拟和预测,然后依据特定蛋白质的功能进行必要的药物设计。基因组信息学、蛋白质空间结构模拟以及药物设计构成了生物信息学的 3 个重要组成部分。从生物信息学研究的具体内容上看,生物信息学应包括这 3个主要部分:新算法和统计学方法研究、各类数据的分析和解释、研制有效利用和管理数据的新工具。

目前的生物信息学基本上只是分子生物学与信息技术(尤其是互联网技术)的结合体。它的主要研究方向包括:基因组学、转录组学、蛋白质组学、代谢组学、系统生物学等。生物信息学的研究材料和结果就是各种各样的生物学数据,其研究工具是计算机,研究方法包括对生物学数据的搜索(收集和筛选)、处理(编辑、整理、管理和显示)及利用(计算、模拟)。

随着包括人类基因组计划在内的生物基因组测序工程的里程碑式的进展,由此产生的包括生物体生老病死的生物数据以前所未有的速度递增。同时随着互联网的普及,数以百计的生物学数据库如雨后春笋般迅速出现和成长。然而这些仅仅是原始生物信息的获取,是生物信息学产业发展的初始阶段。对生物信息学工作者提出了严峻的挑战:数以亿计的ACGT 序列中包含着什么信息? 基因组中的这些信息怎样控制有机体的发育? 基因组本身又是怎样进化的? 生物信息学产业的高级阶段体现于此,人类从此进入了以生物信息学为中心的后基因组时代。结合生物信息学的新药创新工程即是这一阶段的典型应用。

生物信息学的另一个挑战是从蛋白质的氨基酸序列预测蛋白质结构。这个难题已困扰理论生物学家达半个多世纪,如今找到问题答案的要求正变得日益迫切。诺贝尔奖获得者W. Gilbert 在 1991 年曾经指出:“传统生物学解决问题的方式是实验。现在,基于全部基因都将知晓,并以电子可操作的方式驻留在数据库中,新的生物学研究模式的出发点应是理论。一个科学家将从理论推测出发,然后再回到实验中去,追踪或验证这些理论假设”。

二、蛋白质组信息学

蛋白质组学是研究细胞内所有蛋白质及其动态变化规律的科学,旨在阐明生物体全部蛋白质的表达模式及功能模式,其内容包括鉴定蛋白质的表达、存在方式(修饰形式)、结构、功能和相互作用等。蛋白质组学与功能基因组学息息相关,是其重要的研究内容之一。随着蛋白质组学研究通量的不断扩大,利用生物信息学的手段进行蛋白质组数据采集、存储、分析与可视化处理,并逐渐成为蛋白质组学研究的支柱手段之一。故将针对蛋白质组学服务的生物信息学,定义为蛋白质组信息学。具体研究内容包括:对 2-DE 胶图的图像分析,质谱数据的处理和搜索,蛋白质组数据库的建立,目标蛋白质一级、二级、三级结构分析,蛋白质其他性质(如等电点、分子量、信号肽、跨膜区、抗原决定簇、可溶性等)的预测等。

(一) 主要的蛋白质数据库

ExPASY(expert protein analysis system)(http://www.expasy.org)是一个优秀的蛋白质组数据库资源,专门分析蛋白质序列、结构、功能和蛋白质 2D-PAGE 图谱。通过 ExPASY,可以

访问各种与蛋白质组学相关的数据库。ExPASY 的数据库包括蛋白质序列数据库 SWISS-PROT 和 TrEMBL、蛋白质家族和结构域数据库 PROSITE、二维和三维聚丙烯酰胺凝胶电泳数据库 SWISS-2DPAGE 与 SWISS-3DIMAGE、蛋白质结构模型数据库 SWISS-MODEL Repository、酶学数据库 ENZYME、临床分子数据库 CD40Lbase 以及序列分析目录 SeqAnalRef 等。所有的数据库之间都建立了交叉索引。另外，ExPASY 还提供了多种蛋白质组实用的分析工具，主要有相似搜索、模式搜索、一级结构分析、二级结构预测、2D-PAGE 分析等工具。ExPASY 还有一系列的软件工具，用于存取和显示数据库系统中的数据，分析蛋白质序列，处理有关蛋白质的实验数据。

蛋白质数据库 PDB（protein data bank）（http：//www.pdb.bnl.gov）是目前最著名的蛋白质三级结构数据库，也是蛋白质功能预测的重要数据库，包括原子标记，蛋白质一、二、三级结构，晶体结构及核磁共振等信息。

GO（gene ontology）（http：//geneontology.org）是目前应用最广泛的基因分类数据库，有 3 大独立的 ontology 被建立起来，包括：生物过程（biological process）、分子功能（cellular component）和细胞组分（cellular component）。这 3 个分类层次下面又可以独立出不同的亚层次，层层向下构成一个树型分支结构。可以说，GO 是生物学的统一化工具。一个蛋白质在注解的过程中，首先考虑在构成细胞内的组分或元件（cellular component），其次就是此组分或元件在分子水平上所行使的功能（cellular component），最后能够呈现出该分子功能所直接参与的生物过程（biological process）。这是一种存在反馈机制的注释过程，并且整个系统是动态开放、实时更新的。

KEGG（kyoto encyclopedia of genes and genomes）（http：//www.genome.jp/kegg）是目前信息最全、引用最为广泛的代谢信息数据库，提供了代谢途径、信号通路的图形化展现。含有如下子库：基因和蛋白质子库（GENES）、化学反应物子库（LIGAND）、生物通路子库（PATHWAY）、基因信息分类子库（BRITE）、基因直系同源子库（ORTHOLOGY）、疾病子库（DISEASE）、药物子库（DRUG）。其中主要的 GENES 子库包含完整和部分测序的基因组序列信息；LIGAND 子库包含关于化学物质、酶分子、酶反应等信息；PATHWAY 子库包括图解的细胞生化过程，如代谢、膜转运、信号传递、细胞周期及同源保守的子通路等信息。KEGG 不仅清晰展示了各物种目前已知的代谢途径、信号通路，且对催化各步反应的酶、通路蛋白进行了注解，整合了相关反应、代谢物、直系同源蛋白（homologous protein）等信息，是进行生物代谢网络研究的强有力工具。

（二）常用的生物信息学软件

BLAST（basic local alignment search tool）是一套在蛋白质数据库或 DNA 数据库中进行序列相似性比较的分析工具。BLAST 程序能迅速与公开数据库进行相似性序列比较，利用比较结果中的得分对序列相似性进行说明。BLAST 可以对一条或多条序列（可以是任何形式的序列）在一个或多个核酸或蛋白序列库中进行比对，并且从最初的 BLAST 发展到现在 NCBI 提供的 BLAST 2.0。BLAST 可以处理任何数量的序列，包括蛋白序列和核酸序列，也可以选择多个数据库。由于 BLAST 功能强大，检索速度快，BLAST 工具流行于世界上几乎所有的生物信息中心。

蛋白质直系同源簇（clusters of orthologous groups of proteins，COG）数据库是 NCBI 对细菌、藻类和真核生物完整基因组的编码蛋白，根据系统进化关系分类构建而成，可用于蛋白质功能域搜索和功能预测。利用 COGNITOR 程序(http://www. ncbi. nlm. nih. gov/COG/old/xognitor. html),可将查询蛋白质与 COG 库中的蛋白质直系同源簇进行比对,并把它归入适当的 COG 簇。通过 NCBI 提供的 Search Conserved Domains-BLAST 程序,也可实现对 COG 数据库的搜索。

IPA 是一款分析基因和蛋白质功能通道的软件,其作为 Ingenuity 公司的核心产品,基于后台高度结构化的 Ingenuity Knowledge Base,包括人工阅读提取的 260 多万条公开发表的科研成果和报告,可用于分析、整合、理解来自于基因表达、microRNA、SNP 微阵列的数据,代谢物组学和蛋白质组学的实验数据和一些可产生基因、化学品列表的小规模实验的数据。通过 IPA 能够搜索到有关基因、蛋白质、化学品和药物的信息,并能建立起实验系统的交互模型。IPA 强大的数据分析和搜索能力能很好地理解数据、具体靶标或者更大规模生物、化学系统下的候选生物标记。其应用范围包括靶标的发现及验证、代谢组学研究、先导化合物的验证及作用机制研究、毒性及安全性评估、生物网络模拟及分析、生物标记物研究等。于飞等人应用 IPA 生物信息学软件在葡萄籽原花青素 B2 对糖尿病模型鼠主动脉保护机制的研究中绘制了细胞凋亡、氧化应激、脂质代谢等通路(见附录三附图 20)。

SEQUEST 是一款基于串联质谱数据(MS/MS)的搜索软件。它将串联质谱数据与蛋白质数据库序列相联系,使研究者从质谱数据蛋白质鉴定的工作中解放出来。SEQUEST 使用未经解释的肽谱信息来查询数据库,即查询数据库的信息来自于整个质谱图谱。它采用一种称之为交叉关联(cross-correlation)的方法来计算所测到的质谱数据与数据库中蛋白质序列的关系,并对数据库的蛋白质序列进行排序。整个过程不需要人工干预。SEQUEST 软件很适合混合蛋白质的质谱鉴定。

三、蛋白质组信息学应用

(一) 药物设计

生物信息学所提供的数据资料,可以指导对药物作用靶位的选定和药物分子的设计。这种方法有快速、高效的特点。它的研究包括大分子结构功能的模拟和预报,药物分子与大分子结合的模拟,关键性致病基因的致病机制,以及生物分子同源性的分析,生物分子在指定细胞的分布和位点等。人类基因组及其他基因组测序工作的进行,为新药研制提供了许多潜在的靶点。后基因组时代为我们提供了大量靶点的信息,同时这些信息又是不完整的,很多时候甚至对于靶点的结构和功能还不清楚。生物信息学所提供的数据资料,可以指导对药物作用靶位的选定;理论模拟还可研究包括生物分子及其周围环境的复杂体系和生物分子的量子效应,这些模拟的结果对于在分子、亚分子和电子结构层次上了解生命现象的基本过程具有重要意义,为天然生物大分子的改性和基于受体结构的药物分子设计提供了依据。

(二) 蛋白质结构及功能预测

生命活动的执行者是基因的表达产物——蛋白质,而研究基因的根本目的在于解释整个生命活动的规律。因此,随着大量基因的破译及鉴定,这些基因编码的蛋白质成为研究的热点。后基因组中一个重要的方面是蛋白质功能的研究。随着结构基因组的进行,实验测定蛋白质结构的速度逐步加快。越来越多的蛋白质在测定空间结构后尚不清楚其生物功能,因此蛋白质功能预测日益受到重视。研究者利用所发展的基于关键作用部位的筛选方法进行蛋白质功能的预测。这不仅是分子生物学实验问题,也是一个生物信息学问题。新基因的克隆是当今分子生物学研究的热点,但是获得含有能够编码蛋白质的 DNA 序列后,下一步就需要分析其表达蛋白质的功能,尤其是那些与已知 DNA 序列无同源性或同源性较低的。我们可以利用生物信息学技术,通过与已知蛋白质相比较来判定未知的功能,此外,蛋白质的一些其他性质可以直接由序列计算得到。主要依赖于以下两方面:所获序列是否与已知蛋白结构相似;所获序列是否含有特殊蛋白质家族或功能的保守残基。

四、蛋白质组信息学在葡萄多酚研究中的应用

生物信息学是在人类基因组计划研究中面对巨大且具有高度复杂性的生物数据管理和分析需要而产生和发展起来的一门新兴学科。生物信息学、基因及蛋白质组学、现代数学、计算机及微电子技术等多学科的广泛渗透、融合发展,为天然药物的临床及实验研究提供了有力的技术支持,同时也对天然药物现代化研究提出了更高的要求。越来越多的学者认识到,以系统和信息化的视角研究复杂的天然药物理论体系,从多层次信息中分析发掘和提取药物的科学内涵,探讨药物的诊疗规律,揭示其作用靶点及作用机制,对认识药物的本质具有重要意义。根据生物信息学及相关领域近几年的研究,许忠能等对 DNA 测序、基因预测、亲缘及变异与功能、蛋白质结构预测、生物芯片技术、基因多样性、生物安全、活性成分的药物靶点和预测活性成分结构、代谢过程的模拟、能量中草药药理等方面展开阐述,提出应立足于利用多学科的思路与工具,促进中草药研究,分析了中草药资源与药理研究的一些可能趋势,指出药物靶点与活性成分结构预测、代谢模拟和药理的能量观点是中草药研究尤其值得探索的新内容。

由于人体健康和疾病状态的生理机制都表现在蛋白质水平,而药物设计起始阶段的药物靶点也是由蛋白质构成,因此蛋白质组学日益广泛地应用于后基因时代药物发现和药物开发的研究中。高通量蛋白质组学由于能在药物治疗前后或疾病与正常组织比较的模式系统中识别数百到数千潜在的蛋白质表达差异,已经成为后基因组时代发现和确认药物靶标的重要手段。然而,蛋白质识别只是这一过程的起始,随后的数据分析以及潜在蛋白质靶标的确认更是费时又费力的工作。生物信息学可以帮助人们在药物开发过程中更早、更快地找到更佳的药物作用靶点,减少研发时间和所需临床试验的数量。天然药物成分复杂,在发挥作用时各化学组分之间相互协同或者相互抑制,造成作用途径的多样化和作用结果的复杂化。利用功能蛋白质组学技术,分析经天然药物处理过的组织或细胞表达的蛋白质组,并比较治疗前后蛋白质组的表达差异,利用生物信息学分析相应变化的蛋白质参与的生物过程,从蛋白质水平对天然药物的多环节、多靶点调整作用进行研究,阐明药物的作用机制。

葡萄籽原花青素作为一种强效的自由基清除剂,具有强大的抗氧化、抗非酶糖基化活性,并具有多器官保护作用。李保应等发现:2D-DIGE 及质谱分析发现的 STZ 诱发的糖尿病大鼠肾组织经 GSPE 治疗后回调的差异蛋白有 9 个,其生物功能主要包括氧化应激、物质代谢、细胞增殖和凋亡等。糖尿病大鼠主动脉经 GSPE 治疗后回调 16 个差异蛋白点,经过 Ex-PASY 蛋白质组学工具分析,包括胞浆蛋白、分泌蛋白、线粒体蛋白、膜蛋白、核蛋白和过氧化物酶体蛋白,以胞浆蛋白为主。以 GO 分类对质谱鉴定得出的差异蛋白点进行功能分析,以细胞代谢所占比例最大,为 30%;细胞增殖为第 2 位,占 18%。糖尿病视网膜组织 18 个差异蛋白点(正常组和糖尿病组之间)和 GSPE 回调 7 个差异蛋白点,其生物功能主要包括热休

克、泛素-蛋白酶系统、物质代谢、细胞增殖等。糖尿病大鼠经 GSPE 治疗后回调的差异蛋白的功能主要涉及氧化应激、细胞增殖与凋亡、炎症反应和细胞代谢等病理生理过程。GSPE通过多种途径参与许多蛋白的表达调控,这些蛋白可为认识疾病的发病机制提供线索,也可作为疾病诊断的分子标记,为临床寻找有效药物提供候选靶点,并为天然药物靶点的筛选提供新的研究途径。

白藜芦醇是一种天然的抗氧化剂,目前已证实具有抗炎、抗癌、抗自由基、延长寿命及心血管保护等作用。Bakker 等用包括白藜芦醇在内的饮食干预 36 名超重的男性,5 周后发现白藜芦醇能够调控脂肪组织的炎症过程,提高内皮功能,改善氧化应激。用 Ingenuity Pathway Analysis(IPA)软件进行功能分析显示,鉴定的差异蛋白的生物功能主要涉及免疫反应、活性氧产生以及脂质增多,表明白藜芦醇干预超重人群的差异标志物参与了这些生物过程。Antosh 等研究了白藜芦醇延长寿命的作用机制,认为 Sir2、p53 在共同的通路中参与了白藜芦醇延年益寿的过程。白藜芦醇治疗肝细胞癌的生物信息学分析显示了具有有效作用的候选靶点,提示针对特定癌症相关的表型进行检测,从而进行个体化的治疗,是一种合理的方式。

参 考 文 献

[1] Wilkins MR, Sanchez JC, Gooley AA, et al. Progress with proteome projects:why all proteins expressed by a genome should be identified and how to do it. Biotechnol Genet Eng Rev,1996,13:19-50.

[2] Brower V. Proteomics:biology in the post-genomic era. Companies all over the world rush to lead the way in the new post-genomics race. EMBO Rep,2001,2:558-560.

[3] Godovac-Zimmermann J,Brown LR. Perspectives for mass spectrometry and functional proteomics. Mass Spectrom Rev,2001,20:1-57.

[4] Cheung VG,Nowak N,Jang W,et al. Integration of cytogenetic landmarks into the draft sequence of the human genome. Nature,2001,409:953-958.

[5] O'Farrell PH. High resolution two-dimensional electrophoresis of proteins. J Biol Chem,1975,250:4007-4021.

[6] 邱洁,高海青. 蛋白质组学技术在心血管疾病中的应用. 中华老年医学杂志,2005,24:152-155.

[7] 岳远彬,苗延平,张春庆. 蛋白质组分析技术与进展. 山东农业科学,2007,1:29-32.

[8] 朱红,周海涛,何春涤. 蛋白质组学及其主要技术. 癌变·畸变·突变,2005,17:318-320.

[9] 崔杰峰,刘银坤. 蛋白质组学研究的支撑技术-双向凝胶电泳. 国外医学临床(生物化学与检验学分册),2003,24:283-285.

[10] 许春梅,夏宇. 蛋白质组学技术的研究与应用. 湖南农业科学,2009,3:4-6.

[11] 李宏武,姚克,金红颖,等. 人晶状体上皮细胞蛋白质组的双向电泳和质谱鉴定. 中国病理生理杂志,2007,23:1598-1601.

[12] 王岚,刘晓勇,张华宁,等. 生物质谱技术在蛋白质组学研究中的应用. 生物技术通讯,2007,18:166-168.

[13] Unlu M,Morgan ME,Minden JS. Difference gel electrophoresis:a single gel method for detecting changes in protein extracts. Electrophoresis,1997,18:2071-2077.

[14] Stoeckli M,Chaurand P,Hallahan DE,et al. Imaging mass spectrometry:a new technology for the analysis of protein expression in mammalian tissues. Nat Med,2001,7:493-496.

[15] Rohner TC,Staab D,Stoeckli M. MALDI mass spectrometric imaging of biological tissue sections. Mech Age-

ing Dev,2005,126:177-185.

[16] Chaurand P,Fouchécourt S,DaGue BB,et al. Profiling and imaging proteins in the mouse epididymis by imaging mass spectrometry. Proteomics,2003,3:2221-2239.

[17] Crossman L,McHugh NA,Hsieh Y,et al. Investigation of the profiling depth in matrix-assisted laser desorption/ionization imaging mass spectrometry. Rapid Commun Mass Spectrom,2006,20:284-290.

[18] Sköld K,Svensson M,Kaplan A,et al. A neuroproteomic approach to targeting neuropeptides in the brain. Proteomics,2002,2:447-454.

[19] Tyan YC,Wu HY,Lai WW,et al. Proteomic profiling of human pleural effusion using two-dimensional nano liquid chromatography tandem mass spectrometry. J Proteome Res,2005,4:1274-1286.

[20] De Ceuninck F,Marcheteau E,Berger S,et al. Assessment of some tools for the characterization of the human osteoarthritic cartilage proteome. J Biomol Tech,2005,16:256-265.

[21] Moscova M,Marsh DJ,Baxter RC. Protein chip discovery of secreted proteins regulated by the phosphatidylinositol 3-kinase pathway in ovarian cancer cell lines. Cancer Res,2006,66:1376-1383.

[22] Belleville J. The French paradox:possible involvement of ethanol in the protective effect against cardiovascular diseases. Nutrition,2002,18:173-177.

[23] Sun AY,Simonyi A,Sun GY. The "French Paradox" and beyond:neuroprotective effects of polyphenols. Free Radic Biol Med,2002,32:314-318.

[24] Bagchi D,Bagchi M,Stohs SJ,et al. Free radicals and grape seed proanthocyanidin extract:importance in human health and disease prevention. Toxicology,2000,148:187-197.

[25] Yamakoshi J,Kataoka S,Koga T,et al. Proanthocyanidin-rich extract from grape seeds attenuates the development of aortic atherosclerosis in cholesterol-fed rabbits. Atherosclerosis,1999,142:139-149.

[26] Preuss HG,Montamarry S,Echard B,et al. Long-term effects of chromium,grape seed extract,and zinc on various metabolic parameters of rats. Mol Cell Biochem,2001,223:95-102.

[27] Preuss HG, Wallerstedt D, Talpur N, et al. Effects of niacin-bound chromium and grape seed proanthocyanidin extract on the lipid profile of hypercholesterolemic subjects:a pilot study. J Med,2000,31:227-246.

[28] Sato M,Maulik G,Ray PS,et al. Cardioprotective effects of grape seed proanthocyanidin against ischemic reperfusion injury. J Mol Cell Cardiol,1999,31:1289-1297.

[29] Sato M,Bagchi D,Tosaki A,et al. Grape seed proanthocyanidin reduces cardiomyocyte apoptosis by inhibiting ischemia/reperfusion-induced activation of JNK-1 and C-JUN. Free Radic Biol Med,2001,31:729-737.

[30] Zhao G,Gao H,Qiu J,et al. The molecular mechanism of protective effects of grape seed proanthocyanidin extract on reperfusion arrhythmias in rats in vivo. Biol Pharm Bull,2010,33:759-767.

[31] Li,XL,Li BY,Gao HQ,et al. ,Effects of grape seed proanthocyanidin extracts on aortic pulse wave velocity in streptozocin induced diabetic rats. Biosci Biotechnol Biochem,2009,73:1348-1354.

[32] Li,XL,Li BY,Gao HQ,et al. Proteomics approach to study the mechanism of action of grape seed proanthocyanidin extracts on arterial remodeling in diabetic rats. Int J Mol Med,2010,25:237-248.

[33] 翟茜,李保应,高海青,等.葡萄籽原花青素对糖尿病大鼠主动脉载脂蛋白A-Ⅰ表达的影响.山东大学学报(医学版),2009,47:1-4,19.

[34] Li,M,Ma YB,Gao HQ,et al. A novel approach of proteomics to study the mechanism of action of grape seed proanthocyanidin extracts on diabetic retinopathy in rats. Chin Med J(Engl),2008,121:2544-2552.

[35] Li,BY,Cheng M,Gao HQ,et al. ,Back-regulation of six oxidative stress proteins with grape seed proanthocyanidin extracts in rat diabetic nephropathy. J Cell Biochem,2008,104:668-679.

[36] Renaud S,de Lorgeril M. Wine,alcohol,platelets,and the French paradox for coronary heart disease. Lancet,

1992,339:1523-1526.

[37] Pace-Asciak CR,Rounova O,Hahn SE,et al. Wines and grape juices as modulators of platelet aggregation in healthy human subjects. Clin Chim Acta,1996,246:163-182.

[38] Pace-Asciak CR,Hahn S,Diamandis EP,et al. The red wine phenolics trans-resveratrol and quercetin block human platelet aggregation and eicosanoid synthesis: implications for protection against coronary heart disease. Clin Chim Acta,1995,235:207-219.

[39] Casper RF,Quesne M,Rogers IM,et al. Resveratrol has antagonist activity on the aryl hydrocarbon receptor: implications for prevention of dioxin toxicity. Mol Pharmacol,1999,56:784-790.

[40] Cordero C,Leo E,Cayuela A,et al. Validity of early colonoscopy for the treatment of adenomas missed by initial endoscopic examination. Rev Esp Enferm Dig,2001,93:519-528.

[41] Jang M,Cai L,Udeani GO,et al. Cancer chemopreventive activity of resveratrol,a natural product derived from grapes. Science,1997,275:218-220.

[42] Clément MV,Hirpara JL,Chawdhury SH,et al. Chemopreventive agent resveratrol,a natural product derived from grapes,triggers CD95 signaling-dependent apoptosis in human tumor cells. Blood,1998,92:996-1002.

[43] Soleas GJ,Diamandis EP,Goldberg DM. Resveratrol:a molecule whose time has come? And gone? Clin Biochem,1997,30:91-113.

[44] Cichocki M,Paluszczak J,Szaefer H,et al. Pterostilbene is equally potent as resveratrol in inhibiting 12-O-tetradecanoylphorbol-13-acetate activated NFkappaB,AP-1,COX-2,and iNOS in mouse epidermis. Mol Nutr Food Res,2008,52 Suppl 1:S62-70.

[45] Yang DL, Zhang HG, Xu YL, et al. Resveratrol inhibits right ventricular hypertrophy induced by monocrotaline in rats. Clin Exp Pharmacol Physiol,2010,37:150-155.

[46] Katalinié M,Rusak G,Domaéinovié Barovié J,et al. Structural aspects of flavonoids as inhibitors of human butyrylcholinesterase. Eur J Med Chem,2010,45:186-192.

[47] Kawada N,Seki S,Inoue M,et al. Effect of antioxidants,resveratrol,quercetin,and N-acetylcysteine,on the functions of cultured rat hepatic stellate cells and Kupffer cells. Hepatology,1998,27:1265-1274.

[48] Martinez J,Moreno JJ. Effect of resveratrol,a natural polyphenolic compound,on reactive oxygen species and prostaglandin production. Biochem Pharmacol,2000,59:865-870.

[49] Lekli I,Ray D,Das DK. Longevity nutrients resveratrol,wines and grapes. Genes Nutr,2010,5:55-60.

[50] Nassiri-Asl M,Hosseinzadeh H. Review of the pharmacological effects of Vitis vinifera (Grape) and its bioactive compounds. Phytother Res,2009,23:1197-1204.

[51] Dani C,Oliboni LS,Agostini F,et al. Phenolic content of grapevine leaves (Vitis labrusca var. Bordo) and its neuroprotective effect against peroxide damage. Toxicol In Vitro,2010,24:148-153.

[52] Leiro JM,Varela M,Piazzon MC,et al. The anti-inflammatory activity of the polyphenol resveratrol may be partially related to inhibition of tumour necrosis factor-alpha (TNF-alpha) pre-mRNA splicing. Mol Immunol,2010,47:1114-1120.

[53] Wang YJ,He F,Li XL. The neuroprotection of resveratrol in the experimental cerebral ischemia. Zhonghua Yi Xue Za Zhi,2003,83:534-536.

[54] Wang Q,Li H,Wang XW,et al. Resveratrol promotes differentiation and induces Fas-independent apoptosis of human medulloblastoma cells. Neurosci Lett,2003,351:83-86.

[55] Wang Q,Li H,Liu N,et al. Correlative analyses of notch signaling with resveratrol-induced differentiation and apoptosis of human medulloblastoma cells. Neurosci Lett,2008,438:168-173.

[56] Gagliano N,Aldini G,Colombo G,et al. The potential of resveratrol against human gliomas. Anticancer Drugs,2010,21:140-150.

[57] Shu XH,Li H,Sun Z,et al. Identification of metabolic pattern and bioactive form of resveratrol in human medulloblastoma cells. Biochem Pharmacol,2010,79:1516-1525.

[58] Ma XD,Yan F,Ma AD,et al. Resveratrol induces HepG2 cell apoptosis by depolarizing mitochondrial membrane. Nan Fang Yi Ke Da Xue Xue Bao,2006,26:406-408,413.

[59] Dekkers DH,Bezstarosti K,Gurusamy N,et al. Identification by a differential proteomic approach of the induced stress and redox proteins by resveratrol in the normal and diabetic rat heart. J Cell Mol Med,2008,12:1677-1689.

[60] 黄科,曹家树.生物信息学.情报学报,2002,21:491-496.

[61] 王米渠,翁洋,朱允民,等.证候病理与基因芯片的信息融合方法前瞻.辽林中药杂志,2003,30:617.

[62] 王米渠,许锦文,林乔.分子中医发展三论.现代中西医结合杂志,2003,12:1-2.

[63] 许忠能.生物信息学发展与中草药研究.中草药,2003,34:481.

[64] Ma L,Gao HQ,Li BY,et al. Grape seed proanthocyanidin extracts inhibit vascular cell adhesion molecule expression induced by advanced glycation end products through activation of peroxisome proliferators-activated receptor gamma. J Cardiovasc Pharmacol,2007,49:293-298.

[65] Bakker GC,van Erk MJ,Pellis L,et al. An anti-inflammatory dietary mix modulates inflammation and oxidative and metabolic stress in overweight men: a nutrigenomics approach. Am J Clin Nutr, 2010, 91:1044-1059.

[66] Antosh M,Whitaker R,Kroll A,et al. Comparative transcriptional pathway bioinformatic analysis of dietary restriction,Sir2,p53 and resveratrol life span extension in Drosophila. Cell Cycle,2011,10:904-911.

[67] Braconi C,Meng F,Swenson E,et al. Candidate therapeutic agents for hepatocellular cancer can be identified from phenotype-associated gene expression signatures. Cancer,2009,115:3738-3748.

第六章　代谢组学技术在葡萄多酚研究中的应用

在生命科学的研究发展历程中,基因和蛋白质一直是科学家最为关注的对象,并由此诞生了基因组学和蛋白质组学两大重要的学科分支。在后基因组时代,为了从宏观层面上更准确地把握生命体的代谢活动所蕴涵的信息,明确基因或蛋白质的变化在生命体代谢产物中的具体表现,一种新的组学应运而生——代谢组学。它是继基因组学、转录组学和蛋白质组学之后系统生物学的又一重要组成部分,也是组学研究领域的热点之一,并被视为组学研究的"终点"。

基因组学和蛋白质组学分别从基因和蛋白质层面探寻生命的活动,而实际上细胞内许多生命活动是发生在代谢物层面的,如细胞信号释放、能量传递、细胞间通信等都是受代谢物调控的。代谢组学正是研究代谢组(metabolome)在某一时刻细胞内所有代谢物集合的一门学科。基因与蛋白质的表达紧密相连,而代谢物则更多地反映了细胞所处的环境,这又与细胞的营养状态,药物和环境污染物的作用及其他外界因素的影响密切相关。因此有人认为:"基因组学和蛋白质组学告诉你什么可能会发生,而代谢组学则告诉你什么确实发生了"。

随着生物技术的发展,代谢组学越来越多地应用于各个领域,如临床疾病诊断、病理生理研究、药物开发及安全性评价、药物体内代谢途径研究、中药研究等,它已经渗入到生命科学研究的方方面面,并日益彰显出其强有力的科学潜能。

第一节　代谢组学概述

代谢组学(metabonomics)是以组群指标分析为基础,以高通量检测和数据处理为手段,以信息建模与系统整合为目标的系统生物学的一个分支,是系统生物学的另一重要研究领域。它是研究生物体系受外部刺激所产生的所有代谢产物变化的科学,所关注的是代谢循环中分子量小于1000的小分子代谢物的变化,反映的是外界刺激或遗传修饰的细胞或组织的代谢应答变化。

一、发展简史

早在1972年,Gompertz就利用气相色谱-质谱联用仪(GC-MS)分析糖尿病患者尿样中的有机酸谱,以此对糖尿病患者进行初步筛选和诊断。

1983年,Nicholson研究小组用核磁共振氢谱(^{1}H-NMR)技术对多组分代谢产物进行检测(1983—1998年)。

1991年,Nicholson利用生物统计学方法及相关数据库对大量复杂代谢产物数据进行解释和分类(1991—1998年)。

1997 年,Oliver 提出了通过定量分析尽可能多的代谢产物,评估酵母基因的遗传功能及其冗余度的必要性,首次将代谢产物和生物基因的功能联系起来。

1999 年,Nicholson 提出了代谢组学概念,将代谢组学定义为生物体对病理生理或基因修饰等刺激产生的代谢物质动态应答的定量测定。开始了继基因组学、蛋白质组学之后的另一个新领域。

2000 年,德国马普所的 Fiehn 等提出代谢组学的概念,将其定义为对限定条件下的特定生物样品中所有代谢产物的定性定量分析。

目前普遍认为,"metabolomics"主要指研究总体代谢谱,而"metabonomics"则是描述生物干扰所引起的多种(但不一定是全部)代谢物的变化。实际上,这两个术语在使用上多有重叠,常常不加区分。

代谢组学的概念来源于代谢组,代谢组是指某一生物或细胞在一特定生理时期内所有的低分子量代谢产物,代谢组学则是对某一生物或细胞在一特定生理时期内所有低分子量代谢产物同时进行定性和定量分析的一门新学科。它是以组群指标分析为基础,以高通量检测和数据处理为手段,以信息建模与系统整合为目标的系统生物学的一个分支。作为系统生物学的重要组成部分,代谢组学在临床医学领域具有广泛的应用前景。

事实上,代谢组学研究已经能诊断出一些代谢类疾病,如糖尿病、肥胖症、代谢综合征等。目前,已经研究清楚的普通代谢途径包括三羧酸循环、糖酵解、花生四烯酸/炎症途径。

二、代谢组学与系统生物学

人类基因组计划及随后的基因组学、蛋白质组学、代谢组学等各种组学的发展,把生物学带入了系统科学的时代——系统生物学。

系统生物学是在细胞、组织、器官和生物体整体水平研究结构和功能各异的各种分子及其相互作用,并通过计算生物学来定量描述和预测生物功能、表型和行为。系统生物学将在基因组序列的基础上完成由生命密码到生命过程的研究,这是一个逐步整合的过程,由生物体内各种分子的鉴别及其相互作用的研究到途径、网络、模块,最终完成整个生命活动的路线图。系统生物学的主要技术平台为基因组学、转录组学、蛋白质组学、代谢组学、相互作用组学和表型组学等。基因组学、转录组学、蛋白质组学、代谢组学分别在 DNA 水平、mRNA水平、蛋白质水平和代谢产物水平检测和鉴别各种分子并研究其功能。相互作用组学系统研究各种分子间的相互作用。表型组学是生物体基因型和表型的桥梁,目前还仅在细胞水平开展表型组学研究。

代谢组学可以认为是基因组学、转录组学、蛋白质组学的延伸。与之相比,代谢组学能够更准确地反映生物体系的状态,更有以下优点:基因和蛋白表达的微小变化会在代谢物水平得到放大;代谢组学的研究不需进行全基因组测序或建立大量表达序列标签的数据库;代谢物的种类远少于基因和蛋白的数目;生物体液的代谢物分析可反映机体系统的生理和病理状态,且在各个生物体系中是类似的,所以研究中采用的技术更通用。

三、代谢组学研究技术平台

Fiehn 等将生物体系的代谢产物分析分为 4 个层次。①代谢物靶标分析:对某个或某几个特定组分的分析,主要用于筛选和要求高敏感度物质的分析,如对激素的监测。②代谢轮廓分析:对某一类结构、性质相关的化合物(如极性脂类物质、类异戊二烯、碳氢化合物)或某一代谢途径的所有中间产物或多条代谢途径的标志性组分定量分析,主要用于药物研究中对特定化学药品的分解代谢途径的描述。③代谢组分分析:限定条件下特定生物样品中所有代谢组分的定性和定量分析。另外,还包括对未知代谢物的识别,必须要有严格的样品制备和分析技术。④代谢物指纹分析:不分离鉴定具体单一组分,不识别所有的代谢物,而是对样品进行快速分类(如表型的快速鉴定)。

完整的代谢组学研究分析的流程包括样品的采集、样品预处理、数据采集和数据分析及解释,每一步都有相应的操作规程及技术平台。先进分析检测技术结合模式识别和专家系统等计算分析方法是代谢组学研究的基本方法,两者缺一不可。精确、灵敏、高通量的分析方法为代谢物分析提供化学手段,是代谢组学研究的基础。各种模式识别和知识发现的计算技术从大量的分析信号中发现有用知识或特征模式,是代谢组学研究的重要工具。

(一) 代谢组学的化学分析技术平台

与原有的各种组学技术中的分析对象不同,新兴的代谢组学分析的对象种类繁多,性质差异很大,浓度范围分布广,要对它们进行无偏向的全面分析,并全面提取代谢物的特征或代谢时空的整体变化规律,单一的分离分析手段难以胜任,需要多种仪器的共同配合使用。

代谢组学整体水平的检测依赖于分析化学中的各种谱学技术,如核磁共振波谱(nuclear magnetic resonance spectrum, NMR)、质谱(mass spectrum, MS)、高效液相色谱(high performance liquid chromatography, HPLC)、红外光谱(infrared spectrum, IR)、紫外可见光谱(ultraviolet visible spectroscopy, UV)以及各种原子光谱等。

迄今为止,在药物和疾病研究领域最常见的分析工具是核磁共振技术,其优势在于能够对样品实现无创性、无偏向的检测,具有良好的客观性和重现性,样品不需要烦琐处理,具有较高的通量和较低的单位样品检测成本。特别是 ^{1}H-NMR,对含氢化合物均有响应,能完成样品中大多数化合物的检测,满足代谢组学中的对尽可能多的化合物进行检测的目标。但也有两个明显的缺陷:灵敏度低、分辨率低,常常导致高丰度的分析物掩盖低丰度的分析物,很难同时测定生物体系中共存的浓度相差较大的代谢产物。近年来的相关研究显示, ^{13}C-NMR 技术、多维核磁共振技术、液相色谱-核磁共振(LC-NMR)联用提高了分辨率,部分改善了 ^{1}H-NMR 中的问题。

在植物代谢组学研究中主要采用的分析技术是 MS,具有高的灵敏性和专属性,可以实现对多个化合物的同时快速分析与鉴定。随着质谱及其联用技术的发展,越来越多的研究者将色谱-质谱(如气相色谱-质谱,GS-MS)联用技术用于代谢组学的研究,能够提供较高的分辨率和检测灵敏度,并有可供参考、比较的标准谱图库,可以方便地得到代谢组分的定性结果,常用于植物和微生物代谢指纹分析。不足之处在于 GC 只能对其中的挥发组分实现直接分析,而不能得到体系中难挥发的代谢组分信息。液相色谱-质谱(LC-MS)避免 GC-MS 中繁杂的样品前处理,由于其较高的灵敏度和较宽的动态范围,已被越来越多地用于代谢组学研究。新的分析技术如超高效液相色谱/高分辨飞行时间质谱技术、毛细管液相色谱-质谱联用技术、傅里叶变换离子回旋共振技术等也被用于代谢组学的研究,以提高代谢产物的检测灵敏度和通量。

(二) 代谢组学的数据分析平台

分析技术与化学计量学、生物信息学方法相结合是代谢组学研究的特点之一,对分析数据的计算处理是代谢组学研究的重要内容。由于代谢组学分析产生的是信息量丰富的多维数据,因此,需要充分整合化学计量学和多元统计分析方法等技术,对代谢组学数据进行分析说明。如果说分析技术在我们面前打开了"一扇门",正确的数据分析方法和模型建立便是"找到宝藏"的钥匙。

1. 数据分析方法　目前代谢组学中运用较多的数据分析方法包括主成分分析(PCA)、层次聚类分析(HCA)、非线性影射(NLM)等非监督分类方法,以及偏最小二乘法-判别分析(PLS-DA)、k-最近邻法(KNN)、神经网络(NN)等监督分类方法。每一种方法都有各自特点,通过比较、整合可以得到更完整的结果。这些技术可以对研究对象进行正确的归类,其内涵可以概括为信息处理、分析与决策,它可以对 ^{1}H-NMR 等所得的代谢物数据进行分类识别,寻找代谢物之间的共性、差异性,寻找关键的标志性代谢化合物,深入认识研究对象的复杂性和关联性。

PCA 是对多变量数据进行统计处理的一种数据线性投影方法,它在保留原有信息的基础上将高维空间中的样本投影到较低维的主成分空间中。其基本思路是以一种最优化方法浓缩数据,寻找几个由原始变量线性组合而成的主成分,以揭示原始数据的特征,提取基本信息,实现对数据的可视化和样本的分类聚集。

此外,NN 等智能分类算法也被应用于代谢物组数据处理中。还有研究者应用统计实验设计和 PLS-DA 对代谢物组分析信号进行处理,或用 HCA 和 KNN 的方法对 19 种毒性物质的 NMR 分析数据分类,成功地分辨了空白组、肝毒性组、肾毒性组和其他作用组。根据不同的数据类型和研究目标,代谢组学可以采用各种模式识别或多元统计的分析技术和方法。

2. 分析数据的整合　在现实情况下,生物体系的复杂性使通过上述分析方法得到的数据更为复杂。不同的化学分析技术、数据分析方法得到了不同的代谢数据组,这就需要一系列的化学计量方法对这些数据加以综合,得到系统的结论。

Crockfird 等应用 SHY(statistical heterospectroscopy)方法对 NMR 与 MS 数据进行了整合,为生物标志物的发现提供了一个系统生物学工具。LC-MS 数据和 GC-MS 数据的融合也有相关报道。关于数据的另外一个整合是指代谢组学数据与其他一些整体研究数据之间的整合。随着现代自然科学技术的不断发展,各种基于整体的研究,如蛋白质组学、代谢组学、基因组学等不断出现并相互交叉,通过整合整体研究数据,可以更全面和深刻地阐明生物网络复杂性,准确理解代谢物与蛋白质、代谢物与基因之间的关系。从数据形式上,采用 XML 通用标记语言的质谱数据可同时适用于蛋白质组和代谢组,同时,在细胞信号通路等领域有重要作用的系统生物学标记语言 SBML 也正发展成 XML 形式;有些研究也采用 SysBio-OM 数据记录平台,将 PEDRo 形式的蛋白质组数据和代谢组数据整合至 MAGE-OM 模式的转录组数据中。组学数据整合可以通过代谢网络支架(scaffold)分析、建模方法或借用有关专业软件来实现。

数据库的建立是必不可少的一个方面。与基因组学和蛋白质组学已有较完善的数据库供搜索使用相比,目前代谢组学研究尚无类似的功能完备的数据库。一些生化数据库可供未知代谢物的结构鉴定或用于已知代谢物的生物功能解释,如连接图数据库(connections map DB)、京都基因与基因组百科全书(KEGG)、MET-LIN、HumanCyc、EcoCyc 和 metacyc、BRENDA、LIGAND、MetaCyc、UMBBD、WIT2、EMP 项目、IRIS、AraCyc、PathDB、生物化学途径(ExPASY)、互联网主要代谢途径(main metabolic pathways on internet,MMP)、Duke 博士植物化学和民族植物学数据库、Arizona 大学天然产物数据库等,其中 IRIS、AraCyc 分别为水稻和拟南芥的有关数据库。目前的代谢组学数据库主要用于各种生物样本中代谢物的结构鉴定。理想的代谢组学数据库还应包括各种生物体的代谢物组信息以及包含代谢物的定量数据,如人类代谢组数据库(the human metabolite database http://www.hmdb.ca)包含了人类体液中超过 1400 种的代谢产物。数据库中每种代谢产物都有其相应的化学、临床、分子生物学和生化数据。

四、代谢组学的应用

代谢组学自出现以来,引起了各国科学家的极大兴趣,广泛地应用于各个领域,如疾病诊断、药物研究、微生物代谢组学、植物代谢组学、中医药研究等方面。

(一) 代谢组学在疾病中的应用

随着机体的病理变化,其代谢产物也会产生相应的变化。对这些代谢产物的变化进行数据采集、分析,寻找疾病的生物标记物,有助于临床对疾病的诊断与分型。疾病代谢组学在疾病研究中的应用主要包括病变标记物的发现、疾病的诊断、治疗和预后的判断。其最广泛的应用是病变标记物的发现与疾病诊断、治疗相关的代谢标记物,通过代谢物谱分析得到的相关标志物是疾病的分型、诊断、治疗的基础。目前已有较多文献报道了代谢组学在疾病研究中的应用,如冠心病、肾病、肿瘤、高血压和精神系统疾病等。

Barba 等利用基于 ^{1}H-NMR 分析 31 例可疑的劳力型心绞痛和既往无心肌梗死病史患者的血液标本,结果发现,通过血清代谢产物分析可以预测冠心病可疑患者发生的由运动诱发的心肌缺血。他们认为这项检查可以用于有冠心病危险因素患者的筛选以及危险分层。Pihogios 等人的研究证实了基于 NMR 技术的代谢组学尿检验有助于肾小球肾炎损害严重性的早期评估和监测肾功能。许国旺等通过代谢靶细胞分析,以尿中 13～15 种核苷浓度为数量矢量,用 PCA 法处理数据,对癌症患者和正常人进行分类研究,其识别率达 72%,采用人工神经元网络(ANN)软件对数据进行处理,肿瘤患者的识别率可达 83%。

(二) 代谢组学在药学研究中的应用

代谢组学是一种新思维产生的新技术手段,它可以对生物体给药后的整个生化反应过程进行检测,考察药物的药效和毒性与各代谢产物的浓度及其动态变化之间的相关性,综合分析代谢产物的变化特点及规律,全面评价药物的价值和开发前景,目前它已被应用于新药的研究开发中。进行药物机制研究和新药研发时,必须寻找到与人类疾病、药效和毒性相适宜的动物模型。有人认为利用桥接生物标记物可由动物实验的结果来预测应用于人体的结果。Nicholson 研究小组利用基于 NMR 的代谢组学技术,在药物毒性评价方面开展了深入的工作。其研究表明,采用代谢组学方法可判断毒性影响的组织器官及其位点,推测药物相关作用机制,确定与毒性相关的潜在生物标记物;并在此基础上可建立供毒性预测的专家系统以及毒物影响动物内源性代谢物随时间变化的轨迹。

(三) 代谢组学在微生物代谢研究中的应用

与植物和动物代谢组学相比,由于微生物在生长培养基中浓度较低,低浓度代谢物难以检测以及胞内和胞外代谢物不易分离等特点,使微生物代谢组学的发展受到一定的限制。而与高等生物相比,微生物具有系统简单、基因组数据丰富,以及基因调节、代谢网络和生理特性了解全面等优势,代谢组学研究在微生物生物技术领域意义更为重要。通过样品的预处理、代谢产物的化学分析与数据处理分析等得到一系列数据,进而系统地描绘出微生物的代谢途径图,有助于更好地理解代谢物之间的相互关系,也能够与基因表达数据相联系,进行功能基因组学研究。目前微生物代谢组学已经成功地应用于微生物表型分类、突变体筛选与分类、代谢途径及微生物代谢工程、发酵工艺的监控,微生物降解环境污染物以及肠道微生物与宿主的代谢表型、病理关系等方面。

(四) 代谢组学在植物、中药代谢研究中的应用

植物代谢组学是对植物的某一组织或细胞在一特定生理时期内所有低分子量代谢产物同时进行定性和定量分析。代谢组学可以较为全面地研究植物复杂代谢过程及其产物,从而为分析植物次生代谢网络结构、限速步骤,解析细胞活动过程及寻找植物间的亲缘关系等提供了可能,同时也为阐明中草药"黑箱体",更好地评价中药配伍处方的安全性及有效性,为人类所用提供了一个良好的平台。此外,代谢组学能够对一种证候所体现在机体内部代谢物各组分的共性加以识别、分析,建立更符合中医证候的模型,方便医生更好地理解证候特征并进行"辨证施治",实现个体化医疗。

(五) 代谢组学在营养学中的应用

代谢组学的方法可以帮助识别和常量营养物的最终摄入效应密切相关的代谢物,并且有助于定义各种常量营养物的正常摄入范围。从长远来看,代谢组学的研究可以帮助理解,当单一的养分(如氨基酸等)摄入过多或者过少时整个机体的新陈代谢会发生怎样的改变。除此之外,这也是一个在考虑到代谢复杂性的基础上合乎科学地建立常量营养物合理摄入范围的评估策略。

第二节　代谢组学技术在葡萄多酚成分
分析中的应用

代谢组学整体水平的检测依赖于分析化学中的各种谱学技术,如 NMR、MS、HPLC、IR、UV 以及各种原子光谱等。自 1999 年 Nicholson 及其同事在核磁共振(NMR)研究的基础上提出代谢组学概念以来,基于 NMR 的代谢组学得到了迅速的发展。此外,MS 及 HPLC-MS 联用技术在生命科学领域也扮演着很重要的角色。

目前基于 NMR 代谢组学的主要研究对象是生物体液、活体组织及提取液,借以明确药物代谢、特异性标记物及相关疾病的诊断等。基于液质联用技术的代谢组学主要应用于目标代谢产物的分离鉴定、短时间内大样本量分析以及复杂生物样本的分析等。本节就这两种技术的代谢组学应用作简单介绍,供进一步研究参考。

一、基于 NMR 的代谢组学技术

(一) 核磁共振波谱

在外磁场的作用下,一些原子核能产生核自旋能级分裂,当用一定频率的射频照射分子时,可引起原子核自旋能级的跃迁,吸收一定频率的射频,即产生核磁共振(NMR)。以核磁共振信号强度对照射频率(或磁场强度)作图,即为核磁共振波谱(NMR spectrum)。核磁共振波谱法(NMR spectroscopy)是利用核磁共振波谱行结构(包括构型和构象)测定性及定量分析的方法。目前常用的是氢核磁共振波谱(^{1}H-NMR)、碳-13 核磁共振波谱(^{13}C-NMR),两

者互为补充。另外还有 ^{15}N-NMR、^{9}F-NMR、^{23}Na-NMR 等，以及新的技术如二维核磁共振波谱等不断涌现和完善，使 NMR 波谱在化学、医学、药学、生物学及物理化学等领域应用更为广泛。

基于 NMR 的代谢组学技术，即利用高分辨率 NMR 技术对完整器官或组织细胞内许多微量代谢组分进行检测，可得到相应的生物体代谢物信息。研究这些微量代谢组分的 NMR 图谱，综合分析这些信息所反映的生物学意义，可以了解生物体代谢的规律。

1. NMR 技术的优势　首先，用 NMR 分析生物体液等复杂混合物时样品的前处理简单，测试手段丰富，包括液体高分辨 NMR、高分辨魔角旋转（HR-MAS）NMR 和活体核磁共振波谱（MRS）。因此，能够在最接近生理状态的条件下对不同类型的样品进行检测。其中需要特别提到 HR-MAS 方法，该方法是将样品在与静磁场成魔角（54.7°）的方向旋转，消除了磁场不均匀性、化学位移各向异性和偶极-偶极相互作用带来的谱线增宽影响，从而可以获得与液体高分辨 NMR 相媲美的分辨率。更重要的是，这种方法对代谢物在组织中的定位有独特的优点，目前已经有不少将此方法用于肝脏、脑、前列腺等组织的研究报道。

其次，NMR 是一种无损的多参数和动态分析技术，NMR 同时具有定性分析和定量分析功能，并且通过单次检测可以得到所有含量在 NMR 检测限以上的物质（含有 NMR 可观测核的物质）的特征 NMR 谱，以及这些物质在整个刺激周期中的动态变化，而且 NMR 谱携带有丰富的分子结构和动力学信息。

再次，NMR 检测可以在很短的时间内完成（一般 5~10 分钟），这对于实现高通量样品检测和保证样品在检测期内维持原有性质来说是至关重要的。此外，流动探头、自动进样技术和自动 NMR 谱处理技术的出现和不断完善，也使得测定速度和准确性不断提高。而且，核磁共振手段灵活多变，通过操控脉冲序列，我们可以获得多种多样的信息。例如代谢组学中常用到的谱编辑手段：使用单脉冲、CPMG（Carr-Purcell-Meiboom-Gill）和扩散加权序列，可以分别获得样品中不同官能团、不同分子量或不同存在状态的分子的 ^{1}H-NMR 谱。

2. NMR 的局限性　随着仪器和分析技术的发展，特别是基于计算机的模式识别和专家系统的发展，将对基于 NMR 代谢研究的进步产生巨大的推进作用。但是，仍有大量方法学上的问题需要解决：①生物体系的复杂性决定了生物体液以及生物组织组成的复杂性，从而造成了 NMR 谱峰的重叠，对物质的归属和精确定量造成一定的影响；②NMR 方法的低灵敏度也是一直困扰 NMR 工作者的一个问题；③现有的代谢组学数据分析方法对高含量物质浓度的变化有很好的识别能力，但是对低含量代谢物分析的准确性和可靠性都较低，然而在某些情况下，这些低含量的物质往往携带了重要的信息。

（二）　基于 NMR 的代谢组学的应用

代谢组学技术飞速发展，已经逐渐应用于疾病研究、药物研究、植物代谢研究、中医中药研究等各个领域，不再赘述。现就 NMR 在医药学及相关领域中的应用做一简单介绍。

1. 正常生理代谢机制的研究　生物体是一个完整的系统，机体组织及其调控水平相互关联和相互依赖并受环境等外界因素的影响，生命活动的任何变化均可以引起生物体代谢物的变化。因此，代谢组学通过分析生物体液和组织的代谢产物，来研究生化类型体系和整个生物体的调控特点。生物体液中的代谢物与细胞和组织中的代谢物处于动态平衡，生物体中细胞功能异常一定会反映在生物体成分的变化之中。建立生理条件下对代谢谱的正确认识,是研究各种病理条件或刺激干预产生的疾病机制的前提。

Bollard 等利用氢谱(^{1}H-NMR)分析 B6C3F1 小鼠和 SD 大鼠的尿液,前者的尿酸、甲酸、肌酐、延胡索酸、2-酮戊二酸、枸橼酸明显增加,而牛磺酸、内铵盐则较低。

Lenz 等结合化学计量学分析对 12 位健康人的血浆和尿液代谢小分子物质的核磁图谱进行分析比较证实,代谢组学技术应用于临床人类体液代谢研究,在不影响机体正常代谢过程的情况下可以较好地呈现出人体的代谢指纹图,而且基于饮食、人种等差异可形成不同的代谢指纹图。

2. 病理状态代谢机制研究　从代谢物角度审视疾病的状态,是利用代谢组学探讨疾病诊断及其发病机制的最大优势。现有的研究大多借助 NMR 技术,因为 NMR 检测不需要样品准备、提纯等预处理,更便于疾病的筛查。

心血管疾病的诊断主要依据血管造影术,价格昂贵且会伴有严重的不良反应,而代谢组学的应用使心血管疾病的诊断有了更简便无创的方法。Brindle 等用代谢组学方法用于冠心病诊断,结果显示:经过正交信号校正(orthogonal signal correction, OSC)的模式识别方法能很好地区分重症冠心病(3 支血管疾病,TVD)和冠状动脉正常人的血清。用代谢组学方法对不同程度的高血压患者作研究,发现导致不同收缩压的因素是血清中脂蛋白颗粒的组成,如脂肪酸侧链的不饱和度、脂蛋白分子之间相互作用的强度,而不是脂类的绝对含量。

对于先天性疾病的诊断,既往主要依赖酶学检测,耗时、耗力,检出率低。对苯丙酮尿酸症和棕色糖浆尿病等先天性代谢疾病与健康新生儿尿液进行对比分析发现,苯丙氨酸及其支链氨基酸,如亮氨酸、缬氨酸、异亮氨酸的核磁图谱明显不同,其数据主成分可明显体现出 3 组不同的团聚性。

目前,癌症的治疗效果尚不能令人满意,寻找有诊断价值的特异性肿瘤标志物是各个组学研究的重点之一。代谢组学将从机体的动态代谢途径寻找肿瘤特异性标志物。Lombardi 等在比较高度恶性的脑神经胶质瘤、健康人的脑组织和低度恶性的星形细胞瘤的 NMR 图谱时发现,波谱在化学位移值 $\delta(5.3 \sim 5.4)$ 的单价不饱和脂肪酸明显升高。该脂肪酸为神经节苷脂的组成部分,提示肿瘤对神经节苷脂的免疫抑制力活性的影响。

3. NMR 在药物研究中的应用　随着核磁共振仪在灵敏度、分辨率和动态范围的提高,NMR 可用于快速研究复杂体系。^{1}H-NMR 可检测组织、血液中所含物质的情况,特别是尿液和血液中药物及其代谢物的信息,对体内药物的研究具有重要意义。在对药物代谢进行研究之前,首先对体内的内源性物质进行了研究,包括尿液和血液。NMR 法简便、快速,仅需少量生物样品,且无需对样品进行分离或衍生化,被测物的浓度在 100μmol/L 以上即可被检出。NMR 常常与其他分析技术联用,如固相萃取-核磁共振波谱法(SPEC-NMR)、高效液相-核磁共振波谱法(HPLC-NMR)及 HPLC-NMR-MS 联用等。

SPEC-NMR 联用技术可以快速分离、检测各种药物和内源性代谢物,因而广泛用于药物代谢研究中。它的一个突出特点是可以富集样品,而且这种方法花费很低,使用方便,图谱解析较为容易。200MHz 以上的核磁共振仪就可以用来检测生物样品。

在布洛芬药物代谢的研究中,健康男性注射 400mg 布洛芬,0 ~ 4 小时的尿液经 HPLC-NMR 联用技术,图谱中清晰地显示出 5 个代谢产物:2-羟基布洛芬葡萄糖醛酸结合物、2-羧基布洛芬葡萄糖醛酸结合物、2-羟基布洛芬、2-羧基布洛芬、布洛芬葡萄糖醛酸结合物。采用停止流动模式技术可以得到纯的 2-羟基布洛芬的核磁共振氢谱。

HPLC-NMR-MS 联用技术实际上是 MS、NMR 两种技术的补充。该系统的流出液中可得到 UV、NMR 和 MS 三种信息，为解析复杂的药物代谢产物的结构提供了全面的结构数据。对于那些难以解析的复杂的一维核磁图谱，可以采用二维核磁技术和其他辅助方法进一步帮助解析。二维 ^1H-^1H COSY 技术是一种很有用的简化图谱的手段。

二、基于液质联用技术的代谢组学

（一）质谱及液质联用技术

1. 质谱技术　质谱法（MS）即用离子化技术，将物质分子失去外层电子形成分子离子，分子离子中的化学键又继续发生某些有规律的断裂而形成不同质量的碎片离子，选择其中带正电的离子，使其在电场或磁场的作用下，按照其质荷比（m/z）的差异进行分离测定，从而进行物质成分及结构分析的方法。由此根据 m/z 的顺序及相对强度大小记录出的图谱即为质谱。由于图谱中离子的质量及相对强度是各物质所特有的，即代表了物质的性质和结构特点，因此通过质谱解析可以进行物质的成分分析和结构分析。

质谱法已广泛应用在有机化学、生物化学、药物代谢、临床、毒物学、农药测定、环境保护、石油化学、地球化学、食品化学、植物化学、宇宙化学和国防化学等领域。用质谱计做多离子检测，可用于定性分析，例如，在药理生物学研究中能以药物及其代谢产物在气相色谱图上的保留时间和相应质量碎片图为基础，确定药物和代谢产物的存在；也可用于定量分析，用被检化合物的稳定性放射性核素异构物作为内标，以取得更准确的结果。

2. 液质联用技术　液质联用（HLPC-MS）又称液相色谱-质谱联用技术，它以液相色谱作为分离系统，质谱为检测系统。样品在质谱部分和流动相分离，被离子化后，经质谱的质量分析器将离子碎片按质量数分开，经检测器得到质谱图。

色谱的优势在于分离，为混合物的分离提供了最有效的选择，但其难以得到物质的结构信息，主要依靠与标准物对比来判断未知物，对无紫外吸收化合物的检测还要通过其他途径进行分析。质谱能够提供物质的结构信息，用样量也非常少，但其分析的样品需要进行纯化，具有一定的纯度之后才可以直接进行分析。因此，人们期望将色谱与质谱联接起来使用，以弥补这两种仪器各自的缺点。

液质联用体现了色谱和质谱优势的互补，将色谱对复杂样品的高分离能力，与 MS 具有高选择性、高灵敏度及能够提供相对分子质量与结构信息的优点结合起来，在药物分析、食品分析和环境分析等许多领域得到了广泛的应用。

（二）液质联用技术的优势

气质联用技术（GC-MS）具有高灵敏度、高重复性、可检库鉴定已知物等特点，其局限性是样品必须气化，且不能分析大分子、难挥发性物质和热不稳定性物质；核磁共振（NMR）对样品无损伤且重复性好，广泛应用于药物工业和患者的尿、血样分析，但其灵敏度不高，不能鉴定混合物；而液质联用技术（LC-MS）是具有高效、快速分离效能的 LC 与灵敏、准确的 MS或 MSn 的结合，被广泛应用于难挥发性化合物、极性化合物、热不稳定化合物和大分子化合物(包括蛋白质、多肽、多糖、多聚物等)的分析,既可定性,也可定量,是最具前途的代谢组学的研究技术之一。

随着先进技术的发展,特别是近年来,电喷雾电离源(ESI)、大气压化学电离源(APCI)、电子轰击电离源(EI)、快原子轰击电离源(FAB)等软电离技术的成熟,使得液质联用技术定性定量分析结果更加可靠。而高效液相色谱图-质谱串联(HPLC-MS/MS)技术的开创,更是体现了其巨大的优势。LC 与高选择性、高灵敏度的 MS/MS 结合,可对复杂样品进行实时分析,即使在 LC 难分离的情况下,只要通过 MS1 及 MS2 对目标化合物进行中性碎片扫描,就可发现并突出混合物中的目标化合物,显著提高信噪比。同时,由于 HPLC-MS 对高沸点、难挥发和热不稳定化合物的分离和鉴定具有独特的优势,因此,它已成为中药制剂分析、药动学、食品安全检测和临床医药学研究等不可缺少的手段。

(三) 基于液质联用技术的代谢组学的应用

1. 在药物分析中的应用

(1) 体外药物分析:主要体现在中西药药物成分分析、残留药物成分鉴定和保健品、中成药、食品中非法添加化学成分的鉴定分析。袁杰等采用 HPLC/ESI-MS 联用的方法对朝鲜淫羊藿的化学成分进行分析,以 ESI-MS 获得的准分子离子峰确定化合物的分子量,根据多级质谱所得的碎片峰,结合紫外光谱 HPLC 的保留时间等信息,鉴定了 9 个黄酮苷类化合物。Kite GC 等采用 HPLC/ESI-MS 分析了皂荚树中 100 多种皂苷类成分的结构。

食品及农产品的残留分析对灵敏度、重现性与选择性的要求非常高,需要在复杂的基质中检测 ppb 级甚至更低浓度水平的痕量残留物质。要达到以上要求,除了良好的样品前处理之外,还需要选择高性能、高灵敏度的 LC-MS 系统进行检测分析。李波、邓晓军等建立了用 LC-MS 测定植物、动物肉类、水产品等产品中草甘膦(PMG)及其代谢物氨甲基磷酸(AM-PA)残留量的方法。采用 Supelco Discovery C_{18} 柱(150mm×2.1mm,5μm),流动相 A:0.1% 甲醇-乙腈;B:5mmol/L 醋酸铵-0.1% 甲酸。采用多反应监测技术所确定的定性离子对其进行定性,放射性核素内标法定量。此方法的回收率和精密度符合残留检测要求。

LC-MS 由于只需对样品进行简单预处理,适用于含量少、不易分离得到或在分离过程中容易发生变化或损失成分的样品,在对食品中违禁物质和有害添加剂的分析研究中得到了广泛的应用。黄芳,黄晓兰等建立了食品中三聚氰胺的高效液相色谱-质谱测定方法,用 Kromasil C_{18} 柱,采用正离子模式的电喷雾质谱检测,线性范围为 0.01~0.5mg/L,检出限为 0.01mg/L,回收率为 80%~99%。孙玉明等利用液相色谱-质谱联用技术对纯中药降糖药物中非法掺入的化学降糖药格列苯脲进行了鉴定,取得了满意的效果。

(2) 体内药物分析:体内药物分析是测定体液(主要是血浆、血清或全血)中药物或其他代谢物浓度,从而进行药动学、代谢产物等方面的研究分析。HPLC-MS/MS 可以鉴别分析体液中各种类型的药物,文献已报道有:甲氨蝶呤、A-型和 B-型单端孢霉烯、强心苷、N-乙酰半胱氨酸、对乙酰氨基酚、氯苯那敏等。王玲等采用 HPLC-ESI/MS 对人口服毛果芸香碱后尿样的代谢产物进行了研究,实验中并未在志愿者尿液中发现毛果芸香碱的葡萄糖醛酸结合物,但大鼠灌胃给药后的尿样中检测到了毛果芸香碱的葡萄糖醛酸结合物,表明药物在体内的代谢过程可能与种属有关,这将有助于人们认识新药研发过程中临床试验的重要性。

此外,兴奋剂/毒品检测主要是根据尿液或血液中某些代谢产物的浓度测定,LC-MS/MS已被证明是一个有力的工具。Cergov 等建立了尿液样品中 16β-兴奋剂筛选及确证的方法,采用 MS1 的 SIM 模式筛选,呈阳性结果;再经 MS/MS 产物离子扫描,通过谱库检索得到准确的鉴定。

2. 在疾病诊断中的应用　疾病的存在及发展会在生物机体内产生相应的变化,如相关因子的过度表达或表达缺陷、疾病标志物的变化、代谢排泄物的变化等,早期检测、早期干预是疾病治疗的重要手段。基于液质联用技术的代谢组学在疾病的早期干预诊断方面体现出了其优越性,发挥了重要作用,主要体现在肿瘤的筛查、糖尿病早期干预等方面。

(1) 肿瘤筛查:Zhao 等基于 UPLC-TOF/MS 对尿中核苷和含有顺二醇结构的代谢产物进行分析,并以此区分正常人和癌症患者,为癌症诊断提供临床依据。HPV 是导致宫颈癌发生的诱因,癌组织在形成和扩散的过程中必然会导致一些代谢过程发生改变,陈静等从代谢组学的角度,基于 LC-MS 联用技术,发现宫颈癌患者中花生四烯酸和溶血磷脂酰胆碱的代谢发生了异常。色氨酸、m/z 268、m/z 476 等化合物在宫颈癌中上调,这些化合物有希望成为临床标志物。赵素敏等以 HPLC-MS 技术负离子模式下测定卵巢癌患者及健康志愿者体内卵磷脂代谢轮廓,进行 PLS-DA 分析,发现卵巢癌患者的磷脂轮廓与正常人能得到显著区分,并且能从中得到潜在的标记物。

(2) 糖尿病的早期干预:赵欣捷等应用 UPLCQ-TOF/MS 的代谢组学方法,以尿液为分析样本,对 39 例糖尿耐量正常的个体和 12 例糖尿耐量异常的个体进行研究。结果表明,应用数据用正交信号校正(OSC)过滤的 PLS-DA 模式识别分析,尿耐量正常个体和 12 例糖尿耐量异常个体可得到清楚的分离,并可以实现预测,为糖尿病的早期诊断提供基础。董毅哲等以 2 型糖尿病肾病模型 KK-Ay 小鼠为实验组,以 C57BL/6J 小鼠为对照组,分别测定尿 24 小时微量白蛋白,血清检测空腹血糖、甘油三酯、尿素氮、肌酐、白蛋白,取肾脏做病理学检查,并对血清进行 LC-MS 检测及代谢组学分析。结果表明 12 周龄小鼠试验组、对照组血生化指标有明显代谢组学差异,12 周龄系膜基质增加明显,20 周龄出现基底膜增厚等病理改变,而代谢组学主成分的分析显示,各周龄 KK-Ay 小鼠与 C57BL/6J 小鼠血清代谢图谱差异显著,早于血生化和肾脏病理变化,代谢物模式的经时变化轨迹图能够反映 2 型糖尿病肾病的进展规律。

由于 LC-MS 联用技术所具有的诸多优点,它愈来愈多地受到人们的重视,但其本身所存在的缺陷也是不容忽视的。首先,LC-MS 技术虽有较高的检测灵敏度,但对痕量物质的归属和精确定量,仍还存在不少困难;其次,LC-MS 技术对现有化学计量学方法的处理结果存在明显"假阳性"现象,而且仅能很好地反映含量较高物质的浓度变化,对低含量代谢物分析的准确性和可靠性却显著下降;再次,应用 LC-MS 技术确证化合物结构时,不及 NMR 技术直接有效;此外,目前 LC-MS 技术可供搜索用于确定化合物结构的数据库尚有限,不能满足复杂多样的代谢物研究的需要。总之,LC-MS 技术还有待完善,还有很大的发展空间。

三、代谢组学技术在葡萄多酚成分分析中的应用

(一) 葡萄籽的研究价值

葡萄籽一直是近年来深受人们喜爱的资源,既往研究表明葡萄籽提取物有多重生物学

活性。分析认为,葡萄籽中含有 13% ~ 15% 的油脂,其中不饱和脂肪酸含量达 90%,是一种营养保健性食用油。葡萄籽油的主要成分是亚油酸,含量 76% 以上,这些不饱和脂肪酸在降低低密度脂蛋白胆固醇的同时,可使高密度脂蛋白胆固醇升高。另外葡萄籽油中还含有 20 多种矿物元素和维生素 A、维生素 D、维生素 E、维生素 PP、维生素 K 等,还具有营养脑神经细胞、调节自主神经、清除血清胆固醇、治疗心血管疾病的作用。葡萄籽中另一种含量丰富的功能性成分是原花青素,据资料报道,可从葡萄籽提取出 5% ~ 8% 的多酚物质,其中含有原花青素、儿茶素和表儿茶素及咖啡酸等有机酸,它们以复杂成分和协同方式起抗氧化作用。到目前为止,已从葡萄籽中分离、鉴定了 16 种低聚原花青素(二聚体至四聚体),其中有 8 个二聚体、4 个三聚体。低聚原花青素有强抗氧化能力,可以清除体内的自由基和活性氧,能预防由于人体血液中低密度脂蛋白(LDL)的氧化而引起的动脉硬化。许多研究表明,原花青素抗氧化、清除自由基的能力远远强于维生素 E 和维生素 C,它能防治 80 多种因自由基引起的疾病包括心脏病、关节炎等,还具有改善人体微循环的功能。

(二) NMR 在天然药物研究中的优势

天然药物尤其是其中的抗氧化成分,如生物类黄酮、原花青素、吲哚衍生物、双硫代巯基化合物、植物激素等物质,可防止化学反应,或具有抗癌特性,是当前研究的一大热点。而天然药物有效成分含量偏低且存在多种相似物质对分析产生干扰,以往的分析手段在鉴别相似有机物质时缺乏手段。核磁共振波谱是指纹波谱的一种,它能够弥补其他分析方法的不足,在分析天然药物的有效成分、鉴别药物伪劣、分析产物、研究栽培和野生药物成分差别以及药物质量控制等方面,发挥重要作用。

^{1}H-NMR 实验具有样本预处理简单、测试无破坏性、信号无偏向性的技术特点;其谱图中包含了相对含量和结构类型等在内的多种信息,因而可在结构层次上对混合物或非全分离样品中的物质进行类别判定。核磁共振作为适时检测手段有其独到的优势。NMR 技术在药物研究领域的应用主要体现在药物结构、成分的鉴定方面,对于研究天然药物、提纯化合物及相关药物生物体内代谢产物的结构与组成等方面发挥了重要的工具作用。

(三) NMR 在葡萄多酚成分分析中的应用

在葡萄提取物的研究中,尤其是多酚类化合物的研究中,也越来越多地应用到了 NMR 技术及与其他相关分析技术的联用。常用的 NMR 波谱有[1]H-NMR,^{13}C-NMR,^{15}N-NMR,[9]F-NMR 等,常用的联合分析技术有 IR、UV、GS、MS 等,通过多方面的分析得出更全面的结构鉴定。

一项关于葡萄籽中化学成分的分离与鉴定研究中,脱脂后葡萄籽经乙醇提取、有机溶剂及树脂吸附等分离纯化后,得到一系列的化合物。通过外观性状、物理化学鉴别反应、IR、^{1}H-NMR、^{13}C-NMR 和 MS 的综合分析等,得到了所得提取物的基本结构。例如经回流提取、乙酸乙酯萃取、大孔吸附树脂分离、50% 乙醇洗脱、高效液相分离等步骤后得到化合物 III,由其 UV、IR 吸收峰图谱、^{1}H-NMR 波谱、^{13}C-NMR 波谱、MS 质子峰等信息,可以得出该化合物为儿茶素,其结构式如图 6-1。对应的[1]H-NMR、^{13}C-NMR 波谱信息见表 6-1 和表 6-2。

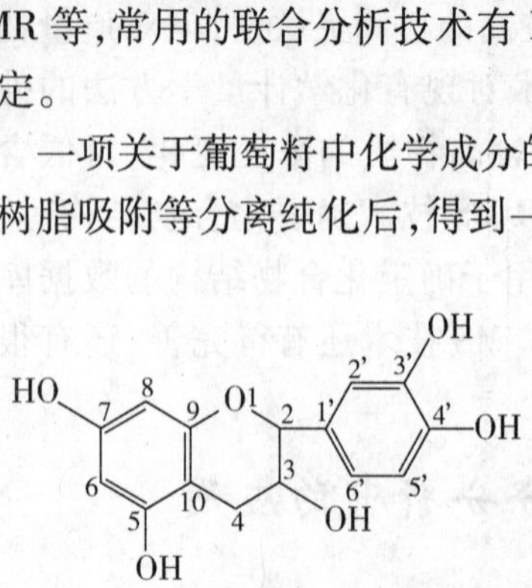

图 6-1　儿茶素的化学结构式

表 6-1　儿茶素 ^{1}H-NMR 波谱信息

No.	δ_H（ppm）	分裂方式	
C_2	4.591,4.580,4.562	t	CH
C_3	4.007,3.993,3.987,3.974,3.967	d	CH
C_4	2.878,2.864,2.837,2.824	dd	CH_2
C_5,C_7,$C_{3'}$,$C_{4'}$	4.859	s	C-OH
C_6	5.865,5.859	dd	CH
$C_{2'}$	6.777,6.757,6.732,6.728	t	CH
$C_{5'}$	6.712,6.707	d	CH
$C_{6'}$	6.843,6.398	d	CH

表 6-2　儿茶素 ^{13}C-NMR 波谱信息

No.	δ_C（ppm）	分裂方式	
C_2	82.962	s	CH
C_3	68.935	s	CH
C_4	28.621	s	CH_2
C_5	156.585	s	C-OH
C_6	96.436	s	CH
C_7	156.015	s	C-OH
C_8	95.647	s	CH
C_9	157.938	s	C
C_{10}	100.965	s	C
$C_{1'}$	131.304	s	C
$C_{2'}$	115.386	s	CH
$C_{3'}$	145.359	s	C
$C_{4'}$	145.345	s	C
$C_{5'}$	116.228	s	C
$C_{6'}$	121.189	s	CH

　　范培红等在关于葡萄籽多酚的分离鉴定及其对细胞 DNA 氧化损伤的防护作用的研究中,对葡萄籽多酚的结构鉴定就采用了 NMR 波谱法,通过对其波谱的解析得到化合物的结构式,如没食子酸、儿茶素、表儿茶素等,另外还有葡酚酮 A。

　　此外,国外也有研究利用基于 ^{1}H-NMR 波谱技术的代谢组学研究测定红葡萄酒中原花青素、氨基酸等成分,验证不同酿酒方式的影响;应用 ^{13}C-NMR 波谱技术对葡萄细胞中原花青素的生物合成进行研究,并测定一定的影响因素对其合成过程的影响。随着分析技术、代谢组学技术的发展和应用,NMR 技术会应用于越来越多的研究,为葡萄多酚的研究提供更好的基础。

（四）液质联用技术在葡萄多酚成分分析中的应用

葡萄多酚成分复杂,主要由(+)-儿茶素、(−)-表儿茶素、(−)-表儿茶素没食子酸酯及其二聚、三聚、四聚(最高平均聚合度达十五聚体)等组成。各单体之间主要通过 4→6 或 4→8 键相连,葡萄籽中的原花青素由于聚合度、单体及连接键的不同,结构非常复杂。因此,原花青素的分析分离及结构表征比较难分离。目前原花青素的方法有溶剂萃取法、膜过滤法、反渗透法、色谱法等,近年来由于液质联用技术的发展,越来越多的研究应用此方法达到了较好的分离鉴定效果。

杨成对等用液相色谱-质谱技术分离,分析了葡萄籽粗提物中的低聚原花青素,主要分离出 6 种原花青素成分,分别为 2 种单体、3 种二聚体和 1 种三聚体。液相色谱分离柱 Zorbax XDB(5μm,4.6mm×250mm);流动相为甲醇-水(v/v=20∶80);流速 1ml/min;进样 20μl。质谱扫描方式为负离子扫描,电喷雾电离源。葡萄籽粗提物经色谱柱分离后其结果示于图 6-2,主要色谱峰对应的质谱结果示于图 6-3。保留时间 8.03 分钟和 9.58 分钟峰的主要质谱信息为 m/z 577,为[M-H]⁻,其相对分子质量为 578;保留时间 12.21 分钟和 21.18 分钟峰的主要质谱信息为 m/z 289、m/z 579,应为[M-H]⁻、[2M-H]⁻,其相对分子质量为 290;保留时间 13.83 分钟峰的主要质谱信息为 m/z 729,应为[M-H]⁻,其相对分子质量为 730;保留时间 15.45 分钟峰的主要质谱信息为 m/z 865,应为[M-H]⁻,其相对分子质量为 866。对照原青花素结构,可以推测提取物的主要组分有 6 种为原花青素成分,分别为 2 种单体(M=290)、2 种二聚体(M=578)、1 种三聚体(M=866)和 1 种二聚单酯(M=730)。

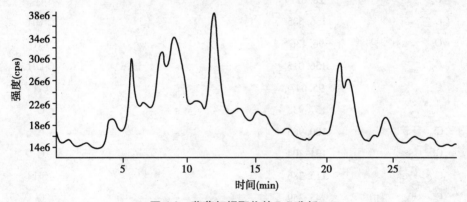

图 6-2　葡萄籽提取物的 LC 分析

季梅应用液质联用技术测定野生山葡萄不同季节不同部位所含白藜芦醇的含量,以乙腈∶0.1%冰醋酸(25∶75)作为流动相,流速为 0.8ml/min;检测波长为 306nm;柱温为 25℃;进样量为 10μl。质谱条件:离子源为 ESI 源;离子源温度(TEM)为 500℃;电喷雾电压(IS)为 4500V;气帘气(CUR)为 20psi;雾化气(GSI)为 35psi;辅助气(GSZ)为 50psi;负离子模式。此方法的平均回收率为 98.4%,RSD% 为 1.26%,且 12 小时内溶液稳定。野生山葡萄植物白藜芦醇的含量随季节有明显的变化,在每年的 8 月中旬~9 月中旬,白藜芦醇含量最高,随后逐渐下降。野生山葡萄植物各部位白藜芦醇的含量:根茎>根>果>杆>叶,说明葡萄植物的根和根茎中白藜芦醇含量相对较高。所以要得到高白藜芦醇含量的原料,根茎和根的采收季节最好在 8、9 月份,葡萄果实亦含有丰富的白藜芦醇成分。并且采用正交试验设计方法优化野生山葡萄中白藜芦醇提取工艺,采用相同的色谱、质谱条件。最终得到最佳提取条件为:80% 乙醇 12 倍量,超声提取 3 次,每次 30 分钟,平均得率为 0.452mg/g。

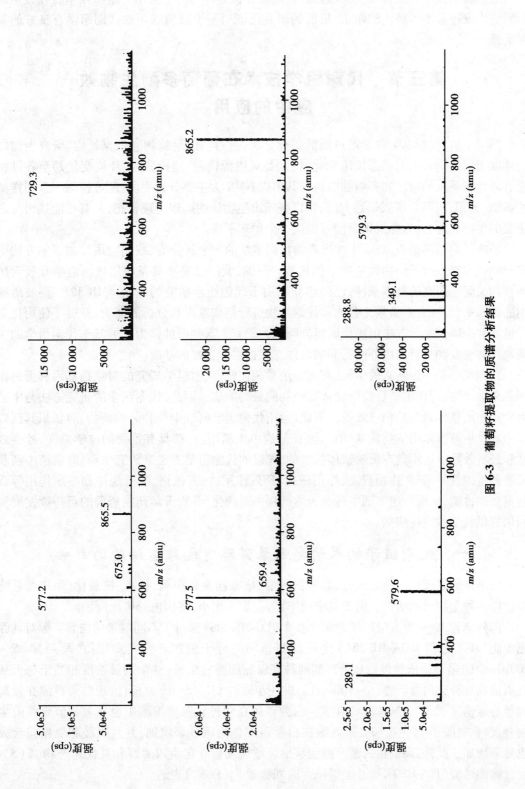

图 6-3　葡萄籽提取物的质谱分析结果

液质联用技术已经在很多领域如药物生物分析等得到广泛应用。这项技术将在代谢组学研究中发挥着不可替代的作用,目前的研究已证明基于液质联用的代谢组学有良好的发展前景。

第三节　代谢组学技术在葡萄多酚生物效应中的应用

简单来讲,代谢组学就是通过组群指标分析,进行高通量检测和数据处理,研究生物体整体或组织细胞系统的动态代谢变化,特别是对内源代谢、遗传变异、环境变化乃至各种物质进入代谢系统的特征和影响的学科。其中以 NMR 为主要分析手段,通过检测一系列样品的 NMR 谱图,再结合模式识别方法,可以判断出生物体的病理生理状态,并有可能找出与之相关的生物标志物,为相关预警信号提供一个预知平台。

药物代谢组学是于 2006 年才出现的代谢组学的一个新分支,我们应用代谢组学方法研究药物代谢物显示了药物代谢组学的优势。目前,我国已基本具备应用代谢组学开展天然药物相关问题研究的基本条件;已经建立了用于代谢组学研究的基于 NMR 和色谱-质谱联用的技术平台,拥有对微量化合物和代谢产物进行结构鉴定和分析的能力,开展了使用化学计量学和生物信息学方法解决代谢组学问题的研究。这些条件都为开展基于代谢组学的中药现代化研究和进行国内外同行间的合作交流提供了良好的基础。

代谢组学是一门新兴的学科,与其他组学相比较,代谢组学研究的对象是基因和蛋白作用的最终产物,因此更能反映生物体对药物的最终响应。因此,代谢组学的研究方法与中药治疗疾病的整体观念是相一致的。因此,运用代谢组学研究中药和天然药物,对认识其药效作用和产生毒副作用的物质基础,乃至在治病中正确用药,都具有重要的科学意义、社会效益和经济效益。运用具有反映整体思想的、先进的代谢组学方法来研究中药,对搞清中药和天然药物的物质基础、作用机制、作用靶标、药效作用、组方依据、配伍规律和毒副作用等具有重要的价值,从而加速实现中药和天然药物的现代化,并为天然药物资源的可持续发展和利用提供科学的理论依据。

一、代谢组学技术研究白藜芦醇对乳腺癌细胞的影响

白藜芦醇是天然的植物成分,具有抗肿瘤、抗心脑血管疾病、抗炎、抗氧化、和神经系统保护等多种生物药理活性。由于其来源丰富,毒副作用小,在国内外广泛应用。

国外学者 Jäger 等人应用代谢组学技术(LC-MS/MS)探讨了不同剂量的白藜芦醇对乳腺癌细胞(MCF-7 和 MDA-MB-231)生长抑制作用的分子机制。研究发现:白藜芦醇(5 ~ 100μmol/L)呈剂量依赖性地显著抑制两种乳腺癌细胞的生长,这个剂量浓度相当于每天从红酒或饮食补充白藜芦醇(5 ~ 100mg)。进一步通过 LC-MS/MS 分析,发现白藜芦醇在较高剂量显著诱发了 21 个氨基酸的合成。白藜芦醇在两种乳腺癌细胞中也显著调节聚胺的生物合成,色氨酸、5-羟色胺和犬尿氨酸在白藜芦醇作用后显著增加,并且腐胺和亚精胺合成也显著增加。此外,高剂量白藜芦醇能够显著增加细胞外花生四烯酸和其代谢产物 12(S)-羟廿碳四烯酸(12S-HETE),并能够减少前列腺素 E_2(PGE$_2$)表达。

本研究应用代谢组学技术深入揭示了白藜芦醇抗肿瘤作用的分子机制,并且进一步分

析了白藜芦醇对两种乳腺癌细胞的代谢差异。

二、代谢组学技术研究白藜芦醇对肝癌细胞的影响

白藜芦醇具有调控多个细胞,对肿瘤细胞具有显著的抑制作用。大量研究证实:白藜芦醇能够调节多种不同的代谢途径,主要由于器官或细胞类型、细胞状态不同及治疗时间和剂量的差异所致。同时,已经证明白藜芦醇有很多细胞内靶点,影响各种转录因子/辅助因子的表达和活性,从而起到调节代谢平衡和多种效应的作用。在白藜芦醇对多种代谢影响中,"卡路里限制拟态"已经引起学者的广泛的兴趣,许多相关的细胞培养研究已经进行,通过在培养基中增加或减少营养物质来达到喂养或禁食的状态。

国外学者 Massimi 等人利用基于 ^{1}H-NMR 的代谢组学技术分析了白藜芦醇作用于人肝癌细胞(HepG2)后所引起的代谢改变谱。研究发现:白藜芦醇治疗后诱发了肝癌细胞代谢谱的改变,主要引起能量产生和合成为主的氨基酸和糖的利用减少,增加琥珀酸的利用,减少乳酸的释放;同时,增加 Sirt1 的表达,使细胞停滞在 S 期。通过代谢组学研究,揭示了白藜芦醇对肝癌细胞从氨基酸和糖到脂肪酸利用的代谢转变,并且与 Sirt1 通路的激活有关。

葡萄多酚经过广泛的临床、毒理学、药动学研究证明,其优越的抗氧化性、显著的疗效、极少的毒副作用等特点为人们所青睐。其既可作为营养强化剂,又可作为天然防腐剂(替代合成防腐剂如苯甲酸等)、天然抗氧化剂、DNA 保护剂等。目前,我国也开始大力开发利用葡萄多酚,结合我国传统中医药理论,充分利用丰富的葡萄多酚植物资源,促进了我国天然药物和中药的发展。因此,探讨葡萄多酚在机体内的吸收利用方式和作用机制、新的提取方法、质量评定标准、开发新产品和增加活性成分的稳定性等方面是今后研究的热点。而相关的分析技术如代谢组学技术,会在研究阶段发挥重要的作用,使研究更趋向于全面化、系统化。随着代谢组学技术的不断发展,为我们对天然药物对于人类健康影响的相关研究提供了更为有效的研究途径,为促进天然药物和中药现代化进程具有重要的意义。

参 考 文 献

[1] 隆琦,陈楠. 代谢组学在疾病中的应用. 医学综述,2005,16:1300-1302.

[2] Elaine Holmes,Jeremy K. Nicholson,Andrew W. Nicholls,et al. The identification of novel biomarkers of renal toxicity using automatic data reduction techniques and PCA of proton NMR spectra of urine. Chemometrics and Intelligent Laboratory Systems,44 (1998):245-255.

[3] Taylor J,King RD,Altmann T,et al. Application of metabolomics to plant genotype discrimination using statistics and machine learning. Bioinformatics,2002,18:241-248.

[4] Reo NV. NMR-based metabolomics. Drug Chem Toxicol Z,2002,25:375.

[5] Dettmer K,Aronov PA,Hammock BD. Mass spectrometry-based metabolomics. Mass Spectrom Rev,2007,26:51-78.

[6] 许国旺,路鑫,杨胜利. 代谢组学研究进展. 中国医学科学院学报,2007,29 :701-711.

[7] Beekonert O,Bollard ME,Ebbels TMD,et al. NMR-based metabonomic toxicity classification:hierarchical cluster analysis and k-nearest-neighbor approaches. Anal Chim Acta,2003,490:3.

[8] Barba I,de Leon G,Martin E,et al. Nuclear magnetic resonance-based metabolomics predicts exercise-induced ischemia in patients with suspected coronary artery disease. Magn Reson Med,2008,60:27-32.

[9] 王智文,马向辉,陈洵. 微生物代谢组学的研究方法与进展. 化学进展,2010,22:163-172.

［10］Saint-Cricq,De Gaulejac N,Provost C,et al. Comparative study of polyphenol scavenging activities assessed by different methods. J Agric Food Chem,1999,47:425-431.

［11］郭英,蔡秀成,陈秋丽,等.葡萄籽提取物的体外抗脂质过氧化作用.卫生研究,2002,31:28-30.

［12］刘向荣,邓银华,刘文,等.葡萄籽多酚性成分对小鼠抗氧化作用研究.中国药学杂志,2010,45:835-837.

［13］闫少芳,李勇,吴娟,等.葡萄籽提取物原花青素调节血脂作用及机理研究.中国食品卫生杂志,2003,15:302-304.

［14］马亚兵,高海青,由倍安,等.葡萄籽原花青素对动脉粥样硬化兔血脂的调节作用.中国药理学通报,2004,20:325-329.

［15］Hwang IK,Yoo KY,Kim DS,et al. Neuroprotective effect of grape seed extracts on neuronal in jury by inhibiting DNA damage in the gerbil hippocampus after transient forebrain ischemia. Life Sci, 2004, 75:1989-2001.

［16］周京林,李伟.基于核磁共振的代谢组学技术在生命科学领域的研究进展.国际口腔医学杂志,2008,35:151-154.

［17］Bollard ME,Stanley EG,Lindon JC. NMR-based metabonomic approaches for evaluating physiological influences on biofluid composition. NMR in Biomedicine,2005,18:143-162.

［18］Lenz EM,Bright J,Wilson ID,et al. A ^{1}H NMR based metabonomic study of urine and plasma samples obtained from healthy human subjects. J Pharm Biomed Anal,2004,36:841-849.

［19］Lombardi V,Valko L,Valko M. Free radicals in rabbit spinal cord ischemia:Electron spin resonanse spectroscopy and correlation with SOD activity. Cell Mol Neurobiol,1997,17:521-535.

［20］范培红,娄红祥.葡萄籽多酚的分离鉴定及其对细胞 DNA 氧化损伤的防护作用.药学学报,2004,39:869-875.

［21］Jang-Eun Lee,Geum-Sook Hwang. Evidence of vintage effects on grape wines using ^{1}H-NMR-based metabolomic study. Analytica Chimica Acta,2009,648 :71-76.

［22］Cassandrine Saigne-Soulard,Tristan Richard. ^{13}C-NMR analysis of polyphenol biosynthesis in grape cells:Impact of various inducing factors. Analytica Chimica Acta,2006,563 :137-144.

［23］吴巧凤,余曙光,唐勇.代谢组学及其在中医药领域的应用概况.基础医学与临床,2009,29:443-445.

［24］王伟,李琳琳.代谢组学在药物作用机制研究及疾病诊断中的应用.新疆医科大学学报,2007,30:1436-1437.

［25］范培红,娄红祥,季梅.葡萄籽多酚的研究概况.国外医药·植物药分册,2003,18:248-255.

［26］Raúl Ferrer-Gallego,José Miguel Hernández-Hierro,Julián C,et al. Determination of phenolic compounds of grape skins during ripening by NIR spectroscopy. LWT-Food Science and Technology,2011,44 :847-853.

［27］David S. Wishart Metabolomics:applications to food science and nutrition research. Trends in Food Science & Technology,2008,19:482-493.

［28］耿珠峰,欧阳捷,邓志威. NMR 在天然产物选择性分离与结构研究中的应用.波谱学杂志,2009,3:424-436.

［29］Jang-Eun Lee,Geum-Sook Hwang,Frans Van Den Berg,et al. Evidence of vintage effects on grape wines using ^{1}H NMR-based metabolomic study. Analytica Chimica Acta,2009,648 :71-76.

［30］Laurent Hollecker,Maurizio Pinna,Giorgia Filippino,et al. Simultaneous determination of polyphenolic compounds in red and white grapes grown in Sardinia by high performance liquid chromatography-electron spray ionisation-mass spectrometry. Journal of Chromatography A,2009,1216:3402-3408.

［31］Jorge Garrido,Fernanda Borges. Wine and grape polyphenols—A chemical perspective. Food Research International,2011,44:3134-3148.

［32］ 林景超,李后开,周明眉.代谢组学、药物代谢组学与中医药现代化.中国医学科学院学报,2007,29：81-82.

［33］ TANG Hui-ru,WANG Yu-lan.Metabonomic：a Revolution in Progress.Progress in Biochemistry and Biophysics,2006,33：404-417.

［34］ 彭双清,廖明阳,颜贤忠.代谢组学方法的建立及其在药物安全评价中的应用.卫生毒理学杂志,2004,18：185-187.

［35］ 杨军,宋硕林,Jose CP,等.代谢组学及其应用.生物工程学报,2005,21：1-5.

［36］ 白景清,程翼宇.代谢组学及其在新药毒理研究中的应用.中国药学杂志,2005,40：1606-1604.

［37］ Begona V,Maria TG,Torres JL.et al.Valorization of grape（Vitis viniferal）byproducts.Antioxidant and biological properties of polyphenolicfractions differing in procyanidin composition and flavonol content.J Agric Food Chem,2002,50：7548-7555.

［38］ 夏建飞,梁琼麟,胡坪.代谢组学研究策略与方法的新进展.分析化学评述与进展,2009,37：136-143.

［39］ Maulic G,Ray PS.Cardioprotective effects of grape seed proanthocyanidin against isochenic reperfusion injury.J Mol Cell Cardiol,1999,31：1289-1297.

［40］ 淡墨,高先富,谢国祥.代谢组学在植物代谢研究中的应用.中国中药杂志,2007,32：2337-2341.

［41］ 李波.核磁共振波谱在药物分析中的应用.牡丹江医学院学报,2007,28：67-69.

［42］ 高中洪,黄开勋,徐辉碧.黄芩中黄酮类生物活性的研究进展.中国药学杂志,1998,33：705-707.

［43］ 朱航,唐惠儒,张许.基于NMR的代谢组学研究.化学通报,2006,69：1-9.

［44］ 王小娟,黄荣清,肖炳坤.基于NMR的代谢组学研究中样品的预处理方法.现代仪器,2010,2：16-19.

［45］ 李芳,钱晓.基于核磁共振的代谢组学研究及其应用.海峡药学,2008,20：128-130.

［46］ 赵剑宇,颜贤忠.基于核磁共振的代谢组学研究进展.国外医学药学分册,2004,31：308-313.

［47］ Anil JS,Edward JR,Jolynne DW,et al.Process for extraction,purification and enrichment of polyphenolic substances from whole grape seeds and grape pomace.US：6544581,2003-04-08.

［48］ 沈继红,张爱军.葡萄多酚的毒性实验.毒理学杂志,2006,20：96-97.

［49］ 唐传核,杨晓泉.葡萄及葡萄酒生理活性物质的研究概况（Ⅲ）.中国食品添加剂,2003,3：42-48.

［50］ 王莉,李景明.葡萄皮渣中提取、纯化葡萄多酚的方法研究.中国食品学报,2003：346-350.

［51］ Gehm BD,McAndrews JM,Chien PY,et al.Resveratrol,a Polyphenolic compound found in grapes and wine,is an agonist for the estrogen receptor.Proc Nail Acad Sci,1997,94：138-143.

［52］ 赵文军,吴雪萍,王旭.葡萄籽低聚原花青素提取及性质分析.精细化工,2004,21：583-591.

［53］ Cedric Saucier,Marie Mirabel,Freddy Daviaud,et al.Rapid fractionation of grape seed proanthocyanidins.J Agric Food Chem,2001,49：5732-5735.

［54］ Guo JT,Lee HL,Chiang SH,et al.Antioxidant properties of the extracts from different parts of Broccoli in Taiwan.J Food Drug Anal,2001,9：96-101.

［55］ 裴凌鹏,惠伯棣.葡萄籽生物活性物质的制备技术及其生理功能的研究.首都师范大学学报,2004,25：57-60.

［56］ 李春阳,张红城,王乃富.葡萄籽原花青素的纯化与结构研究.食品科学,2009,30：218-220

［57］ Benavides A,Montoro P,Bassarello C,et al.Catechin derivatives in Jatropha macrantha stems：Characterisation and LC／ESI／MS／MS quali-quantitative analysis.Journal of Pharmaceutical and Biomedical Analysis,2006,40：639-647.

［58］ 朱登祥,尉连玲,侯志敏.葡萄籽中多酚类物质提取工艺研究.安徽农业科学,2008,36：7068-7070.

［59］ 黄强,尹沛源,路鑫.色谱-质谱联用技术在代谢组学中的应用.色谱,2009,27：566-572.

［60］ Yanagida A,Murao H,Ohnishi-Kaneyana M,et al.Retention behavior of oligomeric proanthocyanidins in hydrophilic interaction chromatography.Journal of Chromatography A,2007,1143：153-161.

［61］杨阳,蒋爱玲.液相色谱-质谱/质谱联用技术及其应用.中国卫生检验杂志,2003,13:783-785.

［62］董哲毅,周伟,华参,等.血清代谢组学技术在2型糖尿病肾病早期诊断中的应用.山东医药,2010,50:19-22.

［63］Plumb RS,Stumpf CI,Granger JH,etal. Use of liquid chromatography/time-of-flight mass spectrometry and multivariate statistical analysis shows promise for the detection of drug metabolites in biological fluids. Rapid Commun Mass Spectrum,2003,17:2632-2638.

［64］季梅,娄红祥.液-质联用检测虎杖和野生山葡萄中白藜芦醇及糖苷顺、反异构体研究.山东大学硕士学位论文,2007.

［65］苏叶萍,杜平,金建秀,等.液相色谱-质谱分析葡萄籽提取物中原花青素.医药导报,2010,29:1479-1481.

［66］Yang J,Xu GW,Zheng YF,et al. Diagnosis of liver cancer using HPLC-based metabonomics avoiding false-positive result from hepatitis and hepatocirrhosis diseases. J Chromatogr B,2004,813:59-65.

［67］齐小城,章弘扬,梁琼麟,等.液质联用技术及其在代谢组学研究中的应用.中成药,2009,31:106-112.

［68］金英.液质联用技术在药物分析中的应用.河北工业,2009,32:67-68.

［69］陈静,单圆鸿,严沁,等.一种基于液相色谱-质谱技术进行血清代谢组学研究的方法:从代谢指纹到潜在标志物.中国科学,2009,39:1268-1276.

［70］Kite GC,Howes MJ,Simmonds MS. Metabolomic analysis of saponins in crude extracts of Quillaja saponaria by liquid chromatography /mass spectrometry for product authentication. Rapid Commun Mass Spectrum,2004,18:2859-2870.

［71］王智文,马向辉,陈洵.微生物代谢组学的研究方法与进展.化学进展,2010,22:163-172.

［72］林辉,熊鸿燕.系统生物学及其研究进展.重庆医学,2005,34:1416-1418.

［73］林艳萍,司端运,刘昌孝.液相色谱和质谱联用技术结合化学计量学应用于代谢组学的研究进展.分析化学评述与进展,2007,35:1535-1540.

［74］刘昌孝,司端运,万仁忠,等.代谢组学与天然药物和中药研究.中国天然药物,2008,6:82-87.

［75］刘昌孝.代谢组学研究有助于中药复杂系统与整体效应的认识.中国天然药物,2009,7:81.

［76］McDougall G,Martinussen I,Stewart D. Towards fruitful metabolomics:high throughput analyses of polyphenol composition in berries using direct infusion mass spectrometry. J Chromatogr B Analyt Technol Biomed Life Sci,2008,871:362-369.

［77］Chen XW,Serag ES,Sneed KB,et al. Herbal bioactivation,molecular targets and the toxicity relevance. Chem Biol Interact,2011,192:161-176.

［78］Jäger W,Gruber A,Giessrigl B,et al. Metabolomic analysis of resveratrol-induced effects in the human breast cancer cell lines MCF-7 and MDA-MB-231. OMICS,2011,15:9-14.

［79］Massimi M,Tomassini A,Sciubba F,et al. Effects of resveratrol on HepG2 cells as revealed by (1) H-NMR based metabolic profiling. Biochim Biophys Acta,2011,1820:1-8.

第七章　生物芯片技术在葡萄多酚研究中的应用

随着"人类基因组计划"(human genome project,HGP)的发展,生物芯片(biochip)技术逐渐成为生命科学研究领域中一项具有战略意义的前沿高新技术。生物芯片是将大量的生物大分子如核苷酸片段、多肽分子、组织切片和细胞等生物样品制成探针,有序地、高密度地排列在玻片或纤维膜等固体载体上,构成二维分子阵列,然后与荧光标记的待测生物样品的靶分子杂交,通过检测每个探针分子的杂交信号强度,进而获取样品分子的数量和序列信息,以实现对细胞、蛋白质、基因及其他生物组分的准确、快速、大信息量的检测。因为在制作过程中常用玻片/硅片等材料作为固相支持物,且模拟了计算机芯片的制备技术,所以称为生物芯片技术。生物芯片技术融微电子、微机械、化学、物理技术、计算机技术等于一体,是生物学技术与其他学科相互交叉和渗透的产物。它使生命科学研究中所涉及的不连续的分析过程(样品制备、化学反应和分析检测)变得连续化、集成化、微型化,可一次检测大量的目标分子,从而具有快速、高效、大规模、高通量、高度并行性以及高度特异性、敏感性和可重复性的特点。

根据点在芯片上的探针分子的不同、研究对象的差异和制作工艺的发展,生物芯片可以分为以下几种:基因芯片(gene-chip)、蛋白质芯片(protein-chip)、细胞芯片(cell-chip)和组织芯片(tissue-chip)、芯片实验室等。生物芯片制作的方法有很多,大体可分为两类:原位合成和合成点样。

生物芯片技术在现在生命科技研究的各个领域中得到了广泛的应用。在生命科学研究中,基因芯片可以用于基因表达谱分析、基因突变检测、基因功能研究、基因组多态性分析、DNA测序、寻找新的致病基因或疾病相关基因等;在疾病诊断方面,生物芯片已用于肿瘤、遗传疾病、传染性疾病的诊断与治疗;在预防医学方面,可用生物芯片在婴儿出生前进行有效的产前筛查和诊断,以防止患有先天性疾病的婴儿出生,提高人口质量;在新药研发领域,已应用于市场的超高通量药物筛选芯片每小时能做380个细胞分析,而1位科研人员一天最多只能分析五六个细胞,另外研究人员借助于基因芯片和蛋白芯片,从基因水平和蛋白水平阐明药物的药理和毒理作用;生物芯片用于食品安全检测及营养成分分析,通过对蛋白质芯片设计不同的探针阵列,使用特定的分析方法,可快速、大量地对转基因食品样本进行安全检测。利用基因芯片可以检测食品中常见致病微生物;生物芯片技术为法医物证检验提供了科学、可靠和快速的手段,使物证鉴定从过去只能作个体排除过滤到现在可以作同一认定的水平;生物芯片可应用于农林科学,基因表达谱芯片可以用于研究植物激素的中心作用、植物基因与环境的相互影响、多种因素(肥力、种子、环境耐受力和抗虫害等)与植物基因表达的关系,可以预料,生物芯片技术有可能取代现在正沿用的费时费钱的大规模农田试验模式;在环境科学中,毒理基因芯片可以用来评估未知化合物或混合物的潜在危害。Bartosiewicz等人设计了1个含148个基因的毒理芯片来检测受氯化镉、苯并芘和三氯乙烯影响的肝细胞中基因表达的变化;生物芯片对于军事科学的研究也有贡献,基因芯片和蛋白芯片可以用于生物战剂与化学战剂的侦检。

第一节　基因芯片技术

一、基因芯片的技术平台

基因芯片又称为 DNA 芯片(DNA-chip)或 DNA 微阵列(DNA microarray),是基于核酸探针互补杂交技术原理研制的。基因芯片是采用光导原位合成或微量点样方法,将核酸片段以预先设计好的排列方式固化在固相支持物(硅片、玻片、聚丙烯酰胺凝胶、尼龙膜等载体)的表面,组成密集二维分子排列,利用核酸杂交原理,通过激光共焦扫描及分析软件检测杂交信号的强度及分布,来实现对靶基因信息的快速检测和分析。它的主要流程包括把待测基因酶切成不同长度的片段,荧光定位标记,然后与 DNA 芯片杂交,应用激光共聚焦荧光显微镜片,由于生物标记受激光激发后发出荧光,并且其强度与杂交程度有关,可以获得杂交的程度和分布。根据探针的位置和序列就可确定靶序列相应基因的序列或表达及突变情况。该技术就如电脑芯片一样,在很小的玻片或尼龙膜上可以检测整个细胞、组织甚至整个系统上千种基因的表达水平、突变和多态性,进行快速、并行、准确、高效的检测分析,获得成千上万的生物信息。基因芯片技术已成为目前国际上生命科学研究的热点之一,该技术在生命科学领域的应用,主要有基因表达谱分析、新基因发现、基因突变及多态性分析、基因组文库作图、疾病诊断和预测、药物筛选、基因测序等。

(一)基因芯片的基本类型

基因芯片最常用的合成方法是光导原位合成和微量点样技术。根据基因芯片的合成方法,基因芯片可以分为微电子基因芯片、光导原位合成芯片、微量点样芯片等。

1. 微电子基因芯片　微电子基因芯片最初是由美国 Nanogen 公司开发的,采用多位点电控阵列并含独立可寻址检测区域,其基质是全部以硅、锗为基础的半导体材料,在其上构建 25~400 个 Pt 电极位点,各位点可由计算机独立或组合控制。在芯片制造或成品芯片检测中,均可通过相似微电极的电场变化来使核酸结合,引入"电子严谨度"参数,使芯片检测通过靶序列、探针序列特征和使用者要求,从而控制杂交过程中的严格性。

2. 光导原位合成芯片　光导原位合成技术将照相平板印刷技术与光引导原位寡聚核苷酸合成技术相结合,来制作和生产寡聚核苷酸微阵列芯片。这样的基因芯片可以达到 $10^6/cm^2$ 的微探针排列密度,能够在一片 $1cm^2$ 的片基上排列几百万个寡聚核苷酸探针,既可以用于寡聚核苷酸的合成,也可用于合成寡肽分子。

3. 微量点样芯片　微量点样技术是目前最常用的合成基因芯片的技术。它先将许多特定的已知序列的寡核苷酸片段或基因片段有规律地排列并固定在支持物(如膜、硅片、陶瓷片及玻片)上,然后通过类似于 Northern、Southern 印迹杂交技术等方法,与待测的标记样品按碱基配对原理进行杂交,再通过检测系统对其进行扫描,并用相应软件对信号进行比较和检测,得到所需的大量信息,从而进行基因的高通量、大规模、平行化、集约化的信息处理和功能研究。它的主要优点是技术要求较低,简便易行,并且探针不受探针分子大小、种类的限制,能够灵活机动地根据使用者的要求制作出符合目的的芯片。

（二）基因芯片技术的主要步骤

基因芯片技术的一般步骤有样品制备、荧光标记和杂交、扫描分析图像、数据分析和生物信息分析。

1. 样品的制备及载体表面修饰　生物样品成分通常比较复杂,因此在与芯片接触前必须对样品进行预处理。一般情况下,为了提高检测结果的准确性,来自血液或组织中的DNA/mRNA 样本须先行扩增。用于包埋、吸附或连接各种生物分子,使生物分子固相化从而进行反应的固相材料称之为芯片的载体。载体表面经过修饰后非常均匀,容易进行非共价的或共价的化学修饰,并且在荧光探针激光波长范围内背景荧光很低,从而减少试验误差。

2. 芯片制备　基因芯片的制备主要有压电印刷法、光导原位合成法、微量点样法和其他技术。

（1）压电印刷法:其原理与传统的 DNA 固相合成相似,打印机头有 4 个分别装有 4 种不同碱基的墨盒,打印机头在方阵上移动,并将带有某种碱基的试剂滴到基板表面,然后固定。经过洗脱和去保护后,就可以连接新的核苷酸,使寡核苷酸链延伸。压电印刷法可以合成 40～50 个碱基,此法效率高但目前工艺尚不成熟,主要由美国的 Incyte Pharmaceuticals 公司采用。

（2）光导原位合成法:最初常用的一种方法,合成产物的序列以及在基板上的位置由光照模式和反应物的加入顺序决定。其主要过程是在固相支持物上偶联带有可感光保护基团 X 的羟基,汞光有选择地照射到固相支持物。去掉可感光保护基团 X,使羟基成为有功能的自由羟基,再与加入的带 X 的核苷酸偶联,这样第一个反应物便可嫁接到目标位置上。随着反应的重复,寡核苷酸链不断地延伸。当所需的寡核苷酸链合成完后,再对反应基板进行无遮板的汞光普照,去除所有的 X,即可得到所需的寡核苷酸阵列。光导合成法可以合成 30 个左右的碱基,而且精确性高,缺点是制造可感光保护剂价格较为昂贵。该法由美国的 Affymetrix 公司首先开发采用。目前该公司已开发成功能同时检测 6500 个已知人类基因的 DNA 芯片。

（3）微量点样法:微量点样法是目前应用最广的基因芯片合成法,即预先合成寡核苷酸、肽核苷酸或分离得到互补 DNA(cDNA),再通过点样机直接将其点到芯片上。寡核苷酸或肽核苷酸的合成主要是通过多孔玻璃合成法。肽核苷酸虽然在制备上比较复杂,但是它与 DNA 探针相比,由于戊糖核酸与 DNA 结合的复合物更加稳定和特异,因而更加有利于单碱基错配基因的检测。来自某一细胞的 cDNA 必须进行预处理、纯化、扩增以及分类。然后再利用机械手把它们准确地固定在基板的相应位置上。为了保证 cDNA 芯片检测的准确性,在制备 cDNA 芯片以前必须提高低表达基因 cDNA 的丰度,降低高表达基因 cDNA 的丰度。点样法的优点在于成本低、速度快,但缺点是构成方阵的寡核苷酸或 cDNA 片段需事先纯化。

（4）其他技术:美国国立卫生研究院(NIH)、测径器公司和 Orchidbio 公司研制了一种毛细管微流泵芯片,他们在边长 2 英寸(5.08cm)的芯片上集成了 144 个微室,分别由流入孔、反应室、循环管和废液流出孔组成,这种芯片可以用于基因诊断和分析及化学合成。

3. 荧光标记和杂交　荧光标记方法分为直接标记法和间接标记法。目前最常用的一种标记方法是直接标记法,即利用反转录酶或 PCR 反应将荧光染料直接掺入到样品中。基因芯片杂交属于固液相杂交,固定在载体上的探针与荧光标记的靶分子之间在一定的条件下进行分子杂交。杂交受很多因素的影响,主要是时间、温度及缓冲液的盐浓度。如果是表达检测,需要长历时、低温和高盐条件的较严谨性杂交。如果是突变检测,需要短历时、高温和低盐条件的高严谨性杂交。因此,杂交条件的选择,要根据芯片上核酸片段的长短及其本身的用途来决定。

4. 扫描并读出杂交图谱　基因芯片一般经过光信号或电信号扫描的方式来收集信号,基因芯片扫描仪一般采用荧光检测,对基因芯片数据进行光采集。目前最为常用的是激光共聚焦荧光检测系统,其原理主要是与芯片发生杂交的荧光被激发后,经过棱镜刚好能通过共聚集小孔,并被探测器检测,由于生物标记受激光激发后发出的荧光强度与杂交程度有关,因此可以获得杂交的程度和分布。而芯片之外的其他荧光信号则不能被探测器检测到,检测到的荧光信号通过计算机处理后就可直接读出杂交图谱。这种方法灵敏度和精确度较高,但是扫描所需时间较长。另一种检测系统采用电荷耦合装置摄像原理,它所需的扫描时间较短,但是灵敏度和精确度较低,因而更适用于临床诊断。此外,近年来还发展了多种其他检测方法,如质谱法、化学发光法、光导纤维法等多种方法,其中最有前景的是质谱法。

5. 数据分析　基因芯片分析主要包括数据采集、数据处理、数据分析和总结报告。

（三）基因芯片数据分析的方法

基因芯片技术带来了大规模、高通量的信息,同时也对数据的探索性分析及信息提取提出了新的挑战。基因芯片数据分析的方法有非监督算法和监督算法,数据挖掘及生物信息工具软件的应用。

1. 基因芯片数据分析的非监督算法　它包括系统聚类、分割聚类(partitioning methods)、自组织(self-organizing maps,SOM)、模糊聚类(fuzzy clustering)和主成分分析(principal component analysis,PCA)。系统聚类方法简单,但有时在选择分裂或合并点时存在困难,适合正向同源类基因组数据的分析并具有相对好的稳定性。自组织适合于复杂的多维数据的模式识别和特征分类等探索性的分析,它允许对聚类的部分结构施加干预。主成分分析适用于大规模基因表达数据的分析,由于组织样本例数远远小于所观察基因的个数,如果直接采用前述聚类分析可能产生较大误差,故需要对聚类算法进行改进,其中较为流行的是应用PCA方法。PCA主要用于对多变量数据矩阵进行最佳综合简化,通过寻找这些变量的主成分,使第一主成分最能反映数据间的差异。

2. 基因芯片数据分析的监督算法　它包括:线性判别分析(linear discriminant analysis,LDA),k-最邻近分类法(k-nearest neighbor classifiers),决策树分类算法(tree classification algorithm),人工神经网络(artificial neural network,ANN),贝叶斯分类(Bayesian classification)和贝叶斯网络。线性判别分析首先根据基因样本数据的先验知识建立线性判别函数,然后把未知类的样本代入判别函数,从而判断新样本(基因或个体)的类别归属。线性判别分析的特点是计算简单,易于应用,一般具有较低的误差率,但不能处理基因(或个体)间的交互作用。k-最邻近分类法具有简单、直观、误差率较低等特点,能够以"黑箱"的方式处理基因间的交互作用,但不能洞悉数据的结构。决策树分类算法是一种自上而下递归地对数据进行分割的算法,能够探索和揭示基因间的交互作用,对变量在模型中的重要性进行排序,并且结果易于解释,能获得预测变量和反应变量之间的关系,但决策树分类方法在稳定性和精确性方面较差。人工神经网络的优点是对噪声数据的高度容错性及对未训练过的样本的模式识别能力,但它很难对其权重的象征意义给予解释。贝叶斯分类在大型数据库中表现出了较高的精确性和速度,简单的贝叶斯分类方法在性能上可以和决策树、人工神经网络相比拟。

3. 数据挖掘(data mining)　也称为数据库知识发现(knowledge discovery in database,KDD),是从数据库中识别出有效的、新颖的、潜在有用的,并且最终可理解的模式的非常规过程。数据挖掘可以用于基因芯片数据差异表达基因的不同聚类分析和聚类分析的有效算法,来提高数据分析的质量。

4. 生物信息工具软件的应用　基于网络数据库架构的生物信息学软件业已在医学研究中应用,其研究路径已经拓展到信号通路模拟方面。利用计算机图形学和图像处理技术,将复杂数据图形化,成为近年来基因芯片数据分析软件的特征。Pathway Studio 可分析基因表达实验中差异表达基因的分子生物学通路、基因调节网络及蛋白质之间的交互作用。IPA系统(ingenuity pathway analysis,IPA)是建立在网络基础上的用来分析基因表达、蛋白组学和单核苷酸多态性(single nucleotide polymorphism,SNP)微阵列数据的工具,已经被用于多种疾病的分子机制研究。

二、基因芯片的应用

基因芯片诊断技术是伴随着人类基因组计划的实施而发展起来的生命科学领域里的前沿生物技术。它最显著的特点是高通量、高集成、微型化、平行化、多样化和自动化。现在基因芯片技术及其数据分析已广泛应用于生命科学研究、疾病基因诊断、新药设计、药物筛选,药物及毒物基因组学等多个领域,显示出重大的理论意义和实际应用价值,具有广阔的前景。

(一) 在生命科学研究中的应用

基因芯片因其快速、高效、多样化和自动化等特点,广泛应用于生命科学研究的各方面,比如基因表达谱分析、基因突变检测、基因功能研究、基因组多态性分析、DNA 测序、寻找新的致病基因或疾病相关基因等,尤其是在分析基因表达、基因突变及多态性分析等方面发挥了不可替代的作用。

1. 在 DNA 测序中的应用　DNA 测序是基因芯片最早应用的领域,其原理与芯片检测多态位点相类似,即利用一组固定的已知序列的核酸探针与生物样品的靶序列进行分子杂交,得到特定的杂交图谱,并进行序列测定,又被称为杂交测序。用荧光标记的待测序列与基因芯片上对应位置的核酸探针产生互补配对,通过确定荧光强度最强的探针位置,可以获得一组序列互补的探针序列。因为探针的核苷酸序列已知,再根据碱基互补配对原则,便可重组出靶核酸的序列。Murk Chee 等人用含 135 000 个寡核苷酸探针的阵列测定了全长为16.6kb 的人类线粒体基因组序列。

此外,近年兴起了基于基因芯片技术的高通量测序技术和单分子测序。高通量测序技术可以一次对几十万到几百万个 DNA 分子进行序列测定,它使得对一个物种的转录组和基因组进行细致全貌的分析成为可能,又被称为下一代测序技术(next generation sequencing)和深度测序(deep sequencing)。2008 年 4 月,Helico BioScience 公司的 Timothy 等人报道了单分子测序技术。它完全跨过了高通量测序依赖的基于多聚酶链反应(polymerase chain re-action,PCR)扩增的信号放大过程,真正达到了读取单个荧光分子的能力,并利用该技术对一个 M13 病毒基因组进行重测序。

2. 在单核苷酸多态性分析和基因突变检测中的应用　单核苷酸多态性是人类基因组最常见的变异形式,运用基因芯片技术可对 SNP 进行大规模的检测。研究单核苷酸多态性已成为基因药物及某些疾病的分子遗传机制研究的一种有效的方法。研究基因组多样性对阐明不同人群和个体在疾病的易感性和抵抗性方面表现出的差异具有重要意义,对人群基因组的编码序列进行系统筛查,就有可能找出与疾病易感性有关的大量基因变异。基因芯片技术对基因突变的部位及性质以及基因表达有何差异均可作出检测。

（二）在疾病诊断中的应用

得益于基因芯片技术在基因测序、单核苷酸多态性分析及基因突变方面的应用,这项技术在临床疾病诊断方面也得到了广泛的应用,尤其是在临床病原微生物、肿瘤、遗传病等的基因检测上。

1. 在临床病原微生物及其耐药性检测的应用　目前基因芯片技术已广泛应用于细菌的检测,包括两方面:细菌本身的检测和其耐药性的检测。目前对细菌进行鉴定的基因芯片主要有 3 种模式:一是基于保守序列的基因芯片,主要是以细菌的 16S rRNA 为靶基因设计芯片进行检测。二是基于多重 PCR 的通用检测技术,可对多个靶基因进行检测,并对细菌进行基因分型。三是基于指纹图扩增的检测,可在不需要已知基因序列的情况下分析各类微生物。通过基因芯片可同时对多个耐药菌的多个耐药基因进行检测,可以指导临床上用药和新药物的合成。基因芯片技术还可以用于病毒的检测,主要有肝炎病毒、人乳头瘤状病毒的基因及其亚型以及耐药性突变的检测与多种虫媒病毒的检测。

2. 在肿瘤及肿瘤耐药性检测中的应用　人们对致癌基因的不断破译,对恶性肿瘤生物学行为逐步了解,在肿瘤的诊断和治疗方面有了很大的飞跃。肿瘤的发生是一个遗传与环境相互作用的复杂过程,因人而异,不同的肿瘤甚至同一类肿瘤在不同个体之间的转移和侵袭力及对药物敏感性均存在个体差异。基因芯片以其高通量快速的检测能力,能有效分析不同癌症患者基因表达谱的变化,为个体化的诊断、治疗、病情监测和判断预后提供了大量的信息。基因芯片在急性白血病分型方面的应用为其治疗提供了依据。目前通过基因芯片技术检测胰腺癌患者体内大量基因的变化水平,筛出水闸蛋白 18、膜联蛋白 A8、中性粒细胞明胶酶相关脂质运载蛋白(NGAL)等多个致癌基因,在胰腺癌早期诊断中具有潜在的应用价值。基因芯片技术应用于肿瘤耐药性检测是其另一重要的应用。肿瘤细胞对细胞毒药物的耐药性是导致化疗失败的重要因素。基因表达谱芯片可同时对成千上万的基因表达进行检测,可监测多药耐药基因表达的变化,分析恶性肿瘤的不同耐药机制,辅助临床诊断,指导修正治疗方案。

总之,利用基因芯片技术可对临床疾病作快速、简便、高效、准确的分析而得出病变信息,比如 DNA 突变的部位和性质,基因表达的异常。得出正确的诊断后,即可根据病变的靶序列或靶蛋白设计相应的药物,以改变靶序列的表达情况,从而达到治疗疾病的目的,为疾病的早期诊断和分型开辟了一个新的领域。

（三）在药物研究中的应用

基因芯片技术在药物研究比如新药的药理学和毒理学研究,以及药物的安全性评价中都有广泛应用。尤其是在药用植物的研究中,基因芯片技术成为目前药物高通量筛选的主要途径,也是中药活性组分筛选的重要手段,即以基因组的变化为考察指标,通过对疾病和药物的研究发现药物靶点并阐明其作用机制。目前在中药研究领域,基因芯片主要用于:①药理学研究:用于疾病诊治和预测的新标志物的筛选,阐明中药作用的分子作用机制、植物化学成分及植物药新靶点的筛选;②药物基因组学:预测中药潜在的副作用,鉴定与药物敏感或耐药相关的新基因,个性化用药;③生药学:正确鉴定植物物种,制备标准和质控的粗提物。

在中药领域,基因芯片主要用于阐明药物作用的分子作用机制、筛选植物化学成分及植物药新靶点。药物作用于细胞后可导致细胞基因表达谱的改变,进而表现出细胞生理、生化等一系列的变化。通过测定给药后细胞基因表达谱的变化,可客观地评价药物活性及毒性,推测药物作用机制,进而发现或确证药物靶点。雷公藤通常用来治疗自身免疫性疾病,比如类风湿关节炎等,直到应用基因芯片技术后才阐明了该药物对人体基因组的调控情况。用3000条基因组成的淋巴细胞 cDNA 库研究雷公藤生物碱对 HL-60 肿瘤细胞的杀伤作用时,发现与核转录因子-κB(NF-κB)信号通路及细胞凋亡基因(NFKBIB、PRG1、B2M)的表达上调。另外,c-myc 结合蛋白和凋亡相关的半胱天冬酶3、8的表达也有所改变,该研究说明雷公藤生物碱可能通过 c-myc 和 NF-κB 信号通路,诱导细胞凋亡。

第二节　蛋白质芯片技术

一、蛋白质芯片的技术平台

蛋白质芯片是将各种蛋白质有序地、高密度地固定于滴定板、滤膜、载玻片等各种载体上形成的密集蛋白质芯片,高通量地测定蛋白质的生物活性、蛋白质-蛋白质及蛋白质-其他分子的相互作用。

(一) 蛋白质芯片的类型

蛋白质芯片有多种类型,根据不同的分类方法,可分为以下几种。

1. 根据研究目的分类　分为蛋白质功能性芯片和检测性芯片。

(1) 蛋白质功能性芯片:主要用于研究蛋白质的功能,如酶活性、蛋白质与蛋白质相互作用、蛋白质与 DNA 分子相互作用和药物靶标蛋白筛选等。这类芯片通常将天然蛋白、酶或酶底物点加在温和的芯片片基上,以保持蛋白质的空间构象和生物活性。

(2) 蛋白质检测性芯片:检测性芯片的主要目的是检测复杂样品中感兴趣蛋白质分子的有无或者丰度的差异。将具有高度亲和特异性的探针分子固定在载体上,用以识别复杂生物样品中的目标多肽、蛋白、抗原等。根据检测方法不同,蛋白质检测性芯片又可进一步分为正相蛋白质检测性芯片和反相蛋白质检测性芯片。如果目的是检测样品中抗原的变化,则将特异的抗体点在芯片上制成抗体芯片,通过与待测样品,如血清、组织提取物、尿液等进行反应,从而对待测样品中抗原进行定性和定量分析。反之,如果研究的目的是检测样品中抗体的变化,则需要将待测抗体对应的抗原点在芯片上,通过与待测样品反应,提取信号来判断抗体的有无及其含量的多少。

2. 根据芯片表面化学成分分类　分为化学表面芯片和生物表面芯片。

(1) 化学表面芯片:化学表面芯片又可分为疏水、亲水、弱阳离子交换、强阴离子交换和金属螯合芯片等,用于检测未知蛋白,获取指纹图谱做进一步的分析。

（2）生物表面芯片：分为抗体、抗原、受体、配体和 DNA-蛋白质芯片等。

3. 根据载体分类　分为普通玻璃载体芯片、多孔凝胶覆盖芯片及微孔芯片。另外还有借助 DNA 芯片技术的蛋白质芯片技术，如通过特异性 DNA 结构域在 DNA 芯片表面制成的蛋白质芯片，通过 mRNA-蛋白质共价交联融合技术制成的蛋白质芯片和利用无细胞表达体系与 DNA 固定技术，将蛋白质即时、原位表达并固定在芯片制成的自组装蛋白质芯片。

4. 根据点样蛋白质有无活性功能分类　分为无活性和有活性的芯片。

（1）无活性的芯片：是将已经合成好的蛋白质点在芯片上，其制作方式主要分为原位合成、点合成、光蚀刻术等 3 类。

（2）有活性的芯片：是指点在芯片上的样品是活的生物体（如细菌），在芯片上原位表达蛋白质。相对于无活性的芯片，有活性的芯片可以提供模拟的机体内环境，对于蛋白质功能分析更为有利。

5. 根据探针的特点分类　分为抗原芯片和抗体芯片。

（1）抗原芯片：抗原芯片是将抗原分子高密度地点在芯片上，制成抗原芯片。抗原包括纯化的抗原（如重组抗原、天然抗原），也包括复杂的抗原（如组织蛋白提取物、血清等）。抗原芯片广泛应用在病毒或细菌感染的诊断、自身免疫疾病、肿瘤标志物的筛选和蛋白功能的研究。

（2）抗体芯片：抗体芯片能将与不同抗原特异性结合的多种抗体高密度地固定到玻片或其他载体上，使待测样品通过芯片表面，经过洗脱把非特异性结合的蛋白洗掉，从而对特异性地结合在上面的抗原进行检测。用于捕捉靶标蛋白的抗体主要有免疫动物产生的单抗和多抗。抗体芯片主要用于研究蛋白质表达谱变化、蛋白质翻译后修饰、疾病诊断等领域。

（二）蛋白质芯片的原理和主要制作流程

蛋白质芯片技术的基本原理是将各种蛋白质有序地固定于滴定板、滤膜和载玻片等各种载体上，然后将标记了特定荧光的生物分子与芯片一起孵育，漂洗掉未能与芯片上蛋白质互补结合的成分，再利用荧光扫描仪或激光共聚焦扫描技术，测定芯片上各点的荧光强度，通过荧光强度分析蛋白质与生物分子之间相互作用的关系，由此达到测定各种蛋白质功能的目的。也可以不标记样品，用带有标记的目的蛋白的二抗与之结合，通过酶联免疫吸附实验（ELISA）的方法检测。它检测的样品可以是血清、细胞或组织抽提液，还有些经过改良的芯片可以直接与细胞的膜蛋白结合而不需破碎细胞。而把样品固定在固体支持物上，将单个可溶的探针如抗体溶液与芯片孵育，用于分析检测在不同样品中目的蛋白的存在与否，称之为反相蛋白质芯片。

蛋白芯片技术的核心是蛋白芯片的制备及反应信号的检测。下面介绍蛋白芯片的制作与使用流程。

1. 芯片的制作　包括制备探针、固定蛋白质分子的基片以及将制备好的探针点在预先准备好的芯片上。

（1）探针的制备：探针可以分为抗原探针和抗体探针，其制备是蛋白质芯片的关键技术。蛋白质芯片中所用到的抗原包括两大类：重组抗原和天然抗原。重组抗原的制备主要基于 DNA 重组原理，主要步骤有构建重组质粒、转化宿主细胞、筛选转化成功的克隆并诱导表达、蛋白质纯化等几个基本步骤。天然抗原和重组抗原相比有很多优势，比如抗原的构象、转录后修饰等。天然抗原探针的制备可以通过蛋白分离的方法，将复杂的细胞抗原分成几组,每组还有少量蛋白,然后再将这些蛋白点在芯片上。抗体探针的制备中重要的一步是获得高特异性和高亲和力的抗体,通常通过免疫动物产生单克隆或多克隆抗体。传统的单克隆抗体首先需要一定量的纯度较高的抗原免疫动物,然后分离 B 淋巴细胞并与骨髓瘤细胞融合形成杂交瘤,使 B 淋巴细胞持续分泌单克隆抗体。有科学家设计免疫原性强的特征性肽段来免疫动物,获得具有单克隆抗体特异性的多克隆抗体。随着基因工程技术的发展,构建基因工程重组抗体及抗体库成了制备抗体的一种先进技术。基因工程重组抗体就是模拟抗体识别抗原的抗原所需的特殊部位而得到抗体分子。一般的步骤如下:从杂交瘤细胞、免疫小鼠脾细胞或直接从感染或接触某种抗原的人外周血淋巴细胞中提取总 RNA,经反转录呈 cDNA,经 PCR 扩增抗体重链可变区基因和轻链可变区基因,用编码弹性短肽的寡核苷酸将两种连接起来,导入表达载体中,经适当的表达系统表达出单链抗体,并构成一个针对特异抗原的抗体库,再经过适当的筛选,即可从抗体库中筛选目的抗体。

（2）蛋白质芯片基片的制备:蛋白质芯片基片由两部分组成,即支持介质和涂层介质。支持介质包括玻璃、膜性材料、玻片、凝胶、金膜和微孔板等有机材料。通过在玻片上涂有不同性质的涂层介质,便构成了不同的蛋白质芯片。涂层介质包括一些化学基团(如氨基、醛基、环氧基等)和一些多孔的亲水性物质(如琼脂糖、聚丙烯酰胺等)。理想的蛋白质芯片基片需要具备以下特点:芯片背景低、非特异性吸附小、对蛋白质负荷量大、对蛋白质结构影响小、产生的信号均一等特点。

（3）芯片的点样技术:包括接触点样和非接触点样。接触点样需要点样元件直接和芯片基片接触,点样速度慢,且对点样元件有磨损。接触点样的元件有多种类型,如微点样针、开叉针、毛细管及针环结构等。非接触点样包括芯片制备中不需要点样元件和芯片基片直接接触的各种技术,点样速度快但点样设备复杂。

2. 标记　用放射性核素,免疫荧光或辣根过氧化物酶等标记待分析的样品。标记方法主要有直接标记、间接标记、酶促标记、量子点标记。放射性核素标记最灵敏,但是由于其存在着污染环境、对实验操作者有一定的危害等缺点,逐渐被免疫荧光所取代。常用的荧光分子包括 Cy3,Cy5,FITC,TRITC(罗丹明)和生物素等。直接标记是将荧光染料直接结合到蛋白质分子上,不需要孵育,但是对复杂蛋白样品标记的重复性差,并且对蛋白结构有影响。间接标记通过孵育,标记通用结合物(如荧光染料标记的二抗、标签特异的抗体)与待检测蛋白结合。酶促标记是最近兴起的标记方法,如滚环扩增(rolling-circle amplification,RCA)和酪胺酰胺信号放大系统(tyramid signal amplication,TSA)方法对捕获的蛋白质检测达到了飞摩尔的量级,明显提高了荧光检测的灵敏度。量子点标记是一种新型的蛋白质标记方法,通过将不同的元素放在溶液中加热,形成发不同光的半导体晶体,经过加工使晶体包被一层可吸附蛋白质的分子,然后对蛋白分子进行标记。

3. 检测　检测蛋白质芯片捕获的靶分子主要通过对靶分子进行标记,然后经激光扫描仪、磷光成像仪或质谱仪检测标记信号的强度,因为所得的信号强度与该位点探针所对应的蛋白表达水平有关。由于每个点固定的抗体或抗原是已知的,因此可以判断是哪种蛋白表达升高或降低。除了标记的方法以外,还有一些无需做标记的方法,如表面的等离子共振实时相位检测、质谱检测(SELDI 蛋白芯片)、原子力显微镜检测等。这些方法的优点在于无需对靶分子做任何修饰,因此对蛋白质分子的空间结构和酶活性等没有影响。

4. 功能分析　经过不同的检测手段检测到的蛋白,除了定性和定量检测,还需要对所得到的蛋白进行功能分析。一般借助生物信息学的手段，通过普通的数据库对蛋白的功能进行检索，了解蛋白质的生物功能，进一步解释其表达变化的意义、疾病的发病机制、药物的药理作用之间的联系。

二、蛋白质芯片的应用

蛋白质芯片的优点主要有以下几点：①高特异性：这是由抗原抗体之间、蛋白与配体之间的特异性结合所决定；由于抗原与抗体阵列芯片探针结合的高特异性、高亲和力，可使样品的前处理简化，只需对少量实际标本进行沉降分离和标记后，即可加于芯片上进行分析和检测。②高敏感性：蛋白质芯片采用光敏染料标记，可以检测出样品中微量蛋白的存在，检测水平已达纳克级。③高通量：在一次实验的蛋白质芯片上可以实现成千上万个蛋白质样品的高通量平行分析，效率极高。④蛋白质芯片使用相对简单，结果正确率较高。⑤重复性好：不同次实验间相同两点之间的差异很小。⑥在基因组和蛋白质组水平将 DNA 序列信息与蛋白质产物直接联系起来。⑦蛋白质芯片所需试剂和样品少，产品化后价格低廉。蛋白质芯片这些突出的特点使其在研究蛋白质相互作用、发现激酶底物、研究信号通路、抗体解读、筛选肿瘤标志物、选择新药靶点、诊断临床疾病、食品安全检测等方面有广阔的应用前景。下面详细讨论蛋白质芯片在基础科研及临床等各方面的应用。

（一）在分子生物学及生物化学基础研究中的应用

蛋白质往往通过与其他分子相互作用，形成一个相互交联作用的网络结构来发挥作用。蛋白质芯片技术在基础研究中的应用，主要集中在研究蛋白质相互作用网络和信号通路方面。除此之外，在检测基因表达和发现细胞因子方面也有应用。

1. 蛋白质-蛋白质相互作用分析　高通量研究蛋白质相互作用的主要手段是酵母双杂交。但是这种体内研究蛋白质相互作用的方法出现很多假阳性和假阴性。得益于高通量蛋白质表达技术和多种蛋白质表达系统的问世，使外源蛋白质更接近所研究的目的蛋白质，而且蛋白质芯片直接作用于目标蛋白，效率高于酵母双杂交。Zhu 等用含有 5800 个不同的酵母重组蛋白质的蛋白质芯片研究钙调素与其蛋白质的相互作用。将生物素标记的钙调素加在酵母蛋白质组芯片上反应，结果发现了共有 39 种与钙调素相互作用的蛋白质，其中新发现的与钙调素相互作用的蛋白质有 33 个，包括 1 个新的与钙调素结合的核心位点。

2. 酶-底物作用分析　Snyder 等将针对 17 种不同的底物，利用蛋白质芯片平行检测了119 种 GST2 蛋白激酶融合蛋白的底物专一性。发现了许多新的酶活性，大量蛋白激酶可以对酪氨酸进行磷酸化，而这些激酶在催化区附近有共同的氨基酸残基。

3. 蛋白质-核酸作用分析　Forde 等用 SELDI 蛋白质芯片，以 DNA 作诱饵，结合特异蛋白质来筛查结合到启动 DNA 序列的转录因子。Ramachandran 等利用自组装蛋白芯片研究了融合编码 GST 的 29 种人类复制起始蛋白质的相互作用关系，其中特别精细研究了复制许可因子 Cdt1 与特定蛋白质结合的调控，得到了这个蛋白质的结合结构域的精细作图。

4. 蛋白质-小分子作用分析　MacBeath 和 Schreiber 研究了 3 对蛋白质与小分子（地高辛与鼠抗地高辛单克隆抗体，生物素与链霉亲和素，AP1497 与 FKBP12）相互作用和检测的灵敏度。将固定了 3 种蛋白质的芯片放在用不同荧光染料标记的 3 种小分子混合溶液中，获得了蛋白质和小分子特异性作用的三色荧光图像，结果表明芯片蛋白受体能够非常特异地结合小分子，而且这一方法即使对低亲和系数的小分子也具有较高的灵敏度。

5. 筛选特异抗原-抗体成分　Holt 等利用 12 种表达较强但尚未接触任何抗原的抗体片段筛选含有 27 648 种人胎脑蛋白的蛋白芯片,从中找出了 4 组高度特异结合的抗原(蛋白)-抗体复合物,其中有 3 种抗体结合的蛋白质功能未明,但表达水平都较低。这种抗原-抗体的结合技术具有较高特异性和敏感性,可以用于高通量筛选,分离各种不同的抗体成分。

6. 检测基因的表达　由于基因转录产物 mRNA 的数量并不能准确反映基因的翻译产物蛋白质的质与量,因此在蛋白质水平上检测基因的表达,对于了解基因的功能非常重要。SELDI 蛋白芯片技术可以快速进行基因表达产物蛋白质的检测,其对蛋白质表达的检测非常灵敏,依此可了解正常和疾病状态或细胞在不同调节状态下蛋白质的表达谱,寻找与疾病或某种生理状态密切相关的标志蛋白质分子和标志蛋白质分子表达谱构成的表型指纹。

7. 筛选细胞因子　Huang 等将抗 6 种不同细胞因子的抗体蛋白点样到 Hybond ECL 膜上形成阵列,与 6 种单个或混合的细胞因子杂交,结果表明各种细胞因子能够和阵列上对应的抗体特异性结合。因此可以运用蛋白质芯片筛选细胞因子,从而发现各种细胞因子在细胞内识别和结合的蛋白质,进而研究细胞因子的作用靶点及途径。

8. 信号通路元件研究　细胞内存在多种信号转导通路,各通路之间相互影响,相互作用,单独研究各条通路都不能完整表达信号转导的整体性。因此,要进行较全面系统的信号转导研究,必须采用高通量的技术手段。蛋白质的磷酸化在生物体内信号转导过程中起相当重要和广泛的作用,对于蛋白质磷酸化检测,可以深入研究信号传导的通路。蛋白质芯片可以用来研究蛋白质的磷酸化水平改变,原理与普通抗体芯片相同,区别在于加入的抗体是荧光染料(如 Cy3、Cy5 等)标记的磷酸化酪氨酸(或是丝氨酸、苏氨酸)抗体。Chan 等建立了一种多元化的反相蛋白质芯片技术平台来研究信号通路元件的性质和相互关系。他们通过信号激活的细胞裂解来同时检测大量位点特异性的磷酸化。他们研究了受 CD3 和 CD28 受体激活的 Jurkat T 细胞中的 62 个信号通路元件,发现了 CD3 交联和 Raf 1 在丝氨酸(Ser)259 位点的磷酸化之间存在关联性。Boyd 等利用反相蛋白质芯片检测 30 个乳腺癌细胞系100 种蛋白质的磷酸化水平,发现表皮生长因子受体和丝裂原活化蛋白激酶/细胞外信号调节激酶相关激酶的抑制剂使 Akt 信号通路中的磷脂酰肌醇激酶补偿性上调。

(二) 在临床疾病诊断中的应用

1. 肿瘤标志物的筛选　肿瘤标志物是指与肿瘤发生、发展、预后等生物过程相关的生物分子,包括抗原、抗体、酶、激素等分子。检测肿瘤标志物水平的变化,有助于对肿瘤的早期诊断、预后判断、个性化治疗等。通过比较某一病变组织与非病变组织蛋白质表达谱的不同,寻找肿瘤标志物,为认识肿瘤发病机制及早期诊断、治疗和预防提供强有力的线索。目前,蛋白质芯片技术已广泛用于肺癌、胃癌、鼻咽癌、肠癌、膀胱癌、前列腺癌、乳腺癌、卵巢癌等常见肿瘤蛋白质标志物筛选的研究。对尚无特异肿瘤标志物的肿瘤,与检测单个肿瘤标志物相比,联合检测多个互补又不重合的标志物,可以显著提高诊断的准确率。蛋白质芯片可以同时并行检测多个假定标志物,因此,可以更完整地描述癌症患者血清蛋白谱的变化,在多肿瘤标志物的联合诊断中起到关键作用。Orchekowski R 等利用抗体芯片来检测与胰腺癌有关的血清蛋白,并利用联合诊断的方法对样品进行分级。研究发现胰腺癌患者抗人凝血酶原前体蛋白Ⅱ(PIVKA-Ⅱ)、抗糖类抗原 15-3(CA15-3)、抗免疫球蛋白 A(IgA)、抗组织蛋白酶 D(cathepsin D)升高而抗血清淀粉样蛋白 A(serum amyloid A)降低。一般认为抗PIVKA-Ⅱ升高与肝癌和维生素 K 利用障碍有关,而胰腺癌引起的胆道梗阻可以导致维生素

K 利用障碍;抗 IgA 升高可能与胰液分泌增多和漏出有关;抗组织蛋白酶 D 则与癌细胞的侵袭行为有关。很明显,与单个指标相比,将这些与肿瘤相关的标志物联合起来可以显著提高诊断的准确率。有研究表明:卵巢癌单个肿瘤标志物 CA125 已经被 IL-18、FGF-2 和 CA125 联合诊断所取代。胞浆丝氨酸羟甲基转移酶,T 型盒转录因子 3 和抗肌萎缩蛋白被用作检测乳腺癌和卵巢癌的标志物。

2. 病原微生物的检测 常规的病毒感染的检测主要依靠病原学、免疫学和分子生物学的方法,包括形态染色、分离培养、血清学鉴定及 PCR 技术等。与这些方法相比,蛋白质芯片技术由于其检测样品的微量消耗和高通量分析等特点,在许多病毒的感染检测中得到了广泛的应用。Perrin 等将基因工程重组的 P24 蛋白和甲基乙烯基醚/马来酸酐合成为共聚物,用非接触式点样仪将共聚物点样到 96 孔反应板上,以碱性磷酸酶标记的羊抗人抗体作为信号分子,检测抗 HIV P24 抗体,结果表明蛋白质芯片的敏感性和特异性与 ELISA 法相似。

蛋白质芯片技术不仅在检测单一病毒感染中具有优势,在同步检测多种病毒感染方面也发挥着重要作用。目前对于多种病毒感染的同步检测主要集中在常见的且危害较大的病毒感染(HIV、HBV、HCV)的同步检测。

3. 临床其他疾病的诊断 除此之外,抗体蛋白芯片还在常规自身抗体检测和血液病、肝炎、慢性肾病、自身免疫性疾病等的诊断方面得到越来越广泛的应用。另外,蛋白质芯片在老年性痴呆症、精神分裂症等越来越多的疾病研究中都显示出巨大的优势。

(三) 在药物研究中的应用

蛋白质芯片在药物学方面的应用主要体现在药物靶点研究、药物代谢研究、耐药菌的检测等方面的广泛应用。

1. 药物靶点的筛选 新药研制首先要根据疾病的发病机制确定药物作用的靶点,药物靶点是药物作用的基础。传统的药物筛选耗时、耗力、耗钱。蛋白质芯片高通量、平行性的特点使其在药物筛选中得到重视,加快了药物靶点发现和确认的速度。研究者利用蛋白质芯片比较正常组织(细胞)及病变组织(细胞)中大量相关蛋白表达的变化,充分了解细胞信号转导和代谢途径,进而发现一组疾病相关蛋白作为药物筛选靶点。Senior 等利用该技术检测了来自于健康人和前列腺癌患者的血清样品,在较短的时间内找到了 6 种潜在的治疗前列腺癌的药物靶点。激酶是一类重要的药物靶点,而且不同活性的酶如磷酸化酶、过氧化物酶、半乳糖酶、限制性酶及蛋白激酶都已经被用于芯片分析。Chen 等还研究了酶抑制剂对于固定于芯片上的多种磷酸化酶、半胱氨酸蛋白酶、丝氨酸蛋白酶的抑制作用,为酶抑制剂的药物筛选奠定了基础。

2. 药物代谢的研究 通过蛋白质芯片检测药物作用后的蛋白质表达谱变化,可以研究药物的作用机制和代谢过程,对药物的药效和毒性作出判断。Lee 等使用细胞色素 P450 的两种同工酶 CYP3A4 和 CYP2B6 固定于芯片上,分别与药物环磷酰胺、替加氟及对乙酰氨基酚作用,并在芯片顶层培养单层细胞,然后通过检测细胞生存状态来判断药物代谢产物的毒性。

3. 耐药性的检测 临床上耐药性的问题给抗生素、化疗药物的使用带来了很大的困难,不少研究者致力于耐药性的研究。蛋白质芯片具有高通量、低成本、制备简单、测定快速的优点,在耐药性研究方面深受欢迎。

有研究者利用抗体蛋白质芯片技术研究卵巢癌耐药细胞株中的细胞因子表达。结果发现白介素-6(IL-6)、IL-8 和基质金属蛋白酶-2(MMP-2)升高与一线化疗药多柔比星和卡铂耐药性相关;IL-6、IL-8 与二线化疗药紫杉醇、依托泊苷耐药性相关。

第三节　细胞芯片技术

一、细胞芯片的概念及特点

(一) 细胞芯片的概念

生物芯片(biochip)是将大量的生物大分子如核苷酸片段、多肽分子、组织切片和细胞等生物样品制成探针,有序地、高密度地排列在玻片或纤维膜等固体载体上,构成二维分子阵列,然后与荧光标记的待测生物样品的靶分子杂交,通过检测每个探针分子的杂交信号强度,进而获取样品分子的数量和序列信息,以实现对细胞、蛋白质、基因及其他生物组分的准确、快速、大信息量的检测。随着后基因组时代人类对生命科学尤其是细胞生物学的深入研究,以活细胞为研究对象的细胞芯片技术应运而生。它利用一系列几何学、电磁学、力学等原理,充分运用显微技术或纳米技术,在芯片上完成对细胞的捕获、固定、平衡、运输、刺激及培养的精确控制,并通过微型化的化学分析方法,达到对细胞样品的高通量、多参数、连续原位信号检测和细胞组分的理化分析等研究目的。作为细胞研究领域的一种新技术,细胞芯片技术是一种高通量的基因反向转染技术,其既保持传统细胞研究方法的优点(如原位检测等),又满足了高通量获取活细胞信息等方面的要求。细胞芯片有以下功能:在芯片上实现对细胞的精确控制与运输;在芯片上完成对细胞的特征化修饰;在芯片上实现细胞与内外环境的交流和联系。

(二) 细胞芯片的特点

细胞芯片是近年来发展起来的一种检测活细胞的新技术,它是对基因芯片和蛋白质芯片技术的重要补充。细胞作为生物有机体结构和功能的基本单位,其生物学功能容量巨大。利用生物芯片技术研究活细胞,以活细胞作为实验平台,高通量获取细胞的大量信息,在研究细胞的代谢机制、细胞内生物电化学信号识别传导机制、细胞内各种复合组件控制以及细胞内环境的稳定等方面,都具有其他传统方法无法比拟的优越性。Andersson H 认为,新型的细胞芯片至少具有以下 3 方面的特点:在芯片上实现对活细胞的原位监测,可以多参数、高通量地直接获得与细胞相关的大量功能信息(即关于细胞对各种刺激的应答信息);通过活细胞分析,获得细胞相关的分析信息(主要是关于各种刺激物的数量、质量等相关方面的信息);利用显微技术和纳米技术能精确地控制细胞内的生物化学环境,以细胞作为化学反应的纳米反应器,实现细胞与内外环境的交流和联系,便于详细研究细胞内一系列的生物化学过程和原理的本质。细胞芯片的缺点在于价格昂贵,检测技术复杂,目前尚未推广使用。

二、细胞芯片的主要类型

(一) 细胞免疫芯片

细胞免疫芯片是在蛋白质芯片的基础上结合免疫学原理发展起来的一种新型的细胞芯片技术。它利用免疫学原理和微型化操作方法,实现对活细胞样品的快速检测和分析。细胞免疫芯片的免疫学基础是抗原或抗体的固相化、抗原抗体特异性反应及抗原或抗体的检测方法(如荧光标记、酶标记及放射标记等)。在芯片上固定保持原有的免疫学活性的抗体或抗原,预先标记的受检标本(一般为细胞表面的抗体或抗原)与芯片固相载体表面的抗原或抗体进行杂交,通过免疫学特异性反应捕获目标细胞,然后根据标记与否以及标记物的不同选择不同的检测方法。细胞免疫芯片可以快速完成对活细胞的检测,并且可以对细胞进行免疫化学测定等后续研究。

1. 细胞免疫芯片的原理　根据所要捕获细胞的表面抗原或抗体的不同,将与之相对应的抗原或抗体较高密度地固定在经过修饰的玻片等固体载体上,并保持其免疫活性不变,形成抗原或抗体微阵列。然后孵育抗原或抗体微阵列和细胞悬液样品,并将未结合在芯片上的细胞和非特异性结合的细胞从芯片上洗脱,利用细胞表面抗原与抗体等免疫学特异性反应原理捕获待测的目的细胞,则靶向细胞将结合在微阵列的不同抗体或抗原点上。根据标记荧光的不同,可以检测出结合在不同抗体或抗原点上的细胞各代表了什么样的细胞免疫表型,从而完成对细胞分离、分类及检测目的,或者继续对细胞样品进行标记和其他方面的后续研究。

2. 细胞免疫芯片的特点　目前,细胞免疫芯片主要应用于细胞的筛选,比如白血病细胞的分型。与其他细胞检测方式相比,细胞免疫芯片具有以下几个特点:①高特异性,细胞免疫芯片的原理基础是抗体和细胞表面抗原的特异性反应,通过与芯片上的抗体或抗原结合,来检测表达特异性表面抗原或抗体的细胞;②高通量、高平行性,由于芯片上抗原或抗体的微阵列密度较高,获得的信息量较大,因此,一次可以检测同一或不同样品细胞的多种表达抗原;③应用范围广,凡是可以制成细胞悬液的样品均可进行细胞免疫芯片的检测;④操作简便灵活,染色、标记等步骤可根据实验要求增加或删减,经济方便,无需价格昂贵的检测设备,普通显微镜即可检测,经济实用。

(二) 微量电穿孔细胞芯片

当细胞受到一定的阈电压刺激时,细胞膜的通透性便发生改变,具有短暂的强渗透性,一些生物大分子比如核苷酸、蛋白质、多肽、药物试剂等可以进出细胞膜。利用细胞膜的这种特性,在电刺激下将外源 DNA、RNA、蛋白质、多肽、氨基酸和药物试剂等精确地转导入靶细胞的技术称为电穿孔技术。微量电穿孔细胞芯片正是将电穿孔技术与细胞芯片技术相结合的产物,是细胞操作调控微型化的一种手段。

1. 微量电穿孔细胞芯片的原理　微量电穿孔技术结合了电穿孔技术和细胞芯片技术。它采用一种微型装置,将单个细胞与芯片上的电子集成电路相融合,通过控制电子集成电路使细胞面临一定的电压,电压使细胞膜微孔张开,细胞膜微孔的渗透性便增强,从而将外源 DNA、RNA、蛋白质、多肽、氨基酸和药物试剂等生物大分子或制剂等顺利地导入或从靶细胞中提取出来,并进行后续研究。除了将单个细胞与芯片的电子集成电路相融合之外,还可以借助构建流体通道,在流体通道中对单个细胞进行电穿孔,以便实现对细胞的控制。也可以采用纳米针和纳米管等显微操作穿刺细胞膜,并在芯片上构建纳米通道,完成向单细胞注射或提取所需样品的操作。

2. 微量电穿孔芯片的特点　该技术结合了电穿孔技术和细胞芯片技术,可以控制细胞的活动。其主要的优点在于可以对单个细胞的生命活动进行控制和原位观察,为研究细胞间遗传物质的转导、变异、表达以及控制细胞内化学反应提供了可能;能直接应用于基因治疗。缺点是电穿孔技术要求高,价格昂贵。

(三) 整合的微流体细胞芯片

1. 微流体细胞芯片原理　整合的微流体细胞芯片是一种高度平行化、自动化的集成微型芯片装置,对细胞样品具有预处理和分析的能力,又称微全分析系统(integrated micro total analysis system,IMTAS)。不同类型的微流体细胞芯片的原理不尽相同,总结来说都是通过在芯片上构建各种微流路通道体系,并通过不同的方式在流体通道体系中准确控制细胞的传输、平衡与定位,进而实现对细胞样品进行药物刺激等实验过程的原位监测和细胞组分的分析等研究。构建微流路通道体系和控制细胞传输、平衡及定位的方法多种多样。Larry 等在芯片上设计了一个包含 1 条流体通道和 1 个中心伸展的 V 形屏障结构的三维流动控制装置。V 形屏障的斜坡对应于流体通道,屏障的斜坡是细胞平衡、固定的关键结构,细胞在斜坡上受到斜坡对细胞的支持力和细胞向下的重力。研究者通过控制流体通道中流体试剂的流动速度,结合细胞的受力情况来控制细胞的平衡、固定和对细胞样品进行药物刺激。Yang 等在芯片上不仅设计了一种网状流体通路,还设计了一种并行于流体通道的"坝"结构,该流路和"坝"的作用类似于 Larry 等设计的 V 形屏障和流路,在该结构上控制细胞的传输、平衡和定位,并通过网状流体通路和"坝"的长短分配药剂流,产生药剂的浓度梯度,原位检测细胞对不同浓度药物的反应。此外,还有在芯片上同时构建流路和分离、排列、定位细胞所需空间的微孔或沟槽等结构的芯片类型,用于细胞的多参数检测筛选。

2. 微流体细胞芯片的特点　微流体细胞芯片在流体通道体系中准确控制细胞的传输、平衡与定位,进而实现对细胞样品进行药物刺激等实验过程的原位监测和细胞组分的分析等研究。其具有以下特点:高度平行化,通过流体通道体系,可以同时原位检测细胞对一系列药物浓度的反应;高度自动化,芯片装置设计好以后可以对细胞样品进行预处理和分析,可以根据流体通道体系的特点控制给药的浓度;应用广泛,微流体芯片可用于细胞的固定培养、鉴定筛选、分化刺激、原位检测、药物开发筛选和组分分析等各方面。

(四) 压电细胞芯片

1. 压电细胞芯片的原理　压电细胞芯片(piezoelectric cell-based chip,PCC)是将活细胞作为研究对象或敏感元件,以压电生物芯片检测技术为基础,结合体外细胞培养技术,构建出的一种能实时动态监测细胞行为的多参数检测体系。该技术利用压电生物芯片对细胞的敏感响应,利用通过检测细胞生长过程中的频率变化 Δf、能耗因子变化 ΔD、阻抗变化 ΔZ 等组合参数值,从而反映黏附细胞的数量、性质、行为和在生活环境中的化学、生物以及生理的变化。因为大多数哺乳动物细胞是贴壁细胞,贴在培养器皿的壁上生长,因此,利用细胞的生长过程对应于器壁的质量增加、细胞贴壁所导致的表面黏度变化等参数的变化,经压电生物芯片的检测,可以实现对细胞生长过程的监测。总之,压电细胞芯片是通过检测细胞生长过程中频率、黏性、电导率、能损因子等组合参数,多方位实时反映细胞微运动等行为。

2. 压电细胞芯片的特点　压电细胞芯片结合了压电生物芯片技术和细胞体外培养技术,可以对体外培养的细胞进行实时联系的检测。具有以下特点:灵敏度高,压电细胞芯片可以在液相介质中对液体的黏度、密度、电导率和介电常数的变化给出相当灵敏的响应;实时动态检测,压电细胞芯片的检测可以连续原位检测到纳米级细胞微运动和纳克的敷层质量变化,从而对细胞的生长过程进行检测;应用前景广阔,尤其是在药物筛选和临床诊断方面,可通过对细胞生理和行为信息的检测来识别促进和抑制细胞生长的药物,实现高通量的药物评价和筛选。

三、细胞芯片的主要制作方法

细胞芯片的制备是细胞芯片技术的核心,但由于细胞芯片的类型不同,其制作的方法也不同,也可以根据个人研究目的的不同加以改进。下面重点介绍应用较多的细胞免疫芯片的主要步骤以及应用组织芯片技术制备细胞芯片的方法。

(一) 细胞免疫芯片的制备

1. 标本的制备　根据研究目的,选择目的细胞进行体外培养。

2. 芯片制备　芯片的制备是关键步骤。首先以玻片为基底,对玻片表面进行化学修饰,以使生物分子固定后仍保持原有的生物活性。玻片表面的化学修饰有多种方式,三维修饰如琼脂糖、聚丙烯酰胺凝胶等修饰;二维修饰如醛基、氨基等修饰。琼脂糖修饰由于具有操作简便、对生物分子的固定能力较强等特点而应用较多。然后进行点样,将所需要的抗体(多是单克隆抗体)或抗原样品按一定的排布方式点样到经过修饰的玻片上,形成微阵列芯片。制备好的芯片放在4℃保存备用。

3. 标记　为了方便观察,一般要对检测细胞悬液进行荧光标记,多使用吖啶橙荧光染料对细胞进行标记。

4. 孵育和洗脱　经过荧光标记或者非标记的被检测细胞悬液平铺在微阵列芯片上进行孵育结合,洗去未结合的细胞,则被检测的细胞被捕获在芯片表面。

5. 检测　可以直接在芯片上检测,也可以将目标细胞洗脱后培养,进行间接检测。直接检测快捷简单,对于荧光标记的细胞免疫芯片,用激光扫描细胞仪进行扫描,然后通过计算机分析出每个点的平均荧光强度。对于酶标记的细胞免疫芯片,只需显色后将检测细胞放在光镜下观察,用 CCD 照相机进行拍摄,记录结果即可,将信号通过计算机处理得到每个点的灰度。间接检测根据对样品的要求不同而采用不同的方法。

(二) 利用细胞芯片制备仪制备细胞芯片

利用组织芯片技术制备细胞芯片,其主要过程是将各种培养细胞或人体胸腔积液、腹水等离心后收集的细胞,经固定、脱水、透明、浸蜡后石蜡包埋,制成石蜡块,然后按照制备组织芯片的程序,在每个石蜡块上挖取少量组织,在蜡块上点阵排列,制成细胞微阵列芯片。

这种细胞芯片能保证所有被检样品细胞处于同样的细胞生长环境及条件下,具有可重复性,可以多次检测大量指标;结果观察简单,只需进行 HE 染色、免疫组化以及原位杂交染色即可,无需昂贵的仪器检测设备。但是,由于细胞之间排列松散,缺少黏附性,组织极易破碎、崩裂。另外,按照传统组织芯片方法制备细胞芯片需要组织芯片制备仪,制备过程也比较复杂、技术要求较高,费时费力。

李文生等人利用组织芯片原理,经过不断的研究改进,成功制备了国内第一台细胞芯片制备仪。仪器由相互配合的阵列管固定板和内芯固定板组成,在阵列管固定板上按行列方式直立固定有多根两端开通的阵列管,在内芯固定板上直立固定有多根可分别与阵列管固定板上各阵列管对位插入配合的阵列管内芯,内芯的长度大于阵列管的长度;在阵列管远离固定板的管口段内管壁四周开有多个微孔。在阵列管固定板的各阵列管的非内芯插口端设有大小、形状与固定板相同的挡封板,在挡封板上开有多个微孔。

应用细胞芯片制备仪制备芯片的主要步骤如下:细胞收集,收集 2 份以上培养细胞或脱落细胞等目的细胞置于离心管内,1000r/min离心5分钟,弃掉上清,加入适量10%甲醛溶液或95%乙醇溶液固定60分钟,再次离心弃上清,用少许PBS溶解沉淀。将2%优质琼脂糖微波加热溶解后置于56℃水浴锅中,保持熔化状态。将细胞对应置入制备器管腔中,根据欲制备芯片中所含细胞数量及琼脂糖包埋块的大小,选择相应标号的制备装置并调节内芯的位置,预留制备装置顶端适当大小的空心管腔。通过微量加样器,将少许熔化的琼脂糖加至相对应的制备装置上由阵列管和内芯配合形成的空心管腔内,稍等,加入少量溶解细胞。然后,再加入少量熔化的琼脂糖封闭管口,按对应位置一一加样,直至完成最后1例细胞样本的琼脂糖包埋。等琼脂糖冷却凝固后,向上推内芯固定板,使成形的细胞琼脂糖包埋小柱进入带有微孔的外套管腔内,然后在阵列管上面放置带有微孔的挡封板,将制备装置倒置,使挡封板位于最下层。

细胞芯片制作过程:按石蜡切片制备流程常规脱水、透明、浸蜡。在包埋框下置一包埋用平板,将制备装置平放其上,在平板上倾倒少许熔化专用石蜡,待其冷却凝固后,轻轻压下内芯,使阵列管腔内的细胞琼脂包埋小柱按相同的方向,在同一平面整齐地落入已经形成的小孔中。小心缓慢加入熔化的石蜡,待其冷却凝固后即可将所在细胞包埋小柱按规则的阵列方式固定于同一蜡块,将其从包埋框中取出,即可得到细胞芯片的蜡块。冷却凝固蜡块后即可进行切片、染色,并可进行免疫细胞化学、原位杂交等检测。

四、细胞芯片的应用

细胞芯片技术通过应用免疫细胞化学、原位分子杂交等原理,对细胞基因、蛋白表达水平进行原位检测等研究,已经在基因检测、基因表达、组分多态性分析、药物开发筛选和疾病诊断等诸多领域显示出重要的作用,在白血病等肿瘤的分型、辅助诊断和预后判断方面也有着重要的应用价值。由于细胞芯片的类型不同,在不同领域的应用各有侧重点,主要的应用集中在下面三方面。

(一) 在细胞生物学研究中的应用

细胞芯片技术是研究细胞生物学的一次革命,它使研究者可以在芯片上控制细胞的活动、原位连续检测细胞的各项生命过程、对药物刺激作出反应及组分多态性分析等。Huang和Rubinsky等人应用单细胞微量电穿孔技术控制人体细胞的活动。Shin等运用聚二甲基硅氧烷等材料构建了置有流体通道的电穿孔细胞芯片,通过指数衰变式脉冲发生器对流体通道内的细胞进行电穿孔实验,测量了细胞电穿孔时各种参数,原位观察了碘化丙啶被SKOV3细胞株吸收的全过程,并成功地将绿色荧光标志的蛋白基因转染了SKOV3细胞,监测了活细胞内DNA逆传的规律。

Larry等在微流体细胞芯片上实现了单个酵母细胞的培养、去除胞壁、扫描、梯度药物浓度刺激和细胞荧光测量等研究。Yang等通过微流体细胞芯片上的网状流体通路和"坝"的长短分配药剂流,产生药剂的浓度梯度。他们检测了能触发ATP依赖型-Ca^{2+}内流的HL60细胞内Ca^{2+}信号传导的ATP浓度阈值,并利用细胞芯片原位监测了HL60细胞对系列药物浓度梯度刺激的胞内应答行为。Davidsson等在微流体细胞芯片上原位监测HeLa细胞内已知的基因活性,并检测了这些基因表达的条件,以减少基因的不确定表达。

(二) 临床疾病的诊断

细胞免疫芯片基于抗体和细胞表面抗原的高特异性反应,还具有高通量、高平行性、操作简便灵活、经济实用等特点,被应用于各个研究领域,尤其是在细胞分型、靶向免疫诊断、治疗肿瘤和其他细胞表面抗原相关疾病的诊断等方面。Belov 等根据不同的白血病在白细胞质膜上分化抗原(CD)组表达的差异,运用较高密度的抗体微阵列,进行了白血病免疫分型实验,一次测定中可以快速检测 50 种或更多的白细胞或白血病细胞的 CD。Revzin 等运用光刻胶技术,在玻片上构建了聚乙二醇水凝胶壁组成的微孔,根据不同的需求对微孔进行修饰,使其选择性地结合淋巴细胞特异性抗体或其他细胞黏附因子,从而形成高密度抗体或细胞因子芯片,根据细胞表面原抗体分化信息对白细胞进行免疫分型,并运用激光捕获微切割技术,在芯片上有选择地对细胞内的基因和蛋白质组进行分析检测。

(三) 药物开发研制

细胞芯片在新药物的开发筛选等方面亦将提供强有力的技术支持。利用细胞免疫芯片上的靶细胞筛选和其作用的新药物,或者根据细胞表面特定抗原是否表达,通过芯片上的抗体微阵列来筛选经过不同新药物或不同药物浓度处理过的细胞,它不仅可以提高药物开发的效率,而且实现了药物筛选的敏感性、高通量和自动化。利用整合的微流体细胞芯片,可以原位监测 HL60 细胞对系列药物浓度梯度刺激的胞内应答行为。压电细胞芯片可通过检测细胞生理和行为信息,筛选促进和抑制细胞生长的药物,实现高通量的药物评价和筛选。

第四节　组织芯片技术

一、组织芯片的概念和特点

(一) 组织芯片的概念

组织芯片技术又称为组织微阵列(tissue microarray),是在单位面积的载体上,按照不同的要求,以微阵列的形式将数百个或数千个集群标本整齐排列在固体载体上形成微缩组织切片,从而进行同一指标(基因、蛋白)的原位组织学的研究。集群标本包括集群细胞、组织和器官的样本。标本既可以是正常人体组织,也可以是人体肿瘤组织、非肿瘤疾病组织,也可以是动物组织,甚至是植物组织。所使用的固体载体通常是载玻片,也可以根据研究目的选择使用硅胶、尼龙膜、金属片、醋酸纤维膜等。组织芯片最早是在 1998 年由美国国立卫生研究院的科学家 Kononen 提出,是近年来在基因芯片和蛋白质芯片技术的基础上发展和延伸出来的一种新型生物芯片技术。

(二) 组织芯片的特点

组织芯片技术是一种高通量检测技术,优点主要有:体积小,信息含量大,并可根据不同需要进行组合和设计,一次性实验即可获大量信息;与传统方法相比较,组织芯片在同一张玻片上进行,实验条件在最大程度上保持一致,实验误差减小,可比性强,准确性高;一次实验可以获得大量信息,使效率成百上千倍提高的同时缩减研究经费;应用广泛,组织芯片技术可以迅速测试基因芯片的临床价值,组织芯片和其他技术合并应用,能够迅速筛选新的基因分子和评估其生物学作用,有助于构成完整的基因检测体系,这对人类基因组学的研究与发展、疾病相关基因的验证、新药开发与筛选、疾病的分子诊断、治疗过程的追踪和预后等方面,以及在形态学教学工作中具有十分重要的实用价值。

但组织芯片技术也存在一些缺点:组织芯片的来源受限制,尤其是少见或罕见的组织标本的收集十分困难;芯片的质量不易控制,组织固定和处理时间的不同会影响组织芯片的质量;组织的来源以及取材的大小对某一病变组织的代表性是芯片设计中经常遇到的问题,尤其是对有明显异质性的肿瘤,常常会导致诊断结果的差异;组织芯片的制作仍然以手工制作为主,从而显著限制了生产数量;组织芯片结果的判读和分析较为复杂,主观性强。

总之,组织芯片技术因其可以高效率、快速和低消耗地进行各种原位组织学的研究和观察,并有较好的内对照及实验条件的可比性,被广泛应用于基础和临床研究。

二、组织芯片的主要类型

组织芯片有多种分类标准,根据不同的标准大致可以分为以下几类。

(一) 按放置组织的数量

按照芯片上放置组织的多少,组织芯片分为多组织切片和单组织切片。

(二) 按组织来源

按照组织样本的来源不同,组织芯片可以分为人类组织芯片、动物组织芯片、植物组织芯片。人类组织芯片又可分为人类疾病组织芯片、正常组织芯片和胚胎组织芯片。人类疾病组织芯片又可分为恶性肿瘤组织芯片、良性肿瘤组织芯片、其他非肿瘤疾病组织芯片。根据研究目的的不同,恶性肿瘤组织芯片又可分为单一肿瘤、多种肿瘤、进展期肿瘤、特定病理类型肿瘤等不同的组织芯片。

(三) 根据芯片制作方法的不同

根据芯片的制作方法,结合研究目的,组织芯片可以分为普通组织芯片、由细胞核制备的组织芯片和冷冻组织芯片。

1. 普通组织芯片　制备前常规处理组织,用石蜡包埋,制成石蜡目标组织,然后制成组织微阵列。

2. 利用细胞核制备的组织芯片　在石蜡组织中提取细胞核,然后制作细胞核阵列。这种芯片用于石蜡包埋组织的荧光原位杂交(FISH)检测,检测肿瘤或其他异常细胞的染色体缺失、扩增、断裂、重排等变异,避免由石蜡包埋组织进行 FISH 操作而造成遗传物质的丢失,检测结果更准确。由于石蜡包埋组织在制作过程中经过多次脱水及化学物质固定的作用,其 DNA 及蛋白质发生了理化性质的改变。

3. 冷冻组织芯片　其制作组织芯片的方法与石蜡切片方法基本相似,不同之处为:支持物为最适切片温度复合物(optical cutting temperature compound, OCT, 一种冷冻包埋介质);供体(即组织)与受体(即 OCT 模块)用同一针取样或打孔;组织供体、OCT 模块、取样针或打孔针都用干冰使其保持冷冻状态。因此冷冻组织芯片更符合基因组学及蛋白质组学研究的要求。

三、组织芯片的主要制作方法

组织芯片的类型不同,具体的制作方法也不尽相同,而且还可以根据研究目的的不同进行改进,下面重点介绍几种常用组织芯片的制作方法。

(一) 普通组织芯片的制备方法

1. 组织标本的制备　切取厚度为 3mm 的组织,尽快用 4% 的中性甲醛固定 24 小时。常规组织处理后,石蜡包埋,制成目标蜡块,做 5μm 组织切片,常规 HE 染色,用于下一步的组织定位。

2. 组织芯片制作的主要步骤　制作组织芯片多采用手工制作,主要流程是:①形态学观察:从大体上观察组织的形态学改变以核对组织或有关疾病的诊断是否确切。②组织定位:选择目标组织并分别在组织切片和相应石蜡组织块上标记。③制作阵列蜡块:先做空白石蜡块,并根据样本的数量及所要求的组织片大小在空白石蜡块上钻孔,组织片的直径与孔径一致,从众多的供体组织蜡块中采集到数十至数千的圆柱形小组织。将采集到的组织整齐地排列到受体蜡块中制成微阵列蜡块。然后将阵列蜡块放到(52±0.5)℃的烤箱内烘烤2~3小时,使蜡模既不熔化,又不产生气泡和裂痕,这样可以使供体组织条与受体蜡模完全融合且不移位,保护微阵列组织的平面性和完整性。④切片:组织片的厚度一般为 5μm,与常规组织切片基本相似,特别应注意裱片的温度,以40℃为宜。⑤将切好的组织片通过辅助系统转移并固定到胶化和硅化玻片上,即成为可自动化分析的组织切片。

3. 组织芯片的贴片技术　目前被采用的制作微阵列的贴片方法有3种:胶带法、水中展片法和直接展片法。

(1) 胶带法:先用胶带粘贴连续的组织微阵列,然后转移到涂有聚合胶的载玻片上,用滚筒轻轻压平,使胶带上的组织紧紧粘在玻片上,紫外线照射2分钟,再用特制的去油污洗液浸泡,去除胶带。但这种方法存在的问题主要是胶带很难从玻片上分离,而且经常会粘贴一部分组织下来,造成贴片不完整,另外操作要求高,价格较昂贵。

(2) 水中展片法:水中贴片方式操作类似石蜡切片贴片法,将 4μm 连续切片在温水中展开,再贴于玻片上。该法的缺点是水温难以控制,组织阵列切片易于弥散或不能充分展开,难以均匀地贴在玻片上。

(3) 直接展片法:Jiang HY 等人首创了一种新的贴片方法,主要步骤如下:按常规方法制作组织芯蜡块,然后将含有组织芯的蜡块置54℃烤箱进行烘烤,并用玻片将其表面压平,然后置-20℃冰箱冷冻20分钟,取出后切成厚度为 4μm 的薄片;选择表面平整、包含全部组织芯的蜡片,用镊子排列在载玻片上,用加样器吸取46℃温水滴注于载玻片表面,使石蜡膜片充分展开;然后轻轻向两侧倾斜载玻片,倒掉载玻片表面的水,这样带有组织芯的蜡片会均匀展开,贴于玻片上。经60℃烤箱干烤30分钟就制成组织微阵列。这种方法还可以将来源于不同阵列块的微阵列集中在同一玻片上,制成更大容量的组织微阵列。

(二) 利用细胞核制备组织芯片的方法

前面介绍过用石蜡包埋组织提取的细胞核制备组织芯片可以避免石蜡包埋组织芯片进行 FISH 操作,造成遗传物质的丢失、操作复杂等缺点。目前常见的利用细胞或细胞核进行阵列制作的方法有以下几种:将培养细胞固定,离心,包埋于石蜡组织,再按常规方法进行阵列制作。将分散的细胞包埋于琼脂糖中,再进行包埋,制作阵列。将细胞沉淀包埋于中空的琼脂糖膜中,再制作阵列。但这些方法共有的缺点是首先要将细胞制成蜡块,然后切片,程序较复杂,而且需要特殊的包埋仪器。Jiang 等发明了一种利用细胞核进行组织阵列的新制作方法,主要步骤有:①按照常规方法从石蜡包埋组织中提取细胞核。②核阵列的制作:首先制作阵列模具,以组织微阵列仪的 0.6mm 针具在空白蜡块上打孔,孔间距为 1.1mm,孔的数目为 10×10,必要时反复打两次,将孔内石蜡芯全部取出,制成蜡块阵列模具。将制好的蜡块置-20℃冰箱冷冻30分钟,然后切成厚度为 20μm 的薄片,贴在事先已硅化的玻片上,置60℃烤箱中烤10秒,使蜡膜与玻片贴紧,这样有100个孔的石蜡膜便固定在载玻片上。

将实验所用的细胞或细胞核经前期处理后,调整悬浮细胞的浓度,利用显微注射系统,在倒置显微镜的监测下将约 $0.3\mu l$ 的细胞悬液注入石蜡膜形成的孔内至满孔;将滴有细胞的玻片置于 65℃ 的烤箱中烤 1 小时,用二甲苯脱蜡 2 次,空气中晾干后即制成由细胞构成的微阵列。③对阵列进行 HE 染色或 DAPI 染色,以观察阵列内细胞的分布情况。

(三) 冷冻组织微阵列的制备方法

普通的石蜡包埋组织芯片在制作过程中经过多次脱水及化学物质的固定,细胞 DNA 及蛋白质分子的理化性质会发生改变,不能满足基因组学及蛋白质组学研究的要求。因此,需要使用新鲜冷冻组织。研究人员用一种带有最适切片温度复合物(OCT)的冷冻组织来构建冷冻微阵列。该阵将 48 个采自于 OCT 冷冻切片的样品排列在一个接受块上,接受块有 48 个相应的直径为 3.0mm 的接受孔。使用直径为 3mm 的采样针从供体冷冻组织的特定位置采样,然后转到接受块上。后续处理的步骤按照 OCT 包埋的冷冻组织样品的一般方法进行。冷冻微阵列由于采用冷冻新鲜组织,避免了 DNA 和蛋白质的破坏,是储备和分析肿瘤样品的好方法,如 cDNA 阵列一样,它在检测肿瘤的诊断、预后和治疗的分子指标方面也非常实用。

四、组织芯片技术的应用

组织芯片技术是在基因芯片和蛋白质芯片技术的基础上发展和延伸出来的一种新型生物芯片技术,是基因芯片和蛋白质芯片技术的补充。基因芯片能够筛选出具有潜在意义的基因分子,而组织芯片技术可以迅速测试其临床价值。组织芯片和其他技术合并应用,能够迅速筛选新的基因分子和评估其生物学作用,并进一步在大宗样本中证实这种作用,有助于建立与诊断、治疗和预后相关的各种参数,从而构成完整的基因检测体系。这对人类基因组学的研究与发展,尤其对基因和蛋白质与疾病关系的研究,疾病相关基因的验证、新药开发与筛选、疾病的分子诊断、治疗过程的追踪和预后等方面具有实际意义和广阔的应用前景,并在形态学教学工作中具有十分重要的实用价值。

(一) 在肿瘤研究中的应用

组织芯片的最大优点是可以快速原位检测出组织微阵列中所有样品某一基因或蛋白质的表达情况,因此在肿瘤研究方面有着广阔的应用前景。目前组织芯片应用于肿瘤诊断、分类、转移、治疗以及预后等方面。

1. 在肿瘤诊断中的应用 目前大多数肿瘤的确诊主要依靠组织形态学的改变,往往肿瘤组织发生特征性的形态学改变时已到了肿瘤的中晚期,而错过了最佳的治疗时期。因此肿瘤的早期诊断对治疗非常重要,如何早期发现肿瘤并进行诊断,是医学研究的重点和难点。应用组织芯片技术在寻找肿瘤诊断标志物时,可将肿瘤和正常组织放在同一切片上进行比较,在同一实验条件下就有较高的可比性。

杨文彬等应用组织芯片技术研究发现,在胰腺癌早期,钙周期蛋白就有明显差异的表达,说明钙周期蛋白与胰腺癌发生、发展有密切关系,对胰腺癌的早期诊断有很大帮助。Prasad 等曾利用组织芯片技术和多抗 CITED1(一种核转录调节蛋白)抗体对甲状腺和非甲状腺肿瘤进行免疫组织化学染色,结果发现 CITED1 蛋白质只在甲状腺乳头状癌中表达,正常甲状腺、毒性甲状腺增生和间变性甲状腺肿瘤 CITED1 均为阴性。CITED1 被用于甲状腺乳头癌与其他病变(如良性甲状腺结节、其他类型甲状腺肿瘤以及非甲状腺肿瘤)鉴别诊断的准确率分别为93%、89%和94%,他们的研究结果证实 CITED1 是甲状腺乳头状癌诊断的重要的肿瘤标记物。Moch 等联合应用基因芯片和组织芯片技术来研究肾癌细胞系 CRL21933 的基因表达状况。首先采用含5148 个 cDNA 克隆的 DNA 芯片分析肾癌细胞系与正常肾组织之间差异基因的表达情况,发现 89 个差异表达的基因,其中一个编码波形蛋白的基因差异最为显著;然后利用组织芯片技术,用波形蛋白单抗作为探针,免疫组化方法检测由 532 个肾癌样本构成的组织芯片,发现波形蛋白常见于透明细胞癌和乳头状细胞癌,少见于嫌色细胞癌和大嗜酸性细胞癌,同时还发现波形蛋白与肾癌的预后不良相关,而与疾病分期和病理分化无关。

2. 在肿瘤分类中的应用　由于肿瘤组织学类型和肿瘤细胞功能状态及其特异性受体的不同,肿瘤有不同的分类,相应的治疗方案、疗效及预后均不同,因此对肿瘤精细正确地分类,对肿瘤的治疗和预后尤为重要。目前主要依据组织学类型分类,这种分类方式准确但是无益于早期诊断。借助于基因芯片、蛋白芯片和组织芯片的发展,使人们可以对肿瘤进行早期的诊断、组织类型分类、鉴别原发癌和转移癌以及后续的治疗。Zhang 等利用组织芯片技术分析乳腺癌雌激素受体(estrogen receptor,ER)+和 ER-血管内皮生长因子(vascular endo-thelial cell growth factor,VEGF)、环氧化酶2、P53、血小板源性生长因子、c-erbB2 及 PR 等肿瘤标志物免疫组织化学表达谱,发现不同组别间 c-erbB2、环氧化酶2 和 P53 蛋白以及肿瘤生物学行为等的差异较为明显。Bubendorf 等联合应用基因芯片和组织芯片技术研究前列腺癌的抗药性时,发现胰岛素样生长因子结合蛋白 2 在复发性前列腺癌中有 100% 的表达,而原发癌的表达率为 36%,在前列腺增生中无表达。

3. 在肿瘤演化中的应用　肿瘤浸润转移与肿瘤的治疗及预后密切相关,是一个多步骤、多基因调控的复杂过程,其具体分子机制尚不清楚。研究肿瘤的浸润转移可以借助于演化组织芯片。演化组织芯片是将某一组织类型肿瘤演化各个阶段的标本汇集在一块组织微阵列中,因此,能在一张切片上同时看到一个肿瘤组织在原位浸润、转移、复发中的基因扩增情况,进而检测特定肿瘤不同发展阶段的分子病理改变,深入研究肿瘤发生、发展及浸润、转移等过程,并发现该种类型肿瘤在不同阶段所发生的特征性分子变化,筛选特异的分子标志物。Hu 等通过组织芯片技术研究发现波形蛋白的过表达与肝细胞癌的转移密切相关。利用组织芯片技术还发现 VEGF 和 E26 转录因子 1(E26 transformation specific-1,Ets-1)在促进大肠癌的血管生成、浸润转移等侵袭性生物学行为中有协同作用。大肠癌发生与周期素 D1 高表达有关,周期素 D1 高表达的肿瘤更易浸润和发展。

4. 在指导肿瘤治疗中的应用　组织芯片技术因其高通量、高效率原位检测能力,在研究肿瘤的发生发展、耐药机制等方面有着不可替代的优势。于建宪等利用组织芯片技术研究发现,大肠癌的生长、血管生成、浸润与诱导型一氧化氮合酶(inducible nitric oxide synthase,iNOS)和缺氧诱导因子-1α(hypoxia inducible factor-1α,HIF-1α)的表达关系密切。因此,猜想可以通过抑制 iNOS 和 HIF-1α 在大肠癌中的表达来抑制大肠癌血管的生成,iNOS 或 HIF-1α 高表达者,术后治疗可采用抗血管生成剂及 iNOS 和 HIF-1α 抑制剂,对预防肿瘤复发、抑制肿瘤转移、改善预后有积极的意义。刘秀峰等发现,肝细胞癌的发生、发展可能与癌细胞骨桥蛋白的过表达和黏结蛋白聚糖 1 的表达下调有关,骨桥蛋白可能通过下调黏结蛋白聚糖的表达,降低肿瘤细胞之间的黏附性,从而促进肿瘤的转移,因此,骨桥蛋白和黏结蛋白聚糖可能成为治疗肝细胞癌的药物靶点。

5. 在判断肿瘤预后中的应用　　在判断肿瘤预后的研究中,预后组织芯片在寻找筛选预后判断标志物的过程中起重要作用。这类组织芯片是将带有可利用的临床随访资料的肿瘤标本汇集在一个组织微阵列中,来研究已知的分子改变对肿瘤预后判定的意义,联合一种或几种肿瘤标记物对特定类型的肿瘤预后更有意义。Bremnes 等利用组织芯片技术研究了钙黏蛋白 E(E-cadherin,E-Cad)及其相关分子链蛋白在非小细胞肺癌中的表达情况。免疫组化结果显示,E-Cad,α、β、γ-cateni 等在不同分期的非小细胞肺癌组织中的表达率分别为10%、17%、8%、31% 及 61%,经单变量分析得出它们是估计预后的重要指标。利用组织微阵列技术,人们发现 VEGF 和环氧合酶 2 是评价早期鼻咽癌放射治疗预后的有用指标。

（二）　在组织病理学研究和教学中的应用

制作好的组织芯片可以应用 HE 染色、组织化学、免疫组织化学、原位杂交、荧光原位杂交等技术来分析组织形态组化特性蛋白和 DNA 分子在组织细胞中的定位和分布。组织芯片技术联合应用基因芯片技术进行细胞表型分析和基因表达分析。运用组织芯片对细胞进行高通量表型分析,可以寻找筛选与疾病发生发展及预后相关的生物分子标记物;进行基因表达分析,可以寻找疾病基因。另外,组织芯片在大样本病理资料回顾性研究方面也很有价值。

另外,组织芯片技术对形态学的教学也有很大帮助。组织胚胎学及病理学等形态教学是医学教学中的基础内容。但是传统制片方法复杂、费时费力,而且不同的切片对同一疾病的代表性不同,并不是每张切片上都有典型病变,对于少见病、罕见病,其组织来源也难以得到保证。因此,利用组织芯片技术,在蜡块上选取教学所需的病变,把与教学有关的病变从整张切片中脱离出来,在教学过程中,组织芯片上各点代表的疾病病理改变一览无遗,并可以和正常组织对照学习,显著提高了教学质量。

（三）　在免疫组化质量控制方面的应用

我们知道 HE 染色、组织化学、免疫组织化学、原位杂交、荧光原位杂交等技术都可用于组织芯片,通过这些方法可以了解组织细胞内生物大分子的表达情况。免疫组织化学方法在科研及病理诊断中广为应用,但是容易受其他因素的影响,不合格的染色影响实验结果特别是病理诊断结果,甚至会导致病理结果诊断的错误。因此,免疫组织化学染色的质量控制凸显其重要性。根据质控的需要设计不同组织芯片,可以同时对各种情况进行检测,如抗体染色是否成功、染色的强弱情况、有没有内源性生物素的干扰等。20 世纪 90 年代初,在丹麦已开始采用多组织芯片进行免疫组化染色的质量控制和标准化。

（四）　在药物研究方面中的应用

组织芯片可以用于新药靶基因的筛选、药物安全性评价和生物试剂的测试等方面。在新药研发过程中,通过检测组织中新药靶基因的表达有助于新药发现。同时,在新药临床前安全评价研究中,采用组织芯片方法可以解决实验所用的动物数量多,多种动物脏器保存的标本数量多、时间长的问题。组织芯片技术不仅可以节省大量人力、物力,减少病理技术人员的重复操作,而且可建立各种动物如大鼠、小鼠、犬、猴等病理组织和图像系统组织芯片数据库,有助于进行历史数据的分析、积累、储存,更有利于进行新药临床前安全性评价研究,加快新药的研发速度。

组织芯片技术还可以用于生物试剂的检测,尤其是用于抗体效价的评估。生产出的抗体和探针需要做特异性和敏感性测试。这种测试需要对大量不同来源的组织、阴性和阳性对照组织进行检查。采用组织芯片测试,一张组织芯片一次实验即可完成。比如筛选噬菌体展示单链抗体或针对于新的治疗目标的单克隆抗体,或筛选直接导向相同抗原不同抗原决定簇的抗体。

第五节 生物芯片技术在葡萄多酚研究中的应用

白藜芦醇和葡萄籽原花青素具有很强的生物活性,比如抗氧化、抗糖基化损伤、抗突变、抗感染、抗动脉粥样硬化、抗衰老等作用,在心血管疾病、糖尿病、肿瘤、传染病等疾病的预防治疗方面具有不可替代的作用。

我国幅员辽阔,自然资源丰富,白藜芦醇和葡萄籽原花青素的含量也相当可观。与人工合成的药物相比,天然药物因为资源丰富,不仅显著降低了药物开发和研制成本,而且因为绝大多数的天然药物来源于食品和中药,其药品安全性远远大于人工合成的药物。研究发现,长期服用葡萄多酚的制品没有出现中毒、致畸等毒性反应。目前,葡萄多酚已被制成多种剂型的营养药品,广泛应用在保健产品上。

天然药物在临床用药和保健品市场中占据着重要地位。现在临床用药约有一半是来自天然产物及其衍生物,世界上80%以上的人口以天然药物为其医疗保健的基本资源。据美国药物化学年报的报道,1989—1995年FDA批准临床和1984—1995年FDA批准生产的抗癌药和抗传染性疾病药物,有60%是以天然产物为基源的。目前,我国在天然药物的研究方面比如天然药物的提纯、药理活性的研究、药物安全性评价等方面均居世界领先水平。但是天然药物作为保健药品和临床药品,其最大的市场在欧洲。我国在天然药物的应用推广方面力度不够,有很大的市场和应用前景。

一、DNA 芯片在研究葡萄籽原花青素心脏保护作用中的应用

自由基和氧化应激在心血管疾病的发病机制中起着重要作用,比如充血性心力衰竭、心脏瓣膜病、心肌病、动脉粥样硬化和缺血性心脏病的发病都与过度的氧化应激有关系。葡萄籽原花青素作为强大的抗氧化剂,已证实对动物和人类均有明确的心脏保护作用。经葡萄籽原花青素治疗后,缺血后的左心室功能得到改善,心肌梗死的面积有所减少,心室颤动及室性心动过速的发生率降低,活性氧及丙二醛的数量减少。另有研究表明,用葡萄籽原花青素预处理可以抑制多柔比星诱导的小鼠心肌毒性。此外,葡萄籽原花青素在心肌凋亡方面也起作用,其机制可能是阻断凋亡前转录因子和 JNK-1、c-jun 基因介导的抗凋亡信号的转导。但是葡萄籽原花青素是否对生物体的基因表达起作用? 这个问题直到基因组学技术应用以后才得到回答。最近一项应用 DNA 芯片的研究表明,葡萄籽原花青素可显著抑制小鼠心脏 CD36 的基因表达,CD36 是一个新的内皮细胞分泌的诱导型心脏调节分子。该实验利用 DNA 芯片研究了葡萄籽原花青素的心血管保护作用,明确了葡萄籽原花青素作用后基因表达的差异改变,从而发现葡萄籽原花青素对心脏保护机制中可能通过调控新的基因而起作用。

二、DNA 芯片在研究葡萄籽原花青素对脂肪组织作用的应用

以往的研究表明,葡萄籽原花青素通过过氧化物酶体增殖物激活受体-γ(PPAR-γ)促进脂肪分解。Pinent 等利用基因芯片技术研究葡萄籽原花青素在 3T3-L1 细胞分化过程中的作用。他们在 3T3-L1 细胞分化初期,用葡萄籽原花青素处理 24 小时,再利用 cDNA 芯片技术分析处理组和未处理组细胞分化标志物及差异基因的表达。结果显示:在细胞分化初期,与未用葡萄籽原花青素预处理的 3T3-L1 细胞相比,葡萄籽原花青素处理 24 小时后,其脂肪细胞分化特异标记物减少,同时前脂肪细胞因子-1(Pref-1)水平也明显升高。另外,在细胞分化早期,利用 cDNA 芯片分析技术分析差异基因的表达,结果显示,与未处理组相比,葡萄籽原花青素处理的 3T3-L1 细胞,其控制细胞周期的基因表达有差异,并且与调控细胞生长相关的基因表达下调。该研究表明,葡萄籽原花青素可能通过阻碍脂肪细胞的分化,从而影响脂肪形成。正是得益于基因芯片技术的应用,Pinent 等首次发现了葡萄籽原花青素可干扰脂肪细胞分化,为进一步研究葡萄籽原花青素在细胞分化过程的调控机制提供了实验依据。

三、基因芯片技术研究不同浓度的白藜芦醇在乳腺癌的作用机制

白藜芦醇作为一种具有强大抗氧化、抗自由基作用的植物抗毒素,其显著的心脑血管保护作用及抗衰老作用广为人知。另外,白藜芦醇由于可以结合雌激素受体被称为植物雌激素,然而不同的研究表明,白藜芦醇既是雌激素受体的兴奋剂,又是拮抗剂。对雌激素依赖性的肿瘤——乳腺癌有什么样的作用,是很多科学家研究的热点。

Lu 等人研究了不同浓度的白藜芦醇对人乳腺癌细胞生长的影响。结果显示,白藜芦醇呈剂量依赖性地抑制雌激素受体阳性的人乳腺癌细胞 MCF-7 的生长,5×10^{-6} mol/L 以上的白藜芦醇可以显著拮抗雌二醇(estradiol)引起的 MCF-7 的生长;进一步的研究表明,1×10^{-5} mol/L 的白藜芦醇可以下调黄体酮受体的基因表达,另外还可显著抑制转化生长因子-α(TGF-α)、胰岛素样生长因子受体 I 的 mRNA 水平,上调 TGF-β mRNA 水平。研究证实,白藜芦醇可以部分拮抗雌激素的作用,抑制人乳腺癌细胞的生长。Fukui M 等人也在他们的实验中发现,富含白藜芦醇的红酒可以显著抑制体外培养的人乳腺癌细胞 MCF7、T47D、MDA-MB-231 的增殖。

Anai S 等人应用基因芯片技术比较了用低浓度的白藜芦醇作为雌激素的兴奋剂和雌激素拮抗剂来处理人雌激素受体阴性的乳腺癌细胞 MDA-MB-231,并比较基因的差异表达情况。他们应用的基因芯片包含 588 个已知功能的基因,这些基因的功能涉及原癌基因、抑癌基因、细胞周期调控基因、炎症反应、离子通道及转运、胞内信号转导、凋亡相关基因、DNA 合成及修复、转录因子、DNA 结合蛋白、受体蛋白、细胞表面抗原、细胞黏附、细胞间的相互作用等。获取细胞内的 RNA,逆转录后荧光标记,杂交,再经检测仪检测荧光的强度,经软件分析后得出差异基因的表达情况。结果显示,白藜芦醇处理组的细胞,有 61 个明显上调基因,涉及细胞周期的调控及转录和细胞生长等,其中含有 p21CIP1/WAF1,IL7R-α,肝癌衍生生长因子和胰岛素样生长因子结合蛋白 1 和 3,MAP kinase p38 基因。该研究表明,作为植物雌激素的白藜芦醇,低浓度时通过改变一些基因的表达促进乳腺癌细胞的存活。

另有研究表明:白藜芦醇可以使不同癌细胞系对化疗药物的敏感性增加。另一项关于白藜芦醇和紫杉醇联用对乳腺癌影响的研究表明,白藜芦醇非但没有使体外培养的人乳腺癌细胞 MDA-MB-435s、MDA-MB-231 和 SKBR-3 对紫杉醇诱导的细胞凋亡的敏感性增加,反而明显降低。进一步的研究发现,白藜芦醇通过抑制紫杉醇诱导的 G_2/M 细胞周期的停滞,S 期细胞的聚集,以及抑制紫杉醇诱导的活性氧的聚集及抗凋亡蛋白 Bcl-2 家族的失活,该研究暗示白藜芦醇和紫杉醇的联用对乳腺癌患者可能有害。

四、基因芯片技术研究白藜芦醇在预防肺癌中的作用机制

白藜芦醇作为一种植物抗毒素,在自然界中分布广泛,在葡萄皮中的含量达到了 70%。流行病学调查研究证实,长期饮用红酒可有效降低心血管疾病的发生率,延长寿命。迄今为止,关于白藜芦醇营养价值和药用价值的研究表明,白藜芦醇除了强大的抗氧化作用外,还有明显的抗肿瘤作用,因此,白藜芦醇不仅有益于心脑血管系统疾病,对一些激素依赖性肿瘤如前列腺癌、乳腺癌等均有明显的化学预防作用。得益于基因组学技术和蛋白组学技术的发展,Bastianetto S 等研究人员利用这一技术,通过比较白藜芦醇处理的细胞基因水平和蛋白水平的差异表达情况,证实了白藜芦醇对皮肤癌、前列腺癌、乳腺癌等有化学预防作用。Revel 等人的研究也证实了白藜芦醇对肺癌有明确的抑制作用。

为了进一步探讨白藜芦醇对肺癌预防作用的分子机制,Whyte L 等人采用基因芯片技术和 Power blot 技术,分析体外培养的人肺癌细胞 A549 经过不同浓度白藜芦醇处理后基因和蛋白水平的差异表达情况。结果表明,白藜芦醇可以呈剂量依赖性地抑制 A549 肺癌细胞的生长,在 25μmol/L 时便可表现出明显的抑制作用。白藜芦醇可以使 70% 的 A549 肺癌细胞停止在细胞周期的 G_1 期,而对照组有 50% 的 G_1 期细胞。白藜芦醇处理组和对照组之间的周期蛋白 A、细胞周期检查点激酶 1、CDC27 和 Eg5 的基因水平和蛋白水平均有明显的差异。他们经实时 RT-PCR 和 Western blot 证实,白藜芦醇可以上调与凋亡相关的 p53、p21 mRNA 水平和蛋白水平。用 Power blot 技术分析白藜芦醇处理组和对照组之间差异蛋白的表达水平显示,89 种蛋白的差异表达水平在 1.5 倍以上。基因芯片技术分析白藜芦醇处理组和未处理组 A549 肺癌细胞基因的差异表达水平显示,差异表达在 1.2 倍以上的有 5916 个基因,1.5 倍以上的有 946 个基因,2 倍以上的基因有 157 个。这些差异表达的基因涉及多个生物过程,比如信号转导,细胞周期的调控,凋亡,蛋白质的合成代谢,碳水化合物、氨基酸和核酸代谢,细胞黏附,免疫反应等。另外白藜芦醇处理后,与 TGF-β 信号通路有关的基因,比如 Smad2、Smad3 和 Smad4 基因 mRNA 水平明显下调,Smad7 mRNA 水平则上调。该研究通过联用基因芯片技术和 Power blot 技术,从基因水平和蛋白水平分析了白藜芦醇对肺癌的抑制作用,为肺癌的预防和治疗提供了新方向,进一步说明了白藜芦醇作为有效的化学预防剂其作用的分子机制。

五、基因芯片技术研究白藜芦醇抗结直肠癌的分子机制

白藜芦醇作为植物化学预防剂,可以有效地抑制某些肿瘤的发生和进展。基因组学技术尤其是 DNA 芯片技术的广泛应用,使人们认识到白藜芦醇抗肿瘤作用的分子基础是干扰

细胞基因表达,从而影响细胞周期的调控、细胞生长、细胞凋亡以及物质代谢等多种生物过程。其中一个引起人们关注的是编码激活转录因子 3(activating transcription factor 3,ATF3)的基因,该基因的过表达抑制 DNA 结合抑制因子-1(DNA binding/differentiation-1,Id-1),Id-1 对细胞生长增殖至关重要。Bottone 等人利用基因芯片技术分析白藜芦醇处理后人结直肠癌细胞的基因表达情况。结果显示,有明显差异表达的基因共 64 个,经半定量实时 RT-PCR 和 Western blot 验证,白藜芦醇可以上调 ATF3 和下调 Id-1 的 mRNA 和蛋白水平。

六、基因芯片技术研究白藜芦醇逆转急性粒细胞白血病对多柔比星耐药性的分子机制

白藜芦醇作为一种天然的化学预防剂,对多种肿瘤有明确的预防和抑制作用,比如对皮肤癌、前列腺癌、肺癌等。除了其抗肿瘤作用外,作为植物抗毒素,白藜芦醇还可以抗炎、抗微生物感染等。但这种天然的化学预防剂是否有助于改善日益严峻的肿瘤细胞的耐药性。Kweon 等人借助于基因芯片技术给出了答案。他们在体外培养了 3 种抗多柔比星的急性粒细胞白血病细胞,AML-2/DX30、AML-2/DX100、AML-2/DX300 和对照组 AML-2/WT 细胞。用 DNA 芯片技术分析组间细胞的差异基因表达,耐药组有多个基因的表达出现明显差异。其中 MRP1 基因表达显著上调。白藜芦醇可以阻滞耐药组细胞的细胞生长、诱导凋亡,下调 MRP1 基因的表达,并且显著增加耐药组细胞 AML-2/DX300 对(6)-二醋酸羧基荧光素,一种 MRP1 底物的摄取。本研究采用基因组学技术,发现白藜芦醇可能通过下调 MRP1 基因的表达来异化急性粒细胞白血病细胞摄取多柔比星,从而逆转多柔比星的耐药性。

参 考 文 献

[1] 何鹏,程京.生物芯片技术与产品发展趋势以及面临的机遇.中国医药生物技术,2006,1:17-19.

[2] 吴明煜,郭晓红,王万贤,等.生物芯片研究现状及应用前景.科学技术与工程,2005,7:34-37.

[3] Xia JF,Liu Q. Overview of Bio-chip Application. Biotechnology Bulletin,2010,7:73-77.

[4] 毛华,李路远.蛋白芯片在心血管疾病研究中的现状与进展.中华老年心脑血管疾病杂志,2008,10:153-154.

[5] Bartosiewicz M,Penn S,Buckpitt A. Applications of genearrays in environmental toxicology:fingerprints of gene regulation associated with cadmium chloride,benzo[a]pyrene,and trichloroethylene. Environ Health Perspect,2001,1:71-74.

[6] Dudda,Subramanya R,Lucchese G,et al. Clinical applications of DNA microarray analysis. J Exp Ther Oncol,2003,3:297.

[7] Xu JQ,Wan N,Cheng J. Biochip technology and microfilm laboratory. Med Philos,2000,21:8.

[8] 朱晓娥.基因芯片技术在基因突变诊断中的应用及其前景.重庆医学,2010,11:22.

[9] Lee J W,Lee Jb,Park M,et al. An extensive comparison of recent classification tools applied to microarray data. Comput Stat Data Anal,2005,48:869-885.

[10] Bolshakova N,Azuaje F,Cunningham P. An integrated tool for microarray data clustering and cluster validity assessment. Bioinformatics,2005,21:451-455.

[11] Cheem Y G R,Hubbell E,Berno A,et al. Accessing genetic information with high-density DNA arrays. Science,1996,274:610-613.

[12] Schuster SC. Next-generation sequencing transforms today's biology. Nat Methods,2008,5:16.

[13] 杨光,裴正军.基因芯片技术在胰腺癌中的应用进展.国际消化病杂志,2008,28:424-426.

［14］ Zhuang W J, Fong CC, Cao J, et al. Involvement of NF-kappa B and c-myc signaling pathways in the apoptosis of HL-60 cells induced by alkaloids of Tripterygium hypoglaucum (levl.). Hutch Phytomedicine, 2004,11:295-302.

［15］ 邱洁,高海青. 心血管蛋白质组学. 北京:人民卫生出版社,2010.

［16］ Kodadek T. Protein microarrays:prospects and problems. Chem Biol,2001,8:105-115.

［17］ 董永康,汤俊明. 蛋白芯片检测肿瘤标志物的临床应用. 临床检验杂志,2007,27:381.

［18］ Kingsmore SF. Multiplexed protein measurement:technologies and applications of protein and antibody arrays. Nat Rev Drug Discov,2006,5:310-321.

［19］ Zhu H,Bilgin M,Bangham R,et al. Global analysis of protein activities using proteome chips. Science,2001, 293:2101-2105.

［20］ Forde CE,Gonzales AD,Smessaert JM,et al. A rapid method to capture and screen for transcription factors by SELDI mass spectrometry. Biochem Biophys Res Commun,2002,290:1328-1335.

［21］ MacBeath G,Schreiber SL. Printing proteins as microarrays for high-throughput function determination. Science,2000,289:1760-1763.

［22］ Ramachandran N,Hainsworth E,Bhullar B,et al. Self-assembling protein microarrays. Science,2004,305: 86-90.

［23］ Holt LJ,Bussow K,Walter G,et al. By passing selection:direct screening for antibody-antigen interactions using protein arrays. Nucleic Acids Res,2000,28:E721.

［24］ Huang RP. Detection of multiple proteins in an antibody-based protein microarray system. Immanuel Methods,2001,255:1-13.

［25］ Chan SM,Ermann J,Su L,et al. Protein microarrays for multiplex analysis is of signal transduction pathways. Nat medicine,2004,10:390-396.

［26］ Boyd ZS,Wu QJ,O'Brien C,et al. Proteomic analysis of breast cancer molecular subtypes and biomarkers of response to targeted kinase inhibitors using reverse-phase protein microarrays. Cancer Ther, 2008, 7: 3695-3706.

［27］ Orchekowski R,Hamelinck D,Li L,et al. Antibody Microarray Profiling Reveals Individual and Combined Serum Proteins Associated with Pancreatic Cancer. Cancer Res,2005,65:11193-11202.

［28］ Le Page C,Ouellet V,Madore J,et al. From gene proling to diagnostic markers:IL-18 and FGF-2 complement CA125 as serum-based markers in epithelial ovarian cancer. Int J Cancer,2006,118:1750-1758.

［29］ Lomnytska M,Dubrovska A,H ellmanU,et al. Increased expression of cSHMT,Tbx3 and utrophin in plasma of ovarian and breast cancer patients. Int J Cancer,2006,118:412-421.

［30］ Jiang L,Yu Z,Tang Z,et al. Protein arrays based on biotin-strepta-vidin system for the simultaneous detection of TORCH infections. J Nanosci Nanotechnol,2008,8:2286-2292.

［31］ Perrin A,Duracher D,Allard L,et al. Improved performance of a protein array using conjugated polymers as capture phase for HIV serodiagnosis. Polymer International,2004,23:586-590.

［32］ Senior K. Finger printing disease with protein chip arrays. Mol Med Today,1999,5:326-327.

［33］ Chen GY,Uttam chandani M,Zhu Q,et al. Developing a strategy for activity-based detection of enzymes in a protein microarray. Chem Bio Chem,2003,4:336-339.

［34］ Lee MY,Park CB,Dordick JS,et al. Metabolizing enzyme toxicology assay chip (Meta Chip) for high-throughput microscale toxicity analyses. Proc Natl Acad Sci,2005,102:983-987.

［35］ 杨炜敏,杨冬梓,黄若磐. 抗体蛋白质芯片检测卵巢癌耐药细胞株细胞因子改变的研究. 中国病理生理杂志,2006,22:766-770.

［36］ 顾军,刘作易. 细胞芯片的研究进展. 细胞与分子免疫学杂志,2007,23(3):288-290.

[37] Tani H,Maehana K,Kamidate T. On-chip bioassay using immobilized sensing bacteria in three-dimensional microfluidic network. Methods Mol Bio,2007,385:37-52.

[38] Zhang CX,Liu HP,Tang ZM,et al. Cell detection based on protein array using modified glass slides. Electrophoresis,2003,24:3279-3283.

[39] Belov L,de la Vega O,dos Remedios CG,et al. Immunophenotyping of leukemias using a cluster of differentiation antibody microarray. Cancer Res,2001,61:4483-4489.

[40] Huang Y,Rubinsky B. Microfabricated electroporation chip for single cell membrane permeabilization. Sensor Actuat,2001,89:242-249.

[41] Peng XY,Li PC. A three-dimensional flow control concept for single-cell experiments on a microchip:cell selection,cell retention,cell culture,cell balancing,and cell scanning. Anal Chem,2004,76:5273- 5281.

[42] Yang M S,Li CW,Yang J. Cell docking and on-chip monitoring of cellular reactions with a controlled concentration gradient on a microfluidic device. Anal Chem,2002,74:3991-4001.

[43] 翟德忠,柴玲霞,冯万文,等.应用组织芯片技术构建细胞免疫芯片.中国现代医学杂志,2009,19:213-214.

[44] 李文生,郭党学,王岐山,等,细胞芯片制备仪的研制及应用.西北大学学报(自然科学版),2009,139:6.

[45] Shin YS,Cho KC,Kim JK,et al. Electrotransfection of mammalian cells using microchannel-type electroporation chip. Anal Chem,2004,76:7045-7052.

[46] Davidsson R,Boketoft A,Bristulf J,et al. Developments toward a microfluidic system for long-term monitoring of dynamic cellular events in immobilized human cells. Anal Chem,2004,76:4715-4720.

[47] 郭福存.营养基因组学的最新研究进展.饲料研究,2007,2:14-18.

[48] Kononen J,Bubendorf L,Kallioniemi A,et al. Tissue microarrays for high-throughputmolecular profiling of tumor specimens. Nat Med,1998,4:8442-8447.

[49] 周小鸽,张劲松,张小平,等.组织芯片.中华病理学杂志,2002,31:70-72.

[50] Jiang HY,Zhang XF,Liu L,et al. A novel tissue array technique for high-throughput tissue microarray analysis-microarray groups. In Vitro Cell Dev Biol Anim,2007,43:109.

[51] Schoenberg-Fejzo M,Salmon DJ. Frozen tumor tissue microarray technology for analysis of tumor RNA,DNA, and proteins. Am J Patho,2001,159:1645

[52] 杨文彬,王永恒,蔡锋,等.应用组织芯片技术研究人类胰腺癌中钙周期蛋白表达的生物学意义.世界肿瘤杂志,2007,6:87-90.

[53] Prasad ML,Pellegata NS,Kloos RT,et al. CITED1 protein expression suggests papillary thyroid carcinoma in high throughput tissue microarray—based study. Thyroid,2004,14:169-175.

[54] Zhang DH,Salto-Tellez M,Chiu LL,et al. Tissue microarray study for classification of breast tumours. Ann AcadMed Singapore,2003,32:75-76.

[55] Moch H,Schraml P,Bubendorf L,et al. High-throughput tissue microarray analysis to evaluate genes uncovered by cDNA microarry screening in renal cell carcinoma. J Pathol,1999,154:981.

[56] 马永权,张雪峰,蒋会勇.组织微阵列技术研究进展.沈阳部队医药,2009,22:4.

[57] Hu L,Lau SH,Tzang CH,et al. Association of vimentin overexpression and hepatocellular carcinoma metastasis. Oncogene,2004,23:298-302.

[58] 于建宪,崔琳,张七一,等.组织芯片检测大肠癌中 NOS、HIF-1α 的表达及与血管生成的关系.诊断病理学杂志,2007,14:45-47.

[59] 刘秀峰,施瑞华,张国新,等. OPN 和 Syndecan21 在原发性肝癌中的表达与临床病理参数之间的相关性.世界华人消化杂志,2007,15:1800-1805.

[60] Bremnes RM, Veve R, Gabrielson E, et al. High throughput tissue microarray analysis used to evaluate biology and prognostic significance of the E-cadherin pathway in non-small-cell lung cancer. J Clin Oncol, 2002, 20:2417-2428.

[61] Bagchi D, Sen CK, Ray SD et al. Molecular mechanism of cardioprotection by a novel grape seed proanthocyanidin extract. Mutat Res, 2003, 87-97.

[62] Pinent M, Bladé MC, Salvadó MJ, et al. Grape-seed derived proanthocyanidins interfere with adipogenesis of 3T3-L1 cells at the onset of differentiation. Int J Obes (Lond), 2005, 29:934-941.

[63] Lu R, Serrero G. Resveratrol, a natural product derived from grape, exhibits antiestrogenic activity and inhibits the growth of human breast cancer cells. J. Cell Physiol, 1999, 179:297-304.

[64] Fukui M, Yamabe N, Zhu BT. Resveratrol attenuates the anticancer efficacy of paclitaxel in human breast cancer cells in vitro and in vivo. Eur J Cancer, 2010, 46:1882-1891.

[65] Levenson AS, Svoboda KM, Pease KM, et al. Gene expression profiles with activation of the estrogen receptor alpha-selective estrogen receptor modulator complex in breast cancer cells expressing wild-type estrogen receptor. Cancer Res, 2002, 62:4419-4426.

[66] Bastianetto S, Dumont Y, Duranton A, et al. Protective action of resveratrol in human skin: possible involvement of specific receptor binding sites. PLoS One, 2010, 5:e12935.

[67] Jones SB, De Primo SE, Whitfield ML, et al. Resveratrol-induced gene expression profiles in human prostate cancer cells. Cancer Epidemiol Biomarkers Prev, 2005, 14:596-604.

[68] Revel A, Raanani H, Younglai E, et al. Resveratrol, a natural aryl hydrocarbon receptor antagonist, protects lung from DNA damage and apoptosis caused by benzo(a)pyrene. J Appl Toxicol, 2003, 23:255-261.

[69] Whyte L, Huang YY, Torres K, et al. Molecular mechanisms of resveratrol action in lung cancer cells using dual protein and microarray analyses. Cancer Res, 2007, 67:12007-12017.

[70] Bottone FG Jr, Alston-Mills B. The dietary compounds resveratrol and genistein induce activating transcription factor 3 while suppressing inhibitor of DNA binding/differentiation-1. J Med Food, 2011, 14:584-593.

[71] Kweon SH, Song JH, Kim TS. Resveratrol-mediated reversal of doxorubicin resistance in acute myeloid leukemia cells via downregulation of MRP1 expression. Biochem Biophys Res Commun, 2010, 395:104-110.

第八章　计算药理学在葡萄多酚研究中的应用

近年来,随着分子生物学、多维核磁共振、X 射线晶体学的发展以及同步辐射源的应用,大量的疾病相关基因和蛋白质分子的三维结构被测定。另一方面,计算科学的迅速崛起,使数据挖掘、机器学习等技术快速发展,使得从前由于计算资源不足而无法开展的药物分子设计变得可行。在这两方面的推动下,计算机辅助药物设计(computer-aided drug design, CADD)方法应运而生并取得了巨大的进展。由于这种方法充分利用了计算机的优势,针对性强、效率高、设计出的分子活性强,目前已经成为当今各大制药公司开发新药的重要方法。

计算机辅助设计是多学科交融、互动的前沿领域,是数学、物理学、化学及生命科学、计算机和信息科学等几大学科交叉、综合的产物。自从 20 世纪奠定了发展基础,不仅在理论和方法上取得了丰硕成果,而且也已迈开实际应用的步伐。目前,随着人类基因组计划的完成、蛋白质组学迅猛发展,大量与疾病相关的基因被发现,使得药物作用的靶标分子急剧增加;另一方面,计算机技术发展日新月异,计算能力空前提高,使得从前由于计算资源不足而无法开展的药物分子设计变得可行。由于计算机辅助设计具有的科学价值和经济价值,使得它在学科建设中具有战略性和前瞻性的意义。

CADD 为新药研发开辟了新的天地,我们不必盲目地合成大量的化合物,做大量的生物活性测试,既节省了原料和动物,又节约了时间,提高了研发效率。同时,我们应该认识到,CADD 是新药研发过程中的重要辅助方法之一,它不是万能的,计算结果不能取代实验数据,药物设计结果最终还需要实验的验证,并借助实验结果来改进和完善 CADD 方法与策略。无论如何,CADD 为新药研发提供了一种新的思维模式,并渗透到新药研发的各个阶段,其可行性很强。随着化学计算理论方法的不断完善以及 CADD 计算软件的不断改进,CADD 在新药研发中必将得到更广泛的应用,以更好地推动新药研发。

第一节　计算机辅助药物分子设计方法

计算机辅助药物分子设计方法都是基于各种分子模拟技术及各种数理统计方法,其中包括分子力学方法、量子力学方法、蒙特卡罗及分子动力学方法、数值和非数值优化技术等。这些方法各有优缺点,需要取长补短,有时需要结合使用。

一、基于小分子的药物设计方法

(一) 定量构效关系方法

定量构效关系(quantitative structure activity relationships, QSAR)方法是将化合物的结构信息、理化参数与生物活性进行分析计算,建立合理的数学模型,研究结构与活性之间的量变规律,为药物设计、先导化合物结构改造提供理论依据。经过不断的发展和完善,定量构效关系方法已经成为计算机辅助药物分子设计应用最为广泛的方法之一。

1. 二维定量构效关系方法　传统的二维定量构效关系(2D-QSAR)方法很多,有 Hansch 法、模式识别 Free-Wilson 法、电子拓扑法等。其中最为著名、应用最为广泛的是由 Hansch 和 Fujita 等提出来的 Hansch 法,它假设同系列化合物某些生物活性的变化是和它们某些可测量的物理化学性质的变化相联系的。这些可测量的特性,如疏水性、电性、空间立体性质等,都有可能影响化合物的生物活性。

2. 三维定量的构效关系方法　近年来,随着 QSAR 理论和统计方法的进一步发展,又出现了一些三维的 QSAR(3D-QSAR)方法,如距离几何法、分子形状分析法、比较分子场分析法以及虚拟受体法。与 2D-QSAR 方法相比较,3D-QSAR 方法能间接反映药物分子作用过程中底物和受体之间的非键相互作用特征,具有更加丰富的物理化学内涵,因此在近 20 年,3D-QSAR 方法得到了迅速的发展和广泛的应用。

（二）药效团模型方法

药效团模型(pharmacophore modeling)方法是以小分子的结构和活性为起点,找到化合物共同的药效作用模式。在药物分子设计中,所谓"药效团"指的是一系列活性化合物具有的共同特征。这些特征包括特定的化学基团、氢键给体或受体、正电基团或负电基团、疏水性基团等。一个三维的药效团模型给出了这些药效基团之间的特定三维排列方式。在得到的构效关系模型和药效团模型的基础上,也可以结合其他方法来进行药物的设计。和 QSAR 方法不同,药效团模型方法主要应用的不是先导化合物的优化,而是先导化合物的发现。药效团模型方法是 CADD 中最传统的方法之一,在药物设计中取得了巨大的成功。

药效团模型方法一般包括两个层面的内容:即药效团模型的识别以及基于药效团模型的数据库搜索。药效团模型的识别仅仅是得到药效团模型,通过药效团模型,希望能够找到新的先导化合物,这就需要采用基于药效团模型的数据库搜索。通过数据库搜索来寻找包含特定药效团特征的化合物,这些具有特定药效团特征的化合物可能具有相应的生物活性。药效团模型方法作为一种发现先导化合物的有效方法已经受到了广泛重视。

二、基于受体结构的药物设计方法

随着分子生物学和结构生物学的发展,越来越多的生物大分子结构被解析。对于一些未知三维结构的受体大分子,它们的结构常常也可以通过同源蛋白建模的方法得到。在这种情况下,就可以采用基于受体结构的药物设计方法来寻找新的先导化合物。基于受体结构的药物设计方法的思路就是通过研究受体结构的特征以及受体和药物分子之间的相互作用方式来进行药物设计。

（一）分子对接

分子对接是基于受体结构药物设计中的一类重要方法。所谓"分子对接"就是受体和药物分子之间通过几何匹配和能量匹配而相互识别的过程。药物分子在药效发生的生物过程中,药物与受体相互结合,首先需要两个分子充分接近,采取合适的取向,从而使两者在必要的部位相互契合,进一步发生相互作用。因此,确定复合物中两个分子正确的相对位置和取向,对于新药的设计非常关键。分子对接方法从 20 世纪 80 年代到现在,逐渐发展为较为完善的药物设计方法之一,而且成为药物设计中最为重要的方法之一。

分子对接方法根据不同的简化程度大致可分为 3 类:刚性对接、半柔性对接以及柔性对接。刚性对接指在对接过程中,研究体系的构象不发生变化;半柔性对接指在对接过程中,研究体系尤其是配体的构象允许在一定范围内变化;柔性对接是指在对接过程中,研究体系的构象基本是可以自由变化的。

(二)　从头设计方法

从头设计方法属于真正意义上全新的药物分子设计方法。它是根据受体的三维结构产生新的先导化合物,设计过程中完全没有化合物种类和结果的预先限制,因此设计的结果可能是全新的。

从头设计方法很多,但这些方法的思路基本相似,就是通过分析蛋白质活性口袋的特征以得到和活性口袋相匹配的配体分子和片段。从头设计方法可分为基于原子的从头设计方法和基于片段的从头设计方法。但由于方法上的局限性,基于原子的从头设计方法在药物设计上基本上没有得到应用。基于片段的从头设计方法可分为片段定位法、位点连接法、片段连接法以及逐步生长法等几类。

1. 片段定位法　片段定位法严格来讲并不属于完整意义上的从头设计方法,但它是从头设计方法的一个重要基础。片段定位法通常不是用来设计出和活性位点相匹配的完整的配体分子,它仅仅用来确定特定原子或片段在活性位点中的最佳位置。虽然这种方法在原理上很简单,但它在配体分子设计中具有很重要的意义,因为在从头设计方法中,能否准确地确定和受体相匹配的配体分子片段是从头设计成功与否的重要一环。目前,活性位点分析软件有 DRID、GREEN、HSITE 等。另外还有一些基于蒙特卡罗、模拟退火技术的软件如 MCSS、HINT、BUCKETS 等。

2. 位点连接法　位点连接法包括 LUDI、CLIX、Verlinde 发展的连接算法、BUILDER 以及 SBF(structure-based focusing)模式等。在位点连接法中,所谓的"位点"就是在活性口袋中与受体的化学特征相匹配的配体的结构模式。位点实际上定义了活性口袋中配体分子可能的化学特征。一个位点一般包含两个属性:一个属性是位点的化学特征,另一个属性则为位点的空间坐标。

3. 片段连接法　片段连接法就是把通过某些方法得到的孤立片段连接起来构成完整的分子。这类方法是从头设计方法中较为重要的一类方法,它包括 CAVEAT、HOOK、SPLICE 及与其配套的程序、NEWLEAD 以及 PROLIGAND 等。这类方法的基本前提就是需要连接的这些孤立片段都能和受体产生很好的结合。同时,这类方法的一个重要特点就是连接这些孤立片段的连接片段不会对这些孤立片段和受体间的结合模式产生大的影响。因此,一个连接片段必须不能和受体分子产生明显的碰撞,而且这个连接片段必须具有合适的构象。

4. 逐步生长法　逐步生长法就是以一个片段为起点,逐渐生长得到一个完整的配体分子的方法。逐步生长法包括原子生长法和片段生长法两大类。原子生长法主要包括 LEGEND、Genstar 以及 GrowMol;片段生长法包括 LEAPFROG、GROW、GEMINI、GroupBuild 以及 SPROUT 等。

三、计算组合化学方法

组合化学方法的建立和发展也推动了计算机辅助药物设计方法的发展,随之也产生了计算组合化学方法。计算组合化学方法可以包括两部分的内容:第一个方面就是采用计算机技术来设计合成组合库的构造块,通过计算机来生成包含足够分子多样性的虚拟组合库。

第二个方面就是通过把得到的虚拟组合库和其他分子设计方法结合进行药物分子设计。虚拟组合库的设计、构建以及分析已经成为 CADD 研究的热点之一。

第二节　计算机辅助的药动学及毒理学预测

一个好的药物分子除了要和靶点形成好的相互作用之外,还应该具有好的药动学特征以及尽量小的毒性和副作用。为了满足药物设计的要求,近年来 CADD 在药动学性质以及毒性预测等方面也取得了较大的进展。虽然这类方法不能提供新的活性分子,但它们在药物设计中也起着非常重要的作用。

一、药动学特征的预测

在药物化学研究中,药物的药动学是有关药物的吸收(absorption)、分布(distribution)、代谢(metabolism)和排泄(excretion)(统称 ADME)的性质及其机制的研究。药动学牵涉到的研究方向很多,研究较为充分的主要包括脂水分配系数、水溶性、肠吸收以及脑穿透。

(一)脂水分配系数

脂水分配系数是构效关系研究中一个重要的物理化学参数;同时,脂水分配系数在药动学研究中也具有非常重要的地位。许多药动学特征,包括水溶性、脑血穿透以及肠吸收等都与脂水分配系数有着非常密切的关系,因此,脂水分配系数也常常被认为是一个重要的药动学特征。

脂水分配系数的计算方法有很多,大致可以分为 4 类:片段加和法、原子加和法、基于分子参数的计算方法以及基于转移自由能的计算方法。

(二)脑血分配系数

血液和脑组织之间存在血脑屏障,它可以保证脑的内部环境保持高度的稳定,以利于中枢神经的活动,同时阻止异物的侵入。血脑屏障对许多大分子或极性较高的药物是一个障碍,但脂溶性较高的药物仍能穿透血脑屏障而进入组织。实验上,一般采用脑血分配系数 BB 的自然对数来表征物质的脑血穿透能力(如公式):

$$\lg BB = \lg(C_{脑}/C_{血})$$

式中 $C_{脑}$ 和 $C_{血}$ 为物质在脑组织间液和血液中的平衡浓度。

(三)肠通透性

一个药物分子从肠道通过肠壁进入血液可能存在多种机制,其中最主要的就是由浓度梯度导致的被动扩散(passive diffusion)。被动扩散可以发生在两个细胞之间的连接处或一个细胞内。在肠吸收的理论模型中,一般都是对药物分子的被动扩散进行预测,而没有牵涉到其他的扩散过程。

药物分子的肠吸收特征一般采用 Caco-2 穿透检测(Caco-2 permeability assay)来评价。首先把药物分子放置在半透膜上部 Caco-2 细胞层上,在某一时刻检测半透膜下部的药物分子的总数,分子的肠通透能力就采用表观穿透系数来表示。

(四)水溶性

一个药物要通过生物膜,必须具有足够的水溶性,否则这个分子很难从胃肠管进入心血管系统。一个分子的水溶性一般表达为 $\lg S$，S 为分子在饱和溶液中的浓度。水溶性的理论预测方法可以包括两类：基于分子参数的预测模型以及基于片段加和法的预测模型。

二、计算机辅助的化合物毒性预测方法

化合物毒性研究的特点是：致毒机制种类繁多且与生物体代谢过程紧密关联。因此不可能使用简单、一致的理论模型予以描述。随着定量构效关系(QSAR)的普及，对同系列结构相似化合物的毒性预测有了相对可靠和准确的方法。这一时期出现了大量针对各种系列结构化合物的各种制毒机制的 QSAR 建模研究，而且结果也相当令人满意。但是 QSAR 的局限也非常明显，对于不是同系列的化合物哪怕结构上比较相似，其 QSAR 的预测质量也迅速恶化。随着人工智能方法的发展，各种模式识别技术逐渐崭露头角，它们共同的特点是使用某个已知的化合物毒性值(如半数致死量 LD_{50} 和半数致死浓度 LC_{50})训练集对模型进行训练，然后将该模型用于未知化合物的毒性评估。模式识别的技术可以有效地克服 QSAR 方法的局限，但是其代价是对毒性大小预测的准确程度远不如 QSAR。与此同时，这一时期还出现了许多专家系统用于化合物毒性的评估。

第三节　计算机辅助药物设计在葡萄多酚研究中的应用前景

天然药物是指动物、植物和矿物等自然界中存在的有药理活性的天然产物。天然药物不等同于中药或中草药。从天然药物中发现针对各种疾病的生理活性成分或药物的先导化合物，是研制具有我国自主知识产权新药的关键，而在阐明天然药物生物药理活性的基础上研制新的天然药物活性成分，是当今国际上重要的发展趋势。目前，已发现人类患有 3 万多种疾病，其中 1/3 依靠对症治疗，极少数能够治愈，大多数尚缺少有效的治疗药物。以往工业化国家多用合成药物，其副作用、抗药性及药源性疾病较多。随着科学的进步，人们自我保健意识增强，对天然药物的认识深化，回归自然愿望日趋高涨，对天然药物需求增加，加之合成药开发周期长，投资大，企业难以承受。因此，世界各国均着力于天然药物的研究，掀起了开发的新热潮，促进了天然药物的迅速发展。

大自然种类繁多的植物、动物和微生物，为人类造就了各式各样的化合物，这些天然产物是现代新药发现的重要来源。近 20 年来，采用现代生物技术也开发出几十种具有特殊疗效的天然药物。同时以天然先导物为母体，经化学修饰的药物亦为天然药物。随着现代药理学、分子生物学等理论及相关技术的发展，天然药物的开发途径和手段也在不断现代化。高通量筛选技术的出现，使得能否找到足够量的结构不同的化合物供活性筛选成为新药开发的关键因素。最近的研究证实，应用基因组学、蛋白质组学和生物芯片及计算机辅助药物设计等技术，能够全面理解天然药物作用的分子机制，研究疾病状态下以及天然药物处理后基因和蛋白的差异变化，可以发现新的、潜在的药物作用靶点，从而促进我国实现天然药物研发的现代化，研制开发出一批具有自主知识产权的创新药物，提升我国在未来全球制药业中的竞争力。

近年来科学技术的不断发展，使人体自身功能调节系统得到阐明，并且揭示了许多天然药物的内源性生理活性物质在分子水平上所建立起来的新的生物活性，因而对天然药物的

研究也达到了一个新的阶段。天然药物之所以能够防病治病,主要因其含有有效成分,这些有效成分往往由含有不同结构、性质的多种组分所构成,它们具有生物活性,对机体具有一定的生理活性,用传统的方法系统地了解这些有效成分的性质、结构及体内外的药动学需要时间很长,借助于现代化的高新技术可显著缩短一种新的天然药物的生产周期。

计算机辅助药物设计是连接天然药物和现代科学的重要枢纽,其中分子对接、药效团搜索、类药性筛选及药动学和毒性预测等技术,对于成分复杂的天然药物具有重要的促进作用。随着基因组学、蛋白质组学、代谢组学和生物芯片及计算机等技术的不断发展,计算机辅助药物设计也得到了迅速发展,尤其是随着生命科学研究的深入,其在先导化合物发现和优化中的作用更加重要。

一、葡萄多酚药动学和毒理学预测

从 20 世纪 70 年代到 90 年代末期,研制的候选药物能够最终成功上市的比例始终稳定在 10% 左右,更为准确的统计显示,其中有 1/3 ~ 1/2 是由于药动学特征或药物毒性被淘汰的。即使某一新药能够成功上市,也有可能因为当时不了解的毒性作用而最终失败。传统的新药研发往往首先关注天然药物的活性,然后才是化合物的药动学和毒性特征,但是天然药物活性成分的药动学和毒性特征才是决定其是否能够成为一个成功药物的关键因素。因此,在药物研制的早期阶段对药物的药动学和毒性特征进行全面评价,已经成为天然药物新的活性成分开发的重要环节。

由于天然药物活性成分复杂多样,作用机制和药物作用靶点也各不相同。应用计算机辅助药物分子设计技术,将天然药物看成一个小型的天然组合化学库,在目前已知的有关化学成分信息的基础上,将相似活性成分的化合物进行聚类分析,并应用相应模块天然药物活性成分的吸收、分布、代谢和排泄的性质及其机制的研究和毒性预测,可为新药研发提供重要的信息。这使实验具有比较强的导向性,提高发现活性成分群的命中率,同时减少大量人力、物力的投入,这种策略被已有的研究证明是卓有成效的。

葡萄多酚主要成分为原花青素和白藜芦醇。国外学者研究发现:大鼠和小鼠口服原花青素的 LD_{50} 均在 4000mg/kg 以上,大鼠口服原花青素 60mg/(kg·d),共 6 个月,犬口服相同剂量 12 个月,均无任何副作用且耐受良好。无致畸、致突变作用。在生殖方面,服用原花青素的雌性动物在生育前后均十分安全。Brown 等人通过给予 44 位健康志愿者每日口服白藜芦醇 0.5、1.0、2.5、5.0g 共 29 天,观察他们对白藜芦醇的耐受性以及不良反应。结果表明,在服药期间及停药后 2 周内,这些健康志愿者没有出现严重临床不良反应事件,血生化指标也没有异常。

二、葡萄多酚的药物合成设计

天然药物种类繁多,我国虽有丰富的天然药物资源,但并不代表着资源的无限浪费。开发新药,从天然药物中提取出来的有效成分,往往只占原有产物的百分之几甚至百万分之几。因此,筛选出有生理活性的成分并确定其结构后,进行人工合成的方法则成为节约资源、开发新资源的极佳方式。药物合成分两部分,化学合成和生物合成。化学合成模式过去应用传统的人工经验积累,耗时也浪费人力、物力,而现在应用计算机将化合物的理化参数及结构参数用数学模型进行描述,搜寻可能的结合方式,以得到理想的化合物。

　　计算机辅助药物设计还利用电子计算机技术在分子水平上研究药物结构与生物活性的关系,以指导合成新的药物,修饰已知药物结构或利用已知分子结构信息合成天然药物,从而提高活性或提高药物合成速度。

　　利用高新技术对天然药物进行筛选,开发新药,成了近年来现代医药开发的一个重要组成部分。以葡萄多酚活性成分作为合成化合物的先导化合物,经过一系列利用计算机、生物技术等技术化学修饰或结构改造后,可开发成高效、低毒的新药,为天然药物的开发拓展了一个广阔的空间,推动了现代医药工业的发展。

三、葡萄多酚潜在药物靶点的验证

　　葡萄多酚生物药理活性的确证是一件复杂的工作。中国科学院上海药物研究所开发的INVDOCK技术,以小分子化合物为研究对象,从已构建的蛋白质结构数据库中搜索与该分子匹配的靶蛋白。在前期应用基因组学、蛋白质组学、代谢组学和生物芯片等技术研究葡萄多酚生物药理活性的基础上,分析葡萄多酚处理前后细胞或组织的差异表达基因或蛋白,经过免疫印迹验证后,再利用INVDOCK技术方法分析预测其中可能直接作用的靶点,结合生物信息学相关软件,绘制葡萄多酚治疗各种疾病的作用靶点相关网络图。

　　虽然只是从计算机模拟技术角度,但它具有很强的理论性和科学性,在药物筛选过程中发现许多已经报道的活性化合物,对建立模型实验验证具有很好的参考价值。该方法不仅可以弥补动物药理实验方法的缺陷,也减少了人力和物力的投入,更重要的是在天然药物新药研究领域,建立了全新的理念和先进的研究手段,使天然药物现代化真正进入一个宽广的良性发展的轨道。

参 考 文 献

[1] Ekins S,Mestres J,Testa B. In silico pharmacology for drug discovery:methods for virtual ligand screening and profiling. Br J Pharmacol,2007,152:9-20.

[2] 高丽,刘艾林,杜冠华.计算机辅助药物设计在新药研发中的应用进展.中国药学杂志,2011,46:641-645.

[3] 徐筱杰,侯廷军,乔学斌,等.计算机辅助药物分子设计.北京:化学工业出版社,2004.

[4] Hansch C,Muir RM,Fujita T,et al. The correlation of biological activity of plant growth regulators and chloromycetin derivatives with hammett constants and partition coefficients. J Am Chem Soc,1963,85:2817.

[5] Free SH,Wilson JW. A mathematical contribution to structure-activity studies. J Med Chem,1964,7:395.

[6] Bersuker IB,Dimoglo AS,Gorbachov MY,et al. Origin of musk fragrance activity-the electron-topologic approach. New J Chem,1991,15:307.

[7] Crippen GM. Distance geometry approach to rationalizing binding data. J Med Chem,1979,22:988.

[8] Hopfinger AJ, Burke BJ. Molecular shape analysis of structure-activity tables. Prog Cin Biol Res, 1989,291:151.

[9] Cramer III RD,Paterson DE,Bunce JD. Comparative molecular-field analysis (CoMFA). 1. effect of shape on binding of steroids to carrier proteins. J Am Chem Soc,1988,110:5959.

[10] Hahn M,Rogers D. Receptor surface models. 2. application to quantitative structure-activity-relationships studies. J Med Chem,1995,38:2091.

[11] Wade RC,Goodford PJ. Further development of hydrogen bond function for use in determining energetically favorable binding sites on molecules of known structure. 2. ligand probe groups with the ability to form two

hydrogen bonds. J Med Chem,1993,36:148.

[12] Tomioka N,Itai A,Iitaka Y. Green:a program package for docking studies in rational drug design. J Comput-Aided Mol Des,1987,1:197.

[13] Poornima CS,Dean P. Hydration in drug design. 3. conserved water molecules at the ligand-binding sites of homologous proteins. J Comput-Aided Mol Des,1995,9:500.

[14] Caflisch A,Mirander A,Karplus M. Multiple copy simultaneous search and construction of ligands in binding sites:applications to inhibitors of HIV aspartic proteinase. J Med Chem,1993,9:13.

[15] Kellogg GE,Joshi GS,Abraham DJ. New tools for modeling and understanding hydrophobicity and hydrophobic interactions. Med Chem Res,1992,1:444.

[16] Böhm HJ. Rules-based automatic design of new substituents for enzyme inhibitor lead. J Comput-Aided Mol Des,1992,6:593.

[17] Lawrence MC,Davis PC. Clix:a search algorithm for finding novel ligands capable of binding proteins of known three-dimensional structure. Proteins Struct Funct Genet,1992,12:31.

[18] Verlinde CLMJ,Rudenko G,Hol WGJ. Search of new lead compounds for trypanosomiasis drug design:a protein structure-based linked-fragment approach. J Comput-Aided Mol,Des,1992,6:131.

[19] Roe DC,Kuntz ID. Builder V.2:improving the chemistry of a de novo design program. J Comp-Aided Mol Des,1995,9:269.

[20] Lauri G,Bartlett PA. CAVEAT:a program to facilitate the design of organic molecules. J Comput-Aided Mol Des,1994,8:51.

[21] Eisen MB,Wiley DC,Karplus M,et al. HOOK:a program for finding novel molecular architectures that satisfy the chemical and steric requirements of a macromolecule binding site. Proteins Struct Funct Genet,1994,19:199.

[22] Ho CM,Marshall GR. DBMAKER:a set of programs designed to generate three-dimensional databases based upon user-specific criteria. J Comput-Aided Mol Des,1993,7:3.

[23] Tschinke V,Cohen NC. The NEWLEAD program:a new method for the design of candidate structures from pharmacophoric hypotheses. J Med Chem,1993,36:3863.

[24] Clark DE,Frenkel D,Levy SA,et al. PRO_LIGAND:an approach to de novo drug design. J Comput-Aided Mol Des,1995,9:13.

[25] Nishibata Y,Itai A. Confirmation of usefulness of a structure construction program based on three-dimensional receptor structure for rational lead generation. J Med Chem,1993,36:2921.

[26] Rotstein SH,Murcko MA. Group Build:a fragment-based method for de novo drug design. J Med Chem,1993,36:1700.

[27] Bohacek RS,McMartin C,Guida WC. The art and practice of structure-based drug design. Med Res Rev,1996,16:3.

[28] Moon JB,Howe WJ. Computer design of bioactive molecules:a method for receptor-based de novo ligand design. Proteins Struct Funct Genet,1991,11:314.

[29] Singh J,Saldanha J,Thornton JW. A novel method for the modeling of peptide ligands to their receptors. Protein Eng,1991,4:251.

[30] Gillet V,Newell W,Mata P,et al. SPROUT:Recent development in the de novo design of molecules. J Chem Inf Comput Sci,1994,34:207.

[31] 朱伟,吴钉红,丘小惠,等.治疗慢性肾病中药的计算机药理学研究.中国中药杂志,2010,35:3211-3215.

[32] 金青,崔波,叶庆国.现代高新技术在天然药物开发中的应用.山东医药工业,2000,19:33-35.

［33］郑春松,陈立武,黄钦,等.中药抗肿瘤多靶点作用计算机模拟分析方法的建立.福建中医学院学报,
　　　2007,17:37-40.

［34］杨洁,储平,熊玉徽,等.计算机辅助药物设计在中药现代化中的应用.世界临床药物,2009,30:
　　　615-618.

［35］陈宇综,Ung CY.计算机辅助药物靶标搜寻在探索中草药有效成分机制方面的应用.中国药物化学杂
　　　志,2001,11:145-148.

下 篇
葡萄多酚的临床应用

第九章　葡萄多酚与衰老

第一节　衰老与疾病

衰老(senility)是老年期变化的简称。它是指成熟期后,随年龄增长必然发生的结构和功能的退行性变化过程。这一概念包含以下的内容:①是成熟期以后发生的变化;②是机体结构和功能的一系列慢性退行性改变,结果导致全身功能下降,机体对内、外环境变化的适应能力减退;③是生命过程的普遍规律,任何机体必然发生,无一例外,所以它既不能对抗和避免,也不可能逆转;④从科技进步的未来推测,逆转某些衰老变化也许会成为现实;⑤这一过程是进行性的,是一个缓慢的发展过程,所以衰老的程度随年龄的增加日趋严重;⑥内生性:衰老源于生物固有的特性(如遗传),但不排除受环境的影响;⑦危害性:衰老过程一般对生存不利,使功能下降乃至丧失,机体越来越容易感染疾病,终至死亡。

应该指出,"衰老"与"老年"不能等同,前者是一个动态的过程。就整个机体不同的器官衰老速度不同,不可能划分一个年龄作为所有器官衰老的起点。后者则是整个机体的一个年龄阶段,进入这个阶段的机体属于老年机体。1982年联合国老龄问题世界大会上提出以60岁为老年期的开始年龄,我国也是这样规定的。因为统计分析表明,大多数60岁以上的人群表现出比较明显的衰老特征。

衰老分为生理性衰老(normal aging)和病理性衰老(pathologic aging)两种,生理性衰老是指成熟期后出现的生理性退化过程。病理性衰老是在生理性衰老的基础上,由于疾病等体外因素引起的衰老变化。生理性衰老和病理性衰老之间常同时存在,难以区分。事实上很多疾病与增龄有关,这些疾病反过来又加重衰老进程,如动脉硬化。Hayflick提出,必须鉴别衰老与疾患,以便了解衰老的基本生物学。

一、病理生理机制

人体衰老是一个随年龄增加而逐渐转变的过程,从机体的外观形态到器官的调控能力,从机体的组成成分到器官的生理功能所表现出的衰老特有变化。人到70岁时,脑、肾、肺等脏器的细胞仅为年轻时的60%,年轻时,肾单位有80万个,到了老年基本减少到40万个,细胞数量少了,脏器就必然萎缩,骨骼肌和肝、脾的萎缩最明显,只有心脏例外,终年不停地搏动,老年后的心脏因为动脉硬化,血压升高,心脏的重量反而比年轻时重。

在衰老过程中,机体从宏观到微观产生了一系列的变化,随着科学技术的进步,人们对衰老变化的认识也在发展和深入,迄今已在不同水平对衰老变化进行研究,并积累了相当多的资料,这里只能扼要简介、分述。

（一）组织与器官水平的衰老

1. 皮肤　皮肤分为表皮和真皮两部分,老年人表皮细胞分裂能力下降,更新速度比年轻时下降 30% ~50%,头发、指甲的生长速度变慢,黑色素细胞集中构成"老年性着色斑"。皮下脂肪减少,弹性纤维的弹性下降以致皮肤松弛,皱纹增多。真皮的成纤维细胞也有所减少,导致胶原蛋白合成下降。真皮内的血管网明显减少,使毛球、皮脂腺和汗腺因供血不足而萎缩或纤维化,使毛发变白脱落,皮肤干燥易裂、脱屑和瘙痒。

2. 骨骼、关节与肌肉　衰老期长骨逐渐出现皮质变薄、骨小梁变细减少等变化,出现骨质疏松;关节软骨失去光滑和弹性,而硬度、脆性与不透明性增加。脊柱椎体间的纤维软盘退化,含水量减少,逐渐失去弹性、变薄,可导致脊柱弯曲,驼背及身高下降。滑膜液分泌减少。肌肉一方面肌纤维数量减少,另一方面肌纤维萎缩变细,肌力下降。

3. 神经系统　脑的重量在老年人中比青年人下降达 100 ~150g(约下降 10%),但个体差异很大。老年人的神经细胞减少,从细胞整体看,老年期的神经细胞首先失去树突上的小刺——树突棘,继而树突分枝乃至树突主干都会减少,细胞随之变形萎缩,可能最终死亡。神经细胞内有脂褐素堆积,这在人和动物体内都是被公认的细胞衰老的标志。不过大脑还有一定的可塑性。由于神经细胞的衰老变化会使神经递质的合成减少或增加,从而引起神经活动的改变,如记忆力下降,易于跌跤,睡眠差等。

4. 感觉器官

（1）眼:眼球内晶状体弹性减低,且其核心硬化,是形成老花眼的重要原因,玻璃体局部液化而浑浊,出现"飞蚊症"。

（2）耳:内耳听觉细胞减少,耳蜗神经节与大脑颞叶神经细胞也减少。

（3）鼻:嗅觉在老年期退化。

（4）舌:75 岁老人味蕾比青年人减少 64%,老年人常感"食而无味"。

（5）皮肤感觉:触觉小体明显减少。

5. 心血管系统　随着年龄增长,心肌有脂肪和结缔组织浸润,心肌细胞在胞核两端的胞质内有脂褐素堆积。心瓣膜逐渐硬化,产生杂音。在血管,老年人主动脉及肌性弹力动脉出现中层弹力板断裂,胶原纤维增生和钙化现象,导致血压上升。

6. 消化系统　牙齿脆性增加,易碎裂折断,胃黏膜萎缩性变化,胃酸分泌减少,胆汁减少,胰脂肪酶减低。

7. 呼吸系统　胸廓僵硬程度升高,呼吸肌肌力降低,肺活量下降约 24%,排气量下降约37%。排痰困难,易患呼吸道感染。

8. 泌尿系统　衰老时肾脏重量减轻,体积缩小。肾小球与肾小管构成的肾单位有不同程度的丧失。肾小球后小动脉硬化也常见。有人统计,40 岁以后肾小球滤过率大约每年下降 1%,肾血流量比青年人减少 30% ~40%,老年人的肾虽尚能维持正常的内环境平衡,但储备是低限的。

9. 内分泌系统　性腺有明显的年龄变化,卵巢功能接近枯竭,分泌的雌激素也急剧减少,而促卵泡素与促黄体素加强释放。男性精子数量下降,睾酮分泌减少。胰腺 B 细胞减少,血中胰岛素水平降低。细胞上胰岛受体减少,对胰岛素的敏感性降低,致使 65 岁以上有43% 老年人糖耐量降低,糖尿病的发生率升高。

10. 免疫系统　老年人胸腺重量仅为儿童的 1/10。60 岁以后造血骨髓细胞仅为年轻人的一半。

（二）细胞水平的衰老

首先是细胞数量的减少，多见于神经细胞，肾与肝细胞都随年龄减少；其次，体内细胞的衰老变化在形态上主要表现为脂褐素堆积及某些细胞器的改变。脂褐素不只是神经细胞内可靠的衰老标志，在骨骼肌、心肌和肝细胞也是随年龄增加而增加的。在细胞器方面，证明线粒体数量随增龄而减少，形态上常会膨胀，嵴与基质减少，代之以髓样板层、低密度物质或出现空泡。内质网在衰老细胞内也会减少，或有明显的小池样空隙。近年来胞膜的衰老变化颇受重视，主要是胆固醇与磷脂比值上升，可能影响膜的流动性，胞核体积缩小。随着年龄增长，染色体畸变率增加。

（三）分子水平的衰老

主要指体内一些大分子（如 DNA、RNA、蛋白质酶等）在衰老时的改变。DNA 在终身进行分裂的细胞内始终保持合成能力，只是在衰老期合成速度变慢。体外培养的细胞发现其染色体末端有核苷酸的重复序列，称为端粒（telomere），它是 6 对碱基为一组（包括 TTAGGG）的重复序列，随着细胞的衰老，重复的端粒持续丧失，细胞分裂能力也持续下降，达到极限而死亡。RNA 在人类的肝和脑中看不到基因数量的变化。在蛋白质方面值得提出的是翻译后的修饰，如糖基化、消旋、氨基酰化等。其中最重要的是糖基化终末产物（advanced glycation end products，AGEs），这种产物随年龄增加可使蛋白质发生消化性改变，更新速率下降或产生交联和使组织硬度增加，其次，随着年龄增加，蛋白质的消旋性由左旋镜像向右旋镜像转变，但消旋的生物学意义还不清楚。目前对分子水平的衰老变化了解还很不够，很多问题仍属未知，因此这方面有广阔的研究领域。

二、临 床 表 现

由于老年时期各器官组织萎缩，导致机体的生理功能下降，记忆力减退，人的体力、精神活动能力、免疫力、应变能力等整体能力和综合体能的降低，出现衰老体征。

日常生活中身边所能体验的衰老的形体表现有：皮肤松弛，皱纹增加，色素沉着，出现老年斑。头发稀疏，须发花白，鼻毛变白。两眼昏花，视力减退。眼睑松弛、无弹性，眼球下陷，角膜透明度及光泽下降，出现"老年环"，近视视力明显减退，白内障。牙齿脱落，听力下降。身长缩短，脊柱变形，体表面积减少。性功能减退。45 岁后的一些人，如出现思维迟钝，多疑，焦虑，啰唆，性情的改变也是早衰的一种表现。

衰老的功能变化有 4 个特点：预备力减少，在承担额外负担时，易致功能障碍。适应力减退，由于生理功能减退，内环境稳定性失调，对环境变化及应激的适应力减退。抵抗力低下，由于生理功能（尤其是免疫功能）衰退、紊乱。自理能力下降，体力减退，行动不便。

衰老的特征：①衰老的普遍性，衰老是所有生物共有的特性，每一种生物个体一般在成熟期之后都会出现某些老化改变。②衰老的进行性，衰老是随着年龄增长而发生的持续不断的渐进性的老化过程。③衰老的退行性，在衰老过程中，生物个体的组织细胞和器官随增龄不断发生退行性改变，机体的各种生理功能也随之不断减退。④衰老的内因性，机体的衰老和死亡是机体内在的遗传因素起主导作用。⑤衰老的可逆性，20 世纪 90 年代以来，一些研究表明，衰老具有一定的可逆性。美国学者 George 研究发现，当对衰老过程进行有效干预、去除某些衰老的危险因素后，如培养乐观开朗的良好心态，采取抗氧化措施，清除体内自由基,给予合理膳食,提倡科学的生活方式等,可以延缓机体的衰老速度,使某些衰老的征象减轻或消失,甚至能够使衰老的过程有所逆转。

人体最早发生衰老的是循环系统,而最容易发现的是感觉系统的变化。

三、延缓衰老措施

延缓衰老是指推迟衰老产生和发展的过程。衰老的产生和发展是绝对的,是不可阻止的,延缓衰老是相对的,是人们采取有效的方法使衰老产生的时间推迟和衰老发展的速度减慢。长寿自古以来就是人们的梦想,人类在和衰老作斗争的过程中,逐步发展了种种延缓衰老的措施,也取得了显著成效,人类的平均寿命也得以逐渐延长。

(一)心理调适

多年来研究证实:应激、心理因素(包括不良情绪、恐惧、抑郁、焦虑等)、性格类型与衰老及长寿的关系密切。据报道,人类65%~90%的疾病与心理上的抑郁密切相关。衰老在很大程度上也受到抑郁的影响。联合国国际劳工组织经过长期调查后指出:抑郁已成为20世纪最严重的健康问题之一,表明心理调节在保持健康、延缓衰老中具有重要的作用。人的心理状态能在一定程度上影响人的寿命,心理年龄越年轻,寿命就越长。性格固然与遗传有关,但更强调后天因素与性格形成的关系,且可通过性格调控(如音乐、写作、书画、体育、文艺活动),改变性格,以利于心脑血管疾病的防治并可提高免疫功能。

(二)合理营养

营养对人体健康长寿具有重要的影响。人体细胞、组织、器官正常功能的维持,有赖于合理的营养;相反,不合理的营养可引起许多疾病,加速衰老。因此,延缓衰老必须注意合理的营养,其主要内容是保持膳食平衡,不要摄取过多的热量,防止肥胖,适当进食蛋白类食品,限制动物性脂肪的摄入,做到饮食清淡,少吃食盐,多吃新鲜蔬菜、水果等。

(三)适当限制热量

自20世纪30年代中期开始,到70年代中期,人们已经检验了多种因素对动物延缓衰老所起的作用,并以实验动物的生存状况、晚期的疾病及生物学年龄等指标评定其效果。在多种因素中,限食延缓衰老最为有效,并且许多动物的平均和最高存活时间均可因限制热量而延长,包括原生动物的纤毛虫、轮虫、水藻、鱼、大鼠和小鼠,目前一些实验室正在研究其中的生物学机制。

半个多世纪以前,McCay等(1935年)最早发现大鼠的寿命可通过生长期开始限制热量摄入而得到显著延长。继后,Ross等(1969年和1971年)仍用大鼠对McCay的经典实验进行更为精密的研究,从与年龄有关的生化和病理学改变来判断,证明限制热量能延缓衰老。有关限制热量对实验动物寿命影响的研究,Makinodan总结为3条:其一,正常寿命小鼠经适当地限制热量摄入,通过维持免疫的和有关功能的活力衰老速率减慢,身体免疫疾病减少到最小程度;其二,短寿命小鼠的寿命,经限制热量后能延缓某些缩短生命的疾病出现而获得显著的延长;其三,限制热量延长生命的作用,最好开始于生长期的持续限制,但即使是生命后期开始限制热量也对生命有利。

限食可延长实验动物寿命,系由于体内自由基产生减少及氧化损伤减轻之故。DC、AK报道,低蛋白饮食时因氧耗降低,自由基产生少,结果SOD偏高。

限制热量延寿有不同的方案,一般均采取限制动物摄入热量的同时提供适量的其他营养成分。对限制热量与延寿进一步的实验和临床研究,有可能为完善人类的饮食提供科学依据。

(四) 适当运动

现代医学研究表明:体育运动是影响人体健康长寿的重要因素之一,适当的运动是改善生理功能、增强体质、保持健康、延缓衰老的一项重要措施,运动训练使机体对自由基损伤产生适应,可提高体内抗氧化系统功能,以致能迅速有效地清除自由基。其内容包括低或中等强度的运动,可根据年龄及身体状况选择如慢跑(健身跑)、散步、快步走、老年体操、气功及太极拳等,以及老年人经多年自我锻炼总结出来的适合于自身健康的最佳运动方式。

(五) 中医中药

祖国传统医学历来都很重视延缓衰老的探索,有着丰富的延年益寿方面的理论研究和实践经验。中药中有大量延缓衰老的药物及方剂,诸如人参、灵芝、何首乌、党参、银耳、珍珠、冬虫夏草、五味子、枸杞子、黄芪、黄精、鹿茸、蜂蜜、蜂王浆等药物,枸杞酒、二黄丸、不老丹、胡桃丸等方剂,在长期实践中都取得了较好的效果。现代药理学研究也证实某些中药具有良好的延缓衰老作用。非药物类的中医养生主要有运动养生(包括太极拳、气功、引导吐纳、自我按摩、八段锦和五禽戏等)和针灸养生(包括保健灸、针刺等)。

(六) 免疫工程

所谓免疫工程,就是指能控制免疫系统并维持其正常功能的一种方法。Walford 认为,限制热量延长寿命是由于延缓了免疫系统的衰老,限制热量能使小鼠免疫系统的成熟推迟,免疫衰老延缓。Weindruch 等对限制热量小鼠的胸腺作组织学定量分析,指出胸腺衰老的延缓,可能对整个免疫系统起到决定性的作用。还有研究表明,免疫抑制剂如硫唑嘌呤和环磷酰胺等,可以选择性地抑制自身免疫;免疫化学佐剂,如多核苷酸、多阴离子、胸腺肽等,具有提高非特异性免疫功能的作用。此外,给衰老机体注入健康青年供体的免疫细胞,也可以预防与延缓正常免疫功能衰退,因而也被认为是延缓衰老的一项有效措施。

(七) 微量元素

一般而言,凡具有预防某些老年性疾病的元素,也相应地具有延缓衰老的作用。鉴于氧化损伤在衰老中的作用,凡具有抗氧化作用的元素都有延缓衰老的效应,如硒(Se)、锰(Mn)、锌(Zn)、铜(Cu)等。微量元素硒(Se)是谷胱甘肽过氧化物酶(glutathione peroxidase,GSH-Px)的组成部分。GSH-Px 在体内的主要作用是催化还原型谷胱甘肽变成氧化型谷胱甘肽,并能使有害的过氧化物还原为无害的羟基化合物,从而保护生物膜免受过氧化物损害。据报道,机体内硒的含量与 GSH-Px 的活性呈正相关。从自由基学说来讲,硒具有阻止自由基连锁反应的作用。因此,硒被认为是很有前途的延缓衰老的微量元素之一,目前已试制含硒食品供人们食用。锌与遗传基因的关系十分密切,是 DNA 聚合酶、RNA 聚合酶、胸腺嘧啶核苷酸激酶等酶的组成成分,这些酶在 DNA 的合成和修复中具有重要作用。有研究发现,氧化应激不仅干扰了机体的生化代谢,损伤了组织细胞,而且加速染色体端粒的缩短,进而缩短机体的寿命,这些研究显示硒、锌等元素有不可替代的作用。其他元素的延缓衰老作用正在进一步研究中,并初见成效。

(八) 抑制脂褐素形成

现代研究表明,甲氯芬酯与维生素 E 具有抑制脂褐素的作用。Nandy 等实验证实,甲氯芬酯能使鼠类的神经细胞内脂褐素减少,改善记忆力,延长平均寿命等。此外,氯丙嗪、乳清酸镁、醉椒素等也具有类似作用。

（九）抗自由基损伤

人为何会衰老？正常人每天要呼吸两万多次，吸入氧气，呼出二氧化碳。吸入的氧气除了供给人体新陈代谢的燃料消耗掉以外，还有部分经过氧化变成有害物质——过氧自由基。它破坏人体细胞，年轻时，人体的防御体系通过抗氧化酶来清除这些过氧自由基，但随着年龄的增长，抗氧化酶的数量和活力降低，过氧自由基增加。人体各脏器细胞的衰亡老化，人体功能衰退，各种老年病的诱发，都与过氧自由基有关。

对于维生素 E 的延缓衰老作用，多数学者认为，维生素 E 是体内一种外源性、脂溶性的强抗氧化剂，可溶解于生物膜的脂质中。当氧与膜磷脂发生过氧化反应时，维生素 E 可清除膜内损伤的自由基，抑制膜的过氧化，从而达到稳定生物膜、保护细胞膜的作用，因此，目前有许多人服用维生素 E 来延缓衰老。然而，也有些学者持不同的看法，故对维生素 E 的延缓衰老价值还有待进一步研究。

维生素 E 用于延缓衰老的剂量问题，多数学者主张小剂量，如每天 3 次，每次 10mg。在正常人体血液及组织内，维生素 E 保持在正常水平，大剂量可导致中毒。也有学者主张大量，因此，具体用法也需探讨。

超氧化物歧化酶（superoxide dismutase，SOD）的研究很受重视。就生物体而言，氧的安全范围极其有限，哺乳动物暴露于低于空气的氧浓度中也会死亡。氧分子在新陈代谢转变成水的过程中，可产生一群自由基，又称活性氧，这是氧毒性的关键所在。而 SOD 通过对氧在新陈代谢过程中产生的自由基超氧阴离子（O_2^-·）起歧化作用，从而达到清除自由基、延缓衰老的目的。即 SOD 的延缓衰老作用在于这种酶是自由基损害的主要防御酶，对自由基的毒性具有保护性作用。

天然抗氧化剂如植物中的多酚类物质可以延缓衰老，现在发现葡萄籽和葡萄皮中分别含有多酚类物质原花青素和白藜芦醇。Sinclar 研究表明，几种天然小分子能够延长大肠杆菌寿命 70% 左右，而且对人的细胞也有保护作用。这些分子还可以活化长寿基因 sir2。这些小分子的结构是多酚类物质，是葡萄汁、红葡萄酒、橄榄油和其他食物的重要成分，其中最有效的是葡萄汁和红葡萄酒中的白藜芦醇。

（十）其他措施

在现代的延缓衰老措施中，遗传工程、生物工程、控制神经内分泌轴、应用 EDTA 及其他螯合剂等控制交联键形成；降低体温如采用生物反馈及某些作用于下丘脑体温控制中枢的药物；核酸疗法如注射 DNA 或 RNA，增强 DNA 的修复功能等，都是很有发展前景的途径。

第二节　衰老的分子机制与学说

一、衰老的影响因素

人的生物学极限寿命究竟有多高？也就是说，人到底能活多少岁？这是人们普遍关心的问题。预测人类的最高寿限是研究防止衰老的目标和依据，科学家对此进行了种种预测。从对哺乳动物的研究推断，预测人类最高寿限的方法有 3 种。

1. 青春期的 5～6 倍　健康人的青春期是 20～22 岁，因此人的生物学极限寿命应是

110～120 岁。

2. 成长期的5～7倍　著名老年学家 Buffon 认为动物,特别是哺乳动物的寿命是各自成长期的5～7倍。如猫的成长期是1.5年,寿命8～10年;狗的成长期是2年,寿命10～14年;牛的成长期是4年,寿命20～30年;马的成长期是5年,寿命30～40年。人类骨骼成长期为20～25年,如果按"Buffon 寿命系数"来推算,人类寿命应为100～150岁。

3. 细胞分裂次数乘以平均每次分裂周期　动物的正常细胞在体外培养都有一定的生命寿期,没有一种细胞在体外能无限期地繁殖下去而不停止。不同种属动物的胚胎成纤维细胞的分裂次数与其平均最大寿命有一定的关联,即细胞分裂次数(代)×平均每次分裂周期=该动物的寿命。如小鼠细胞分裂12次,分裂周期为3个月,其寿命为3年;鸡细胞分裂25次,分裂周期为1～2年,其寿命为30年。人的胚胎二倍成纤维细胞一般分裂50代(即分裂50次)便停止下来,平均每次分裂周期为2.4年,因此人类寿命估计约为120岁。

前两种方法为推理所得结果,第3种方法以实验研究为依据,故较为准确合理。不论哪种方法推算,人的寿命上限均超过百岁大关。我国1982年第三次人口普查统计,全国大陆29个省(市、自治区)共有百岁以上老人3765人,寿命最长的为130岁。3765人中女性2657人,男性1108人,说明人类寿命是完全可以超过百岁的。但据世界各国统计,目前人类平均寿命不过70多岁。因此,在人生命过程中一定有很多因素影响机体,使之在达到天然寿命之前即趋衰亡。

既然人类的生物学极限寿命可在120岁以上,为什么现实生活中人类活不到理想寿命呢? 深入研究影响寿命的因素是提高健康水平、达到延年益寿的重要环节。科学家将影响人类寿命的因素分为先天和后天两类。

(一) 先天因素

生物寿命的长短,与其进化形成的不同遗传特性密切相关。因此,不同种类的生物有其不同的寿命界限,且各受其寿命自动调节基因综合体所控制。人的寿命也同样受先天因素的影响。人类寿命与先天遗传因素的关系表现如下。

1. 长寿者多有长寿的家族史　德国维尔茨堡大学内科主任、老年病专家 Franke 教授调查百岁以上老人500名,有长寿家族史者占65%。

2. 劣性遗传常常影响后代寿命　劣性遗传造成后代各种遗传疾病,引起机体形态和生理功能缺陷,因而可缩短后代寿命。

3. 性别不同而寿命不同　无论是发达国家还是发展中国家,女性寿命一般高于男性,其主要原因有以下先天遗传因素。

(1) 能量代谢因素:女性能量代谢比男性低30%～40%。高能量代谢可促使减寿。

(2) 遗传因素:遗传性疾病因子常存留在 X 染色体上。女性有两个 X 染色体,如只有1个 X 染色体带有遗传性疾病因子,自身可不发病,只是遗传病的带病者。男性只有1个 X 染色体,一旦这个染色体带有遗传病因子即可发病。

(3) 血管活性物质因素:男性机体对肾上腺素类收缩血管物质的反应较女性强,因而发生心血管病的机会相应增多且严重。

此外,男性工种复杂,劳动强度大,损伤机会多;不良嗜好也多,所以男性患病数较女性高。这些都是导致男性寿命短的附加因素。

（二）后天因素

生物寿命的长短虽主要由先天因素决定,但也不能忽视后天因素的影响。

1. 社会因素　社会政治经济因素对人类寿命的影响是很明显的。新中国成立前,部分地区调查人口平均寿命为 35 岁。新中国成立后,由于经济生活水平的逐步提高和医疗卫生事业的不断发展,人的平均寿命明显延长。据 1978 年统计,我国人口平均寿命达到男 66.95 岁,女 69.55 岁。北京市 1989 年统计人均寿命 72.8 岁,已与发达国家的人均寿命相接近,充分说明社会政治、经济因素对人的寿命长短的影响。

2. 营养因素　营养不足和营养不当均可缩短生物的寿命。当今社会影响人寿命的营养因素主要是营养过剩的问题。动物实验证明,对小鼠早年过度喂养可促进成熟,并缩短寿命;成熟后过度喂养也缩短寿命,并增加心脏、肾、前列腺等老年性疾病和肿瘤的发病。相反,在小鼠实验中注意早期热量限制,可控制肥胖和抑制潜在的肿瘤起源细胞,从而延长寿命;早期热量限制,还能促使机体更有效地利用热能,从而延迟衰老和死亡。

此外,人进入老年后普遍存在骨质疏松。素食和限制蛋白摄入,可延迟骨质疏松。肉食和高蛋白饮食可加速骨质疏松,因丰富的肉食将引起酸负荷过度,从而促使钙由骨质向外转移。

3. 体力活动因素　根据长期积累的经验,适当的体力活动和有规律的体育锻炼是养生防老的好方法。长寿者一般以体力劳动者居多。动物实验中被强迫运动的鼠的寿命也明显增加。体力活动可改善代谢过程和生理功能,增强体质和抗病能力,并减少脂肪的存积和避免发胖。因此,体力活动有益于健康长寿。

4. 环境因素　指环境卫生、地理气候、居住条件、家庭情况、医疗设施等因素,如能注意避免各种有害刺激,提供合理良好的保障,可延长老年人的寿命。

5. 疾病因素　随着增龄而出现各种老年性疾病,可加速成人的衰老和死亡。目前对寿命影响较大的有恶性肿瘤和心脑血管病两大类病症。这些疾病随年龄的增长而发病率递增,且成为老年人致残、致死的重要原因。如能防治好这两类疾病,必然会显著延长老年人的寿命。

随着经济的快速发展,我国的疾病负担已经发生了变化。2005 年 9 月 15 日,中国医学科学院阜外心血管病医院顾东风等在新英格兰医学杂志上发表了《中国男性女性死亡的主要原因研究》,通过对中国 40 岁及以上的 169 871 人进行了每年 1 239 191 人次的随访调查,男性的 5 种主要死因依次为恶性肿瘤、心脏病、脑血管病、事故和感染性疾病;女性为心脏病、脑血管病、恶性肿瘤、肺炎及流感、感染性疾病。其中,心脏病、恶性肿瘤和脑血管疾病是中国年龄≥40 岁人群死亡的主要原因,这些原因大约占研究人群总病死率的 2/3,是严重威胁国人生命和健康的疾病,积极预防和治疗这些疾病将能有效提高国人生活质量,延长国人寿命。

二、衰老的学说

人类为什么会衰老?人类在对这一亘古之谜的探索中形成了种种衰老学说,多年来各学者提出的衰老学说不下 300 种,其中重要的也有数十种,对这些衰老学说的深入研究将有助于揭开衰老之谜。

主要衰老学说分为以下几类:①基因学说(衰老基因、寿限修饰基因):衰老程序学说;基因组不稳定性、线粒体突变学说、体细胞突变与差错灾难学说。②生理生化性学说:自由基、氧化损伤、糖基化、羰基毒害学说;交联学说;废产品堆积学说;代谢失调学说及微量元素学说;微小损伤积累及废物积累学说;代偿性适应学说。③器官学说:神经内分泌学说;免疫学说;应激学说;动脉硬化学说;微循环障碍学说;疾病学说。④综合性学说:统一化学说;代偿性适应学说。

衰老机制的研究是探索衰老本质,找出延缓衰老方法的核心问题,历来受到老年学和老年医学界的高度重视和广泛研究,近年来随着分子生物学、细胞生物学、生物工程学、生物化学、免疫学的迅速发展,这一课题的研究也取得了重大进展,提出了一些新的学说。其中有代表性的学说有以下几种。

(一)遗传程序学说(genetic program theory)

此学说认为衰老是在特定种属生命周期中已安排好的分化程序,按时由特定的遗传信息激活一些有组织特异性的退行性变化,这些退行性变化过程最终导致死亡。细胞按程序衰老、死亡,即细胞凋亡。这种时刻的程序安排,又可比喻为"生物钟"、"分子钟",因而此学说又称为"生物钟学说"或"分子钟学说"。此学说通过一些细胞学和分子生物学实验,并且在生物寿命统计方面得到初步验证。

(二)差错学说(error theory)

又称为差误学说、差错灾难学说(error catastrophe theory)。此学说从分子水平解释衰老的原因,是在麦德卫捷夫(Medvedev)1961年提出的理论基础上,1963年由Orgel提出的。该学说认为蛋白质合成不断产生的差错可能是细胞衰老的因素之一。差错可以产生在转译水平,其中有些差错可能不太重要,或可以修复,但有些差错可能在正反馈下形成恶性循环,导致细胞积累许多差错分子,造成差错灾难,以致不能发挥正常的功能而衰老死亡。目前有关分子生物学的实验结果还未能最终证明这一学说是否正确。根据差错的起源,分为原发差错学说、非DNA差错学说和泛化差错学说。

1. 原发差错学说(primary error theory) 此学说认为,由于各种原因使得DNA分子的遗传信息发生改变或基因突变,引起细胞代谢障碍,最后导致细胞凋亡。

2. 非DNA差错学说(non-DNA error theory) 该学说认为细胞衰老是在RNA合成蛋白质的过程中发生差误所引起的。在蛋白质合成过程中,阅读、转录和翻译等步骤难免出现偶然差错,如果参与转录过程的酶系出错,按遗传学"中心法则"所进行的过程将随之出错,由于自我加速作用按指数增加,差错将愈演愈烈,达到成灾的比例后,便引起细胞的衰老和凋亡。

3. 泛化差错学说(generalized error theory) 此学说认为细胞衰老的诱因很多,蛋白质合成的差错可能仅是各种差错中的一种。自由基导致的膜损伤,核酸、蛋白质等大分子的分子内或分子间的交联等,也能产生灾难性差错和损伤的积累。一些类型的分子损伤还可引起连锁反应,导致更严重的损伤。

(三)修饰基因假说(modifier genes hypothesis)

此假说由Medawar于1952年提出,推想动物在性成熟以前,由某种"修饰基因"来抑制加速衰老的基因的有害作用。随着年龄的增长,修饰基因的这种抑制作用就会逐渐丧失,加速衰老的基因就会起作用,因而机体也就日渐衰老。此假说尚缺乏有说服力的实验证据。

（四）　DNA 修复缺陷学说（theory of deficiency in DNA repair）

DNA 分子的修复能力对于保护基因免受损害和维持 DNA 分子所含信息的正确发挥是必要的。当体内外的各种物理性、化学性或生物性因子对 DNA 造成损伤时，都需要良好的修复，才能保护信息继续地正确发挥。有一些实验结果表明，DNA 修复能力与动物品种寿命呈正相关，因而认为 DNA 分子的修复能力随年龄而下降可能是引起衰老的一个原因。

（五）　染色体端粒缩短学说（shortening of telomere）

体外培养的细胞发现染色体末端有核苷酸的重复序列，称为端粒。它是 6 对碱基为一组（包括 TTAGGG）的重复序列，防止 DNA 降解和融合，被称为细胞分裂的"定时钟"。随着细胞的衰老，重复的端粒持续丧失，细胞分裂能力也持续下降，达到极限而死亡。研究表明端粒长度与细胞生命期的长短有关，端粒缩短是人机体衰老和细胞衰老的链接。端粒酶催化合成端粒，对端粒长度的维持有重要作用，端粒酶活性和端粒长度的维持可能有助于延缓衰老，但对端粒、端粒酶与衰老的关系尚有不同看法，需作进一步的研究阐明。

（六）　染色体突变学说（chromosomal aberration theory）

即体细胞突变学说（somatic mutation theory），由费拉（Filia，1957 年）和西拉德（Szilard，1959 年）等提出。该学说认为，生物的衰老是由体细胞的显性突变所引起的，导致体细胞突变有物理的、化学的和生物的因素，组织内突变的细胞积累至一定数量，就会影响正常功能，因而导致衰老。支持体细胞突变学说的证据一般来自对染色体畸形的研究。例如，Curtis 发现人类白细胞染色体畸变的频率随年龄而增加。他还发现染色体畸变时发生速度与动物寿命的增长呈负相关。然而，在不同条件下所进行的实验其结果不同，这说明有关体细胞突变与衰老的关系有许多难以解释之处，尚待进一步研究。

（七）　密码子限制学说（codon restriction theory）

由 Strehler 于 1967 年提出，并由他进一步发展。此学说认为，细胞所合成的蛋白质类型，取决于细胞可利用的遗传信息，为细胞密码所规定。生物发育过程中每一阶段所需要的蛋白质的合成，均由各种细胞系内的密码组相继地被激活与被抑制来实现，到了细胞分化之后的某一阶段，合成继续维持生命所必需蛋白质的基因密码组也受到抑制，以后再发生随机损伤，必然会引起细胞衰老。有些实验（例如对 tRNA 及合成酶的研究）结果似与此学说吻合，但很不充分，尚待开展更多的研究。

（八）　线粒体突变学说

衰老线粒体突变学说的建立，需要有两个假设，即线粒体高密度的突变及其在个别细胞内克隆性扩展的能力。线粒体的内源性自由基产生与线粒体损伤有关，在某些病理情况下，可导致细胞核外线粒体基因突变。

（九）　生物膜损伤学说（theory of biological membrane damage）

生物膜对于维持细胞的正常形态、结构和功能有着重要作用，体内外的许多因素，例如缺氧、自由基、紫外线和电离辐射等，都可损伤生物膜，导致细胞衰老。生物膜受到损伤时，引起细胞功能失调，使细胞间的信息传递、信息感受以及应答反应等功能遭到破坏；由于膜运输功能下降，使细胞部分或全部丧失其生理活性，甚至会导致细胞解体；由于膜脂可能过氧化，使膜变质，引起细胞器的崩溃，进而影响整个细胞的生理功能。生物膜损伤对细胞衰老的影响已有一些实验证据，但膜在多大程度上参与衰老的原发性改变还有待研究。

（十）溶酶体膜损伤学说（theory of lysosomal membrane damage）

溶酶体是细胞内的一种亚微结构，是一个囊泡，含有 12 种以上的高浓度消化酶，其中包括蛋白酶、核酸分解酶和糖苷酶。溶酶体被一层单位膜包裹着。研究证明，缺氧、紫外线、电离辐射、大量睾酮及维生素 A、自由基等都可损伤溶酶体膜，使溶酶体破裂，放出大量酶类，从而使细胞自身的某些物质被消化分解，导致细胞衰亡。实验证明，应用甲氯芬酯和肾上腺皮质激素等"膜稳定剂"可以延长细胞寿命。

（十一）交联学说（cross linkage theory）

由 Bjorkstein 于 20 世纪 60 年代初提出并于 70 年代迅速发展。此学说认为，机体中的核酸、蛋白质等大分子可通过共价键联结成难以分解的聚合物，从而使这些生物大分子不能在体内发挥正常的功能。可引起大分子交联的物质有：醛类、某些金属（铝、镁、铜等）、有机酸（富马酸、琥珀酸）以及某些氨基酸等。促使交联随年龄增加的因素主要有体内因素（例如自由基）和体外因素（例如高温）。在体内的生物化学反应中，只要发生了极小量的交联干扰，即可对细胞产生严重损伤。例如，引起组织理化性质的改变、酶活性降低、DNA 的复制及蛋白质合成障碍、细胞营养受限和废物积累等，最终导致细胞衰老。此学说所阐述的大分子交联现象已有一些实验证据，但还不能肯定交联就是衰老的原发机制。

（十二）脂褐素学说（lipofuscin theory）

脂褐素是某些细胞胞质内形成的不溶性颗粒，广泛存在于动物体内，甚至在某些真菌细胞中也能找到。一般而言，脂褐素的含量随年龄的增长而增多，故也称为老年色素，它们尤其在老年神经细胞及心肌细胞内大量堆积。有些学者认为，这种堆积干扰了细胞的有序空间，改变了物质的扩散渠道，挤散细胞的一些亚微结构，从而对细胞的正常功能产生不良影响。但也有人认为，脂褐素的存在反映了机体旺盛的功能状态，因而是细胞正常代谢的无害产物。不过，在某些疾病（例如早老症）中，可见脂褐素加速沉积，因此，还不能肯定脂褐素对机体无害。脂褐素与衰老的关系是因是果尚缺乏定论，它的来源也还在研究中。

（十三）免疫学说（immunological theory）

这一学说主要由 Walfold 和 Burnet 提出。Walfold 认为，衰老是由于自体免疫现象对机体自身组织破坏的结果。一些研究表明，与自身免疫有关的某些疾病均随年龄的增长而增多，自身抗体的发生率也随年龄增大而上升。此外，有人发现，免疫组织和免疫器官的功能状态与衰老的发生与发展关系密切。例如胸腺在机体发育的早期已长到最高重量，随后即迅速萎缩减重，这关系到胸腺激素与 T 淋巴细胞水平的下降，导致机体细胞免疫功能降低，体液免疫水平也相应发生异常。老年人的各种特异性抗体均较年轻人低。机体免疫功能的减退可诱发一些严重疾病，加剧细胞、组织和器官系统的衰老过程。

（十四）内分泌学说（endocrine theory）

内分泌系统在维持动物机体内环境稳定和调节生长、发育与衰老过程中具有重要作用。老化过程中内分泌功能的改变主要有：激素降解率减低，使血液中该激素浓度相应升高，通过反馈作用，继发性地引起该激素分泌减少，而保持血液循环中激素浓度不变；内分泌腺分泌的激素发生原发性减少；细胞受体减少且敏感性降低；老年动物内分泌系统在调节酶合成方面的功能减退。有学者提出，下丘脑是全身自主神经的中枢，增龄性改变必然会影响到机体的许多方面，因而认为"衰老钟"就在下丘脑；有学者认为，丘脑垂体轴随年龄增长而发生的功能衰退可使其他内分泌腺的功能都有所减退，并认为少数控制着机体全部生理功能的细胞(丘脑垂体轴)是不能为其他细胞所代替的,这些细胞受损是机体衰老的重要原因之一;还有学者指出,必须把衰老视为内分泌与神经控制机理受损的结果。总体而言,内分泌调节的机体内各个环境的增龄性衰退变化,都将加速衰老过程。

(十五) 微量元素学说(trace element theory)

国内外专家的大量分析数据证明,人体和地壳几十种元素的平衡含量是一致的;人的血液和海水中几十种元素的平衡含量也是一致的。近年来新兴的微量元素衰老学说正是建立在此基础之上。该学说认为,人体在与外界进行物质和能量交换的过程中,体内微量元素水平通过相互协同和拮抗作用,也保持着动态平衡。微量元素具有"双重品格",故其在体内缺乏及过量,都将会引起中毒,造成机体组织失活或损伤老化,从而导致衰老。现代临床医学研究表明,危害人体健康最大的各种心脑血管疾病和癌症,以及大面积的地方病,均与人体内的微量元素失调有关。甚至,人体几乎所有的疾病都可以指出与哪些元素不平衡有关。

(十六) 自由基学说(free radical theory)

此学说是1956年英国学者 Harman 首先提出,1972年进一步扩展的。该学说已扩展到氧化损伤、糖基化、甲基化、羰基毒害与衰老关系的研究。自由基是具有1个以上的不成对电子的分子或原子的总称。它是正常代谢的中间产物,也可能来自环境。内源性的和外源性的自由基都可加速衰老进程。因其反应能力极强,且易产生连锁反应,可使体内存在的多种高度不饱和脂肪酸氧化,形成过氧化脂质,从而破坏生物膜,或者产生醛类,引起蛋白质和核酸等大分子交联,从而影响它们的正常功能。在人类衰老过程中,体内自由基水平随年龄的增长而增高,对自由基的防御功能则逐渐下降,其结果为自由基损伤日趋严重。实验证明,净化自由基或使膜稳定的物质能延长细胞和动物的寿命。但自由基导致衰老的直接证据还有待深入研究。

(十七) 自由基氧化-非酶糖基化学说(free radical-Maillard reaction theory)

近年来,有关环境伤害导致衰老和老年退行性疾病的最新研究大多集中在自由基氧化和非酶糖基化(简称糖基化)的衰老研究领域。由于这两个与能量代谢相关的生物化学不良反应是环境伤害的罪魁祸首,在人体衰老过程中起到了决定性的作用,因此相关的研究正越来越成为衰老机制研究的热点和重点。20世纪90年代,当时的美国老年协会主席 Yu 教授终于高瞻远瞩地提议把自由基氧化-非酶糖基化(Maillard)反应结合成一套新的衰老理论:自由基 Maillard 反应衰老学说(free radical-Maillard reaction theory of aging)。这样能形成这两种衰老学说理论上的互补,从而解释许多目前还不能解决的衰老机制方面的问题。

(十八) 统一化学说

遗传(包括寿限决定基因)、环境因子(包括自由基学说)及生活方式均对衰老机制有重要作用,其中存在基因网络及基因-环境网络的相互作用,生活方式亦对衰老进程产生重要作用。

三、自由基、氧化损伤、糖基化、羰基损害与衰老

衰老学说林林总总,但总体而言不外乎两大类:一类是基因学说,认为衰老是一个由遗传基因控制的程序化过程;另一类是环境学说,认为衰老是由环境伤害引起的生理和病理改变的积累。由于越来越多最新的研究发现,许多与衰老和寿命相关的基因都与防御环境伤害和保持机体的正常代谢密切相关,因此科学家们逐渐弄清了衰老过程不仅是基因决定的,

也不仅是环境决定的;不是由一个或几个生命开关(基因)在调控,而是众多基因所表达的蛋白质群组成的复杂的调控网络共同作用的结果,即基因与环境共同决定了衰老的进程。如果双管齐下地研究防御环境伤害和改进相关基因的调控,也许就能有效地实现延缓衰老的伟大历史使命。而近年来对自由基氧化-非酶糖基化及羰基损害的研究,无疑在抗衰老的进程上推进了一大步。

（一）自由基

1956 年,美国科学家 Harman 提出了自由基与衰老和疾病有关的学说——自由基学说,认为自由基会对机体造成极大损害,影响人的健康,引发疾病,引起衰老。他在 1957 年发表的第 1 篇研究报告中证实:用含有 0.5% ~1% 自由基清除剂的饲料喂养小鼠可延长小鼠的寿命。1973 年,坦珀尔从生化的角度进一步阐释了自由基与衰老的关系:自由基的产生会引起机体连锁反应,引起细胞整体功能下降,最终导致机体的衰老和死亡。1982 年,国际自由基研究医学会在伦敦成立。1998 年诺贝尔生理学和医学奖同时授予 Robert F Furchgott,Louis J Ignarro 和 Ferid Murad 三位科学家,以表彰他们在一氧化氮自由基方面的研究和发现。目前该学说已扩展到氧化损伤、糖基化、羰基毒害与衰老关系的研究,近年来这类研究的报道涉及有关衰老研究的各个方面及层面。

什么是自由基? 简单说来,自由基就是氧化的产物。人在呼吸的过程中会吸入氧气。氧气是维持生命存在不可缺少的物质,但氧在体内的代谢过程中也会带来“副产品”——当氧原子失去一个电子就变成了氧自由基。人每一次呼吸都会产生数以千计的自由基。自由基与氧气相比,失去了一个电子而变得极度不稳定,为了使自己稳定下来,自由基需要抢夺人体内其他化合物的电子,不论是蛋白质、酶,还是细胞内的 DNA,从而使蛋白质、酶、DNA 变性。例如,如果一个自由基抢了 DNA 的一个电子,这个 DNA 将遭到破坏,被破坏了的 DNA 不断地复制出有缺陷的 DNA,导致畸形细胞的产生,从而引发各种各样的疾病,影响人的健康与寿命。氧自由基是在细胞代谢过程中内源性地由线粒体不断产生的,具有高度活性,与脊椎动物自稳机制中衰老速率有关。有丝分裂组织线粒体氧自由基产生的速率与动物寿命呈负相关,长寿动物与短寿动物相比,显示线粒体 DNA(mtDNA)氧化损伤水平低。人体细胞每时每刻都在承受自由基的攻击。

自由基引起的各种各样分子结构和性质的改变,会导致许多生理学及病理学过程的变化,影响信息传导、基因表达、细胞凋亡及其他生命科学的各种过程。自由基学说能比较清楚地解释机体衰老过程中出现的种种现象,如老年斑、皱纹及免疫力下降引起的疾病等,已普遍为人们所接受,是现代生物医学研究的一个重点课题。已经证实自由基与 6000 多种疾病有关,可直接导致 100 余种疾病发生,是人类衰老的主要根源之一。

（二）生活中的自由基

科学家在 20 世纪初从烟囱和汽车尾气中发现了自由基这种十分活跃的物质。随后的研究表明,自由基的生成过程复杂多样,比如加热、燃烧、光照,任何一种化学反应都会产生自由基。在宇宙中每时每刻都在发生着各种各样的物理作用和化学反应,因此产生了大量的自由基。自由基的种类非常多,它们以不同的结构特征在与其他元素结合时,发挥着不同的作用。

除了环境中有自由基外,人体内也有自由基。一定量受控的自由基对人体是有益的。它们可以帮助传递维持生命活力的能量,也可以被用来杀灭细菌和寄生虫,还能协助人体排除毒素。但当人体中的自由基超过一定的量并失去控制时,这种自由基就会给我们的生命带来危害。对于现代人来说,骤然增加的自由基早已超过了生命所能保持平衡的标准,使人类健康受到前所未有的严峻挑战。

自由基在自然界中无处不在。生活中自由基主要来自于以下几方面:接触油烟以及大气的污染;接触有毒化学品和 X 射线;辐射污染;接触农药;接触毒品;日晒;紫外线过度照射;长期生活在富氧或缺氧环境中;化学治疗;处于更年期的中老年人;吸烟;酗酒;过于肥胖的人;生活在被污染的环境中;生活无规律,忙于应酬;熬夜;过量运动;工作压力大;愤怒、紧张、情绪抑郁等心理因素;不健康的饮食习惯;营养过剩以及脂肪摄入过量等;一切超出人体负荷的不当行为;抵抗能力差,经常患感冒。

(三) 自由基的危害

自由基使人患病的概率显著上升。2002 年 7 月,中国保健科技学会国际传统医药保健研究会称,在全国 16 个省、直辖市内百万人以上的城市调查发现,北京的亚健康率是 75.31%,上海 73.49%,广东 73.41%,这 3 个地区的亚健康率明显高于其他地区,北京更是高居首位。2003 年 1 月 10 日,沈阳爆出惊人数字——每 500 人中就有 1 人患有肿瘤。这一数据是在随机的健康人群中获得的,应该引起高度重视。在检查出的肿瘤患者中,年龄均在 40～50 岁,他们大多没有任何症状,通过体检才发现患病。据世界卫生组织一项全球调查显示,全世界真正健康者仅 5%,疾病患者占 20%,亚健康者占 75%。据调查,我国目前至少有 7 亿人处于亚健康状态。

为什么经济发展了,生活水平提高了,而大多数人却处于不健康状态呢? 这主要有以下几方面的原因:生态环境破坏,废水、废气、噪声以及有害化学物质,每天都在侵害着我们的身体;在现代竞争社会里,人们生活节奏太快,精神压力太大;不健康的生活方式,如饮食不当、运动少、睡眠不足等。

在以上的生活环境中,人们很容易患上便秘、胃病、肝病、高血压、心脏病、糖尿病等疾病。而根本原因在于以上几种情况都能使身体产生大量自由基。进入人体内的氧在氧化过程中可产生大量极为活跃的自由基,在体内到处攻击和杀死各种细胞,使细胞的各种酶、激素、蛋白质失活,导致细胞和器官的代谢和功能紊乱,并能引起基因突变,诱发癌症。

人类的疾病病因固然有很多种,但究其根本原因则并不复杂,不外乎自我免疫失衡(如糖尿病)、炎症感染(如肝炎)等几类,而这些都与自由基有关,癌症的产生也与负责遗传的 DNA 受到自由基的破坏有关。由于自由基对人体健康的巨大危害,其被现代医学称为"衰老决定因子"和"致病中介因子"。根据《毒理学》期刊的一篇综合报告指出,有超过 100 种的疾病与自由基直接相关。

自由基致病基础是其对细胞和组织的损伤,由于人体是由各种各样不同功能的细胞组成,因而自由基对不同细胞的损伤可导致表面看起来毫无关联的疾病:

1. 自由基破坏细胞膜,导致细胞膜变性破裂,使得细胞不能从外界吸收营养,也排泄不出细胞内的代谢废物,并丧失了对细菌和病毒的抵御能力,这样就使皮肤、肌肉及内脏器官易于产生伤害。

2. 细胞破裂后,溢出的细胞液与碎片进入细胞间隙,引起炎症反应、疼痛、红肿(如关节炎或放射线及化学治疗的后续伤害)等外部反应。

3. 破裂的细胞因无法吸收营养物质而失去正常功能,进而造成器官的衰老和退化。

4. 自由基穿透细胞壁攻击核酸,使 DNA、RNA 发生变化,造成染色体改变。自由基攻击正在复制中的 DNA,造成基因突变,可能诱发癌症。

5. 改变遗传密码,造成再生细胞的质量改变(如畸变,功能退化而使细胞一代不如一代)。

6. 破坏细胞的再生和修复功能,造成机体免疫力降低,容易感冒。

7. 自由基攻击胶原组织、弹力蛋白或与胶原组织、弹力蛋白结合而引起多种病变(如皮肤、肌肉和血管失去弹性、变硬,引起多发性硬化症、动脉硬化、高血压)。

8. 自由基作用于人体内酶系统,导致胶原蛋白酶和弹性蛋白酶的释放,这些酶作用于皮肤中的胶原蛋白和弹性蛋白,使这两种蛋白过度交联和降解,使皮肤失去弹性而出现皱纹及囊泡。

9. 类似的作用使体内毛细血管脆性增加,使血管容易破裂,可导致水肿等与血管通透性升高有关的疾病的发生。

10. 自由基侵蚀机体组织,可激发人体释放各种炎症因子,导致各种非菌类炎症出现(如红斑狼疮等自体免疫疾病、类风湿关节炎和过敏症状)。

11. 自由基能够氧化血液中的脂蛋白,造成胆固醇在血管壁的沉积,引起动脉粥样硬化、心脏病和卒中(中风)。

12. 自由基引起关节膜及关节滑液的降解,从而导致关节炎。

13. 自由基侵蚀眼晶状体组织,引起白内障。

14. 自由基侵蚀胰腺细胞,引起糖尿病。

15. 自由基造成脑细胞脂质过氧化,使人易患老年痴呆症。

16. 自由基造成细胞脂质过氧化,细胞容易受损伤,诱发血栓形成,并使整个新陈代谢的功能下降。

17. 自由基造成细胞脂质过氧化,会产生脂褐素,即所谓老年色素,使人容易老化,肌肉纤维退化,产生皮肤斑。

18. 自由基与其他物质交叉结合,产生有害物质的积存,进而造成各种器官发生病变,如自由基与重金属、农药、化学品等结合后,会积存于器官中或显露于皮肤表面。

由此可见,自由基对人健康长寿的危害非常大。世界卫生组织在立项研究的 25 种人类健康主要威胁中,低体重、不安全性交、高血压、吸烟、酗酒、不洁饮水、胆固醇过高症、室内烟尘、缺铁症以及肥胖症是重大威胁。如果战胜这些威胁,人类平均寿命就可以显著延长。全世界每年有 5600 万人死亡,其中 40% 与这十大威胁密切相关。从这十大威胁中可以发现,除了不安全性交,其他都与自由基有关。也就是说,如果能降低自由基对人体的侵害,那么这 9 种威胁人类健康的因素就可以显著降低。

(四)　氧化损伤、糖基化、羰基损害

自由基是公认的衰老因子,但随着研究的深入,科学家们发现了更危险的杀手——羰基毒化,并认为羰基毒化是自由基和非酶糖基化反应在生物老化演变中共同的核心过程。根据自由基理论,衰老及其相关的退行性疾病主要是由氧自由基对染色体、线粒体、细胞膜和结缔组织等毒害性攻击引起的。羰基复合物(即含有醛、酮结构的生物分子)是活泼的中间产物,特别是那些能造成交联的 α,β-不饱和醛,它们能与诸如蛋白质、核苷酸等多种生物成分发生化学反应。当一些辅助功能团与不饱和醛、酮分子进一步共轭时,就被称之为多功能醛酮化合物(dimultifunctional carbonyl,DMC)。

多功能醛酮化合物是指含有 2 个或多个功能团的羰基化合物,包括 2-酮醛、羟烯醛、烯醛、二烯醛、三烯醛、邻酮醛糖等生化组分。由于 DMC 能与细胞内外几乎所有的重要生物成分反应并产生毒害,这种毒害就称为羰基毒化。由于脂过氧化作用中的羰基产物特别是 DMC 具有较强的反应活性,它们就预示了多种细胞内外的损伤,如谷胱甘肽衰竭、蛋白修饰、钙平衡混乱、氧呼吸链和糖酵解受阻、细胞膜受损、细胞间质交联、各种生物酶类功能下降,以及 DNA、RNA 和蛋白质的合成受到影响。

除了氧自由基对脂和蛋白质的氧化伤害导致 DMC 的产生外,非酶糖基化反应也能产生 DMC。糖基化反应的显著特征是,它是还原糖与氨基之间的反应,不依赖于脂类和氧。由于葡萄糖是体内能量代谢的核心糖类,且其浓度在糖尿病患者体内会比正常人群增高,进而造成加速衰老的病变,所以多数与糖基化反应相关的生物医学研究集中在葡萄糖造成的非酶糖基化反应。目前学术界常把非酶糖基化的产物笼统地称为糖基化终末产物。研究证明,与糖尿病有关的糖基化会导致血液黏度增加、肾小球基底膜增厚、伤口愈合能力降低、肺扩张能力变弱等与衰老有关的现象。另有发现表明,非酶糖基化反应不仅能使含胶原丰富的组织受损,例如,随着衰老的进程,皮肤、动脉、肺及关节的弹性逐渐丧失,免疫细胞渗透组织的能力和防御能力下降;而且,其产物也能引起遗传物质发生许多与衰老有关的变化,如DNA 修复能力的下降。

值得提出的是,氧自由基对脂和蛋白质的氧化伤害导致 DMC 等不饱和醛酮形成的过程是需氧的过程,而糖基化反应导致糖基化终产物形成的过程原则上是不需氧的。由于 DMC 的形成可以不依赖氧化损伤,所以即使所有的自由基攻击能被抗氧化系统所阻止,DMC 仍能通过糖基化来形成。而 DMC 一旦形成,就能进一步与多种生物分子反应,这些反应既不依赖氧、也不依赖还原糖,它服从于热力学第二定律,即熵增定律,这就使它在适当的条件下几乎能与所有生物分子交联和聚合。蛋白质代谢和核酸的修复系统尽管效率很高,却不能有效地代谢和修复不分裂细胞和细胞间质等生物结构中随增龄蓄积的大部分稳定交联产物。

(五) 防自由基,也要防非酶糖基化

自由基氧化和非酶糖基化这两个与能量代谢相关的生物化学副反应在造成人体衰老过程中的作用已得到公认。与氧自由基损伤大相径庭的是,DMC 常常能穿透膜结构,并在细胞和组织中进行长距离穿行,从而几乎能达到身体的任何组织。如眼球晶状体白内障的形成、胶原蛋白的交联、终末分化细胞中脂褐素的累积,都是衰老进程中的显著现象。而所有这些现象又都与 DMC 诱导的生物分子的交联和聚合有关。又考虑到氧化和糖基化及食物羰基都是 DMC 的来源,它们都可认为是羰基毒害的重要起始过程。

尽管动物拥有高度完善的羰基毒害防御系统,但是它们的生物分子仍然沉浸在羰基的包围中,因而各种羰基化合物及 DMC 所诱导的机体的逐渐生理变异就无所不在、不可避免。如果说自由基-非酶糖基化反应的第一阶段是属于启动和加速衰老的病理性进程,那么以羰基应激为核心过程的交联积累造成的则是不可逆的蓄积性的生理性衰老改变。

总之,衰老是一个由多种伤害和防御系统共同作用的复杂过程,自由基氧化与非酶糖基化反应衰老学说的有机结合和它们共同机制的揭示,无疑给抗衰老的战略思考和治疗老年退行性疾病的研究开辟了一个崭新的天地。防自由基,也要防非酶糖基化,寻找防御羰基应

激的方法,便成为抗衰老研究的新热点。

(六) 如何防范自由基的危害

自由基反应是机体生命化学的一个组成部分,是参与多种生化反应的必然过程。该类反应是许多氧化酶、脱氢酶进行氧化还原反应的中间环节之一,一氧化碳作为氧自由基之一,是神经传导因子,更有重要的生理作用。氧自由基参与体内重要生理过程及机体预防感染与恶性病变,不可或缺,机体不应、也不能完全清除自由基。问题是要保持自由基代谢处于相对平衡状态,减轻氧化损伤。因此,要降低自由基的损害,就要从抗氧化做起。

自由基不仅存在于人体内,也来自于人体外。因此降低自由基危害的途径也有两条:利用体内的自由基清除系统清除自由基;发掘外源性抗氧化剂——自由基清除剂,阻断自由基对人体的入侵。

大量研究证实,人体内具有清除多余自由基的能力,主要是靠内源性自由基清除系统,它包括超氧化物歧化酶、过氧化氢酶、谷胱甘肽过氧化物酶等一些酶。酶类物质可以使体内的活性氧自由基变为活性较低的物质,从而削弱它们对机体的攻击力。但酶的防御作用仅限于细胞内,而抗氧化剂有些作用于细胞膜,有些不仅能作用于细胞膜,而且还能够在细胞外起到防御作用。

在正常的情况下,一个人在 25 岁以前,其体内产生自由基和自由基清除系统是处在一种平衡状态之中。但在 25 岁之后,人的成长发育基本停滞,人体的氧化与抗氧化体系就会逐渐失衡,人体内的自由基就会不断产生,但清除能力却明显下降。此外,急剧变化的生存环境和压力日渐增大的社会环境,也会使得大多数人群机体内产生自由基清除剂的能力逐渐下降,导致体内清除剂的含量减少、活性也逐渐降低,从而削弱了对自由基损害的防御能力,加速了生命的衰老变化并引发一系列病变。

所以,要降低自由基对人体的危害,除了依靠体内自由基清除系统外,还要寻找和发掘外源性自由基清除剂,让它们在自由基接触人体细胞前就先与自由基结合,以阻断自由基对人体细胞的攻击,使人体免受伤害。

第三节　葡萄多酚延缓衰老的作用

一、传统抗氧化剂

老化与细胞的氧化和非酶糖基化息息相关。细胞的氧化过程就是被自由基侵害的过程,而自由基和非酶糖基化都导致羰基化合物的产生,自由基和羰基化合物都在体内到处流窜。它们几乎能与细胞内外所有的重要生物成分反应并产生毒害,各种疾病也就随之发生。对于社会中人,影响人寿命的因素中,有85%是自身可以控制的。在这85%的因素当中,基本上可以归结到自由基、羰基化合物对人体侵害的结果。如果能够有效防止自由基、羰基化合物对人的侵害,细胞就会在一个自由的环境中生长,那么人不仅非常健康,而且平均寿命一定能达到125岁以上。

在前文中,介绍了延缓衰老的种种措施——心理调适、合理营养、适当限制热量、适当运动等,但是这些方式只能有效地抑制自由基和羰基化合物,并不能真正达到清除自由基和羰基化合物的作用,自由基和羰基化合物仍然在人体内肆虐,人类仍在加速衰老。

（一）超氧化物歧化酶

研究证实,人体内本身就具有清除多余自由基的能力,这主要是靠内源性自由基清除系统,它是人体对自由基的第一道防线,可以在自由基产生的时候就发挥作用,利用氧化还原作用将氧自由基转换为毒害较低或无害的物质。这些抗氧化剂包括超氧化物歧化酶、谷胱甘肽过氧化物酶和过氧化氢酶。但是,抗氧化酶随增龄而有下降。人在 25 岁以后,体内的自由基清除系统功能就开始减弱,体内抗氧化物质开始减少,自由基对人的侵害越来越严重,人也就开始衰老。

科学家从植物中提取 SOD 用于动物实验时,发现动物使用后几小时,血液中并未检测到 SOD,初步分析认为 SOD 活性极不稳定,经过胃肠时,其酸度、温度都可能引起 SOD 失活。市场上出售的 SOD 化妆品,由于活性刹那间作用于皮肤,因而对皮肤有一定抗氧化作用。深入研究后发现,SOD 作为生物大分子,难以被人体吸收,当人体吸收后分解为氨基酸,失去 SOD 作用,说明 SOD 只能靠人体自身合成。因此,利用 SOD 解决抗氧化问题的可行性很低。

（二）维生素

维生素 E、维生素 C 和 β-胡萝卜素(维生素 A)被认为是传统的三大抗氧化物质。专家建议,要达到抗氧化的目的,每天最低服用 400U 维生素 E、1000mg 维生素 C、25 000U 的 β-胡萝卜素。如果是吸烟者或进行激烈的体能运动及用脑过度时,或在感到疲惫以及在疾病状态时,就要适量地增加用量。而这些数字远远大于每日维持正常身体功能的建议量,如维生素 C 的每日营养建议量仅仅是每天 60mg。

假如每天固定吃 5～9 份的新鲜水果或蔬菜,或许可获得足够的维生素 C 与 β-胡萝卜素。要获得充分的维生素 E,就必须每天摄取大量杏仁、紫花苜蓿种子、花生、麦芽等富含维生素 E 的食物。每天若要摄取 100U 的维生素 E(这还少于目前专家所建议的每日最适宜的平均剂量),就得吃两倍的杏仁,或将近 7 倍的花生,或 1 倍葵花籽,如果这样,摄取的脂肪与热量又是十分惊人的。可见,通过饮食来补充足够剂量的抗氧化维生素基本上是不现实的。应用维生素制剂可以解决摄入量的问题。但对有些人而言,服用某一种或这些抗氧化剂后,可能会产生不适,甚至有危险。例如,接受抗凝治疗的人就不宜补充维生素 E。由于维生素 E 本身是抗凝血剂,因此可能会产生过多的抗凝血作用。由于维生素 E 是脂溶性的,吸收需脂肪协助,服用高剂量的维生素 E 是否会增加血脂? 科学界对此分歧较大。高剂量的维生素 C,通常是指每天服用 4000mg 以上的剂量,可能会让某些人下痢或腹泻。有肾结石的人服用过量的维生素 C 也必须多加小心,原因是:维生素 C 是水溶性的,因此会渗透肾脏,增加肾结石的危险。嚼碎维生素 C 药片会让嘴变酸性,腐蚀牙齿的珐琅质。因此建议用可吞食的维生素 C 药片。服用维生素 A 就必须更加小心,因为 90% 的维生素 A 储存于人体的肝脏中,一旦维生素 A 在体内过量时,就会造成中毒。中毒现象又可分为急性中毒和慢性中毒:急性中毒是一次食入大量的维生素 A,表现为恶心、头痛、呕吐、神经易怒等;而慢性中毒则是经年累月的堆积所致,其临床症状有肌肉无力、掉头发、食欲不振、骨头肿痛、暴躁不安等。此外,服用维生素 A 过量也会造成黄疸现象。

1994 年,α-生育酚、β-胡萝卜素、癌症预防研究组报道,对芬兰西南部近 3 万名 50～69 岁的男性吸烟者补充维生素 E(50mg/d)及 β-胡萝卜素(20mg/d),观察 5～8 年,结果显示维生素 E 未见有明显的效果,β-胡萝卜素组肺癌的发生率和病死率反而增加。另一研究共选 864 例患者,随机分成 4 组,分别服用 β-胡萝卜素(25mg/d)、维生素 C(1000mg/d)+维生素

E(400mg/d)，以及β-胡萝卜素+维生素C+维生素E和对照组，结果任何药物均未降低结肠、直肠腺瘤的发生。另有研究认为，一些服用大剂量维生素E可延长实验动物寿限的报道缺乏大批动物数，且不能经常被重复，多为仅可延长平均寿命而不能延长最高寿命，甚至不能排除因大量药物导致减食的因素。

综上所述，采用服用维生素来达到抗氧化目的有太多限制与不确定性。若想应用大量维生素来达到抗氧化的目的，其利、弊权衡还需进一步研究。

随着科技的发展，无论该物质的成分有多复杂，其抗氧化能力也都可以检测，检测的条件更接近人身体内部的情况。关于提高人的抗氧化能力，美国农业部的研究员Joseph Janes博士，在大量的分析研究之后认为，原先抗氧化剂研究的重心是维生素和无机物，但是现在证明抗氧化能力应首推多酚化合物。

二、新型抗氧化剂——葡萄多酚

葡萄籽提取物中主要含有大量多酚类、脂质类和矿物类等有益于人体的化学成分，其中葡萄多酚(GSP)为其主要有效成分，它包括原花青素(proanthocyanidin,PC)和芪类。原花青素成分较为复杂，主要是以儿茶素或表儿茶素为单体缩合而成的聚合物，其中以低聚体(二聚体、三聚体、四聚体)生物活性最强，又称为寡聚体(oligomeric proanthocyanidin,OPC)，五聚体以上为高聚体(procyanidolic polymer,PPC)，还含有部分单体。此外，芪类主要包括白藜芦醇(resveratrol)及其糖苷类化合物。

(一) 原花青素

葡萄多酚中的主要成分是原花青素(PC)，其寡聚体称为OPC。法国著名化学家、生物学家杰克·马斯魁勒在长达50余年的科研生涯中对原花青素进行了细致深入的研究，证明OPC是广泛存在于植物界的一种物质，具有极强的抗氧化性，一般只存在于果实的皮及植物的子实部，其作用主要是保护植物中易氧化的成分，如花生仁中的油脂。

后来，马斯魁勒发现法国海岸的松树皮中也含有大量的OPC。松树皮提取物(其中含有约85%的OPC)在法国被注册为药物，其商品名为Pycnogenol，用于提高血管的抵抗力，降低毛细血管的脆性和通透性，这是OPC的第一个明确适应证。在随后的实际应用中，OPC对诸如花粉过敏、关节炎、胃溃疡等疾病同样也具有明显的疗效。

20世纪70年代，马斯魁勒发现了获得OPC另一个更好的资源——葡萄籽。用葡萄籽提取的OPC含量高达95%。他还用葡萄籽中的OPC系统地做了一系列实验，如生物利用度实验、毒性实验、"三致"实验(致畸、致癌、致突变)等。从此，葡萄籽中提取的原花青素也就是葡萄多酚被广泛地应用到保健食品中。20世纪80年代，马斯魁勒做了OPC的自由基清除活性实验，实验结果证明OPC是迄今为止所发现的最强效的自由基清除剂，其抗自由基氧化能力是维生素C的20倍、维生素E的50倍，并且吸收迅速完全，口服20分钟即可达到最高血液浓度，代谢半衰期达7小时之久。实验应用证明，目前已发现OPC对70多种疾病具有直接或间接的预防治疗作用。

原花青素广泛存在于自然界中。目前在健康食品中使用的原花青素主要来源于葡萄籽、松树皮及沙棘、野生山楂、苹果等植物中。作为保健食品的原料，葡萄多酚由于其来源主要为食品，同时在长期的使用中，其安全性和有效性获得了确定的认可，而被广泛应用于国内外的食品行业。

国外研究表明,原花青素有强抗氧化能力(特别是在水相中),而且发现其抗氧化机制是对亲水性的自由基有捕捉作用。自由基是体内新陈代谢的产物,在正常情况下,它的产生和清除是趋于平衡的,但在空气和水污染、食物添加剂、农药、重金属、辐射等影响下,这种平衡易被破坏,造成自由基的大量积累甚至生命大分子的氧化损伤等众多不良反应,从而引发多种疾病。因此,当自由基代谢失调时,应补充外源性抗氧化剂辅助调整或治疗。葡萄多酚可以抑制低密度脂蛋白和红细胞膜的氧化,促进内皮细胞松弛因子 NO 的形成,防止血小板凝聚及动脉粥样硬化和血栓的形成,对心血管疾病疗效显著。原花青素还具有预防高血压、抗动脉硬化、抗血栓、抗胃溃疡、抗菌、抗炎、抗肿瘤、抗突变的生物活性及皮肤保健、美容等功能,对糖尿病及视网膜病也有一定疗效。此外,它还具有较好的生物利用度,易与胶原蛋白结合,稳定细胞膜及抗酶活性。这些能力与抗氧化能力协同,使其成为一种颇具开发前景的保健品。

(二) 白藜芦醇

白藜芦醇是蒽醌萜类化合物,在自然条件下以自由态和糖苷两种形式存在,白藜芦醇及其糖苷的化学结构还分别存在顺式和反式两种异构体,即顺式白藜芦醇(cis-res)、反式白藜芦醇($trans$-res)以及顺式白藜芦醇糖苷(cis-PD)、反式白藜芦醇糖苷($trans$-PD)。后两种形式在肠道中糖苷酶作用下释放出白藜芦醇。植物中白藜芦醇主要以反式形式存在,研究表明反式异构体的生理活性强于顺式异构体。

1940 年首次发现白藜芦醇,20 世纪 70 年代首次发现葡萄中含有这种物质,后来发现虎杖、花生、桑椹等植物中也含有这种成分。天然白藜芦醇是一种活性成分,它能以游离态(顺式、反式)和糖苷结合态(顺式、反式)两种形式在植物(如中药材虎杖)中分布及生物合成,且均具有抗氧化效能,是葡萄中一种重要的植物抗毒素。人们对其自然资源进行了广泛的研究,目前至少在 21 科、31 属的 72 种植物中发现了白藜芦醇,如:葡萄科的葡萄属、蛇葡萄属,豆科的落花生属、决明属、槐属,百合科的藜芦属,桃金娘科的桉属,蓼科的蓼属等。含白藜芦醇的许多植物是常见的药用植物,如决明、藜芦、虎杖等,有的就是食物,如葡萄。葡萄皮中白藜芦醇的含量最高,为 50~100μg/g。

1992 年在商业葡萄酒中首次发现白藜芦醇。国外的大量研究证明,白藜芦醇是葡萄酒(尤其是红葡萄酒)中最重要的功效成分。但是,并不是所有的红葡萄酒中都有这种成分,勾兑酒和劣质酒中是检测不出的。因为白藜芦醇是在紫外线照射下由葡萄产生的一种植物抗毒素,酿制方法对葡萄酒中白藜芦醇含量的影响尤为显著。白藜芦醇在葡萄原料中以顺式结构存在,虽然葡萄原料中白藜芦醇含量较低,但是采用先进的酿造工艺能够使白藜芦醇葡萄糖苷在葡萄糖苷酶的作用下转化为反式白藜芦醇,从而使葡萄酒中的白藜芦醇含量骤然增加。一般认为反式白藜芦醇是红酒抗动脉粥样硬化症和冠心病的重要成分,因此葡萄酒中白藜芦醇含量的高低就成为衡量优质酒或劣质酒的重要指标。法国名酒波尔多中白藜芦醇的含量很高,我国的葡萄酒如丰收干红、王朝干红等中的白藜芦醇含量也达到较高水平。

20 世纪 80 年代,世界卫生组织调查发现,尽管法国人偏爱奶酪等高脂肪食物,但冠心病发病率和病死率均低于其他西方国家,其原因可能与法国人常饮含白藜芦醇的葡萄酒有关。此后,白藜芦醇备受关注。

白藜芦醇是一种天然的抗氧化剂,可降低血液黏稠度,抑制血小板凝结和血管舒张,保持血液畅通,具有抗动脉粥样硬化和冠心病、缺血性心脏病、高血脂的作用。抗糖尿病、保护神经,可预防癌症的发生及发展,有抑制肿瘤的作用,还具有雌激素样作用,可用于治疗乳腺癌等疾病。保护皮肤,对抗紫外线损伤,对皮肤癌有治疗作用。

1998年美国艾尔·敏德尔编撰《抗衰老圣典》时,将白藜芦醇列为"100种最热门的有效抗衰老物质"之一。中国农业科学院花生研究所禹山林研究员和国家著名医药专家毛文岳教授说,有关花生中白藜芦醇的研究开发将是21世纪最重要的营养课题之一。迄今美国宇航局已将花生定为航天食品,常吃花生制品,可缓解心血管疾病,降低血脂,延缓衰老。白藜芦醇保健食品将会成为21世纪营养健康的新时尚。

意大利的科学家通过研究发现,葡萄中含有的白藜芦醇能助鱼延寿。接受实验的100多条鱼中,30条每天被喂少量白藜芦醇,60条被喂适量,20条被喂予很大分量,结果显示白藜芦醇呈剂量依赖性地延长鱼的寿命。这是科学家第一次发现白藜芦醇对脊椎动物也有延年益寿的作用。

白藜芦醇是存在于植物中的天然抗氧化剂,主要通过清除或抑制自由基生成、抑制脂质过氧化、调节抗氧化相关酶活性等机制发挥抗氧化作用的。多羟基芪类物质大都具有抗氧化、抗自由基作用。当白藜芦醇在 $1.3\mu g/ml$ 时,能明显抑制大鼠红细胞的自氧化溶血和由 H_2O_2 引起的氧化溶血,对小鼠心、肝、脑、肾的体内外过氧化脂质的产生有明显的抑制作用。白藜芦醇的抗氧化、清除自由基和影响花生四烯酸代谢的药理功能引起了人们的广泛兴趣,因为这些生理代谢涉及与人体健康密切相关的许多生理疾病,例如动脉粥样硬化、老年痴呆症、病毒性肝炎、胃溃疡、炎症与过敏反应等。

由于白藜芦醇具有多种生物和药理活性,使其广泛应用于食品、医药、保健品、化妆品等领域。白藜芦醇具有优良药理活性和保健功能,目前已有大部分国家和地区都开发了白藜芦醇及其制品。美国已把白藜芦醇作为膳食补充剂,日本已将从植物中提取的白藜芦醇作为食品添加剂,中国已将含白藜芦醇的植物提取物制成降脂美容的天然保健食品。

(三) 葡萄多酚的抗氧化作用机制

近年来,自由基对健康的影响日益为人们所认识,现代医学和营养保健学认为,自由基在人体内不仅可直接引起许多疾病,而且还和某些疾病的发生有关。大量实验研究证实,葡萄多酚具有极强的抗氧化及清除自由基活性功能。据法国科学院的实验报告,GSP是迄今为止人类所发现的最强、最有效的自由基清除剂之一,尤其是其体内活性,是其他抗氧化剂不可比拟的。

1. 抑制活性氧的产生　研究表明,葡萄多酚可以抑制各种自由基的产生。其中葡萄籽原花青素(grape seed proanthocyanidin extracts,GSPE)可明显抑制胶原引起的过氧化氢产生,从而抑制血小板凝集。在大鼠脑呼吸链反应中,白藜芦醇可以和辅酶Q竞争,降低复合物Ⅲ的生成,而这一复合物恰恰是活性氧物质产生的位点,从而减少活性氧的产生。Zhang等的体外实验证实GSPE可以显著减少细胞内ROS的产生(见附录一附图1)。白藜芦醇还明显抑制炎症反应中由脂多糖或佛波醇酯引发的巨噬细胞释放超氧阴离子和过氧化氢的反应。已知重金属离子参与促发自由基的产生,抗氧化物质的活性还体现在其对金属离子具有一定的螯合作用,从而减少自由基的产生。

2. 对自由基的直接捕获作用　体外实验证明,GSPE对过氧化氢、羟自由基和超氧阴离子均具有直接显著的捕获作用,自身参与自由基的电子转移而灭活自由基。同样,原花青素也可以直接和羟自由基、过氧化氢反应,减少氧化应激引起的细胞损伤。白藜芦醇也具有显著的捕获以氧或碳为中心的各类活性基团的生物活性。葡萄籽提取物亦可和超氧阴离子、羟自由基和甲基自由基直接作用,淬灭活泼的自由基基团。

3. 影响酶的生物活性　在作用机制的研究中,相当一部分实验结果表明,葡萄籽中的抗氧化活性物质可以影响酶类的活性,而这些酶类直接参与自由基的产生、传递或灭活。葡萄籽原花青素可以活化谷胱甘肽过氧化物酶,提高细胞的抗氧化能力;抑制 NADH-辅酶 Q、琥珀酸-辅酶 Q 和泛醌醇-色素 C 还原酶的活性,从而中断电子的转移,保持细胞色素 C 的还原态,减少活性基团的产生。白藜芦醇显著降低呼吸链中 ATP 酶活性,减少呼吸链中活性氧的产生;抑制脂多糖和佛波醇酯对环氧酶-2 的活化作用,降低花生四烯酸释放,减少炎症反应中氧自由基的产生。原花青素也可以抑制细胞色素 C 的还原,减轻组织损伤和细胞凋亡。葡萄多酚可以降低培养的细胞株 PC3 分泌一氧化氮,主要是抑制了诱导型一氧化氮合酶。

4. 对 DNA 合成和基因表达的作用　GSPE 可以特异性抑制大鼠肝脏、脾脏和睾丸组织中的 DNA 合成;抑制自由基诱导的核转录因子 NF-κB 的活性,减轻 DNA 损伤。减少 c-jun 蛋白表达,抑制细胞凋亡等 DNA 氧化损伤。Li 等的实验表明,葡萄多酚的有效成分葡萄籽原花青素(尤其是葡萄籽原花青素 B2)和白藜芦醇可以显著抑制氧化损伤诱导的细胞凋亡。(见附录一附图 4 和附图 5)

(四) 抗衰老作用

近年来的研究证实,不少疾病的发生均与自由基引发的脂质过氧化作用有关。脂质过氧化除了直接造成生物膜损伤外,还可通过脂质过氧化物与蛋白质(包括酶)或 DNA 的反应,使机体组织发生广泛性损伤,因而抑制脂质过氧化作用无疑在预防衰老方面起到重要作用。衰老最先是由内部开始,外表衰老的症状是内部衰老的表现,要保护自己免于内部衰老,内部衰老是所有危险的所在。所以减缓衰老速度,可以让生命周期当中的"健康期"延长,在有生之年可以获得更好的生活品质。葡萄多酚具有超强的抗氧化能力,并能通过血脑屏障,清除体内过量的自由基,使人体所有器官和组织得到最大程度的保护,尽可能防患于未然。这就是为什么几十年以来葡萄多酚成为欧美发达国家用于延缓衰老的健康食品的原因。

第四节　葡萄多酚抗衰老的临床应用

药理学研究表明,葡萄多酚是一种新型抗氧化、抗非酶糖基化天然植物成分。葡萄多酚在国外的应用非常广泛,作为一种具有抗氧化功能的食品,它具有非常强大的清除自由基的能力,可预防、治疗 100 多种疾病,对人的健康与预防衰老有着重大意义。

葡萄多酚和自由基是一对矛盾体,它可以给出电子中和自由基,而自身不会形成有危害的物质,也不会发生连锁反应,通过清除自由基达到抗氧化的目的。葡萄多酚除能有效清除自由基外,还能与体内的胶原蛋白结合,在细胞膜上形成一层抗氧化的保护层,起到修复和保护细胞的作用,具有重要意义:提高了鼻黏膜、支气管平滑肌、皮肤组织等机体组织对过敏源的耐受性,使人们免受鼻炎、气管哮喘、皮肤过敏等疾病的困扰;使细胞处于一个自然发育成长的环境而不受或少受外界影响,真正达到延缓衰老的目的。

葡萄多酚还有一些其他特点,如生物利用度高、易于和胶原蛋白结合、稳定细胞膜以及抗酶活性(组胺脱羧酶)。这些特点与抗氧化能力协作,使葡萄多酚成为一种基于清晰的理论基础和严格的实验结果之上的保健功能食品。总结起来，葡萄多酚具有如下若干方面的防治功效。

一、防治心脑血管疾病

在影响我们身体健康的主要疾病中，心脑血管疾病是第一位的。全世界每年死于心脑血管疾病的人数已有 1500 万，占总死亡人数的 1/3。目前我国每年死于心脑血管疾病的人数都高达 300 万以上，心脑血管疾病患病群体也由 50 岁以上人群向 30 ~ 40 岁人群转移，心脑血管疾病已成为危害人们健康的"头号杀手"。人们常说，人老腿先老。还有的说，眼睛先老，牙齿先老，肠胃先老。其实这些说法都是不科学的，人体最容易衰老的是血管。

人体各器官及组织的能量及养分供应要靠血液来运送，而动脉血管是运送血液的器官，一旦动脉血管发生病变，血液不能及时把能量和养分及时运送到身体各器官及组织，就会引起器官和组织发生病变，从而加速人体的衰老进程，并引发各种疾病。血管老化以后，由于全身各组织供血供氧受阻，表现在身体上的就是腿脚不灵便、四肢麻木、反应迟钝等，表现在组织及脏器的就是冠心病、脑卒中等，所以推迟老化进程关键在于延缓血管硬化的过程。

（一）自由基在血管老化过程中扮演了重要角色

血管属于上皮组织，在它的组成中，胶原蛋白和硬弹性蛋白含量较高，这保证了血管有一定的强度来容纳血液，并有一定的通透性来保证物质交换正常进行。当自由基氧化血管后，就会导致胶原蛋白过度交联，使血管弹性降低，血管壁变硬，血管容血量下降，血压升高——这是导致高血压的一个原因。此外，自由基还促使胶原蛋白酶和硬弹性蛋白酶释放，在这些酶的作用下，胶原蛋白和硬弹性蛋白被降解，其结果是血管渗透性升高，血液中的许多物质如红细胞、白细胞、血小板等渗出血管，表现出的病症就是如青肿、内出血等。

脂类是体内各组织的主要成分，美国专家 Harman 的自由基学说认为，自由基对肌体细胞膜上的不饱和脂肪酸加以攻击，从而产生脂质过氧化物，使细胞膜蛋白和酶分子聚合交联，并触发一系列连锁反应，导致自由基损害作用的扩增和脂质过氧化加深，最终使细胞功能受到损害，加速细胞衰老。而血管内皮细胞是最容易受自由基攻击的，攻击的结果是血管内皮细胞损伤，导致增生、硬化、弹性降低、易破裂，以及人体内脂肪、胆固醇沉积，血管内径减小，血液流动性降低，从而引发心脑血管疾病、记忆功能下降、老年性痴呆等疾病。服用原花青素可减缓血管老化，白藜芦醇有清除脂肪的作用。

原花青素最初的应用就是用于提高血管的抵抗力，降低毛细血管的渗透性。在对心脑血管疾病的预防治疗方面，原花青素和白藜芦醇已经经受了近半个世纪的临床及实际应用的考验。

（二）葡萄多酚的心脑血管保护作用

原花青素对于心血管疾病的防治威力，法国人应该是最有体会的，也最有发言权的了。法国大餐中有大量的肉类、油脂和食糖，法国人把肥鹅肝当作世界上最美味的佳肴，动物的内脏、肥肉都是含胆固醇很高的食物，法国饮食中的饱和脂肪摄取量为美国人的 2 倍以上。但是法国人的心脑血管病发病率却比许多其他发达国家低得多，只有美国人的 1/3，科学家将这个奇怪的现象称为"法国悖论"。

为什么会出现"法国悖论"现象？很多人认为是法国人喜欢饮用葡萄酒，是酒精避免了法国人很少患心脑血管疾病。长期以来，科学家们对到底是葡萄酒中的某种物质还是酒精起到这种作用一直存在着争论。1995年2月,一份发表于心脏病协会杂志上的研究报告指出:在预防心脏病方面,6杯葡萄汁的效果相当于2杯葡萄酒,这项研究提供了毋庸置疑的证据——证明是原花青素而不是酒精对血液循环系统有益,因为葡萄中含有天然原花青素。是因为原花青素的保护,才能使法国人尽情地享受法国大餐的美味。

原花青素降低心脑血管疾病发生率有如下机制:原花青素能够防止动脉中弹性纤维被氧化,所以能防止血管变硬,使得血管壁强韧有弹性,让血管更健康,防止高血压。原花青素通过提高血管弹性而降低血压,患者服用原花青素一段时间后,血压会明显下降。此外,原花青素还可通过抑制血管紧张逆转酶的活性来降低血压。

动物实验及临床研究还表明,原花青素可降低胆固醇水平,缩小沉积于血管壁上的胆固醇沉积物体积,进而缩小动脉粥样硬化斑块的体积(见附录二附图6)。由于原花青素能促进血液循环,保持血管畅通,因此能有效帮助心脏动脉与静脉运送血液到身体的各个器官,使心脏功能正常运作,减少因心脏衰弱而引起的血管梗死、脑血管痉挛、肾衰竭等疾病。原花青素能减轻糖尿病心肌病变,改善心律失常。实验研究发现,原花青素比维生素E更能防止低密度脂蛋白胆固醇的氧化,所以能更有效地减少血小板凝集即血凝,预防血管栓塞和卒中,防止动脉粥样硬化和心脏病的发生。

法国的马斯魁勒博士与其同事也曾做过9项研究,以证实原花青素对静脉曲张的疗效。当血管壁薄弱时,血管中的液体会渗透而产生肿胀。由于原花青素有强化微血管的作用,所以能减轻水肿,这对预防高血压、充血性心力衰竭及运动伤害所引起的肿胀非常有帮助。

研究表明,白藜芦醇主要从以下几方面发挥抗动脉粥样硬化、防治冠心病的作用,从而对心脑血管起到保护作用:①调节血脂;②抑制血小板凝集,促进纤维蛋白溶解,抗血栓形成;③抑制脂氧合酶合成,该酶存在于白细胞、心脏、大脑、肺和脾中,白藜芦醇可防止血管中血液凝块的形成,且在使用可乐定这种抗高血压药物治疗后,它同样可抑制血小板的集结;④保护血管内皮,抑制内皮细胞增殖;⑤保护血管平滑肌细胞,抑制其增殖;⑥抗白细胞作用;⑦拮抗内皮素-1作用;⑧抗低密度脂蛋白氧化的功能。有研究在内毒素或凝血酶素诱导的血小板激活作用的实验中发现,用白藜芦醇洗涤的血小板预孵化后,在生理血浆浓度中,脂多糖单独或脂多糖和凝血酶素激活的血小板对胶原质的黏附被阻滞。用白藜芦醇预处理的血小板黏附纤维蛋白原也受到阻滞。白藜芦醇及其衍生物是近年来研究较多的一类植物抗毒素,其心脑血管保护作用渐渐地成为研究热点,可望在预防和治疗心脑血管疾病的药物开发方面有所作为,但是其作用机制尚未明确,有待进一步深入研究。

因此,延缓血管老化的最好方法就是采用"天然疗法",即服用葡萄多酚天然抗氧化产品,清除自由基,保护血管,预防血管老化,从而预防心脑血管疾病的发生。

二、预防老年性痴呆

自由基有损害细胞膜、DNA和其他细胞成分的危险,能够导致人体内功能紊乱和许多老年性疾病。

原花青素是唯一一个能透过血脑屏障而对脑细胞提供抗氧化保护作用的抗氧化剂,正是基于此,它才具有预防早老性痴呆的作用。原花青素还可以稳定血脑屏障,使有害物质和毒性物质无法进入大脑,从而起到对大脑的保护作用。

美国Tufts大学的研究报告证明,原花青素能够降低随年龄增长而发生的脑部的自由基伤害,可有效预防老年性痴呆症的发生。研究证实,原花青素通过抗氧化能力调节 AGEs/RAGE/NF-kappa B 通路,保护大脑皮质,可以改善大脑中控制认识和协调功能的神经中枢区域的功能。

在大西洋 Kentville N. S. 园艺研究中心的科学家们发现,原花青素等生物活性成分对神经病、心脏病、癌症皆具有功效。

2002 年 11 月 6 日,美国的《HD Lighthouse》也发表文章说,原花青素等物质可以通过血脑屏障促进细胞再生,能快速恢复老化的神经系统。研究表明,原花青素引起了新的神经细胞产生,这种反应叫神经元再生,它使人的大脑更年轻。

美国的《Free Radical Biology and Medicine》杂志发表了美国杜克大学医学中心和国家犹太医学中心的一项研究成果:人卒中后如果能服用抗氧化剂,可降低组织损伤的严重性。报告指出,许多天然抗氧化剂通过减少自由基的侵害而减轻体内的细胞损伤。抗氧化剂是一种有广阔前景的卒中治疗药物,因为它能在卒中发作后减轻细胞的损伤。当发生卒中时,脑细胞得不到氧气,最后会死亡,这样会导致瘫痪和一些功能的丧失。细胞损伤会持续到卒中后数小时,此时如果能服用抗氧化剂,可明显降低自由基对于组织的伤害。研究者在实验中证实,与使用一般的安慰剂相比,使用抗氧化剂后的脑部组织损伤减轻了 43%。

三、防治恶性肿瘤

美国《Science》杂志报道了原花青素的抗癌功效。长期的研究证明,原花青素这样的抗氧化剂可以极大限度地降低各种癌症的发病率。有一项研究显示,那些体内维生素 E 水平较低的人罹患癌症的危险率是正常人的 11.4 倍,原花青素的抗氧化性是维生素 E 的 50 倍,在预防癌症方面比维生素 E 要强得多。原花青素保护细胞 DNA 免遭自由基的氧化损伤,从而可以预防导致癌症的基因突变。

此外,人体内有一种细胞——"天然杀伤细胞",它能杀死癌细胞,原花青素可以保护这种细胞,延长其对抗癌细胞的活性时间,提高防癌抗癌效果。

在另一个研究报告中也指出,经常食用原花青素不仅能够保持眼睛健康,还可以对抗体内多余的自由基,长期食用可以获得防癌抗老化的效果。在许多研究报告中,都证实了原花青素对于肺癌、前列腺癌、胃癌与乳腺癌等癌细胞具有细胞毒性,显示原花青素在这些癌症的辅助治疗或预防方面具有很高的临床价值。而对于酒精所引发的肝损坏、脂肪肝和肾损伤,原花青素也具有很好的保护效果,是保护肝脏的一种新办法。

俄国人早就了解到原花青素的这种保护作用,前苏联的宇航员们长期服用一种富含原花青素的植物饮料,以保护他们在太空飞行时抵御太空射线的辐射损伤。前苏联切尔诺贝利核电站发生爆炸,造成严重的核污染,当地许多人遭到辐射损伤。最近有报道说,生活在该地区的人们被建议饮用一种叫做 Crimean 的红葡萄酒———一种富含原花青素的葡萄酒,来缓解核泄漏对人体的影响。

1993 年,Jayafilake 等研究表明反式白藜芦醇和顺式白藜芦醇均具有抗癌活性,其原因是它们可以抑制蛋白质-酪氨酸激酶的活性。Jang 等研究小组进一步指出,白藜芦醇在癌症发生的 3 个阶段即起始、增进和发展过程中,都有较大的防癌活性,且对癌症发生 3 个阶段都有抑制乃至逆转作用,①抑制起始作用:减少自由基形成,诱导Ⅱ期药动酶增多,拮抗二噁英作用;②抑制增进作用:抑制环氧合酶,抑制过氧化氢酶;③抑制发展作用:抑制癌细胞增殖,诱导癌细胞分化,诱导癌细胞凋亡。白藜芦醇可望作为酪氨酸蛋白激酶 PTK 的抑制剂,诸多医学研究发现白藜芦醇对乳腺癌、胃癌、结肠癌、前列腺癌、白血病、卵巢癌、皮肤癌等多种恶性肿瘤细胞均有明显的抑制作用。

1997 年 1 月,美国芝加哥伊利诺大学药学院的 John Pezzuto 教授领导的研究小组在著名的美国《Science》杂志上,发表了题为《葡萄的天然产物白藜芦醇的抗癌活性》的论文,引起医学科学界的轰动。论文证明白藜芦醇能有效抑制与癌症各过程相关的细胞活动。作为抗氧化剂、抗突变剂和抗炎剂,白藜芦醇显示出对癌症的化学预防能力,能够防止细胞癌病变并阻止恶性肿瘤扩散,还能抑制蛋白酪氨酸激酶,通过阻止激酶功能而起抗突变作用,还可抑制细胞炎症。

白藜芦醇还可抑制细胞发炎,而细胞发炎与关节炎和其他疾病有关。白藜芦醇同时还能抑制蛋白酪氨酸激酶这一催化酪氨酸磷酸化的物质。该激酶包含在有丝分裂调节的细胞内的细胞质信息传导中。利用白藜芦醇抑制蛋白酪氨酸激酶,可能是通过阻止激酶功能而起抗突变作用。

四、预防糖尿病慢性并发症

现代医学研究证明,糖尿病的发生与自由基有密切关系,而糖尿病患者体内的自由基非常高。国外研究证明:对 14 位健康人进行研究,让这些人在空腹情况下喝下含 75g 的 300ml 糖水,然后在 1、2、4 小时后分别检验血中自由基含量,结果发现喝糖水者的体内产生了大量的自由基。以前也有研究指出,当肥胖者减肥后,血糖降低的同时体内自由基也减少了。众所周知,肥胖者恰好也是糖尿病高发人群,是自由基最高的人群。

早就有临床试验证实,葡萄多酚等天然抗氧化剂能够预防糖尿病及其引起的眼病。在欧美,葡萄多酚等天然抗氧化剂已经有很长的时间被用于治疗糖尿病患者的严重副作用,最严重的莫过于因为糖尿病所引起的眼盲等并发症。

糖尿病患者由于血液中糖的浓度过高而使血管内外渗透压失去平衡,血液中的物质渗漏出来,沉积在视网膜上,结果导致糖尿病视网膜病变,引起不可逆性失明。由于原花青素能够抗氧化清除自由基,可显著提高血管抵抗力,降低血管渗透性,从而抑制了血液中物质的渗漏,强化血管与血液循环,预防糖尿病视网膜病变的发生。糖尿病患者使用原花青素类产品 2 个月后,对于严重糖尿病患者的健康,尤其对眼病的治疗具有显著的效果。

AGE 及其受体在糖尿病肾病(diabetic nephropathy,DN)的发病及进展中有很重要的作用。AGE 在半衰期长的蛋白质(胶原蛋白、晶体蛋白、弹性蛋白等)及细胞壁上蓄积,使血管壁增厚,弹性降低。当肾小球基底膜增厚时,即使有效纠正了高血糖,而已被糖基化的蛋白质也不能恢复正常,从而导致基膜和系膜增生。应用原花青素干预 DN 大鼠,证实原花青素能够显著降低糖尿病大鼠蛋白尿、血压,改善肾小球高滤过状态,减轻肾脏细胞外基质蓄积及固有细胞超微结构的损害,对 DN 具有明确的治疗作用(病理改变见附录二附图 11 和附图 12)。其作用机制与对抗氧自由基、降低血清 AGE 有关。

由于糖尿病患者体内的自由基非常高,会增加罹患癌症、心血管疾病、卒中等疾病的危险。所以,研究人员建议糖尿病患者长期补充葡萄多酚等抗氧化剂,降低体内的自由基,会对糖尿病的症状有显著的疗效,也对糖尿病引发的相关慢性疾病有预防作用。

五、防治白内障、青光眼

电视迷和电脑迷长时间地坐在荧光屏前,使眼睛受辐射损伤,这种损伤主要就是自由基对眼睛晶状体和视网膜的损伤。

人的眼睛对光线有一种特殊的敏感性,人的眼部周围也含有高浓度的抗氧化剂,但是随着年龄的增长,这种来自人体自身的抗氧化保护作用逐渐削弱,结果眼睛晶状体中的蛋白质被自由基氧化,使晶状体变厚,这就是所谓的白内障,眼睛的视力会因此而逐渐变得模糊。绝大多数的老年人都有不同程度的白内障,每年因此而失明的人不计其数,如在美国,每年因白内障而失明的人达 40 000 之多。

原花青素作为纯天然的抗氧化剂,其清除体内自由基的功效非常明显,通过抑制核转录因子 κB(NF-κB)和丝裂原激活的蛋白激酶(MAPK)蛋白表达,减轻自由基对晶状体上皮细胞的氧化,从而预防白内障的发生。

早在第二次世界大战时期,英国皇家空军就服用一种含有原花青素的饮料,因为原花青素可以帮助清除视网膜内有毒的化学物质及自由基,改善眼部周围的微循环,增强眼睛的感光物质——视紫质的生成,扩大眼睛在黑暗中的视野范围,提高视觉的敏锐度。原花青素还能帮助视力迅速从强光中恢复过来,并保持晚间视力敏锐。日本的研究者也发现,食用原花青素有助于弱视患者恢复视力。高海青课题组的实验发现 GSPE 能逆转糖尿病视网膜病变(见附录二附图 13)。

眼睛的健康在很大程度上还依赖于眼部那些极微细血管的完整性,这些血管为眼睛提供血液。原花青素可显著提高血管抵抗力,降低血管渗透性,从而抑制血液中物质的渗漏,预防眼睛疾病的发生。

原花青素还可以预防青光眼。青光眼是由于眼压过高所引起的。眼部胶原结构为眼睛提供张力,并由此来维持眼睛结构的完整性,自由基损伤眼底部靠近视神经及眦连的微血管中的胶原结构,造成眼压升高,引起青光眼。原花青素易于和胶原蛋白结合,在自由基对胶原蛋白造成损伤前就被原花青素清除掉,这样就从根本上预防了青光眼的发生。原花青素还可修复被自由基损坏掉的胶原蛋白,因而原花青素也可用于预防和治疗青光眼。

六、防治过敏性炎症

对于一些过敏性体质的人群,过敏性炎症成了他们巨大的心病,能够治愈它,成为这些人群共同的渴望。

原花青素的抗炎活性早在 20 世纪 50 年代就被人们注意到,这是因为其强大的抗氧化能力,可抑制诸如组胺、5-羟色胺、前列腺素及白三烯等炎症因子的合成和释放。原花青素可选择性地结合在关节的结缔组织上,以预防关节肿胀,帮助治愈受损组织,缓解疼痛,因而原花青素对各种类型关节炎以及运动损伤效果都很显著。

原花青素之所以具有抗炎活性,是因为它可抑制组胺脱羧酶的活性,这种酶与组胺的产生有关。人体内有两种细胞:嗜碱性粒细胞和肥大细胞,这两种细胞中含有一些过敏化学物质,自由基作用于这两种细胞的细胞膜,导致细胞破裂,释放出致敏化学物质,当机体接触到外界的一些过敏原如花粉、灰尘、药物、异物蛋白(如鱼虾等海鲜)时,就表现出过敏症状。

原花青素对哮喘也有益处,哮喘是由于发生在气管内的过敏反应引起的组胺、白三烯等炎症介质,使支气管平滑肌痉挛、微血管渗漏、黏膜水肿、分泌物增多,使支气管腔狭窄,导致哮喘发生。原花青素具有抑制组胺及其他炎症化合物的能力,因而在治疗哮喘时非常有效。

发表于 2002 年 9 月《American Journal of Respiratory and Critical Care Medicine》医学期刊上的论文称,墨西哥国立公共研究所对 158 个健康案例的研究结果证明,在食物中添加抗氧化剂,能明显改善气喘等呼吸道的病情。

与一些常用的传统抗过敏药如氯苯那敏、赛庚啶等相比,原花青素不仅效果显著,而且还有一个巨大的优点:原花青素不作用于组胺受体,对中枢神经系统无抑制作用,因而它没有一般抗过敏药服用后嗜睡的副作用。

七、保护皮肤,美化容颜

在欧美等国家,原花青素享有"皮肤维生素"、"口服化妆品"等美誉,是颇受各年龄层女士青睐的一种美容抗皱产品。

皮肤属于结缔组织,其中所含有的胶原蛋白和硬弹性蛋白对皮肤的整个结构起重要的作用。这种完整性依赖于一种所谓的"胶原蛋白交联"——胶原蛋白形成一股股的微纤维,两股微纤维又像绳子一样拧在一起,中间还有胶原蛋白形成的纤维联结,就像梯子一样。适度的交联是必需的,因为只有如此才能维持机体的结构完整性。而自由基氧化却可造成过度的交联,使得这种结构变得僵硬而易脆。在皮肤上,这种过度的交联就表现为皱纹和囊泡。

原花青素在这里扮演双重重要的角色:一方面,它可促进胶原蛋白形成适度的交联;另一方面,它作为一种有效的自由基清除剂,可预防"过度交联"这种反常生理状况的发生,从而也就阻止了皮肤皱纹和囊泡的出现,使皮肤恢复伸缩力,增加弹性和柔软韧度,保持皮肤的柔顺光滑。

使皮肤具有弹性是皮肤中的另一种成分——硬弹性蛋白。硬弹性蛋白可被自由基或硬弹性蛋白酶所降解,缺乏硬弹性蛋白的皮肤松弛无力,使人显得老态龙钟。原花青素清除自由基,阻断硬弹性蛋白酶的产生并抑制其活性,从而从内部改善皮肤的健康状况。

此外,原花青素和白藜芦醇还可以消除因紫外线照射造成的皮肤伤害,与维生素 C 一起服用,可以抑制黑色素凝聚,褪减面斑,使肤色白净亮泽。

八、保护牙齿

牙齿方面的疾病主要有龋齿和牙龈炎。

龋齿是由于口腔中的致龋菌所导致的,这种细菌能分解糖生成酸,从而把牙齿腐蚀,形成龋洞,暴露出里面的牙神经,使患者疼痛难忍。但是致龋菌只有依靠一种纤维蛋白复合物膜先附着在牙冠或牙面上后,才能发挥它的致龋作用。原花青素可以结合在这种蛋白纤维上,阻止致龋菌相互结合形成菌斑黏在牙上,这样,致龋菌就失去了"根据地"。在口腔内唾液的冲洗下,不能长时间附着在牙齿上,也就不能分解糖生成酸去腐蚀牙齿了。原花青素还可以分解已经形成并黏附在牙齿上的菌斑,使其脱落,因而可以使已经形成的龋洞不再进一步发展。

牙齿腐蚀和牙龈疾病还与由食物中所含的自由基引发的炎症有关。原花青素通过其抗炎功效、自由基清除功效及结缔组织保护作用,对牙齿及牙龈疾病有很好的预防和治疗作用。

九、防治胃肠溃疡

胃溃疡即胃内膜溃疡,通常发生在中年或中年之后,男性患者人数比女性的多。现代社会胃溃疡的发病率很高,这是由于生活节奏的加快,人们精神压力加大,饮食不规律所致。当人们生活和精神压力加大时,体内就会生成大量的自由基,同时胃内组胺的分泌也相应增加,导致胃溃疡。原花青素可以消除体内自由基对身体的侵害,并且能够通过减低组胺产生及结合到胃黏膜上的结缔组织来保护胃黏膜,限制溃疡面对胃壁的进一步侵蚀,缩小溃疡面,帮助治愈溃疡。其他一些治疗胃溃疡的药物主要是通过抑制胃酸的分泌达到疗效的,这样必然导致消化不良等副作用,但是原花青素却没有这样的副作用。实际应用证明,原花青素还可以有效预防治疗自发的或由阿司匹林等非甾体类抗炎药(NSAID)导致的胃及十二指肠溃疡。在完整小鼠和大鼠身上的研究显示,白藜芦醇可在不影响血压的情况下赋予胃黏膜抵抗因胃分泌受压制而导致的应激性溃疡的能力。

十、防治前列腺炎

前列腺炎是老年男性常见的一种疾病,是由于前列腺素 E_2 作用导致前列腺功能失调的一种炎症病变。原花青素主要通过抑制前列腺素 E_2 的释放来改善前列腺炎症状,提高前列腺炎患者的生活质量。

十一、抗炎、抗菌作用

白藜芦醇对金黄色葡萄球菌、卡他球菌、大肠杆菌、铜绿假单胞菌有抑制作用,并对孤儿病毒、单纯疱疹病毒及肠道病毒、柯萨奇 A 及 B 组病毒有较强的抑制作用。白藜芦醇通过减少血小板的黏附,在抗炎过程中改变血小板的活性达到抗炎作用。白藜芦醇还可通过增强免疫系统而促进烫伤愈合。有人研究了白藜芦醇在恢复烫伤小鼠的受抑制细胞性、体液性和非特异性免疫功能方面的功效,对白藜芦醇的受控使用提供了一种药物依赖式的免疫调节作用。对不同程度严重烫伤小鼠的研究显示,白藜芦醇可恢复其受损功能,如对抗原信号的回应能力、增生能力、白细胞介素Ⅱ合成能力和通过淋巴细胞的抗体合成能力。严重烧伤的动物在利用受控白藜芦醇治疗后,其中性粒细胞水平及其黏附率恢复到接近普通水平,而且存活时间延长。白藜芦醇通过多种不同的途径发挥治疗功效,具有一定的解热和止痛活性。

参 考 文 献

[1] 马永兴,俞卓伟. 现代衰老学. 北京:科学技术文献出版社,2008:124-139.

[2] Harman D. Aging:Overview. In:Harman D. Healthy aging for functional longevity,molecular and cellular interactions in senescence. Ann N Y Acad Sci,2001,928:1-21.

[3] Schachter F. Genetics of Survival. In:Toussaint O,Osiewacz H D,Lithgow G,et al. Molecular and cellular gerontology. Ann N Y Acad Sci,2000,908:64-70.

[4] 尹兴平,石继海,夏隆庆. 不同年龄成人头发的变化. 中华皮肤科杂志,2006,39:161.

[5] 闫克乐,李建平,苏朝霞,等. 心理神经免疫学新进展. 心理科学,2002,25:205-207.

［6］ Petrascheck M,Ye X,Buck LB. An antidepressant that extends lifespan in adult Caenorhabditis elegans. Nature,2007,450:553-556.

［7］ Toren Finkel. A toast to long life. Nature,2003,425:132-133.

［8］ Roth GS,Mattison JA,Ottinger MA,et al. Aging in rhesus monkeys:relevance to human health interventions. Science,2004,305:1423-1426.

［9］ 曲绵域. 实用运动医学. 北京:北京科学技术出版社,1996.

［10］ Castillo Garzón MJ,Ortega Porcel FB,Ruiz J. Improvement of physical fitness as anti-aging intervention. Med Clin(Barc),2005,124:146-155.

［11］ 王玉川. 中医养生学. 上海:上海科学技术出版社,1998.

［12］ 欧阳军. 神奇的食疗佳品——冬虫夏草. 保健医苑,2005,2:51-53.

［13］ Prasad AS. Zinc and Immunity. J Trace Elem Exp Med,1995,8:108.

［14］ Bogden JD. Influence of Zinc on immunity in the elderly. J Nutr Health Aging,2004,8:48-54.

［15］ Schmidt K. Vitamins,minerals and trace elements in elderly people. Zentralbl Hyg Umwelt Med,1991,191:327.

［16］ Kawanishi S,Oikawa S. Mechanism of telomere shortening by oxidative stress. Ann N Y Acad Sci,2004,1019:278-284.

［17］ Hall SS. In vino vitalis? Compounds activate life-extending genes. Science,2003,301:1165.

［18］ 赵保路. 氧自由基和天然抗氧化剂. 北京:科学出版社,1999,2002.

［19］ Jiang HE,Gu DF,Wu XG,et al. Major Causes of Death among Men and Women in China. N Engl J Med,2005,353:1124-1134.

［20］ Cutler RG. Genetic stability and oxidative stress:common mechanisms in aging and cancer. EXS,1992,62:31-46.

［21］ Vijg J,Dollé ME. Large genome rearrangements as a primary cause of aging. Mech Ageing Dev,2002,123:907-915.

［22］ Semsei I. On the nature of aging. Mech Ageing Dev,2000,117:93-108.

［23］ Rosenberger RF. Senescence and the accumulation of altered proteins. Mutat Res,1991,256:255-262.

［24］ Klapper W,Parwaresch R,Krupp G. Telomere biology in human aging and aging syndromes. Mech Ageing Dev,2001,122:695-712.

［25］ Goyns MH,Lavery WL. Telomerase and mammalian aging:a critical appraisal. Mech Ageing Dev,2000,114:69-77.

［26］ Kraytsberg Y,Nekhaeva E,Bodyak NB,et al. Mutation and intracellular clonal expansion of mitochondrial genomes:two synergistic components of the aging process? Mech Ageing Dev,2003,124:49-53.

［27］ Merker K,Stolzing A,Grune T. Proteolysis,caloric restriction and aging. Mech Ageing Dev,2001,122:595-615.

［28］ Stadtman ER. Protein Oxidation in Aging and Age-Related Diseases. In:Harman D. Healthy aging for functional longevity,molecular and cellular interactions in senescence. ANN N Y ACAD SCI,2001,928:22-38.

［29］ Effros RB. Roy Walford and the immunologic theory of aging. Immun Ageing,2005,2:7.

［30］ 刘汴生,沈凯,蒋汀楚,等. 微量元素与长寿关系的探讨. 中华老年医学杂志,1986,5:72.

［31］ Stadman TC. Selenium in biology and medicine. Westport:AVI Publishing Co,1981:202 .

［32］ Andree KB,Kim J,Kirschke CP,et al. Investigation of lymphocyte gene expression for use as biomarkers for zinc status in humans. J Nutr,2004,134:1716-1723.

［33］ Harman D. Aging:Phenomena and theories. In:Harman D. Towards prolongation of the healthy life span,practical approaches to intervention. Ann N Y Acad Sci,1998,854:1-7.

[34] Harman D. Free-radical theory of aging: increasing the functional life span. Ann N Y Acad Sci, 1994, 717: 257-266.

[35] Harman D. Extending functional life span. Exp Gerontol, 1998, 33: 95-112.

[36] Kristal BS, Yu BP. An emerging hypothesis: synergistic induction of aging by free radicals and Maillard reaction. J Cerontol, 1992, 47: B107-114.

[37] Richardson B. Impact of aging on DNA methylation. Aging Research Reviews, 2003, 2: 245-261.

[38] Sohal R. Current issues concerning the role of oxidative stress in aging: a perspective. Results Probl Cell Differ, 2000, 29: 45-66.

[39] Toussaint O, Remacle J, Dierick JF, et al. Approach of evolutionary theories of aging, stress, senescence-like phenotypes, calorie restriction and hormesis from the view point of far-from-equilibrium thermodynamics. Mech Aging Dev, 2002, 123: 937-946.

[40] Barja G. Endogenous oxidative stress: relationship to aging, longevity and caloric restriction. Aging Research Reviews, 2002, 1: 397-411.

[41] Esterbauer H, Schaur RJ, Zollner H. Chemistry and biochemistry of 4-hydroxynonenal, malondialdehyde and related aldehydes. Free Radic Boil Med, 1991, 11: 81-128.

[42] Szweda PA, Camouse M, Lundberg KC, et al. Aging, lipofuscin formation, and free radical-mediated inhibition of cellular proteolytic systems. Aging Research Reviews, 2003, 2: 383-405.

[43] Furber JD. Human Senescence: primary causes and interactions flow chart. In: Harman D. Abstracts of 9th congress of the international association of biomedical gerontology. Vancouver, 2001, 59.

[44] The alpha-tocopherol, beta-carotene cancer prevention study group. The effect of vitamin E and beta-carotene on the incidence of lung cancer and other cancers in male smokers. NEJM, 1994, 330: 1029-1035.

[45] Greegerg ER, Baron JA, Tosteson TD, et al. A clinical trial of antioxidant vitamins to prevent colorectal adenoma. NEJM, 1994, 331: 141-147.

[46] Bertelli AA, Das DK. Grapes, wines, resveratrol, and heart health. J Cardiovasc Pharmacol, 2009, 54: 468-476.

[47] Ariga T. The antioxidative function, preventive action on disease and utilization of proanthocyanidins. Biofactors, 2004, 21: 197-201.

[48] 万本屹, 董海洲, 刘传富. 原花青素及其应用. 中国食物与营养, 2001, 6: 102.

[49] Jordão AM, Gonçalves FJ, Correia AC, et al. Proanthocyanidin content, antioxidant capacity and scavenger activity of Portuguese sparkling wines (Bairrada Appellation of Origin). J Sci Food Agric, 2010, 90: 2144-2152.

[50] 王继峰, 王石泉, 汤国枝, 等. 山楂原花色素的抗氧化作用研究. 天然产物研究与开发, 2001, 13: 46.

[51] Vetterli L, Maechler P. Resveratrol-activated SIRT1 in liver and pancreatic β-cells: a Janus head looking to the same direction of metabolic homeostasis. Aging (Albany NY), 2011, 3: 444-449.

[52] Szkudelski T, Szkudelska K. Anti-diabetic effects of resveratrol. Ann N Y Acad Sci, 2011, 1215: 34-39.

[53] Quincozes-Santos A, Gottfried C. Resveratrol modulates astroglial functions: neuroprotective hypothesis. Ann N Y Acad Sci, 2011, 1215: 72-78.

[54] Ndiaye M, Philippe C, Mukhtar H, et al. The grape antioxidant resveratrol for skin disorders: promise, prospects, and challenges. Arch Biochem Biophys, 2011, 508: 164-170.

[55] Kaminski BM, Steinhilber D, Stein JM, et al. Phytochemicals Resveratrol and Sulforaphane as Potential Agents for Enhancing the Anti-Tumor Activities of Conventional Cancer Therapies. Curr Pharm Biotechnol. 2011-04-05. [Epub ahead of print].

[56] Gupta SC, Kannappan R, Reuter S, et al. Chemosensitization of tumors by resveratrol. Ann N Y Acad Sci, 2011, 1215: 150-160.

[57] Chu LM, Lassaletta AD, Robich MP, et al. Resveratrol in the Prevention and Treatment of Coronary Artery Disease. Curr Atheroscler Rep, 2011 Aug 26. [Epub ahead of print].

[58] Bishayee A, Darvesh AS, Politis T, et al. Resveratrol and liver disease: from bench to bedside and community. Liver Int, 2010, 30:1103-1114.

[59] Ma Q, Zhang M, Wang Z, et al. The beneficial effect of resveratrol on severe acute pancreatitis. Ann N Y Acad Sci, 2011, 1215:96-102.

[60] Agarwal B, Baur JA. Resveratrol and life extension. Ann N Y Acad Sci, 2011, 1215:138-143.

[61] Baile CA, Yang JY, Rayalam S, et al. Effect of resveratrol on fat mobilization. Ann N Y Acad Sci, 2011, 1215:40-47.

[62] 周雁, 马亚兵, 高海青, 等. 葡萄籽多酚抗糖尿病大鼠非酶糖基化实验研究. 中华老年医学杂志, 2005, 24:29-52.

[63] Leifert WR, Abeywardena MY. Cardioprotective actions of grape polyphenols. Nutr Res, 2008, 28:729-737.

[64] Vinson JA, Mandarano MA, Shuta DL, et al. Beneficial effects of a novel IH636 grape seed proanthocyanidin extract and a niacin-bound chromium in a hamster atherosclerosis model. Mol Cell Biochem, 2002, 240:99-103.

[65] 由倍安, 高海青. 葡萄籽原花青素对心血管的保护作用. 国外医学·心血管疾病分册, 2003, 30:362-363.

[66] Quesada H, del Bas JM, Pajuelo D, et al. Grape seed proanthocyanidins correct dyslipidemia associated with a high-fat diet in rats and repress genes controlling lipogenesis and VLDL assembling in liver. Int J Obes (Lond), 2009, 33:1007-1012.

[67] 马亚兵, 高海青, 由倍安, 等. 葡萄籽原花青素对动脉粥样硬化兔血脂的调节作用. 中国药理学通报, 2004, 20:325-329.

[68] Bijak M, Bobrowski M, Borowiecka M, et al. Anticoagulant effect of polyphenols-rich extracts from black chokeberry and grape seeds. Fitoterapia, 2011, 82:811-817.

[69] Rein D, Lobito S, Hott R R, et al. Platelet rebound effect of alcohol withdrawal and wine drinking in rats: Relation to tannins and lipid peroxidation. J Nutr, 2000, 130:2120.

[70] Agarwal C, Singh RP. Grape seed extract induces apoptotic death of human prostate carcinoma DU145 cells via caspases activation accompanied by dissipation of mitochondrial membrane potential and cytochrome c release. Carcinogenesis, 2002, 23:1869-1876.

[71] 钟进义, 粟世如, 孙丰运, 等. 葡萄多酚与辐照对小鼠S180肉瘤的协同抑制作用研究. 癌变·畸变·突变, 1999, 11:264-266.

[72] 郑光耀. 葡萄籽原花青素提取物的生理活性、药理作用及其应用. 林产化工通讯, 2000, 34:28-32.

[73] Ksiezak-Reding H, Ho L, Santa-Maria I, et al. Ultrastructural alterations of Alzheimer's disease paired helical filaments by grape seed-derived polyphenols. Neurobiol Aging, 2010 Dec 31. [Epub ahead of print].

[74] Nichols JA, Katiyar SK. Skin photoprotection by natural polyphenols: anti-inflammatory, antioxidant and DNA repair mechanisms. Arch Dermatol Res, 2010, 302:71-83.

[75] Cho HS, Kwak DH, Choi IS, et al. Inhibitory effect of proanthocyanidin on ultraviolet B irradiation-induced melanogenesis. J Toxicol Environ Health A, 2009, 72:1475-1483.

[76] Zhou DY, Du Q, Li RR, et al. Grape seed proanthocyanidin extract attenuates airway inflammation and hyper-responsiveness in a murine model of asthma by downregulating inducible nitric oxide synthase. Planta Med, 2011, 77:1575-1581.

[77] Iwasawa A, Niwano Y, Mokudai T, et al. Antiviral activity of proanthocyanidin against feline calicivirus used as a surrogate for noroviruses, and coxsackievirus used as a representative enteric virus. Biocontrol Sci, 2009,

14:107-111.

[78] Al-Habib A, Al-Saleh E, Safer AM, et al. Bactericidal effect of grape seed extract on methicillin-resistant Staphylococcus aureus(MRSA). J Toxicol Sci,2010,35:357-364.

[79] Asha Devi S,Sagar Chandrasekar BK,Manjula KR,et al. Grape seed proanthocyanidin lowers brain oxidative stress in adult and middle-aged rats. Exp Gerontol,2011,46:958-964.

[80] Ahn SH,Kim HJ,Jeong I,et al. Grape seed proanthocyanidin extract inhibits glutamate-induced cell death through inhibition of calcium signals and nitric oxide formation in cultured rat hippocampal neurons. BMC Neurosci,2011,12:78.

[81] Barden CA,Chandler HL,Lu P,et al. Effect of grape polyphenols on oxidative stress in canine lens epithelial cells. Am J Vet Res,2008,69:94-100.

[82] Takami Y,Uto H,Takeshita M,et al. Proanthocyanidin derived from the leaves of Vaccinium virgatum suppresses platelet-derived growth factor-induced proliferation of the human hepatic stellate cell line LI90. Hepatol Res,2010,40(4):337-345

[83] Yucel O,Ucar E,Tozkoparan E,et al. Proanthocyanidin to prevent formation of the reexpansion pulmonary edema. J Cardiothorac Surg,2009,4:40.

[84] Woo YJ,Joo YB,Jung YO,et al. Grape seed proanthocyanidin extract(GSPE)ameliorates monosodium iodoacetate-induced osteoarthritis. Exp Mol Med,2011,43:561-570.

[85] Cho ML,Heo YJ,Park MK,et al. Grape seed proanthocyanidin extract(GSPE)attenuates collagen-induced arthritis. Immunol Lett,2009,124:102-110.

[86] Liu YZ,Cao YG,Ye JQ,et al. Immunomodulatory effects of proanthocyanidin A-1 derived in vitro from Rhododendron spiciferum. Fitoterapia,2010,81:108-114.

[87] Pajuelo D,Díaz S,Quesada H,et al. Acute administration of grape seed proanthocyanidin extract modulates energetic metabolism in skeletal muscle and BAT mitochondria. J Agric Food Chem,2011,59:4279 -4287.

[88] Takeshita M,Ishida Y,Akamatsu E,et al. Proanthocyanidin from blueberry leaves suppresses expression of subgenomic hepatitis C virus RNA. J Biol Chem,2009,284:21165-21176.

[89] Li XL,Li BY,Gao HQ,et al. Proteomics approach to study the mechanism of action of grape seed proanthocyanidin extracts on arterial remodeling in diabetic rats. Int J Mol Med,2010,25:237-248.

[90] Cheng M,Gao HQ,Xu L,et al. Cardioprotective effects of grape seed proanthocyanidins extracts in streptozocin induced diabetic rats. J Cardiovasc Pharmacol,2007,50:503-509.

[91] Zhao G,Gao H,Qiu J,et al. The molecular mechanism of protective effects of grape seed proanthocyanidin extract on reperfusion arrhythmias in rats in vivo. Biol Pharm Bull,2010,33:759-767.

[92] Lu M,Xu L,Li B,et al. Protective effects of grape seed proanthocyanidin extracts on cerebral cortex of streptozotocin-induced diabetic rats through modulating AGEs/RAGE/NF-kappa B pathway. J Nutr Sci Vitaminol (Tokyo),2010,56:87-97.

[93] Kampa M,Theodoropoulou K,Mavromati F,et al. Novel oligomeric proanthocyanidin derivatives interact with membrane androgen sites and induce regression of hormone-independent prostate cancer. J Pharmacol Exp Ther,2011,337:24-32.

[94] Neuwirt H,Arias MC,Puhr M,et al. Oligomeric proanthocyanidin complexes(OPC)exert anti-proliferative and pro-apoptotic effects on prostate cancer cells. Prostate,2008,68:1647-1654.

[95] Li M,Ma YB,Gao HQ,et al. A novel approach of proteomics to study the mechanism of action of grape seed proanthocyanidin extracts on diabetic retinopathy in rats. Chin Med J(Engl),2008,121:2544-2552.

[96] Li X,Xu L,Gao H,et al. Effects of grape seed proanthocyanidins extracts on AGEs and expression of bone morphogenetic protein-7 in diabetic rats. J Nephrol,2008,21:722-733.

[97] Li X,Xiao Y,Gao H,et al. Grape seed proanthocyanidins ameliorate diabetic nephropathy via modulation of levels of AGE,RAGE and CTGF. Nephron Exp Nephrol,2009,111:e31-41.

[98] Li BY,Cheng M,Gao HQ,et al. Back-regulation of six oxidative stress proteins with grape seed proanthocyanidin extracts in rat diabetic nephropathy. J Cell Biochem,2008,104:668-679.

[99] 李宪花,高海青,李保应,等.葡萄籽原花青素对糖尿病大鼠糖基化终产物及肾脏结缔组织生长因子的影响.中华肾脏病杂志,2007,23:812.

[100] Jia Z,Song Z,Zhao Y,et al. Grape seed proanthocyanidin extract protects human lens epithelial cells from oxidative stress via reducing NF-κB and MAPK protein expression. Mol Vis,2011,17:210-217.

[101] Gulgun M,Karaoglu A,Kesik V,et al. Effect of proanthocyanidin,arginine and glutamine supplementation on methotrexate-induced gastrointestinal toxicity in rats. Methods Find Exp Clin Pharmacol,2010,32:657-661.

第十章　葡萄多酚与心血管疾病

第一节　冠状动脉粥样硬化性心脏病

冠状动脉粥样硬化性心脏病(coronary artery heart disease,CAD),简称冠心病,是一种最常见的心脏病,是指因冠状动脉狭窄、供血不足而引起的心肌功能障碍和(或)器质性病变,故又称缺血性心脏病(ischemic heart disease,IHD)。CAD 是世界范围内致病率和致死率居首位的复杂性疾病,每年造成数百万人死亡。据美国心脏病协会统计,全美约有 1260 万人患有 CAD,750 万人患有心肌梗死(myocardial infarction,MI)。而据我国卫生部发布的 2007 年中国卫生事业发展情况统计公报显示:2007 年心脑血管疾病为中国城市和农村的头号"杀手"(病死率分别为 212/10 万和 206/10 万),占 2007 年全年死亡构成比的 34.3% 和 35.4%(摘自卫生部网站)。2000—2030 年,发达国家心血管疾病的年死亡人数预计从 500 万增至 6000 万;而在发展中国家,该数字将从 1000 万剧增至 1900 万。世界卫生组织估计中国每年死于各种 CAD 的人数将超过 100 万。CAD 的临床症状一般表现为胸腔中央发生一种压榨性的疼痛,并可迁延至颈、颌、手臂、后背及胃部。发作的其他可能症状有眩晕、气促、出汗、寒战、恶心及昏厥。严重患者可能因为心力衰竭而死亡。世界卫生组织将冠心病分为如下 5 种类型。

1. 无症状性心肌缺血型　又称为无痛性心肌缺血或隐匿性心肌缺血,指确有心肌缺血的客观证据(心电活动、左心室功能、心肌血流灌注及心肌代谢等异常),但缺乏胸痛或与心肌缺血相关的主观症状。

2. 心绞痛型　是指由冠状动脉供血不足,心肌急剧、暂时缺血与缺氧所引起的以发作性胸痛或胸部不适为主要表现的一组临床综合征。

3. 心肌梗死型　是指冠状动脉出现粥样硬化斑块或在此基础上血栓形成,导致冠状动脉的血流急剧减少或中断,使相应的心肌出现严重而持久的急性缺血,最终导致心肌的缺血性坏死,属冠心病的严重类型。

4. 缺血性心肌病型　是指由于长期心肌缺血导致心肌局限性或弥漫性纤维化,从而产生心脏收缩和(或)舒张功能受损,引起心脏扩大或僵硬、充血性心力衰竭、心律失常等一系列临床表现的综合征。

5. 猝死型　目前认为,该病患者心脏骤停的发生是在冠状动脉粥样硬化的基础上,发生冠状动脉痉挛或微循环栓塞,导致心肌急性缺血,造成局部电生理紊乱,引起暂时的严重心律失常(特别是心室颤动)所致。

一、病理生理机制

冠心病的发生是多种因素参与的复杂过程,是环境因素和遗传因素共同作用的结果。

本病病因至今尚未完全清楚,但众所周知,吸烟、饮酒、高血压、血脂异常、肥胖、糖尿病、内分泌功能低下等因素均是冠心病发病的高危因素。

(一) 脂质浸润学说

在对冠心病的病因学研究中,脂质浸润学说是最早被提出和证实的,其本质是动脉壁对从血浆侵入脂质的反应。冠心病的发生发展是动脉粥样硬化的过程:血浆中增高的脂质即以低密度脂蛋白(low density lipoprotein, LDL)和极低密度脂蛋白(very low density lipoprotein, VLDL),或经动脉内膜表面脂蛋白脂酶的作用而分解成残片的形式,通过内皮细胞间的间隙被内皮细胞直接吞饮,或经由内皮细胞表面的 LDL 受体,通过受损后通透性增高的内皮细胞,或通过内皮细胞缺失而直接暴露在血流的内膜下组织途径侵入动脉壁。血浆脂质进入动脉内膜并沉积在内膜下,引起平滑肌细胞增生,平滑肌细胞和来自血液中的单核细胞吞噬大量脂质,成为泡沫细胞。脂蛋白又降解而释放出胆固醇、胆固醇酯、甘油三酯和其他脂质。LDL 还与动脉壁的蛋白多糖结合,产生不溶性沉淀,均能刺激纤维组织增生。脂质沉积还可引起血管内膜的炎症性免疫反应和血小板聚集,导致血栓和斑块形成,最终影响到心肌供血不足甚至缺血坏死。动脉粥样硬化的发生和发展受到多种遗传因素和环境因素影响所致,脂质代谢、炎症反应和血栓形成是 3 个主要病理过程。在动脉粥样硬化斑块的发生中,血浆脂质水平增高是一个重要的发病因素。脂蛋白的分析和进一步实验说明 LDL 是促进动脉粥样硬化斑块发生的主要血脂成分,血脂水平的改变与冠心病的发病有密切关系。人体的心脏负责全身各组织、器官的血液供应,从而保证人体各项生理活动。而人体心脏本身的血液供应却是由分布在心脏表面的三大血管负责,这三支冠状动脉粥样硬化发展到一定阶段就会使冠状动脉血管发生狭窄,导致局部供血不足,从而导致狭窄部位的心肌细胞得不到足够的氧气和营养成分,发生心肌缺血,此时患者就会发生胸闷、胸痛等典型的冠心病临床症状。心肌梗死是冠心病的剧烈表现形式,症状更明显,休息或者舌下含服硝酸甘油含片效果不稳定,心肌梗死发作时冠状动脉局部发生次全闭塞或完全阻塞,其负责的心肌因为没有血液供应,发生不可逆转坏死,急性发作期的阻塞多数是由于动脉粥样硬化斑块不稳定而发生破裂,形成血栓所导致的。

(二) 损伤-反应学说

在上述学说的基础上,1973 年又有学者提出了"损伤-反应学说"。该学说认为内皮损伤是动脉粥样硬化的根本因素,动脉粥样硬化正是动脉对于血管损伤作出反应的结果。血管内皮细胞是位于循环血液与血管壁内皮下组织之间的中层细胞,导致内皮细胞功能障碍的危险因素包括 LDL 的修饰和浓度升高、吸烟产生的自由基、高血压、糖尿病、高半胱氨酸血症、基因异常、疱疹病毒或肺炎衣原体感染等。各种危险因素导致冠状动脉内膜发生损伤,动脉内膜结构完整性遭到破坏,渗透性增加,血液中异常升高的胆固醇如 LDL 等渗透到内膜下,动脉内膜损伤的同时释放大量一氧化氮(NO)等活性分子,产生大量氧自由基,使渗透到内膜下的 LDL 发生氧化,形成氧化型 LDL(ox-LDL)。在导致动脉粥样硬化形成的过程中,内皮细胞功能障碍比内皮缺损、内皮下组织暴露更为重要。内皮细胞功能障碍包括对巨噬细胞、T 淋巴细胞、血小板的黏附和通透性增加等。内皮细胞在损伤反应中产生的血管活性分子、细胞因子和生长因子可使相应的细胞产生趋化迁移、生物学活化和分裂增殖,细胞外基质产生增多。若危险因素持续存在,上述炎症反应中平滑肌细胞的迁移增殖达到一定程度,血管壁可增厚,同时伴有血管的代偿性扩张。在早期,管腔内径仍能维持正常甚至增多;

而在晚期,管壁增厚所致管腔狭窄不能为血管的代偿性扩大所抵消,将产生血管狭窄和堵塞。在动脉粥样硬化形成的不同阶段,一般均无粒细胞的浸润,而单核源性巨噬细胞以及不同亚型的T淋巴细胞的浸润则基本参与了动脉粥样硬化形成的各个阶段。在此过程中,血管损伤和逐渐增大的斑块,可激活凝血反应和炎症反应,激活的凝血因子和炎症因子进一步加重内皮损伤。动脉粥样硬化进入复杂病变期后,粥样斑块呈不稳定状态,此时受到血流剪切应力的作用,纤维帽如果较薄,极容易发生破裂,导致血栓;血栓如不能及时清除,将会堵塞血管,发生急性心血管事件,如急性心肌梗死(acute myocardia infarction, AMI)。

（三）炎症学说

冠心病的诱发因素、发生发展过程中细胞及基质的反应、各种细胞因子及生长因子的产生及作用与炎症过程很类似;从组织学角度分析,动脉粥样硬化中肉芽肿样病灶纤维化,淋巴细胞、单核细胞浸润等均具有明显的炎症性质;病理过程如内皮通透性增高、白细胞黏附、化学趋附、移动抑制及局部正反馈式的自我促进等,也与炎症过程中所见相似,因此多数学者认为动脉粥样硬化是一种特殊的慢性炎症过程。

（四）缺血再灌注学说

近年来,随着介入性心脏学、冠状动脉内球囊成形术、冠状动脉内溶栓、支架植入术等冠状动脉血管再通术的完善,使冠状动脉血栓和严重狭窄的心肌缺血重新恢复了血液供应。但在有些情况下,经过一定时间缺血的心脏并未发生明显的功能结构改变,在得到血液再灌注时却出现了明显的障碍,甚至发生了不可逆性的损伤;而已经发生了严重缺血性损伤的心肌细胞,再灌注反而加速了其死亡。因此,冠心病发病的另一假说——缺血再灌注损伤机制也逐渐被人们所重视。目前普遍认为心肌缺血再灌注损伤与钙代谢紊乱、氧自由基产生增多等因素密切相关。实验研究发现,当心肌长时间缺血再灌注时,胞浆 Ca^{2+} 急速上升,造成严重损伤。细胞内钙超载是心肌缺血再灌注损伤的特征之一,再灌注损伤的严重程度与再灌注组织中 Ca^{2+} 浓度升高的程度正相关,用低 Ca^{2+} 或无 Ca^{2+} 液灌注能明显减轻再灌注损伤的严重程度;Ca^{2+} 拮抗剂可抑制因钙超载导致的细胞凋亡,减少再灌注损伤。钙超载可以造成线粒体功能障碍;胞内游离 Ca^{2+} 浓度增高可激活一系列酶,包括蛋白激酶、磷脂酶和一些降解酶;Ca^{2+} 超载还可引起肌原纤维挛缩、断裂,引发生物膜机械损伤,细胞骨架被破坏。

在上述冠心病发病机制中,无一不提及氧化应激反应。体内分子氧在还原过程中,能产生一组外层轨道含有不配对电子的含氧分子或原子团,即氧自由基。氧自由基一经生成便在体内发生连锁反应,产生多种具有高活性的氧还原中间产物,统称为活性氧簇(reactive oxygen species, ROS),包括超氧阴离子自由基($O_2^-\cdot$)、过氧化氢(H_2O_2)等。研究表明,心肌缺血再灌注时,氧自由基含量明显增加。氧自由基的半衰期极短,但氧化能力极强,易与不饱和脂肪酸反应生成脂质过氧化物,同时释放出降解产物丙二醛(malondialdehyde, MDA)。反应中生成的脂性自由基使膜脂质微环境改变,引起膜功能障碍。MDA易引发膜大分子物质相互交联、聚合,使膜流动性降低,通透性增高,完整性破坏,膜运输过程紊乱和促进钙超载发生;线粒体膜脂质过氧化使线粒体膜受损,通透性增高而引起肿胀,氧化功能受损,加重细胞产能障碍;溶酶体膜受损,通透性增高,使大量溶酶外漏;氧自由基还可促进胞质中透明质酸的降解,胶原蛋白分子发生交联,使细胞质疏松,顺应性降低;氧自由基易造成内皮细胞的损伤并激发黏附分子的表达,促进了粒细胞在再灌注区血管内的凝聚,产生炎症反应损伤心肌。ROS可通过直接或间接方式介导细胞凋亡:ROS或其氧化衍生物可直接造成DNA损伤;ROS 可诱导死亡因子受体 Fas 与其配基 Fast 结合;ROS 通过改变胞内氧化还原状态,修饰刺激信号或活化与凋亡有关的关键蛋白来诱导凋亡。

除此之外,尚有其他多种学说或假说从不同角度来阐明冠心病的发病机制,如血栓形成和血小板聚集学说、单克隆学说等。与本病有关的其他机制尚有神经、内分泌的变化,动脉壁基质内酸性蛋白多糖质和量的改变,动脉壁酶活性的降低等。这些情况可通过影响血管运动、脂质代谢、血管壁的合成代谢等而有利于粥样硬化病变的形成。

二、临床表现和诊断

根据其症状,冠心病可以分为 5 型。

1. 心绞痛型　表现为胸骨后的压榨感、闷胀感,伴随明显的焦虑,持续 3 到 5 分钟,常发散到左侧臂部、肩部、下颌、咽喉部、背部,也可放射到右臂。有时可累及这些部位而不影响胸骨后区。用力、情绪激动、受寒、饱餐等增加心肌耗氧情况下发作的称为劳力性心绞痛,休息和含化硝酸甘油能缓解。有时候心绞痛不典型,可表现为气紧、晕厥、虚弱、嗳气,尤其在老年人。根据发作的频率和严重程度分为稳定型和不稳定型心绞痛。稳定型心绞痛指的是发作 1 个月以上的劳力性心绞痛,其发作部位、频率、严重程度、持续时间、诱使发作的劳力大小、能缓解疼痛的硝酸甘油用量基本稳定。不稳定型心绞痛指原来的稳定型心绞痛发作频率、持续时间、严重程度增加,或者新发作的劳力性心绞痛(发生 1 个月以内),或静息时发作的心绞痛。不稳定型心绞痛是急性心肌梗死的前兆,所以一旦发现应立即到医院就诊。

2. 心肌梗死型　梗死发生前 1 周左右常有前驱症状,如静息和轻微体力活动时发作的心绞痛,伴有明显的不适和疲惫。梗死时表现为持续性剧烈压迫感、闷塞感,甚至刀割样疼痛,位于胸骨后,常波及整个前胸,以左侧为重。部分患者可沿左臂尺侧向下放射,引起左侧腕部、手掌和手指麻刺感,部分患者可放射至上肢、肩部、颈部、下颌,以左侧为主。疼痛部位与以前心绞痛部位一致,但持续更久,疼痛更重,休息和含化硝酸甘油不能缓解。有时候表现为上腹部疼痛,容易与腹部疾病混淆。伴有低热、烦躁不安、多汗和冷汗、恶心、呕吐、心悸、头晕、极度乏力、呼吸困难、濒死感,持续 30 分钟以上,常达数小时。发现这种情况应立即就诊。

3. 无症状性心肌缺血型　很多患者有广泛的冠状动脉阻塞却没有感到过心绞痛,甚至有些患者在心肌梗死时也未感觉到心绞痛。部分患者在发生了心脏性猝死,常规体检时发现心肌梗死后才被发现;部分患者由于心电图有缺血表现,发生了心律失常,或因为运动试验阳性而做冠状动脉造影才发现。这类患者发生心脏性猝死和心肌梗死的机会和有心绞痛的患者一样,所以应注意平时的心脏保健。心脏性猝死可发生在那些貌似健康的人身上,这里主要说的是冠心病中的一个类型,叫做不稳定斑块。因为冠状动脉粥样硬化斑块很小,没有堵塞血管,所以平时没有任何症状,但是斑块会突然破裂,破裂以后,会在局部形成血小板、红细胞组成的血栓,很大,而且同时冠状动脉痉挛缩窄,出现严重缺血。然后,大面积心肌梗死,导致死亡。

4. 缺血性心肌病型(或称心力衰竭和心律失常型)　部分患者原有心绞痛发作,以后由于病变广泛,心肌广泛纤维化,心绞痛逐渐减少到消失,却出现心力衰竭的表现,如气紧、水肿、乏力等,还有各种心律失常,表现为心悸。还有部分患者从来没有心绞痛,而直接表现为心力衰竭和心律失常。

5. 猝死型 指由于冠心病引起的不可预测的突然死亡,在急性症状出现以后6小时内发生心脏骤停所致。主要是由于缺血造成心肌细胞电生理活动异常,从而发生严重心律失常所导致。

中华医学会心血管病学分会、中华心血管病杂志编辑委员会在收集循证医学证据的基础上,参考国外广泛采用的指南,如美国心脏病学院(ACC)/美国心脏协会(AHA)2002年修订的指南、美国内科医师学院(ACP)2004年指南和2006年欧洲心脏病学会(ESC)指南,结合我国实际情况制订的冠心病诊断和治疗指南中提到胸痛患者应根据年龄、性别、心血管危险因素、疼痛的特点来估计冠心病的可能性,并依据病史、体格检查、相关的无创检查及有创检查结果作出诊断。摘录指南中诊断部分的相关内容如下。

1. 病史 病史采集包括如下几方面:①部位:典型的心绞痛部位是在胸骨后或左前胸,范围常不局限,可以放射到颈部、咽部、颌部、上腹部、肩背部、左臂及左手指侧,也可以放射至其他部位,心绞痛还可以发生在胸部以外如上腹部、咽部、颈部等。每次心绞痛发作部位往往是相似的。②性质:常呈紧缩感、绞榨感、压迫感、烧灼感、胸憋、胸闷或有窒息感、沉重感,有的患者只述为胸部不适,主观感觉个体差异较大,但一般不会是针刺样疼痛,有的表现为乏力、气短。③持续时间:呈阵发性发作,持续数分钟,一般不会超过10分钟,也不会转瞬即逝或持续数小时。④诱发因素及缓解方式:慢性稳定型心绞痛的发作与劳力或情绪激动有关,如走快路、爬坡时诱发,停下休息即可缓解,多发生在劳力当时而不是之后。舌下含服硝酸甘油可在2~5分钟内迅速缓解症状。

2. 体征 稳定型心绞痛体检常无明显异常,心绞痛发作时可有心率增快、血压升高、焦虑、出汗,有时可闻及第四心音、第三心音或奔马律,或出现心尖部收缩期杂音,第二心音逆分裂,偶闻及双肺底啰音。体检尚能发现其他相关情况,如心脏瓣膜病、心肌病等非冠状动脉粥样硬化性疾病,也可发现高血压、脂质代谢障碍所致的黄色瘤等危险因素,颈动脉杂音或周围血管病变有助于动脉粥样硬化的诊断。体检尚需注意肥胖(体重指数及腰围),以助于了解有无代谢综合征。

3. 基本实验室检查

(1) 了解冠心病危险因素:空腹血糖、血脂检查,包括TC、HDL-C、LDL-C及TG。必要时查糖耐量试验。

(2) 了解有无贫血(可能诱发心绞痛):血红蛋白。

(3) 甲状腺:必要时检查甲状腺功能。

(4) 行尿常规、肝肾功能、电解质、肝炎相关抗原、人类免疫缺陷病毒(HIV)检查及梅毒血清试验,需在冠状动脉造影前进行。

(5) 胸痛较明显患者,需查血心肌肌钙蛋白(CTnT或CTnI)、肌酸激酶(CK)及同工酶(CK-MB),以与急性冠状动脉综合征相鉴别。

4. 心电图检查

(1) 心电图是冠心病诊断中最早、最常用和最基本的诊断方法。与其他诊断方法相比,心电图使用方便,易于普及,当患者病情变化时便可及时捕捉其变化情况,并能连续动态观察和进行各种负荷试验,以提高其诊断敏感性。所有胸痛患者均应行静息心电图检查。

(2) 在胸痛发作时争取心电图检查,缓解后立即复查。静息心电图正常不能除外冠心病心绞痛,但如果有ST-T改变符合心肌缺血时,特别是在疼痛发作时检出,则支持心绞痛的诊断。心电图显示陈旧性心肌梗死时,则心绞痛可能性增加。静息心电图有 ST 段压低或 T 波倒置但胸痛发作时呈"假性正常化",也有利于冠心病心绞痛的诊断。24 小时动态心电图表现如有与症状相一致的 ST-T 变化,则对诊断有参考价值。

静息心电图无明显异常者需进行心电图负荷试验。

5. 动态心电图　它是一种可以长时间连续记录并编集分析心脏在活动和安静状态下心电图变化的方法。此技术于 1947 年由 Holter 首先运用于监测电活动的研究,所以又称 Holter 监测。常规心电图只能记录静息状态短暂仅数十次心动周期的波形,而动态心电图于 24 小时内可连续记录多达 10 万次左右的心电信号,可提高对非持续性异位心律,尤其是对一过性心律失常及短暂的心肌缺血发作的检出率,因此扩大了心电图临床运用的范围,并且出现时间可与患者的活动和症状相对应。

6. 超声心动图、核素心室造影　心脏超声可以对心脏形态、室壁运动以及左心室功能进行检查,是目前最常用的检查手段之一。对室壁瘤、心腔内血栓、心脏破裂、乳头肌功能等有重要的诊断价值。根据病史,心电图检查不能排除心绞痛时可做核素心肌显像。核素心肌显像可以显示缺血区、明确缺血的部位和范围大小。结合运动试验再显像,则可提高检出率。

7. 负荷试验　它主要包括运动负荷试验和药物试验(如双嘧达莫、异丙肾上腺素敏感试验等)。心电图是临床观察心肌缺血最常用的简易方法。当心绞痛发作时,心电图可以记录到心肌缺血的心电图异常表现。但许多冠心病患者尽管冠状动脉扩张的最大储备能力已经下降,通常静息状态下冠状动脉血流量仍可维持正常,无心肌缺血表现,心电图可以完全正常。为揭示减少或相对固定的血流量,可通过运动或其他方法,给心脏以负荷,诱发心肌缺血,进而证实心绞痛的存在。运动试验对于缺血性心律失常及心肌梗死后的心功能评价也是必不可少的。对有症状的患者,各种负荷试验有助于慢性稳定型心绞痛的诊断及危险分层,但必须配备严密的监测及抢救设备。

8. 多层 CT 或电子束 CT　多层 CT 或电子束 CT 平扫可检出冠状动脉钙化并进行积分。人群研究显示钙化与冠状动脉病变的高危人群相联系,但钙化程度与冠状动脉狭窄程度却并不相关,因此,不推荐将钙化积分常规用于心绞痛患者的诊断评价。

CT 造影为显示冠状动脉病变及形态的无创检查方法,有较高阴性预测价值,若 CT 冠状动脉造影未见狭窄病变,一般可不进行有创检查。但 CT 冠状动脉造影对狭窄病变及程度的判断仍有一定限度,特别当钙化存在时会显著影响狭窄程度的判断,而钙化在冠心病患者中相当普遍,因此,仅能作为参考。

9. 有创性检查　冠状动脉造影术:对心绞痛或可疑心绞痛患者,冠状动脉造影可以明确诊断血管病变情况并决定治疗策略及预后。有创的血管造影至今仍是临床上评价冠状动脉粥样硬化和相对较为少见的非冠状动脉粥样硬化性疾病所引起心绞痛的最精确的检查方法。经血管造影评价冠状动脉和左心室功能也是目前评价患者长期预后的最重要的预测因素。

血管内超声检查可较为精确地了解冠状动脉腔径,血管腔内及血管壁粥样硬化病变情况,指导介入治疗操作并评价介入治疗效果,但不是一线的检查方法,只在特殊的临床情况及为科研目的而进行的检查。

三、治　疗　措　施

近几十年来,随着科学技术的不断发展和医务工作者的不懈努力,冠心病的治疗有了很大的进展,现代冠心病的治疗方法可分为药物治疗和非药物治疗。冠心病诊断和治疗指南中给出了相关治疗建议。

(一) 药物治疗

慢性稳定型心绞痛药物治疗的主要目的是:预防心肌梗死和猝死,改善生存;减轻症状和缺血发作,改善生活质量。

1. 改善预后的药物

(1) 阿司匹林:通过抑制环氧化酶和血栓烷(TXA_2)的合成达到抗血小板聚集的作用,所有患者只要没有用药禁忌证都应该服用。随机对照研究证实了慢性稳定型心绞痛患者服用阿司匹林可降低心肌梗死、脑卒中或心血管性死亡的风险。阿司匹林的最佳剂量范围为75～150mg/d。其主要不良反应为胃肠道出血或对阿司匹林过敏。不能耐受阿司匹林的患者,可改用氯吡格雷作为替代治疗。

(2) 氯吡格雷:通过选择性的不可逆地抑制血小板 ADP 受体而阻断 ADP 依赖激活的 GPⅡb/Ⅲa 复合物,有效地减少 ADP 介导的血小板激活和聚集。主要用于支架植入以后及阿司匹林有禁忌证的患者。该药起效快,顿服300mg 后 2 小时即能达到有效血药浓度。常用维持剂量为75mg/d,1 次口服。

(3) β 受体阻断药:最近公布的多种 β 受体阻断药对病死率影响的荟萃分析显示,心肌梗死后患者长期接受 β 受体阻断药二级预防治疗,可降低相对病死率24%。具有内在拟交感活性的 β 受体阻断药心脏保护作用较差。需要指出的是,目前被广泛使用的 β 受体阻断药阿替洛尔,尚无明确证据表明能影响患者的病死率。

(4) 调脂治疗:从 TC<4.68mmol/L(180mg/dl)开始,TC 水平与发生冠心病事件呈连续的分级关系,最重要的危险因素是 LDL-C。多个随机双盲的一级或二级预防临床试验表明,他汀类药物能有效降低 TC 和 LDL-C,并因此降低心血管事件。他汀类药物治疗还有延缓斑块进展,使斑块稳定和抗炎等有益作用。冠心病患者 LDL-C 的目标值应<2.60mmol/L(100mg/dl),对于极高危患者(确诊冠心病合并糖尿病或急性冠状动脉综合征),治疗目标为 LDL-C<2.07mmol/L(80mg/dl)也是合理的。选择这一治疗目标还可扩展到基线 LDL-C<2.60mmol/L(100mg/dl)的极高危患者。为达到更好的降脂效果,在他汀类治疗基础上,可加用胆固醇吸收抑制剂依折麦布(ezetimibe)10mg/d。高甘油三酯血症或低高密度脂蛋白血症的高危患者可考虑联合服用降低 LDL-C 药物和一种贝特类药物(非诺贝特)或烟酸。高危或中度高危者接受降 LDL-C 药物治疗时,治疗的强度应足以使 LDL-C 水平至少降低30%～40%。

(5) 血管紧张素转换酶抑制剂(ACEI):HOPE 研究结果显示,雷米普利能使无心力衰竭的高危血管疾病患者的主要终点事件(心血管死亡、心肌梗死和卒中)相对危险性降低22%。EUROPA 研究结果显示,培哚普利能使无心力衰竭的稳定型心绞痛患者的主要终点事件(心血管死亡、非致死性心肌梗死及成功复苏后心跳骤停的联合发生率)的相对危险性降低20%。PEACE 研究结果则显示,群多普利组患者主要终点事件(心脏死亡、非致死性心肌梗死和冠状动脉血运重建)的相对危险比安慰剂组仅降低4%,差异无统计学意义。

PEACE试验中,安慰剂组的年事件发生率低于HOPE和EUROPA,接受的基础治疗也更为充分。

2. 减轻症状、改善缺血的药物 减轻症状及改善缺血的药物应与预防心肌梗死和死亡的药物联合使用,其中有一些药物如β受体阻断药,同时兼有两方面的作用。目前减轻症状及改善缺血的主要药物包括3类:β受体阻断药、硝酸酯类药物和钙拮抗剂。

(1) β受体阻断药:β受体阻断药能抑制心脏β肾上腺素能受体,从而减慢心率、减弱心肌收缩力、降低血压,以减少心肌耗氧量,可以减少心绞痛发作和增加运动耐量。用药后要求静息心率降至55~60次/分,严重心绞痛患者如无心动过缓症状,可降至50次/分。

(2) 硝酸酯类:硝酸酯类药为内皮依赖性血管扩张剂,能减少心肌需氧和改善心肌灌注,从而改善心绞痛症状。硝酸酯类药会反射性增加交感神经张力,使心率加快。因此常联合负性心率药物如β受体阻断药或非二氢吡啶类钙拮抗剂治疗慢性稳定型心绞痛。联合用药的抗心绞痛作用优于单独用药。

(3) 钙拮抗剂:早期小规模临床研究如IMAGE、APSIS、TIBBS和TIBET等,比较了β受体阻断药与钙拮抗剂在缓解心绞痛或增加运动耐量方面的疗效,但结果缺乏一致性。比较两者疗效的荟萃分析显示,在缓解心绞痛症状方面,β受体阻断药比钙拮抗剂更有效;而在改善运动耐量和改善心肌缺血方面,β受体阻断药和钙拮抗剂相当。二氢吡啶类和非二氢吡啶类钙拮抗剂同样有效,非二氢吡啶类钙拮抗剂的负性肌力效应较强。

3. 其他药物治疗

(1) 曲美他嗪(trimetazidine):通过调节心肌能源底物,抑制脂肪酸氧化,优化心肌能量代谢,能改善心肌缺血及左心功能,缓解心绞痛。可与β受体阻断药等抗心肌缺血药物联用。

(2) 尼可地尔(nicorandil):是一种钾通道开放剂,与硝酸酯类制剂具有相似的药理特性,对稳定型心绞痛治疗可能有效。

(二) 非药物治疗

1. 血管重建治疗 主要包括经皮冠状动脉介入治疗(percutaneous coronary intervention, PCI)和冠状动脉旁路移植术(coronary artery bypass grafting,CABG)等。PCI的方法包括单纯球囊扩张、冠状动脉支架术、冠状动脉旋磨术、冠状动脉定向旋切术等。随着经验的积累、器械的进步、特别是支架极为普遍的应用和辅助用药的发展,这一治疗技术的应用范围得到了极大的拓展。应用药物洗脱支架显示了持续的优于金属裸支架的治疗效果,减少了再狭窄风险以及包括靶血管血管重建在内的主要负性心脏事件的风险。而近40年来,CABG逐渐成为了治疗冠心病最普通的手术,CABG对冠心病的治疗价值已进行了较深入的研究。对于低危患者(年病死率<1%),CABG并不比药物治疗给患者更多的预后获益。在比较CABG和药物治疗的临床试验的荟萃分析中,CABG可改善中危至高危患者的预后。对观察性研究以及随机对照试验数据的分析表明,某些特定的冠状动脉病变解剖类型的手术预后优于药物治疗,这些情况包括:①左主干的明显狭窄。②3支主要冠状动脉近段的明显狭窄。③2支主要冠状动脉的明显狭窄,其中包括左前降支(LAD)近段的高度狭窄。

2. 顽固性心绞痛的非药物治疗 主要包括外科激光血运重建术、增强型体外反搏、脊髓电刺激等技术。

四、葡萄多酚与冠心病

众所周知,冠心病是致死、致残率非常高的慢性疾病之一,但是在早期的一项关于饮食习惯与 CAD 发病率的流行病学研究中,人们发现法国人虽酷好美食,但其冠心病的发病率是最低的。这种现象的产生,竟然是因为法国人饮用红葡萄酒的平均量最大。随着研究的深入,人们认识到该现象主要得益于红葡萄酒中富含的一类叫葡萄多酚(grape polyphenols)的物质,而葡萄多酚的作用机制也逐渐被一一揭开。

葡萄多酚主要存在于葡萄皮和葡萄籽中,含量约为1%,且会随品种、栽培、气候、加工条件等的区别而有所不同。目前已从葡萄中分离鉴定出十余种多酚类物质,主要包括花青素、原花青素、黄酮醇及黄烷酮醇类、儿茶素类和白藜芦醇等。在心血管方面,以其中的葡萄籽原花青素(GSPE)和白藜芦醇(resveratrol)研究最为广泛深入。

大量动物实验以及人体试验表明,氧化压力在心脏损伤的发病机制中发挥重要作用。当自由基产生和细胞内抗氧化防御的平衡被过多的自由基打破时,将会产生氧化压力,从而诱导细胞损伤。自由基和氧化压力可以诱导细胞凋亡,主要是通过脂质过氧化反应以及形成脂质过氧化氢物。自由基清除物和抗氧化剂对多种心血管疾病具有保护作用。

(一) 葡萄籽原花青素与冠心病

GSPE 是从葡萄籽中提取的多酚类混合物,其原花青素含量超过95%,由儿茶素等单元组成的低聚体构成,结构上拥有多个芳环,每个芳环又含有多个羟基基团,这些羟基基团能结合自由基,形成共振稳定的苯氧基。此外,原花青素的儿茶酚结构能螯合过渡金属离子如铜离子、铁离子等,这在氧的代谢方面具有重要作用。

1. GSPE 的抗氧化作用　GSPE 具有强大的抗氧化、抗非酶糖基化活性,并显示有效的心血管保护作用。据法国科学院的实验报告,GSPE 是迄今为止人类所发现的最强、最有效的自由基清除剂之一,尤其是其体内活性,是其他抗氧化剂不可比拟的。在国外的应用非常广泛,作为一种具有抗氧化功能的天然植物成分,来源丰富,制备简单,而且价格低廉,无明显的毒性反应。在体外试验中,GSPE 对生化反应产生的超氧阴离子、羟自由基及过氧化自由基具有显著的清除能力,其抗氧化自由基能力是维生素 E 的 50 倍、维生素 C 的 20 倍。动物实验表明,GSPE 具有抗氧化、抗动脉硬化及保护心血管等作用。GSPE 可以抑制 STE 所诱导的抗凋亡基因 Bcl 2 表达下调作用,这可能是 GSPE 抗氧化应激所致组织细胞损伤的分子生物学机制之一。在一项监测 GSPE 对兔动脉粥样硬化氧化应激影响的实验中,以丙二醛(MDA)含量降低作为抗氧化能力的指标。结果发现,同时喂食 GSPE 和胆固醇的动物较单纯喂养胆固醇组不论是氧化低密度脂蛋白的含量还是 MDA 含量均明显降低,差异均有统计学意义。在电镜下观察到,局部破坏减轻,小栓子形成受抑。从葡萄籽中提取分离的两种主要的多酚类化合物(儿茶素和原花青素 B4)可以显著诱导心肌细胞 H9C2 内的抗氧化酶,并呈浓度依赖;还可以显著降低黄嘌呤氧化酶/黄嘌呤诱导的 H9C2 细胞内 ROS 积聚和细胞凋亡。最近有研究表明,GSPE 可以通过抑制氧化应激反应,并经 ASK1 和 NF-κB 途径,缓解由异丙基肾上腺素诱导的心室重构。不仅如此,动物实验表明,GSPE 还可以改善多柔比星导致的心肌损害以及缺血再灌注性心律失常。

研究发现,体外制备的糖基化修饰的牛血清白蛋白(AGE-BSA)能诱导人脐静脉内皮细胞内氧化应激,ROS 产生增加,而 GSPE 可以抑制晚期糖基化终末产物(advanced glycation end product, AGE)诱导的细胞内 ROS 产生(见附录一附图 1)。已知血管细胞黏附分子-1 (vascular cell adhesion molecule 1,VCAM-1)和细胞间黏附分子-1(intercellular adhesion molecules,ICAM-1)等黏附分子表达的增强在动脉硬化中发挥着重大作用。GSPE 可浓度依赖性地抑制 TNF-α 诱导的 VCAM-1 和 ICAM-1 的表达;可抑制细胞内活性氧的产生,选择性地抑制 AGE 诱导的 VCAM-1 的表达;还可抑制 TNF-α 引起的人脐静脉内皮细胞中超氧阴离子和过氧化氢的释放,从而发挥 GSPE 的抗动脉硬化作用。

2. GSPE 对糖尿病心血管相关并发症的保护作用　糖尿病大血管病变是糖尿病患者常见的慢性并发症,也是糖尿病患者致死、致残的主要原因之一,其病理变化过程始于内皮功能不良,可发展到动脉粥样斑块形成,但发病机制尚未完全明了。传统观点认为,高血糖引起血管病变主要有 4 大机制:晚期糖基化终末产物形成增多,多元醇通路活性增高,蛋白激酶 C(protein kinase C,PKC)激活,己糖胺通路活性增强。大量研究显示,在这四条传统途径中,AGE 形成增多可能是参与糖尿病慢性并发症发生发展的主要机制。经链脲佐菌素诱导建立糖尿病大鼠模型,GSPE 显示出对心肌和主动脉组织明显的保护作用。经过 GSPE 治疗后,糖尿病大鼠主动脉壁内皮细胞肥大、排列紊乱、平滑肌细胞增生、内弹力板破坏等现象均有明显改善,光镜所见接近正常对照组大鼠(见附录二附图 7 和附图 8),大鼠心肌细胞也有明显改善(见附录二附图 9)。而电镜下观察各组大鼠的心肌组织,发现糖尿病组大鼠心肌细胞核周池肿胀;胞质和核周出现高电子密度脂质颗粒;肌原纤维和线粒体排列紊乱,线粒体大小及形状不一,肌浆网轻度肿胀;闰盘结构轻度异常。经过 GSPE 治疗后,心肌细胞核形较规则,染色质分布尚可,核周无肿胀;闰盘结构正常;肌原纤维排列尚规则,肌膜外基膜完整;部分线粒体大小不一、肿胀。异常结构较糖尿病组明显改善(见附录二附图 10)。研究文献发现,GSPE 可以有效地降低糖尿病大鼠空腹血糖、糖化血红蛋白、AGE 水平,且实验过程中动物肝、肾功能正常,未产生毒副作用。当 AGE-BSA 与内皮细胞共孵育后发现,不同剂量 GSPE 能以剂量依赖的方式抑制 AGE-BSA 诱导的内皮细胞 AGE 受体 mRNA 的表达。

3. GSPE 对血脂水平的调节　在对糖尿病大鼠进行的系列研究中均发现,GSPE 可以有效降低糖尿病大鼠胆固醇、低密度脂蛋白含量,可以提升载脂蛋白 A-1 的含量。最近发表的一篇关于 GSPE 预防大鼠冠状动脉粥样硬化研究的文章中也提到,GSPE 可以通过降低动物胆固醇、甘油三酯、低密度脂蛋白活性;提升高密度脂蛋白活性,实现降脂、阻止动脉粥样硬化早期主动脉壁粥样硬化发展的作用。

(二)白藜芦醇与冠心病

白藜芦醇是一种多酚类化合物。红葡萄酒中白藜芦醇含量为 1.5～3mg/L。白藜芦醇难溶于水,易溶于乙醇、乙酸乙酯、丙酮、二甲亚砜。关于其有效浓度,因效应不同而有较大差异。美国推荐量为成人每日 4mg。目前尚未发现白藜芦醇有明显的毒副作用。

较之 GSPE,白藜芦醇的研究起步更早。李韶菁等深入探讨了白藜芦醇抗动脉粥样硬化作用机制,发现对氧化低密度脂蛋白导致的内皮细胞和巨噬细胞损伤有较明显的保护作用,并且抗氧化,减少氧、氧自由基产生,已知脂多糖(LPS)所致的巨噬细胞炎症因子释放,抑制单核细胞和内皮细胞黏附。从而对动脉粥样硬化发生早期事件的多个关键环节均有作用,提示其可能的动脉粥样硬化保护分子机制涉及多个靶点和通路的相互作用。

1. 白藜芦醇的抗氧化作用　白藜芦醇的体外抗氧化活性和自由基清除能力较低,但是在体内却表现出强抗氧化性,并主要通过诱导 NO 合成发挥作用,NO 比超氧化物歧化酶

（SOD）对 $O_2^-\cdot$ 的亲和性更高，并能与 SOD 竞争以清除 $O_2^-\cdot$。在自由基作用下容易发生脂质过氧化，并造成生物膜结构破坏，影响细胞功能。研究表明，白藜芦醇能有效抑制脂质过氧化，这与其具有很强的 Cu^{2+} 螯合能力有关。不仅如此，白藜芦醇还能增加细胞内抗氧化酶的水平，增强细胞抗氧化能力。

2. 白藜芦醇对血管的调节作用 白藜芦醇对血管具有广泛的舒张效应，这种效应主要经由 NO 起作用。白藜芦醇可增加 NO 的含量，松弛血管。以绷扎主动脉造成过量负荷诱导的心肌肥厚大鼠为模型的研究表明，白藜芦醇能够降低室间隔肥厚水平、减少收缩期和舒张期的左心室后壁厚度，并升高内皮型（e）NOS 和诱导型（i）NOS 表达水平，推测白藜芦醇对减少高血压和主动脉狭窄引起的心脏肥厚具有潜在疗效。最近的研究表明，白藜芦醇的脱氢二聚体 ε-葡萄抗毒素可以通过抑制血小板衍生的生长因子，防止血管平滑肌细胞的增殖和迁移，阻止动脉粥样硬化的发生。

3. 白藜芦醇的抗炎作用和抗血小板作用 分子生物学研究表明，白藜芦醇在细胞的氧化性应激中，不仅能抑制佛波醇酯诱导的 COX-2 基因和 LPS 诱导的 iNOS、TNF-α、IL-1、IL-6 基因的表达，阻止花生四烯酸级链反应和炎性损伤反应；还能直接抑制 c-Src 蛋白酪氨酸激酶和蛋白激酶 C 的激活，并通过抑制丝裂原激活的蛋白激酶（MAPK）信号转导系统中的细胞外信号调节蛋白激酶（ERK）和 c-Jun 氨基末端激酶（JNK）的激活，进而抑制早期基因 c-Fos、c-Jun 及 AP-1 和 NF-κB 等转录因子的表达。除此之外，白藜芦醇能够抑制脂氧合酶代谢产物和血栓烷素 A_2 的生成。体内研究表明，白藜芦醇能够发挥类似前列环素 2（PGI_2）或前列腺素 E_1（PGE_1）的内源性抗血小板活性，并能增强前列腺素对胶原诱导的血小板聚集的抑制作用，这种作用可能主要通过抑制血小板蛋白激酶 C 活化和蛋白的酪氨酸磷酸化而实现的。

五、应用前景

在 2007 年冠心病诊断与治疗指南中，有一部分内容为冠心病危险因素的预防，其中除了易患人群教育、生活方式改善、控制肥胖等，还包括调脂、降压，并且特别有一条提到抗氧化维生素治疗（维生素 C、维生素 E 等）。从理论上讲，抗氧化治疗对冠心病、动脉粥样硬化有益。但 HATS 及新近公布的 HOPE、HPS 等试验未能显示目前所用剂量的抗氧化维生素能改善终点指标，迫切需要新型抗氧化剂的开发。目前，由于合成抗氧化剂多数技术复杂，成本较高，且有较大的毒性甚至致癌作用，使人们对合成抗氧化剂产生疑虑和排斥心理，临床应用有较大的局限性，而天然抗氧化剂安全、低毒，符合新世纪人们对健康的需求。因此，从资源丰富的天然药物中寻找高效、低毒、价廉的抗氧化剂已成为该领域研究的一个重要方向，其抗氧化作用机制的研究，对进一步天然抗氧化药物的研究开发具有重要意义。而如何更好、更高效地提纯该类抗氧化剂并尽可能多的保留其抗氧化功能也将是研究的方向之一，在最近的《Nature》杂志上就有一篇相关报道。

除了已知的心血管保护作用外，动物实验证实葡萄多酚家族还存在抗肿瘤、预防神经退行性病变、抗炎、抗衰老、抑制微生物、抗疲劳等多种生物活性和药理作用，但现有的研究大多集中于分子水平，药效等还建立在体外动物实验方面，对于其临床应用前景、安全性和有效性的研究也较少，对葡萄多酚衍生物的药理药效的研究也不是很多，这些都可以作为以后研究的主要方向。目前葡萄多酚也是以保健品的形式在国内外上市，随着对葡萄多酚及其衍生物的深入研究，可望在预防和治疗心血管疾病的药物开发方面开辟新的思路。

第二节　高　血　压

高血压是一种以体循环动脉压升高为主要特点,由多基因遗传、环境及多种危险因素相互作用所致的全身性疾病。

高血压是导致心脏病、脑血管病、肾病发生和死亡的最主要危险因素,是全球人类最常见的慢性病。我国居民高血压患病率持续增长,估计现有高血压患者 2 亿人,每 10 位成人中就有 2 人是高血压。心、脑血管病死亡率居我国居民死亡原因首位,已成为威胁我国居民健康的重大疾病。心、脑血管病的发生和死亡一半以上与高血压有关,控制高血压是防治心、脑血管病的关键。高血压是可以控制的,大多数患者需要长期治疗。降压治疗的好处得到公认,降低高血压患者的血压水平,可明显减少脑卒中风险及心脏病风险。当前,我国高血压防治的首要任务是提高人群高血压的知晓率、治疗率和控制率。超重、肥胖或腹型肥胖,高盐饮食,长期过量饮酒,长期精神过度紧张是高血压发病的危险因素。

高血压可分为原发性高血压(即高血压)和继发性高血压两大类。其中,原发性高血压占高血压人群的 95% 以上。

一、病理生理机制

近年来,血管氧化应激水平增加导致的内皮细胞功能障碍在高血压发病中的作用日益引起研究者关注。

(一) 神经体液因素

1. 交感神经活性亢进　交感神经系统兴奋性增高在高血压的发生和维持过程中起到了极为重要的作用。约有 40% 的高血压患者体内儿茶酚胺水平升高、肌肉交感神经冲动增强,血管对去甲肾上腺素反应性增加。长期精神紧张、焦虑所致的应激状态会导致大脑皮质下神经中枢功能紊乱,交感和副交感神经功能平衡失调,交感兴奋性增加,引起小动脉和静脉收缩,心输出量增加,使血压增高。交感神经系统活性调节因此也成为降压治疗的靶向。

2. 肾素-血管紧张素-醛固酮系统(RAAS)的影响　已知 RAAS 系统有两种存在方式,即循环 RAAS 和局部 RAAS。血管紧张素 Ⅱ(AT-Ⅱ)是循环 RAAS 最重要的组分,AT-Ⅱ能够通过直接收缩小动脉、刺激肾上腺皮质球状带分泌醛固酮扩大血容量、促进肾上腺髓质和交感神经末梢释放儿茶酚胺升高血压。局部 RAAS 则存在于心脏、脑、肾上腺皮质及血管壁中,血管壁局部 AT-Ⅱ可激活平滑肌受体刺激血管收缩并促进儿茶酚胺释放,导致血压升高。

(二) 内皮细胞受损

内皮细胞是覆盖于血管内表面的单层细胞,能生产、激活和释放各种血管活性物质,例如一氧化氮(NO)、PGI_2、内皮素(ET-1)、血管紧张素等调节血管张力。内皮功能受损和高血压的发生互为因果。各种心血管危险因素,例如血脂异常、血糖升高、吸烟等,均会导致内皮细胞氧自由基产生增加,NO 灭活增强,影响动脉弹性功能和结构,引起收缩压升高,舒张压降低,脉压差增大。高血压患者外周血管乙酰胆碱介导的内皮依赖性舒张功能降低,提示内皮功能受损可能是高血压的病因之一。动物研究显示,不同的高血压动物模型的大血管、阻力血管均存在不同程度的内皮依赖性舒张功能受损。

同时,高血压又是内皮功能紊乱的始动因素之一。血压增高会导致血管内皮功能和结构的改变,其可能机制是高血压时血流切应力增加导致血管内皮物理性损伤,eNOS 活性下降,继而引起 L-精氨酸、四氢生物蝶呤(BH 4)等活性物质缺乏,超氧阴离子增加使 NO 减少和细胞毒性过氧化亚硝酸盐增多,ET-1、Ang Ⅱ 合成释放增加,最终导致 NO 利用减少,血管内皮功能受损。此外,高血压患者血管局部 RAAS 过度激活也是导致内皮功能障碍的重要原因之一。

(三)血管重建

血管重建是继发于血压升高的病理生理现象,也是高血压维持和进展的重要因素。血管重建主要是细胞外基质(ECM)成分,包括 Ⅰ 型和 Ⅲ 型胶原、弹性蛋白和纤维连接蛋白等比例和数量的改变,导致血管弹性和顺应性下降,僵硬度增加,是单纯收缩性高血压的主要发病机制。

(四)胰岛素抵抗

近年来研究证实,高血压患者常伴有高胰岛素血症和胰岛素抵抗。高胰岛素血症引起高血压的机制包括以下 4 点。

1. 胰岛素引起肾小管重吸收钠增加,使体内总钠增加,导致细胞外液容量增多,机体为维持钠平衡,通过提高肾小球灌注压促进尿液排泄,从而使血压升高。

2. 胰岛素增强交感神经活性,交感神经活性增强可增加肾小管钠的重吸收,提高心输出量和外周血管阻力,导致血压升高。

3. 胰岛素刺激氢-钠交换活性,该过程与钙离子交换有关,使细胞内钠离子、钙离子增加,由此增强血管平滑肌对血管加压物质(如去甲肾上腺素、血管紧张素 Ⅱ)和血容量扩张的敏感性,促进血压升高。

4. 胰岛素可刺激血管壁增厚,血管腔变窄,使外周血管阻力增加而导致血压升高。

(五)氧化应激在高血压发生中的地位

氧化应激(oxidative stress)是指机体活性氧(ROS)的产生过多或(和)机体抗氧化能力减弱,ROS 清除不足,导致 ROS 在体内增多并引起细胞氧化损伤的病理过程。ROS 既是维持正常心血管功能不可或缺的组分,病理情况下也可通过多种途径参与心血管疾病包括高血压的发生和进展,包括破坏 NO,导致内皮功能障碍,血管舒张收缩功能失调;脂质过氧化;血管平滑肌细胞增殖表型改变;诱导血管壁炎症反应和血管壁重塑等一系列病理生理改变。血管中 ROS 包括超氧离子、过氧化氢和过氧化亚硝酸盐。其来源包括黄嘌呤氧化酶、一氧化氮合酶、NAD(P)H 氧化酶和环氧合酶。

黄嘌呤氧化酶是缺血再灌注损伤和心力衰竭时 ROS 产生的主要来源,但已有研究证实,自发高血压大鼠肾脏和肠系膜动脉中黄嘌呤氧化酶表达明显增高,阻断黄嘌呤氧化酶虽然不能降低血压,但能够减轻靶器官损害,提示黄嘌呤氧化酶可能是继发于血压升高的损伤因素。

eNOS 解偶联是血管中 ROS 产生的第 2 个来源。正常情况下,eNOS 主要产物是具有血管舒张作用的 NO,但在底物 L-精氨酸和辅助因子四氢生物蝶呤(BH4)等活性物质缺乏的情况下,eNOS 来源的超氧阴离子增加使 NO 减少和细胞毒性过氧化亚硝酸盐增多,并形成恶性循环。DOCA 盐敏高血压中,过多的过氧化亚硝酸盐导致 BH4 减少,ROS 水平进一步升高。此外,高血压患者应用 BH4 前体后其内皮依赖性血管舒张明显改善,也支持 eNOS 解偶联在高血压发生中的作用。

NAD(P)H 氧化酶则被认为是血管中 ROS 产生最重要的来源。NAD(P)H 氧化酶是需氧脱氢酶,由两种胞膜亚单位(p22phox 和 gp91phox)和 4 种胞质亚单位(p47phox、p67phox、 p40phox 和小分子 G 蛋白 rac1 或者 rac2)构成。体内、体外试验均证实 NAD(P)H 氧化酶是 AngⅡ诱导血管内皮细胞、平滑肌细胞即血管外膜损伤的主要因素。AngⅡ诱导的高血压大鼠主动脉 p22phox 表达显著升高,而 AngⅡ受体拮抗剂氯沙坦则能够下调 p22phox 的表达。此外,NAD(P)H 氧化酶抑制剂亦能够有效降低 AngⅡ诱导的血压升高和靶器官损害。循环中的 AngⅡ通过激活血管平滑肌细胞中的磷脂酶 D 增加活性氧的产生,进而诱导血管平滑肌细胞增殖,参与血管重建。

延髓腹外侧区(RVLM)是交感神经和心血管功能的重要交汇区,该区域可接受来自张力感受器和化学感受器的刺激信号,调节血管张力和血管活性物质的应用分泌。最新研究证明,自发性高血压大鼠(SHR)模型,RVLM 中活性氧产生是 WSK 大鼠的数倍,其产生机制与 AT(1)R/NAD(P)H 氧化酶表达及活性显著增加有关;而局部抗氧化酶如超氧化物歧化酶的表达和功能则显著降低,而在 RVLM 中通过显微注射锰过氧化物酶增加自由基清除时,能够有效降低 SHR 的血压水平。因此,RVLM 局部氧化应激水平升高,会促进高血压的发生和进展。

此外,RVLM 局部产生的 AT-Ⅱ还能够通过与 AT 受体结合,激活 NAD(P)H 氧化酶表达活化,导致 RVLM 局部氧化应激水平增加,从而激活交感神经系统诱发高血压。

二、临床表现

(一) 症状及体征

原发性高血压初期只是在精神紧张、情绪波动后血压暂时升高,随后可恢复正常,以后血压升高逐渐趋于明显而持久,但 1 天之内白昼与夜间血压仍有明显的差异。

原发性高血压通常起病缓慢,早期常无症状,可以多年自觉良好而偶于体格检查时发现血压升高,少数患者则在发生心、脑、肾等并发症后才被发现。高血压患者可有头痛、眩晕、气急、疲劳、心悸、耳鸣等症状,但并不一定与血压水平相关,且常在患者得知患有高血压后才注意到。体检时可听到主动脉瓣第二心音亢进、主动脉瓣区收缩期杂音或收缩早期喀喇音。持续高血压可有左心室肥厚并可闻及第四心音。

高血压后期的临床表现常与心、脑、肾功能不全或器官并发症有关。

(二) 高血压并发症

血压持久升高可有心、脑、肾、血管、视网膜等靶器官损害。

1. 心　左心室长期高压工作可致左心室肥厚、扩大,最终导致充血性心力衰竭。高血压可促使冠状动脉粥样硬化的形成及发展并使心肌氧耗量增加,可出现心绞痛、心肌梗死、心力衰竭及猝死。

2. 脑　长期高血压可形成小动脉的微动脉瘤,血压骤然升高可引起破裂而致脑出血。高血压也促进脑动脉粥样硬化的发生,可引起短暂性脑缺血发作及脑动脉血栓形成。高血压最严重的并发症是脑卒中,发生脑卒中的概率是正常血压人群的 7.76 倍。血压极度升高可发生高血压脑病,表现为严重头痛、恶心、呕吐及不同程度的意识障碍、昏迷或惊厥,血压降低即可逆转。

3. 肾　长期持久血压升高可致进行性肾炎硬化,并加速肾动脉粥样硬化的发生,可出现蛋白尿、肾功能损害,但肾衰竭并不常见。

4. 血管　除心、脑、肾、血管病变外,严重高血压可促使形成主动脉夹层并破裂,常可致命。

5. 视网膜　视网膜小动脉早期发生痉挛,随着病程进展出现硬化改变。血压急剧升高可引起视网膜渗出和出血。

6. 高血压危象 因紧张、疲劳、寒冷、嗜铬细胞瘤发作、突然停服降压药等诱因,小动脉发生强烈痉挛,血压急剧上升,影响重要脏器血液供应而产生危急症状。在高血压早期与晚期均可发生。危象发生时,出现头痛、烦躁、眩晕、恶心、呕吐、心悸、气急及视力模糊等严重症状,以及伴有痉挛动脉(椎基底动脉、颈内动脉、视网膜动脉、冠状动脉等)累及相应的靶器官缺血症状。

（三）主要辅助检查

1. 血压测量 测量血压是诊断高血压和评估其严重程度的主要依据。目前,血压测量方法有以下 3 种。

（1）诊所偶测血压:系由医护人员在标准条件下按统一规范进行测量,是目前诊断高血压的标准方法。

（2）自测血压:是由患者采用经国际标准(ESH,BHS,AAMI)验证半自动或全自动电子血压计在家中或其他环境中测量的血压。自测血压通常稍低于偶测血压。自测血压可在接近日常生活的情况下获得多次测量值,在评价血压水平和指导降压治疗上成为偶测血压的重要补充。

（3）动态血压监测(ambulatory blood pressure monitoring,ABPM):与通常血压测量不同,动态血压监测是由仪器自动定时测量血压,可每隔 15～30 分钟自动测压(时间间隔可调节),连续 24 小时或更长。可测定白昼与夜间各时段血压的平均值和离散度,能较敏感、客观地反映实际血压水平。

正常人血压呈明显的昼夜波动,动态血压曲线呈双峰一谷,即夜间血压最低,清晨起床活动后血压迅速升高,在上午 6～10 时及下午 4～8 时各有一高峰,继之缓慢下降中,轻度高血压患者昼夜波动曲线与正常类似,但血压水平较高。早晨血压升高可伴有血儿茶酚胺浓度升高,血小板聚集增加及纤溶活性增高等变化,可能与早晨较多发生心脑血管急性事件有关。

血压变异性和血压昼夜节律与靶器官损害及预后有较密切的关系,即伴明显靶器官损害或严重高血压患者其血压昼夜节律可消失。目前动态血压参考值标准是:24 小时平均血压值<130/80mmHg,白天均值<135/85mmHg,夜间<125/75mmHg。夜间血压均值比白昼降低 10%～20%,如降低不及 10%,可认为血压昼夜节律消失。

2. 其他辅助检查 为了原发性高血压的诊断、了解靶器官的功能并正确选择治疗药物之目的,必须进行下列实验室检查:血、尿常规,肾功能、血尿酸、脂质、糖、电解质、心电图、胸部 X 线和眼底检查。早期患者上述检查可无特殊异常,后期高血压患者可出现尿蛋白增多及尿常规异常,肾功能减退,胸部 X 线可见主动脉弓迂曲延长、左心室增大,心电图可见左心室肥大劳损。部分患者可伴有血清总胆固醇、甘油三酯、低密度脂蛋白胆固醇的增高和高密度脂蛋白胆固醇的降低,亦常有血糖或尿酸水平增高。目前认为,上述生化异常可能与原发性高血压的发病机制有一定的内在联系。

眼底检查有助于对高血压严重程度的了解,目前采用 Keith-Wagener 眼底分级法,其分级标准如下:Ⅰ级,视网膜动脉变细、反光增强;Ⅱ级,视网膜动脉狭窄、动静脉交叉压迫;Ⅲ级,上述血管病变有眼底出血、棉絮状渗出;Ⅳ级,上述基础上出现视盘水肿。大多数患者仅Ⅰ、Ⅱ级变化。

3. 诊断标准 高血压的定义在未用抗高血压药的情况下,非同日 3 次测量,收缩压≥140mmHg 和(或)舒张压≥90mmHg,可诊断为高血压。患者既往有高血压史,目前正在服用抗高血压药,血压虽<140/90mmHg,也应诊断为高血压。收缩压≥140mmHg和舒张压≥90mmHg为收缩期和舒张期(双期)高血压,收缩压≥140mmHg而舒张压<90mmHg为单纯收缩期高血压(ISH),收缩压<140mmHg而舒张压≥90mmHg为单纯舒张期高血压。按照血压水平可将高血压分为1、2、3级(表10-1)。高血压患者预后的重要影响因素,见表10-2;高血压心血管危险分层,见表10-3。

表 10-1 血压水平定义及分类

类　　别	收缩压(mmHg)	舒张压(mmHg)
正常血压	<120	<80
正常高值	120~139	80~89
高血压	≥140	≥90
1级高血压(轻度)	140~159	90~99
2级高血压(中度)	160~179	100~109
3级高血压(重度)	≥180	≥110
单纯收缩期高血压	≥140	<90

表 10-2 高血压患者预后的重要影响因素

心血管危险因素	靶器官损害	伴临床疾患
高血压(1~3级)	左心室肥厚	脑血管病:
男性>55岁;女性>65岁	心电图:	脑出血
吸烟	Sokolow-Lyons>38mv或	出血性脑卒中
	Cornell>2440mm×mms	短暂性脑缺血发作
糖耐量受损(2小时血糖7.8~	超声心动图LVMI:	心脏疾病:
11.0mmol/L)和(或)空腹血糖	男≥125g/m², 女≥120g/m²	心肌梗死史
异常(6.1~6.9mmol/L)		心绞痛
	颈动脉超声IMT≥0.9mm或动	冠状动脉血运重建史
血脂异常	脉粥样斑块	慢性心力衰竭
TC≥5.7mmol/L(220mg/dl)或		肾脏疾病:
LDL-C>3.3mmol/L(130mg/dl)或	颈-股动脉脉搏波速度≥12m/s	糖尿病肾病
HDL-C<1.0mmol/L(40mg/dl)	(选择使用)	肾功能受损
		血肌酐:
早发心血管病家族史(一级亲属	踝臂血压指数<0.9(选择使用)	男性>133μmol/L(1.5mg/dl)
发病年龄<50岁)		女性>124μmol/L(1.4mg/dl)
腹型肥胖	估算肾小球滤过率降低[eGFR<	外周血管疾病
(腰围:男性≥90cm 女性≥	60ml/(min·1.73m²)]或血清肌	视网膜病变:
85cm)或肥胖(BMI≥28kg/m²)	酐轻度升高:男性115~	出血或渗出,视盘水肿
	133μmol/L(1.3~1.5mg/dl)女	糖尿病
高同型半胱氨酸≥10μmol/L	性107~124μmol/L(1.2~	空腹血糖:
	1.4mg/dl)	≥7.0mmol/L(126mg/dl)
		餐后血糖:
		≥11.1mmol/L(200mg/dl)
	微量白蛋白尿:	糖化血红蛋白:
	30~300mg/24h或白蛋白/肌酐	(HbA1c)≥6.5%
	比:≥30mg/g(3.5mg/mmol)	

表 10-3　高血压心血管危险分层

其他危险因素和病史	血压（mmHg）		
	1 级高血压 SBP140～159 或 DBP90～99	2 级高血压 SBP160～179 或 DBP100～109	3 级高血压 SBP≥180 或 DBP≥110
无	低危	中危	高危
1～2 个其他危险因素	中危	中危	极高危
≥3 个其他危险因素，或靶器官损害	高危	高危	极高危
临床并发症或合并糖尿病	极高危	极高危	极高危

注：其他危险因素包括：男性>55 岁，女性>65 岁；吸烟；血清胆固醇>5.72mmol/L(220mg/dl)；糖尿病；早发心血管疾病家族史（发病年龄女性<65 岁，男性<55 岁）。

三、治　疗　措　施

（一）治疗目的

高血压治疗的目标是降低血压，全面保护靶器官（血管、心、肾、脑、眼等）。高血压的治疗强调从改良生活方式着手，进行综合治疗。如：戒烟、限酒、限制盐摄入（<6g/d）和增加含钾物，运动控制体重，终止高血压膳食疗法（DASH：多进食水果、蔬菜、复合碳水化合物和低脂乳制品），限制饱和脂肪酸摄入等。

（二）常用降压药物

使用降压药物控制血压在合理的目标水平，是高血压治疗的主要手段。目前临床中广泛应用的主要有 5 类降压药：噻嗪类利尿药、β 受体阻断药、血管紧张素转换酶抑制剂、血管紧张素受体拮抗剂和钙通道阻断药。这 5 种降压药物通过不同作用机制，可有选择地达到降压的目的。

1. 噻嗪类利尿药　噻嗪类利尿药已有 50 多年的应用历史，通过利尿排出潴留的水钠，新开发药物还可作用于血管内皮细胞，扩张血管，减少外周阻力，达到降压的目的，副作用为低钾血症、糖代谢异常等。代表药为氢氯噻嗪（HCTZ）、吲达帕胺（普通片、缓释片）等，常与其他降压药联合应用。

2. β 受体阻断药　可使交感神经兴奋，释放儿茶酚胺，作用于 β 肾上腺素受体，致肾脏分泌肾素增加，促使血管紧张素原转化为血管紧张素 Ⅰ（Ang Ⅰ），使肾素-血管紧张素-醛固酮系统（RAAS）活化，血管紧张素 Ⅱ 水平升高，作用于神经末梢的 Ⅰ 型血管紧张素 Ⅱ 受体（AT-Ⅰ），又引起交感神经兴奋。在此过程中，儿茶酚胺作用于 α 受体，使周围血管收缩，外周阻力加大，血压升高；作用于心脏 β 受体，使心率加快，心搏出量加大，也使血压升高。β受体阻断药通过阻断 β_1 和 β_2 受体，抑制交感神经活性。β_1 受体主要分布于心肌；β_2 受体主要分布在其他器官。由于 β_2 受体介导周围血管舒张，维持胰岛素分泌和支气管扩张，如被阻断会带来很多副作用。因此，目前多主张选用对心脏有保护作用而其他不良反应较少的 β 受体阻断药，即对 β_1 受体选择性高的药物。

3. 血管紧张素转换酶（ACE）抑制剂　ACE 可使血管紧张素（Ang Ⅰ）转化为 Ang Ⅱ，活化肾素-血管紧张素-醛固酮系统（RAAS）。ACE 抑制剂（ACEI）通过抑制 ACE 活性（阻止 Ang Ⅰ 向 Ang Ⅱ 转化），达到降低血压并保护心、肾功能的目的。目前常用的有卡托普利、依那普利、赖诺普利、贝那普利(洛汀新)、培哚普利、福辛普利钠(蒙诺)等。这类药物的主要副作用是引起少数持续性干咳。

4. 血管紧张素受体拮抗剂(ARB)　ARB 与 ACEI 的作用靶点不同,ARB 类降压药通过作用于 I 型血管紧张素 II 受体(AT- I),阻断 RAAS,达到降压、保护靶器官的目的。这类药物包括氯沙坦、缬沙坦、厄贝沙坦、替米沙坦。它们克服了 ACEI 类药物致干咳的副作用,性价比高,因而患者的依从性好。在降压、减少蛋白尿,减少心脏及肾脏临床事件方面都有较好的作用,尤其适用于高血压合并糖尿病患者,早期干预可防止糖尿病肾病的发生。

5. 钙通道阻滞药(CCB)　钙通道阻滞药由于能有效地扩张血管,降低外周血管阻力,20 世纪 80 年代起即已成为广泛应用的降压药物。根据药物核心分子结构和是否作用于 L 型钙通道,钙通道阻滞药可分为二氢吡啶类和非二氢吡啶类。二氢吡啶类钙通道阻滞药降压疗效较强,一般单药能降低血压 10% ~ 15%。在有效治疗剂量范围内,剂量与疗效呈正相关关系,疗效的个体差异较小,与其他类型降压药物联合治疗能明显增强降压作用。

(三) 降压方案选择

目前,对于原发性高血压的治疗强调个体化治疗,即根据高血压患者血压水平和合并的心血管危险因素(表 10-2)进行危险分层(表 10-3),并选择制订合理的治疗方案。例如 1 级高血压(140 ~ 159/90 ~ 99mmHg)患者,在进行生活方式调整的基础上,可先从单药(ACEI、ARB、CCB 或噻嗪类利尿药)开始治疗,如血压控制未达标,可加用第 2 种不同类型的药物,并评估患者的依从性和优化给药剂量。对 2 级高血压(≥160/100mmHg)患者,在改良生活方式的基础上采用两药乃至三药甚至四药的联合方案。在治疗过程中,注意优化给药剂量,评估对靶器官的保护效果和患者的依从性,适时地进行药物种类和剂量的调整。

高血压已有并发症者,例如左心室肥厚、糖尿病、血脂异常和肾损害,应选用能逆转或至少不会加重并发症的降压药,例如 ACEI、血管紧张素受体拮抗剂类可能更有益。

四、葡萄多酚与高血压

(一) 葡萄籽原花青素与高血压

高血压是心血管疾病的源头,主要通过诱发动脉粥样硬化和过高的器官灌注压,引起心、脑、肾等重要脏器损伤,而对机体造成严重影响,甚至威胁生命。在高血压发病机制中,我们提到,氧化应激在高血压的发病机制和治疗研究中日益引起各国学者和临床医生的重视,在传统降压药物基础上增加抗氧化剂以减轻血管氧化损伤、阻断高血压病理生理进展,也因此成为高血压治疗的新选择。

研究表明,葡萄多酚在高血压及其并发症的研究和治疗中有不俗表现,其保护机制可能如下。

1. 类雌激素样作用　有报道认为 GSPE 与植物雌激素类似,可以降低幼年的雌激素衰竭自发性高血压雌性大鼠(SHR)的盐敏感性高血压。在 SHR4 周龄时切除卵巢,分别给予不含植物雌激素的高盐饮食(8.0% NaCl)和普通饮食(0.6% NaCl),在此基础上添加和不添加 GSPE(0.5%)喂养 10 周。结果发现,与对照组相比,饮食中添加 GSPE 可以显著降低普通饮食组和高盐组的动脉压,分别为 10mmHg 和 26mmHg。给予 GSPE 的普通饮食组 SHR 的空间认知能力亦有所改善。该研究未进一步解释 GSPE 降低血压的机制,研究者推测认为,GSPE 降低 SHR 的动脉压可能与其抗氧化作用密切相关。

2. 调节 RAAS 系统　血管紧张素转换酶能够将无升压作用的血管紧张素 I 降解为具有强烈收缩血管作用的血管紧张素 II，所以 ACE 活性失调是导致高血压的一个重要因素。GSPE 在体外明显抑制 ACE 活性（IC_{50} 为 0.08mg/ml），兔静注 5mg/kg GSPE 可减轻血压对血管紧张素 I 和 II 的应答，提示 GSPE 对高血压的治疗作用。

3. 逆转左心室重构　高血压导致的心室重构是心力衰竭的主要常见原因。最新研究表明，葡萄籽原花青素能明显抑制异丙肾上腺素（ISO）所致的大鼠左心室重构，降低全心重量指数、左心室重量指数，减小心肌细胞横截面积及心肌间质胶原容积分数及血管周围胶原面积，并降低左心室心肌组织中羟脯氨酸的含量；明显改善 ISO 导致的心脏舒缩功能紊乱，改善大鼠 $\pm dp/dt_{max}$ 和左心室舒张末压等血流动力学指标，而对心率和左心室收缩功能无明显影响。提示 GSPE 在一定的剂量范围内对 ISO 诱导的大鼠心室重构具有明显的逆转作用。GSPE 明显增高血清中 SOD 活性，降低 MDA 含量，表明 GSPE 逆转 ISO 诱导左心室重构的机制在于清除 ROS、降低 SOD 等抗氧化应激酶的消耗，减轻 ROS 对细胞膜的攻击而发挥抗心肌重构作用。

（二）白藜芦醇与高血压

已有多项研究证实，白藜芦醇能够诱导内皮依赖性血管舒张，保护心、脑、肾等靶器官，其作用机制尚不完全清楚，但初步证据显示该心血管系统保护作用与白藜芦醇优越的抗氧化活性密切相关。

1. 调节机体氧化应激状态　自发性高血压大鼠和 WSK 大鼠分别在饮水中添加白藜芦醇喂养 10 周，结果发现，未治疗组 SHR 大鼠血压较 WSK 大鼠明显升高，其内皮依赖性血管舒张受损，氧化应激水平升高，内源性一氧化氮产生受损，表现为动脉中 eNOS 解偶联增加，硝基酪氨酸水平升高，而亚硝酸盐/硝酸盐比值下降。而白藜芦醇则有效减少动脉过氧化氢产生；增强血管抗氧化能力，增加 SOD 表达；阻断 eNOS 解偶联，维持 eNOS 生物学活性，增加内源性 NO 供给；从而降低 SHR 大鼠血压水平。

雌性激素曾被认为是女性心血管系统的保护因素之一，但是，最新研究却发现，雌二醇（E2）有可能通过诱导 RVLM 氧化应激，导致大鼠高血压的发生。SD 大鼠口服缓释雌二醇片 90 天后，其动脉平均压较对照组上升 14mmHg，其 RVLM 局部活性氧水平显著升高，而白藜芦醇则有效降低 RVLM 区域氧化应激水平，并逆转了 E2 导致的血压升高。

在继发性高血压的治疗中，白藜芦醇也显示出优越的药理活性。在单侧肾动脉断流诱发高血压大鼠模型饮食中添加白藜芦醇，可有效逆转血压升高及神经体液紊乱导致的靶器官损害。白藜芦醇能够增加各组织中还原型谷胱甘肽、超氧化物歧化酶水平，增加 Na^+-K^+-ATP 酶活性，调节组织氧化应激状态和细胞能量代谢，从而发挥心、脑、肾保护作用。

临床试验也进一步证实，在超重和肥胖人群饮食中适量添加白藜芦醇，能有效增加内皮细胞依赖性血管舒张，改善血流动力学，这一结果很好地解释了为何适量饮用红酒能够预防心血管疾病。

2. 逆转左心室重构，改善左心室功能　吸烟是举世公认的心血管危险因素之一。小型猪暴露于香烟烟雾中 14 天，反应体内炎症水平的 C 反应蛋白、肺细胞色素 P450A1 活性显著升高，而血流诱导的血管舒张水平和左心室舒张功能明显受损。有趣的是，白藜芦醇虽然未明显改善吸烟导致的血管舒张障碍，但是却明显降低了香烟暴露所导致的氧化应激水平，改善了左心室功能障碍，增加左心室输出量，发挥靶器官保护作用。

3. 抑制血管重建　　血管重建是高血压维持和进展的关键因素,自发高血压大鼠常见病理改变为小动脉硬化。Behbahani 等研究了白藜芦醇在 SHR 血管重建中的作用。研究人员分别给 SHR 组和对照组 WSK 大鼠饮食中添加 2.5mg/(kg·d),连续 10 周。结果发现:白藜芦醇虽然对 SHR 大鼠血压没有明显影响,却能够降低小动脉僵硬度,增加血管顺应性,抑制动脉重建的进展;其保护作用与增强蛋白激酶 G 活性、抑制 ERK 通路进而抑制细胞增殖有关。Thandapilly 等也在 SHR 中进行了类似的研究,发现白藜芦醇虽然不能直接降低血压,但是能够有效逆转左心室心肌肥厚和心脏收缩功能不全。

体外试验证实,白藜芦醇不仅能够在 Ang-Ⅱ介导的高血压动物模型中起到与肼屈嗪类似的降压作用,还能够减少 Ang-Ⅱ诱导的炎症反应。已知 Ang-Ⅱ可诱导 VSMC 表达 IL-6 并介导血管周围炎症反应,通过调控转录因子 NF-κB 环磷酸腺苷反应结合蛋白(CREB)与 IL-6 增强子的结合,白藜芦醇抑制 Ang-Ⅱ诱导的 VSMC 中 IL-6 的表达和分泌,减轻血管周围纤维化。

Biala 等在人肾素和 Ang-Ⅱ双重转基因小鼠中研究发现,白藜芦醇可降低转基因小鼠血压,并通过激活 SIRT1-PGC1,促进线粒体生物合成,减轻小鼠体内氧化应激水平,增强抗氧化能力,发挥抗心肌肥厚等靶器官保护作用。

五、应 用 前 景

高血压治疗目的是最大限度降低心血管发病和死亡总风险,即在控制血压的同时,应积极干预高血压患者各种可逆性危险因素,减少靶器官损害。

前文中提到,大量基础及临床研究证实,高血压患者体内氧化及抗氧化机制平衡失调,氧化应激水平升高而抗氧化能力下降并形成恶性循环,加重靶器官损害。在合理使用降压药物使血压达标的同时,加用抗氧化药物以减轻血管氧化损伤、阻断高血压病理生理进展,也因此成为高血压治疗的新选择。一些小规模临床研究显示,在降压治疗的同时给予维生素 C 能够改善原发性高血压患者的预后。葡萄多酚作为强大的抗氧化剂,在高血压的辅助治疗特别是特殊患者治疗中具有以下优势。

(一) 优良的药理学活性

GSP 主要药理活性包括抗氧化、自由基捕获、金属离子螯合、与蛋白结合等。口服 2g 含葡萄多酚的提取物,2 小时后血清中仍能检测到原花青素 B1 的存在,浓度为 8～13nmol/L,Bagchi 等人研究证实 GSPE 具有高度生物学活性,体内体外均能够有效清除自由基,减少自由基诱导的脂质过氧化及 DNA 损伤,其对组织细胞的保护作用明显高于维生素 C、维生素 E 及 β-胡萝卜素。

(二) 良好的耐受性

葡萄多酚在 20 世纪 80 年代即作为保健品在欧洲上市,其口服吸收好,未见有明显不良反应报道。

(三) 高血压合并糖尿病

糖尿病是冠心病的等危症,同时,2010 年《中国高血压防治指南》中,高血压的危险因素新增加"糖耐量受损和(或)空腹血糖受损",强调了糖代谢异常对高血压患者心血管风险的重要危险。已知高血压与糖尿病合并存在时,患者靶器官损害特别是肾脏损害的发生率明显升高,进一步增加其卒中、冠心病、心力衰竭、周围血管疾病的发病率和心血管全因病死率。糖尿病所致靶器官损害与氧化应激水平升高、非酶糖基化终末产物增加密切相关。已证实葡萄多酚能够有效抑制终末糖基化产物生成、减轻自由基引发的组织细胞过氧化损伤，减少糖尿病大鼠尿蛋白、降低血压并改善肾功能。因此，糖尿病患者特别是糖尿病肾病患者在降压治疗的同时加用葡萄多酚，可能更有助于血压控制和靶器官保护。

（四）高血压合并脂代谢异常

高脂血症是心血管疾病的重要危险因素，近年发表的大规模临床 ASCOT 研究提示：在高血压人群中积极控制血脂异常，降低 LDL-C 能够显著降低心血管事件和卒中的发生率。葡萄多酚能够抑制体内 LDL 过氧化、减少泡沫细胞形成，降低血清 TC、LDL-C、TG、TG/HDL-C，升高 HDL-C，并能显著降低血清 MDA、血浆 ox-LDL；与他汀类降脂药物相比，葡萄多酚安全性好，副作用少，是高血压合并脂代谢异常患者的又一新选择。

（五）需抗凝治疗的高血压患者

已有临床资料显示，低剂量阿司匹林抗血小板治疗能够降低卒中和（或）心肌梗死的发生率。HOT 研究发现，高血压患者加用低剂量阿司匹林能够降低心血管事件（15%）特别是急性心肌梗死（36%）的发生率，然而，出血事件的发生率会增加 65%。Putter 等比较了 GSPE 与阿司匹林对吸烟诱导的血小板聚集的作用，结果表明，100mg、150mg GSPE 与阿司匹林 500mg 抑制吸烟诱导的血小板聚集的作用是相同的。阿司匹林能使出血时间明显延长，而 GSPE 则无此作用，提示 GSPE 更为安全，在需要抗凝治疗而有较高出血风险的高血压患者中有一定的应用前景。

综上所述，葡萄多酚药理活性多样，口服制剂服用方便、耐受性好，在高血压患者的辅助治疗中具有广阔的应用前景。

第三节　血　脂　异　常

血脂是指血浆中的胆固醇、甘油三酯（TG）与类脂（磷脂、糖脂、固醇、类固醇等）的总称。临床上通常指的血脂主要是胆固醇与 TG。血脂具有重要的生理作用，其中胆固醇主要参与合成细胞浆膜、胆汁酸与类固醇激素等，而 TG 则主要维持体内能量代谢。人体中胆固醇主要以游离胆固醇及胆固醇酯的形式存在，TG 是甘油分子中的 3 个羟基被脂肪酸酯化而形成的。循环血液中的胆固醇与 TG 必须与载脂蛋白（Apo）结合形成脂蛋白，才能在血液中被运输至组织进行代谢。

由于脂质的测定值是连续变量，因而在正常与异常水平之间并没有天然的分界点。脂质的水平和心血管病危险之间可能存在着一种线性关系。血脂异常则是人为地定义血脂的某个水平，基于该水平的干预有确切的临床获益。

目前有关血脂异常的分类较为繁杂，主要有 3 种分类方法。

（一）表型分类法

1967 年 Fredrickson 等首先根据各种血浆脂蛋白升高的程度不同，并且基于血浆脂蛋白电泳的结果提出该分型法，为目前国际通用世界卫生组织制定的分类系统的基础。该分型法具体为，Ⅰ型乳糜颗粒（CM）增加，Ⅱa 型低密度脂蛋白（LDL）增加，Ⅱb 型 LDL 与极低密度脂蛋白（VLDL）同时增加，Ⅲ型 CM 残粒和 VLDL 增加，Ⅳ型 VLDL 增加，Ⅴ型 VLDL 和 CM 同时增加。该分型法对于临床理解脂蛋白异常与治疗高脂血症有很大帮助，其最明显的缺点是过于复杂。

临床上也可简单地将血脂异常分为高胆固醇血症、高 TG 血症、混合型高脂血症以及低 HDL-C 血症。

（二）基因分类法

目前已经发现有相当一部分原发性血脂异常患者存在单一或多个遗传基因的缺陷,具有家族聚集性的特点,有明显的遗传倾向,临床上通常称为家族性高脂血症。现研究较多的有家族性高胆固醇血症、家族性混合型高脂血症、家族性异常 β 脂蛋白血症以及家族性 ApoB 缺陷症等。

（三）按是否继发于全身系统性疾病分类

分为原发性与继发性血脂异常两大类。继发性血脂异常是指由于全身系统性疾病以及某些药物所导致的血脂异常。可引起血脂异常的系统性疾病主要有糖尿病（diabetes mellitus,DM）、肾病综合征、肾衰竭、肝脏疾病、系统性红斑狼疮、甲状腺功能异常、糖原累积症、骨髓瘤、脂肪萎缩症、急性卟啉病等。此外,某些药物如利尿药、β 受体阻断药、糖皮质激素等也可能引起继发性血脂异常。排除继发性血脂异常,即可诊断为原发性血脂异常,后者部分与基因缺陷有关,部分原因不明。原发性和继发性血脂异常也可同时存在。

中国人群血脂水平与血脂异常的患病率虽然尚低于欧美国家,但随着社会经济的发展,人民生活水平的提高与生活方式的转变,人群平均血清胆固醇水平正逐步升高。卫生部 2004 年 10 月发布的《中国居民营养与健康现状调查报告》显示,我国 18 岁以上居民血脂异常患病率为 18.6%,据此推算,全国 18 岁以上的血脂异常患者达 1.6 亿。血脂异常已经成为我国居民的一个重要卫生问题。

一、病理生理机制

血脂异常的病因与发病机制比较复杂,主要源于人体内脂蛋白代谢过程极为烦琐。无论何种病因,若引起脂质来源、脂蛋白合成、代谢过程关键酶异常或降解过程受体通路障碍等,均可导致血脂异常。

部分原发性血脂异常由于基因的缺陷或突变,然而大多数原发性血脂异常病因不明,可能与环境因素等综合作用有关,包括不良的饮食习惯、生活方式、体重增加、吸烟酗酒及年龄效应。

继发性血脂异常则与全身系统性疾病相关,以及某些药物的影响。值得关注的 DM 伴发血脂异常备受重视。与非 DM 人群相比,2 型 DM 患者更易患动脉粥样硬化。美国胆固醇教育计划成人治疗组第 3 次指南（ATP-Ⅲ）中,明确将 DM 视为冠心病等危症,DM 的脂质代谢紊乱是其中一项重要的危险因素。DM 伴发血脂异常的机制非常复杂。目前认为主要与下列因素有关:①高血糖;②高胰岛素血症与胰岛素抵抗;③氧化应激与脂质过氧化。

二、临床表现

血脂异常本身一般不会引起临床症状,其临床表现主要包括两大方面。

1. 脂质局部沉积所引起的改变,其中黄色瘤较为常见。黄色瘤是一种异常的局限性皮肤隆凸起,其颜色可为黄色、橘黄色或棕红色,多呈结节、斑块或丘疹形状,质地一般柔软。主要由于真皮内积聚泡沫细胞所致,最常见于眼睑周围扁平黄色瘤,另外还好发于足跟、肘膝肌腱处与掌指骨关节周围。除各种黄色瘤外,还有两项特异性体征提示血脂异常,即早发性角膜环与脂血症的眼底改变。

2. 脂质与血管内皮沉积导致的动脉粥样硬化,可引起早发性和进展迅速的心脑血管和周围血管病变。

此外,严重的高 TG 血症还可诱发急性胰腺炎,具体机制不清,有学者认为胰脂酶分解高浓度乳糜微粒中的 TG,产生局部高浓度的游离脂肪酸,使腺泡细胞内钙离子浓度增高,产生细胞损伤,从而导致胰腺炎的发生,应予重视。

多数血脂异常患者无任何症状与异常体征,而于常规血液生化检测时被发现。血脂异常的诊断主要依靠实验室检查,测定空腹状态下(禁食 12 小时以上)血浆或血清总胆固醇(TC)、TG、LDL-C 与 HDL-C 是最常用的生化检测方法。以往采用的脂蛋白电泳方法可靠性欠佳,且为半定量分析法,临床实用价值不大,目前已不常应用。超速离心技术是脂蛋白异常血症分型的"金标准",要求仪器设备昂贵,技术操作复杂,一般临床实验室难以做到。首次检测发现血脂异常,应排除血脂检测干扰因素,2~3 周内复查后判断。

我国卫生部心血管病防治中心于 2007 年 5 月正式公布《中国成年人血脂异常防治指南》。该指南是在 1997 年《中国成人血脂异常防治建议》的基础上丰富发展而来,它的发表是我国心血管疾病防治历程中的一个重要里程碑,对于规范、指导我国血脂异常的诊断与治疗有着重要实际意义。2011 年 6 月欧洲心脏病学会(ESC)/欧洲动脉粥样硬化学会(EAS)首次联合发表最新血脂异常管理指南,它将进一步提供更多、更广、更新的血脂相关信息。

三、治 疗 措 施

(一) 血脂异常的治疗原则

血脂异常是导致动脉粥样硬化的主要危险因素之一,而后者是造成心脑血管疾病的病理基础。因此,血脂异常进行治疗的最主要目的在于阻止或延缓动脉粥样硬化的进程,防治心脑血管事件。临床上应综合是否伴随心血管危险因素,结合血脂水平,根据指南要求,进行全面评价,以决定治疗措施以及血脂的目标水平。

血脂异常的治疗措施应是综合性的。治疗性生活方式的改变为首要的基本治疗方案,药物治疗是重点,必要时考虑血浆净化疗法或外科手术治疗,基因治疗尚在探索之中。

继发性血脂异常应以治疗原发病为主,特殊人群的血脂异常治疗则需结合相应人群特点、血脂异常发生机制、血脂目标值等具体对待。

(二) 药物治疗

临床上供选用的调脂药物可分为 6 类:他汀类;贝特类;烟酸类;树脂类;胆固醇吸收抑制剂;其他。

1. 他汀类 他汀类也称作 3-羟基-3-甲基戊二酰辅酶 A 还原酶抑制剂,其竞争性地抑制体内细胞胆固醇合成早期过程中限速酶 3-羟基-3-甲基戊二酰辅酶 A 还原酶的活性,从而阻断胆固醇的生成,继而上调细胞表面的 LDL 受体,加速血浆 LDL 的分解代谢。他汀类主要降低血清 TC 和 LDL-C 水平,也在一定程度上降低血 TG 与升高 HDL-C 水平。他汀类已经成为目前血脂异常治疗的最主要与最常用的药物之一。

自 20 世纪 60 年代以来,许多研究均证实降低胆固醇能减少冠心病的发病率与病死率。初步研究结果表明,血浆胆固醇降低 1%,冠心病事件发生的危险性可降低 2%。随着循证医学的发展,大量临床试验结果相继问世,逐渐确立与奠定了他汀类药物在冠心病防治上的地位。尤其是北欧辛伐他汀生存研究、胆固醇和冠心病复发事件试验、普伐他汀对缺血性心脏病长期干预研究、西英格兰冠心病预防研究以及空军-德州冠状动脉粥样硬化预防研究等五项大规模临床试验为他汀类药物防治冠心病提供了坚实的证据。此外,代表亚洲人群的日本成人高胆固醇处理一级预防研究和中国冠心病二级预防研究提供了在东方人群中应用他汀类药物的证据。这些多项大规模临床试验被认为在冠心病防治史上具有里程碑式的意义,其共同特点在于这些试验都证实他汀类药物显著降低 LDL-C 水平,冠心病致残率与病死率明显降低,而且总病死率显著降低而非心血管病死率并未增加。研究结果一致肯定了他汀类药物降脂治疗在冠心病一级预防与二级预防中获益,同时显示他汀类药物长期应用的良好安全性。随后一系列临床试验更广泛地探讨了他汀类药物在不同阶段不同范围冠心病的临床应用,其结果更开拓了他汀类药物的应用空间。

他汀类药物主要降低血清 TC 与 LDL-C 水平,其降脂作用与药物剂量有一定相关性。当他汀类药物的剂量增加 1 倍,其降低 TC 的幅度仅增加 5%,降低 LDL-C 的幅度仅增加 7%。

大多数人对他汀类药物的耐受性良好,副作用通常较轻而且短暂,包括头痛、失眠、抑郁以及消化不良、腹泻、腹痛、恶心等消化道症状。他汀类药物较为关注的不良反应主要是肝转氨酶的升高与肌病。他汀类药物导致肝药酶升高,发生率在 0.5% ~2%,呈剂量依赖性。单项转氨酶升高的临床意义尚未完全明确,一般停用或减量后可使升高的转氨酶回降。而由他汀类药物引起急性肝功能衰竭的病例极为罕见。临床应用中胆汁淤积与活动性肝病被列为他汀禁忌证。应用中发现肝转氨酶升高大于正常上限 3 倍时,他汀类药物应减量或停用。他汀类药物能引发肌病,包括肌痛、肌炎和横纹肌溶解。肌痛表现为肌肉疼痛或无力,无肌酸激酶的升高;肌炎有肌肉症状伴有肌酸激酶升高;横纹肌溶解则有肌肉症状伴肌酸激酶升高大于正常上限 10 倍,伴有血肌酐水平的升高,常有褐色尿与肌红蛋白尿,可发展至急性肾衰竭,这是他汀类药物最严重的不良作用。他汀类肌病发生的危险因素包括:他汀类药物剂量过大;与其他降脂药物的联合应用,如在西立伐他汀(拜斯亭)事件中,由于西立伐他汀与吉非贝齐合用导致死亡;其他药物的相互作用,尤其经由肝细胞 P450 代谢的药物可影响他汀类药物的代谢。

调脂治疗达标的共识引发了强化降脂的概念,为使 LDL-C 水平降到目标值或更低,往往需要他汀类药物足够大的剂量,必须注意到临床实践中的安全性问题,应权衡利弊、慎重选择,个性化处理。

2. 贝特类　贝特类也称为苯氧芳酸类,其通过激活过氧化物酶体增殖物受体 α(PPARα),刺激脂蛋白脂酶,ApoAⅠ与 ApoAⅡ基因的表达,以及抑制 ApoCⅢ基因的表达,增强脂蛋白脂酶的脂解活性,促进 VLDL-C 与 TG 的分解和胆固醇的逆向转运,从而降低血清 TG、VLDL-C,一定程度上提高 HDL-C。

临床研究如赫尔辛基心脏研究、苯扎贝特冠状动脉粥样硬化干预试验、退伍军人管理局 HDL-C 干预试验以及苯扎贝特心肌梗死预防研究等结果表明,贝特类药物可以显著降低血清 TG 和升高 HDL-C 浓度,同时延缓动脉粥样硬化的进程,降低冠心病事件的发生率。

贝特类药物有较好的耐受性和安全性,主要不良反应为消化不良等胃肠道症状、胆石形成、皮疹、粒细胞减少等,也可引起肝转氨酶升高和肌病。绝对禁忌证为严重肝病与严重肾病。贝特类联合他汀类药物治疗血脂异常明显增加骨骼肌溶解的风险,临床宜权衡利弊,慎重选择。

3. 烟酸类 烟酸类属于 B 族维生素,其用量超过作为维生素作用的剂量时有调脂作用。烟酸类的调脂作用机制目前尚未完全阐明,可能与下列机制有关:烟酸抑制脂肪组织内的二酰甘油酶活性而抑制脂肪组织的动员,减少脂肪组织与血浆中游离脂肪酸的含量,减少肝脏中 TG 的合成与 VLDL 的分泌。烟酸还可增强脂蛋白脂酶的活性,促进血浆 TG 的水解,以及减少 ApoB 的合成,从而降低血清 TG、VLDL-C,TC 与 LDL-C 水平也有所降低,HDL-C 轻度升高。烟酸类药物目前是升高 HDL-C 最有效的药物。

烟酸在冠心病一级预防与二级预防中的证据有待临床试验进一步积累。目前已经发表的临床试验包括冠心病药物治疗方案、降低胆固醇和动脉硬化研究、家族性粥样硬化研究、高密度脂蛋白粥样硬化治疗研究、降胆固醇治疗时观察动脉生物学等研究,结果表明烟酸可以减缓动脉粥样硬化的发展过程,抑制冠心病的病情进展,降低急性心肌梗死患者的复发率,减少主要冠状动脉事件,并可能减少总病死率。

烟酸的不良反应较多,以颜面潮红、瘙痒、腹痛、腹泻、消化不良等消化道反应为主,严重者可诱发或加重消化性溃疡,长期应用可引起肝功能损害、尿酸与血糖水平升高。慢性肝病与严重痛风患者不宜应用。烟酸较多的不良反应限制了其临床应用,其缓释剂型的问世提高了药物的安全性和耐受性。此外,烟酸具有全面而独特的调脂功效,可与多种其他类降脂药物联合组成复合制剂(国外已有他汀/烟酸,烟酸/氯贝丁酯复合制剂)控制血脂。这类具有悠久历史的调脂药物焕发出了新的生命力。

4. 树脂类 树脂类即胆酸螯合剂,属碱性阴离子交换树脂,口服后不被吸收,在小肠内可与胆酸不可逆结合,促进胆酸排出体外,阻断胆酸中胆固醇的吸收,因而阻碍胆酸的肠肝循环。并通过反馈机制上调肝细胞膜表面的 LDL 受体,加速循环中 LDL 的清除,从而降低 TC 与 LDL-C 水平。

临床试验如血脂研究临床中心与冠心病一级预防研究、美国心肺血研究所的干预试验第二项研究发现考来烯胺显著降低 TC 与 LDL-C 水平,延缓动脉粥样斑块的进展,降低主要冠状动脉事件与减少冠心病的死亡风险。

树脂类常见不良反应有腹胀、便秘等,干扰某些药物与脂溶性维生素的吸收。此类药物的绝对禁忌证为异常 β 脂蛋白血症和 TG > 4.52mmol/L(400mg/dl)。TG > 2.26mmol/L(200mg/dl)者慎用。

5. 胆固醇吸收抑制剂 第一个肠道胆固醇吸收的选择性抑制药依折麦布(ezetimibe)于2002 年在美国首先上市(商品名 Zetia)。与上述临床使用调脂药物作用机制完全不同,为临床血脂异常的治疗提供了一个新选择。

依折麦布口服后被迅速吸收,并广泛结合成具有药理活性的酚化葡萄糖醛酸(依折麦布-葡萄糖醛酸),然后经过肝肠循环到达小肠,作用于小肠刷状缘,选择性抑制胆固醇微胶粒的载体——转运蛋白 NPC1L1 活性,而减少食物与胆汁中的胆固醇与植物固醇吸收,降低小肠来源胆固醇向肝脏中的转运,使得肝脏胆固醇贮量减少而降低血浆胆固醇水平。此外,可反馈促进肝脏 LDL 受体合成,加速 LDL 的代谢。

依折麦布治疗过程中不良反应少见且轻微,发生率与安慰剂相似,较为常见者有头痛与恶心,不影响继续使用。依折麦布可应用于各型血脂异常,尤其适用于他汀类调脂达标困难或不能耐受的患者。多项试验结果表明依折麦布单用或与他汀类合用的良好降脂疗效,可以显著提高血脂达标率。关于依折麦布治疗对于血脂异常患者以及其他心血管高危患者的临床预后影响,仍需更多证据。正在进行中的 SHARP 研究以及 IMPROVE-IT 研究预期将为我们提供更多有价值的信息。

6. 其他调脂药　如普罗布考,n-3 不饱和脂肪酸等。

四、葡萄多酚与血脂异常

近年来大量的临床试验相继发表,证实以他汀类为首的调脂药物具有良好的降脂功效,可以显著降低冠心病的致残率与病死率,减少总病死率。然而临床实践与以他汀类为首的指南仍存在很大差距,其中他汀类安全性的顾虑是重要原因之一。此外,即使在强化降脂试验中大剂量应用他汀类药物也并未完全实现血脂达标。因此,迫切需要开发新型、安全、有效的调脂药物,进一步加强血脂控制,提高患者的依从性,更好地贯彻指南,从而改善临床预后。新近随着药学理念的更新,药学技术的迅速发展,天然药物得到越来越多的开发与关注。从动、植物中提取的天然药物葡萄多酚凭借其疗效确切、机制独特、安全无毒与来源广泛,近年来成为研究血脂的学者关注的热点之一。葡萄多酚主要包括葡萄籽原花青素(GSPE)与白藜芦醇,下面分别阐述。

(一) 葡萄籽原花青素与血脂异常

关于 GSPE 在血脂异常防治中的应用,目前总体上来说还处于探索阶段。多项研究集中于体外试验、动物模型研究,主要探讨 GSPE 的调脂功效、不良反应以及作用机制。现有少量针对 GSPE 调脂的临床应用研究的尝试。

1. 体外试验　主要用于评价与探讨 GSPE 的调脂机制。Leifert 等利用体外培养细胞技术了解 GSPE 对于胆固醇代谢的影响。结果发现,在体外培养的细胞 HT29、Caco2、HepG2 以及 HuTu80 含有 3H-胆固醇,而 GSPE 可明显抑制细胞对于 3H-胆固醇的吸收,抑制率最大达到 66%。并且这种抑制作用独立于 GSPE 的抗氧化能力,提示 GSPE 降低胆固醇的潜在功效。

Ngamukote 等利用体外试验详细阐述了 GSPE 主要组分降脂作用的可能机制。试验结果显示,GSPE 组分通过以下作用实现降脂功效:①抑制胰胆固醇酯酶,后者可水解食物中的胆固醇,有利于游离的胆固醇进入肠道吸收和转运;②促使胆固醇结合胆汁酸,加速胆汁酸的排泄,减少胆固醇的肠肝循环;③减少胆固醇微粒化,延缓其吸收。

2. 动物以及动物模型

(1) 短期效应:在一项 Wistar 大鼠实验中,评价了 GSPE 调节血脂的作用,并初步探讨了其机制。Del 等给予 GSPE 250mg/kg 喂食 Wistar 雄性大鼠,对照组喂食普通自来水,5 小时后处死实验大鼠,分析大鼠餐后的血浆与肝中的血脂谱变化以及脂代谢相关基因水平。实验结果显示,与对照组比较,GSPE 组处理后 5 小时血浆 TG 浓度下降达到 50%;LDL-C 水平显著降低,HDL-C 水平稍有升高,而 TC 水平无显著变化。评价动脉粥样指数的 HDL-C/LDL-C 比值显著升高,TC/HDL-C 比值则明显降低。该实验还发现,GSPE 组的 ApoB 水平明显下降 60%,其中来源于 ApoB-48 的 10% 与 ApoB-100 的 50%。实验结果提示 GSPE 有确切的调脂作用,并预示其可能降低动脉粥样硬化的危险性。Del 等未能发现肝脏中脂质谱的变化,可能与其干预的是短期效应而不能体现于肝代谢中有关。

另外,Del 等进一步利用实时 PCR 以及微矩阵技术分析了部分血脂代谢相关基因水平在葡萄籽原花青素干预下的改变。结果发现,反映胆汁酸合成途径的酶 CYP7A1 的 mRNA 水平上升 2.4 倍,提示葡萄籽原花青素干预可通过结合胆汁酸途径之一降低胆固醇水平。另外,肝中与脂质代谢密切相关的核转录因子家庭成员——微小异源二聚体伙伴(SHP)的 mRNA 水平明显上调 3.0 倍,SHP 的变化与血浆 TG 水平的下降有着密切的相关性,并涉及配体、雌激素受体等多通道途径机制。同时也发现肌肉中脂蛋白脂酶活性的激活,其 mRNA 水平上升 1.57 倍,为葡萄籽原花青素干预后血浆 TG 浓度的下降提供了更多的机制解释。

(2) 长期作用:有学者建立高脂动物模型或者 DM 动物模型,利用 GSPE 治疗数周甚至数个月,以观察其调脂作用、不良反应,并尝试探讨其内在机制。高脂模型:王淑娥等在建立小鼠(C57BL/6J)高脂模型的基础上,同时应用 GSPE[低剂量组 0.2mg/(g·d),高剂量组 0.6mg/(g·d)]进行干预 20 周,以观察其对于实验动物血脂水平的影响。结果表明,在进食高脂膳食的同时加饲 GSPE 的小鼠,其血清 TG、TC 升高幅度较模型组明显减小,呈剂量依赖性,显示 GSPE 具有阻抑实验小鼠血脂升高的作用。实验还发现,喂食 GSPE 的小鼠其血清红细胞丙二醛升高幅度较模型组也明显减少,表明 GSPE 在阻止血脂升高的同时亦有减少脂质过氧化的作用。

王淑娥等再次利用大耳白家兔建立高脂饲料模型,观察 GSPE(低剂量组 5g/d,中剂量组 10g/d,高剂量组 15g/d)对于血脂水平的影响,实验第 6 周即发现干预组血清 TG、TC 与 LDL-C 水平升高的幅度较模型对照组减少,到实验第 12 周还显示 HDL-C 水平升高的幅度较模型对照组增大,提示 GSPE 对于家兔血脂异常的改善作用。

Karthikeyan 等观察了在异丙肾上腺素诱导的血脂异常与心肌损伤大鼠模型中 GSPE 对于其血清与心脏组织脂质代谢的影响。结果发现,异丙肾上腺素诱导后出现明显脂质紊乱,而 GSPE 预先给药 5 周,可明显改善心肌组织以及血清中的血脂异常,分别表现为心脏组织中胆固醇(TC、游离胆固醇与胆固醇酯)、TG、磷脂水平均有显著降低,血清中可发现相应脂质谱的变化,而且血清 HDL-C 水平的升高均呈剂量依赖性改变。结果提示 GSPE 在异丙肾上腺素诱导心肌损伤模型中的保护作用。但是,上述多项研究均未进一步就 GSPE 在动物模型中的降脂机制进行探讨。

Katia 等利用动物高脂模型,测定血清中 TC、LDL-C、HDL-C 以及肝脏总重量、粪胆固醇水平等指标,观察 GSPE 的作用。结果显示,高脂加 GSPE 饮食组的各指标与标准饮食组结果相近。其作用机制并不十分清楚,分析粪胆固醇水平增高,推断胆固醇排出增加,肠吸收下降,从而发挥降脂作用。

由于脂质合成、代谢途径受到多种通道影响而比较复杂,有学者开始探讨 GSPE 降脂功效与此的关联,尤其是 GSPE 干预下脂质以及代谢基因水平的改变,期望进一步了解其机制。Jiao 等利用 Golden Syrian 豚鼠喂食含 0.1%胆固醇饲料,给予 0.5%与 1.0%的 GSPE 干预。结果发现,与对照组比较,干预组 6 周后血浆 TC 浓度分别下降 4%与 16%,非 HDL-C 水平下降 5%与 22%,血浆 TG 水平降低分别达到 12%与 30%。同时,该研究结果还显示,1.0%的 GSPE 干预组中肝脏 TC 水平较对照组有显著降低。进一步肯定了 GSPE 在 Golden Syrian 豚鼠中的降脂作用。并且,该试验研究人员测定了粪便胆汁酸含量在干预组显著增高,而净胆固醇吸收提留量明显减少。此外,试验发现反映胆汁酸排泄的 CYP7A1 mRNA 与蛋白质水平均明显上调,而 LDL 受体与肝脏 X 受体 α 蛋白质水平均无明显变化,提示可能通过介导 CYP7A1 的上调而促进胆固醇结合胆汁酸的排泄机制,从而实现 GSPE 的降脂作用。

另有学者认为其他机制,尤其是脂质代谢重要器官肝脏中酶的角色改变可能也参与了 GSPE 的降脂作用。Quesada 等建立 Wistar 大鼠高脂血症模型,给予 GSPE[25mg/(kg·d), 连续 10 天]治疗。结果发现,与对照组比较,治疗组 TG、TC、LDL-C 水平显著下降分别达到 40%、13% 与 40%。更为重要的是,结果显示,GSPE 治疗可以下调胆固醇调节元件结合蛋白 1(SREBP1)、微粒体转运蛋白(MTP)mRNA 水平,而上调二酰基甘油酰基转移酶 2 (DGAT2)、微小异源二聚体伙伴(SHP)mRNA 水平,从而抑制肝脏中 VLDL 的合成、装配与分泌,发挥降脂的作用。该实验结果并未发现 CYP7A1 mRNA 的改变,分析可能与 CYP7A1 mRNA 水平在 GSPE 干预下的上调多见于正常血脂的大鼠,而高脂血症模型大鼠需较长时间喂食 GSPE,机体对于其适应性、高脂诱发的代谢应激可能均影响到 CYP7A1 的表达。

糖尿病模型:张国霞观察了 GSPE 对于 2 型 DM 大鼠的影响。首先给予链脲佐菌素静脉注射建立 2 型 DM 大鼠(Wistar)模型,灌胃 GSPE 150mg/(kg·d),治疗 8 周。结果发现,与 2 型 DM 组比较,GSPE 组可以显著降低血清 TG、TC 以及 LDL-C 水平,以及明显提高 HDL-C 水平。提示 GSPE 在 2 型 DM 大鼠具有调脂作用,可能对 2 型 DM 有一定的预防和治疗作用。

3. 临床应用

(1) 在正常血脂人群中的作用:在一项评价 GSPE 减少丙二醛氧化 LDL 的研究中,61 例健康人群其 LDL-C 水平在 100~180mg/dl,GSPE 200mg/d 与 400mg/d 分别干预,于干预后 6 周、12 周测定血清血脂谱水平。结果发现:与对照组比较,血脂谱系列中 HDL-C 水平升高(200mg/d 与 400mg/d 干预组,干预后 6 周、12 周均有显著升高),而 ApoB 水平在 200mg/ d 干预组 12 周显示下降,400mg/d 干预组 6 周下降,12 周恢复正常。试验结果未见其他血脂谱水平显著改变。具体机制作者并未作说明。另外,12 周 GSPE 干预过程未见其明显不良反应,实验前后肝、肾功能指标,肌酸激酶,血糖以及白细胞计数等未见改变。

(2) 在高脂血症人群中的作用:Preuss 等观察了 GSPE 治疗高脂血症患者后的血脂改变。试验纳入 40 例高脂血症患者,TC 水平在 210~300mg/dl,采取双盲、安慰剂对照研究,分为 4 组:安慰剂对照组,烟酸铬组 200mg 每日 2 次,GSPE 单用组 100mg 每日 2 次,GSPE 联合烟酸铬组剂量同前。治疗 2 个月后测定血清血脂水平,结果发现,与基线时比较,TC 在 GSPE 组降低 2.5%,烟酸铬组降低 10%,而联合组降低达 16.5%;LDL-C 在原花青素组降低 1.0%,烟酸铬组降低 14%,而联合组降低达 20%;HDL-C 水平与 TG 水平未见明显变化。试验结果提示 GSPE 联合烟酸铬组可提高烟酸铬的降脂作用,该试验未能体现其单独应用时的降脂功效。

(3) 在糖尿病患者群中的作用:Kar 等评价了 GSPE 在 2 型 DM 人群中的作用。试验共收入 32 例 2 型 DM 患者,均具有 1 项或 1 项以上的动脉粥样硬化危险因素,应用 GSPE 600mg/d 治疗 4 周,发现 TC 水平一定程度下降,他们未就其他血脂系列进一步说明。

(4) 在高血压人群中的作用:在一项小规模临床试验中,Kappagoda 等给予 GSPE 治疗高血压患者,发现 GSPE 150mg/d,300mg/d 两组均可降低血压,而 300mg/d 组还可降低血清 LDL-C 水平。试验还发现,治疗前血清 LDL-C 水平越高,相应降低幅度越大。

(5) 部分试验与阴性的结果:国内高海青课题组研究 GSPE 的抗动脉粥样硬化作用,并相继观察了 GSPE 对于高脂血症兔血脂以及动脉粥样硬化兔血脂的影响,两者结论并不吻合,不能一致显示 GSPE 具有调脂功效。

Clifton 等在研究 GSPE 与槲皮苷改善血管功能的过程中,观察了 GSPE 对于血脂的影响,试验对象为 36 例高脂血症或吸烟或高血压人群,口服 GSPE 1g/d,或者联合槲皮苷 1g/d,治疗 4 周,结果均未发现血脂的改变。另一项在无基础疾病男性吸烟者中应用 GSPE 300mg/d,与安慰剂交替应用 14 周,仍未体现血脂的变化。

新近 Feringa 等发表了一项 meta 分析,搜索了 GSPE 与心血管危险因子相关性的随机对照试验,共纳入 9 个试验,390 例试验者,结果仅发现 GSPE 降低舒张压与心率,对于血脂水平并无明显影响。

4. 不良反应 总的来说,GSPE 作为一种天然药物,安全有效,无明显不良反应,上述临床应用中无明显药物副作用的报道,未见肝功能异常与肌病的发生。已有资料中临床应用疗程多在数周,疗程较短,需要进一步长期应用观察。动物实验方面,Bentivegha 等研究发现,动物饮食中可添加 2.5% GSPE[加权后平均剂量大约为雌性大鼠 1.78g/(kg·d);雄性大鼠 2.15g/(kg·d)]而无不良作用。Shao 等发现,大剂量的 GSPE 可以通过活化效应因子激活细胞凋亡蛋白酶 Capase-3,进而诱导氧化应激而引起细胞凋亡,提示应用中需要关注 GSPE 的使用剂量。

(二)白藜芦醇与血脂异常

1. 体外试验 体外试验对白藜芦醇以及衍生物的调脂作用研究表明,其均具有降低血浆 LDL-C 和升高 HDL-C 的作用,并且发现其可以上调 PPARα 表达水平,而 PPARα 通路控制参与脂肪分解代谢和脂肪细胞分化的相关基因转录,而且作为酪氨酸激酶抑制剂,可以阻止脂肪细胞分化的必需组件磷酸化,实现改善血脂异常。

Park 等在体外利用白藜芦醇处理人肝细胞株 HepG2,培养 24 小时后,发现细胞内 TC 与胆固醇酯合成显著减少,并显示酰基辅酶 A-胆固醇酰基转移酶活性的降低。

胆固醇在巨噬细胞内聚集形成泡沫细胞是动脉粥样硬化发生的重要环节。Berrougui 等利用体外培养 J774、THP-1 与 MPM 等巨噬细胞,了解白藜芦醇的调脂作用以及机制。结果发现,白藜芦醇呈浓度依赖性地通过上调编码胆固醇流出调节蛋白的 ATP 结合盒转运子 A1(ABCA1)基因,促进 Apo 介导的胆固醇流出,减少胆固醇的流入以及摄取。

2. 动物模型 良好的动物模型是评价新型药物干预作用与探讨病理生理机制的重要方法与手段。在评价白藜芦醇对于血脂的影响上,国内研究人员已经开展了积极的工作。朱立贤等实验发现白藜芦醇能使高脂血症大鼠的血浆 TC、LDL-C 与 TG 水平以及 ApoA1 明显降低,升高 HDL-C 和 HDL-C/TC。李萍等观察白藜芦醇对高脂血症模型大鼠血脂的影响,结果表明白藜芦醇大、中、小剂量组均能降低高脂血症大鼠血浆 TC、LDL-C 与 TG 水平,提示了白藜芦醇的降血脂作用。郑国华等探讨了白藜芦醇对于不同饲料喂养的小鼠血脂水平的影响。实验结果发现,与高脂对照组比较,白藜芦醇低剂量与高剂量组干预 5 周均能显著降低高脂模型小鼠血清中 TC、LDL-C 与 TG 浓度,升高 HDL-C 浓度;而对于普通饲料喂养的小鼠,高剂量白藜芦醇组可显著下降其血清中 LDL-C 与 TG 的水平,未发现其他血脂指标的影响。提示白藜芦醇能有效阻抑小鼠高血脂的形成与发展,对于高脂血症小鼠更为明显。上述国内开展研究提示了白藜芦醇对于高脂血症动物血脂水平的有效干预,未就详细作用机制作深入探讨。

国外研究人员给予豚鼠喂食高脂饮食,建立高脂血症动物模型,喂食含有 0.025% 白藜芦醇 8 周后发现,血清 TC 与 TG 水平均有显著下降,血清 ApoB 与胆固醇酯转运蛋白均明显降低,而 ApoA1 和 ApoA1/ApoB 比值明显升高。结果还显示,胆固醇合成过程中的限速酶 3-羟基-3-甲基戊二酰辅酶 A 还原酶表达水平显著降低,提示该机制可能参与了白藜芦醇的降脂作用。

此外,在一项动脉粥样硬化模型小鼠中观察了白藜芦醇的作用,首先敲除 ApoE 基因建立模型,喂食含白藜芦醇 0.02% 与 0.06% 的饲料小鼠 20 周。结果发现,小鼠血浆的 TC 水平分别降低 17% 与 18%,LDL-C 水平降低了 41% 与 27%,而 HDL-C 水平,HDL-C/TC 比值有显著增加。结果还显示,与对照组相比,肝脏 3-羟基-3-甲基戊二酰辅酶 A 还原酶的活性有明显降低。

3. 临床应用　　目前关于白藜芦醇的临床应用主要集中于针对肿瘤方面与糖代谢作用方面。探讨白藜芦醇对高脂血症患者血脂的影响较少,国内陈亮等采用双盲对照方法观察了白藜芦醇胶囊治疗高脂血症的效果。试验收集高脂血症患者 51 例,其纳入标准为 TC 水平高于 5.2mmol/L 或 TG 水平高于 1.65mmol/L,口服白藜芦醇胶囊 0.8g 每日 2 次,治疗 45 天后测定血脂水平。结果显示,白藜芦醇胶囊能降低血清 TC 与 TG 水平,与治疗前相比,TC 水平下降 10.77%,TG 水平下降 16.35%,未能发现 HDL-C 变化。

4. 不良反应　　白藜芦醇来源于天然植物,基于动物实验资料,其耐受性较好,不良反应较少。一项短期 29 天的临床研究发现,仅在较大剂量(2.5~5g/d)出现轻微消化道反应。健康受试者 8 例应用白藜芦醇 4g/d,连续 8 天,其中 6 人发生轻度的阶段性腹泻,1 人出现短暂的皮疹与头痛。在动物实验中,一般认为低于 1g/(kg·d)剂量不会出现明显毒性作用。由于白藜芦醇主要经肾排出体外,临床应用中需注意检测肾功能影响。

五、应用前景

大量流行病学与临床研究证实,血脂异常是最重要的心血管疾病危险因素之一。近年来,一系列降脂试验证实他汀类药物是血脂异常药物治疗的基石,而降脂达标已成为防治动脉粥样硬化性心血管疾病的核心策略。然而在临床实践中,患者由于他汀类药物的不良反应等多种原因不能耐受他汀类药物治疗,而且,他汀类药物即使大剂量治疗也未能完全实现降脂达标。作为天然药物葡萄多酚的问世,为血脂异常的防治增添了一种新的选择。其主要成分 GSPE 与白藜芦醇已经被证实能发挥一定的降脂作用。

现有的动物模型实验结果表明 GSPE 具有调脂功效,体外试验也对 GSPE 调脂的作用机制作了分析与阐述。临床应用方面,针对正常血脂者、高脂血症患者、DM 与高血压人群中都观察到 GSPE 的降脂作用,实验中尚未见明显不良反应的报道。这些资料为 GSPE 治疗血脂异常提供了初步的依据。然而,必须注意到其存在的不足之处,动物实验与临床应用中使用的 GSPE 剂量不统一,造成评价其临床疗效的困难;缺乏 GSPE 联合其他降脂药物的数据。此外,临床应用中 GSPE 对于血脂的阴性结果需要进一步理解与诠释。更为重要的是,血脂的降低并不是药物治疗的最终目标,动脉粥样硬化程度的改善仅仅是替代终点,因此需要设计以总病死率以及主要冠状动脉事件为一级终点的大样本、多中心、双盲试验评价 GSPE 的调脂疗效、安全性与临床获益。目前,以 GSPE 为原料的保健品与化妆品较多,而真正用于临床的药物却不多,主要有 Pco Phytosome、Activin 与 Endotelen 等。因此,关于 GSPE 药物的制作与提取工艺需要进一步改进,以适应临床工作的需要。

白藜芦醇在抗衰老、肿瘤防治等领域已经得到重视,同时也是很有潜力的降脂天然药物,但现有的研究大多集中于细胞与分子水平,而临床应用的研究较少,对于其临床应用前景、安全性与有效性的研究也相当滞后。在今后的工作中,白藜芦醇的临床应用应成为重点,同时需要更多的循证医学证据来支持。2010 年丹麦哥本哈根第一次关于白藜芦醇与健康的国际大会举行,会议肯定了白藜芦醇的潜在价值,也为今后白藜芦醇的研究指明了方向。目前已有 24 项临床注册的白藜芦醇试验正在进行中。

由于白藜芦醇化学性质不稳定,口服具有肝脏首关效应,半衰期很短,生物利用度低等,导致其应用受到限制。寻找有效途径以提高白藜芦醇的生物利用度至关重要,杨宝平等分别将白藜芦醇制成纳米乳和纳米脂质体,提高了白藜芦醇的生物利用度,为白藜芦醇新型给药系统口服制剂的设计提供了科学依据。白藜芦醇有片剂、胶囊、口服液、软胶囊、颗粒剂以及中药合剂等剂型。我国已将白藜芦醇的植物提取物制成降脂、美容和减肥的天然保健食品,例如天津的天狮活力康、上海的贝益生胶囊以及西安的紫金胶囊等。

第四节 心 力 衰 竭

心力衰竭是大多数心血管疾病的最终归宿,指各种心脏结构和(或)功能(遗传性或者获得性)疾病导致心室的充盈和(或)射血能力受损的一种复杂的临床综合征。通常所说的心功能不全是一个更为广泛的概念,仅伴有临床症状的心功能不全称之为心力衰竭。

(一) 心力衰竭的分类

作为复杂的临床综合征,心力衰竭可以根据不同的临床、病理与病理生理特点作出相应的分类。

1. 左侧心力衰竭、右侧心力衰竭与全心衰竭 左侧心力衰竭以肺循环瘀血、肺水肿为特征,右侧心力衰竭以体循环瘀血为主要表现。左侧心力衰竭后肺动脉压力增高,右心负荷加重,长期负荷可引起右侧心力衰竭,即发展至全心衰竭。单纯的右侧心力衰竭见于右心室梗死、急性肺动脉栓塞等。

2. 收缩性与舒张性心力衰竭 收缩性心力衰竭的主要机制是心肌收缩功能受损,心排出量下降,导致心室排空不足,舒张末期容积与压力增加,可引起进行性泵衰竭。舒张性心力衰竭发生机制主要是由于心室顺应性的降低,引起心室充盈受限,射血分数可正常或增加。两种心力衰竭均可出现心力衰竭的典型症状,并可合并存在。

3. 急性与慢性心力衰竭 根据心力衰竭的时间、速度以及严重程度而进行的分类。急性心力衰竭指因急性的严重心肌损害或急性血流动力学障碍,造成心排出量急剧下降。临床上以急性左侧心力衰竭最为常见,急性右侧心力衰竭则较少见。慢性心力衰竭有一个渐进的发展过程,一般均有代偿性心脏扩大或肥厚以及其他代偿机制参与。

4. 低排出量与高排出量心力衰竭 低排出量心力衰竭是最常见的类型,临床表现为外周灌注不足、四肢发凉、末梢发绀等。高排出量心力衰竭是指持续的高心输出量,最终发展至心力衰竭,多见于慢性贫血、甲状腺功能亢进、脚气病、动静脉瘘等疾病。

(二) 心力衰竭的分期与分级

1. 心力衰竭的分期 2001 年美国 AHA/ACC 成人慢性心力衰竭指南提出了心力衰竭

分期的概念,具体分期如下:A 期,心力衰竭高危期,尚无器质性心脏病或心力衰竭症状;B 期,已有器质性心脏病变,但无心力衰竭症状;C 期,器质性心脏病,既往或目前有心力衰竭症状;D 期,需要特殊干预治疗的难治性心力衰竭。

2. 心力衰竭的分级 称为 NYHA 分级,于 1928 年由美国心脏病学会(NYHA)提出而得名,并在临床上沿用至今。按诱发心力衰竭症状的活动程度分为 4 级:Ⅰ级,患者患有心脏病,但日常活动量不受限制,一般活动不引起疲乏、心悸、呼吸困难或心绞痛;Ⅱ级:患者患有心脏病,体力活动受到轻度限制,休息时无自觉症状,但平时一般活动下可出现疲乏、心悸、呼吸困难或心绞痛;Ⅲ级:患者患有心脏病,体力活动明显受限,小于平时一般活动即引起上述症状;Ⅳ级:患者患有心脏病,不能从事任何体力活动,休息状态下也会出现心力衰竭的症状,体力活动后加重。该分级的优点是简便易行,缺点是分级的依据全凭患者主诉。

(三) 流行病学

了解心力衰竭的流行病学状况与特点是制订有效的心力衰竭诊治策略的基础。流行病学资料显示,心力衰竭的患病率高,预后差,5 年生存率与恶性肿瘤相仿。根据欧洲心脏病学年会的统计,在欧洲 47 个国家近 10 亿人口中,心力衰竭患者约占总人口的 5%。美国心力衰竭患者约有 580 万,每年新增病例超过 50 万,因心力衰竭而死亡人数达到 28 万。曾经住院治疗的心力衰竭患者年均病死率高达 30% ~50% ,仅有 25% 的男性患者与 38% 的女性患者存活达 5 年。我国于 2000 年对 35 ~74 岁城乡居民共 15 518 人随机抽样调查显示,总的心力衰竭患病率为 0.9% 。按此推算,我国 35 ~74 岁人群中约有心力衰竭患者 400 万人。

一、病理生理机制

探讨心力衰竭的发病机制更有利于理解与实施心力衰竭的治疗策略。心力衰竭的病理生理机制非常复杂,涉及神经体液机制、细胞与分子机制、代谢机制、氧化应激机制等。这些机制之间并非孤立的,而是相互交织,彼此共同在心力衰竭的发生发展中发挥作用。

(一) 神经体液机制

20 世纪 80 年代以来,人们逐渐认识到心力衰竭的发生发展机制不再仅仅局限于血流动力学的异常。交感神经-肾上腺素能系统激活与肾素-血管紧张素-醛固酮系统(RAAS)的活性增强在心力衰竭发病过程中扮演着重要角色。对于心力衰竭的发生发展机制的深入研究发现,心力衰竭发病机制的重要历程在于交感-肾上腺素能系统与 RAAS 的激活,心室重构,心肌功能失代偿,最终导致心力衰竭。心力衰竭时交感神经系统持续激活,肾上腺素与去甲肾上腺素释放增多,心肌收缩力增加,但也同时通过肾上腺素受体的作用,诱发心律失常,导致心肌耗氧量增加,促使心肌重构,加重心肌损伤,加速心力衰竭的恶化与发展。而后者进一步激活交感神经,如此形成恶性循环。同时,心力衰竭时激活 RAAS,导致肾素、血管紧张素与醛固酮分泌与释放的增多,引起血管收缩、水钠潴留,最终加重血流动力学障碍,如此形成心力衰竭的恶性循环,使得病情日趋恶化。而且血管紧张素Ⅱ作为最重要的效应物质,可直接促进心肌细胞的肥大,胞外基质与成纤维细胞的增殖,诱发心肌细胞的凋亡与心肌间质的纤维化,均最终加速心力衰竭的进展。神经内分泌以及 RAAS 的激活以及心肌重构概念的深入探讨,给心力衰竭的治疗策略带来革命性的变化,促进了肾上腺素能受体阻断药与血管紧张素转化酶抑制剂(ACEI)、血管紧张素受体Ⅱ拮抗剂(ARB)等的广泛应用。

(二) 细胞与分子机制

细胞因子是由机体免疫细胞与非免疫细胞合成的,调节细胞生理功能的小分子多肽。广义的细胞因子也包含称为炎症介质的神经递质、激素等蛋白质和多肽等。在正常情况下,心肌并不表达炎症细胞因子。心力衰竭时,由于神经内分泌的激活、压力与容量负荷的增加以及缺氧等因素的刺激,多种细胞,如激活的巨噬细胞、心肌细胞、心肌成纤维细胞、血管内皮细胞与血管平滑肌细胞均可产生多种炎症细胞因子。研究表明,炎症细胞因子主要通过JAK/STAT,MAPK 以及 NF-κB 等信号转导途径产生生物学作用。细胞因子在心力衰竭过程中,发挥促炎症反应、参与心肌细胞肥大、导致心肌重构、介导心肌细胞的凋亡以及直接心肌毒性作用。其中备受关注的细胞因子包括肿瘤坏死因子(TNF)、白细胞介素家族(IL)、趋化因子、C 反应蛋白、核因子 NF-κB 等与心力衰竭的发生发展有着密切的关系。

尤其值得关注的是核因子 NF-κB。由于 NF-κB 在心力衰竭过程中与多种细胞因子交互影响以及其本身即可参与伴随自心力衰竭诱因至心力衰竭进展的诸多环节,近年来备受重视。NF-κB 是 1986 年首先由美国学者 Bltimore 与 Rwiansen 在成熟的 B 淋巴细胞细胞核中检测到的一种蛋白,其可以与免疫球蛋白 κ 轻链内的增强子的特异性序列相结合,并因此而得名。目前发现,在哺乳动物中,NF-κB 家族系是由 Rel 蛋白家族中的成员以同源或异源的二聚体形式存在的一组具有多向调节作用的核转录因子,其中以 P50/P65 发现最早,分布和作用最广泛。在静息状态下,NF-κB 与抑制性蛋白 IκB 结合,以无活性状态存在于细胞质中。当细胞受到各种因素刺激后,通过不同的信号转导激活 IκB 激酶受体,使得 IκB 氨基端 IκBα 的 Ser32、Ser36 位的残基被磷酸化激活,随后导致 NF-κB 活化,由细胞质转位至细胞核。入核的 NF-κB 二聚体与目的基因上的 κB 位点发生特异性结合,从而启动和调控相关基因的转录。基因转录后,细胞内新合成的 IκB 可以使与 DNA 结合的 P50/P65 二聚体失活,NF-κB 返回细胞质被重新利用,如此循环调控,维持细胞内稳定。深入的研究证实,NF-κB 可在机体的免疫应答、炎症反应、细胞的分化生长与细胞黏附、细胞凋亡的调控等诸多方面发挥重要的作用。而 NF-κB 作为一种活跃的转录因子,通过促进心肌细胞促炎症因子的释放,并与多种细胞因子之间形成网络调控紊乱,进而参与到心力衰竭的进展之中。

大量临床报道,心力衰竭患者 NF-κB 表达增高,细胞因子如 TNF、IL 等分泌同时也增多,这些细胞因子作为 NF-κB 的抑制物 IKKb 的激酶,激活 IKKb,通过磷酸化降解,使得 NF-κB 与其抑制物 IκB 在胞质中分离,进而转位至胞核内,激活 NF-κB 表达。而 NF-κB 表达的上调又促进了 TNF 等炎症因子的分泌,形成炎症反应的正反馈,并使得心力衰竭过程中众多细胞因子的交互作用变得异常复杂。此外有证据显示,动脉粥样硬化始动环节血管内皮的损伤、细胞黏附因子的表达增加均伴有 NF-κB 的激活。他汀类药物用来治疗心力衰竭的重要机制之一就在于其可通过抑制 NF-κB 的激活,进而发挥作用。然而,在心肌缺血预适应过程中,有学者认为激活的 NF-κB 可通过促进炎症反应而加重心肌的损伤,但它同时可以通过轻度的氧化应激来触发对心肌的保护作用,似乎存在保护作用。因此,对于 NF-κB 在心力衰竭中的具体作用以及机制,尚需进一步的探讨。

(三) 代谢机制

新近的研究发现,心力衰竭的发生发展过程不仅伴随着心肌结构的重塑,心肌还存在能量代谢的重构。正常的心肌能量代谢主要包括 3 个环节:①心肌细胞氧化代谢能量底物,产生腺苷三磷酸(ATP);②ATP 的储存;③ATP 的利用。众多研究表明,心力衰竭发展过程中上述 3 个环节均可出现异常,具体表现为:产能下降。心力衰竭发生时,心肌能量代谢的调节分子调控发生改变,过氧化体增殖物激活型受体(PPAR)与过氧化体增殖物激活型受体辅助因子活性均有降低,影响到脂肪酸 β 氧化能力明显下降,游离脂肪酸水平升高,线粒体氧化磷酸化功能下降,减少了 ATP 的生成。心力衰竭发生时,心肌局部儿茶酚胺代偿性增多,游离脂肪酸浓度上升,心肌细胞发生酸中毒,葡萄糖有氧氧化受到抑制,影响到 ATP 的产生,导致心功能的进行性下降。储能减少。正常情况下心肌细胞产生的一部分 ATP 上的高能磷酸键在肌酸激酶的催化下转移到肌酸上,形成磷酸肌酸,后者是心脏能量储存的主要形式。心力衰竭时肌酸激酶活性的减弱、肌酸浓度的下降共同限制了心肌细胞中能量的储备。

研究发现,心力衰竭患者心肌细胞中肌酸激酶的催化能力下降约 50%,肌酸中被磷酸化的部分减少 50%,导致心肌能量储备减少,用能障碍。造成心肌能量利用障碍最常见的原因是长期心脏负荷过重而引起的心肌过度肥大。过度肥大的心肌,其肌球蛋白头部钙镁 ATP 酶结构的变异造成活性的下降,不能正常水解 ATP,将化学能转化为机械能。即使心肌内 ATP 含量正常,但仍然可以发生心力衰竭。总之,心力衰竭伴有心肌能量代谢多个环节的改变,在一系列酶系等调控异常的基础上,形成心肌细胞亚细胞的重构,共同形成衰竭心肌的代谢重构,从而促进慢性心力衰竭的病程进展。因此,改善心肌能量代谢,为衰竭心脏提供足够的能量支持,进而改善心脏功能,已经逐步成为一种新型的心力衰竭治疗策略。

(四) 氧化应激机制

越来越多的证据表明,氧化应激机制是心力衰竭发生的重要机制之一,与心力衰竭发生的神经体液机制、细胞与分子机制以及能量代谢方面等均有相互影响与交织,并在心力衰竭的病程中发挥着积极作用。

正常细胞中持续不断地产生自由基,机体内大约 95% 的氧用于组织代谢,约 5% 的氧转换为活性氧(ROS)。机体内具有高效的抗氧化系统,一类是酶系抗氧化,包括超氧化物歧化酶、过氧化氢酶、谷胱甘肽过氧化物酶等;另一类是非酶抗氧化,包括维生素 C、维生素 E 等,均可以有效降解清除活性氧。但是这些清除机制并不能保证有效地清除心脏中过量的 ROS。当 ROS 大量聚集与积累时,即引起氧化应激反应。大量的实验研究表明,心肌的氧化应激与心力衰竭密切相关,但其产生的具体机制尚未完全阐明。有研究提示,心肌氧化应激反应的活性氧主要通过 Rac1 活化的 NADPH 氧化酶以及线粒体产生,在外源刺激情况下,NADPH 氧化酶形成复合物,与 NADPH 结合并释放 2 个电子,电子通过黄素腺嘌呤二核苷传递给亚铁血黄素,再与细胞膜外侧的 2 个氧分子结合生成超氧阴离子自由基,导致活性氧的产生。有实验发现,心力衰竭时 NADPH 氧化酶亚基表达明显增强,此外,Rac1 活性在心力衰竭时的心肌增强,进一步上调 NADPH 氧化酶的表达,促进活性氧的产生与释放。

研究还发现,NADPH 氧化酶也广泛分布于中枢神经系统,下丘脑高水平的活性氧簇同时也是引起外周肾上腺素能激活的一个重要因素。近年还发现,NF-κB 可以增强 NADPH 氧化酶的表达,因此 NF-κB 的激活对于 ROS 的产生具有促进作用。慢性心力衰竭是由于组织细胞缺血缺氧,能量代谢紊乱而发生线粒体功能障碍。而线粒体电子传递链是氧自由基产生的主要来源,更促进活性氧的产生,活性氧则影响肌浆网和线粒体,又加重心脏的能量代谢障碍。以上研究表明,氧化应激机制并非孤立存在,它与神经体液、细胞因子以及能量代谢密切相关。

心力衰竭时机体处于氧化应激状态,大量 ROS 的积累是导致心力衰竭进展的一个关键因素,而 ROS 的积累所造成的心肌细胞凋亡可能是导致心力衰竭的直接原因。实验研究显示,ROS 可通过多种机制促进心肌细胞的凋亡:参与多条信号转导通路如激活 RAAS,MAP激酶等;可以诱导 TNF 的表达;可以使细胞膜发生脂质过氧化损伤,破坏细胞膜的结构,造成细胞内钙超载,引起线粒体渗透转移孔的开放,诱导心肌细胞的凋亡。此外,ROS 还能够激活心肌细胞的基质金属蛋白酶,进一步导致心肌细胞肥大、凋亡和间质纤维化,促进心肌结构及代谢重构与心力衰竭的发展。

随着对氧化应激机制在心力衰竭发展过程中的深入认识,我们期待为进一步完善心力衰竭的综合治疗提供更丰富的治疗措施。来源于山楂树树叶中的 WS1442 作为一种天然的抗氧化剂,已被研究证实可以降低慢性心力衰竭患者的心血管病死率。进一步的评价与实验研究仍在继续中,但已经为抗氧化治疗在心力衰竭的综合干预中提供了新的思路。

二、临 床 表 现

(一) 症状与体征

临床表现因最初受累的是左心室还是右心室而有所差别。其严重程度可参照 NYHA 的心功能不全具体分级。

1. 左侧心力衰竭　左侧心力衰竭最常见的症状是呼吸困难,它反映了肺部有充血,而乏力则反映了低排血量。呼吸困难最早通常在劳力时发生,休息后可缓解。当心力衰竭加重时,休息时以及夜间也会出现呼吸困难,表现为端坐呼吸与夜间阵发性呼吸困难。最严重的形式表现为急性肺水肿。另外左侧心力衰竭时还可出现咳嗽、咳痰、咯血等。并发肾功能损害时可有少尿等。体征上表现为肺部的湿性啰音,以及心脏基础病的体征等。

2. 右侧心力衰竭　右侧心力衰竭常见的症状与体循环瘀血有关。主要表现为消化道症状、乏力以及劳力性呼吸困难等。体征上可发现水肿,首先出现于身体低垂的部位,常为对称性、可压陷性。另外可见颈静脉征、肝大等。

3. 全心衰竭　一般可见于右侧心力衰竭继发于左侧心力衰竭而形成的全心衰竭,由于右心排血量的减少,肺部瘀血症状反而有所减轻。严重的全心衰竭患者可发现骨骼肌的消耗,可能反映了某些肌肉的失用。心力衰竭终末期可发生明显的体重减轻即心脏性恶病质,是预后不良的体征之一。

另外,需要警惕老年人心力衰竭中的非典型症状,如不明原因的心率增加、运动耐量的降低、非特异性全身症状等。

(二) 实验室检查

诊断心力衰竭,应行胸部 X 线片、心电图、心功能的客观检查,尤其是超声心动图的检查相对更有价值。血液指标方面除了 B 型利钠肽(BNP)外,并不直接用于诊断,但对鉴别病因有较大帮助。

1. 胸部 X 线片　提供心脏增大、肺瘀血、肺水肿以及原有肺部疾病的信息。

2. 心电图　可提供既往心肌梗死、左心室肥厚、心律失常的信息,而新近发现的心电图异常有助于心力衰竭以及病因的诊断。24 小时动态心电图检查则可详细记录心律失常。

3. 超声心动图　在心力衰竭的诊断与治疗方面有着较大的应用价值。可用于:定量或定性测量心脏内径、心脏几何形状、室壁厚度、室壁运动,心包、瓣膜及血管结构,定量测定瓣膜狭窄、关闭不全程度,测量左心室射血分数、左心室舒张末期和收缩末期容量;提供心力衰竭病因信息。尤其在诊断心包、心肌与瓣膜疾病方面;区别收缩功能不全与舒张功能不全;估测肺动脉压力;心脏同步化检测;评估治疗效果。

4. 其他成像　核素成像能帮助评估既往心肌梗死、诱发的心肌缺血或心肌冬眠。心脏磁共振检测可精确地进行心脏结构的影像描述。

5. 冠状动脉造影　怀疑冠心病时,可进行冠状动脉造影检查。心内膜活检通常在高度怀疑有浸润性心肌病时进行。

6. 血清脑钠肽测定　血液检测中最有价值的是测定 BNP。多项研究表明,BNP 有较好的诊断心力衰竭的价值,也具有极高的阴性预测价值,而且是判断心力衰竭患者预后的重要标志物。血浆 BNP 可用于鉴别心源性呼吸困难与肺源性呼吸困难。大多数心力衰竭导致呼吸困难患者的 BNP 在 400ng/L 以上,BNP<100ng/L 时不支持心力衰竭的诊断。BNP 在 100~400ng/L 者需考虑其他原因,如肺栓塞、慢性阻塞性肺疾病等。NT-pro BNP 是 BNP 激素原分裂后没有活性的 N-末端片段,与 BNP 相比,其半衰期更长、更稳定,其浓度可反映短暂时间内新的合成而不是贮存的 BNP 的释放,因此更能反映 BNP 通路的激活。

（三）诊断

目前我国已相继于 2007 年制订《慢性心力衰竭诊断治疗指南》、2010 年制订《急性心力衰竭诊断治疗指南》,为我国心力衰竭的规范诊治提供了综合指导性建议。心力衰竭患者诊断流程主要分为以下方面,具体为:心力衰竭的确定;心力衰竭病因的确定;心力衰竭诱因的寻找;心功能状态的评价;预后的评估。

三、治 疗 措 施

（一）慢性心力衰竭的治疗

1. 治疗原则　慢性心力衰竭治疗的短期目标包括改善患者症状和血流动力学状态,降低再住院率。其最终目标在于改善患者预后,提高生存率,提高患者的生活质量。近 20 年来,大规模、多中心、随机化地针对慢性心力衰竭的临床试验已经取得了重大的进步,为慢性心力衰竭的诊治提供了丰富的循证医学证据。治疗措施主要分为药物治疗与非药物治疗。

2. 药物治疗　慢性心力衰竭的常规药物治疗包括联合使用三大类药物,即利尿药、血管紧张素转化酶抑制剂（ACEI）或血管紧张素受体拮抗剂（ARB）和 β 受体阻断药。为进一步改善症状,洋地黄类药物可作为第四类药物联合应用。重度心力衰竭患者可考虑应用醛固酮受体拮抗剂。

（1）利尿药:20 世纪 50 年代末,噻嗪类利尿药开始在临床上用于治疗心力衰竭。它明显改善了心力衰竭患者的临床症状与生活质量,是心力衰竭药物治疗的一大进展。至今尚缺乏利尿药治疗心力衰竭的长期临床试验,不过多种心力衰竭干预试验的患者均同时服用利尿药。目前利尿药仍然作为一线药物广泛用于治疗各种心力衰竭。众多观察均证明,利尿药是唯一能充分控制患者液体潴留的有效药物,是心力衰竭标准治疗必不可少的组成部分。因此,《2005 年美国成人慢性心力衰竭诊断与治疗指南》与 2007 年中国《慢性心力衰竭诊断治疗指南》均肯定了利尿药在心力衰竭治疗中的作用与地位。与其他药物治疗效果相比,利尿药的优势在于可迅速缓解心力衰竭的症状,在短时间内即可减轻肺水肿以及外周水钠潴留,减轻呼吸困难。合理使用利尿药是治疗心力衰竭的基石,也是其他药物联合治疗心力衰竭的基础。治疗时必须把握好治疗的力度与程度。

利尿药常见的不良反应有电解质的丢失、低血压与氮质血症、糖脂代谢紊乱以及神经内分泌的激活。尤其临床长期应用时需要严密观察。

（2）血管紧张素转化酶抑制剂与血管紧张素Ⅱ受体拮抗剂：ACEI是证实能降低心力衰竭患者病死率的第一类药物，也是循证医学证据积累最多的药物。ACEI是唯一在心力衰竭发生发展的4个阶段均可使用的药物。众多证据表明，ACEI可预防心力衰竭，阻断心脏重构的始动环节，可以逆转左心重构，降低心力衰竭患者的发病率、致残率与病死率。

ACEI用于心力衰竭时，其主要作用机制为：抑制肾素-血管紧张素系统，竞争性阻断血管紧张素Ⅰ转化为血管紧张素Ⅱ，降低循环与组织中血管紧张素Ⅱ的水平；作用于激肽酶Ⅱ，抑制缓激肽的降解，提高缓激肽水平，通过缓激肽-前列腺素-一氧化氮通路而发挥有益作用。

ACEI应用的基本原则是从最小剂量开始，逐渐递增，直至达到目标剂量，并需要长期维持应用。其不良反应主要有：咳嗽、低血压、肾功能恶化、钾潴留、血管性水肿。另外其绝对使用禁忌证包括血管性水肿、过敏、妊娠与双侧肾动脉狭窄。临床应用过程中要严格把握适应证。

近年来由于大量的循证医学证据，ACEI一直是治疗心力衰竭的首选药物。但随着临床观察资料与试验的积累，尤其是CHARM等试验的结果，提高了ARB在心力衰竭治疗中的地位。

ARB可以在受体水平阻断血管紧张素Ⅱ（无论其来源于何种途径）对心脏和血管重构的影响。ARB对缓激肽代谢影响小，失去了缓激肽对心力衰竭的部分有益作用。另外，ARB还可抑制心肌间质的DNA和胶原合成，减轻心肌纤维化，从而减轻心脏肥厚与心肌重构。其应用方法以及注意事项同ACEI。

（3）β受体阻断药：β受体阻断药在慢性心力衰竭中的作用与地位是经过了一个艰难与漫长的历程才被认识和确定的。从传统的观念来看，β受体阻断药以其负性肌力作用而禁用于心力衰竭。随着心力衰竭发生机制的深入研究，发现β受体阻断药可以对抗心力衰竭时交感神经的激活，降低心室肌重量与容量，延缓甚至逆转左心室重构，从而改善心力衰竭患者的预后。在ACEI治疗心力衰竭取得明显效果时，应用β受体阻断药可得到进一步益处，这是慢性心力衰竭治疗策略改变的又一个里程碑。迄今已有超过20个临床安慰剂对照的试验，逾2万例心力衰竭患者应用β受体阻断药。结果一致显示，β受体阻断药长期治疗慢性心力衰竭能改善临床预后和左心室功能，降低住院率与病死率。

β受体阻断药可应用于所有的慢性收缩性心力衰竭，病情稳定的患者一般应在利尿药与ACEI联合基础上加用β受体阻断药，而且应尽早开始应用β受体阻断药，并需终身使用，除非有禁忌证或不能耐受。具体应用时要考虑以下要点：患者稳定状态（干体重）；起始剂量小；以心率变化为准并达到有效剂量。β受体阻断药的主要不良反应包括低血压、液体潴留、心动过缓以及房室传导阻滞。特别注意：在开始应用或剂量调整时注意有加重心力衰竭的风险。其使用禁忌证有：支气管痉挛性疾病、明显心动过缓、Ⅱ度以上的房室传导阻滞（除非植入心脏起搏器）等。

（4）洋地黄类药物：自从1785年William Withering报道洋地黄治疗心力衰竭有效以来，洋地黄治疗心力衰竭的历史已逾200年，是治疗心力衰竭的第一个常用药物。近年来对于洋地黄在心力衰竭的临床治疗研究有所争议。一些试验显示，洋地黄应用可使心力衰竭患者症状减轻、心功能好转、病情改善,提供生活质量与运动耐力。但不能证明其降低病死率。DIG 研究结果显示,地高辛在心力衰竭患者的长期治疗中不增加心力衰竭的病死率,可以降低心力衰竭恶化的住院率。该试验的发表进一步确立了地高辛在心力衰竭中的地位。美国 FDA 已批准地高辛为治疗慢性心力衰竭的药物。

洋地黄发挥正性肌力的作用机制在于其能选择性地直接与细胞膜上的钠泵相结合,抑制其活性,促进钙离子内流,充实肌质网钙库,增强了心肌收缩力。另外认为,洋地黄可以抑制非心肌组织的 Na^+-K^+-ATP 酶,增加迷走神经活性,降低神经内分泌作用。

洋地黄类药物适用于已应用 ACEI、β 受体阻断药与利尿药治疗仍持续有症状的慢性收缩性心力衰竭。临床治疗用药应严格掌握洋地黄的适应证、禁忌证,纠正易患因素。用药过程中需要密切观察,注意洋地黄的中毒现象。

(5) 醛固酮受体拮抗剂:醛固酮具有独立于血管紧张素 Ⅱ 以及相加于血管紧张素 Ⅱ 对于心肌重构的不良作用,特别对心肌细胞的外基质。心力衰竭时醛固酮生成以及活化增加,且与心力衰竭严重程度呈正比。已有临床试验证实,加用醛固酮受体拮抗剂治疗心力衰竭临床获益。醛固酮受体拮抗剂一般适用于重度心力衰竭患者,使用时需注意血钾变化。

3. 非药物治疗措施　新近发展起来的心脏起搏治疗,尤其是心脏再同步化治疗,凭借其卓越的疗效逐渐成为一种心力衰竭的重要治疗手段。此外,心肌干细胞移植也为心力衰竭的治疗提供了新的希望。而心脏移植已成为终末期心力衰竭患者的治疗选择之一。

(二) 舒张性心力衰竭的治疗

舒张性心力衰竭是由于左心室舒张期主动松弛能力受损和心肌顺应性降低,僵硬度增加,导致心室在舒张期充盈受限,心搏量减少,左心室舒张末期压力增高而发生的心力衰竭。治疗原则与收缩功能不全有所差别,主要措施如尽量维持窦性心律,保持房室顺序传导,从而保证心室舒张期充分的容量。药物选择可应用 β 受体阻断药、钙通道阻滞药、ACEI 等。在无收缩功能障碍的情况下禁用正性肌力药物。

(三) 急性心力衰竭的治疗

急性心力衰竭的首要治疗目标是稳定血流动力学,纠正缺氧,缓解呼吸困难等急性症状。急性心力衰竭的治疗措施目前均为经验性治疗,尚缺乏有力的循证医学证据。

四、葡萄多酚与心力衰竭

近几十年来,心力衰竭药物治疗方面已有不断的进步。然而即使给予现有的最佳药物治疗策略,心力衰竭患者的预后仍然很差,心力衰竭依然严重威胁人类的健康。因此,期待不断有新的抗心力衰竭药物的问世,进一步完善心力衰竭的治疗模式,从而改善心力衰竭患者的预后。

目前越来越多的证据表明,氧化应激反应在心力衰竭的发生发展过程中扮演了重要的角色。抗氧化治疗可能在心力衰竭的综合干预中占有一席之地。山楂提取物 WS1442 的初步试验阳性结果更为抗氧化治疗心力衰竭提供了开拓性探索。作为具有强大抗氧化作用的葡萄多酚,凭借其抗氧化、清除自由基、血管舒张、抗炎以及调节血脂等多种作用机制,发挥对心血管系统的保护作用,并可能成为治疗心力衰竭的开发药物。下面从葡萄籽原花青素(GSPE)与白藜芦醇分别阐述。

（一）葡萄籽原花青素与心力衰竭

GSPE 是迄今为止所发现的最强效的自由基清除剂之一。近年来大量研究显示，GSPE 具有强效的心血管保护作用，并涉及心力衰竭发生发展的重要环节。因此，研究人员已经将其作为治疗心力衰竭的新兴开发候选药物之一，并在其针对心力衰竭作用功效与作用机制方面进行探讨。

1. 在心肌缺血再灌注损伤模型中的研究　心肌梗死是心力衰竭的重要危险因素之一。心肌梗死后发生心肌重构，使得心力衰竭的发生危险升高数倍。而心肌缺血再灌注损伤动物模型是研究心肌梗死的重要平台与手段。许多研究表明，GSPE 可通过多种机制发挥药物的预适应作用，从而降低心肌梗死面积，减少恶性心律失常发生率，减少心肌细胞凋亡，最终实现减轻心肌缺血与再灌注损伤。

Sato 等考察了 GSPE 在缺血再灌注损伤后的保护作用。大鼠给予 GSPE 100mg/kg，3 周后进行标准模型建立，缺血 30 分钟，再灌注 2 小时，试验过程中持续检测左心室功能、反映心肌损伤的肌酸激酶（CK）以及反映自由基指标丙二醛（MDA）。结果发现，心室发展压力（主动脉收缩期与舒张期压力差）在再灌注对照组为 48.5mmHg，在 GSPE 干预组显著上升至 73.0mmHg；主动脉血流量在再灌注对照组与 GSPE 干预组分别为 17.6ml/min 与 30.8ml/min，干预组显著上升；心肌梗死面积则分别为 0.209g 与 0.163g，干预组梗死面积下降 25%；该观察结果说明 GSPE 对于再灌注损伤模型的大鼠左心室功能与动脉流量具有明显改善作用。结果还显示了 GSPE 可降低 MDA 水平，提示 GSPE 在缺血再灌注损伤后心肌的保护机制可能与 GSPE 清除自由基作用有关。该课题组随后深入探讨了 GSPE 的保护作用机制，结果发现，GSPE 能够显著减少再灌注损伤诱导的心肌凋亡细胞达 69%。缺血再灌注损伤后，JNK-1、c-JUN 蛋白水平表达明显上升，而 GSPE 干预后，JNK-1 水平较前降低 57%，c-JUN 蛋白水平表达也下降达到 54%。推测认为 GSPE 的保护作用至少部分通过抑制 JNK-1、c-JUN 通路介导的凋亡信号以及自由基损伤而实现的。

Pataki 等的研究也有类似的结论。利用 GSPE 50mg/（kg·d）、100mg/（kg·d）干预 3 周，观察大鼠心功能指标、心律失常发生率与氧化自由基指标。结果提示，与缺血再灌注损伤组比较，100mg/（kg·d）GSPE 干预组可显著上升心室发展压力峰值达 37%，冠状动脉血流量上升 32%，主动脉血流量上升 98%；在心律失常方面，室性心动过速发生下降 68%，心室颤动发生下降 60%。同时观察到自由基水平降低 75%。部分效应不能在 GSPE 50mg/（kg·d）组中体现。Pataki 等结论认为，GSPE 对于大鼠缺血再灌注损伤心肌具有保护作用，而且于应用剂量诱发，其机制可能与其强大的自由基清除能力与改善氧化应激损伤有关。

在另一项体外试验中，研究者观察了 GSPE 对于原代培养鸡胚心室肌再灌注损伤的效果。结果发现，再灌注对照组诱导的心肌细胞病死率 42.3%，GSPE 干预组心肌细胞病死率 18%，有显著下降。而且干预组全部恢复心肌收缩功能。结果还提示，GSPE 是通过 AKt-NOS 信号转导途径发挥其对心肌的保护作用的。

国内高海青课题组则从蛋白质组学角度更深入探讨了 GSPE 在缺血再灌注损伤的分子机制。利用 i-TRAQ 蛋白质组学方法显示，缺血再灌注损伤模型大鼠心肌有 92 种蛋白表达水平发生改变，经蛋白质印迹技术 Western blot 验证后，显示 Na^+-K^+-ATP 酶 α_1 在 GSPE 干预后明显上调，而且与 GSPE 减少自由基的产生有关。该试验从另一全新角度扩展了 GSPE 作用机制的研究方向。

有学者利用动物高脂饮食诱导肥胖导致心肌肥大模型,评价 GSPE 在其发生缺血再灌注损伤时的影响。实验观察,高脂饮食喂养(HFD)大鼠与标准饮食喂养(SD)大鼠在心率上无明显改变,经过缺血再灌注损伤后,SD 大鼠心率下降达到 54%,给予 GSPE 500mg/kg,每日 2 次静脉注射 6 周,干预的 SD 大鼠组心率下降减少达 29%;在 HFD 大鼠中经过再灌注损伤后,心率下降达到 95%,而 GSPE 治疗后心率仅下降 46%。在评价左心室功能的发展压力指标变化方面,未接受缺血再灌注时,HFD 大鼠发展压力下降达 34%,GSPE 干预后发展压力下降程度减弱,下降达 19%。诱导缺血再灌注损伤后,HFD 大鼠发展压力下降达 40%,GSPE 干预后发展压力下降程度减弱,下降幅度减少达 20%。提示 GSPE 对于高脂诱导的心肌肥大心功能改善以及同时伴有的心肌缺血再灌注损伤方面有保护作用。

2. 在药物诱导心脏毒性方面的应用　许多抗肿瘤药物(以蒽环类药物为代表)导致的心脏毒性以至于发生心力衰竭在临床上并不少见。其典型的病理学改变包括心肌纤维的减少、心肌细胞的胞质空泡形成、线粒体肿胀、细胞核核仁扩大、溶酶体数量的增多以及脂质沉积等。抗肿瘤药物致心脏毒性其具体机制尚未完全阐明,目前认为与其诱发氧化应激损伤、脂质过氧化、线粒体功能能量代谢障碍、钙超载以及细胞凋亡等多种作用有关。已有试验证实,GSPE 可以减轻药物的心脏毒性,降低并发心力衰竭的危险。

一项研究观察了 GSPE 对于多柔比星诱导心肌损伤的保护作用。多柔比星诱导雄性大鼠心肌细胞损伤,引起血清 CK 浓度较对照组(血清 CK 浓度 1009U/L)明显上升达到 5949U/L,上升近 6 倍水平;而经过 GSPE 100mg/(kg·d)干预 9 天后,血清 CK 浓度显著下降至 1437U/L,接近于对照组水平。该实验还观察到,多柔比星可以导致心肌细胞核染色质与 DNA 的裂解,导致一系列病理学改变诱导细胞凋亡,而 GSPE 干预可以阻断该过程。均提示 GSPE 在多柔比星诱导心脏毒性上的保护作用。

Li 等观察了 GSPE 对抗多柔比星致心脏毒性的效果,并就其作用机制作了初步探讨。原代心肌细胞体外培养各给予多柔比星(10μmol/L),多柔比星(10μmol/L 加 GSPE(50μg/ml)培养 24 小时。结果显示,多柔比星明显增加细胞内 ROS 的生成,促进细胞凋亡,降低氧化还原比值(谷胱甘肽/氧化型谷胱甘肽)。并且导致心肌细胞线粒体膜功能紊乱,心肌细胞细胞核 DNA 的碎裂。而多柔比星加 GSPE 干预后,上述改变显著抑制。电子自旋共振技术(ESR)发现 GSPE 可以显著清除自由基、过氧化物等。作者认为 GSPE 强大的抗氧化能力可以减轻多柔比星的心脏毒性。

利用药物诱导心脏损伤建立离体细胞培养或动物模型是分析心脏结构改变以及药物干预作用机制的重要方法。Zuo 等观察了 GSPE 对于异丙肾上腺素诱导心肌重构的影响。以异丙肾上腺素诱导建立大鼠心肌重构模型,给予 GSPE 干预 1 周。结果发现,GSPE 显著改善了心肌重构,表现在升高了左心室质量/体重与心脏质量/体重的比值,增大了心肌的横断面积,降低了心肌中的胶原纤维,并改善了血流动力学。同时,GSPE 的干预通过增强超氧化物歧化酶的活性、减少 MDA 的生成,显著改善氧化应激状态。结果还显示,GSPE 的干预是通过抑制 ASK1、mito-ATP、NF-κB 等信号转导路径的激活来发挥其改善异丙肾上腺素诱导的心肌重构作用。Karthikeyan 等的研究也发现了 GSPE 可以减轻异丙肾上腺素诱导的心肌损伤,研究还显示 GSPE 在异丙肾上腺素诱导的大鼠心肌细胞上显著增加线粒体呼吸链酶功能,降低溶酶体酶活性,并未发现其对于正常大鼠酶活性有影响。

抗霉素可以诱导氧化自由基的产生,造成氧化应激损伤,常被用来建立合适的动物模型,评价药物功效。一项研究显示,GSPE可以剂量依赖性地减少抗霉素诱导的原代培养鸡胚心室肌细胞造成的氧化损伤,能显著改善心肌细胞的成活率与心室收缩功能。进一步研究发现,GSPE实现保护作用并不能被PKC、mito-KATP、NOS等通道抑制剂阻断,而发现与其直接清除ROS以及铁螯合作用有关。

3. 在糖尿病心肌病变方面的应用 目前的观点认为,糖尿病是冠心病的等危症。Framingham研究揭示男性糖尿病症状性心力衰竭的患病率升高2.4倍,女性则升高5倍,而且是独立于并存的高血压或者缺血性心脏病。糖尿病也能够通过加速动脉粥样硬化、心肌梗死与缺血性心力衰竭的发展来协同增加心力衰竭的危险。糖尿病患者的心力衰竭潜在危险升高,改善或延缓糖尿病患者的心肌损害可能是心力衰竭发病率降低的有效手段。

国内高海青课题组观察了GSPE对于链脲佐菌素诱导的糖尿病大鼠心肌的保护作用。应用链脲佐菌素诱导建立糖尿病大鼠模型,GSPE[250mg/(kg·d)]灌胃24周。结果发现,GSPE治疗可以明显降低糖尿病大鼠糖基化终末产物。心肌组织中糖基化终末产物受体、NF-κB及TGF-β_1等mRNA表达水平在GSPE治疗下显著降低,退化的线粒体减少,左心室心肌功能得到显著改善(病理改善见附录二附图9和附图10)。该研究提示GSPE可能在糖尿病心肌病变的治疗上具有一定的作用与应用前景。

4. 血管调节功能与改善内皮功能 心力衰竭发生的始动环节即出现血管功能障碍以及内皮功能的失调。改善血管以及内皮功能将有助于阻断心血管事件链,减少心力衰竭的发生发展。有研究表明,GSPE可以剂量依赖性地抵抗去甲肾上腺素的血管收缩作用,实验还显示,去除动脉环的血管内皮或者加入鸟苷酸环化酶抑制剂后,GSPE的血管舒张作用消失,说明了GSPE通过一氧化氮合酶(NOS)途径发挥血管调节作用。该实验还发现,当单独使用茚甲新进行干预时,GSPE的血管舒张效应下降一半,也提示环氧化酶途径参与了其作用。

Sen等观察了GSPE对人脐带静脉内皮细胞(HUVEC)TNF诱导的细胞间黏附分子-1(VCAM-1)、血管细胞黏附分子-1(ICAM-1)表达的影响。结果GSPE可下调VCAM-1,对于ICAM-1无明显影响。Zhang等给予糖基化终末产物体外培养HUVEC诱导VCAM-1与ICAM-1的产生,而GSPE可浓度依赖性地下调VCAM-1,对于ICAM-1无明显影响,并提示GSPE能通过降低活性氧,达到抑制血管内皮炎症因子的释放。Ma等的研究也与上述的结果吻合,其结果还发现GSPE可以通过激活PPARγ来抑制血管内皮细胞中VCAM-1与血管性血友病因子(vWF)的释放,从而改善血管内皮功能。

另外,GSPE除了通过改善内皮细胞的功能外,还可以通过影响IκB/NF-κB信号通路抑制AGEs诱导的主动脉平滑肌细胞的迁移(见附录一附图2)。

新近Li等研究发现,GSPE可以抑制糖基化产物诱导体外培养的人HUVEC的凋亡,并提示与GSPE减少乳凝集素的表达以及增加糖原合成酶3β(GSK3β)的磷酸化等有关(病理改变见附录一附图4和附图5)。该研究提示GSPE对于糖尿病内皮功能损害有保护作用。

(二) 白藜芦醇与心力衰竭

近年来大量实验证实,白藜芦醇可以通过多种作用靶点对心血管系统起到显著的保护作用。目前众多的研究集中于探讨白藜芦醇心血管获益的分子机制,白藜芦醇有望成为治疗心力衰竭药物的新来源。

1. 心血管保护作用机制研究

（1）改善血管内皮功能：血管内皮功能的紊乱是心血管疾病发生的诱导因素，也是心力衰竭发生发展的始动环节。已经发现内皮素（ET）21 是一个重要的内皮源性介质，而白藜芦醇可以作为 ET21 的拮抗剂，保护血管内皮功能。白藜芦醇在孵化 24～72 小时的 HUVEC 中可以显著上调内皮型一氧化氮合酶（eNOS）mRNA 的表达，促使 eNOS 蛋白表达与 NO 浓度均有增加。白藜芦醇还可使得体外培养的肺动脉细胞 eNOS 表达增加 3 倍，活化的 NOS 水平的升高以及随后内皮 NO 的释放可对抗内皮功能的紊乱。Wallerath 等报道，在红酒提取物中，白藜芦醇是作用最强的刺激 eNOS 转录与表达的多酚类物质。这些试验均提示白藜芦醇通过增加 NO 的生成，改善血管内皮紊乱，实现心血管保护作用，降低心力衰竭发生的危险。

（2）抗炎效应：炎症因子在心力衰竭发生发展过程中起着举足轻重的作用。炎症反应可引起心肌细胞的肥大，促进心肌重构，加速心力衰竭的进程，而心力衰竭时心脏的多种细胞均可产生细胞因子与炎症介质，进一步加重内皮功能异常、心室重构与左心室功能障碍。近年来，针对这一环节开展治疗心力衰竭的药物开发。研究表明，白藜芦醇可以显著减少心肌缺血再灌注后炎症因子如 E-选择素、ICAM-1 以及 VCAM-1 等的表达。白藜芦醇还能抑制 IL-1、TNF-α、脂多糖等多种激动剂诱导的内皮细胞组织因子的表达，并呈剂量效应关系。

另外，NF-κB 是炎症等反应中的关键调节因子之一。研究发现，在 3T3-L1 脂肪细胞中，白藜芦醇能够降低 TNF-α、IL-6、环氧合酶-2 的表达与分泌，并且可以抑制 IκB 的降解和 NF-κB 的转位，提示白藜芦醇可能通过抑制 IKKb/NF-κB 通路，实现其抑制炎症因子的分泌与表达。此外，白藜芦醇是组蛋白去乙酰化酶（SIRT1）的激活剂，而 NF-κB 的 P65 亚基是 SIRT1 的作用位点之一。SIRT1 可以通过去乙酰化 P65 亚基赖氨酸 310 位点脱乙酰基化后失去转录活性，因此，白藜芦醇也有可能通过 SIRT1 通路抑制 NF-κB 活性，从而降低其通路介导的众多炎症介质的产生。

Shen 等在白藜芦醇干预佛波醇酯处理的人单核细胞研究中发现，白藜芦醇能抑制 IL-8 基因转录而减少 IL-8 的生成，其机制归功于对于激活蛋白-1 的抑制。

（3）抗氧化效应：氧化应激损伤是导致心力衰竭的重要机制之一，而且与神经内分泌、炎症作用、细胞凋亡等有着密切的联系。研究证实，白藜芦醇与多酚类其他化合物一样，本身即具有显著的抗氧化与自由基清除能力，其能有效清除 ROS、超氧化物等，并对细胞膜脂质过氧化以及活性氧导致的 DNA 损伤起到保护作用。白藜芦醇在体外试验中的抗氧化活性与清除自由基能力较低，但在体内却表现出很强的抗氧化能力。此外，白藜芦醇还可以增加抗氧化剂如超氧化物歧化酶、过氧化氢酶、谷胱甘肽还原酶等的释放，从而增强机体抗氧化防御系统。Leonard 等研究提示白藜芦醇可能通过抑制 NF-κB 来抑制活性氧簇的产生。

（4）血管调节作用：白藜芦醇具有广泛的舒张血管效应，可以降低心脏的前后负荷，进而改善心功能。研究表明，白藜芦醇可以通过多种机制来发挥其血管舒张调节作用。

通过纠正 NO 代谢紊乱是白藜芦醇舒张血管效应的重要机制之一。有实验显示，白藜芦醇可以经转录因子结合至内皮型 eNOS 启动子区域，增强内皮型 eNOS 启动子的活性与 eNOS mRNA 的稳定性，增加 eNOS 的含量。Das 等还发现白藜芦醇可经由 iNOS-VEGF-KDR-eNOS 途径上调 eNOS 的含量。同时，白藜芦醇可以抑制 NF-κB 活性，阻断诱导型一氧化氮合酶（iNOS）的基因转录，减少 iNOS 的表达。

白藜芦醇可通过其他机制涉及血管调节。ET 有强烈的收缩血管作用,而白藜芦醇作为 ET 的拮抗剂,可以抑制 ET 的产生以及活性,进而发挥血管调节作用;Li 等指出,白藜芦醇可以抑制电压依赖性钙通道,阻断钙离子内流而扩张血管;其研究还显示,白藜芦醇可增加血管内皮细胞上的大电导钙激活的钾内流,延长细胞表面 BK 钙通道的开放时间而舒张血管,该效应呈浓度依赖性。还有研究发现,白藜芦醇舒张血管功能与其抑制磷酸二酯酶 5 活性有关。

(5) 其他:有研究表明心肌自噬机制可以保护心肌与心肌细胞,减少再灌注损伤。Gurusamy 等发现,白藜芦醇可以诱导体外培养的 H9c2 心肌成肌细胞自噬,这种作用是通过 mTOR 信号通路实现的。

2. 心力衰竭密切相关的动物模型中的应用

(1) 在缺血再灌注损伤模型中的应用及作用机制:研究缺血再灌注损伤的发生以及药物保护机制对于降低心肌梗死的病死率,减少心力衰竭的危险性有着重要的意义。已有研究应用白藜芦醇观察其对缺血再灌注损伤的影响,并对其作用机制进行了探讨。

研究发现,在离体灌流的缺血再灌注模型大鼠心脏上,预先给予白藜芦醇(10mmol/L)有强大的保护作用,可以提高发展压力,增加动脉流量,减少心肌梗死面积,进而改善缺血后左心室功能,降低病死率。还能够增加心肌与动脉血中 NO 的浓度,降低心肌 MDA 与乳酸脱氢酶水平。

近年来人们发现,在缺血再灌注过程中,凋亡是决定梗死灶大小的主要因素之一。Hattori 等在缺血再灌注大鼠模型上观察到,白藜芦醇可以有效抑制缺血再灌注心肌细胞的凋亡,减少心肌梗死面积,改善缺血后的心肌功能。

Bradamante 等报道,白藜芦醇预处理可增加离体灌注大鼠心脏排出液中腺苷的浓度,而且与冠状动脉流量平行性增加,提示腺苷的水平增加也可能参与了白藜芦醇对于缺血再灌注损伤的保护作用。

马文帅等观察了白藜芦醇对于缺血再灌注损伤心肌微血管内皮细胞(CMEC)的保护作用。结果表明,与缺血再灌注组比较,白藜芦醇组 CMEC 凋亡率、半胱天冬酶 3(caspase-3)相对活性明显降低,而 MDA 含量显著降低,超氧化物歧化酶活性显著增加。结果提示白藜芦醇可显著减轻 CMEC 的缺血再灌注损伤,这种保护作用可能是通过其抗氧化以及抗凋亡实现的。

研究发现,缺血再灌注损伤心脏中,线粒体转运孔在灌注早期开放,并非在缺血中开启,提示在灌注早期调节线粒体转运孔透膜性有助于保护心肌、减轻损伤。Xi 等报道白藜芦醇干预离体灌注大鼠心脏,发现其减少心肌梗死面积,同时其可以通过 cGMP/PKG 信号通路,于再灌注早期磷酸化转运 GSK3β,转运 GSK3β 从胞浆至线粒体,GSK3β 与线粒体膜上亲环蛋白 D 相关作用,调节线粒体转运孔的透膜性。

近年来研究发现,microRNA 作为基因表达调控的重要分子,参与了慢性心力衰竭诱发因素与基本过程。有报道,白藜芦醇保护缺血再灌注损伤模型大鼠,同时发现 microRNA 的变化,其中就包括 miR-21 等心肌重构相关基因表达调控因子的改变。提示白藜芦醇是否可以通过影响 microRNA,进而在心力衰竭诊治中发挥更大作用。

(2) 在心肌梗死模型中的应用:冠心病急性心肌梗死可造成心肌细胞直接死亡,引起心肌纤维化与心室重构,是心力衰竭发生的重要危险因素之一。卞洲艳等报道,白藜芦醇治疗可以明显减少心肌梗死模型大鼠的心肌梗死面积20%，心肌横断面面积显著增大45%，大鼠病死率下降33%。膜片钳记录显示白藜芦醇抑制了L型钙电流。提示白藜芦醇可以抑制心肌梗死后左心室重构，提高了大鼠心肌梗死后的成活率。

（3）在心肌肥厚模型中的应用：一项研究以绷扎主动脉造成压力负荷过重，诱导建立心肌肥厚的大鼠模型，观察白藜芦醇是否具有改善或逆转左心室肥厚的效果。结果发现，白藜芦醇干预后可以降低室间隔肥厚水平，减少收缩期和舒张期左心室后壁厚度。并提示白藜芦醇对减少高血压和主动脉狭窄引起的心脏肥厚可能具有潜在的疗效，其机制可能与白藜芦醇上调 eNOS 的表达水平相关。

Wojciechowski 等研究，压力诱导的心室肥厚模型大鼠经白藜芦醇[2.5mg/（kg·d）]干预28日，超声波心动描记显示与未干预组同时期比较，干预组左心室等容舒张时间（IVRt）明显缩短。而容量诱导的心室肥厚模型大鼠同样经白藜芦醇干预，未发生改变。提示白藜芦醇可以延缓与抑制压力诱导的心室肥厚，而非容量诱导的心室肥厚。Wojciechowski 等认为，心室肥厚的改善主要与上调 eNOS 活性有关。压力诱导的心室肥厚早期导致心脏向心性改变，而容量诱导的心室肥厚表现为离心性改变，而前者出现慢性 β 肾上腺素能受体的激活，而且对于 eNOS 的调节作用敏感。该研究提示白藜芦醇可能对压力负荷致心力衰竭的疾病治疗有帮助。

Chan 等在白藜芦醇抑制心肌肥厚的机制方面作了深入研究。在基因转录环节，激活 T 细胞钙调磷酸酶核因子（the calcineurin-nuclear factor of activated T cell，NFAT）信号通路在心肌肥厚的病理发展过程中扮演着重要角色。Chan 等认为，白藜芦醇可以直接或间接通过 LKB1 激活 AMPK 与抑制 AKt，导致 p7056K 与 eEF2 活性的下调，从而抑制 NFAT 介导的转录以及其后的心肌肥厚相关蛋白合成。同时，AKt 活性的下调可减轻其对于 GSK-3β 活性的抑制，也可下调 NFAT 介导的转录以及其后的相关蛋白合成。其中白藜芦醇激活 AMPK 是抑制 NFAT 介导转录的主要方式。

（4）在糖尿病心肌病变模型中的研究：Zhang 等观察了白藜芦醇对于糖尿病小鼠左心室功能的影响。选择 db/db 糖尿病小鼠模型，给予白藜芦醇[20mg/（kg·d）]喂食4周，检测炎症因子、氧化应激指标的表达，并利用磁共振技术评估心功能的变化。结果发现，16 周的 db/db 糖尿病小鼠存在糖尿病心肌早期病变，收缩期功能与舒张期功能均有下降但不伴有心肌肥厚，伴有炎症因子如 TNF-α 的表达增加，NF-κB 活性的增强，以及 NAPDH、$O_2^{\cdot}$ 的表达增加，另外还有 N-Tyr 与 iNOS 表达的上调，eNOS 表达的下调；而白藜芦醇干预后可显著抑制上述改变，通过抑制 TNF-α 诱导的 NF-κB，下调 NAPDH 的生成，降低 iNOS、增加 eNOS 表达而改善 NO 平衡。同时，磁共振观察干预前后左心室射血分数改变不明显，峰值充盈率（PFR）在白藜芦醇干预组较糖尿病小鼠组明显上升[（0.71±0.18）μl/ms vs（0.50±0.09）μl/ms，$P<0.05$]。结果提示白藜芦醇可改善糖尿病小鼠的心室舒张功能，并推测该作用可能与其抗炎和抗氧化作用以及调节血管内皮功能有关。作者认为白藜芦醇可能有潜力作为用来治疗糖尿病心肌早期病变的药物。

在一项糖尿病大鼠诱导再灌注损伤模型中观察了白藜芦醇对于大鼠心功能的影响。利用链脲佐菌素（65mg/kg）诱导建立糖尿病大鼠模型，白藜芦醇2.5mg/（kg·d）灌胃15天，心脏离体进行标准缺血再灌注。结果发现，与对照糖尿病组比较，白藜芦醇干预组显著降低血糖水平，显著改善左心室功能（室内压最大上升速率 dp/dt_{max} 1457±51mmHg/s vs 999±

44mmHg/s)，心肌梗死面积明显下降(42% vs 51%)，心肌细胞凋亡显著减少(35% vs 40%)。结果还显示，白藜芦醇干预后导致 Trx-1、HO-1、VEGF 的 mRNA 与蛋白表达水平上调以及 Mn-SOD 活性增强。提示白藜芦醇在糖尿病心肌病变中的保护作用，这种保护作用与白藜芦醇降低血糖、上调 NO 介导的细胞因子以及增强 Mn-SOD 活性而减轻心肌细胞凋亡有关。

Dekkers 等观察了白藜芦醇预处理糖尿病大鼠缺血再灌注时的蛋白质组学变化。结果发现，白藜芦醇干预后可使糖尿病大鼠中表达差异的蛋白如 Hsc70、HSPp6、GRP75、Prdx-1 等回调，其生物功能包括能量代谢、氧化应激等。该研究为白藜芦醇在蛋白质角度提供了其对于糖尿病心肌病变保护作用的分子机制。

（5）在多柔比星诱导心力衰竭模型中的研究：王桂英等观察了白藜芦醇对多柔比星致急性心力衰竭大鼠心功能的保护作用。腹腔注射多柔比星 10mg/kg，制备急性心力衰竭大鼠模型。光镜观察显示，白藜芦醇联合多柔比星组心肌细胞的变性坏死明显减轻。提示白藜芦醇可显著减轻多柔比星对心肌的毒性作用，其作用与抗氧化作用有关。

3. 临床研究　王国平等观察了白藜芦醇对于冠心病慢性心力衰竭患者预后的影响。纳入对象为冠心病心力衰竭患者共 114 例，在常规抗心力衰竭治疗上加用白藜芦醇（美国 Sigma 制药公司）4mg/d 干预 2 个月后，结果发现，与常规抗心力衰竭治疗组相比，白藜芦醇干预组左心室射血分数(LVEF)有显著提高，病死率明显降低，住院次数与住院总日数也有减少趋势。提示白藜芦醇治疗冠心病慢性心力衰竭可改善患者预后。

4. 争议　王桂英等研究发现，白藜芦醇可呈剂量依赖性地减慢豚鼠、小鼠与家兔的心率，还可减弱豚鼠的心肌收缩力，其作用机制与白藜芦醇开放 ATP 敏感性钾通道有关。

胰岛素样生长因子-1(insulin like growth factor 1,IGF-1)可促进心脏的生长发育，增强心脏功能，参与抑制心肌细胞的凋亡和延缓心力衰竭的作用。临床研究与动物模型实验表明，IGF-1 的水平与心力衰竭发生发展密切相关。一项研究在健康志愿者中应用白藜芦醇 2.5g/d，应用 29 天，发现血浆中 IGF-1 水平与 IGF 结合蛋白-3 水平的下降，提示较大剂量的白藜芦醇可能不利于心脏功能。基于研究报道，白藜芦醇可能加重心力衰竭或对心脏功能损害，因此，有必要深入探讨白藜芦醇的心脏作用以及分子机制。

五、应 用 前 景

目前心力衰竭已经成为严重影响人类健康的公共卫生问题，其发病率高、病死率高、致残率高，一直是困扰心力衰竭治疗的难点。尽管随着对心力衰竭病理生理与发病机制的深入认识与探讨，ACEI、ARB、β 受体阻断药以及醛固酮受体拮抗剂等的应用，已经显著改善了心力衰竭患者的临床结局。但即使给予现有循证证据的药物等治疗策略，心力衰竭患者的长期预后仍然不容乐观。心力衰竭现有的药物治疗似乎已经达到了疗效平台。因此，迫切需要研究人员继续寻找与研发新型的抗心力衰竭药物，希望可以进一步改善心力衰竭患者的预后，而最终降低心力衰竭患者的病死率。

大量的体外培养与动物模型实验等证实，葡萄多酚在改善脂质代谢紊乱、抗氧化与清除自由基、血管调节、改善血管内皮功能、抗炎、减轻缺血再灌注损伤等诸多方面具有显著作用，提示葡萄多酚有可能会在心力衰竭的治疗中发挥效果。这些基础研究虽然只是一些初步的研究，但仍让研究者看到了一缕曙光与一份希望，期待来源于天然植物的葡萄多酚在缓解心力衰竭症状、改善心功能以及改善患者预后方面作出贡献。

应该看到,尽管众多研究已经发现葡萄多酚具有心血管全面的保护作用,然而葡萄多酚对于抗心力衰竭作用的确切信号转导通路等药理机制还不明确。而且,在某些动物模型研究与分子机制探讨中仍存在争议,需要更多的资料来论证。另外,葡萄多酚对于临床心力衰竭患者治疗的有效性与安全性还缺乏系统的临床研究,具体到药物的使用剂量、疗程、不良反应等基本因素都未达成共识,结果尚未确立。因此,葡萄多酚目前在临床作为抗心力衰竭药物还为时尚早,需要进一步的探索。

总而言之,葡萄多酚在临床上应用于心力衰竭的治疗,目前尚缺乏循证医学的更多证据支持。因此,需要设计以葡萄多酚为干预药物,以心血管事件发生、心血管病死率、总病死率为主要终点事件,以"真实世界"心力衰竭患者为研究人群的随机、大规模、安慰剂对照的临床试验来提供更多的客观证据。同时,需要结合心力衰竭复杂的病理生理机制方面进行全面、细致的深入认识、理解与探索。期望葡萄多酚在心力衰竭的防治中发挥更大的作用。

参 考 文 献

[1] Lusis AJ,Mar R,Pajukanta P. Genetics of atherosclerosis. Annu Rev Genomics Hum Genet,2004,5:189-218.

[2] Lopez AD, Mathers CD, Ezzati M, et al. Global and regional burden of disease and risk factors,2001: systematic analysis of population health data. Lancet,2006,367:1747-1757.

[3] Thom T,Haase N,Rosamond W,et al. Heart disease and stroke statistics—2006 update:a report from the American Heart Association Statistics Committee and Stroke Statistics Subcommittee. Circulation,2006,113: e85-151.

[4] Mathers CD,Loncar D. Projections of global mortality and burden of disease from 2002 to 2030. PLoS Med, 2006,3:e442.

[5] Khot UN,Khot MB,Bajzer CT,et al. Prevalence of conventional risk factors in patients with coronary heart disease. JAMA,2003,290:898-904.

[6] Lewington S,Whitlock G,Clarke R,et al. Blood cholesterol and vascular mortality by age,sex,and blood pressure:a meta-analysis of individual data from 61 prospective studies with 55 000 vascular deaths. Lancet,2007, 370:1829-1839.

[7] 任涛,李枚娟,王焱. 动脉粥样硬化与炎症反应关系的研究进展. 中国老年学杂志,2010,30:1464-1467.

[8] 孙勤国,王建久,郑云,等. 冠心病. 北京:中国医药科技出版社,2010.

[9] Chakrabarti S,Hoque AN,Karmazyn M. A rapid ischemia-induced apoptosis in isolated rat hearts and its attenuation by the sodium-hydrogen exchange inhibitor HOE 642(cariporide). J Mol Cell Cardiol,1997,29: 3169-3174.

[10] Chakraborti T,Ghosh SK,Michael JR,et al. Targets of oxidative stress in cardiovascular system. Mol Cell Biochem,1998,187:1-10.

[11] Marchetti P,Decaudin D,Macho A,et al. Redox regulation of apoptosis:impact of thiol oxidation status on mitochondrial function. Eur J Immunol,1997,27:289-296.

[12] 中华医学会心血管病学分会,中华心血管病杂志编辑委员会. 冠心病诊断与治疗指南. 中华心血管病杂志,2007,35:195-206.

[13] Bagchi D,Garg A,Krohn RL,et al. Oxygen free radical scavenging abilities of vitamins C and E,and a grape seed proanthocyanidin extract in vitro. Res Commun Mol Pathol Pharmacol,1997,95:179-189.

[14] Bagchi D,Bagchi M,Stohs SJ,et al. Free radicals and grape seed proanthocyanidin extract:importance in human health and disease prevention. Toxicology,2000,148:187-197.

［15］苟怀宇,陈艳秋.拉西地平合用阿托伐他汀对原发性高血压左室肥厚及舒张功能的影响.重庆医学, 2009,38:1506-1509.

［16］刘相菊,高海青,邱洁,等.葡萄籽原花青素对兔动脉粥样硬化氧化应激的影响.山东大学学报(医学版),2010,48:25-27.

［17］Du Y,Guo H,Lou H. Grape seed polyphenols protect cardiac cells from apoptosis via induction of endogenous antioxidant enzymes. J Agric Food Chem,2007,55:1695-1701.

［18］Zuo YM,Wang XH,Gao S,et al. Oligomerized grape seed proanthocyanidins ameliorates isoproterenol-induced cardiac remodeling in rats:role of oxidative stress. Phytother Res,2011,25:732-739.

［19］Li J,Liu H,Ramachandran S,et al. Grape seed proanthocyanidins ameliorate Doxorubicin-induced cardiotoxicity. Am J Chin Med,2010,38:569-584.

［20］Liang Y,Qiu J,Gao H Q,et al. Protective effect of grape seed proanthocyanidins extracts on reperfusion arrhythmia in rabbits. J Nutr Sci Vitaminol(Tokyo),2009,55:223-230.

［21］Zhang FL,Gao HQ,Wu JM,et al. Selective inhibition by grape seed proanthocyanidin extracts of cell adhesion molecule expression induced by advanced glycation end products in endothelial cells. J Cardiovasc Pharmacol,2006,48:47-53.

［22］Sen CK,Bagchi D. Regulation of inducible adhesion molecule expression in human endothelial cells by grape seed proanthocyanidin extract. Mol Cell Biochem,2001,216:1-7.

［23］Makimattila S,Mantysaari M,Groop P H,et al. Hyperreactivity to nitrovasodilators in forearm vasculature is related to autonomic dysfunction in insulin-dependent diabetes mellitus. Circulation,1997,95:618-625.

［24］Du X,Matsumura T,Edelstein D,et al. Inhibition of GAPDH activity by poly(ADP-ribose)polymerase activates three major pathways of hyperglycemic damage in endothelial cells. J Clin Invest, 2003, 112: 1049-1057.

［25］Li XL,Li BY,Gao HQ,et al. Effects of grape seed proanthocyanidin extracts on aortic pulse wave velocity in streptozocin induced diabetic rats. Biosci Biotechnol Biochem,2009,73:1348-1354.

［26］Cheng M,Gao HQ,Xu L,et al. Cardioprotective effects of grape seed proanthocyanidins extracts in streptozocin induced diabetic rats. J Cardiovasc Pharmacol,2007,50:503-509.

［27］Li BY,Cheng M,Gao HQ,et al. Back-regulation of six oxidative stress proteins with grape seed proanthocyanidin extracts in rat diabetic nephropathy. J Cell Biochem,2008,104:668-679.

［28］Zhang FL,Gao HQ,Shen L. Inhibitory effect of GSPE on RAGE expression induced by advanced glycation end products in endothelial cells. J Cardiovasc Pharmacol,2007,50:434-440.

［29］姜岩,刘丹.原花青素预防大鼠冠状动脉粥样硬化研究.中国医学工程,2011,19:104-105.

［30］李韶菁,黄峰,蓝希,等.山葡萄素抗动脉粥样硬化分子机制研究.中国药理学通报,2010,26: 1192-1198.

［31］Hattori R,Otani H,Maulik N,et al. Pharmacological preconditioning with resveratrol:role of nitric oxide. Am J Physiol Heart Circ Physiol,2002,282:H1988-1995.

［32］Frankel EN,Waterhouse AL,Kinsella JE. Inhibition of human LDL oxidation by resveratrol. Lancet,1993, 341:1103-1104.

［33］Yen GC,Duh PD,Lin CW. Effects of resveratrol and 4-hexylresorcinol on hydrogen peroxide-induced oxidative DNA damage in human lymphocytes. Free Radic Res,2003,37:509-514.

［34］El-Mowafy AM. Resveratrol activates membrane-bound guanylyl cyclase in coronary arterial smooth muscle:a novel signaling mechanism in support of coronary protection. Biochem Biophys Res Commun,2002,291: 1218-1224.

［35］Juric D,Wojciechowski P,Das DK,et al. Prevention of concentric hypertrophy and diastolic impairment in aortic-banded rats treated with resveratrol. Am J Physiol Heart Circ Physiol,2007,292:H2138-2143.

[36] Zghonda N,Yoshida S,Araki M,et al. Greater effectiveness of epsilon-viniferin in red wine than its monomer resveratrol for inhibiting vascular smooth muscle cell proliferation and migration. Biosci Biotechnol Biochem, 2011,75:1259-1267.

[37] Subbaramaiah K,Chung WJ,Michaluart P,et al. Resveratrol inhibits cyclooxygenase-2 transcription and activity in phorbol ester-treated human mammary epithelial cells. J Biol Chem,1998,273:21875-21882.

[38] Yu R,Hebbar V,Kim DW,et al. Resveratrol inhibits phorbol ester and UV-induced activator protein 1 activation by interfering with mitogen-activated protein kinase pathways. Mol Pharmacol,2001,60:217-224.

[39] Ekshyyan VP,Hebert VY,Khandelwal A,et al. Resveratrol inhibits rat aortic vascular smooth muscle cell proliferation via estrogen receptor dependent nitric oxide production. J Cardiovasc Pharmacol, 2007, 50: 83-93.

[40] Wu CC,Wu CI,Wang WY,et al. Low concentrations of resveratrol potentiate the antiplatelet effect of prostaglandins. Planta Med,2007,73:439-443.

[41] Snyder SA,Gollner A,Chiriac MI. Regioselective reactions for programmable resveratrol oligomer synthesis. Nature,2011,474:461-466.

[42] Achan V. Cardiovascular effects of asymmetric dimethylarginine. Circulation,2004,109:e327.

[43] Griendling KK,Sorescu D,Lassegue B,et al. Modulation of protein kinase activity and gene expression by reactive oxygen species and their role in vascular physiology and pathophysiology. Arterioscler Thromb Vasc Biol,2000,20:2175-2183.

[44] Suzuki H,DeLano FA,Parks DA,et al. Xanthine oxidase activity associated with arterial blood pressure in spontaneously hypertensive rats. Proc Natl Acad Sci U S A,1998,95:4754-4759.

[45] Laakso JT,Teravainen TL,Martelin E,et al. Renal xanthine oxidoreductase activity during development of hypertension in spontaneously hypertensive rats. J Hypertens,2004,22:1333-1340.

[46] Higashi Y,Sasaki S,Nakagawa K,et al. Tetrahydrobiopterin enhances forearm vascular response to acetylcholine in both normotensive and hypertensive individuals. Am J Hypertens,2002,15:326-332.

[47] Fukui T,Ishizaka N,Rajagopalan S,et al. p22phox mRNA expression and NADPH oxidase activity are increased in aortas from hypertensive rats. Circ Res,1997,80:45-51.

[48] Rey FE,Cifuentes ME,Kiarash A,et al. Novel competitive inhibitor of NAD(P)H oxidase assembly attenuates vascular O(2)(-)and systolic blood pressure in mice. Circ Res,2001,89:408-414.

[49] Touyz RM,Schiffrin EL. Ang Ⅱ-stimulated superoxide production is mediated via phospholipase D in human vascular smooth muscle cells. Hypertension,1999,34:976-982.

[50] Ciriello J,Caverson MM,Polosa C. Function of the ventrolateral medulla in the control of the circulation. Brain Res,1986,396:359-391.

[51] Kishi T,Hirooka Y,Kimura Y,et al. Increased reactive oxygen species in rostral ventrolateral medulla contribute to neural mechanisms of hypertension in stroke-prone spontaneously hypertensive rats. Circulation, 2004,109:2357-2362.

[52] Koga Y,Hirooka Y,Araki S,et al. High salt intake enhances blood pressure increase during development of hypertension via oxidative stress in rostral ventrolateral medulla of spontaneously hypertensive rats. Hypertens Res,2008,31:2075-2083.

[53] Mendelsohn FA,Quirion R,Saavedra JM,et al. Autoradiographic localization of angiotensin Ⅱ receptors in rat brain. Proc Natl Acad Sci USA,1984,81:1575-1579.

[54] Peng N,Clark JT,Prasain J,et al. Antihypertensive and cognitive effects of grape polyphenols in estrogen-depleted,female, spontaneously hypertensive rats. Am J Physiol Regul Integr Comp Physiol, 2005, 289:

R771-775.

［55］张野,左高,曹刘於. 低聚葡萄籽原花青素对异丙肾上腺素诱导大鼠心室重构的影响. 药学学报,
2010,45:565-570.

［56］Bhatt SR,Lokhandwala MF,Banday AA. Resveratrol prevents endothelial nitric oxide synthase uncoupling
and attenuates development of hypertension in spontaneously hypertensive rats. Eur J Pharmacol,2011,667:
258-264.

［57］Subramanian M, Balasubramanian P, Garver H, et al. Chronic estradiol-17 (beta) exposure increases
superoxide production in the rostral ventrolateral medulla and causes hypertension:reversal by resveratrol.
Am J Physiol Regul Integr Comp Physiol,2011,300:R1560-1568.

［58］Toklu HZ,Sehirli O,Erşahin M,et al. Resveratrol improves cardiovascular function and reduces oxidative or-
gan damage in the renal, cardiovascular and cerebral tissues of two-kidney, one-clip hypertensive rats. J
Pharm Pharmacol,2010,62:1784-1793.

［59］Wong RH,Howe PR,Buckley JD,et al. Acute resveratrol supplementation improves flow-mediated dilatation
in overweight/obese individuals with mildly elevated blood pressure. Nutr Metab Cardiovasc Dis,2011,21:
851-856.

［60］Al-Dissi AN,Weber LP. Resveratrol preserves cardiac function,but does not prevent endothelial dysfunction
or pulmonary inflammation after environmental tobacco smoke exposure. Food Chem Toxicol, 2011, 49:
1584-1591.

［61］Behbahani J,Thandapilly SJ,Louis XL,et al. Resveratrol and small artery compliance and remodeling in the
spontaneously hypertensive rat. Am J Hypertens,23:1273-1278.

［62］Thandapilly SJ,Wojciechowski P,Behbahani J,et al. Resveratrol prevents the development of pathological
cardiac hypertrophy and contractile dysfunction in the SHR without lowering blood pressure. Am J
Hypertens,23:192-196.

［63］Inanaga K,Ichiki T,Matsuura H,et al. Resveratrol attenuates angiotensin II-induced interleukin-6 expression
and perivascular fibrosis. Hypertens Res,2009,32:466-471.

［64］Biala A,Tauriainen E,Siltanen A,et al. Resveratrol induces mitochondrial biogenesis and ameliorates Ang
II -induced cardiac remodeling in transgenic rats harboring human renin and angiotensinogen genes. Blood
Press,2010,19:196-205.

［65］Mahajan AS,Babbar R,Kansal N,et al. Antihypertensive and antioxidant action of amlodipine and vitamin C
in patients of essential hypertension. J Clin Biochem Nutr,2007,40:141-147.

［66］Sano A,Yamakoshi J,Tokutake S,et al. Procyanidin B1 is detected in human serum after intake of proantho-
cyanidin-rich grape seed extract. Biosci Biotechnol Biochem,2003,67:1140-1143.

［67］《中国高血压防治指南》修订委员会. 中国高血压防治指南(2010 年修订版). 2010.

［68］Stamler J,Vaccaro O,Neaton JD,et al. Diabetes,other risk factors,and 12-yr cardiovascular mortality for men
screened in the Multiple Risk Factor Intervention Trial. Diabetes Care,1993,16:434-444.

［69］Li M,Ma YB,Gao HQ,et al. A novel approach of proteomics to study the mechanism of action of grape seed
proanthocyanidin extracts on diabetic retinopathy in rats. Chin Med J(Engl) ,2008,121:2544-2552.

［70］Sever PS,Dahlöf B,Poulter NR,et al. Prevention of coronary and stroke events with atorvastatin in hyperten-
sive patients who have average or lower-than-average cholesterol concentrations, in the Anglo-Scandinavian
Cardiac Outcomes Trial—Lipid Lowering Arm(ASCOT-LLA) :a multicentre randomised controlled trial. Lan-
cet,2003,361:1149-1158.

［71］Hansson L, Zanchetti A, Carruthers SG, et al. Effects of intensive blood-pressure lowering and low-dose
aspirin in patients with hypertension:principal results of the Hypertension Optimal Treatment(HOT) random-

ised trial. HOT Study Group. Lancet,1998,351:1755-1762.

[72] Pütter M,Grotemeyer KH,Würthwein G,et al. Inhibition of smoking-induced platelet aggregation by aspirin and pycnogenol. Thromb Res,1999,95:155-161.

[73] 赵水平. 高脂血症的临床表现及分型. 中国临床医生,2003,31:23-25.

[74] 陆再英,钟南山. 内科学. 第7版. 北京:人民卫生出版社,2008:165-181,799-806.

[75] 赵水平. 临床血脂学. 北京:人民卫生出版社,2006.

[76] 王陇德. 中国居民营养与健康状况调查报告. 北京:人民卫生出版社,2005:60-65.

[77] 赵文华,张坚,由悦,等. 中国18岁以上人群血脂异常流行特点研究. 中华预防医学杂志,2005,39:306-310.

[78] 中国成人血脂异常防治指南制订联合委员会. 中国成人血脂防治指南. 中华心血管病杂志,2007,35:390-419.

[79] Maron DJ,Fazio S,Linton MF. Current perspectives on statins. Circulation,2000,101:207-213.

[80] Pasternak RC,Smith SC Jr,Bairey-Merz CN,et al. ACC/AHA/NHLBI advisory on the use and safety of statins. J Am Coll Cardiol,2002,40:568-573.

[81] Knopp RH,Gitter H,Truit T,et al. Effects of ezetimibe,a new cholesterol absorption inhibitor,on plasma lipids in patients with primary hypercholesterolemia. Eur Heart J,2003,24:729-741.

[82] Leifert WR,Abeywardena MY. Grape seed and red wine polyphenol extracts inhibit cellular cholesterol uptake,cell proliferation,and 5-lipoxygenase activity. Nutr Res,2008,28:842-850.

[83] Ngamukote S,Makynen K,Thilawech T,et al. Cholesterol-lowering activity of the major polyphenols in grape seed. Molecules,2011,16:5054-5061.

[84] Del Bas JM,Fernandez-Larrea J,Blay M,et al. Grape seed procyanidins improve atherosclerotic risk index and induce liver CYP7A1 and SHP expression in healthy rats. FASEB J,2005,19:479-481.

[85] 王淑娥,于红霞,赵秀兰,等. 葡萄籽提取物对小鼠血脂水平的影响. 实用预防医学,2002,10:445-446.

[86] 于红霞,赵秀兰,徐贵发,等. 葡萄籽提取物对高脂家兔血脂的影响. 卫生研究,2002,31:114-116.

[87] Karthikeyan K,Bai BR,Devaraj SN. Efficacy of grape seed proanthocyanidins on serum and heart tissue lipids in rats subjected to isoproterenol-induced myocardial injury. Vascular Pharmacol,2007,47:295-301.

[88] Jiao R,Zhang Z,Yu H,et al. Hypocholesterolemic activity of grape seed proanthocyanidin is mediated by enhancement of bile acid excretion and up-regulation of CYP7A1. J Nutr Biochem,2010,21:1134-1139.

[89] Quesada H,del Bas JM,Pajuelo D,et al. Grape seed proanthocyanidins correct dyslipidemia associated with a high-fat diet in rats and repress genes controlling lipogenesis and VLDL assembling in liver. Int J Obes (Lond),2009,33:1007-1012.

[90] 张国霞. 葡萄籽原花青素对2型糖尿病大鼠血脂的影响. 中国医药前沿,2010,5:24-25.

[91] Sano A,Uchida R,Saito M,et al. Beneficial effects of grape seed extract on malondialdehyde-modified LDL. J Nutr Sci Vitminol,2007,53:174-182.

[92] Preuss HG,Wallerstedt D,Talpur N,et al. Effects of niacin-bound chromium and grape seed proanthocyanidin extract on the lipid profile of hypercholesterolemic subjects:a pilot study. J Med,2000,31:227-246.

[93] Kar P,Laight D,Rooprai HK,et al. Effects of grape seed extract in Type 2 diabetic subjects at high cardiovascular risk:a double blind randomized placebo controlled trial examining metabolic markers,vascular tone, inflammation,oxidative stress and insulin sensitivity. Diabet Med,2009,26:526-531.

[94] 马亚兵,高海青,由倍安,等. 葡萄籽原花青素对动脉粥样硬化兔血脂的调节作用. 中国药理学通报,2004,20:325-329.

[95] 由倍安,马亚兵,高海青,等. 葡萄籽原花青素对实验性高脂血症兔血脂及血浆氧化低密度脂蛋白的

影响. 中国心血管杂志,2003,8:383-385.

[96] Clifton PM. Effect of Grape Seed Extract and Quercetin on Cardiovascular and Endothelial Parameters in High-Risk Subjects. Journal of Biomedicine and Biotechnology,2004,2004:272-278.

[97] Vigna GB,Costantini F,Aldini G,et al. Effect of a standardized grape seed extract on low-density lipoprotein susceptibility to oxidation in heavy smokers. Metabolism,2003,52:1250-1257.

[98] Feringa HH,Laskey DA,Dickson JE,et al. The effect of grape seed extract on cardiovascular risk markers:a meta-analysis of randomized controlled trials. J Am Diet Assoc,2011,111:1173-1181.

[99] Yamakoshi J,Saito M,Kataoka S,et al. Safety evaluation of proanthocyanidin-rich extract from grape seeds. Food Chem Toxicol,2002,40:599-607.

[100] Bentivegna SS,Whitney KM. Subchronic 3-month oral toxicity study of grape seed and grape skin extracts. Food Chem Toxicol,2002,40:1731-1743.

[101] Shao ZH,Vanden Hoek TL,Xie J,et al. Grape seed proanthocyanidins induce pro-oxidant toxicity in cardiomyocytes. 2003,3:331-339.

[102] Rimando AM,Nagmani R,Feller DR,et al. Pterostilbene,a new agonist for the peroxisome proliferator-activated receptor alpha-isoform,lowers plasma lipoproteins and cholesterol in hypercholesterolemic hamsters. J Agric Food Chem,2005,53:3403-3407.

[103] Park CS,LeeYC,Kim JD,et al. Inhibitory effects of Polygonum cuspidatum water extract(PCWE)and its component resveratrol [correction of rasveratrol] on acyl-coenzyme A-cholesterol acyltransferase activity for cholesteryl ester synthesis in HepG2 cells. Vascular pharmacol,2004,40:279-284.

[104] Berrougui H,Grenier G,Loued S,et al. A new insight into resveratrol as an atheroprotective compound:inhibition of lipid peroxidation and enhancement of cholesterol efflux. Atherosclerosis,2009,207:420-427.

[105] 朱立贤,金征宇. 白藜芦醇苷对高脂血症大鼠血脂代谢的影响及其抗氧化作用. 中成药,2006,28:260-261.

[106] 李萍,杜洪霞,李新华,等. 白藜芦醇对高脂血症大鼠血脂、血小板聚集、释放功能的影响. 细胞与分子免疫学杂志,2010,26:502-503.

[107] 郑国华,陈锦秀,葛莉,等. 白藜芦醇对不同饲料喂养小鼠血脂水平的影响. 中国自然医学杂志,2008,10:385-387.

[108] Cho IJ,Ahn Y,KimS,et al. Resveratrol attenuates the expression of HMG-CoA reductase mRNA in hamsters. Biochem Biophys Res Commun,2008,367:190-194.

[109] Do GM,Kwon EY,Kim HJ,et al. Long-term effects of resveratrol supplementation on suppression of atherogenic lesion formation and cholesterol synthesis in apo E-deficient mice. Biochem Biophys Res Commun,2008,374:55-59.

[110] 陈亮,竹剑平. 白藜芦醇治疗高脂血症 51 例临床疗效观察. 当代医学,2007,7:127-129.

[111] Brown VA,Patel KR,Viskaduraki M,et al. Repeat dose study of the cancer chemopreventive agent resveratrol in healthy volunteers:safety,pharmacokinetics,and effect on the insulin-like growth factor axis. Cancer Res,2010,70:9003-9011.

[112] La Porte C,Voduc N,Zhang G,et al. Steady-State pharmacokinetics and tolerability of trans-resveratrol 2000mg twice daily with food,quercetin and alcohol(ethanol)in healthy human subjects. Clin Pharmacokinet,2010,49:449-454.

[113] Crowell JA,Korytko PJ,Morrissey RL,et al. Resveratrol-associated renal toxicity. Toxicol Sci,2004,82:614-619.

[114] Vang O,Ahmad N,Baile CA,et al. What is new for an old molecule? Systematic review and recommendations on the use of resveratrol. PLoS One,2011,6:e19881.

［115］杨宝平,欧阳五庆.白藜芦醇纳米乳的制备及其质量评价.西北农业大学学报,2008,17:20-23.

［116］王新春,侯世祥.白藜芦醇纳米脂质体体外释药和大鼠小肠吸收特性的研究.中国中医杂志,2007, 32:1084-1088.

［117］张健,陈兰英.心力衰竭.北京:人民卫生出版社,2011.

［118］中华医学会心血管病学分会,中华心血管病杂志编辑委员会.慢性心力衰竭诊断治疗指南.中华心 血管病杂志,2005,35:1076-1095.

［119］Llyd-jones D,Adams RJ,Brown TM,et al. Executive summary:heart disease and stroke statistics-2010 up-date:a report from the American Heart Association. Circulation,2010,121:948-954.

［120］顾东风,黄广勇,何江,等.中国心力衰竭流行病学调查及其患病率.中华心血管病杂志,2003,31: 3-6.

［121］Colucci WS. Molecular and cellular mechanisms of myocardial failure. Am J Cardiol,1997,80:15L-25L.

［122］Hall G,Hasday JD,RogersTB. Regulating the regulator:NF-kappa B signaling in heart. J Moll Cell Cardiol, 2006,41:580-591.

［123］Valen G,Yan ZQ,Hansson GK. Nuclear factor kappa-B and the heart. J Am Coll Cardiol,2001,38: 307-314.

［124］祝善俊,王江.能量代谢疗法能否作为治疗心力衰竭的新靶点? 岭南心血管病杂志,2010,116: 97-98.

［125］Sawyer DB,Siwik DA,Xiao L,et al. Role of oxidative stress in myocardial hypertrophy and failure. J Am Coll Cardiol,2002,34:379-388.

［126］Babior BM,Lambeth JD,Nauseef W. The neutrophil NADPH oxidase. Arch Biochem Biophy,2002,397: 342-344.

［127］Ying W. $NAD^+/NADH$ and $NADP^+/NADPH$ in cellular functions and cell death:regulation and biological consequences. Antioxid Redox Signal,2008,10:179-206.

［128］Takano H,Zou Y,Hasegawa H,et al. Oxidative stress-induced signal transduction pathways in cardiac myo-cytes:involvement of ROS in heart diseases. Antioxid Redox Signal,2003,5:789-794.

［129］Maisel AS,Krishnaswamy P,Nowak RM,et al. Rapid measurement of B-type natriuretic peptide in the emergency diagnosis of heart failure. N Engl J Med,2002,347:161-167.

［130］Faris R,FlatherM,Purcell H,et al. Current evidence supporting the role of diuretics in heart failure:a meta analysis of randomised controlled trials. Int J Cardiol,2002,82:149-158.

［131］Hunt SA,Abraham WT,Chin MH,et al. ACC/AHA 2005 Guideline Update for the Diagnosis and Manage-ment of Chronic Heart Failure in the Adult:a report of the American College of Cardiology/American Heart Association Task Force on Practice Guidelines(Writing Committee to Update the 2001 Guidelines for the Evaluation and Management of Heart Failure):developed in collaboration with the American College of Chest Physicians and the International Society for Heart and Lung Transplantation:endorsed by the Heart Rhythm Society. Circulation,2005,112:e154-235.

［132］Garg R,Yushf S. Overview of randomized trials of angiotensin-converting enzyme inhibitors on mortality and morbidity in patients with heart failure. Collaborative Group on ACE Inhibitor Trials. JAMA,1995,273: 1450-1456.

［133］Granger CB,McMurray JJ,Yusuf S,et al. Effects of candesartan in patients with chronic heart failure and reduced left-ventricular systolic function intolerant to angiotensin-converting-enzyme inhibitors:the CHARM-Alternative trial. Lancet,2003,362:772-776.

［134］Bristow MR. Beta-adrenergic receptor blockade in chronic heart failure. Circulation,2000,101:558-569.

［135］Ahmed A,Rich MW,Love TE,et al. Digoxin and reduction in mortality and hospitalization in heart failure:a comprehensive post hoc analysis of the DIG trial. Eue Heart J,2006,27:178-186.

[136] Sato M,Maulik G,Ray PS,et al. Cardioprotective effects of grape seed proanthocyanidin against ischemic reperfusion injury. J Moll Cell Cardiol,1999,31:1289-1297.

[137] Sato M,Bagchi D,Tosaki A,et al. Grape seed proanthocyanidin reduces cardiomyocyte apoptosis by inhibiting ischemia/reperfusion-induced activation of JNK-1 and C-JUN. Free Radic Biol Med, 2001, 31: 729-737.

[138] Pataki T,Bak I,Kovacs P,et al. Grape seed proanthocyanidins improved cardiac recovery during reperfusion after ischemia in isolated rat hearts. Am J Clin Nutr,2002,75:894-899.

[139] Shao ZH,Wojcik KR,Dossumbekova A,et al. Grape seed proanthocyanidins protect cardiomyocytes from ischemia and reperfusion injury via Akt-NOS signaling. J Cell Biochem,2009,107:697-705.

[140] Zhao G,Gao H,Qiu J,et al. The molecular mechanism of protective effects of grape seed proanthocyanidin extract on reperfusion arrhythmias in rats in vivo. Biol Pharm Bull,2010,33:759-767.

[141] Charradi K,Sebai H,Elkahoui S,et al. Grape seed extract alleviates high-fat diet-induced obesity and heart dysfunction by preventing cardiac siderosis. Cardiovasc Toxicol,2011,11:28-37.

[142] Ray SD,Patel D,Wong V. et al. In vivo protection of DNA damage associated apoptotic and necrotic cell deaths during acetaminophen-induced nephrotoxicity,amiodarone-induced lung toxicity and doxorubicin-induced cardiotoxicity by a novel IH636 grape seed proanthocyanidin extract. Res Commun Mol Pathol Pharmacol,2000,107:137-166.

[143] Li J,Liu H,Ramachandran S,et al. Grape seed proanthocyanidins ameliorate Doxorubicin-induced cardiotoxicity. Am J Chin Med,2010,38:569-584.

[144] Zuo YM,Wang XH,Gao S,et al. Oligomerized grape seed proanthocyanidins ameliorates isoproterenol-induced cardiac remodeling in rats:role of oxidative stress. Phytother Res,2011,25:732-739.

[145] Karthikeyan K,Sarala Bai BR,Niranjali Devaraj S. Grape seed proanthocyanidins ameliorates isoproterenol-induced myocardial injury in rats by stabilizing mitochondrial and lysosomal enzymes:an in vivo study. Life Sci,2007,81:1615-1621.

[146] Shao ZH,Becker LB,Vanden Hoek TL,et al. Grape seed proanthocyanidin extract attenuates oxidant injury in cardiomyocytes. Pharmacol Res,2003,47:463-469.

[147] Cheng M,Gao HQ,Xu L,et al. Cardioprotective effects of grape seed proanthocyanidins extracts in streptozocin induced diabetic rats. J Cardiovas Pharmacol,2007,50:503-509.

[148] Aldini G,Carini M,Piccoli A,et al. Procyanidins from grape seeds protect endothelial cells from peroxynitrite damage and enhance endothelium-dependent relaxation in human artery:new evidences for cardio-protection. Life Sci,2003,73:2883-2898.

[149] Sen CK,Bagchi D. Regulation of inducible adhesion molecule expression in human endothelial cells by grape seed proanthocyanidin extract. Mol Cell Biochem,2001,216:1-7.

[150] Zhang FL,Gao HQ,Wu JM,et al. Selective inhibition by grape seed proanthocyanidin extracts of cell adhesion molecule expression induced by advanced glycation end products in endothelial cells. J Cardiovasc Pharmacol,2006,48:47-53.

[151] Ma L,Gao HQ,Li BY,et al. Grape seed proanthocyanidin extracts inhibit vascular cell adhesion molecule expression induced by advanced glycation end products through activation of peroxisome proliferators-activated receptor gamma. J Cardiovasc Pharmacol,2007,49:293-298.

[152] Li BY,Li XL,Gao HQ,et al. Grape seed procyanidin B2 inhibits advanced glycation end product-induced endothelial cell apoptosis through regulating GSK3beta phosphorylation. Cell Biol Int,2011,35:663-669.

[153] Li BY,Li XL,Cai Q,et al. Induction of lactadherin mediates the apoptosis of endothelial cells in response to

advanced glycation end products and protective effects of grape seed procyanidin B2 and resveratrol. Apoptosis,2011,16:732-745.

[154] Yang LC,Wang F,Liu M. A study of an endothelin antagonist from a Chinese anti-snake venom medicinal herb. J Cardiovasc Pharmacol,1998,31:s249-250.

[155] Hsieh TC,Juan G,Darzynkiewicz Z,et al. Resveratrol increases nitric oxide synthase,induces accumulation of p53 and p21(WAF1/CIP1),and suppresses cultured bovine pulmonary artery endothelial cell proliferation by perturbing progression through S and G2. Cancer Res,1999,59:2596-2601.

[156] Wallerath T,Li H,Godtel-Ambrust U,et al. A blend of polyphenolic compounds explains the stimulatory effect of red wine on human endothelial NO synthase. Nitric Oxide,2005,12:97-104.

[157] Pendurthi UR,Williams JT,Rao LV. Resveratrol,a polyphenolic compound found in wine,inhibits tissue factor expression in vascular cells:A possible mechanism for the cardiovascular benefits associated with moderate consumption of wine. Arterioscler Thromb Vasc Biol,1999,19:419-426.

[158] Gonzales AM,Orlando RA. Curcumin and resveratrol inhibit nuclear factor-kappa B-mediated cytokine expression in adipocytes. Nutr Metab(Lond),2008,5:17.

[159] Yoshizaki T,Milne JC,Imamura T,et al. SIRT1 exerts anti-inflammatory effects and improves insulin sensitivity in adipocytes. Mol Cell Biol,2009,29:1363-1374.

[160] Shen F,Chen SJ,Dong XJ. Suppression of IL-8 gene transcription by resveratrol in phorbol ester treated human monocytic cells. J Asian Nat Prod Res,2003,5:151-157.

[161] Leonard SS,Xia C,Jiang BH,et al. Resveratrol scavenges reactive oxygen species and effects radical-induced cellular responses. Biochem Biophys Res Commun,2003,309:1017-1026.

[162] 朱立贤,金征宇.白藜芦醇对高脂血症大鼠血脂和一氧化氮及其合酶的影响.安徽农业科学,2005,33:278-279.

[163] Li HF,Tian ZF,Qiu XQ,et al. A study of mechanisms involved in vasodilatation induced by resveratrol in isolated porcine coronary artery. Physiol Res,2006,55:365-372.

[164] Das S,Alagappan VK,Bagchi D,et al. Coordinated induction of iNOS-VEGF-KDR-eNOS after resveratrol consumption:a potential mechanism for resveratrol preconditioning of the heart. Vascul Pharmacol,2005,42:281-289.

[165] Dell' Agli M,Galli GV,Vrhovsek U,et al. In vitro inhibition of human cGMP-specific phosphodiesterase-5 by polyphenols from red grapes. J Agric Food Chem,2005,53:1960-1965.

[166] Gurusamy N,Lekli I,Mukherjee S. Cardioprotection by resveratrol:a novel mechanism via autophagy involving the mTORC2 pathway. Cardiovasc Res,2010,86:103-112.

[167] Hung LM,Chen JK,Huang SS,et al. Cardioprotective effect of resveratrol,a natural antioxidant derived from grapes. Cardiovasc Res,2000,47:549-555.

[168] Hattori R,Otani H,Maulik N,et al. Pharmacological preconditioning with resveratrol:role of nitric oxide. Am J Physiol,2002,282:H1988-H1995.

[169] Bradamante S,Barenghi L,Piccinini F,et al. Resveratrol provides late-phase cardioprotection by means of a nitric oxide-and adenosine-mediated mechanism. Eur J Pharmacol,2003,465:115-123.

[170] 马文帅,李兰荪,王海昌,等.白藜芦醇对心肌微血管内皮细胞缺血再灌注损伤的保护作用.中华老年心脑血管病杂志,2009,11:527-530.

[171] Xi J,Wang H,Mueller RA,et al. Mechanism for resveratrol-induced cardioprotection against reperfusion injury involves glycogen synthase kinase 3beta and mitochondrial permeability transition pore. Eur J Pharmacol,2009,604:111-116.

[172] Mukhopadhyay P,Mukherjee S,Ahsan K,et al. Restoration of altered microRNA expression in the ischemic

heart with resveratrol. PLoS One,2010,5:e15705.

［173］卞洲艳,唐其柱,易方方,等.白藜芦醇对大鼠心肌梗死后室性心律失常及长期存活率的影响.中华心律失常学杂志,2009,13:66-69.

［174］Juric D,Wojciechowski P,Das DK,et al. Prevention of concentric hypertrophy and diastolic impairment in aortic-banded rats treated with resveratrol. Am J Physiol Heart Cir Physiol,2007,292:H2138-2143.

［175］Wojciechowski P,Juric D,Louis XL,et al. Resveratrol arrests and regresses the development of pressure overload-but not volume overload-induced cardiac hypertrophy in rats. J Nutr,2010,140:962-968.

［176］Chan AY,Dolinsky VW,Soltys CL,et al. Resveratrol inhibits cardiac hypertrophy via AMP-activated protein kinase and Akt. J Biol Chem,2008,283:24194-24201.

［177］Zhang H,MorganB,Potter BJ,et al. Resveratrol improves left ventricular diastolic relaxation in type 2 diabetes by inhibiting oxidative/nitrative stress:in vivo demonstration with magnetic resonance imaging. Am J Physiol Heart Cir Physiol,2010,299:H2138-2143.

［178］Thirunavukkarasu M,Penumathsa SV,Koneru S,et al. Resveratrol alleviates cardiac dysfunction in streptozotocin-induced diabetes:Role of nitric oxide,thioredoxin,and heme oxygenase. Free Radic Biol Med,2007,43:720-729.

［179］Dekkers DH,Bezstarosti K,Gurusamy N,et al. Identification by a differential proteomic approach of the induced stress and redox proteins by resveratrol in the normal and diabetic rat heart. J Cell Mol Med,2008,12:1677-1689.

［180］王桂英,王永梅,张丽男,等.白藜芦醇对阿霉素致心力衰竭大鼠心肌损伤的保护作用.中国中药杂志,2007,32:1563-1565.

［181］王国平,曹荣辉,常宜林,等.白藜芦醇改善慢性心力衰竭预后的临床观察.中国药物与临床,2005,5:755-756.

［182］王桂英,张丽男,冯敬坤,等.白藜芦醇对动物离体心房收缩力和心率作用的种属差异性比较.中国组织工程研究与临床康复,2007,11:5697-5700.

第十一章 葡萄多酚与中枢神经系统疾病

中枢神经系统包括脑和脊髓,是人体神经系统最主要的部分。中枢神经系统负责接收全身各处的传入信息,产生触觉、味觉、听觉等各种感觉,并将传入信息整合加工后成为协调的运动性传出,或者储存在中枢神经系统内成为学习、记忆的神经基础。人类的思维活动也是中枢神经系统的功能。

大脑作为中枢神经系统最主要的部分,在成人重量约为1400g,仅占总体重的3%,但心脏输出的血液有16%~17%供应脑组织,耗氧量非常巨大。脑组织中的过氧化物酶、谷胱甘肽过氧化物酶的含量较少,抗氧化能力差,在某些病理条件下(如缺血再灌注),会产生并积聚大量的氧自由基,并很快与脑组织富含的多不饱和脂肪酸发生脂质过氧化反应,破坏膜结构,造成神经细胞的功能障碍和血脑屏障的损伤。慢性的氧自由基作用也可造成神经细胞内结构的改变,最终导致脑组织的退化、萎缩,与老年性痴呆等疾病的发生关系密切。

此外,中枢神经系统疾病与身体其他系统、器官发生的局部病理变化有关,较为常见的有各种原因的心脏血管病变及血液病变导致的脑卒中和代谢性疾病如糖尿病引发的神经系统慢性并发症。

葡萄多酚(GSP)中最主要的成分原花青素是已知唯一一种能透过血脑屏障的天然抗氧化剂。正因如此,葡萄多酚可以在中枢神经系统内发挥其抗氧化、抗非酶糖基化等功能,起到稳定血脑屏障、保护脑组织,改善和预防多种中枢神经系统疾病的作用。

白藜芦醇是葡萄多酚中另一种主要的天然抗氧化成分,主要通过清除或抑制自由基生成,抑制脂质过氧化、调节抗氧化相关酶活性等机制发挥抗氧化作用。白藜芦醇可以通过清除自由基、抗氧化作用,起到降低血液黏稠度,抑制血小板凝结和舒张血管的作用,对于治疗氧化应激引起的组织损伤、老年性痴呆等神经系统疾病有一定的作用。

第一节 缺血性脑血管病

缺血性脑血管病(ischemic cerebrovascular disease,ICVD),是指在供应脑血管的血管壁病变或血流动力学障碍的基础上发生脑部血液供应障碍,导致相应供血区脑组织由于缺血、缺氧而出现脑组织坏死或软化,并引起短暂或持久的局部或弥漫脑损害,造成一系列神经功能缺损综合征。

缺血性脑血管病是导致人类死亡的三大主要疾病之一,仅次于心脏病及癌症,具有高发病率、高致残率、高病死率的特点。临床上大多数脑梗死是由于脑动脉血栓形成所致,一旦脑动脉阻塞,缺血、缺氧区域的脑组织细胞即刻发生一系列的"缺血瀑布样反应",最后导致细胞死亡。传统的缺血性脑血管病包括短暂性脑缺血发作(transient ischemic attack,TIA)、脑梗死(cerebral infarction,CT)和脑栓塞(cerebral embolism)。

一、短暂性脑缺血发作

短暂性脑缺血发作(TIA)是由供脑血管病变引起的一过性或短暂性、局灶性脑或视网膜功能障碍,临床症状持续数分钟至1小时,最长不超过24小时,可反复发作,发作后不遗留神经功能缺损症状和体征。

短暂性脑缺血发作的概念是在1951年由美国神经病学家Fisher首先提出的,1965年美国国立卫生研究所(National Institutes of Health,NIH)确定TIA持续时间短于24小时的诊断标准,并一直沿用至今。然而,近年一些大规模的研究表明,典型TIA症状的持续时间一般为数分钟到1小时,绝大部分TIA患者症状在1小时内得到缓解,而1～3小时的患者在24小时内得到缓解的仅占2%。2000年Marler等发现,1小时内不能完全缓解或3小时内不能快速改善缺血症状者,24小时内完全缓解率仅2%。而且随着诊疗技术的提高,自1990年磁共振(MRI)检查的应用以来,磁共振弥散加权成像(DWI)检查提示,超过1小时的TIA可存在脑实质损伤。因此,2002年AHA提出重新修正TIA的定义,以组织学而不是以时间长短来区分TIA和脑梗死。

TIA是缺血性脑卒中最危险的因素,有统计显示,在TIA发生2天内卒中的危险率为5%,TIA发生后30天的脑梗死发生率为4%～8%,3个月内为10.5%,5年内增至24%～29%,造成患者的生活质量下降甚至威胁患者生命。因此,无论使用何种方法界定,TIA都是值得临床重视的急性脑血管综合征,应尽早积极进行合理干预,防止其进展为不可逆的脑卒中。

(一)病因和发病机制

TIA是有动脉粥样硬化、动脉狭窄、心脏疾患、血液成分异常和血流动力学变化等多因素促成的临床综合征。TIA的发病机制主要有:①微栓子学说,来源于颈部和颅内大动脉,尤其是动脉分叉出的动脉粥样硬化斑块、附壁血栓或心源性的微栓子脱落,引起颅内供血小动脉闭塞而产生临床症状。但是这种情况下的栓子一般很小,比较易于溶解,因此闭塞很快消失,血流恢复,症状得到缓解。有时在TIA患者的眼底动脉中可以找到含有胆固醇或血小板的微栓子。此外,心脏瓣膜疾病、房颤也可产生心源性栓子,导致TIA发作,尤以年轻人多见。②血流动力学及低灌注学说,颅内外动脉、脑动脉因粥样硬化致管腔狭窄或痉挛,可引起一过性脑血供不足,或由于低血压、心功能不全、血液成分改变(红细胞增多症、血小板增多症及白血病)致血黏度增加、脑血流倒转(盗血综合征)等引起脑灌注不足,出现TIA症状。此外,Kelly等研究发现,TIA患者组血液中磷酸吡多醛较对照组明显降低,推测维生素B_6减低可能是导致TIA发生的因素之一。Rost等研究得出,C反应蛋白是除吸烟、高血脂、高血糖等因素外导致TIA的又一个独立危险因素。Garlichs等发现,TIA及缺血性脑卒中患者CD40显著升高。

(二)临床表现

TIA好发于中老年人,男性多于女性。大多数TIA发作突然,持续时间短暂,一般数分钟至十余分钟,多在1小时内恢复,绝不超过24小时。TIA的症状多种多样,取决于受累血管的分布。通常分为颈动脉系统TIA和椎-基底动脉系统TIA两大类。

1. 颈动脉系统TIA　多表现为单侧(同侧)视觉或大脑半球症状。视觉症状表现为一过性黑朦、雾视、视野中有黑点或阴影。大脑半球症状多为一侧面部或肢体的无力或麻木,可以出现失语认知及行为功能的改变。

2. 椎-基底动脉系统 TIA　通常表现为眩晕、头晕、构音障碍、跌倒发作、共济失调、异常的眼球运动、复视、交叉性运动或感觉障碍、偏盲或双侧视力丧失。

（三）治疗措施

1. 药物治疗　目前对于 TIA 的药物治疗方法主要为抗血小板和抗凝治疗。抗血小板药物首选阿司匹林,通过抑制环氧化酶而抑制血小板的功能,推荐剂量为 75～325mg/d;双嘧达莫是环核苷酸二酯酶抑制剂,本身无预防脑卒中的作用,但缓释剂联合阿司匹林可以起到预防脑卒中的作用;对于阿司匹林不耐受的患者,可选用抑制 ADP 诱导血小板聚集的药物氯吡格雷。抗凝药物主要选用华法林、肝素或他汀类药物。

2. 外科治疗　对于颅外颈动脉病变狭窄程度大于 70%、单发或多发的 TIA、抗血小板药物没有达到预期效果并且单侧重度狭窄的患者可以施行颈动脉内膜切除术;其次,有研究表明颈外-颈内动脉搭桥术、血管内成形术或支架对于 TIA 患者的治疗有益。

（四）葡萄多酚与短暂性脑缺血发作

短暂性脑缺血发作症状较轻、呈可逆性,持续时间短暂,不会遗留脑组织及神经系统功能损伤,本身极易被患者及临床工作者忽略,但其传递的信息非常重要,因为有近 30% 的 TIA 患者在短期或 5 年内发生脑卒中。

TIA 是多种因素共同作用的结果,其危险因素包括高血压、吸烟、心脏病（冠心病、心律失常、充血性心力衰竭、心脏瓣膜病等）、过度饮酒、糖尿病、血脂异常等,各种危险因素所导致的颈动脉血管病变（动脉粥样硬化致管腔狭窄或痉挛、血栓形成）和血液的高凝状态都是 TIA 发作的基础。

葡萄多酚中的原花青素和白藜芦醇是天然的有效抗氧化成分,可以抑制体内各种自由基的产生,并对体内已经生成的自由基进行有效的清除,减少氧化应激对细胞和组织的损伤。根据 TIA 的发生危险因素和发病机制,葡萄多酚可以从以下几方面对 TIA 及脑卒中的发生起到预防作用。

1. 抗动脉粥样硬化作用　马亚兵等通过对新西兰兔高脂血症模型的研究发现,应用葡萄籽原花青素（GSPE）干预后,能使动物血清中总胆固醇（TC）、低密度脂蛋白胆固醇（LDL-C）、甘油三酯（TG）、TG/高密度脂蛋白胆固醇（HDL-C）的水平显著降低,使 HDL-C 的水平有所升高,另外还能显著降低血清中丙二醛（MDA）、血浆氧化-LDL（ox-LDL）的含量。以上研究表明 GSPE 可以通过在体内发挥调节血脂、抗 LDL 氧化修饰作用,产生预防动脉粥样硬化的作用,在动物模型中也可以发现应用 GSPE 的动物,其主动脉壁厚度和泡沫细胞数量较模型组明显减轻。

白藜芦醇主要通过抗氧化、抑制炎症介质的释放、抑制血小板聚集和细胞增殖等而发挥在动脉粥样硬化发生发展过程中的保护作用,并从这些方面来达到预防和治疗的目的。目前许多体外试验和动物模型都已证实了白藜芦醇抗动脉粥样硬化的作用,并可通过不同的信号转导通路如丝裂原激活的蛋白激酶（MAPK）通路等进行干预。

葡萄多酚通过对动脉粥样硬化的预防和改善作用可以在一定程度上对 TIA 发作的病理基础和危险因素进行控制,预防 TIA 的发生。

2. 控制血压作用　肾素-血管紧张素系统（RAS）的活性失调是导致高血压的一个重要因素,RAS 系统中的血管紧张素转换酶（ACE）可以在体内将无升压作用的血管紧张素 I 降解为具有强烈收缩血管作用的血管紧张素Ⅱ,是 RAS 系统对循环功能调节的一个重要环节。GSPE 在体外可以明显抑制 ACE 的活性,减轻血管对血管紧张素Ⅰ和血管紧张素Ⅱ的应答,对治疗高血压有一定的作用。白藜芦醇在体外试验中也可起到调节肾素-血管紧张素系统,减少血管紧张素Ⅱ生成的作用。降低血压可减轻对中小动脉,特别是脑部供血动脉的损伤,防止动脉痉挛,对 TIA 发作有一定的预防作用。

3. 防止血栓形成的作用　GSPE 能抑制凝血酶和血小板因子活化诱导的血小板聚集和胶原蛋白引起的血小板激活,减少血小板在动脉损伤部位的沉积和聚集,还能使内皮细胞羟脯氨酸代谢,使内壁的胶原含量相对减少,有利于防止血小板黏附、聚集和血栓形成,并可以降低应激反应和肾上腺素引起的血小板凝集升高。Putter 等比较了 GSPE 与阿司匹林对吸烟诱导的血小板聚集作用,结果表明,100mg、150mg 的 GSPE 与阿司匹林 500mg 抑制吸烟诱导的血小板聚集作用是相同的,而且 GSPE 不会导致出血时间的明显延长,较阿司匹林安全性高。

陈鹏等研究了白藜芦醇的抗血小板聚集作用及对细胞内钙水平的影响,并探讨其抗血栓形成的作用机制。体外研究发现。白藜芦醇在体外显著抑制花生四烯酸(arachidonic acid,AA)和腺苷二磷酸(adenosine diphosphate,ADP)诱导的富血小板血浆中的血小板聚集,低浓度(2~5μmol/L)的白藜芦醇可明显抑制由胶原诱导所引起的血栓素 A_2(thromboxane A_2,TXA_2)形成、磷酸肌醇的降解及蛋白激酶 C 的激活,并显著提高 NO/cGMP 水平,且证实这种抗血栓形成的效应与抑制 p38 MAPK 通路相关。此外,白藜芦醇可以降低血小板内钙离子水平,可以减少细胞外钙的内流,也抑制细胞内钙的释放,表明白藜芦醇苷的抗血栓作用与其减少胞质 Ca^{2+} 浓度及其抗血小板活性作用有密切关联。

葡萄多酚的使用可以减少房颤患者心房和动脉粥样硬化部位的血栓形成和脱落形成栓子的概率,降低 TIA 或发生其他器官栓塞的危险性。

二、脑　梗　死

脑梗死是指脑供应血管由于各种原因引起的相应血管闭塞,导致脑组织缺血、缺氧、坏死,引起神经功能障碍的一种脑血管病。血管闭塞一般是由于动脉硬化性、血管炎性等原因所引起的动脉管腔狭窄和血管闭塞。

(一) 病因及发病机制

脑梗死时根据引起血管闭塞的原因不同可分为:①脑血栓形成,包括动脉硬化性疾病时在动脉血管壁内出现动脉粥样硬化斑块的基础上形成血栓;②脑动脉炎症性改变多可使血管壁发生改变,管腔狭窄而形成血栓;③高血压可引起动脉壁的透明变性,动脉内膜破裂,使血小板易于附着和集聚而形成血栓;④血液病如红细胞增多症等易形成血栓;⑤脑栓塞,来自循环系统内部(如心脏、动脉粥样硬化斑块脱落)或全身其他部位的非血液成分(如空气、脂肪、羊水)的栓子导致脑供血动脉的阻塞;⑥弥漫性脑内小动脉硬化、玻璃样变而致的颅内小梗死灶(腔隙卒中)等。

脑梗死时,梗死区的脑组织从缺血开始到发生不可逆性坏死,经历一系列的病理生理变化,主要集中在以下几方面:①缺血半暗区:脑动脉闭塞后,缺血中心区和缺血周边区的脑血流量是不同的,在一定时间内周边区血流下降而氧和葡萄糖代谢仍保留,因此这部分受影响而存活的区域为缺血半暗区。如果较长时间(数10分钟至数小时,一般不超过4~6小时)

则周边区内的细胞也无法存活。②缺血性脑损害的级联反应:急性脑缺血后神经组织的细胞能量代谢衰竭,在血流下降最严重的梗死中心区细胞迅速死亡,周围半暗区血流出现不同程度的下降,神经元损伤的分子事件可持续 12 小时或更长时间。半暗区细胞死亡包括坏死和凋亡两种机制。缺血级联反应主要涉及脑缺血→无氧代谢→pH 下降、酸中毒→Na^+、K^+ 泵衰竭→细胞膜去极化→Mg^{2+} 阻滞消除→兴奋性毒性谷氨酸盐释放→N-甲基-D-天冬氨酸(NMDA)、氨甲基膦酸(AMPA)受体和代谢性受体激活→钙内流超载→细胞内钙调蛋白酶激活→一氧化氮(NO)产生过量→氧化应激反应、自由基形成→基因表达改变→凋亡。③缺血-再灌注损伤:各种原因造成的局部组织器官缺血,在一定条件下恢复血液再灌注后,细胞功能代谢障碍及结构破坏不仅未减轻反而加重,因而将这种血液再灌注后缺血性损伤进一步加重的现象称为缺血再灌注损伤。其机制是缺血再灌注后,在短时间内缺血损伤组织产生大量的氧自由基,而缺氧使组织清除自由基的能力显著下降,自由基加重膜损伤,血脑屏障通透性增加,脑细胞肿胀,加之缺氧产生的细胞内酸中毒和钙稳态破坏等原因,使脑损伤程度加重。

(二) 临床表现

梗死的部位和梗死的面积有所不同,最容易出现:

1. 起病突然,常于安静休息或睡眠时发病。起病在数小时或 1~2 天内达到高峰。

2. 头痛、眩晕、耳鸣、半身不遂,可以是单个肢体或一侧肢体,可以是上肢比下肢重或下肢比上肢重,并出现吞咽困难,说话不清,恶心、呕吐等多种情况,严重者很快昏迷不醒。每位患者可具有以上临床表现中的几种。

3. 较少有严重的意识障碍和颅内高压等全脑症状,主要是局灶性脑功能缺失的征象,依据受累血骨部位不同而异:如颈内动脉闭塞的同侧单眼失明或(及)Horner 综合征,对侧偏瘫;大脑中动脉闭塞时对侧完全性偏瘫、感觉障碍、同侧偏盲等;小脑后下动脉的闭塞,出现眩晕、恶心呕吐、声音嘶哑、吞咽困难、同侧 Horner 综合征,共济失调,同侧面部浅感觉减退和对侧肢体的浅感觉减退或轻度偏瘫。

(三) 治疗措施

脑梗死治疗的目标是恢复脑血流循环,救治缺血半暗区,减轻继发性神经元损伤,改善神经功能缺损程度,常规措施如下。

1. 一般治疗包括抬高头位、保持气道通畅、吸氧等。

2. 血压控制。多数患者无需治疗,在发病后数天内血压也会自然下降,对血压过高的患者应予降压治疗,但降压速度应缓慢,降压在 15% 左右。血压过低者应升压治疗,以保持脑灌注压。

3. 降低颅内压。

4. 溶栓、抗凝、降纤、抗血小板治疗。

5. 其他治疗如扩容、扩血管、神经保护剂和中药的应用。

(四) 葡萄多酚与脑梗死

在脑梗死发生发展的病理生理过程中,从脑缺血早期半暗区细胞的程序性凋亡到脑血流恢复后发生的缺血-再灌注损伤,自由基从始至终都扮演着重要的角色。对于脑梗死,治疗重点是抢救半暗区还未发生坏死的脑细胞,尽快恢复缺血区域的血流灌注,以及减轻缺血-再灌注带来的继发性脑细胞损伤。

1. GSPE 可提高机体对缺氧的耐受性　大量对葡萄籽原花青素(GSPE)耐缺氧作用的研究结果显示,分别使用小鼠断头后存活时间模型,小鼠常压下缺氧模型和化学性缺氧模型来评价 GSPE 对动物在各种原因造成机体缺氧情况下动物的存活时间。实验结果发现,使用 GSPE 后,动物在缺氧条件下存活的时间显著延长,推测 GSPE 有可能通过降低心、脑等组织器官的耗氧量,起到提高机体对缺氧耐受性的作用,而且此作用与目前应用于临床的治疗脑缺血(氧)的钙通道阻滞药类药物尼莫地平效果相似。大脑是全身耗氧量最大的器官,占人体总耗氧量的 1/4,对缺氧敏感性高,短时间的缺血缺氧即可造成脑组织及功能的不可逆性损害。GSPE 有可能通过降低组织的耗氧量来提高组织对缺氧的耐受性,在脑梗死发生时可以保护缺血缺氧区域的脑细胞,延长受损区域细胞的存活时间,为再恢复脑血流灌注,挽救存活脑细胞赢得宝贵的时间。

2. 挽救缺血半暗区脑细胞　脑动脉闭塞后,缺血中心区和缺血周边区的脑血流量是不同的,一定时间内在周边区血流下降而氧和葡萄糖代谢仍保留,因此这部分受影响而存活的区域为缺血半暗区。不同的血流灌注,半暗区细胞的存活时间也不同,如果局部脑血流量短时间内下降到极低水平(每分钟 $0 \sim 6ml/100g$ 脑组织),受影响部位脑组织内的 ATP 将在 $10 \sim 20$ 分钟内耗竭,半暗区组织则发生不可逆性损害;而局部脑血流量下降至每分钟 $15ml/100g$ 脑组织的水平,受影响部位脑组织内的 ATP 在 $4 \sim 5$ 小时内耗竭,脑组织的缺血耐受时间明显延长。半暗区细胞死亡包括坏死和凋亡两种机制。半暗区细胞的凋亡是通过缺血导致的级联反应引起 NO 产生过量、氧化应激反应,自由基生成增多,进而激活凋亡相关基因的表达。通过之前的研究发现,葡萄籽原花青素可以有效消除组织内的自由基,抑制一氧化氮合酶以及凋亡相关基因的表达,因此对缺血半暗区内尚且存活的脑细胞有一定的保护作用。

3. 减轻缺血-再灌注损伤　脑梗死是神经内科的常见病、多发病,及时、有效地恢复缺血区血供是治疗成败的关键。但目前大量研究结果表明,当缺血区脑组织血供恢复后极易发生脑再灌注损伤,从而加重神经细胞坏死和脑组织水肿。脑缺血再灌注损伤具有多种发生机制,其中自由基和脂质过氧化损伤是其最主要的因素。一方面,自由基可引起脂质过氧化反应,使细胞膜通透性发生变化及 Na^+-K^+-ATP 失活,Ca^{2+} 内流增加和电解质紊乱,造成钙超载和兴奋性氨基酸的大量释放;另一方面,自由基也能改变和破坏血脑屏障的结构和功能,而血脑屏障结构和功能的变化是脑水肿发生的生理病理基础,消除脑水肿对脑梗死病程的发展是很关键的措施。

脑组织易受自由基损害的原因有:脑细胞富含极易受自由基攻击的胆固醇和不饱和脂肪酸;脑组织富含能催化自由基生成的铁离子;脑内超氧化物歧化酶(super-oxide dismutase, SOD)、过氧化氢酶(catalase,CAT)和谷胱甘肽过氧化物酶(glutathione peroxidase,GSH-Px)含量低和缺乏过氧化氢酶等自由基清除系统;神经元内富含溶酶体,其脂性膜易受自由基的损害。

葡萄籽原花青素是一种很好的氧游离基清除剂和脂质过氧化抑制剂。这类物质中带有多电子的羟基,为氢原子的给予体,其中 8 个酚羟基均以双键共轭,因芳环上的共轭双键而使电子在分子中较稳定。此外,两个脂肪族羟基具有良好的水溶性,该分子结构特征使其具有:能有效清除超氧阴离子自由基和羟基自由基等作用,并能中断自由基链式反应;参与磷脂、花生四烯酸的新陈代谢和蛋白质磷酸化,保护脂质免遭病理性过氧化损伤;可螯合金属离子,在体内惰性化。

国内学者研究表明,GSPE 能明显提高小鼠脑缺血再灌注时脑组织中降低的 SOD、CAT 活性及 T-AOC,减少脂质过氧化产物 MDA 的生成,表明 GSPE 在脑缺血-再灌注损伤过程中具有抗自由基的产生,提高机体抗氧化能力的作用。血清乳酸脱氢酶(LDH)、肌酸激酶(CK)广泛存在于脑细胞内,脑缺血可造成脑组织损伤,再灌注可导致进一步的损伤,致使脑细胞生理功能破坏,发生一系列病理生化改变,受损脑细胞释放出 LDH、CK,再经受损血脑屏障进入血液循环中,且梗死面积越大,细胞破坏越多,LDH、CK 活性越增强,因此,LDH、CK 是评价急性脑梗死脑组织损害最敏感的酶,黄晓瑾等的研究结果发现葡萄籽原花青素可显著减少缺血再灌注损伤大鼠的行为评分,并减轻缺血侧脑半球水肿程度,缩小脑梗死面积,对脑缺血再灌注损伤的保护作用明显;并且可显著降低脑缺血再灌注损伤大鼠血清中 CK、LDH 含量,说明原青花素对脑细胞有保护作用。

近年来的研究表明,NO 参与了脑缺血再灌注损伤的病理过程。由于 NO 是由一氧化氮合酶(NOS)催化左旋精氨酸生成的,因此通过检测脑组织中 NOS 活性可判断脑组织中 NO 含量。原花青素对 NO 的代谢具有双向调节作用,在血管内皮细胞具有正向调节(增加 NO 浓度),而在小鼠巨噬细胞 RAW264.7,则产生负向调节(降低 NO 浓度)作用,巨噬细胞被细菌壁上的脂质多糖和 γ-干扰素激活,引发大量一氧化氮合酶的表达,而在前培养中加入生理浓度的原花青素能显著降低 NO 产生。这种现象涉及原花青素的多种生物学活性,如 NO 的清除活性,抑制一氧化氮合酶及其 mRNA 表达活性。另外有研究表明,GSPE 可通过有效清除自由基,抑制氧自由基的产生,从而抑制核转录因子 κB(NF-κB)的激活,NF-κB 是与多种炎症因子调控有关的转录因子,激活后亦可增加 NOS 基因的表达,因此,GSPE 可有效地清除自由基,抑制氧自由基的产生,通过抑制 NF-κB 的激活,进而抑制 NOS 的表达。在动物实验研究中发现,GSPE 组 NOS 的活性明显低于脑缺血再灌注组,表明 GSPE 可通过降低脑缺血再灌注损伤中 NOS 活性而发挥脑保护作用。

4. 白藜芦醇对缺血性脑组织的保护作用　大量研究表明,白藜芦醇能有效对抗缺血性脑损伤,其确切的保护机制正在研究之中。

白藜芦醇减少自由基对脑缺血再灌注损伤作用的自由基主要包括超氧阴离子、羟自由基、单线态氧、一氧化氮、脂质过氧化物等。研究表明,白藜芦醇能减少自由基的产生,通过有效抑制 iNOS、环氧合酶-2(COX-2)的表达,减少活性氧簇(ROS)的产生,同时亦有很好的自由基清除能力。郑云华等在研究白藜芦醇对局灶性脑缺血再灌注的保护作用时,证实白藜芦醇可提高脑组织内 SOD、谷胱甘肽过氧化物酶的活性,降低 MDA 含量,说明白藜芦醇可提高脑组织抗氧化酶活性,增加对自由基的清除能力,减轻自由基连锁反应引起的脑损伤。

目前,研究发现白藜芦醇可以增强超氧化物歧化酶、过氧化氢酶、谷胱甘肽过氧化物酶的活性,提高机体清除自由基的能力。自由基减少,脂质过氧化程度减轻,因而脂质过氧化产物丙二醛含量减少,降低血管内皮细胞氧化应激损伤。Ungvari 等证实白藜芦醇可以激活 Nrf2/ARE 信号通路,上调 HO-1、NQO1 的表达,对线粒体和细胞氧化应激具有明显的抑制作用。HO-1 是受 Nrf2/ARE 信号通路转录调节的主要抗氧化蛋白之一。在培养小鼠皮层神经元细胞中,白藜芦醇选择性诱导 HO-1 的表达呈剂量和时间依赖性,减轻氧自由基损伤,发挥神经保护作用。因此白藜芦醇可以从抑制自由基的产生和提高自由基的清除两方面,对脑组织起保护作用。

白藜芦醇抑制缺血后炎症反应,保护脑组织,脑缺血再灌注时,自由基和炎症基因诱导黏附因子如细胞间黏附分子1(ICAM-1)、血管细胞黏附分子1(VCAM-1)、E-选择素、P-选择素等表达增多,同时炎症细胞因子如白细胞介素1β(IL-1β)、白细胞介素6(IL-6)、肿瘤坏死因子-α(TNF-α)等表达上调,伴有花生四烯酸代谢产物的增多,蛋白水解酶如基质金属蛋白酶-9(MMP-9)等的释放。白藜芦醇通过提高基质金属蛋白酶-2和血管内皮生长因子诱导血管生成,对脑缺血损伤发挥重要的保护作用。白藜芦醇预处理能明显缩小脑梗死体积,可能机制与MMP-9的抑制有关。董文鹏等探讨白藜芦醇对小鼠局灶脑缺血后急性期的影响和机制,结果发现白藜芦醇可能通过诱导过氧化物酶体增殖物激活受体α表达增高,减轻血脑屏障的损害,从而对脑缺血再灌注损伤起到保护作用。王峰等研究白藜芦醇对大鼠局灶性脑缺血再灌注损伤的抗炎作用机制,结果发现白藜芦醇可明显减轻大鼠脑缺血再灌注损伤的行为评分,明显降低脑组织中一氧化氮含量、髓过氧化物酶活性及脑组织神经细胞的细胞间黏附分子-1蛋白的阳性表达率,认为白藜芦醇对大鼠脑缺血再灌注损伤有保护作用。在缺血性脑卒中后3小时,使用白藜芦醇6小时后就能有效降低脑梗死体积,并抑制缺血皮质中IL-1β和TNF-α的表达、小胶质细胞的激活和活性氧的产生,作用机制之一可能与其抑制炎症反应有关。这些研究结果表明,白藜芦醇不仅在治疗脑缺血及缺血再灌注损伤方面具有良好的应用前景,而且可用于预防脑血管疾病的发生。

研究结果表明,Bcl-2,Bax和半胱天冬酶3(caspase-3)参与脑缺血再灌注损伤过程。DNA断裂,细胞凋亡,使缺血性脑梗死进一步发展。陈媛媛等探讨白藜芦醇苷对缺血再灌注脑损伤的保护机制,认为白藜芦醇苷通过抑制缺血再灌注脑损伤后神经元的凋亡,发挥保护作用。在培养的大鼠脑血管内皮细胞,白藜芦醇可以减少与Bcl-2相联系的凋亡前蛋白Bax从细胞质转移到线粒体,降低caspase-3的活性,表明白藜芦醇是通过对抗DNA的断裂和细胞凋亡而发挥神经保护作用。研究表明,白藜芦醇通过减轻氧化应激,增强Bcl-2的表达,并抑制Bax及caspase-3的激活,对脑缺血再灌注损伤具有神经保护作用。

梁荣能等采用大鼠脑缺血再灌注模型,观察不同剂量的白藜芦醇对大鼠大脑皮层及海马部位的脑含水量、丙二醛、GSH含量及超氧化物歧化酶、过氧化氢酶、谷胱甘肽过氧化物酶活性的影响。结果表明,白藜芦醇能不同程度地降低脑组织的过氧化脂质含量,提高SOD、CAT和GSH-Px活性,降低脑含水量,减轻自由基反应对脑组织的损害,对缺血的脑组织具有保护作用。

第二节　痴　　呆

痴呆(dementia)是获得性、较严重和进行性认知功能障碍,伴有明显的社会生活功能受损和不同程度的精神行为症状的一组综合征。特征是多种高级皮质功能紊乱,涉及记忆、思维、定向、理解、计算、判断、言语和学习能力等多方面。意识清晰,情感自控能力差、社交或动机的衰退,常与认知损害相伴随,但有时可早于认知损害的出现。多缓慢起病,病程长,故又称为“慢性脑病综合征”。其临床表现主要分为认知功能损害(如记忆障碍、视空间感知障碍、定向力障碍、语言障碍、失用、失认及执行功能障碍等)、社会生活障碍、精神行为症状以及神经系统体征几部分。

痴呆可发生于任何年龄段,多见于老年期,并随着年龄的增长,其发病率和患病率明显升高。在 65 岁以上的老年人中,痴呆的患病率多在 2% ~7%。

目前已知的痴呆病因不少于 100 种,根据流行病学资料和病理学研究报道,已知的常见病因是阿尔茨海默病(Alzheimer's disease,AD),约占痴呆病例的 50%,其次是血管性痴呆(vascular dementia,VD),约占 20%,同时存在 AD 和 VD 病理改变的混合型痴呆约占 20%,另外 10% 的痴呆病因包括:脑变性病、颅内感染、脑外伤、脑肿瘤、癫痫以及躯体疾病、药物和中毒、内分泌代谢疾病和营养缺乏等。患者的病前性格、文化程度和社会心理因素,对痴呆的发病也有一定的影响。

一、阿尔茨海默病

阿尔茨海默病即老年痴呆症,是指一种持续性高级神经功能活动障碍,在没有意识障碍的状态下,认知功能逐渐退化,记忆力、学习能力、注意力和判断力下降,时空走向出现问题,沟通困难,个人卫生自理能力下降,社会性行为不恰当,人格发生改变。

1906 年,德国神经病理学家阿洛依斯·阿尔茨海默(Alois Alzheimer)在检查一位名叫奥卡斯特德(Augusted)的 55 岁女性死亡患者的大脑切片时,发现有异常"沉淀物"沉积在脑组织,该患者死于精神病院。对于这一新发现的不知原因的病例,医学界命名为——阿尔茨海默综合征。

(一) 病因和发病机制

阿尔茨海默病的病因和发病机制复杂,目前仍不十分清楚。通常认为与遗传因素、β-淀粉样蛋白的沉积、神经递质功能缺陷、tau 蛋白过度磷酸化、线粒体缺陷、神经细胞凋亡、氧化应激、自由基损伤及感染、中毒、脑外伤和低血糖等多种因素有关。

1. 遗传因素 已发现多个基因与 AD 的发病有关。目前认为在人类细胞第 19 对染色体上的 APOE4 基因是造成阿尔茨海默症的病因之一,它占据了 65% 发病者的基因,携带此基因的人发生阿尔茨海默症的可能性比非携带者高 3 倍。另外淀粉样蛋白前体(APP)基因、早老素-1(PS-1)基因、早老素-2(PS-2)基因也与本病的发生有关。

2. 脑内 β-淀粉样蛋白(Aβ) β-淀粉样蛋白(amyloid β-protein,Aβ)是其前体蛋白——β 淀粉样蛋白前体蛋白(amyloid β-protein precursor,APP)的酶解产物,由细胞分泌,在细胞基质沉淀聚积后具有很强的神经毒性作用。AD 的主要病理改变是 β-淀粉样蛋白的沉积及神经纤维缠结和老年斑的形成。成熟的老年斑(SP)是神经元炎症反应后的球形缠结,其中包含退化的轴突、树突和多种蛋白水解酶,周围有星形胶质细胞和小胶质细胞增生。SP 中心为 Aβ,Aβ 可以促使胶质细胞激活释放细胞因子,产生炎症反应,引起突触和神经元的损伤;Aβ 通过氧化应激损伤、使 tau 过度磷酸化,产生神经纤维缠结,使神经信息传导功能发生障碍,最终导致神经元功能紊乱而发生痴呆,可见 Aβ 的沉积是 AD 神经生化变化的主要环节。

3. 神经递质功能缺陷 AD 患者存在胆碱能系统功能缺陷,表现为皮质和海马区域的乙酰胆碱转移酶(ChAT)减少,使乙酰胆碱减少,突触后烟碱样(N)和毒蕈碱样(M)受体数量下降,这些改变与 AD 患者的记忆障碍有关;除了胆碱能不足之外,AD 患者还存在区间肾上腺素能缺陷,可能与 AD 的情感症状有关。

4. 炎症反应 近年来,越来越多的研究结果表明,AD 的发生和发展是一种慢性炎症反应的结果。在 AD 病变组织的老年斑内可发现有胶质细胞的增生和补体系统的激活,而且在脑部的炎症可以引起 Aβ 的沉积,而 Aβ 的沉积又可以使急性损伤转化为慢性炎症,并诱发释放炎症介质和细胞因子。

（二）临床表现

通常隐匿起病,呈慢性进展性病程。患者有认知功能减退、精神行为症状和社会生活功能减退等,符合痴呆的一般规律。

1. 轻度 AD　以近事记忆障碍为主,学习能力下降,语言能力受损。不能合理地理财、购物,基本生活尚可自理,早期可见焦虑、抑郁及淡漠等症状。

2. 中度 AD　近事记忆障碍加剧,远期记忆也受损。语言功能明显损害,理解能力下降。生活需协助料理,可出现大、小便失禁。此期患者的精神行为症状较为突出,以激越、幻觉、妄想和攻击行为为主。

3. 重度 AD　各项功能均严重受损,活动能力减退,逐渐卧床,大、小便失禁,饮食困难,生活完全依赖护理。患者多见营养不良,可出现压疮、肺炎等并发症。此时精神行为症状可减轻或消失。

轻、中度 AD 患者一般躯体状况比较好,常无明显的神经系统体征。重度患者可见肌张力增高、四肢屈曲性强直,可见原始性发射如强握、吸吮反射等,可伴有明显虚弱和其他并发症的表现。颅脑 CT、MRI 检查可见额叶、颞叶、顶叶和海马等部位的萎缩。

（三）治疗措施

当前 AD 的治疗手段包括:促认知药物[胆碱酯酶抑制剂、N-甲基-D-天冬氨酸（NMDA）受体拮抗剂等],精神行为症状的治疗,神经保护对策等。

1. 促认知药物

（1）胆碱酯酶抑制剂（AChEI）:是目前治疗 AD 的主要手段,常用多奈哌齐、利斯的明和加兰他敏等。

（2）NMDA 受体拮抗剂:NMDA 受体拮抗剂阻断谷氨酸能神经元的过度兴奋作用,维持正常的信号传导并起神经保护作用。

2. 精神行为症状的干预　80% 以上的 AD 患者存在不同程度的精神行为症状,严重时需要进行干预,主要措施如下。

（1）非药物干预:对有精神行为症状的患者首先考虑非药物治疗,包括改变环境以缓解患者的紧张和焦虑,适当放松、聆听音乐或家庭成员和照料者的悉心安慰等。

（2）药物干预:对于难以控制的精神性症状和激越,非典型抗精神病药治疗有效。常用的有喹硫平、利培酮和奥氮平。这类药物比传统抗精神病药物安全,不良反应如锥体外系反应较少。

3. 精神保护对策　可应用具有精神保护机制的药物或保健品,如常用的有抗氧化剂、银杏制剂和改善脑代谢药物等。

4. 其他　如健康宣教、照料者的教育和心理应激干预等。

（四）葡萄多酚与阿尔茨海默病

阿尔茨海默病的发生与遗传因素和环境因素两方面有关,而由于淀粉样蛋白前体基因突变造成的 AD 发病仅占所有 AD 发病总数中的不到 5%,大多数 AD 的发生是由于外界环境因素导致 Aβ 在脑内聚集和沉积以及影响 Aβ 清除的基因变异所致,此外,炎症反应在 AD 的发生发展中也起到了重要的作用。因此,清除脑内沉积的 Aβ 和控制炎症反应有可能是预防和治疗阿尔茨海默病的有效途径。

流行病学调查显示,进食含有抗炎症反应成分的蔬菜、水果及药物,可以降低一些中枢神经系统疾病如阿尔茨海默病和帕金森病的发病率。国内外学者对葡萄籽原花青素对 AD 的预防和治疗作用的研究非常深入,最早 Lau,Barberger-Gateau 等在体外研究中发现,GSPE 具有减少 Aβ 生成,抑制 Aβ 聚集,减轻 Aβ 对神经细胞的神经毒性和减轻氧化应激等作用。Kim H 等对摄入 GSPE 的大鼠脑组织进行蛋白质组学分析后发现,与阿尔茨海默病模型组和痴呆转基因组大鼠相比,长期摄入 GSPE 后的大鼠脑中,受影响的绝大部分蛋白质的变化方向同疾病组相反,提示 GSPE 对神经系统具有保护作用。

Ferruzzi 等的研究发现,给予大鼠长期口服葡萄籽原花青素后,可以观察到脑组织内 GSPE 及其小分子组分如没食子酸(gallic acid)、儿茶素(catechin)、表儿茶素(epicatechin)的吸收和沉积增加,表明长期给予 GSPE 可以增加 GSPE 在体内的生物利用度,对 AD 的预防和改善可能起到一定的作用。

Wang 等使用转基因 AD 小鼠模型的研究发现,长期(9 个月)从饮食中摄入葡萄籽原花青素可以有效减轻 AD 的病理改变,延缓 AD 病情的进展,而短期应用 GSPE 则无此效果。长期应用 GSPE 的小鼠对药物的耐受性较好,未增加病死率。应用 GSPE 9 个月后,脑组织和血液中 Aβ 的负荷量显著降低。Aβ 在脑内的聚集和沉积是 AD 的主要病理特征,AD 转基因小鼠在食物中加入 GSPE 治疗 9 个月后,脑内淀粉样蛋白负荷减少了 33% ~ 45%,其中 Aβ 有 Aβ40 和 Aβ42 两种结构,Aβ42 比较易于聚集并有较强的神经毒性,但是 GSPE 降低 Aβ40 的作用比 Aβ42 稍强,造成这种差异的原因还未知。姜黄素是一种已知的可以有效降低 Aβ 的物质,此实验研究发现 GSPE 与姜黄素降低 Aβ 的作用相似。GSPE 能够预防和延缓 AD 发病可能还与其抗炎症反应的作用有关,与 AD 的发生关系最大的是小胶质细胞。小胶质细胞激活后释放出大量的细胞因子,包括 IL-1β,TNF-α,IFN-γ,从而引起炎症反应的级联效应。GSPE 已知在其他炎症反应(如化学性皮炎、紫外线引发的氧化应激模型、动脉粥样硬化等)中有强大的抗炎症反应作用。在此研究中,长期应用 GSPE 对 AD 转基因小鼠模型中小胶质细胞增生的抑制达 70%,有效降低了炎症反应。

Aβ56 是一种 56kDa 的 β-淀粉样蛋白,与 AD 发病过程中的记忆损伤密切相关。Liu P 等在 Tg2576 转基因小鼠中的研究发现,GSPE 可以显著降低 Tg2576 转基因小鼠脑组织中 Aβ56 的含量,改善小鼠的记忆受损情况,而不影响正常淀粉样蛋白前体、Aβ 单聚体及其他 Aβ 低聚体的含量,表明 GSPE 对 AD 具有一定的预防作用。

微管相关蛋白 Tau 的聚集导致形成不可溶性的细胞内神经纤维缠结是阿尔茨海默病和其他神经退行性疾病的一个重要特征。Wang 等的研究发现,口服葡萄籽原花青素后,可以减少 tau 在细胞内的聚集及过度异常磷酸化,延缓 AD 的进展,这种作用是通过降低 ERK1/2 在脑内的信号传导作用实现的。

国内学者高颖等研究了葡萄籽原花青素提取物对侧脑室注射链脲佐菌素(STZ)诱导的阿尔茨海默病的干预作用。实验通过对大鼠经侧脑室注射 STZ,建立阿尔茨海默病模型,对不同组的大鼠给予正常饮食或不同剂量的葡萄籽原花青素,然后对大鼠的神经行为学以及抗氧化类指标进行观察和评价。结果发现 STZ 侧脑室注射痴呆模型呈现了整体衰老、学习记忆能力明显减退、脑内 SOD 酶活性下降,MDA 含量明显升高等特性;而葡萄籽原花青素喂养的大鼠可以显著改善模型大鼠的学习记忆功能,并提高大鼠脑内 SOD、NOS 酶的活性,而

MDA 含量没有升高。研究证实,葡萄籽原花青素提取物中含有丰富的抗自由基的活性物质,可具有延缓脑组织衰老,提高痴呆大鼠的学习记忆能力,改善痴呆症状,延缓其进一步发展的作用。谭毓治等使用 D-半乳糖所致的 AD 模型研究了葡萄籽原花青素对小鼠的学习记忆和对血液、脑组织过氧化脂质的影响,结果显示葡萄籽原花青素能改善 D-半乳糖所致衰老小鼠的学习记忆能力,能明显增强正常小鼠信息的保持和再现能力,其作用机制可能与其可降低血液和脑组织中过氧化脂质有关。

根据阿尔茨海默病的神经递质学说,认为老年人认知障碍的临床症状是由于患者脑内胆碱能神经元损伤,引起乙酰胆碱生成、释放减少所致。谢海等采用脑电超慢涨落图分析仪(encephalofluctuo gram technology,ET)记录老年阿尔茨海默病患者服用葡萄籽原花青素前后的 12 导脑电波,并分析其脑电功率和 ETS 谱线各项指标的变化,对脑内神经递质含量进行定量,从而评价患者的认知功能。脑电超慢涨落图扫描技术通过脑电载波涨落信息,反映脑内神经递质的含量,包括老年痴呆涉及的脑内神经递质特别是 γ-氨基丁酸、谷氨酸、乙酰胆碱(ACh)和 5-羟色胺(5-HT)。该研究发现:服用葡萄籽原花青素 2 个月后的 AD 患者,多项 ETS 谱线有显著性变化(S1、S2、S5 升高,S4、S7 降低),即脑内 γ-氨基丁酸(GABA)、谷氨酸、乙酰胆碱等神经递质含量减少,5-羟色胺、去甲肾上腺素(NE)含量升高。说明葡萄籽原花青素具有改善老年痴呆患者脑功能的作用,其机制可能是通过调节脑内神经递质含量,保护胆碱能神经而起作用的。该研究表明,葡萄籽原花青素对老年痴呆患者认知障碍及神经系统损伤具有保护作用。

白藜芦醇是葡萄多酚中另外一种主要的天然抗氧化成分,广泛存在于种子植物中,尤其在新鲜的葡萄皮中含量最高。其具有延缓衰老、调节血脂、保护心脑血管、抗肿瘤活性、抗菌、抗病毒、抗肝炎等作用,还具有抗氧化自由基以及雌激素样作用。白藜芦醇作为治疗 AD 的药物,最主要的原因是,白藜芦醇在中枢神经系统中具有非常强的抗氧化作用,可以清除氧自由基;另外白藜芦醇可以促进 Aβ 降解,减少其聚积,可以抑制花生四烯酸所诱导的神经细胞凋亡。

业已证实,Aβ23-25 能致神经元死亡,并可使其轴突减少。白藜芦醇能浓度依赖性地对抗 Aβ23-25、Aβ1-40 及 Aβ1-42 的毒性损伤,对神经元起保护作用。在 Aβ23-25 损伤前及损伤同时给予白藜芦醇,均能抑制其毒性作用,提高海马神经元的生存率。更值得注意的是,即使损伤后再给予白藜芦醇,仍能有效发挥保护作用,挽救濒死的神经元。进一步的研究表明,PKC 激动剂能剂量依赖性地对抗 Aβ 毒性,而抑制则可取消此保护作用。白藜芦醇也能浓度依赖性地引起磷酸化,提示白藜芦醇对抗 Aβ 损伤作用可能是由 PKC 途径介导的。

另有研究表明,在 Aβ23-25 诱导的大鼠痴呆模型中,大鼠的学习和记忆功能下降与 NOS 过度表达引起的神经毒性作用有关。通过抑制神经元型一氧化氮合酶(nNOS)和 iNOS 的活性或表达的药物可以起到神经保护作用,改善大鼠的学习和记忆功能。而能明显抑制脂多糖(LPS)引起的脑细胞炎症反应的药物也可以通过下调 iNOS 的表达,起到保护脑细胞的作用。Aβ23-25 对海马的毒副作用会引起 iNOS 的过度表达及激活,从而产生大量的一氧化氮。王顺旺等研究了反式白藜芦醇对 Aβ23-25 诱导的痴呆大鼠的作用,研究发现反式白藜芦醇处理的大鼠脑组织中 iNOS mRNA 表达水平下降,行动迟缓、活动减少、反应迟钝、神情淡漠等临床神经行为学和水迷宫实验结果均有所改善,说明白藜芦醇对 Aβ23-25 引起的脑细胞炎症及凋亡反应有抑制作用,对海马损伤模型大鼠可能起部分保护作用,其机制可能与其抑制 Aβ23-25 引起的炎症反应、下调 iNOS 表达、减轻神经元的损伤有关。罗莉等研究了白藜芦醇对老年性痴呆小鼠认知功能的影响及其作用机制,研究发现各剂量白藜芦醇均可在一定程度上提高模型小鼠行为学测试成绩,抑制血清和脑组织 SOD 活力下降,减少 MDA 生成,同时抑制脑组织乙酰胆碱酯酶活力,减少海马 bax 表达,减少神经细胞凋亡损伤。分析白藜芦醇保护模型小鼠认知功能的机制可能有:抑制海马 bax 表达,减少神经细胞凋亡损伤;保护抗氧化酶 SOD 的活性,减少血清和脑组织超氧阴离子的产生,发挥抗氧化的作用;抑制脑组织 AChE 活力上升,维持 ACh 水平,保护胆碱能神经元功能。

二、血管性痴呆

血管性痴呆(vascular dementia,VD)是指由于脑血管病变引起的痴呆,约占痴呆发病的20%,是引起痴呆病因中仅次于阿尔茨海默病的第 2 位重要因素。疾病的病因主要是脑内血管病变,即颈动脉与椎基底动脉两大系统病变。可以是这些血管本身的病变,也可以是颅外大血管及心脏的病变间接影响脑内血管,如供血不足而致脑组织缺血缺氧性改变,最终使大脑功能全面衰退。

(一) 病因和发病机制

1. 脑动脉闭塞导致多发性梗死和脑组织容积减少　颈内动脉或大脑中动脉起始部反复多次地发生动脉粥样硬化性狭窄及闭塞,使大脑半球出现多发性的较大梗死病灶,或出现额叶和颞叶的分水岭梗死,使脑组织容积明显减少,当梗死病灶的体积超过 80～100ml 时,可因严重的神经元缺失和脑萎缩,出现认知功能障碍的临床表现。

2. 缺血和缺氧性低灌注　大脑皮质中参与认知功能的重要部位以及对缺血和缺氧较敏感的脑组织由于高血压和小动脉硬化所致的小血管病变,长期处于缺血性低灌注状态,使该部位的神经元发生迟发性坏死,逐渐出现认知功能障碍。临床常见的血管性痴呆患者可在反复发生短暂性脑缺血发作之后,出现近记忆力减退、情绪或性格改变。国外学者通过对心血管疾病患者发生认知功能障碍所做的调查发现,有多次心力衰竭病史或心律失常病史的患者中,痴呆发生的比例明显高于同年龄组的对照者。

3. 皮质下白质病变　白质内的小动脉壁出现玻璃样变性,管壁纤维性增生及变厚,白质发生广泛弥漫的脱髓鞘改变,使皮质和皮质下的联系受到影响,出现不同程度的认知功能障碍,最常见的类型为 Binswanger 病,其次还可见于伴有皮质下梗死和白质脑病的常染色体显性遗传脑动脉病。

4. 出血性病变　包括脑组织外出血的硬膜下血肿和蛛网膜下腔出血,以及大脑半球内出血性血肿,对脑实质产生直接破坏和间接压迫,并阻塞了脑脊液循环通路,临床逐渐出现不同程度的痴呆表现。

5. 各种类型的炎症性脑血管病　包括非特异性血管炎,以及结核、梅毒、真菌、寄生虫等均可成为脑血管性痴呆的病因。此外,血液病、一氧化碳中毒及中枢神经脱髓病等偶尔也可引发脑缺血或脑梗死,进而出现痴呆症状。

(二) 临床表现

血管性痴呆的症状可分为两类,一类是构成痴呆的记忆、认知、行为障碍等精神症状,且以渐进、阶梯式加重为特征;另一类是脑血管病继发脑损害的神经症状。

1. 构成痴呆的主要症状　早期的血管性痴呆患者常有头晕、头疼、失眠、乏力和耳鸣等趋势不适症状,患者注意力不集中、易激动、情感脆弱、抑郁症多见。早期患者可有记忆力减退的症状,认知功能的损害为"局灶性";随着病情的进展,会出现认知损害,表现为注意力不集中,定向力、计算力、识别力不同程度地减退;认知损害到一定程度会影响患者工作、生活和社会活动能力;到晚期可有人格障碍,出现情绪不稳或失禁,易激惹明显。

2. 由于血管病变引起的脑损害部位不同,可出现各种相关的神经精神症状一般来说,位于左大脑半球皮质(优势半球)的病变,可能有失语、失用、失读、失写、失算等症状;位于右大脑半球皮质的病变,可能有视空间感知障碍;位于皮质下神经核团及其传导束的病变,可能出现相应的运动、感觉及锥体外系障碍,也可出现强哭、强笑、假性延髓性麻痹的症状,有时也可出现幻觉、木僵、缄默、淡漠等精神症状。

(三) 治疗

相对于阿尔茨海默病而言,血管性痴呆容易治疗和预防,脑血管病的治疗和危险因素的干预对 VD 有预防作用。

1. 危险因素的干预　高血压、糖尿病、高胆固醇血症、房颤的治疗,戒烟、减肥和适当的活动等健康生活方式有助于预防脑卒中。

2. 原发病的治疗　治疗引起血管性痴呆的各种原发病如缺血性和出血性脑卒中等。

3. 促认知药　AChEI 类药物如多奈哌齐,详见本节"阿尔茨海默病"的治疗。

4. 精神行为症状的治疗　同本节"阿尔茨海默病"。

5. 康复治疗　康复治疗和功能训练常有一定的疗效,要鼓励患者多与外界接触,并参与一定的社会活动。

(四) 葡萄多酚与血管性痴呆

血管性痴呆是一个综合征,不是一种单一的疾病,不同的血管病理变化均可引起 VD 症状,包括大、小动脉病变,弥漫性缺血性白质病变,心脏脱落栓子的栓塞,血流动力学改变,出血,血液学因素和遗传性疾病等。与 VD 有关的病理生理机制包括局灶性缺血性损害(定位、形态、数量、容积),白质病变(类型、定位、大小),其他与缺血有关的因子(不完全性缺血性坏死及梗死灶周围组织的病理改变,局部脑组织对缺血改变的选择性、易感性),功能因素(梗死产生的局部和远处的功能损害)。以上机制中哪个起主要作用目前尚不明了,但很可能是多个机制协同作用导致 VD。

血管性痴呆的预防和治疗主要是降低发病的危险因素、治疗引起血管性痴呆的原发病。

葡萄多酚是一种强有效的体内抗氧化剂,其主要有效成分包括葡萄籽原花青素(GSPE)和白藜芦醇(PD),在体内可以通过抑制活性氧的产生,捕获已形成的自由基,调节酶的生物活性以及 DNA 的基因表达来起到多种生物学作用。对于糖尿病非酶糖基化、冠状动脉粥样硬化、高血压、防止血栓形成都有一定的治疗和预防作用,具体机制请参见本书各相关章节。体内长期使用葡萄多酚可以预防及治疗高血压、糖尿病、动脉粥样硬化及血栓形成来降低血管性痴呆发病率的危险因素,改善疾病对脑功能的损害。

第三节　帕金森病

帕金森病(Parkinson's disease,PD)又称震颤麻痹(paralysis agitans),是中老年人最常见的以损害黑质-纹状体通路为主的中枢神经系统变性疾病。其得名是因为一位名为帕金森的英国医生首先描述了这些症状,包括运动障碍、震颤和肌肉僵直。帕金森病的临床症状主要表现为进行性运动徐缓、肌强直、震颤、姿势反射障碍及脑脊液中高香草酸含量降低。

帕金森综合征和帕金森病的概念不同。帕金森综合征可以发生在任何年龄组,常继发于某些神经系统的其他疾病,包括脑血管病、脑外伤、颅内炎症、脑肿瘤,或是由毒物、药物所引起,故又把帕金森综合征称为"继发性帕金森病"。此外,还包括症状性帕金森综合征,实质上是神经系统其他疾病伴有帕金森病的某些症状,又被称为"帕金森叠加综合征"。

一、病因和发病机制

帕金森病的主要病理变化是在黑质和其他含色素核(蓝斑、迷走运动背核)的色素细胞减少,空泡形成,细胞质内可有嗜酸性包涵体(Lewy 体),并有胶质细胞增生。多巴胺(DA)是纹状体抑制性神经递质,乙酰胆碱是纹状体兴奋性神经递质,正常情况下二者处于动态平衡。在帕金森病中,因 DA 丧失,使纹状体失去抑制作用,ACh 兴奋性作用增强,二者失去平衡,出现 PD 的症状。

造成原发性帕金森病的黑质及纹状体通路变性的原因有多种解释,但具体的发病机制尚不明了,主要有以下几种学说。

(一) 氧化自由基损伤学说

氧化自由基损伤学说认为,自由基是造成黑质多巴胺能神经元变性的主要原因,即在氧化应激时,PD 患者 DA 氧化代谢过程中产生大量过氧化氢(H_2O_2)和超氧阴离子,在黑质部位 Fe^{2+} 催化下,进一步生成毒性更大的羟自由基,而此时黑质线粒体呼吸链的复合物 I 活性下降,抗氧化物(特别是谷胱甘肽)消失,无法清除自由基。因此,自由基通过氧化神经膜类脂,破坏 DA 神经元膜功能或直接破坏细胞 DNA,最终导致神经元变性。

(二) 环境毒物和代谢障碍可能造成黑质-纹状体的损害

一些调查表明,有机氯杀虫剂氧桥氯甲桥萘可长期留在脑内对黑质细胞造成损害。此外,肝内细胞色素氧化酶 P450(特别是其中 CYPZD6)和其他酶解毒功能减退或酶基因异常,可使毒物在血液内增多,增加帕金森病的发病机会。

(三) 遗传易感性

5% ~20% 的帕金森病患者中有家族史。已发现家族性帕金森病的可能相关基因在第 1,2,4,6,12 号染色体。其中 50% 左右的家族性帕金森病以及 15% ~20% 散发性年轻发病的帕金森病患者存在 parkin 基因的突变。

(四) 老化加速

在正常人的衰老中,黑质致密部、蓝斑、小脑和额、颞、顶叶的大神经元随着年龄的增加,黑质细胞数减少,酪氨酸羟化酶相对减少。在"正常老化"状态,纹状体多巴胺含量减少到 60%,由于余下的黑质细胞能代偿性地增加 DA 的产生,临床上没有症状。随着老化加速,上述代偿现象消失,纹状体多巴胺含量减少到正常的 60% ~80%,黑质细胞数目减少到 50% 时,临床上就会出现 PD 的症状。

二、临床表现

该病一般在 50 ~65 岁开始发病,发病率随年龄增长而逐渐增加,60 岁发病率约为 1‰,70 岁发病率达 3‰~5‰,我国大概有 170 多万人患有这种疾病。资料显示,帕金森病发病人群中男性稍高于女性,少数患者有家族史。

帕金森病一般病程很长,可持续数年或数十年之久,病情缓慢进行性加重。常由一个肢体或一侧肢体开始,逐渐波及四肢和躯干,呈全身对称性损害症状。运动徐缓、震颤和肌肉强直是构成帕金森病的三大症状。

(一) 运动障碍

可以概括为:①运动不能:进行随意运动启动困难。②运动减少:自发、自动运动减少,运动幅度减少。③运动徐缓:随意运动执行缓慢。患者运动迟缓,随意动作减少,尤其是开始活动时表现动作困难吃力、缓慢。做重复动作时,幅度和速度均逐渐减弱。有的患者书写时,字越写越小,称为"小写症"。有些会出现语言困难,声音变小,音域变窄。吞咽困难,进食饮水时可出现呛咳。有的患者起身时全身不动,持续数秒至数十分钟,叫做"冻结发作"。

(二) 震颤

表现为缓慢节律性震颤,往往是从一侧手指开始,波及整个上肢、下肢、下颌、口唇和头部。典型的震颤表现为静止性震颤,就是指患者在静止的状况下,出现不自主的颤抖。主要累及上肢,两手像搓丸子那样颤动着,有时下肢也有震颤。个别患者可累及下颌、唇、舌和颈部等。每秒钟 4~6 次震颤,幅度不定,精神紧张时会加剧。不少患者还伴有 5~8 次/秒的体位性震颤。部分患者没有震颤,尤其是发病年龄在 70 岁以上者。

(三) 肌肉僵直

致使四肢、颈部、面部的肌肉发硬,肢体活动时有费力、沉重和无力感,可出现面部表情僵硬和眨眼动作减少,造成"面具脸",身体向前弯曲,走路、转颈和转身动作特别缓慢、困难。行走时上肢协同摆动动作消失,步幅缩短,结合屈曲体态,可使患者以碎步、前冲动作行走,我们把它称为"慌张步态"。

随着病情的发展,穿衣、洗脸、刷牙等日常生活活动都出现困难。另外,有的患者还可出现自主神经功能紊乱,如油脂脸、多汗、垂涎、大小便困难和直立性低血压,也可出现忧郁和痴呆的症状。

三、治　疗　措　施

原发性帕金森病的治疗主要是改善症状,尚无阻止本病自然进展加重的有效方法。患者纹状体中抑制性递质多巴胺减少,多巴胺功能减弱;兴奋性神经递质乙酰胆碱功能加强,乙酰胆碱的功能亢进。恢复和调整多巴胺能-乙酰胆碱能系统的平衡,是目前药物治疗帕金森病的基本原理。

(一) 药物治疗

1. 抗胆碱能药物　适用于早期轻症无认知障碍或由药物诱发的帕金森综合征。也可与复方多巴制剂合用。常用药物有苯海索(安坦)、东莨菪碱等。

2. 多巴胺替代疗法　DA 不易透过血脑屏障,故必须使用能透过血脑屏障的左旋多巴,在脑内脱羧转化为 DA。常用药物有美多巴、卡比多巴-左旋多巴等。

3. 多巴胺受体激动剂　早期帕金森病患者应用多巴胺受体激动剂,可以延迟使用左旋多巴制剂或减少左旋多巴的用量,以减少 DA 代谢产生的自由基损害 DA 神经元;中、晚期患者使用激动剂可改善症状和减少大剂量使用左旋多巴制剂的副作用。常用药物有吡贝地尔、普拉克索、溴隐亭、金刚烷胺等。

（二）手术治疗

症状限于一侧或一侧较重的患者,如药物治疗不满意,可考虑立体定向手术。目前用深部脑刺激法对丘脑的底核或腹内侧区作高频点刺激,可改善症状。

四、葡萄多酚与帕金森病

（一）葡萄籽原花青素与帕金森病

研究表明,帕金森病与阿尔茨海默病、亨廷顿病以及其他 tau 蛋白介导的神经功能紊乱的发生,均与一系列年龄依赖性的、进行性的细胞内蛋白多聚体折叠错误为特征的各种神经退行性病变密切相关。目前对于此类疾病尚无有效的治疗手段,只是根据各种病变的具体特点对症治疗。

据研究,自由基在人体内可以引起上百种疾病的发生,其中就包括帕金森病、阿尔茨海默病、动脉粥样硬化病、关节炎、失血性休克、多器官缺血再灌注损伤、胃肠道功能紊乱以及肿瘤的发生等。

脑组织中代谢产生的 6-羟基多巴胺（6-OHDA）以及多巴胺代谢中产生的过多 H_2O_2,再被自由基转化的金属反应（如 $Fe^{2+} \rightarrow Fe^{3+}$）而产生 $O_2^-·$、$OH·$ 自由基;加上帕金森病患者脑内线粒体细胞中复合物Ⅰ（complex Ⅰ）和呼吸酶不足,增加 $O_2^-·$ 自由基的产生,对黑质细胞和基底核的神经细胞造成损害,加重 PD 的病情。

目前许多体内、体外试验证明,GSPE 对于缓解由于蛋白错误折叠导致的神经变性性疾病有一定的作用。

Bagchi D 等研究并比较了 GSPE 与其他抗氧化剂如维生素 C、维生素 E、β-胡萝卜素在体内外的自由基清除作用。结果显示新型的 GSPE IH636 与其他抗氧化剂相比,无论在体外还是体内试验中,均表现出较高的生物利用度以及抗自由基、抑制脂质过氧化、保护 DNA 损伤的作用。无论是吸烟导致的氧化应激及组织缺血再灌注损伤中,GSPE 均表现出比维生素 C、维生素 E、β-胡萝卜素更强的抗自由基及组织保护作用。其机制包括正调节 bcl 基因、下调癌基因 c-myc,减少氧化应激反应及细胞凋亡。因此 GSPE 可能通过抑制氧化应激损伤保护黑质-纹状体细胞,预防或减缓帕金森病的进程。

（二）白藜芦醇与帕金森病

白藜芦醇对于预防和治疗帕金森病的机制主要是通过抑制 NF-κB 激活、抑制 COX-2 激活、抑制一氧化氮合酶作用实现的。NF-κB 是一种具有多向转录调节作用的蛋白质,广泛存在于真核细胞中,参与多种基因的转录调控,与炎症反应、免疫应答、细胞增生和转化及凋亡等相关,并与神经系统许多生理病理活动密切相关。近期研究显示 NF-κB 的激活与 PD 发病相关,通过 6-羟基多巴胺诱导 PC12 细胞凋亡的体外试验证实 NF-κB 活化是细胞凋亡的必需环节,并进一步推测是 PD 黑质神经元变性的分子基础。尸检发现,PD 患者脑中 NF-κB 阳性的多巴胺能神经元数量是正常人的 70 倍,提示 NF-κB 的激活与 PD 的病理机制有关。目前认为损伤因子激活 NF-κB 后,诱导神经细胞产生促凋亡因子如 COX-2、iNOS、CK、P53、c-myc 及 Fas 配体等,经过级联反应,最后激活蛋白酶 caspase,导致神经元凋亡。表明白藜芦醇能通过抑制 NF-κB 活性而起到抑制炎症的作用,通过抑制 IκB 激酶、NF-κB p65 亚基的磷酸化和核转位,以及由蛋白激酶 C（protein kinase C,PKC）δ 亚基催化的丝氨酸/苏氨酸激酶蛋白激酶 D（PKD）的磷酸化,从而抑制 PKD/NF-κB 通路,使得 NF-κB 活化受到抑制。

环氧合酶 COX 是花生四烯酸代谢产生前列腺素（PG）过程中的主要限速酶。环氧合酶的 3 个同工酶分别为 COX-1、COX-2 和 COX-3。COX-2 主要调控细胞的有丝分裂、参与细胞的生长过程以及调节排卵等，并且作为一种炎症反应基因参与机体的炎症反应。近年发现 COX-2 与神经细胞凋亡有关，使用非甾体抗炎药能明显减少 PD 的发病率。COX-2 抑制剂可保护 PD 动物模型中 DA 神经元的丢失，提示 COX-2 在 PD 发病机制中起重要作用。COX-2 基因主要存在于兴奋性神经元如谷氨酸能神经元细胞体、树突近端和远端树突棘，部分神经细胞同时存在 COX-1 和 COX-2 基因。COX-2 为诱生型，主要在炎症细胞表达，介导疼痛、炎症、发热和肿瘤等病理过程的 PG 合成。正常情况下，脑内小胶质细胞不表达 COX-2，仅表达 COX-1，但 LPS 可诱导小胶质细胞表达 COX-2，并且其水平受各种炎症因子的调节。谷氨酸及其受体活化、细菌内毒素、细胞因子（如 IL-1、TNF）能上调 COX-2 基因的表达，糖皮质激素、IL-4、IL-13、IL-10 能下调 COX-2 基因表达。此外，COX-2 反应产物 PG 也通过正反馈增加其表达，如 PGE 通过增加环磷酸腺苷（cAMP）水平，上调 COX-2 的表达。一些促炎症反应的转录因子如 NF-κB 和 cAMP 反应元件蛋白与 COX-2 启动子结合，可诱导 COX-2 的表达。COX-2 上调产生的 PG 通过某些神经传导通路影响神经细胞对损伤的敏感性，能促使谷氨酸释放，增加谷氨酸的兴奋性神经毒性，调节神经细胞基因如补体 C1qB 的表达，产生炎症细胞因子、反应性氧物质、自由基，导致细胞凋亡。此外，PGE 是一种过氧化物，可产生脂质过氧化反应，通过激活 EP 受体使神经细胞内 cAMP 水平增高，引起神经细胞凋亡。白藜芦醇能以剂量依赖的方式抑制花生四烯酸酯依赖的致炎物质血栓素 B_2（TXB_2）和羟基十七碳三烯酸（HHT）及 12-羟基甘碳四烯酸（12-HETE）的合成。研究发现白藜芦醇对 COX-2 表达的抑制是通过对 NF-κB 活化的抑制实现的。有研究证实白藜芦醇能在多个水平上（包括对 PKC 从胞液到胞膜的转位和抑制），达到对佛波醇酯（PMA）介导的 COX-2 转录激活。体外试验还显示，白藜芦醇通过抑制 PKC 信号传导途径来抑制 PMA 介导的 COX-2 转录活性，其抑制 COX-2 的活性主要通过减少 COX-2 的转录实现。NO 是一种具有重要生理、病理功能的内源性生物信息分子，在生物体内由 3 种不同的 NOS 催化 L-精氨酸而生成，即内皮细胞型一氧化氮合酶（eNOS）、神经型一氧化氮合酶（nNOS）和诱导型一氧化氮合酶（iNOS），其中 eNOS 和 nNOS 主要存在于内皮细胞和神经细胞，仅合成少量 NO，起调节血管紧张度和通过突触传递生物信息的作用。而 iNOS 是在感染、内毒素、炎症细胞因子（如 TNF-α、IL-1、INF-γ）等诱导因素下由巨噬细胞、中性粒细胞、胶质细胞等产生，生成大量 NO，参与炎症反应和免疫细胞对病原体的防御。近年来，许多证据提示脑内炎症反应和氧化应激在 PD 发病机制中起重要作用。PD 患者黑质中表达 iNOS 的胶质细胞密度增高，脑脊液中亚硝酸盐含量增高。体外中脑神经元胶质细胞混合培养时，免疫激活剂 LPS 可诱导 iNOS 表达上调，并激活小胶质细胞，导致 DA 能神经元变性。小胶质细胞激活后，释放多种神经毒性物质，NO 是其中重要的成分之一。iNOS 是 NO 产生的重要限速酶，iNOS 上调，导致大量 NO 毒性物质产生，增加黑质氧化应激水平，促使 PD 发病及进展。白藜芦醇抑制 NOS 的确切机制目前并不清楚，LPS 是 iNOS 最重要的诱导剂之一，在白藜芦醇与 LPS 激活巨噬细胞的实验中，它能剂量依赖性地减少 iNOS 的表达，其作用机制可能是通过抑制巨噬细胞中 LPS 诱导的 NF-κB，减少胞质 iNOS 蛋白稳定状态的 mRNA 水平。Tsai 等研究认为，白藜芦醇能强烈抑制 LPS 激活的巨噬细胞生成 NOS，明显减低细胞胞质内 iNOS 蛋白和 mRNA 水平，从而表现出抗炎及抗氧化活性。

第四节　抑　郁　症

抑郁症(depression)是由各种原因引起的以抑郁为主要症状的一组心境障碍(mood disorders)或情感性障碍(affective disorders),是一组以抑郁心境自我体验为中心的临床综合征或状态。

抑郁症发病率很高,终生患病率约20%,几乎每7个成年人中就有1个抑郁症患者,因此它被称为精神病学中的感冒。抑郁症目前已成为全球疾病中给人类造成严重负担的第2位重要疾病。抑郁症是自杀率非常高的疾病,研究显示15%的抑郁症患者死于自杀;在所有的自杀死亡事件中,66%患抑郁症,导致严重的社会经济负担。

在中国,仅有2%的抑郁症患者接受过治疗,大量的患者得不到及时的诊治,病情恶化,甚至出现自杀的严重后果。抑郁症也是老年期最常见的精神障碍之一,据世界卫生组织统计,抑郁症老人占老年人口的7%～10%,患有躯体疾病,如心脑血管慢性疾病的老年人,其发生率可达50%。

(一) 病因与发病机制

引起抑郁症的因素包括:遗传因素、体质因素、精神因素等,抑郁症的发生可能是各种因素综合作用的结果。

1. 遗传因素　如果家庭中有抑郁症的患者,那么家庭成员患此病的危险性较高,这可能是遗传导致了抑郁症易感性升高。其中双相抑郁症的遗传性更高一些。然而,并非有抑郁症家族史的人都会得抑郁症,而且并非得了抑郁症的人都有家族史,这表明遗传并非是唯一决定性的患病因素。

2. 生物化学因素　证据表明,脑内生化物质的紊乱是抑郁症发病的重要因素。现在已知抑郁症患者脑内有多种神经递质出现了紊乱;抑郁症患者的睡眠模式与正常人截然不同。另外,特定的药物能导致或加重抑郁症,有些激素具有改变情绪的作用。

3. 环境因素和应激　重要的亲人丧失、失恋、人际关系紧张、经济困难或生活方式的巨大变化,这些都会促发抑郁症。有时抑郁症的发生与躯体疾病有关,一些严重的躯体疾病如脑卒中、心脏病发作、激素紊乱等常引发抑郁症,并使原有的疾病加重。此外,抑郁症患者中有1/3存在药物滥用的问题。

4. 性格因素　有下列性格特征的人很容易患抑郁症:遇事悲观、自信心差、对生活事件把握性差、过分担心。这些性格特点会使心理应激事件的刺激加重,并干扰个人对事件的处理。这些性格特征多是在儿童少年时期养成的,这个时期的精神创伤影响很大。

引起抑郁症的几种假说如下。

1. 神经递质假说　该假说认为抑郁症的发生是由于大脑神经递质在神经突触间的浓度相对或绝对不足,导致整体精神活动和心理功能的全面性低下状态。临床观察到抑郁症患者大脑缺少5-羟色胺和去甲肾上腺素,抗抑郁药就是通过抑制神经系统对这两种神经递质的再摄取,使得突触间隙这两种递质浓度增加而发挥抗抑郁作用。另外有研究认为内源性大麻素系统(endocannabinoid system)信号传递受损是引起抑郁症状的主要原因,动物实验和临床研究也支持这一假说。

2. 下丘脑-垂体-肾上腺(HPA)轴假说　大量研究支持HPA轴活动过度是导致抑郁症

的一个直接原因,传统抗抑郁药物能够减弱 HPA 活性,也支持以上假说。

3. 神经回路学说 近年来越来越多的研究表明,成年中枢神经系统(CNS)的神经干细胞能不断地增殖分裂产生新的神经元,即在成年 CNS 仍存在神经发生(neurogenesis),新生神经元参与海马的学习记忆等功能活动。研究显示抑郁症患者海马体积明显萎缩,而且大量研究表明,各类抗抑郁药物均有增加海马区域神经生长因子表达和神经元再生的作用。基于以上结果,提出抗抑郁药物能够通过促进海马神经发生,产生抗抑郁作用的假说。

（二）临床表现

抑郁症主要以抑郁心境、思维迟缓和意志活动减退为主,多数病例还存在各种躯体症状。

1. 抑郁心境 基本特点是情绪低落,苦恼忧伤,兴趣索然。感到悲观绝望,痛苦难熬,有度日如年、生不如死的感觉。常用活着无意思、高兴不起来等描述其内心体验。典型者有抑郁情绪,昼重夜轻的特点。常与焦虑共存。

2. 思维迟缓 思维联想过程受抑制,反应迟钝,自觉脑子不转了,表现为主动性言语减少,语速明显减慢,思维问题费力。反应慢,需等待很久,在情绪低落影响下,自我评价低,自卑,有无用感和无价值感,觉得活着无意义,有悲观厌世和自杀打算,有自责自罪,认为活着成为累赘,犯了大罪,在躯体不适基础上出现疑病观念,认为自己患了不治之症。

3. 意志活动减退 主动性活动明显减少,生活被动,不愿参加外界和平素感兴趣的活动,常独处。生活懒散,发展为不语不动,可达木僵程度。最危险的是反复出现自杀企图和行为。

4. 躯体症状 大部分抑郁症患者都有躯体及其他生物症状,例如心悸、胸闷、胃肠不适、便秘、食欲下降和体重减轻。睡眠障碍突出,多为入睡困难。

5. 其他 抑郁发作时也能出现幻觉,人格解体,现实解体,强迫和恐怖症状。因思维联想显著迟缓及记忆力下降,易影响老年患者的认知功能,出现抑郁性假性老年痴呆症。

（三）治疗措施

抑郁症尚无有效的针对病因的治疗方法,但是物理治疗、心理治疗和抗抑郁药物的联合使用可以有效改善抑郁症的症状。

1. 物理治疗 物理治疗(physiotherapy)是以一种预防、治疗及处理因疾病或伤害所带来的动作问题的医疗行为。主要是借助自然界中的物理因子(声、光、水、冷、电、热、力),运用人体生理学原理法则等,针对人体局部或全身性的功能障碍或病变,施予适当的非侵入性、非药物性治疗来处理患者身体不适和病痛的治疗方式,使其尽可能地恢复其原有的生理功能。常见的有磁场疗法、替代性疗法、实验疗法、反射疗法、运动疗法等。

2. 心理治疗 抑郁症心理治疗方法能够运用各种心理学的方法,如:精神分析疗法,认知疗法,心灵重塑疗法,暗示疗法等,引导患者进行认知的改变与心灵的重建,化解不良认知使他们产生的悲观与失望情绪,唤起患者对自己积极的信念。

3. 药物治疗 抗抑郁症药物主要包括单胺氧化酶抑制剂(MAOI)、三环类抗抑郁药(TCA)、杂环类抗抑郁药、5-羟色胺(5-HT)再摄取抑制剂和其他抗抑郁药。

（四）葡萄多酚与抑郁症

机体的氧化代谢过程可产生活性氧(reactive oxygen species, ROS),ROS 过多则攻击机体,即称为氧化应激(oxygen stress)。超氧阴离子自由基、羟自由基等的过多产生被认为是氧化应激的主要原因。氧化应激被认为可以引起单胺氧化酶(MAO)升高,MAO 是一种与抑郁症相关的酶,可导致儿茶酚类递质减少,使大脑思维能力下降,导致抑郁症状的产生。葡萄籽原花青素可能通过清除超氧自由基,改善抑郁症患者的症状。

Provosel 等的研究指出:原花青素对超氧自由基的清除活性比维生素 C 和维生素 E 更强。Nathalic 等研究表明:原花青素 B1 的活性是维生素 E 的 50 倍。说明原花青素是一种很强的抗氧化活性物质,它可以降低 MAO 的水平。MAOIS 类的抗抑郁药即利用对 MAO 活性的抑制以治疗抑郁症。葡萄籽原花青素可以清除自由基的抗氧化应激,降低 MAO 水平,可以用于日常保健以预防和控制抑郁症的复发。

Yáñez 等的研究发现,5～200μmol/L 的反式白藜芦醇可以剂量依赖性地抑制大脑神经突触再摄取去甲肾上腺素和 5-羟色胺的能力;另一方面,反式白藜芦醇还可以剂量依赖性地抑制单胺氧化酶(MAO)的活性,反式白藜芦醇对 MAO 的 MAO-A 和 MAO-B 亚型的活性都有抑制作用,而且对 MAO-B 亚型的选择性稍高于 MAO-A 亚型,同经典的抗抑郁药 5-羟色胺再摄取抑制剂和单胺氧化酶抑制剂作用相似,推测反式白藜芦醇可以作为天然的抗抑郁药物。Xu Y 等对反式白藜芦醇在小鼠抑郁模型中的抗抑郁作用进行研究,研究发现不同剂量的反式白藜芦醇(40mg/kg 和 80mg/kg)均可以改善抑郁导致的行为学异常,在强迫游泳实验和悬尾实验等获得性绝望模型中,动物静止不动时间显著缩短,挣扎时间延长,而反式白藜芦醇对动物的自主活动性无显著影响,说明白藜芦醇是通过抗抑郁作用达到改善动物行为学症状的。神经生物化学检查发现脑组织中 5-羟色胺和去甲肾上腺素的含量明显升高,单胺氧化酶系统活性降低,表明反式白藜芦醇的抗抑郁作用可能与 5-羟色胺能和去甲肾上腺素能神经元的激活有关。

参 考 文 献

[1] 高海清,马亚兵. 葡萄多酚——防病抗衰植物有效成分. 济南:山东科学技术出版社,2006:62-74.

[2] Adhoc Committee On Cerebravascular Disease. A classification and outline of cerebrovascular diseases Ⅱ. Stroke,1975,6:564-616.

[3] Marler JR,Tilley BC,Lu M,et al. Early stroke treatment associated with better outcome:the NINDS rt-PA stroke study. Neurology,2000,55:1649-1655.

[4] Lovett JK,Dennis MS,Sandercock PA,et al. Very early risk of stroke after a first transient ischemic attack. Stroke,2003,34:e138-140.

[5] Kelly PJ,Shih VE,Kistler JP,et al. Low vitamin B_6 but not homocystine is associated risk of stroke and transient ischemic attack in the era of folic acid grain fortification. Stroke,2003,34:51-54.

[6] Rost NS,Wolf PA,Kase CS,et al. Plasma concentration of C-reaction protien and risk of ischemic stroke and transient ischemic attack:the Fram ingham study. Stroke,2001,32:2575-2579.

[7] Garlichs CD,Kozina S,Moghadam SF,et al. Upregulation of CD40-CD40 ligand(CD154) in patients with acute cerebral ischemia. Stroke,2003,34:1412-1418.

[8] Diener H,Liu Y,Araki T,et al. European Stroke Prevention Study. 2 Dipyridamole and acetylsalicylic acid in the secondary prevention of stroke. J Neurol Sci,1996,143:1-13.

[9] Gommans J,Sye D,MacDonald A. Guideline recommendations for the management of patients admitted with acute stroke:implications of a local audit. N Z Med J,2005,118:1435.

[10] Johnston SC,Gress DR,Browner WS,et al. Short-term prognosis after emergency department diagnosis of TIA. JAMA,2000,284:2901-2906.

[11] 马亚兵,高海清,由倍安,等.葡萄籽原花青素对动脉粥样硬化兔血脂的调节作用.中国药理学通报, 2004,20:325-329.

[12] Venkatesan B,Valente AJ,Reddy VS,et al. Resveratrol blocks interleukin-18-EMMPRIN cross-regulation and smooth muscle cell migration. Am J Physiol Heart Circ Physiol,2009,297:H874-H886.

[13] Kutuk O,Poli G,Basaga H. Resveratrol protects against 4-Hydroxynonenal-induced apoptosis by blocking JNK and c-JUN/AP-1 signaling. Toxicol Sci,2006,90:120-132.

[14] Das S,Tosaki A,Bagchi D,et al. Potentiation of a survival signal in the ischemic heart by resveratrol through p38 mitogen-activated protein kinase/mitogen-and stress-activated protein kinase 1/cAMP response element-binding protein signaling. J Pharmacol Exp Ther,2006,317:980-988.

[15] Bagchi D,Sen CK,Ray SD,et al. Molecular mechanisms of cardioprotection by a novel grape seed proantho-cyanidin extract. Mutat Res,2003,523-524:87-97.

[16] Pütter M,Grotemeyer KH,Würthwein G,et al. Inhibition of smoking-induced platelet aggregation by aspirin and pycnogenol. Thromb Res,1999,95:155-161.

[17] 陈鹏,杨丽川,雷伟亚,等.白藜芦醇贰对血小板聚集功能及内钙水平的影响.天然产物研究与开发, 2005,17:21-24.

[18] 王怡悦,莫绪明,马志飞,等.葡萄籽原花青素对小鼠深低温脑缺血-再灌注损伤的影响.江苏医药, 2011,37:376-377.

[19] 陆景红,任明山,李光武,等.葡萄籽原花青素对脑缺血再灌注损伤的保护作用.中国临床康复,2005, 49:99-101.

[20] 吴秀香,杜莉莉,卢晓梅,等.葡萄籽原花青素对小鼠脑缺血再灌注及缺氧性损伤的影响.中国康复医学杂志,2006,21:145-148.

[21] 吴秀香,卢晓梅,杜莉莉,等.原花青素对脑缺血再灌注小鼠脑组织细胞因子、一氧化氮合酶和血脑屏障的影响.中国动脉硬化杂志,2006,14:665-668.

[22] 陈荣志,陆景红,任明山,等.葡萄籽原花青素对大鼠脑缺血再灌注后 NF-κB、IκB 和 iNOS 的影响.华西药学杂志,2007,22:266-268.

[23] Traystman RJ,JR Kirsch,RC Koehler,et al. Oxygen radical mechanisms of brain injury following ischemia and reperfusion. J Appl Physiol,1991,71:1185-1195.

[24] 黄晓瑾,毛峻琴.葡萄籽原花青素抗大鼠脑缺血再灌注损伤的研究.中国药师,2005,8:2.

[25] Kim YA,Lim SY,Rhee SH,et al. Resveratrol inhibits inducible nitric oxide synthase and cyclooxygenase-2 expression in beta-amyloid-treated C6 glioma cells. Int J Mol Med,2006,17:1069-1075.

[26] 郑云华,李值.白藜芦醇对大鼠局灶性脑缺血再灌注损伤的保护作用.实用药物与临床,2009,12: 162-163.

[27] Ungvari Z,Bagi Z,Feher A,et al. Resveratrol confers endothelial protection via activation of the antioxidant transcription factor Nrf2. Am J Physiol Heart Circ Physiol,2010,299:H18-24.

[28] Danton GH,Dietrich WD. Inflammatory mechanisms after ischemia and stroke. J Neuropathol Exp Neurol, 2003,62:127-136.

[29] Huang J,Upanhyay UM,Tamargo RJ. Inflammation in stroke and focal cerebral ischemia. Surg Neurol,2006, 66:232-245.

[30] 董文鹏,章翔,高大宽,等.白藜芦醇对小鼠局灶性缺血/再灌注后急性期的影响.中国药理学通报, 2008,24:1032-1035.

[31] 王峰,蔡洪斌,张义军.白藜芦醇对大鼠脑缺血再灌注损伤炎症机制研究.药理与毒理学,2009,6: 41-43.

[32] 陈媛媛,王兴勇,胡语航,等.白藜芦醇苷对缺血再灌注脑损伤大鼠神经细胞凋亡的影响.重庆医科大

学学报,2007,32:1147-1153.

[33] 梁毓能,莫志贤.白藜芦醇甙对脑缺血损伤的抗自由基作用.中国药理学通报,1996,12:126-129.

[34] Allsop D,Twyman LJ,Davies Y,et al. Modulation of β-amyloid production and fibrillization. In:O'Neill C, Anderton B. Neuronal signal transduction and Alzheimer's disease. London:Portland Press,2001,1-14.

[35] Wasco W,Tanzi RE. Etiological clues from gene defects causing early onset familial Alzheimer's disease. In: Wasco W,Tanzi RE. Molecular mechanisms of dementia. Totowa:Humana Press,1997,1-20.

[36] Heneka MT,O'Banion MK. Inflammatory processes in Alzheimer's disease. J Neuroimmunol,2007,184: 69-91.

[37] Lau FC,Shukitt-Hale B,Joseph JA. The beneficial effects of fruit polyphenols on brain aging. Neurobiol Aging,2005,26 Suppl 1:128-132.

[38] Barberger-Gateau P,Raffaitin C,Letenneur L,et al. Dietary patterns and risk of dementia:the Three-City cohort study. Neurology,2007,69:1921-1930.

[39] Kim H,Deshane J,Barnes S,et al. Proteomics analysis of the actions of grape seed extract in rat brain:Technological and biological implications for the study of the actions of psychoactive compounds. Life Sci,2006, 78:2060-2065.

[40] Ferruzzi MG,Lobo JK,Janle EM,et al. Bioavailability of gallic acid and catechins from grape seed polyphenol extract is improved by repeated dosing in rats:implications for treatment in Alzheimer's disease. J Alzheimers Dis,2009,18:113-124.

[41] Wang YJ,Thomas P,Zhong JH,et al. Consumption of grape seed extract prevents amyloid-beta deposition and attenuates inflammation in brain of an Alzheimer's disease mouse. Neurotox Res,2009,15:3-14.

[42] Liu P,Kemper LJ,Wang J,et al. Grape Seed Polyphenolic Extract Specifically Decreases Abeta56 in the Brains of Tg2576 Mice. J Alzheimers Dis,2011,26:657-666.

[43] Wang J,Santa-Maria I,Ho L,et al. Grape derived polyphenols attenuate tau neuropathology in a mouse model of Alzheimer's disease. J Alzheimers Dis,2010,22:653-661.

[44] 高颖,刘京龙,张志峰,等.葡萄籽原花青素提取物对 AD 模型大鼠的干预作用.中国当代医药,2009, 16:2.

[45] 谭毓治,万晓霞,赖娟娟,等.葡萄籽原花青素对学习记忆的影响.中国药理学通报,2004,20:804-807.

[46] 谢海,战同霞,魏秀宏,等.葡萄籽原花青素对老年痴呆认知障碍患者脑功能的影响.实用诊断与治疗杂志,2008,22:2.

[47] 谢海,战同霞,钟明强,等.原花青素对老年痴呆患者脑功能的影响.中国误诊学杂志,2008,8:24.

[48] Han YS,Zheng WH,Bastianetto S,et al. Neuroprotective effects of resveratrol against beta-amyloid-induced neurotoxicity in rat hippocampal neurons:involvement of protein kinase C. Br J Pharmacol,2004,141:997.

[49] 王顺旺,徐平,刘海军,等.反式白藜芦醇对 Aβ23-25 致痴呆大鼠海马诱导型一氧化氮合酶表达的影响. 重庆医学,2010,39:2400-2406.

[50] 罗莉,黄忆明.白藜芦醇对老年性痴呆小鼠认知功能的影响.中南大学学报(医学版),2006,31: 566-569.

[51] Bagchi D,Bagchi M,Stohs SJ,et al. Free radicals and grape seed proanthocyanidin extract:importance in human health and disease prevention. Toxicology,2000,148:187-197.

[52] Hunot S,Brugg B,Ricard D,et al. Nuclear translocation of NF-κB is increased indopaminergic neurons of patients with Parkinson disease. Proc Natl Acad Sci USA,1997,94:7531-7536.

[53] Cullen JP,Morrow D,Jin Y,et al. Resveratrol,a polyphenolic phytostilbene,inhibits endothelial monocyte chemo tactic protein-1 synthesis and secretion. J Vasc Res,2007,44:75-84.

[54] Manna SK,Mukhopadhyay A,Aggarwal BB,et al. Resveratrol suppresses TNF-induced activation of nuclear

transcription factors NF-κB, activator protein-1, and apoptosis: potential role of reactive oxygen intermediates and lipid peroxidation. J Immunol, 2000, 164:6509-6519.

[55] Chen H, Zhang SM, Hernan MA, et al. Nonsteroidal anti-inflammatory drugs and the risk of Parkinson's disease. Arch Neurol, 2003, 60:1059-1064.

[56] Teismann P, Ferger B. Inhibition of the cyclooxygenase isoenzymes COX-1 and COX-2 provide neuroprotection in the MPTP-mouse model of Parkinson's disease. Synapse, 2001, 39:167-174.

[57] Mirjany M, Ho L, Pasinetti GM. Role of Cyclooxygenase-2 in neuronal cell cycle activity and glutamate-mediated excitotoxicity. J Pharmacol Exp Ther, 2002, 301:494-500.

[58] Spielman L, Winger D, Ho L, et al. Induction of the complement component ClqB in brain of transgenic mice with neuronal overexDression of human cyclooxygenase-2. Acta Neuropathol(Berl), 2002, 103:157-162.

[59] Takadera T, Shiraishhi Y, Ohyashiki T. Prostaglandin E2 induced caspase-dependent apoptosis possibly through activation of EP2 receptors in cultured hippocampal neurons. Neurochem Int, 2004, 45:713-719.

[60] Kundu JK, Shin YK, Kim SH, et al. Resveratrol inhibits phorbol ester-induced expression of COX-2 and activation of NF-κB in mouse skin by blocking IκB kinase activity. Carcinogenesis, 2006, 27:1465-1474.

[61] Subbaramaiah K, Dannenberg AJ. Resveratrol inhibits the expression of cyclooxygenase-2 in mammary epithelial cells. Adv Exp Med Bid, 2001, 492:147-157.

[62] Tsai Sh, Lin-Shiau SY, Lin JK. Suppression of nitric oxide synthase and the down-regulation of the activation of NF kappa B in macrophages by resveratrol. Br J Pharmacol, 1999, 126:673-680.

[63] Yáñez M, Galán L, Matías-Guiu J, et al. CSF from amyotrophic lateral sclerosis patients produces glutamate independent death of rat motor brain cortical neurons: Protection by resveratrol but not riluzole. Brain Res, 2011, 14:77-86.

[64] Xu Y, Wang Z, You W, et al. Antidepressant-like effect of trans-resveratrol: Involvement of serotonin and noradrenaline system. Eur Neuropsychopharmacol, 2010, 20:405-413.

第十二章 葡萄多酚与内分泌代谢性疾病

第一节 糖 尿 病

一、糖尿病的分型

糖尿病(diabetes mellitus,DM),顾名思义,由尿糖而得名,中医则称为"消渴"。DM 是由遗传因素、自身免疫及环境因素长期共同作用所导致的一种慢性、全身性内分泌代谢性疾病;是一种胰岛素相对或绝对不足而引发的糖、蛋白质、脂肪、水和电解质等一系列代谢紊乱综合征。临床上以高血糖为主要特点,典型病例可出现多饮、多尿、多食、消瘦等表现,即"三多一少"症状。久病可引起多系统损害,导致眼、肾、神经、心脏、血管等组织的慢性进行性病变,引起功能缺陷及衰竭。

糖尿病分为 4 种类型,即 1 型糖尿病、2 型糖尿病、其他特殊类型糖尿病和妊娠期糖尿病。

1. 1 型糖尿病(T1DM) 患者由于胰岛 B 细胞被破坏,引起胰岛素绝对缺乏,有酮症酸中毒倾向。可发生于任何年龄,但多见于青少年。起病急,代谢紊乱症状明显,患者需注射胰岛素以维持生命。包括免疫介导 1 型糖尿病和特发性 1 型糖尿病两种亚型。免疫介导 1 型糖尿病体液中存在针对胰岛 B 细胞的抗体如谷氨酸脱羧酶自身抗体(GAD_{65})、酪氨酸磷酸酶样蛋白抗体(IA-2,IA-2b)、胰岛细胞自身抗体(ICA)和胰岛素自身抗体(IAA),并伴随其他自身免疫病如格雷夫斯病(Graves disease),慢性淋巴细胞性甲状腺炎(桥本甲状腺炎)和艾迪生病(Addison disease)。患者在病程中胰岛功能逐渐减退,最终需应用胰岛素治疗以控制代谢紊乱和维持生命;特发性 1 型糖尿病是在某些人种(如美国黑人和南亚印度人)中所见的特殊类型。常有明显家族史,起病早,初发时可有酮症,需胰岛素治疗,在病程中胰岛 B 细胞功能不一定呈进行性减退,在起病后数个月至数年期间不需胰岛素治疗,这些患者始终没有自身免疫反应的证据,各种胰岛 B 细胞自身抗体检查始终阴性。

2. 2 型糖尿病(T2DM) 它是糖尿病的主要类型。以胰岛素抵抗为主伴胰岛素分泌不足或以胰岛素分泌不足为主伴胰岛素抵抗。患者大多超重或肥胖,可发生于任何年龄,但多见于成年人。在疾病初期大多不需要胰岛素治疗。通常无酮症酸中毒倾向,但在感染等应激情况下,也可诱发酮症酸中毒。2 型糖尿病的遗传易感性较 1 型糖尿病强烈。由于高血糖发展缓慢,许多患者早期无典型症状,一些患者因慢性并发症、伴发病或仅于健康检查时发现。诊断糖尿病时已有大血管和微血管病变发生。

3. 其他特殊类型糖尿病 此类型按病因及发病机制分为 8 种亚型。

(1) B 细胞功能遗传性缺陷:包括青年人中的成年发病型糖尿病和线粒体基因突变型糖尿病。

（2）胰岛素作用遗传性缺陷：包括 A 型胰岛素抵抗、妖精貌综合征、Rabson-Mendenhall 综合征、脂肪萎缩型糖尿病等。

（3）胰腺外分泌疾病：包括胰腺炎、创伤或胰腺切除术、肿瘤、囊性纤维化病、血色病、纤维钙化性胰腺病等。

（4）内分泌病：包括肢端肥大症、库欣综合征、胰高血糖素瘤、嗜铬细胞瘤、甲状腺功能亢进症、生长抑素瘤、醛固酮瘤等。

（5）药物或化学品所致糖尿病：包括 vacor（毒鼠药砒甲硝苯脲）、喷他脒、烟酸、糖皮质激素、甲状腺激素、二氮嗪、噻嗪类利尿药、苯妥英钠、干扰素和 α、β 受体激动剂等。

（6）感染：包括先天性风疹、巨细胞病毒等。

（7）不常见的免疫介导糖尿病：例如僵人（stiffman）综合征、抗胰岛素受体抗体等。

（8）其他与糖尿病相关的遗传综合征：包括 Down 综合征、Huntington 舞蹈病、强直性肌营养不良症、Friedreich 共济失调等。

4. 妊娠期糖尿病（GDM）　它指妊娠期初次发现的糖耐量减低（impaired glucose tolerance，IGT）或糖尿病，原来已有糖尿病而现在合并妊娠者不包括在内。这一类型的临床重要性在于有效地处理高危妊娠，从而降低许多与之有关的母婴围生期疾病的患病率和病死率。产后血糖正常者应在分娩后 6 周做口服葡萄糖耐量试验（oral glucose tolerance test，OGTT），重新评估糖代谢状况并进行终身随访。

二、病理生理机制

糖尿病的病因和发病机制较为复杂，在不同类型和同一类型糖尿病中，都存在异质性。总的来说，遗传和环境因素共同参与其发病过程。

（一）DM 与遗传的相关性

1. DM 发病的种族遗传和家庭遗传易感性　欧美白种人 DM 发病率明显高于亚洲中国、日本、朝鲜人；DM 亲属的发病率比非 DM 高 4～10 倍；DM 一级亲属高于非 DM 一级亲属 17 倍。

2. 遗传因素对 T1DM 和 T2DM 发病均有重要作用　单卵双生的 T1DM 发病一致率为 30%～50%，日本双生儿 DM 委员会报告为 45%，而双卵双生则为 0；单卵双生儿 T2DM 发病一致率为 41%～91%，明显高于双卵双生儿 10%～15%；青年人中的成年发病型糖尿病（MODY）为常染色体显性遗传。

3. T1DM 的遗传易感性与 HLA-D/DR 基因位点有关　人类 HLA 位于第 6 号染色体短臂上，含 A、B、C、D/DR 四个基因位点，每一位点又有许多等位基因，分别来自父母双方的单倍体基因，是最常见的多态性遗传结构。不同的抗原特异性在 T1DM 中出现的频率不同，频率越高，越具有遗传性。

4. 胰岛素（insulin，INS）基因突变　由于分子生物技术的进展，发现了 INS 基因密码区点的突变，导致 INS 肽链上氨基酸密码改变，产生氨基酸排列顺序异常的 INS 分子，以致患者 INS 活性下降，仅为正常的 2%～15%，进而出现临床 DM。

（二）T1DM 与病毒感染和自身免疫

已知与 T1DM 有关的病毒有柯萨奇 B_4 病毒、腮腺炎病毒、风疹病毒、巨细胞病毒和脑炎心肌炎病毒等。人类对病毒诱发 DM 的易感性受遗传控制，1 型易感基因对糖尿病的发生是必需的,病毒感染可直接损伤胰岛组织引起糖尿病,也可能损伤胰岛组织后,诱发自身免疫反应,进一步损伤胰岛组织引起糖尿病。

T1DM 发病前和发病初期体液中会出现一组自身抗体,包括胰岛细胞自身抗体(ICA)、胰岛素自身抗体(IAA)、谷氨酸脱羧酶自身抗体(GAD_{65})等。

(三) T2DM 发病的相关因素

1. 受体异常 包括葡萄糖受体异常和胰岛素受体(insulin receptor,INSR)异常,胰岛素作用发挥障碍,引起胰岛素抵抗(insulin resistance,IR)。

2. INSR 抗体 体内存在有抗 INSR 的抗体,这种抗体与 INS 分子竞争,使 INS 不能与 INSR 结合而引起 IR。

3. INSR 基因改变 INSR 基因位于 19 号染色体短臂上,其位置与其他基因共同存在而导致 IR,如补体 C3、LDL 受体基因、强直性肌营养不良基因等,造成 INSR 基因异常。

4. 受体后缺陷 INS 促进所有组织的葡萄糖转运及酵解、肝及肌肉组织的糖原合成,抑制糖原异生和糖原分解等,这些作用是 INS 依赖葡萄糖转运载体(Glut)及许多关键酶(如葡萄糖激酶、糖原合成酶等)活化来完成的。当它们表达降低,含量减少,INS 作用不能完全实现,就会出现受体后缺陷而表现为 IR。

5. INS 反应向激素水平升高 如胰高血糖素(GG)、生长激素(GH)、糖皮质激素等。

三、诊 断 标 准

糖尿病诊断是基于空腹血糖(fasting plasma glucose,FPG)、OGTT 中 2 小时血糖值(2h PG)。空腹指至少 8 小时未摄入任何热量,OGTT 采用 75g 无水葡萄糖负荷。2011 年 ADA 糖尿病诊疗指南对糖尿病的诊断标准为:A1c≥6.5%,试验应该用美国糖化血红蛋白标准化计划组织(national glycohemoglobin standardization program,NGSP)认证的方法进行,并与(diabetes control and complications trial,DCCT)的检测进行标化;空腹血糖(FPG)≥7.0mmol/L;OGTT 2h PG≥11.1mmol/L,试验应按照世界卫生组织(WHO)的标准进行;有高血糖的典型症状或高血糖危象,随机血糖≥11.1mmol/L;如无明确的高血糖症状,结果应重复检测确认。

在无症状患者中进行糖尿病筛查:在无症状的成人,如超重或肥胖(BMI≥25kg/m^2)并有 1 个以上其他糖尿病危险因素,应该从任何年龄开始筛查糖尿病并评估未来糖尿病的风险。对没有这些危险因素的人群,应从 45 岁开始筛查。如果检查结果正常,应至少每 3 年复查一次;为筛查糖尿病或评估未来糖尿病的风险,糖化血红蛋白(HbA1c)、FPG 或 2h 75g OGTT 均是适用的;对于那些已经确定未来糖尿病风险增加的人群,应该进一步评估并治疗其他心血管疾病的危险因素。

妊娠期糖尿病的筛查和诊断:在有危险因素的个体中,产前首次就诊时用标准的诊断标准筛查未诊断的 2 型糖尿病;在未知是否具有糖尿病的怀孕妇女中,在妊娠 24~28 周用 75g 2h OGTT 筛查妊娠糖尿病;妊娠糖尿病的妇女在产后 6~12 周筛查永久性糖尿病;有妊娠糖尿病病史的妇女应至少每 3 年筛查是否发展为糖尿病或糖尿病前期。

四、治 疗 措 施

糖尿病目前尚无法根治,但可以控制。糖尿病的治疗没有一种单一的方法能适用于所有的患者,或者适用于同一患者的各个不同病期,现代综合治疗方法具有共同的原则,治疗成功的关键是个体化。现代综合疗法的核心主要针对高血糖同时兼顾防治并发症。其措施包括5方面,即糖尿病教育;饮食治疗;体育锻炼;血糖监测;药物治疗。

（一）糖尿病教育

糖尿病教育是重要的基本治疗措施之一,是其他治疗成败的关键。良好的健康教育可充分调动患者的主观能动性,积极配合治疗,有利于疾病控制达标,防止各种并发症的发生和发展,降低耗费和负担,使患者和国家均受益。应让患者了解糖尿病的基础知识和治疗控制要求,学会测定尿糖。学会正确使用便携式血糖计,掌握饮食治疗的具体措施和体育锻炼的具体要求,使用降血糖药物的注意事项,学会胰岛素注射技术,从而在医务人员指导下长期坚持合理治疗并达标,坚持随访,按需要调整治疗方案。生活制度应规律,戒烟和烈性酒,讲究个人卫生,预防各种感染。

（二）饮食治疗

在超重和肥胖的胰岛素抵抗患者,已经证实适度减轻体重能有效减轻胰岛素抵抗,因此,建议所有超重或肥胖的糖尿病患者或有糖尿病危险因素的患者减轻体重。调整碳水化合物、蛋白质和脂肪摄入的最佳比例,以满足糖尿病患者的代谢目标。减少碳水化合物和低脂饮食的摄取能够减少发生2型糖尿病的风险,建议2型糖尿病高危人群食用美国农业部推荐的膳食纤维高含量食品及全谷食物。饱和脂肪摄入量不应该超过总摄入能量的7%。减少反式脂肪摄入量能降低低密度脂蛋白胆固醇(LDL-C),增加高密度脂蛋白胆固醇(HDL-C),所以应减少反式脂肪的摄入量。个体化的饮食计划应包括优化食物选择,以满足所有微量元素的每日建议容许量/饮食参考摄入量。

（三）体育锻炼

应进行有规律的合适运动。根据年龄、性别、体力、病情以及有无并发症等不同条件,循序渐进和长期坚持。糖尿病患者应该每周至少进行中等强度有氧体力活动(50%~70%最大心率)150分钟;对无禁忌证的2型糖尿病患者,鼓励每周进行3次耐力运动。适当运动有助于减轻体重、提高胰岛素敏感性,改善血糖和脂代谢紊乱。

（四）血糖监测

自我监测血糖(self-monitoring of blood glucose,SMBG)是糖尿病患者管理方法的主要进展之一,为糖尿病患者和保健人员提供一种动态数据,为调整药物剂量提供依据。应确保患者获得SMBG的初始指导和定期随访评估,并用SMBG数据指导和调整治疗。每日多次胰岛素注射或采用胰岛素泵治疗的患者,应该进行自我监测血糖,每天3次或以上。餐后SMBG有助于餐后血糖控制达标。对于年龄25岁以上的1型糖尿病患者进行动态血糖监测(CGM)并联合胰岛素强化治疗,是降低A1C水平的有效方法。实践证明,长期良好的病情控制可在一定程度上延缓或预防并发症的发生。

（五）药物治疗

1. 促胰岛素分泌剂　适用于无急性并发症的T2DM。包括磺脲类,如格列吡嗪、格列齐特等;非磺脲类,包括瑞格列奈、那格列奈。

2. 双胍类　该类药主要作用机制包括提高外周组织(如肌肉、脂肪)葡萄糖的摄取和利用;通过抑制糖原异生和糖原分解,降低过高的肝葡萄糖输出(HGO);降低脂肪酸氧化率;提高葡萄糖的转运能力;改善胰岛素敏感性,减轻胰岛素抵抗。主要用于治疗T2DM,特别是肥胖患者。

3. α-葡萄糖苷酶抑制剂(AGI)　AGI 抑制小肠黏膜刷状缘的 α-葡萄糖苷酶,可延迟碳水化合物吸收,降低餐后高血糖,尤其适用于空腹血糖正常而餐后血糖明显升高者。如阿卡波糖、伏格列波糖等。

4. 胰岛素增敏剂　主要通过结合和活化过氧化物酶体增殖物激活受体 γ(PPARγ)起作用。PPARγ 受体被激活后,通过诱导脂肪生成酶和与糖代谢调节相关蛋白的表达,促进脂肪细胞和其他细胞的分化,并提高细胞对胰岛素作用的敏感性,减轻胰岛素抵抗。包括罗格列酮、吡格列酮。

5. 胰岛素治疗　适用于:①T1DM;②糖尿病酮症酸中毒、高渗性昏迷和乳酸性酸中毒伴高血糖时;③合并重症感染、消耗性疾病、视网膜病变、肾病、神经病变、急性心肌梗死、脑卒中;④因存在伴发病需外科治疗的围手术期;⑤妊娠和分娩;⑥T2DM 经饮食及口服降血糖药治疗未获得良好控制;⑦全胰腺切除引起的继发性糖尿病。

五、葡萄多酚与糖尿病

(一) 葡萄籽原花青素与糖尿病

2 型糖尿病发病机制主要是胰岛素抵抗和胰岛 B 细胞功能受损,而后者是 T2DM 发病的中心环节。导致 IR 发生的主要组织是肌肉和脂肪组织。研究发现,高能量摄入可诱发线粒体中 NAD(P)H 产生大量活性氧簇(reactive oxygen species,ROS),使肌肉和脂肪组织利用胰岛素减少,引起高胰岛素血症,从而导致糖代谢紊乱。细胞实验证明,ROS 能损伤胰岛素诱导的胰岛素受体底物-1 磷酸化,激活 NF-κB 而引起炎症反应。此外,高血糖、高游离脂肪酸诱导氧化应激损伤胰岛 B 细胞线粒体功能,从而导致胰岛素分泌障碍。基于氧化应激在 IR 发生发展的病理生理过程中起重要作用,推测抑制氧化应激反应可改善 IR。B 细胞功能减退的表现为:B 细胞分泌功能异常;B 细胞数量减少,胰岛 B 细胞数量的变化取决于 B 细胞生成和死亡之间的比率。研究发现,糖尿病患者与健康人群相比,新胰岛的形成率并无下降。这提示我们如果能够控制 2 型糖尿病胰岛 B 细胞的凋亡,就有可能使患者 B 细胞的数量恢复正常,从根本上解决 B 细胞功能障碍。引起胰岛 B 细胞凋亡的因素包括:①Caspase 介导的 B 细胞凋亡参与了糖尿病的发生、发展。②氧化应激及氮氧自由基引起 B 细胞凋亡。有研究在高糖环境下培养的大鼠 INS-1 细胞可产生过量的 NO,后者与胰岛 B 细胞的凋亡密切相关。同时,在营养液中加入抗氧化剂氨基胍后,细胞凋亡数量明显下降,说明氧化应激是导致 B 细胞凋亡的一个重要机制。③T2DM 患者体内的炎症过程介导 B 细胞凋亡。④T2DM 易感个体先天性免疫系统被激活,脂肪细胞、巨噬细胞和内皮细胞分泌白介素 1β(IL-1β)、肿瘤坏死因子 α(TNF-α)、γ-干扰素(IFN-γ)、瘦素(leptin)等细胞因子。IL-1β 在 B 细胞凋亡过程中起中心作用,而 TNF-α、IFN-γ 起协同促凋亡作用。另外有研究认为,TNF-α 和 IFN-γ 可通过诱导活化巨噬细胞分泌 NO,NO 逐渐弥散到周围邻近的 B 细胞,导致 B 细胞的损害。

葡萄籽原花青素(grape seed proanthocyanidin extracts,GSPE)是一种很好的氧自由基清除剂和脂质过氧化抑制剂,能有效清除超氧阴离子自由基和羟自由基,中断自由基链式反应。对不同的自由基均有捕获活性,不同聚合体活性不同,相互有协同作用。抗氧化及清除自由基的能力与其分子结构中含有较多的酚羟基,并与其特定分子立体化学结构密切相关。抗氧化治疗可以在抑制糖基化终产物形成,抑制脂氧化,减轻外周神经病变,降低血小板的高凝状态,稳定血管内皮细胞功能和延缓动脉粥样硬化的产生等多方面发挥作用。马亚兵等研究表明,GSPE 具有降低糖尿病体内氧化应激水平的作用,该作用呈剂量和时间依赖性。

葡萄籽原花青素的抗氧化活性使其可抑制高血糖、脂肪酸过氧化等过氧化应激损伤时 TNF-α、IL-1、IFN-α/γ、可溶性细胞间黏附分子(SICAM-I)等炎症细胞因子的合成和释放,并且能够抑制嗜碱性粒细胞和肥大细胞释放过敏颗粒及炎症介质可溶性 CD40 配体的释放,从而有效改善炎症。在炎症过程中,当白细胞激活时会发生细胞内脱颗粒作用,这种作用会产生大量活性氧自由基,GSPE 通过捕获自由基抑制该炎症过程。GSPE 抗炎机制和清除氧自由基、抗脂质过氧化和减少细胞因子的生成有关。

葡萄籽原花青素除了作为强氧化剂发挥作用外,还可影响 DNA 合成和基因表达的作用,直接作用于某些特殊蛋白通道,参与细胞内蛋白激酶和脂肪激酶的激活,调节 bcl-2、p53、c-myc 基因的表达,调整细胞周期和细胞凋亡,并能够剂量/浓度依赖性抑制细胞色素 C 的还原,减轻组织损伤和细胞凋亡,发挥抗毒性细胞保护作用。此外,GSPE 具有抗氧化和抑制 TNF-α、IL-2、IFN-α/γ 等炎症细胞因子释放的作用,而炎症细胞因子又是各类细胞凋亡的启动、促进因子。提示葡萄籽原花青素有抑制炎症反应中损伤机体组织引发的细胞凋亡的潜在机制。

总之,葡萄籽原花青素能改善由高血糖、高脂、内质网应激、氧化应激、细胞因子等从不同层面导致的 IR 和胰岛 B 细胞凋亡,是一种良好的抗氧化剂及 DNA 保护剂。对糖尿病及其并发症的预防及治疗具有深远的意义。

(二)白藜芦醇与糖尿病

白藜芦醇是一种广泛存在于植物中的天然抗氧化活性分子。有研究表明,白藜芦醇能够通过上调人类单核细胞中 SIRT1 的表达,减轻高血糖导致的活性氧的产生。SIRT1 是一种新的长寿基因,靶基因包括肿瘤抑制蛋白 p53、RNA 聚合酶 I 转录因子 TAF168、DNA 终末结合蛋白 Ku70。SIRT1 参与糖代谢与胰岛素分泌过程。研究发现,在产生 IR 的细胞和组织中,SIRT1 的调节表达下调,而敲除或者抑制 SIRT1 表达可以诱导 IR。在高脂饮食大鼠中发现 SIRT1 表达下调,蛋白质酪氨酸磷酸酶 1B(PTP1B)转录增加而降低胰岛素磷酸化水平,诱导 IR 发生。白藜芦醇是 SIRT1 的天然激动药。小鼠实验证明,白藜芦醇能够改善高脂饮食诱导的胰岛素抵抗,增加其生存率,改善健康状况,其机制涉及 SIRT1/过氧化物酶体增殖物激动受体 γ 共同激动子 1α(PGC-1α)途径。白藜芦醇也可以通过激动 SIRT1 抑制 PTP1B 的转录,促进胰岛素受体磷酸化,增加胰岛素敏感性。白藜芦醇能够通过减少 caspase-3 和 poly(ADP-ribose)polymerase(PARP),从而抑制胰岛 B 细胞的凋亡。糖尿病大鼠模型实验证明,白藜芦醇能降低血糖,抑制 IR 发生。白藜芦醇降糖机制与其激活 PI3K 途径,上调葡萄糖转运体 4(GLUT4)表达,降低肝脏糖异生并促进骨骼肌、肝脏、脂肪细胞对葡萄糖的摄取有关。另有多种研究表明,白藜芦醇通过降低氧化应激和细胞凋亡等途径,能够有效保护肝细胞、治疗糖尿病肾病、阻断早期的血管损害和视网膜病变,以及神经变性疾病等糖尿病并发症。随着研究的逐渐深入,白藜芦醇有望成为一种新型有效的糖尿病治疗药物。

第二节　胰岛素抵抗

胰岛素抵抗(IR)是指各种原因使胰岛素作用的靶器官(主要为肝、脂肪、骨骼肌、血管内皮细胞等)对胰岛素的敏感性降低,即正常剂量的胰岛素产生低于正常生物学效应的一种状态。在早期,胰岛 B 细胞为使血糖仍维持正常而代偿性分泌过多的胰岛素(即高胰岛素血症)。IR 是 2 型糖尿病的发病基础,也是贯穿多种代谢相关疾病的主线,是这些疾病共同的病理生理基础。

胰岛素抵抗分为生理性胰岛素抵抗和病理性胰岛素抵抗。生理性胰岛素抵抗是可逆性的,起到一种自我保护的作用。病理性胰岛素抵抗是不可逆的,对人体具有危害。

一、病理生理机制

胰岛素抵抗的确切病因尚未完全阐明。推测机体在胰岛素作用中的一个或多个环节存在遗传缺陷的基础上,加上后天环境因素的作用下发生。胰岛素在实现其广泛的代谢和细胞生长调节作用的过程中,任何一个或多个环节障碍均可能造成 IR。因此,胰岛素、胰岛素受体基因突变或胰岛素作用的受体后信号转导系统的功能障碍均为产生 IR 的分子机制。胰岛素抵抗是 2 型糖尿病、代谢综合征的中心环节,也是肥胖、血脂紊乱、多囊卵巢综合征等引致代谢综合征、血管内皮功能紊乱和心血管疾病的基础病理机制。

(一) 胰岛素受体底物-1(insulin receptor substance 1,IRS-1) 和 IRS-2

胰岛素与其受体结合后,信号向细胞内传导,首先使 IRS 的酪氨酸残基磷酸化而被激活,活化的 IRS 再与含有 SH_2 结构域的效应蛋白结合形成多亚基信号转导复合物,使信号逐级放大和向多个方向传递信息,使胰岛素发挥代谢调节作用。IRS-1 和 IRS-2 在胰岛素信号转导中的表型为联合基因剂量效应(combined gene dosage effects),需有 IRS-1 和 IRS-2 双等位基因突变,方可使胰岛素信号在细胞内转导受阻而引起胰岛素抵抗。IRS-1 基因至少有 4 种突变与 2 型糖尿病关联。分别是 Ala 513 Pro、Gly 819 Arg、Gly 972 Arg 和 Arg 1221 Cys;IRS-2 以 Gly 1057 Asp 最常见。

(二) 葡萄糖转运蛋白

葡萄糖转运蛋白(glucose transporter 4,GLUT4)存在于肌肉和脂肪细胞,在胰岛素作用下,IRS-1 磷酸化,从而活化磷脂酰肌醇 3 激酶(phosphatidylinositol 3 kinase,PI3K),使 $GLUT_4$ 转位到细胞浆膜,加速葡萄糖的异化转运量和转位受阻,导致受体后胰岛素抵抗。

(三) 胰岛素受体

胰岛素与其受体 α 亚单位结合后,激活酪氨酸激酶,刺激 β 亚单位酪氨酸残基磷酸化,从而传递胰岛素的多种生物效应。编码 α 和 β 亚单位的基因都位于染色体 19q,现已发现 50 多个突变位点,造成不同部位的受体或受体后胰岛素抵抗,导致许多伴糖尿病的遗传综合征。

(四) 解偶联蛋白

解偶联蛋白(uncoupling protein,UCP)又称产热素(thermogenin),是一种质子转运蛋白,存在于线粒体膜中,主要在棕色脂肪、骨骼肌等代谢活性组织表达。UCP 激活时,线粒体膜内外侧的质子电化梯度减弱或消失,呼吸链与 ATP 产生过程解偶联,氧化磷酸化过程中产生的化学能不能用于 ATP 的生成,而以热能的形式释放,同时导致体脂消耗。UCP 基因突变或多态性变异使其表达不足或(和)功能障碍,导致外周组织脂肪酸和葡萄糖的代谢能力降低而致胰岛素抵抗。

(五) 瘦素

瘦素是肥胖基因(ob)的编码产物,主要由脂肪细胞产生并分泌入血液循环中,通过中枢神经系统产生抑制食欲、增加能量消耗、减轻体重的作用。瘦素或其受体缺陷的动物中可引起严重的肥胖、胰岛素抵抗和糖尿病。由于胰岛素抵抗是很多疾病的基础,因此,瘦素可能与胰岛素抵抗有关。瘦素能促进内脏脂肪的分解。在瘦素的作用下,内脏脂肪分解增强,游离脂肪酸浓度增高,后者一方面干扰肌肉对胰岛素的敏感性,另一方面又使肝脏对胰岛素的灭活能力降低。瘦素能削弱胰岛素的生物效应。有人发现低浓度瘦素与脂肪组织胰岛素敏感性的下降呈剂量依赖性,高浓度瘦素几乎完全抑制胰岛素的作用,当瘦素去除数小时后,脂肪细胞又重新获得对胰岛素的敏感性,从而证明在一定生理浓度下,瘦素可特异而强有力地削弱胰岛素的作用。肥胖者组织瘦素分泌量的增加本来是一种生理性反应,当某种因素使瘦素抵抗现象出现时,瘦素对肥胖个体的生物作用降低,肥胖者肥胖程度加重,导致胰岛素敏感性进一步降低。

(六) 过氧化物酶体增殖物激活受体

过氧化物酶体增殖物激活受体(peroxisome proliferator-activated receptor,PPAR)是一类核转录因子,属核受体超家族成员,包括 3 种亚型,PPARα、PPARβ 以及 PPARγ。近来研究发现 PPAR 可能是胰岛素增敏剂特别是噻唑烷二酮类药物(TZD)的作用靶点。PPAR 激活可以促进白色脂肪细胞分化,增加小脂肪细胞的数量而减少大脂肪细胞的数量。小脂肪细胞对胰岛素的反应性更强,有利于促进葡萄糖摄取。PPARγ 在前脂肪细胞中的激活可以增加胰岛素及胰岛素样生长因子(IGF-1)刺激的脂肪细胞分化过程,增加一些脂肪组织特异性的基因表达,如脂蛋白脂酶等。此外,成熟的脂肪细胞可以表达胰岛素敏感的葡萄糖运载体 $GLUT_4$,促进葡萄糖转运。调节脂肪细胞的信号转导:脂肪组织中的胰岛素抵抗与一些炎症因子的表达及活性变化有关。如 TNF-α 抑制前脂肪细胞的分化以及胰岛素刺激的葡萄糖转运,加速脂肪细胞脂肪分解,增加血游离脂肪酸水平。高游离脂肪酸在 2 型糖尿病患者极为常见,被认为会引起骨骼肌及肝脏中的胰岛素抵抗。PPARγ 激活后减缓脂肪分解速度,从而降低游离脂肪酸。这种抗脂肪分解的作用可能由 TNF-α 水平及活性改变而介导。体外试验证明,TZD 类药物可以降低 TNF-α 基因表达,抑制 TNF-α 刺激的脂肪分解。PPARγ 激活可能阻断了 TNF-α 在信号转导途径中对胰岛素受体及胰岛素受体底物磷酸化的抑制作用。诱导棕色脂肪组织(brown adipose tissue,BAT)的分化,增加解偶联蛋白 UCP1、UCP2 的表达:BAT 在非战栗产热和能量平衡中起重要作用。UCP2 位于 BAT 线粒体内膜,参与呼吸链中的解偶联作用而产热,有利于能量消耗而降低血糖及血脂。研究发现:PPARγ 除在脂肪组织中表达外,也存在于人及啮齿类动物的骨骼肌和肝脏中。骨骼肌是葡萄糖利用的主要部位。TZD 能够刺激 PPARγ 改变这些组织中一些诱导胰岛素抵抗的基因表达。

二、临床表现

胰岛素抵抗是普遍存在于多种生理和病理状态中的现象,如青年期、老年期、妊娠期,均可有不同程度的胰岛素敏感性指数的降低。

正常人群中仅有 15% ~20% 存在胰岛素抵抗,但当伴体重增加,血糖、血压升高,血脂紊乱,高尿酸血症时,IR 的发生率和程度均显著增加。

(一) 血脂紊乱

胰岛素抵抗可引起一系列脂质紊乱,尤其是小而致密颗粒 LDL-C 增多、TG 上升和 HDL-C 下降,胰岛素、血脂一起引起纤溶酶原激活物抑制物(PAI)-1 表达上升,使血液处于高凝状态。此外,IR 促进黏附分子的表达,增加单核细胞在内皮细胞上的聚集。过氧化物增殖子激活因子受体 γ 的 Pro12Ala 基因多态性表现为 IR 与血脂紊乱。

(二) 高血压

大量资料表明,IR 和随之引起的高胰岛素血症与高血压之间关系密切。首先,未治疗的原发性高血压者,其空腹和餐后胰岛素水平高于正常血压者;其次,血浆胰岛素水平与血压之间存在直接相关性。因此,IR 本身就可以引起原发性高血压,而持续的高血压,由于其对血管局部的剪切力使动脉血管内膜损伤,导致内皮功能紊乱、炎症反应,可致动脉粥样硬化。

(三) 肥胖

肥胖尤其是内脏型肥胖本身就是 IGT、IR、高胰岛素血症、2 型糖尿病、血脂紊乱、血凝异常、高血压和早发性心血管疾病(CVD)等的强烈危险因子。由于内脏脂肪比周围脂肪细胞对胰岛素的代谢作用更抵抗而对脂介激素更敏感,内脏肥胖使游离脂肪酸(FFA)释放入门脉系统增加,从而使肝合成 TG 的底物增加,同时又损害了胰岛素的首关代谢效应。腹式肥胖的血脂紊乱包括脂蛋白 β 上升、小而密 LDL 颗粒上升、HDL 下降和甘油三酯(TG)上升。加拿大魁北克有关研究表明,腹式肥胖本身就是缺血性心脏病的独立危险因子,而腹式肥胖常伴 IR 和(或)高胰岛素血症,后者又可增加 CVD 和卒中的发生。内脏肥胖也常伴有 PAI-1 水平上升,高胰岛素血症本身就是一个 PAI-1 产生的强烈刺激物。

(四) 微量白蛋白尿

微量白蛋白尿是早期糖尿病肾病(diabetic nephropathy,DN)的指标,而微量白蛋白尿与血胰岛素水平(口服葡萄糖负荷后)、对钠盐的敏感性、对胰岛素刺激的葡萄糖摄取、腹式肥胖、脂质紊乱、左心室肥大和缺乏夜间收缩压及舒张压的降低均相关。微量白蛋白尿反映了全身重要脏器的血管内皮功能紊乱和氧化应激的上升。

(五) 纤溶系统功能异常

胰岛素抵抗者常伴血液高凝状态,其机制可能是内源性抗血凝因子的缺乏(如因子 C、S 和抗血栓Ⅲ),这些因子正常时均易致血凝块的形成。在代谢综合征中,循环脂蛋白 α(LP-α)常上升,因 LP-α 的结构与血纤维蛋白溶酶原相似,所以 LP-α 水平上升可通过抑制纤维蛋白溶解而延迟血栓溶解。IR 状态可引起血纤维蛋白原(凝血因子Ⅰ)水平上升。

(六) 血管内皮功能紊乱

正常肌肉组织依赖胰岛素的葡萄糖利用和在胰岛素作用下肌肉血流增加之间密切相关。而在胰岛素作用引起的血管扩张中,一氧化氮(NO)起着关键性作用。在 IR 或肥胖状态下,这种血管内皮在胰岛素作用下反应性产生 NO 的能力丧失。血管内皮细胞本身存在多方面的 IR,首先对胰岛素介导的葡萄糖摄取产生了抵抗,其次是对胰岛素刺激的血管扩张、血流增加明显迟钝,其三,对胰岛素降低主动脉波反射的能力严重受损。其机制可能与 IR 和肥胖者非酯化 FFA 水平上升有关。

(七) 糖尿病

在 2 型糖尿病患者的发病机制中,最主要的因素是骨骼肌、脂肪和肝脏的胰岛素抵抗,以及葡萄糖诱导的胰岛 B 细胞胰岛素分泌功能缺陷。当患者有胰岛素抵抗时,组织细胞对胰岛素敏感性下降,导致血浆葡萄糖不能被机体细胞、组织有效利用,使血糖水平升高。

目前对 IR 的评估尚缺乏准确、操作简便、费用低的方法,较常用的有:正常血糖、胰岛素钳夹法,为 IR 判断"金标准"。方法准确、可靠,但指标复杂,费用昂贵;稳态模型(homostasis model assessment,HOMA)-IR 法:可按空腹血糖(G)和胰岛素(FI)值,以下列公式计算:IR = FI×G/22.5。该法简单、可靠、方便,但不适用于餐后 IR 的评估,对存在 IGT 的老年人也不适用。

三、治 疗 措 施

(一) 一般治疗

1. 纠正不良的饮食习惯和生活方式,是防治胰岛素抵抗的关键和基本措施。

2. 针对患者胰岛素抵抗的临床表现采取相应的防治措施。

(二) 药物治疗

应用胰岛素增敏剂如二甲双胍和噻唑烷二酮类,可改善胰岛素敏感性,从而通过降糖、调脂、降压,改善血凝纤溶、血小板、血管内皮细胞功能,减轻血管炎症反应等,达到其综合性防治心、脑血管等疾病的目的。

四、葡萄多酚与胰岛素抵抗

(一) 葡萄籽原花青素与胰岛素抵抗

马亚兵等对兔动脉粥样硬化的研究中发现,GSPE 具有对 TG/HDL-C 的改善作用。众所周知,高 TG 低 HDL-C 血症是胰岛素抵抗综合征的重要组成部分,TG/HDL-C 也被认为是胰岛素抵抗的敏感指标。高脂饮食可引起胰岛素抵抗。研究应用高胆固醇饲喂新西兰大白兔12 周,出现了与基线有显著差异的 TG/HDL-C 状态,提示该组动物出现了胰岛素抵抗。而 GSPE 喂饲组与高脂模型组有显著性差异,提示 GSPE 具有改善胰岛素抵抗的作用。

(二) 白藜芦醇与胰岛素抵抗

1. 白藜芦醇的抗炎作用　以往的研究表明,炎症与胰岛素抵抗有着紧密的联系,并认为炎症可能是促进胰岛素抵抗发生和发展的重要因素,而且炎症因子能够阻碍胰岛素受体底物(IRS)信号转导通路,可能是胰岛素抵抗形成的主要分子机制。

白藜芦醇通过抑制 NF-κB,从而表现出抗炎活性。NF-κB 能激活许多炎症因子,包括 TNF-α、IL-6 和环氧合酶 2(COX-2)等,在胰岛素抵抗发生的分子机制中发挥着重要的作用。Kim 等发现,IKK-β/NF-κB 信号通路在高脂灌注大鼠胰岛素抵抗模型中发挥着巨大的作用,加入高剂量的水杨酸,IKK-β/NF-κB 的活性受到抑制,同时脂肪酸造成的 IR 症状也能得到缓解。很多研究表明,白藜芦醇能抑制 IKK-β/NF-κB 信号通路,从而起到抗炎作用。Gonzales 等在脂肪细胞的研究中证实,白藜芦醇能抑制 IκB 的降解和 NF-κB 的核转位,阻断 NF-κB 信号转导通路,从而减少 TNF-α、IL-6、COX-2 等炎症因子的表达。Joydeb 等研究也发现白藜芦醇对 COX-2 表达的抑制是通过促使 NF-κB 活性降低而实现的。Tsai 等研究认为,白藜芦醇能强烈抑制脂多糖诱导的巨噬细胞生成一氧化氮,降低胞质内 iNOS 蛋白和 mRNA 表达水平,从而表现出抗炎活性。Jian Zhu 等发现白藜芦醇能够明显抑制 TNF-α 诱导的3T3-L1 脂肪细胞单核细胞趋化蛋白 1(MCP-1)的基因表达,而 NF-κB 是 TNF-α 诱导 MCP-1 异常表达的主要原因。

白藜芦醇可以抑制 MAPK 炎症通路,减少炎症因子的生成。在对神经小胶质细胞的研究中表明,白藜芦醇能够抑制脂多糖诱导的 p38 MAPK 磷酸化,从而抑制神经毒性介质 NO、

TNF-α 的产生,最终遏制了炎症级联反应的发生。白藜芦醇能抑制经过巨噬细胞上清液刺激的 3T3-L1 脂肪细胞 IL-6、TNF-α 的基因表达,进一步分析表明,该过程伴随着 ERK1/2 的磷酸化水平降低。并且通过降低 ERK 活性,从而抑制亚油酸刺激的人脂肪细胞 IL-6、IL-8、IL-1β 的基因表达。在对前列腺上皮细胞的研究中发现,白藜芦醇可通过上调细胞丝裂原活化蛋白激酶磷酸酶 5(MKP5),从而抑制 IL-1/TNF-α 诱导的 p38 MAPK 炎症信号转导通路激活,减少 COX-2、IL-6 和 IL-8 的产生。

2. 参与调节糖代谢　胰岛素是由胰岛 B 细胞分泌的一种蛋白类激素,通过促进糖分子从血液转运进入细胞内或者在肌肉、肝脏细胞内促使葡萄糖合成糖原,从而起到调节血糖的作用。一旦人体缺少胰岛素或胰岛素的作用不能充分发挥,就会引发糖尿病。研究发现,白藜芦醇能增加经高胆固醇刺激的大鼠对葡萄糖的摄取,还能增加 GLUT4 的活性。Palsamy P 等发现,经口服白藜芦醇(5mg/kg)能显著降低链脲佐菌素-烟酰胺诱导的糖尿病大鼠的血糖水平,同时促使包括糖原合酶等在内的糖代谢关键酶恢复至正常水平。

3. 作为 SIRT1 激动剂　SIRT1 是一种依赖 NAD$^+$ 的组蛋白去乙酰化酶,参与了体内许多生理功能的调节,包括众多基因转录、能量代谢以及细胞衰老过程的调节等,尤其在糖脂代谢、胰岛素分泌中发挥着重要的调节作用。胰岛素敏感组织中的 SIRT1 基因表达水平的高低与能量代谢及胰岛素敏感性正相关。胰岛素抵抗或者代谢综合征伴随着 SIRT1 基因和蛋白表达不全,白藜芦醇能够抑制高血糖或棕榈酸盐诱导的人单核细胞 THP-1 细胞 p53 乙酰化和 JNK 磷酸化水平,同时使 SIRT1 的基因表达水平上升。白藜芦醇可作为 SIRT1 激动剂,以 SIRT1 依赖的方式增加胰岛素敏感性,同时能够缓解高脂诱导的胰岛素抵抗症状。

4. 激活腺苷酸活化蛋白激酶　激活腺苷酸活化蛋白激酶(AMPK)是一种重要的蛋白激酶,主要作用是调节能量代谢。AMPK 被激活后,能增加骨骼肌对葡萄糖摄取、增加胰岛素敏感性、加速脂肪酸氧化以及调节基因转录。基于在糖脂代谢方面的调节作用,AMPK 有望为治疗肥胖、胰岛素抵抗和 T2DM 提供新的药物作用靶点。白藜芦醇能促进 AMPK 磷酸化,从而表现出改善胰岛素抵抗的作用。Shang J 等也在白藜芦醇改善高脂诱导的 IR 大鼠模型上,发现此过程与激活 AMPK 有关。

5. 抗氧化　高血糖、高游离脂肪酸诱导氧化应激损伤胰岛 B 细胞线粒体功能,从而导致胰岛素分泌障碍。氧化应激在 IR 发生发展的病理生理过程中起重要作用。抑制氧化应激可改善 IR。白藜芦醇是一种天然的抗氧化活性分子,能够改善 IR。

五、应用前景

随着糖尿病、高脂血症、动脉粥样硬化等与胰岛素抵抗相关疾病的发病率逐年升高,寻找安全、有效、可长期服用的治疗 IR 的药物已成为医学界研究的热点。从天然药物中寻找活性成分是一条有效的途径。葡萄多酚因具有调节脂肪性细胞因子、抗炎、调节糖代谢、抗氧化等功效,已经受到了广泛的关注,对其作用机制或分子靶位的深入探索可能为防治 IR 提供新思路,为开发新的药物奠定基础。

第三节　糖尿病肾病

随着物质生活的富裕与生活方式的改变,糖尿病发病率在全球范围内迅速增加,成为继心脑血管疾病、肿瘤之后另一种严重危害人民健康的重要慢性疾病。1999 年国际糖尿病联盟和世界卫生组织的资料表明,全世界 DM 患者总数约为 1.3 亿,预计到 2050 年将达 3 亿。其中 2 型糖尿病约占 90%。随着糖尿病诊治技术的不断提高,糖尿病患者生存时间显著延长,但糖尿病肾病(DN)在糖尿病中的患病比例也逐年增加。

糖尿病肾病是 DM 最常见、最严重的并发症之一,是 DM 致死、致残的主要原因。糖尿病导致的肾脏损害几乎可累及肾脏的所有结构,从肾小球、肾小管到肾间质和肾血管。糖尿病患者一旦出现肾功能损害,其进展速度远快于非糖尿病肾病患者。

目前在美国和欧洲许多国家,DN 已经成为引发终末期肾病(end-stage renal disease,ESRD)的首要原因。2001 年统计数据显示,DN 在 ESRD 患者中所占的比例美国已高达42.8%,德国为 36.1%,瑞典为 25%,澳大利亚为 22%,日本为 28%。据我国 1999 年统计,DN 在血液及腹膜透析患者中占 13%,是第 2 位疾病。1 型糖尿病患者中病程 30 年者 50%以上并发 DN,而在 2 型糖尿病中肾病的发病率相对较低,但由于 2 型糖尿病发病人数较多,所以它导致的糖尿病肾病绝对人数较 1 型糖尿病多,而且是继心血管并发症之后的糖尿病患者第二大死亡原因。

一、病理生理机制

DN 发病机制十分复杂,它包括了众多因素的参与。总的来说,它是起始于糖代谢障碍所致的血糖过高,在一定遗传背景以及一些相关的获得性危险因子参与下,通过启动许多细胞因子网络,最终造成肾脏的损害。其中高血糖是 DN 发生发展的关键因素;而高血压和其他代谢紊乱如高脂血症等,则是重要的加重因素。

(一)高血糖诱导的氧化应激及相关的糖代谢紊乱

氧化应激是指因氧化物过量形成或抗氧化防御作用机制缺陷,致使细胞产生大量活性氧簇(ROS)如超氧阴离子($O \cdot$)、羟自由基($OH \cdot$)、过氧化氢(H_2O_2)等。活性氧具有细胞毒作用,其过多积聚对蛋白质、脂肪和核酸均有一定的损害作用。线粒体是糖氧化作用和能量代谢的主要场所,因此,活性氧主要在线粒体内产生。目前认为线粒体氧化应激,触发了细胞内糖代谢异常的发生,通过多条途径参与 DN 的发生与发展,如多元醇通路的活化、糖基化终末产物的形成、蛋白激酶 C 的活化等。

1. 糖基化终末产物(advanced glycation end-product,AGE) 高血糖持续存在时,葡萄糖可与氨基酸及蛋白质发生非酶糖基化反应,生成不可逆的晚期糖基化终末产物,DN 患者血清和肾组织中 AGE 含量增高。AGE 使肾小球发生一系列功能和形态改变。如基底膜和系膜中胶原等成分生成 AGE 后不易被降解,使基底膜增厚和系膜基质堆积。AGE 尚可引起血管内皮细胞功能障碍、一氧化氮合成减少等。

2. 多元醇代谢通路的激活 多元醇代谢通路是葡萄糖代谢通路之一,由醛糖还原酶(aldose reductase,AR)和山梨醇脱氢酶(sorbitol dehydrogenase,SDH)共同构成,与 DN 的病理进程有着极其密切的关系:①糖尿病状态下继发性的细胞内高血糖激活 AR,葡萄糖通过多元醇代谢通路,大量转化为极性很强的山梨醇,在细胞内大量蓄积,造成高渗状态,破坏了细胞结构;②在多元醇代谢过程中偶联着 NAD^+ 生成 NADH 的通路,因此代谢中细胞内 NADH/NAD^+ 比例升高,导致细胞内甘油二酯从头合成增多,激活蛋白激酶 C(protein kinase C,PKC),从而引起一系列的生化生理改变;③山梨醇蓄积形成的渗透压梯度以及 D-葡萄糖竞争性与肌醇载体结合,使细胞内肌醇池耗竭,从而使细胞膜 Na^+-K^+-ATP 酶活性降低,直接影响肾小球及肾小管细胞的滤过和重吸收等功能。

3. 蛋白激酶 C 的活化　PKC 广泛存在于各种组织细胞中,是细胞内一组重要的蛋白激酶,能被多种信号因子激活,从而构成复杂的细胞信号转导网络,调节机体的一系列生理生化功能。高血糖可通过多元醇通路激活 PKC,由高血糖激发的 ROS 也可直接激活 PKC,亦可通过促使甘油二酯生成增多而激活 PKC,后者使纤维连接蛋白、Ⅳ型胶原等细胞外基质合成增多,从而产生多种生物效应。高血糖尚可激活己糖通路,促使蛋白质发生糖基化,影响 TGF-β 和 PAI-1 的表达以及炎症介质的释放,参与糖尿病肾病的发生。

(二) 细胞因子的作用

高血糖可刺激产生多种细胞因子,参与肾小球血流动力学改变、细胞外基质代谢、细胞增殖、细胞肥大等诸多方面。它们之间通过相互影响、相互制约,构成了糖尿病肾病发病过程中复杂的细胞因子网络。如转化生长因子-β(TGF-β)调节大多数肾脏细胞的增殖和分化,对肾脏纤维化的发展起着重要作用;结缔组织生长因子(CTGF)参与肾小球硬化及肾间质性病变的发生;血管内皮生长因子(VEGF)上调可能与肾小球毛细血管通透性增加、白蛋白尿的产生和肾小球肥大等有密切关系;胰岛素样生长因子(IGF-1)能诱导内皮细胞合成和释放一氧化氮,介导肾脏局部血流动力学的改变。

(三) 血流动力学改变

糖尿病起病早期即可出现肾小球内高压、高灌注、高滤过现象,这主要是由于肾小球入球小动脉扩张所致。其机制尚不完全清楚,至少部分与高血糖有关,胰岛素样生长因子、血管紧张素Ⅱ、心房肽、一氧化氮、前列腺素、胰高血糖素等也可能参与作用。在糖尿病早期,尿糖升高导致肾小管重吸收葡萄糖增多,并伴有钠的重吸收增多,引起体液增多和高血压;作为代偿反应,心肌细胞合成心房肽增多,引起入球小动脉扩张和利尿。肾小球滤过率升高(>125ml/min)是发生 DN 的重要预测指标。

(四) 遗传和环境因素

DN 的发病有遗传因素参与,有家族聚集性,双胞胎中一位患 DN,则另一位患 DN 的危险性显著升高。有研究提示 DN 的发生可能与血管紧张素转换酶(ACE)的基因多态性有关,双缺失基因型者易患 DN。环境或后天因素包括肥胖、高血压、高脂血症、吸烟、男性等,也在疾病的发生和发展过程中起重要作用。

二、临床表现及诊断

(一) 临床表现

1. 蛋白尿　早期糖尿病肾病无临床蛋白尿,只有用放射免疫方法才能检测出微量蛋白尿。临床糖尿病肾病早期唯一的表现为蛋白尿,随着病变的进一步发展,蛋白尿逐渐变为持续性重度蛋白尿,如果尿蛋白超过 3g/d,是预后不良的征象。糖尿病肾病患者蛋白尿的严重程度多呈进行性发展,直至出现肾病综合征。

2. 水肿　早期糖尿病肾病患者一般没有水肿,少数患者在血浆蛋白降低前可有轻度水肿。当 24 小时尿蛋白超过 3g 时,血浆蛋白低下,水肿加重,多为疾病进展至晚期的表现。明显的全身水肿仅见于糖尿病肾病迅速发展者。

3. 高血压　高血压在糖尿病肾病患者中常见。糖尿病患者若出现蛋白尿时,高血压的比例也升高,在有肾病综合征时患者伴有高血压,此高血压大多为中度,少数为重度。而高血压能加速糖尿病肾病的进展和恶化。

4. 肾衰竭　糖尿病肾病进展快慢有很大的差异。有的患者轻度蛋白尿可持续多年,但肾功能正常,有的患者尿蛋白很少,可快速发展,出现肾病综合征,肾功能逐渐恶化,最终出现尿毒症。

5. 贫血　有明显氮质血症的糖尿病患者,可有轻度至中度的贫血,用铁剂治疗无效。贫血为红细胞生成障碍所致,可能与长期限制蛋白饮食、氮质血症有关。

6. 其他脏器并发症　表现为心血管病变如心力衰竭、心肌梗死;神经病变如周围神经病变;累及自主神经时,可出现神经源性膀胱炎;糖尿病肾病严重时几乎100%合并视网膜病变,但有严重视网膜病变者不一定有明显的肾脏病变,当糖尿病肾病进展时,视网膜病变常加速恶化。

（二）辅助检查

1. 尿糖定性　是筛选糖尿病的一种简易方法,但在糖尿病肾病可出现假阴性或假阳性,故测定血糖是诊断的主要依据。

2. 尿白蛋白排泄率（UAE）　UAE 20～200μg/min,是诊断早期糖尿病肾病的重要指标;当UAE持续大于200μg/min或常规检查尿蛋白阳性(尿蛋白定量大于0.5g/24h),即诊断为临床糖尿病肾病。尿沉渣一般改变不明显,较多白细胞时提示尿路感染;有大量红细胞,提示可能有其他原因所致的血尿。

3. 内生肌酐清除率　糖尿病肾病晚期,内生肌酐清除率下降而血尿素氮、肌酐增高。

4. 核素肾动态肾小球滤过率（GFR）　GFR增加和B超测量肾体积增大,符合早期糖尿病肾病。在尿毒症时GFR明显下降,但肾脏体积往往无明显缩小。

5. 眼底检查　必要时作荧光眼底造影,可见微动脉瘤等糖尿病眼底病变。

（三）诊断标准

为了早期发现和诊断该病,美国糖尿病协会建议对新诊断的2型糖尿病患者应每年筛查微量白蛋白尿,1型糖尿病在诊断5年后每年筛查。2007年新版KDOQI指南建议,尿标本测量尿白蛋白/肌酐(ACR)比值,判断尿蛋白情况;接下来的3～6个月复查ACR;2次ACR相比增加且排除尿路感染应考虑该病的存在。同时定义:微量白蛋白尿是指ACR在30～300mg/g;大量白蛋白尿是指ACR>300mg/g。糖尿病患者如存在大量白蛋白尿或微量白蛋白尿,伴糖尿病视网膜病变或1型糖尿病10年病程以上,均要考虑糖尿病肾病的诊断。

糖尿病肾病病情进展一般较缓慢,常分为5期。1期为肾小球高灌注高滤过期,2期为正常白蛋白尿期,3期为早期糖尿病肾病期,4期为临床糖尿病肾病期,5期为肾衰竭期。尿白蛋白排出率<20μg/min,为正常白蛋白尿期;若UAE在20～200μg/min,即为早期糖尿病肾病;当UAE持续大于200μg/min或常规尿蛋白定量>0.5g/24h,即诊断为临床糖尿病肾病。大量尿蛋白对糖尿病肾病的诊断不具备特异性,在诊断糖尿病肾病时,应鉴别是否存在非糖尿病的其他肾脏疾病,或糖尿病患者同时合并其他肾脏疾病。必要时需行肾活检以进一步明确诊断。

三、治　疗　措　施

糖尿病患者发生糖尿病肾病后,其进展速度较快,因此预防和延缓糖尿病肾病的发生和发展,对提高糖尿病患者的存活率、改善其生活质量,具有十分重要的意义。糖尿病肾病作为糖尿病的一种并发症,其发生直接与糖尿病有关,因此严格控制糖尿病是治疗的基础。一旦出现肾病,应该积极控制促使肾病发展的危险因素,特别是在糖尿病肾病的早期,积极的药物治疗对延缓疾病的进展具有重要意义;到了终末期肾病阶段,肾小球广泛硬化间质纤维化,药物治疗很难奏效。故糖尿病肾病的治疗强调控制血糖,控制血压,纠正脂质代谢紊乱,减少蛋白尿,保护肾功能和积极治疗并发症等综合治疗。

(一) 控制血糖

糖尿病控制和并发症防治试验(diabetes control and complications trial,DCCT)验证严格控制血糖能使 1 型糖尿病患者微量白蛋白尿的发生危险性降低 34% ~43%,而大量蛋白尿的发生危险性降低了 54%;在英国糖尿病前瞻性研究(UKPDS)试验中,2 型糖尿病患者经过 12 年的严格降血糖治疗,糖化血红蛋白下降 0.9%,蛋白尿的发生下降 33%。可见控制血糖对延缓糖尿病肾病发生的重要性,因此应该严格控制血糖,维持糖化血红蛋白在 6.2% ~7%。

糖尿病患者尤其是 2 型糖尿病早期,可以通过控制饮食、增加体育运动来控制血糖,最终往往需要口服降糖药和(或)胰岛素治疗。对新诊断的糖尿病患者,早期用胰岛素强化控制血糖,可明显减轻高血糖毒性,抑制炎症反应,保护胰岛 B 细胞功能,进而缓解病情,降低慢性并发症的发生风险。但在 DCCT 试验中也发现,尽管严格控制血糖,仍有 16% 的患者 9年后出现微量白蛋白尿。因此,单纯严格控制血糖还不足以完全控制肾病的发生,应该同时控制其他危险因素。

(二) 控制血压

单纯高血压即可引起肾脏损害,对糖尿病患者来说,高血压对肾脏的损害更明显,治疗 1、2 型糖尿病患者的高血压是控制糖尿病肾病发展的重要措施。就血压对肾脏的影响情况而言,只要能够控制住血压,目前所应用的血管紧张素系统阻断药、钙离子拮抗药、β 受体阻断药、利尿药均可以用于糖尿病肾病的治疗。但由于不同药物的特性,应用时应根据具体情况进行选择。

1. 血管紧张素系统阻断药　包括血管紧张素转换酶抑制剂(ACEI)和血管紧张素受体阻断剂(ARB)。ACEI 或 ARB 作用的特点是,能够扩张肾小球出球小动脉,降低肾小球内压力。糖尿病肾病Ⅰ期主要表现为肾小球高灌注压、高滤过率,因此糖尿病患者早期开始应用血管紧张素系统阻断药,对防止肾病的发生和延缓肾病的进展具有重要意义。此外,血管紧张素系统阻断药还有抑制肾脏基质纤维化、增加机体对胰岛素的敏感性,减少肾脏钠、水重吸收,减少蛋白尿及降低心脑血管疾病病死率的作用,因此,应该作为糖尿病肾病的首选用药。但 ACEI 有引起咳嗽的副作用,在肾功能不全患者,由于血管紧张素系统阻断药减少肾小球的滤过、升高肌酐和血钾的作用,会引起肌酐和血钾的进一步升高。对于糖尿病肾病伴肾功能不全患者,应用时应该密切观察肌酐变化,防止致命性高钾血症的发生。

2. 钙离子拮抗药　钙离子拮抗药(CCB)的降压特点包括:起效快,不受摄盐的影响,无咳嗽副作用,对血脂代谢及胰岛素的敏感性无不良影响。由于其扩张入球小动脉作用强于扩张出球小动脉,以及对整体血压的降低作用,降低肾小球滤过率不明显,因此,该药不适宜单独用于糖尿病肾病早期。不同 CCB 对糖尿病肾病患者尿蛋白的影响不同。有研究表明,非二氢吡啶类钙离子拮抗剂维拉帕米、地尔硫草具有减少蛋白尿,保护肾功能的作用。而二氢吡啶类钙离子拮抗药硝苯地平、氨氯地平、非洛地平并没有降低蛋白尿的作用,但都有降低病死率的作用。

3. β受体阻断药　一般认为该药有降低胰岛素敏感性和血脂代谢的不良影响,进而影响血糖控制和掩盖低血糖反应。但 β 受体阻断药能够降低冠心病的病死率,改善心力衰竭,对糖尿病并发心血管并发症者有益。因此 β 受体阻断药仍是糖尿病肾病并发高血压患者治疗的选择之一。

4. 利尿药　通过减少血容量降压,还可与 ACEI、ARB 类药起协同作用,缓解肾小球的高滤过率。虽也有影响糖、血脂代谢的不良反应,但小剂量应用副作用并不明显。因此可以作为联合用药的选择之一。

5. 联合用药　为了防止对肾脏的危害,2 型糖尿病患者的血压应尽可能降至 130/80mmHg 以下,对大量蛋白尿(1g/24h)患者,血压应该控制在 125/75mmHg 之内,建议应用所有有效且耐受性良好的降压药。要达到此目标,通常采用联合用药的方式,如 ACEI 或 ARB 和钙离子拮抗药、利尿药或 β 受体阻断药联合应用。

(三) 控制蛋白尿

控制蛋白尿是延缓糖尿病肾病进展的重要措施之一,ACEI 和 ARB 是控制糖尿病肾病蛋白尿的主要药物。无论是 1 型还是 2 型糖尿病,ACEI/ARB 除了发挥降压作用,还能减少糖尿病肾病患者尿蛋白的排泄,减轻肾组织病变,延缓肾功能不全进展的作用。单用效果欠佳时,可联合应用两种药物以增强降低蛋白尿效果。美国糖尿病协会将 ACEI 类药推荐为治疗 1 型糖尿病肾病的首选药,将 ARB 类药推荐为 2 型糖尿病肾病治疗的首选药。

(四) 纠正脂质代谢紊乱

循证医学的资料表明,他汀类降脂药具有逆转动脉粥样硬化病变、降低心血管病死率的作用,近来的一些研究表明他汀类降脂药还具有降血脂以外的其他保护肾脏的作用,因此对高血脂患者应该给予他汀类降脂药,延缓肾功能损伤的进展。

(五) 中医中药的应用

中医中药在治疗糖尿病肾病方面也具有很独特的作用,很多患者在采用上述药物控制不良的情况下采用中药治疗,取得了很好的疗效,从而延缓了肾病的发展。研究证实,许多中药成分可通过改善肾血流动力学、调节脂质代谢、抗氧化、调节细胞因子等机制,延缓肾功能损伤的进展。

四、葡萄多酚与糖尿病肾病

(一) 葡萄籽原花青素与糖尿病肾病

葡萄籽原花青素(GSPE)作为一种天然抗氧化剂,在治疗 DN 方面的研究目前仍较少,机制尚未完全清楚。国内高海青的课题组利用链脲佐菌素(STZ)诱导的糖尿病大鼠对 GSPE 治疗 DN 的疗效和机制进行了研究。研究结果显示 GSPE 对 STZ 诱导的糖尿病大鼠模型肾损害具有明确的治疗作用:GSPE 能够显著降低糖尿病大鼠蛋白尿,改善肾小球高滤过状态;同时 GSPE 能减轻糖尿病大鼠肾病理损害及肾固有细胞超微结构损害(见附录二附图 11 和附图 12)。而利用双向凝胶电泳(2-DE)和质谱鉴定技术对 GSPE 治疗保护肾作用机制进行研究的结果显示,DM 组与对照组比较,共获得差异表达蛋白点 25 个,其中上调点 13 个,下调点 12 个,GSPE 治疗后回调,其生物功能包括物质代谢、氧化应激、信号传导、细胞增殖、细胞生长、细胞凋亡和热休克等(2D-DIGE 图谱见附录三附图 17)。这些差异表达的蛋白可能是 GSPE 治疗 DN 的作用靶点。

1. GSPE 的抗纤维化机制　目前认为 TGF-β1 是最强的致纤维化的细胞因子,肾脏多种实质细胞,尤其是系膜细胞合成分泌 TGF-β1,并拥有其特异性受体。TGF-β1 有自我诱生作用,即在损伤部位释放 TGF-β1 可诱导细胞产生更多的 TGF-β1,从而在局部放大了其生物学作用。TGF-β1 可增加细胞外基质蛋白的合成,如胶原Ⅰ、胶原Ⅳ、纤连蛋白、层连蛋白等,增强细胞表面细胞外基质(extracellular matrix,ECM)受体-整合素的表达,使细胞与基质黏附增强,促使 ECM 在肾小球的沉积,促进系膜扩张,基底膜增厚;刺激足细胞分泌血管内皮生长因子,并抑制 ECM 降解酶的合成与活性,使 ECM 降解减少,从而促使肾小球硬化。阻断 TGF-β1 活性能抑制 ECM 的增加和减轻肾脏的纤维化。Li 等的研究发现,GSPE 治疗后能抑制糖尿病肾组织 TGF-β1 的表达,从而延缓 DN 的发展。CTGF 作为 TGF-β 促纤维化的下游信号介质,能介导 TGF-β1 诱导的细胞增生和 ECM 的形成,在早期 DN 肾脏肥大和后期的肾纤维化中起重要作用。而我们的研究结果显示,GSPE 治疗后能抑制肾组织 CTGF 的表达,从而对肾脏起保护作用。

GSPE 还可以通过其他途径发挥其抗纤维化作用。抗纤维化的生长因子骨形态蛋白-7(bone morphogenetic protein-7,BMP-7)在 DN 中是下调的,并能拮抗实验性 DN 的纤维化。BMP-7 作为纤维化的负性调节因子,通过维持上皮表型、抑制肾脏上皮细胞凋亡、促进 ECM 的降解、减少多种促炎症因子的表达、影响 TGF-β/Smads 传导途径以及与 TGF-β 的互逆作用,对肾间质纤维化起到预防及逆转作用。Li 等的研究发现,GSPE 治疗不仅能下调促纤维化因子 TGF-β、CTGF,而且能够上调抗纤维化因子 BMP-7,从而对糖尿病肾组织有保护作用。

2. GSPE 抑制 AGE 及其受体系统　AGE 及其受体(receptor for AGE,RAGE)在 DN 的发病及进展中有很重要的作用。目前认为 AGE 的生成是参与 DN 发病机制的主要因素之一。AGE 可通过 NF-κB 激活 RAGE 基因,且 AGE 的蓄积可刺激 RAGE 在组织中的表达。AGE/RAGE 在 DN 细胞外基质合成中起到核心作用。AGE-RAGE 在血管内皮细胞的相互作用能使血管细胞黏附分子 1(VCAM-1)表达增加,并能通过激活第二信号系统,产生大量细胞因子,包括 TNF-α、IL-1 等,进一步刺激巨噬细胞合成分泌 NO,导致肾小球超滤过及持续血管扩张;系膜细胞 AGE-RAGE 的相互作用可刺激产生 TGF-β 和血小板衍生生长因子(PDGF)这两种重要的生长因子;在足细胞 AGE-RAGE 的相互作用可刺激产生 VEGF,增加血管的通透性,加重 DN 患者的蛋白尿;在肾小管间质 AGE-RAGE 的相互作用可诱导细胞因子,主要是 TGF-β 的表达,促使肾小管上皮细胞转分化;而 AGE-RAGE 的相互作用还可引发氧化应激,从而加重对肾小球和肾小管间质的损伤。Li 的研究发现,GSPE 治疗能下调肾组织 RAGE 的表达,从而改善和延缓 DN 的进展。

3. GSPE 对足细胞的保护作用　足细胞是肾小球主要的固有细胞之一,近年来关于足细胞的研究逐渐成为热点。足细胞已被认为是各种原发和继发肾小球疾病进展的关键细胞,无疑也在 DN 的发生及发展中起主要作用。研究发现,糖尿病早期即出现足细胞密度的减少,随着 DN 微量蛋白尿的出现,足细胞数目开始减少,肾小球滤过屏障通透性增加,导致大量蛋白尿的发生。大量蛋白尿反过来加重足细胞损伤,使足细胞发生一系列表型改变,足突融合,阴离子电荷减少,足细胞脱落致使基底膜区域性裸露,裂隙膜破坏,大量蛋白滤过,最终形成肾小球硬化和肾功能进行性丧失。此外,足细胞的损伤还包括骨架蛋白和跨膜蛋白的改变等。足细胞损伤与 DN 的相关性研究取得重大进展,可能引发 DN 发病机制和诊断治疗的新突破。

Li 等的研究发现 GSPE 治疗可使足细胞的超微结构改善,包括滤过裂孔密度改善、细胞器和质膜小泡增加、足突结构接近正常(见附录二附图 12)。研究证实 nephrin-CD2AP-podocin 复合物是将裂孔隔膜锚定于足细胞肌动蛋白骨架上的关键功能单位,是维持肾小球正常滤过的必要条件。而随着糖尿病肾脏损害的进展,nephrin 的表达降低。GSPE 治疗后可使肾组织 nephrin 的表达上调,对足细胞起到保护作用。

(二)　白藜芦醇与糖尿病肾病

白藜芦醇(resveratrol)也称芪三酚,是一种自然条件下存在的多酚类化合物,在葡萄、花生和红酒等 70 多种食物中存在。白藜芦醇具有独特的生物活性,迄今研究证实,白藜芦醇具有抗肿瘤、抗心血管疾病、抗炎、抗氧化、抗血小板聚集、调节免疫、化学预防等多种药理学作用。而近年来发现白藜芦醇具有胰岛素样作用,能改善高血糖、高血脂以及其他糖尿病症状,对肾脏起保护作用。

1. 白藜芦醇的抗氧化机制　许多研究也证实,无论是糖尿病动物模型还是糖尿病肾病患者,其氧化应激水平都是升高的,可见氧化应激在糖尿病肾病的发生发展中起了极其重要的作用。

(1) 白藜芦醇降低氧化应激水平:白藜芦醇对超氧阴离子及 H_2O_2 有强烈的抑制作用,具有清除羟自由基和抑制谷胱甘肽(GSH)的活性,通过减少 H_2O_2 等活性氧的产生,恢复 GSH 和超氧化物歧化酶(SOD)的活性,从而增强机体抗氧化、抗自由基的防御系统。此外,国外研究还发现白藜芦醇对由氧化应激引起的细胞损伤也有明显的保护作用,从而对改善肾脏的早期肥大,抑制肾小球基底膜的增厚,甚至硬化、纤维化,减轻蛋白尿等起到了重要的作用。

(2) 白藜芦醇调节抗氧化相关酶活性:丁洪成等研究表明,白藜芦醇可显著降低糖尿病大鼠血肌酐、24 小时尿蛋白水平和肾脏丙二醛(MDA)的水平,提高总超氧化物歧化酶(T-SOD)活性及谷胱甘肽的含量,改善肾组织的病理改变。有研究报道,白藜芦醇可通过腺苷酸活化蛋白激酶/沉默信息调节因子 2 相关酶 1(AMPK/SIRT1)依赖的信号通路,发挥其抗氧化效应,提高线粒体内 Mn-超氧化物歧化酶(Mn-SOD)的活性,清除氧自由基,改善糖脂代谢,进而减缓糖尿病肾病早期肾脏的进展。

2. 白藜芦醇的抗炎机制　以往研究表明,炎症因子与糖尿病肾病的发生发展有着紧密的联系。有研究表明,系膜细胞产生 ROS 增加,使 PKC 磷酸化而激活,然后激活丝裂原激活蛋白激酶(MAPK)信号传导通路,PKC 与 MAPK 使转录因子 NF-κB 和激活蛋白-1(AP-1)发生磷酸化后被活化,活化的 NF-κB 和 AP-1 由胞浆进入细胞核内,分别与其调控的基因启动子上的特异 DNA 序列结合,从而调节炎症介质的表达与释放,如细胞因子(IL-6、TNF-α)、生长因子(TGF-β、VEGF、IGF、PDGF)、黏附分子(VCAM-1、ICAM-1)和组织因子等,引起一系列的炎症反应,从而启动糖尿病肾病的发生及病情发展。

(1) 白藜芦醇阻断 NF-κB 通路发挥抗炎作用:白藜芦醇通过减少糖尿病肾病大鼠肾脏局部的 ROS,抑制氧化应激状态,而使下游的 NF-κB 活性降低,MCP-1 的表达减少。阻断 NF-κB 信号转导通路,减少了 TNF-α、IL-6、COX-2 等炎症因子的表达,从而减轻了肾小球细胞的炎症和增生反应,使肾小球基膜增厚程度减轻、细胞外基质合成减少,改善肾小球肥大,减轻蛋白尿,对肾脏起到了一定的保护作用。

（2）白藜芦醇抑制 MAPK 通路发挥抗炎作用:研究证实,白藜芦醇可以通过抑制胞外信号调节激酶 1/2(ERK1/2)的磷酸化,抑制 TNF-α、IL-6、IL-8 等炎症因子的表达,并且可以降低糖尿病肾病中纤连蛋白、Ⅳ型胶原等细胞外基质在肾小球内的表达。Nonn 等在前列腺的腺上皮细胞的研究中发现,白藜芦醇能通过上调细胞丝裂原活化蛋白激酶磷酸酶 5(MKP-5),抑制 IL-1/TNF-α 诱导的 p38 MAPK 炎症信号转导通路激活,从而减少 COX-2、IL-6、IL-8 的产生,进一步减轻糖尿病患者肾脏早期结构的改变。

3. 白藜芦醇的抗纤维化机制　大量的研究提示 TGF-β1 高表达与糖尿病肾病肾纤维化进程密切相关。杨勤等研究了糖尿病肾病大鼠肾脏 TGF-β1 及其下游信号分子 Smad2/3 蛋白及 mRNA 的表达水平,证实 TGF-β1-Smad2/3 信号转导通路参与了糖尿病肾病中肾脏纤维化的形成。而研究发现白藜芦醇干预肾小球系膜细胞,能使系膜细胞 TGF-β1 mRNA 和蛋白的表达明显下降,减轻由高血糖引起的系膜细胞的增殖、肥大,减少细胞外基质的合成,从而延缓肾小球硬化的发生。

白藜芦醇还可以通过其他途径发挥其抗纤维化作用。例如白藜芦醇能通过抑制脂质过氧化,减少细胞增生,保护由脂质过氧化引起的细胞膜稳定性的破坏。此外,白藜芦醇通过清除自由基,活化某些抗氧化酶(如 SOD、GPx 和 GSSG-R 等)维持细胞内 GSH 的动态平衡,从而保持细胞内 GSH 的总量,由此可保护由炎症作用和细胞外基质的沉积引起的肾小球硬化乃至广泛纤维化。

4. 白藜芦醇参与调节血糖代谢　糖尿病患者长期高血糖将导致肾素-血管紧张素系统(RAS)和 PKC 的激活、AGE 的生成增多、氧化应激产物增多、血管炎症发生以及生长因子、细胞因子表达的增多,诱导产生氧化应激反应及促炎症反应,并引起脂质代谢紊乱,最终导致肾脏肥大,肾小球硬化、纤维化。腺苷酸活化蛋白激酶(AMPK)是一种重要的蛋白激酶。AMPK 被激活后,能增加骨骼肌对葡萄糖的摄取、增强胰岛素敏感性、加速脂肪酸氧化及调节基因转录,从而达到调节血糖的目的。基于在糖脂代谢方面的调节作用,AMPK 已逐渐被用于研究治疗 2 型糖尿病药物的作用靶点。

白藜芦醇能激活 AMPK,从而减弱哺乳动物西罗莫司靶蛋白(mTOR)信号通路,使得下游的真核细胞翻译启动因子 4E 结合蛋白 1(4E-BP1)及核糖体磷酸化蛋白(S6K)表达减少。除此之外,还可能抑制血管紧张素 Ⅱ 的活性,减弱磷脂酰肌醇-3 激酶(PI3K)/Akt 通路、ERK1/2 和 mTOR 信号通路,抑制细胞增殖,改善糖尿病患者高血糖引起的早期肾脏肥大。Penumathsa 等也发现白藜芦醇可以通过激活内皮型一氧化氮合酶(eNOS)、Akt 和 AMPK 活性,调控 caveolin-1 及 caveolin-3 引起的 GLUT-4 移位和 GLUT-4 在组织中的表达而起到降低血糖的作用,从而改善高血糖引起的早期肾脏肥大,降低尿蛋白的排泄,但目前是否有其他机制尚不清楚。此外有研究证实白藜芦醇还能抑制醛糖还原酶的活性,进一步降低血糖,保护糖尿病肾病患者的肾功能。

五、应 用 前 景

葡萄多酚具有丰富的自然资源和优良的生理活性,尤其白藜芦醇因具有抗氧化、抗自由基活性、降血脂、抗癌、抗诱变、抗衰老的作用,被广泛用于治疗心血管疾病、动脉硬化和高血脂等疾病。随着对其提取、纯化技术研究的不断深入,国内外许多企业都在生产或开发含有葡萄多酚的食品、天然药物、化妆品等制品。而葡萄多酚作为一种天然药物,对糖尿病肾病的干预作用主要体现在抗氧化、抗炎及抗纤维化、调节血糖等方面,在糖尿病肾病的防治中可能起着重要作用,但其具体作用机制尚未完全明确,而不同的作用机制之间也可能存在着相互协同的作用。目前葡萄多酚改善糖尿病肾病的作用机制及其确切的信号转导通路、干预治疗的最佳有效剂量都有待于进一步研究。因此,随着葡萄多酚对糖尿病肾病干预研究的不断深入,有望为预防和治疗糖尿病肾病方面带来更加广阔的前景,也为新药的开发提供更加开阔的思路。

第四节 糖尿病心肌病

糖尿病心肌病(diabetic cardiomyopathy)是指发生于糖尿病患者,不能用高血压性心脏病、冠状动脉粥样硬化性心脏病、心脏瓣膜病及其他心脏病变来解释的心肌疾病。该病在代谢紊乱及微血管病变基础上引发心肌广泛灶性坏死,出现亚临床的心功能异常,最终进展为心力衰竭、心律失常及心源性休克,重症患者甚至猝死。

1972 年 Rubler 首次提出糖尿病心肌病这一概念,认为与冠状动脉微血管功能异常或心肌微血管病变有关,与糖尿病特有的代谢紊乱有关。目前作为糖尿病独立的并发症已被肯定。糖尿病心肌病是糖尿病的常见合并症。Framingham 研究发现,糖尿病患者发生心力衰竭的危险性持续增加。在排除患者以前有冠心病或风湿性心脏病时,糖尿病患者患充血性心力衰竭的危险仍增加 4～5 倍。在排除年龄、血压、体重和血清胆固醇等因素之后,这种增加的危险仍存在。

一、病理生理机制

Braunwald 等认为糖尿病心肌病的可能原因包括胶原和终末糖基化产物修饰的细胞外基质蛋白积聚,导致心肌的顺应性和舒张功能受损;心肌钙调控异常;蛋白激酶-C 的激活;心脏自主神经功能紊乱;基因突变等。近年来关于糖尿病心肌病变的发病机制研究主要集中于心肌细胞的能量代谢障碍;肾素-血管紧张素-醛固酮系统(RAAS)激活;细胞外基质(ECM)增生;心肌细胞膜完整性受损以及氧自由基清除异常等。病程早期以心脏舒张功能异常为主;后期收缩功能也受损,出现心力衰竭的临床表现。

(一)心肌细胞代谢紊乱

研究发现:糖尿病患者心肌细胞的收缩蛋白或钙调节蛋白经蛋白激酶 C(PKC)和一氧化氮等第二信使介导发生的糖基化,可导致其功能异常。

糖尿病患者血脂增高能促进血管壁细胞摄取脂质,极低密度脂蛋白胆固醇(VLDL-C)更易转变为胆固醇酯,LDL 糖基化损害了肝细胞上的受体对其识别而使其代谢减慢,并通过与其他受体结合而被巨噬细胞优先吞噬和降解,堆积在巨噬细胞内成为泡沫细胞,从而促进动脉粥样硬化斑块的形成。糖尿病患者尤其是在血糖控制不良时,甘油三酯增加,脂蛋白氧化脂蛋白酶活性增高,致氧化蛋白成分和密度小的 LDL 增加,均成为血管内皮细胞和平滑肌细胞的胞质毒,并参与动脉粥样硬化的发生。糖尿病心肌病的病理学研究也呈现与代谢相关的广泛性、弥漫性心肌损害:心肌细胞肥大、变性、灶性坏死,坏死区为纤维组织所取代。

（二）　细胞内 Ca^{2+} 信号缺陷

心肌细胞外葡萄糖水平的升高直接引起细胞内钙离子浓度的改变。Allo 等研究发现,2型糖尿病的心肌细胞 Na^+-Ca^{2+} 交换受抑制,而肌浆网 Ca^{2+} 泵正常,使 Ca^{2+} 逐渐浓聚于肌浆网。Ca^{2+} 超负荷的心肌肌浆网,可增加自发性 Ca^{2+} 的释放,心肌舒张时张力增高,故2型糖尿病的心脏以顺应性下降为主。1型糖尿病的心肌细胞,其 Na^+-Ca^{2+} 交换和 Ca^{2+} 泵均受抑制,虽然细胞内 Ca^{2+} 浓度升高不明显,但舒张期不能及时降低,故1型糖尿病患者的心脏以舒张功能异常为主。肌浆网功能的降低与肌浆网 Ca^{2+}-ATP 酶和兰尼碱（ryanodine）受体蛋白降低、总的及非磷酸化的肌浆网受磷蛋白（phospholamban）增加有关。临床上使用钙拮抗剂可改善糖尿病患者心功能的异常,因此认为心肌细胞内 Ca^{2+} 是引起心肌细胞发生病变的重要因素。

（三）　肾素-血管紧张素-醛固酮系统（RAAS）激活

研究发现:STZ 糖尿病大鼠心肌组织肾素活性和血管紧张素转换酶活性均明显增高,血管紧张素 Ⅰ（Ang Ⅰ）和血管紧张素 Ⅱ（Ang Ⅱ）含量增加,AngⅡ受体1（AT 1）数量及亲和力均增加。RAS 激活,促进血管内皮细胞产生内皮素（ET）,使血管收缩和血管平滑肌增生;诱导具有生长刺激性的 TGF-β1 等基因的表达,刺激胶原合成,导致心肌细胞增生,心肌肥厚,影响心脏功能。发病早期应用氯沙坦可在一定程度上阻抑糖尿病心肌病的发展。

（四）　氧化应激

研究表明:氧化中间产物的聚积是糖尿病心肌病的另一可能致病因素。糖尿病心肌病组织中维生素 E 醌（quinone）和脂超氧化的水平明显高于正常心肌组织。高血糖则能直接引起氧化自由基的产生并导致心肌细胞膜的脂超氧化。氧化自由基的防御酶系如过氧化氢酶以及超氧化物歧化酶在糖尿病心肌组织中由于氧化应激的原因而代偿性升高,证明了氧化自由基在糖尿病心肌病中的地位。Singal 等的研究则观察到 STZ 诱发的糖尿病大鼠表现出抗氧化酶反应的降低和心肌脂质过氧化的增高。

（五）　冠状动脉微血管病变

微血管系指微小动脉和微小静脉之间的毛细血管及微血管网。尸检发现糖尿病患者的心肌存在弥漫性心肌壁内小血管病变,而心肌壁外较大的冠状动脉正常。组织学检查显示,小血管周围脂肪浸润、内皮及内皮下纤维增生、基膜增厚。死后心脏灌注观察微循环的研究发现,50% 的患者有微血管瘤存在,证实了类似于视网膜和肾脏的小血管病变在心脏同样存在。上述病理改变可降低心肌小血管对血管活性物质的反应性,从而影响冠状动脉的储备功能。

（六）　心肌间质纤维化

糖尿病病程较久者,可显示心肌纤维化以及 PAS 染色阳性物质增多等的组织学改变,是由糖基化的胶原沉积所致;此外,尚与糖尿病微血管病变致心肌血供减少,加重纤维化形成有关。

（七）　心脏自主神经病变

约83% 的糖尿病患者出现心脏自主神经病变。病程早期以迷走神经损害为主,延至晚期,则迷走及交感神经均可累及。心电图描记可发现持续性心动过速、Q-T 间期延长、心率变异性减弱以及严重的室性心律失常等改变,严重者甚至出现无症状性心肌梗死以及心脏性猝死。

（八）其他

1. 脂肪酸利用增加 最新研究提示糖尿病患者伴有葡萄糖的利用下降，而脂肪酸利用增加，导致毒性脂肪酸中间产物积聚，进一步抑制心肌利用葡萄糖。这可能导致 ATP 耗竭、阻止乳酸生成、增加心肌氧耗，所有这些均造成心肌功能受损。

2. 微循环障碍引起心肌细胞缺血缺氧 糖尿病早期即可发生循环障碍，造成心肌间血流灌注不足，引起缺血、缺氧，加重了心肌细胞的二次损害，使心肌细胞供能供氧和代谢产物的堆积日益严重。

二、临床表现

具有典型糖尿病"三多一少"症状及心功能不全、心律失常、心绞痛等心肌病的表现。

（一）充血性心力衰竭

它是糖尿病心肌病的主要临床表现。1 型糖尿病患者较成年 2 型糖尿病患者发生心肌病多见。在糖尿病患者中，女性并发充血性心力衰竭的概率约为男性的 2 倍。在考虑年龄、血压、体重和胆固醇等因素后，女性糖尿病患者发生心力衰竭的可能性为对照组的 5 倍多，男性约为 2 倍。患者如有心肌梗死病史，则很难与心肌梗死后的心力衰竭鉴别，需病理活检方能确诊。合并高血压者需与高血压心脏病相鉴别。

（二）心律失常

可能由于心肌灶性坏死、纤维瘢痕形成，引起心肌电生理特性不均一性而导致心律失常。可表现为房颤、病态窦房结综合征、房室传导阻滞、室性期前收缩及室性心动过速等。不同于冠心病之处在于主要呈各种室性心律失常。

（三）心绞痛

糖尿病患者除伴发心外膜下冠状动脉病变外，也由于壁内小冠状动脉阻塞而发生心绞痛。

病理变化：糖尿病心肌病心内膜活检时，最常见的组织学异常是间质纤维化和小动脉的透明样变。左心室质量增加，壁厚度增加，心肌内糖原沉积，微粒体和肌纤维机化，胶原含量增加。

超声检查是发现和诊断早期糖尿病心肌病的最重要手段之一。超声心动图及多普勒超声心动图检查已发现舒张期二尖瓣血流频谱改变、舒张早期高峰充盈率下降，舒张晚期充盈率明显增加，A/E>1。其他异常有舒张末期室间隔增厚、舒张末期容量降低、左心室舒张减慢、左心室协调性差。DM 大鼠 5 周时即可出现左心室最高排空率和最高充盈率的显著降低；5 周后，明显的收缩功能障碍在应用异丙肾上腺素后显示出来，在 6 周和 8 周时，左心室缩短分数和环周缩短速度也出现显著降低；6 周后，心脏的舒缩功能均出现明显的障碍。DM 大鼠左心室重量、心脏舒张径、等容舒张时间、左心室舒张充盈时间和左心室舒张末期压均增加，房室壁僵硬度增加。糖尿病心肌病是以左心室舒缩功能障碍为特征，左心室舒张功能障碍可以作为糖尿病心肌病的标志。应用超声组织定征（UTC）视频法分析左心室心肌的回声密度发现，室间隔和左心室后壁的平均灰阶显著增加，它与胶原的沉积有关，可用于无症状糖尿病心肌病静息心脏功能正常的检测。另外，心电图、负荷心电图、负荷超声心动图和负荷心脏灌注造影也有利于心肌缺血的诊断。

诊断依据：①有糖尿病的明确诊断依据，病程长；②排除其他原因的心肌病和心脏病；

③有心脏扩大、心力衰竭、心律失常、心绞痛等心脏病症状;④UCG:左心室功能降低和舒张功能明显障碍。

三、治 疗 措 施

糖尿病心肌病是一种特异的心肌病,其发病与糖、脂代谢以及钙、钾转运异常有关。治疗包括血糖控制、降压药物应用、心肌缺血防治和外科治疗等。

(一)控制血糖

糖尿病心肌病治疗的最基本措施,其方法包括口服降糖药、胰岛素治疗和胰岛素增敏剂的应用。

(二)降血压

糖尿病心肌病合并高血压时,会加重心肌损害,应将血压控制在 130/85mmHg 左右,常需要 2~3 种药物联合治疗。理想的降压药有血管紧张素转换酶抑制剂(ACEI)、血管紧张素 Ⅱ 受体拮抗剂(ARB)、钙通道阻滞药、α_1 受体阻断药。动物研究显示:维拉帕米可逆转糖尿病心肌病中心肌细胞的钙转运缺陷,应用维拉帕米似乎更合理,但它可能使充血性心力衰竭的左心功能恶化,应慎用。ACEI 对心肌收缩、冠状动脉收缩、心肌细胞生长、心肌肥大、再灌注损伤均有益处,也可以减轻心肌肥厚,保护肾脏,降低胰岛素抵抗,是理想的降压药物。噻嗪类利尿药和 β 受体阻断药均增加胰岛素抵抗,使胰岛素释放降低,加重高血糖,引起并加重高脂血症和阳痿,糖尿病患者应避免应用,尤其是避免两者合用。

(三)降血脂

研究表明:和正常体重的糖尿病患者相比,即使中度肥胖的糖尿病患者,其左心室舒张期僵硬也很明显,糖尿病患者较正常人群患高脂血症的概率高,所以需进行降血脂治疗。

(四)抗心力衰竭治疗

1. 以收缩功能障碍为主的充血性心力衰竭治疗同一般心力衰竭。

2. 以舒张功能障碍为主者,应以钙离子拮抗剂为主,加以其他抗心力衰竭治疗药物,如利尿药、血管紧张素转换酶抑制剂及硝酸酯类等。

3. β受体阻断药 糖尿病患者低血糖反应时机体的肾上腺素能反应有钝化作用,选用有内在交感反应的 β 受体阻断药则无此钝化作用。由于窦性心律失常的糖尿病患者的心房应激性起搏功能受损,应用那些影响心脏前、后负荷的药物时,应慎重。

4. 治疗心绞痛 应用抗心肌缺血药物治疗。

5. 其他 如戒烟;合并酸碱失衡及水、电解质紊乱者,应注意纠正;用阿司匹林、双嘧达莫或噻氯吡啶等改善血液凝固性异常。

四、葡萄多酚与糖尿病心肌病

(一)葡萄籽原花青素与糖尿病心肌病

糖尿病心肌病现已被公认为一个独立、特异的心肌疾病,其早期的临床特征是左心室舒张功能障碍、晚期以收缩功能障碍为主,易发生充血性心力衰竭。糖尿病心肌病是导致糖尿病患者死亡的主要原因之一,延缓其病理进程,对改善预后,降低病死率有重要的临床意义。

AGE 是高血糖环境下引起蛋白质非酶糖基化和氧化的产物。蛋白质非酶糖基化在心血管系统中广泛存在,直接参与糖尿病心肌病的发生、发展。糖尿病时,AGE 一方面可直接沉积于血管壁和组织内,引起细胞外基质的分子结构和功能改变,使血管基底膜增厚,通透性异常,组织硬度增加。另一方面与 AGE 受体 RAGE 相互作用,可诱导发生氧化应激,产生大量氧自由基,激活 NF-κB,引起靶基因的一系列反应,是导致糖尿病慢性并发症的关键途径。自身氧化在 AGE 形成的一系列级联反应中具有重要作用。程梅等研究表明,糖尿病大鼠电镜下心肌肌原纤维和线粒体排列紊乱,线粒体大小及形状不一,肌浆网轻度肿胀;闰盘结构轻度异常(见附录二附图 10)。肌原纤维是心肌收缩的基本单位,它的变性可导致心肌收缩功能的改变。闰盘是心肌细胞末端的连接部位,可使心房肌、心室肌形成功能上的整体,它的异常可引起心室顺应性的下降,收缩功能减退。线粒体的肿胀变性表明心肌细胞的底物和能量障碍。葡萄籽原花青素治疗后,以上异常心肌超微结构明显减轻。因此,在控制血糖的基础上加用 GSPE 治疗,将较为全面地阻断 AGE 的生成,减少其对糖尿病大鼠心肌的损害(见附录二附图 9)。此外,研究还表明,GSPE 对 FBG、HbA1c 的影响不大,但可以明显降低 AGE。控制血糖可以抑制蛋白非酶糖基化,降低 AGE 水平,但由于 GSPE 对血糖的影响较小,所以 GSPE 通过其他方式抑制 AGE 的形成。AGE 形成与自由基形成密切相关,抑制自由基能减少 AGE 的生成。GSPE 能在体内捕获自由基并抑制自由基的产生,从而抑制高糖介导的蛋白糖基化和糖自身氧化。由此推测这是 GSPE 抑制糖尿病大鼠体内 AGE 生成、保护心肌的重要机制之一。

(二) 白藜芦醇与糖尿病心肌病

在糖尿病心肌病的发病过程中,心肌细胞代谢障碍和冠状动脉的微血管病变起着较为关键的作用。高血糖能引起正常心肌细胞产生糖尿病心肌病变,即舒张期延长及心肌细胞收缩力下降。心室肌细胞的改变与动作电位延长和心室肌细胞内 Ca^{2+} 清除减慢有关。糖尿病代谢紊乱,内因子不平衡导致动脉痉挛,而后发生心肌的再灌注损伤,交感神经激活以及大量氧自由基产生,诱发心律失常。心肌细胞在糖尿病时存在糖代谢异常,即糖氧化供能减少,脂氧化利用上升,供能物质由葡萄糖转移为脂肪酸,脂代谢紊乱引起游离脂肪酸浓度升高,引起心脏能量供应障碍,继而导致糖尿病心肌病。

许多研究表明,白藜芦醇具有通过模拟或继发机体内源性物质而诱发心肌保护作用的药物预适应作用。有研究发现,白藜芦醇对再灌注损伤有强大的保护作用。张红雨等发现,白藜芦醇能阻滞心肌细胞膜 Na^+、Ca^{2+} 内流,通过保护质膜 Na^+ 泵或促进 K^+ 外流而发挥抗心律失常的作用。白藜芦醇能显著降低心肌中的丙二醛含量,改善缺血后的心室功能,表现为提高舒张压和增加动脉流量,同时能有效抑制心肌细胞凋亡,减小心肌梗死面积。白藜芦醇对心肌保护作用的机制可能与其强大的抗氧化、清除自由基及抗脂质过氧化作用、增加心脏中腺苷的水平等作用有关。近来有人提出,白藜芦醇的心肌保护作用也与其增强 p53Map-KMS-K1-CREB 信号转导作用有关。

白藜芦醇对心脏电生理也有影响。刘政等的研究表明,白藜芦醇能抑制家兔窦房结起搏细胞的自发活动,此效应可能与其通过非 NO 依赖性途径抑制 Ca^{2+} 内流有关。赵娟等研究发现,白藜芦醇可缩短正常乳头肌动作电位时程,这一效应可能与其抑制 Ca^{2+} 内流有关,而与 K^+ 外流无关。张丽男等的研究显示,白藜芦醇可剂量依赖性地减慢右心房窦性频率,其作用与开放 K_{ATP} 通道有关,与 K_{Ca}、K_V、K_{IR} 和 K_{ACh} 通道无关。白藜芦醇对心室乳头肌无明显的负性肌力作用。心肌细胞 L 型 Ca^{2+} 参与动作电位平台期的形成和兴奋-收缩偶联以及触发细胞内钙的释放。易方方等研究发现,白藜芦醇可浓度依赖性地抑制豚鼠心室肌细胞

I_{Ca-L},此作用机制可能与蛋白激酶 G(PKG)激活有关。刘妍妍等的研究显示,白藜芦醇通过延长 L 型 Ca^{2+} 激活过程而明显抑制 I_{Ca-L},减少细胞外 Ca^{2+} 内流,延长有效不应期,从而发挥抗心律失常作用。

五、应用前景

近年来,心血管疾病及糖尿病已成为危害人类健康的常见病。糖尿病心肌病作为糖尿病的主要慢性并发症,其发病率和致死率逐年上升。葡萄多酚具有抗氧化、抗动脉硬化及保护心血管等作用,逐渐成为研究的热点,但其作用机制远未明确,如葡萄多酚对心血管系统确切的信号转导通路等。另外,现有的研究大多还停留在基础实验阶段,对人体治疗的有效性及安全性仍有待进一步的研究验证。随着对葡萄多酚研究的逐渐深入,有望在糖尿病心肌病的药物防治方面开辟新的途径。

第五节　糖尿病视网膜病变

糖尿病视网膜病变(diabetic retinopathy,DR)是指在糖尿病的病程中发生视网膜微循环障碍所引起的一组视网膜病变。按眼底改变可分为背景性视网膜病变和增殖性视网膜病变。背景性视网膜病变是病变的早期,病变局限于视网膜内,表现为微血管瘤、出血、软性及硬性渗出物、视网膜动脉和静脉病变;眼底血管荧光素造影有助于早期发现。增殖性视网膜病变至少有部分延伸超过内界膜,出现新生血管是本型的标志。新生血管易破裂致视网膜前出血和玻璃体内出血,血块机化后,纤维组织牵拉引起视网膜脱离,是糖尿病致盲的主要原因之一。

在美国威斯康星糖尿病视网膜病变的流行病学研究(WESDR)中,病程大于 15 年的患者中,97% 的 1 型糖尿病患者、80% 使用胰岛素的 2 型糖尿病患者和 55% 未使用胰岛素的 2 型糖尿病患者伴有视网膜病变。其中 30% 1 型糖尿病患者、10%~15% 使用胰岛素的 2 型糖尿病患者和 5% 未使用胰岛素的 2 型糖尿病患者已伴增殖期视网膜病变。经过 4 年的前瞻性观察,视网膜病变的发生率分别为 20%、15%、10%。目前,糖尿病视网膜病变已成为西方国家的四大主要致盲疾病之一,依次是老年性视网膜变性、糖尿病视网膜病变、青光眼和老年性白内障。在我国,其发病率也逐渐升高。糖尿病视网膜病变致盲率很高,必须引起高度重视。

一、病理生理机制

糖尿病视网膜病变的发病机制比较复杂,其发生是多因素协同作用的结果,可能与下列因素有关。

(一) 多元醇通路活化

多元醇通路是指葡萄糖在醛糖还原酶(aldose reductase,AR)的作用下(伴随 NADPH 的氧化)还原成山梨醇,后者又在山梨醇脱氢酶的作用下(伴随 NAD^+ 的还原)氧化成果糖的代谢通路。在高血糖条件下,周细胞内过量葡萄糖在醛糖还原酶的作用下还原成山梨醇,进入葡萄糖代谢的山梨醇通路。胞内山梨醇代谢缓慢,蓄积在胞内,造成渗透压升高、细胞肿胀、细胞膜破坏等一系列病理改变。山梨醇通路的激活还可抑制磷酸己糖旁路,改变膜功能,引起肌醇代谢异常。肌醇有调节 Na^+-K^+-ATP 酶活性的作用。因此,肌醇的耗竭造成周细胞的 Na^+-K^+-ATP 酶活性降低,DNA 活性下降,导致周细胞凋亡。同时内皮细胞受损,出现无结构毛细血管,最后闭塞。

(二) 细胞凋亡的作用

在高糖条件下,肌醇磷脂代谢异常只能解释周细胞增殖活力降低,尚不能说明为什么周细胞在 DR 早期会选择性衰亡。细胞凋亡又称程序性细胞死亡,是一种特殊类型的死亡。Mizutani 用核苷酸末端转移酶介导的 dUTP 缺口标记法观察到 DR 患者和早期糖尿病动物视网膜小血管的内皮细胞有凋亡加速。刘学政等亦证实了在周细胞凋亡的同时,内皮细胞亦出现凋亡。

(三) 晚期糖基化终产物

慢性高血糖可导致组织大分子的非酶促糖基化增多。AGE 为组织大分子糖基化后形成的不可逆交联产物,视网膜微血管内皮细胞中的 AGE 直接改变细胞内蛋白质的结构与功能,导致内皮细胞功能紊乱。视网膜血管基质中形成的 AGE 则改变血管结构与功能,干扰 NO 的作用,使血管的舒张功能受损。视网膜微血管基底膜中的 AGE 抑制周细胞的增殖,促进内皮细胞的增殖。AGE 通过与细胞表面受体 RAGE 作用,诱导细胞内 ROS 的生成,活化多效性的转录因子 NF-κB,改变一系列的基因表达。此外,AGE 还可以通过诱导细胞因子的产生以及活化蛋白激酶 C,参与 DR 的发生。

(四) 氧化应激

高糖时,一系列的糖基化氧化反应导致 ROS 产生增多,内源性的抗氧化保护机制减弱,两方面共同作用加剧了氧化应激。Hinokio 等对 2 型糖尿病患者的临床研究显示,与正常人相比,DM 患者的 DNA 氧化损伤明显增加;有 DR 者较无 DR 者 DNA 氧化损伤明显增加。氧化应激对视网膜微血管细胞的过氧化损伤参与了 DR 的发生。对 DM 大鼠应用抗氧化剂,可以纠正有关的代谢异常,改善视网膜毛细血管周细胞的减少和内皮细胞的增多。

(五) 细胞因子的作用

糖尿病由于血管本身和血液的因素导致毛细血管的闭塞,小范围的闭塞可引起毛细血管扩张,微动脉瘤形成。大范围毛细血管闭塞,可引起视网膜缺血、缺氧,在缺氧的情况下,视网膜可释放一些生长因子,导致新生血管形成。血管内皮生长因子(VEGF)、周细胞、玻璃体中的抑制因子、成纤维细胞生长因子(FGF)、胰岛素样生长因子(IGF-1)、表皮生长因子(EGF)、转化生长因子 β(TGF-β)及肿瘤坏死因子(TNF)等均参与增殖性视网膜病变(PDR)的发生。其中 VEGF 是目前所知的参与 PDR 形成最强的细胞因子,在 PDR 形成中起关键作用。

二、临床表现

多数糖尿病视网膜病变患者有多饮、多尿、多食和疲乏、消瘦等症状。在视网膜病变初期,一般无眼部自觉症状。病变发展可引起不同程度的视力障碍。若黄斑区受累,可有视野中央暗影、中心视力下降和(或)视物变形等症状。视网膜小血管破裂,少量出血入玻璃体,患者可自觉眼前有黑影晃动。当新生血管大量出血到玻璃体腔,视力可严重丧失,仅存光感。若黄斑区以外的视网膜血管闭塞,或增殖性视网膜病变导致视网膜脱离,则视野出现相应部位的黑影遮挡。

(一) 单纯性(背景性)视网膜病变

主要表现为:①微动脉瘤:是临床上最早出现的比较确切的糖尿病视网膜病变体征。位于视网膜内核层,小圆点状,常先出现于眼底后极部,尤其在黄斑区,多分布在颞侧。②视网膜内出血:位于毛细血管静脉端,视网膜深层,呈圆形斑点状或火焰状。③硬性渗出:位于视网膜内丛状层和内核层之间。呈蜡黄色点片状,边界比较清楚。最常见于后极部。硬性渗出环的中心含有微动脉瘤。累及黄斑部时,可出现大片星芒斑。黄斑的硬性渗出也是严重影响视力的原因。④视网膜水肿:初起水肿位于外丛状层和内核层之间,进一步累及内丛状层和神经纤维层,最后达视网膜全层。临床上表现为视网膜肿胀变厚,呈不透明外观,黄斑水肿表现为囊样,荧光血管造影能清楚显示。随病程和视网膜缺血的发展,血管变化更为明显,如静脉呈串珠状或腊肠状,动脉变窄,类似于分支动脉阻塞;出现棉绒斑;视网膜内微血管异常,这些预示将有新生血管形成,因此也称为增殖前期。

(二) 增殖性视网膜病变

最主要的标志是新生血管生成,可发生在视盘上或其附近,也可在视网膜,主要沿血管弓生长。新生血管位于视网膜表面,多数突出于内界膜之外与玻璃体接触。表现为视网膜大血管附近卷曲的细血管网。在大多数患眼,没有玻璃体后脱离,新生血管与玻璃体皮质相粘连,并长入玻璃体,其周围有纤维增生。这种粘连和新生血管收缩,能引发牵拉性视网膜脱落。新生血管还是引起出血的主要原因,包括视网膜前出血和玻璃体积血。虹膜面新生血管及前房角小梁新生纤维血管膜形成可导致周边虹膜前粘连,阻塞房水引流而致闭角型青光眼;巩膜静脉窦纤维化和瘢痕形成可致开角型青光眼。

三、治 疗 措 施

(一) 控制危险因素

可延缓糖尿病视网膜病变的发生,也能使病情进展速度减慢。①控制血糖:是治疗糖尿病视网膜病变的关键。只有适当控制血糖,才能稳定眼底的病变。②控制血压:高血压是早期视网膜病变的重要危险因素,对高血压的糖尿病患者,应特别注意积极将血压控制在正常范围。③控制血脂:视网膜渗出的快速发生往往合并总胆固醇、低密度脂蛋白和甘油三酯的升高,所以要预防视网膜病变的发生,应积极控制血脂。④低盐低脂饮食:可以减少"硬性渗出"并对改善糖尿病视网膜病变有利。对肥胖型糖尿病患者,还要控制总热量,降低体重。⑤有视网膜病变时要避免剧烈运动,否则容易引起眼底出血,加重视网膜病变。⑥定期进行眼底检查:本病早期症状不明显,易漏诊。对病程较长的糖尿病患者,无论有无视力减退,都应借助检眼镜、裂隙灯等定期检查眼底,早期发现病变。

(二) 激光治疗

可阻止糖尿病视网膜病变的进展,目前使用的是氩激光器。由于氩离子激光光斑小,绿色激光易被血红蛋白吸收,故可直接凝固封闭新生血管、微血管瘤和有荧光渗漏的毛细血管,因而可制止玻璃体积血和视网膜水肿,而不致影响黄斑功能。一旦发现有增殖性视网膜病变后,激光治疗使部分视网膜血管被激光凝固,剩余的视网膜可以得到较丰富的血氧供应,阻断了引起新生血管的刺激作用,因此有可能阻止视网膜病变的发展。

(三) 玻璃体切割术

玻璃体切割术是切除玻璃体胶状体的一种手术。当玻璃体内有较多机化物时,视网膜电图正常者,可以采用切除玻璃体内机化物,以防止牵引性视网膜脱离,适当提高视力。玻璃体切割术在严重的增生性疾病,用激光治疗无效时也可考虑,玻璃体胶状体对视网膜周血管的牵引是导致增生的一个刺激因素。在手术时也可同时行内激光疗法。

四、葡萄多酚与糖尿病视网膜病变

(一) 葡萄籽原花青素与糖尿病视网膜病变

糖尿病视网膜病变是糖尿病严重的并发症之一,是成人致盲的重要原因,其发病率随着糖尿病发病率的增高而呈逐渐增加的趋势。我国糖尿病患者也在逐年增加,20 年来糖尿病患病率增加了 3 倍,还有大量无症状的糖尿病患者未被发现。据日本厚生省 1997 年调查显示:糖尿病视网膜病变造成的视力损害已成为中老年人视力障碍的主要原因。随着糖尿病患者逐年增加,DR 发病率在糖尿病视网膜血管病中已居首位,早期发现、及早防治显得非常必要。

正常状态下,视网膜毛细血管形成的血-视网膜屏障,可保护周细胞免受血管内有害物质的损伤。然而,长期高血糖导致细胞及细胞外基质发生非酶糖基化和 AGE 的形成及堆积,它们通过多种途径破坏血-视网膜屏障,影响视网膜毛细血管周细胞和内皮细胞的生理功能,对触发 DR 起着重要作用。Brownlee 等研究发现,毛细血管基底膜蛋白的非酶糖基化除了能引起本身结构和功能改变外,还能抑制视网膜毛细血管周细胞的增殖,并促进视网膜内皮细胞的增生。同时内皮下沉积的 AGE 还可在内皮下空间与其他具有 AGE 受体的细胞相互作用,并进入细胞内聚积,而改变周细胞的特性和诱导周细胞基因改变,引起视网膜毛细血管周细胞和内皮细胞增殖功能紊乱,使细胞复制受到损害,导致周细胞的数量不断减少以致消失,进而导致毛细血管壁功能障碍,使视网膜毛细血管通透性增加,引起血浆渗漏和视网膜损伤,从而成为 DR 的一个重要发病因素。另外,机体内存在大量的不饱和脂肪酸,极易受到过氧化的损伤,产生有细胞毒性的脂质过氧化物,以丙二醛为主。丙二醛可氧化修饰低密度脂蛋白,形成氧化型低密度脂蛋白(ox-LDL),它可明显刺激视网膜毛细血管内皮细胞产生的纤维蛋白溶酶激活抑制因子的释放,从而致使视网膜毛细血管局部纤维蛋白分解降低,有利于血栓形成,促发 DR。

黄波等研究 DR 与维生素 C 的关系时,认为维生素 C 是自由基清除剂,糖尿病时清除过多自由基的消耗使得维生素 C 缺乏,细胞外液的高血糖抑制维生素 C 向细胞内转运,使细胞内维生素 C 缺乏更严重。严重的维生素 C 缺乏使血小板聚集性增加,形成微血栓和出血,发生 DR。维生素 C 作为自由基防御系统的一个重要组成部分,他们推测补充一定量的维生素 C 将会提高机体的自由基防御系统功能,进而延缓 DR 的发病。维生素 C 可与多元醇通路竞争 NADPH,从而使通路中的 NADPH 浓度下降,而减少山梨醇的生成。DR 患者视网膜中山梨醇含量明显升高,而维生素 C 可降低山梨醇含量。维生素 C 还能影响蛋白的糖基化过程,降低糖基化蛋白。研究表明,葡萄籽原花青素的抗氧化活性是维生素 C 的 20 倍,推测其在 DR 中具有与维生素 C 相似的抗氧化、清除自由基的活性。李曼等在对葡萄籽原花青素治疗的糖尿病大鼠视网膜病变进行蛋白质组学研究表明,经 GSPE 治疗后,STZ 诱导的糖尿病大鼠体重增加,AGE 降低。光镜下显示视网膜血管病变显著减轻,新生血管明显减少(见附录二附图 13)。应用 2-D DIGE 鉴定蛋白质显示,STZ 诱导的糖尿病大鼠经 GSPE 治疗后,有 7 个蛋白发生了回调,与经 GSPE 治疗后 AGE 的下降一致(2D-DIGE 图谱见附录三附图

18）。这些蛋白涉及氧化应激、糖基化损伤及氨基酸代谢等多个环节,在 DR 的发生发展及逆转中发挥了重要的作用。认为 GSPE 治疗降低 AGE 的作用是由上述途径调节的,这就为 GSPE 治疗 DR 提供了潜在的作用靶点。

(二) 白藜芦醇与糖尿病视网膜病变

白藜芦醇是一种具有抗炎、抗氧化、清除自由基、抗凋亡等多种药理作用的多酚类化合物。研究发现,白藜芦醇可保护眼睛免受衰老导致的损伤。白藜芦醇可以抵御异常血管增生(形成受损或者变异血管),而异常血管增生与癌症、心脏病和老年性黄斑变性等眼病有关。白藜芦醇还能防止细菌和真菌感染。

视网膜缺氧是导致视网膜新生血管形成的关键。缺氧可诱导视网膜产生血管生成因子,进而刺激新生血管形成。血管内皮生长因子在血管生成的过程中起中心调控作用,是启动新生血管形成所必需的最重要、最有效的物质。视网膜 B 细胞白血病蛋白 2(B-cell leuke-mia/lymphoma-2,bcl-2)是重要的抗凋亡蛋白,可通过调节内皮细胞存活及促进血管生成因子的分泌,影响新生血管形成;VEGF 是连接新生血管形成各个网络的枢纽,多种研究表明 bcl-2 与 VEGF 可以相互调节,促进新生血管形成。李雯霖等研究表明,白藜芦醇显著降低 bcl-2 和 VEGF 的表达,并呈剂量依赖关系。Burkitt 等的研究证实了白藜芦醇的抗氧化作用强于维生素 E,并能清除自由基尤其是羟自由基,使 DNA 免受损伤。白藜芦醇还可通过抑制二硫化谷胱甘肽的形成,使谷胱甘肽处于还原状态,从而抑制羟自由基的形成。白藜芦醇可通过抑制视网膜 bcl-2 和 VEGF 的表达来抑制视网膜新生血管的形成。

五、应 用 前 景

糖尿病视网膜病变发病率和致盲率高,氧化应激、非酶糖基化以及新生血管生成等因素是其发病的重要环节。葡萄多酚具有强大的抗氧化、抗糖基化等作用,对糖尿病视网膜病变的治疗提供了潜在的应用前景和新的思路,但目前对其确切的作用机制尚未完全明了,有待进一步探讨并将其应用于临床。

第六节　糖尿病脑病

糖尿病脑病是指糖尿病糖代谢紊乱导致的认知障碍和大脑的神经生理及结构改变,是糖尿病的慢性并发症之一。糖尿病脑病的概念于 1965 年由 Nielsen 提出。患者主要表现轻、中度认知功能障碍。由于这些表现的多样性及缺乏特异性而经常被忽视。其发病机制和病理生理基础尚未完全阐明。目前研究认为可能与血脑屏障变化、神经发生障碍、氧化应激、糖基化终末产物形成、中枢神经细胞凋亡损伤等有关。

一、病 理 生 理 机 制

(一) 微血管因素

长期慢性高血糖可造成毛细血管基底膜增厚,使管腔狭窄。糖尿病患者脂代谢紊乱,造成血液黏稠度升高,血流缓慢,可致脑血流量减少。有研究表明,脑血流量的降低可使大脑对信息的认识、加工、整合等过程发生障碍,认知反应和处理能力下降,最终导致学习记忆功能受损。高血糖可加速老年痴呆早期发病,流行病学研究表明,老年糖尿病患者出现痴呆的危险性比正常人增加 2 倍,其中 2 型糖尿病与老年痴呆关系更为密切。在糖尿病状态下,来源于神经元的一氧化氮水平出现改变,神经元一氧化氮能够损害局部缺血的大脑。同时糖尿病脑缺血时血管的通透性明显增加、脑血流量和脑血管表面积明显减少,加重缺血后的脑损害。

(二) 血脑屏障变化

动物研究显示,血脑屏障的改变可能是导致糖尿病认知功能障碍的原因,主要包括血脑屏障的完整性破坏及通透性增加。血脑屏障的作用是由内皮细胞的紧密连接和内皮细胞表面的离子电荷所形成,糖尿病导致大脑微血管病变可破坏其完整性,导致被限制的分子进入大脑实质。此外,有报道指出糖尿病血脑屏障的通透性增加,尤其是短期糖尿病动物模型;还有研究发现,长期糖尿病大鼠的血脑屏障对白蛋白的通透性在经过胰岛素治疗后可以恢复正常。

(三) 氧化应激和非酶性蛋白糖基化

由于糖尿病的糖脂代谢紊乱,体内产生大量自由基,使机体抗氧化系统功能减弱,导致氧化应激。在糖尿病状态下,低密度脂蛋白的氧化修饰减弱了其被受体的识别,继而减少了 LDL 的清除,导致血 LDL 水平升高。糖尿病高血糖导致糖 AGE 的形成增多,AGE 作为一种生物效应分子,通过广泛的化学、细胞和组织效应,不仅介导糖尿病并发症的发生,还扩大了老化的相关性改变。AGE 在血管壁的堆积可干扰内皮源性一氧化氮的合成及其血管扩张作用,不管是细胞内还是细胞外堆积的 AGE,对于动脉粥样硬化都有着积极的促进作用。糖基化作用经常伴随着氧化应激的作用,两者互相协同导致了糖尿病慢性并发症的发生及恶化。

(四) 钙稳态的破坏

糖尿病及其并发症可以通过损害神经元 Ca^{2+} 的稳态,使神经发生退行性改变,最终导致神经元功能障碍和细胞凋亡,从而出现认知功能障碍。

糖尿病患者 Ca^{2+} 大量内流的机制很多,主要有以下两种:钙通道兴奋性增强。钙通道的兴奋是由 G 蛋白的活化来介导的。糖尿病可导致 G 蛋白活性下降,从而使 G 蛋白对钙通道的调节作用减弱。Ca^{2+}-Mg^{2+}-ATP 酶是细胞内 Ca^{2+} 浓度的重要调节剂,而在糖尿病神经病变患者中,Ca^{2+}-Mg^{2+}-ATP 酶活性显著异常。这两方面的异常最后都可导致 Ca^{2+} 稳态的破坏。

Ca^{2+} 内流可激活磷脂酶、组织线粒体电子传递并且释放自由基。研究发现,在 Ca^{2+} 超负荷和反应性自由基产生的情况下,线粒体膜内外的结合点形成了线粒体通透性转运孔(MPT),从而使线粒体底物蛋白如细胞色素 C 和凋亡诱导因子(AIF)进入细胞液,激活蛋白水解酶 caspases,导致神经元 DNA 断裂和细胞凋亡;同时 MPT 可阻滞 ATP 合成,增加 ATP 的水解。此外,caspase 也可激活聚腺苷二磷酸核糖多聚酶(PARP),过量的 PARP 进一步消耗 ATP,导致细胞凋亡。

(五) 神经发生障碍

新近的研究表明:侧脑室室管膜下区终身存在的神经干细胞可不断增殖、分裂产生新细胞,此过程称为神经发生。新细胞迁移至嗅球,分化成中间神经元,维持正常的嗅觉记忆功能。动物实验发现神经干细胞上存在胰岛素受体,胰岛素缺乏可导致神经发生障碍,使靶区中间神经元得不到及时补充和代替,降低了局部神经环路的更新率,导致学习记忆障碍。胰岛素可改善糖尿病大脑功能的机制,可能与相应的受体介导信号系统调节神经发生有关。

(六) 胰岛素作用

胰岛素敏感性及其受体的紊乱对认知功能起着不良影响。胰岛素在一定程度上影响大脑对葡萄糖的利用,大脑的某些区域可以产生胰岛素;胰岛素可透过血脑屏障,其受体广泛分布于脑组织,并且集中在部分大脑区域,如嗅球、边缘系统、下丘脑和海马;胰岛素本身主要集中在下丘脑、嗅球,其受体主要存在于神经元中,细胞体和突触中含有大量胰岛素受体蛋白。胰岛素及其受体对特定的行为起调节作用,如进食行为和学习记忆,胰岛素本身也是导致年龄相关性记忆减退和糖尿病脑病的发病机制之一。

二、临床表现

糖尿病认知功能障碍的主要表现为:学习能力下降,记忆功能减退,语言、理解、判断等能力受影响,可伴有神情淡漠,表情呆滞、反应迟钝、严重者生活不能自理。而学习记忆障碍是糖尿病中枢神经系统并发症的主要表现。其中,1型糖尿病患者主要在联想记忆和学习技能及注意力方面存在障碍,2型糖尿病患者认知功能损害主要表现在学习和记忆方面。反复发作低血糖的患者常出现反应时间延长和注意力下降。此外,糖尿病伴发抑郁症患者比率明显高于普通人群。李显丽研究已确诊2型糖尿病患者198例,根据中国精神疾病分类与诊断标准第2修订版(CCMD-2R)的抑郁症诊断标准,经焦虑量表及抑郁量表评分,诊断抑郁症患者32例,远远超过普通人群比例。糖尿病患者抑郁症状突出,不良情绪对糖尿病的代谢控制和病情转归有消极影响。

目前,对糖尿病脑病的诊断缺乏"金标准",主要依靠临床表现,无特异的辅助检查手段。首先应该除外由谵妄、嗜睡、昏迷或昏厥所致的意识障碍,对血管性痴呆、阿尔茨海默病及抑郁症等认知行为的缺陷有鉴别意义。有研究通过改良的微缩心理状态检测法和延迟文字回忆实验,检测患者认知障碍的发生及程度。常用的有简易精神状态检查(MMSE)、精神状态调查表(MSQ)、简短方便性精神状态调查表(SPMSQ)、认知能力筛选检查及简短 Blessed 检查量表。MMSE 目前应用得最为广泛。应该认识到每一个量表都有一定的局限性,且与被测者年龄、文化程度及文化差异等有关,感觉障碍特别是视觉障碍都会影响测评结果。

通过病理研究发现,糖尿病出现脑功能异常的主要原因为神经元的凋亡。糖尿病还可导致中枢神经系统电生理改变,神经诱发电位潜伏期延长,以视觉、听觉的改变更为显著,其延长程度与糖尿病持续时间及糖化血红蛋白 HbA1c 水平呈正相关。CT、MRI 等神经显像技术显示,与同年龄对照组相比,糖尿病患者的脑组织明显萎缩,表现为脑沟回增宽,脑室增大,MRI 显示海马及杏仁核萎缩,此萎缩与脑血管病变无关。神经生理学和神经放射影像学的特点与大脑老化十分相似,糖尿病脑病在许多方面反映了一个大脑加速老化的过程。

三、治疗措施

(一) 控制血糖

控制血糖是最基本的预防和治疗方法。有报道糖尿病患者血脑屏障的通透性增加,应用胰岛素治疗可恢复正常。

(二) 降脂治疗

降脂治疗可预防心、脑血管病的发生。他汀类药物的应用对糖尿病脑病的治疗有很大的益处,除了安全性好、副作用少,可用于老年人之外,还有不完全来自降低 LDL-C 的其他作用。改善内皮功能、稳定斑块、抗氧化、抑制血小板聚集、抑制平滑肌增生、减少组织因子表达;消炎、抗氧化作用;减少老年痴呆,预防认知功能减退,减少一过性脑缺血发作与脑卒中;抑制异戊烯化蛋白质生成,下调成骨细胞功能而延缓骨质吸收、增进骨化。

（三）钙离子拮抗剂

尼莫地平可以改善 Ca^{2+} 依赖性突触的可塑性,增加神经内毛细血管密度,改善神经突触前肾上腺素能反应,改善神经缺血、缺氧状态。

（四）血管紧张素转换酶抑制剂（ACEI）类药物

它可以改善糖尿病性脑血管损害。ACEI 可以抑制血管紧张素 Ⅱ 受体（AT2）的产物,降低周围血管阻力,增加神经血流,改善神经传导速度。有报道卡托普利通过抗脂质过氧化,降低神经组织中 AGE 的含量,增加神经组织中腺苷—磷酸（AMP）的生成,改善神经血流灌注、神经结构和功能。

（五）清除自由基

阻止下丘脑神经元凋亡也能够延迟糖尿病导致的认知障碍的出现。有研究在糖尿病动物中发现 C 反应蛋白能够部分阻滞胰岛素样生长因子表达的下降,减少下丘脑神经元凋亡率。

（六）改善学习记忆的药物

1. 海得琴（hydergin,二氢麦角碱）　可直接作用于多巴胺 DA 和 5-羟色胺（5-HT）受体。副作用主要为直立性低血压。

2. 银杏叶提取物（ginkgo biloba）　其主要活性成分为黄酮类和萜类,可改善脑血流,促进大脑循环代谢,增强记忆功能。

3. 茴拉西坦（aniracetam）　可刺激中枢神经系统中的某些谷氨酸受体,对健忘症、记忆减退及脑血管病后遗症等有肯定疗效。

4. 记忆增强肽（memory enhancing peptide,MEP）　是血管加压素的 5 肽衍生物,是一种促进神经元的内源性神经生长因子转录的多肽。它对外周血压、心率及平滑肌无作用,但能作用于中枢神经系统,显示明显的增强学习和记忆的作用,表现为高度的中枢选择性。研究表明 MEP 能使糖尿病小鼠的海马神经元数量恢复正常,对糖尿病小鼠的学习记忆损伤有防治作用。

（七）控制糖尿病高凝状态

针对糖尿病内源性高凝状态,戒烟、运动、使用降低凝血酶原合成的药物及控制血糖,降低纤溶酶原激活物抑制物-1（PAI-1）以减少纤溶抑制,是非常有效的治疗手段。阿司匹林通过抑制环氧化酶、减少花生四烯酸代谢,减少血栓烷素 A_2（TXA_2）的生成,发挥抗血小板聚集的作用,能给糖尿病脑病患者带来诸多益处。

（八）心理治疗

常用行为疗法,可矫正患者的不良行为,如吸烟、饮酒、高脂饮食,通过塑造、奖励、惩罚等手段改善总体认识功能。另一种是支持疗法,环境支持对患者很重要,包括躯体活动、认知功能、情感以及人际关系训练等,使患者感受愉快、关爱、减少抑郁的条件。系统与专业化的心理治疗可提高痴呆患者的生活质量,延缓生命。

四、葡萄多酚与糖尿病脑病

（一）葡萄籽原花青素与糖尿病脑病

糖尿病脑病是一种慢性进展的疾病,临床上表现为认知功能障碍,并存在相应的大脑形态学和生理学的改变。氧化应激是糖尿病脑病的重要发病机制之一。引起机体自由基生成增多的原因与诱发糖尿病脑病的因素存在交叉性,当自由基在体内产生增加时,由于它特殊的细胞毒性作用,可对机体产生一系列损害作用,如对胰岛 B 细胞的损伤就是引发糖尿病及其并发症的一个重要因素。由于自由基清除酶的糖基化或活性下降、数量减少等原因,使得机体的抗氧化能力下降,反映了体内氧化因子和抗氧化因子之间的失衡。高血糖通过糖基化作用以及线粒体内电子传递链,导致活性氧簇产生增多。ROS 不仅可以通过自身免疫反应和活化各种细胞因子活性导致胰岛 B 细胞损伤,还可直接使其损伤。有研究表明,胰岛分泌功能下降与氧化应激产物的产生增加密切相关。氧化应激还可影响胰岛素在体内的作用,增强胰岛素抵抗。ROS 能引起外周组织细胞(如脂肪细胞)葡萄糖转运子 4 的表达持续减低及胰岛素刺激 GLUT-4 向细胞膜转位降低,减少胰岛素介导的细胞对葡萄糖的摄取,后者可能由于 ROS 影响了胰岛素受体底物 21 及磷脂酰肌醇 3 激酶的活性;同时,ROS 可以抑制细胞内参与糖酵解的酶(如6-磷酸葡萄糖脱氢酶)的活性,使葡萄糖通过非氧化途径的利用下降,使外周组织对胰岛素介导的脂肪及糖原合成下降;此外,ROS 还能降低血浆和细胞内 GSH/GSSH 的比例,从而损害细胞膜的完整性并降低细胞膜的流动性,导致胰岛素介导的葡萄糖在细胞膜的转运能力下降,影响葡萄糖的代谢。

糖尿病脑病的病理表现为毛细血管基底膜增厚,内皮细胞肿胀、增生、透明变性,管壁内有脂肪及糖蛋白沉淀,管腔狭窄,从而导致神经缺血、缺氧。在动物模型中,内皮功能障碍与糖尿病状态时 ROS 增加有关,内皮损伤或暴露 O_2 和过氧化氢引起内皮细胞凋亡,细胞凋亡引起内皮细胞丧失,并导致动脉粥样硬化生成和促凝状态,最终导致中枢神经功能障碍。而 SOD、过氧化氢酶、乙酰半胱氨酸(NAC)抑制由氧化的低密度脂蛋白、血管紧张素 Ⅱ、血糖升高和肿瘤坏死因子-α 刺激的内皮细胞凋亡。ROS 可能直接参与了所有这些重要过程。ROS 在糖尿病脑病发病机制中的作用不仅是直接的细胞毒性损伤,还可作为重要的细胞内信使而活化信号转导通路,间接导致细胞和组织的损伤。

氧化应激的作用过程与蛋白糖基化密不可分。糖尿病高血糖导致 AGE 形成增多,在血管壁堆积的 AGE 干扰内源性 NO 合成和血管扩张作用,AGE 的化学、细胞和组织效应不仅导致糖尿病并发症的发生,也加快了老化的相关性改变。LDL 的氧化修饰减弱了其被受体的识别,减少了 LDL 的清除,导致其水平升高。所以氧化应激及 AGE 的形成能够导致糖尿病并发症的发生,包括脑血管损伤和认知障碍。

卢梅等在对 STZ 诱导的糖尿病大鼠大脑皮层的研究中发现,糖尿病大鼠大脑中星形胶质细胞增生,而 GSPE 可以抑制这种增生。AGE 与其受体 RAGE 的结合能够激活促炎转录因子 NF-κB p65,而 NF-κB p65 能够调节大量细胞因子的表达,包括 TNF-α、IL-1β 和 RAGE。在 STZ 诱导的糖尿病大鼠中,不仅观察到 AGE 升高,而且 RAGE 和 NF-kB p65 在蛋白和 mRNA 水平均升高。推测 AGE/RAGE/NF-κB 通路可能在糖尿病脑病的发病中是一个独立和始动因素。研究发现用 250mg/kg GSPE 干预大鼠,能够下调 AGE/RAGE/NF-κB 的表达,抑制各种炎症因子的表达,并且通过活化 PPARγ 的表达保护内皮细胞的功能。而且 GSPE 能够通过抑制 ROS 的产生,减少 VCAM-1 和 ICAM-1 的表达。GSPE 能够通过调节 RAGE 的表达,预防和治疗糖尿病脑病。

(二) 白藜芦醇与糖尿病脑病

欧阳昌汉等对糖尿病脑病小鼠的研究表明,与正常对照组相比,模型组小鼠血糖显著升高,学习记忆能力明显下降,脑组织 SOD 活性下降,乙酰胆碱酯酶(AChE)活力和 MDA 含量增加;AMPKα、PGC-1α 和 GLUT$_4$ mRNA 水平表达异常。与模型组相比,10mg/kg、20mg/kg白藜芦醇可不同程度改善小鼠学习记忆能力;增加糖尿病脑病小鼠脑组织 SOD 活力,降低 MDA 含量和 AChE 活性,增加 AMPKα、PGC-1α 和 GLUT$_4$ mRNA 以及 mtRNA 表达;此外,研究发现 20mg/kg 白藜芦醇尚具有一定的降血糖作用。其作用机制可能与激活 AMPK-PGC途径而调节线粒体生物发生、能量代谢、氧化应激以及抑制神经组织乙酰胆碱酯酶的活力等有关。

五、应用前景

糖尿病脑病时存在广泛的氧化应激和代谢紊乱,导致神经元退行性改变、电生理改变以及胶质细胞的形态和结构异常。抗氧化治疗在预防糖尿病相关的神经退行性病变和认知功能障碍方面发挥着重要的作用。葡萄籽原花青素与白藜芦醇由于其强大的抗氧化作用,近年来逐渐被重视,并应用于糖尿病慢性并发症的研究。对糖尿病脑病的改善作用机制也在逐渐深入地研究。已经发现有多种基因及信号通路参与其过程,但其确切机制尚未完全明了。其对氧化应激水平的影响可能不是通过降低血糖实现的。随着研究的进一步深入,葡萄多酚有望在糖尿病脑病的防治中发挥重要的作用。

第七节　糖尿病周围神经病变

糖尿病周围神经病变是糖尿病最常见的并发症之一,临床上发生率可高达 60% ~90%。它也是导致糖尿病患者足部溃疡和截肢的主要原因,可呈对称性复发性神经病、单神经病或复发性单神经病,可累及感觉、运动和自主神经,多以感觉性症状为主。最常见的是慢性感觉运动性的对称性糖尿病周围神经病变(diabetic peripheral polyneuropathy,DPN)和糖尿病自主神经病变(diabetic autonomic neuropathy,DAN)。早期发现糖尿病周围神经病变对于糖尿病患者十分重要,及时采取预防性的干预措施可减少发病率。

一、病理生理机制

(一) 血管病变

糖尿病患者的大血管和微血管病变普遍存在。其中微血管病变表现为毛细血管基底膜增厚,内皮细胞肿胀、增生、透明变性,管壁内有脂肪及糖蛋白沉积,管腔狭窄,从而导致神经缺血、缺氧。此外,血管活性因子一氧化氮有调节局部血流、扩张血管的作用,神经内膜一氧化氮活性降低对糖尿病周围神经病变的发生起着一定作用。其他血管活性因子如内皮素(ET)等也与糖尿病周围神经病变有关。

(二) 多元醇、肌醇代谢途径异常

持久的高血糖使多元醇通路活性增高。葡萄糖在神经细胞外的浓度增高,被醛糖还原酶催化生成较多的山梨醇和果糖,而神经组织内无果糖激酶,不能分解果糖,因此,二者大量沉积于周围神经,导致神经纤维渗透压增高,神经纤维水肿、变性坏死。葡萄糖与肌醇结构非常相似,高血糖时可竞争性地抑制神经组织摄取肌醇,导致神经组织内肌醇减少,同时伴有 Na$^+$-K$^+$-ATP 酶活性下降,使其通过合成磷酸肌醇来调节细胞的功能受损,导致神经纤维

结构破坏,引起周围神经运动传导速度减慢,脱髓鞘等变化。在对糖尿病鼠试验中发现,早期补充足够的肌醇,用醛糖还原酶抑制剂可使神经传导速度改善。

(三) 非酶促蛋白糖基化

糖尿病时持续的高血糖可导致体内各种组织蛋白的非酶糖基化异常增高,如血红蛋白、晶状体蛋白、白蛋白、内皮细胞膜和胶原蛋白等。AGE 的蓄积引起巨噬细胞特异性反应,并刺激血管壁低密度脂蛋白增高,引起动脉粥样硬化和平滑肌增生。高血糖状态可使半衰期长的蛋白质普遍糖基化,神经髓鞘蛋白和微管蛋白糖基化显著增加,从而破坏了髓鞘的完整性,还可引起具有神经分泌和轴索传导的微管系统的结构与功能变化。由于蛋白质非酶糖基化,致使细胞内的一些基质蛋白对周围神经纤维的营养作用受到损害,所以非酶糖基化作用与糖尿病周围神经病变关系密切。

(四) 生长因子的作用

1. 胰岛素样生长因子(IGF)　它是一种具有胰岛素样作用的生长因子,具有促进神经生长和修复作用。早在 1995 年,Ishii 已系统地提出关于糖尿病神经病变的发病机制,认为胰岛素、IGF 或 IGF 结合蛋白(IGFBP)、IGF 受体及受体后的原因引起胰岛素、IGF 作用降低,引起神经的营养支持减少,导致糖尿病神经病变的发生。在糖尿病早期,IGF 的水平及作用降低,神经组织的 IGF 基因表达减少,并在不改变高血糖的情况下,IGF 能改善其神经修复能力及神经传导速度。这提示 IGF 可能在糖尿病神经病变的发病中起到一定的作用。

2. 神经生长因子(NGF)　它是一种多肽物质,主要存在于交感神经元及部分感觉神经元所分布的靶区域内的细胞组织内,其生物学活性主要是维持交感神经和感觉神经的功能。在糖尿病动物模型中,已证实足、皮肤和骨骼肌的内生 NGF 水平随着病程进展而逐步降低,并有研究随着糖尿病病程的进展,在不同的组织 NGF-mRNA 进行性下降,尤其在小腿肌肉和坐骨神经。高血糖可能通过降低靶组织 NGF 的合成及受体亲和力而导致神经病变的发生发展。此外,维生素 D 的代谢可能参与 NGF 的调节,而 1,25-二羟维生素 D_3 在体外可诱导 NGF-mRNA 的表达,故提示活性维生素 D 的缺乏可能导致糖尿病周围神经病变的机制。

(五) 其他

遗传背景、自身免疫因素以及血液流变性改变也与糖尿病周围神经病变的发生发展有关。

二、临 床 表 现

糖尿病周围神经病变通常为对称性、多发性病变,下肢较上肢严重,病情进展缓慢。常见症状为肢端感觉异常,如麻木、针刺感、灼热及感觉迟钝等,呈手套或袜套状分布,有时痛觉过敏;随后出现肢痛,呈隐痛、刺痛或烧灼样痛,夜间及寒冷季节加重。早期腱反射亢进,后期减弱或消失;震动感减弱或消失,触觉和温度觉有不同程度减弱。感觉迟钝,易受创伤或灼伤致皮肤溃疡,因神经营养不良和血液供应不足,溃疡较难愈合,若继发感染,可引起急性或慢性骨髓炎甚至败血症。多发性神经病变中一个较少见的类型表现为感觉异常伴严重烧灼样痛,皮肤非常敏感,甚至不能耐受床单覆盖,常伴有失眠、食欲缺乏、精神抑郁,后期运动神经可受累,出现肌张力减弱,肌力降低以至于肌肉萎缩和瘫痪,多累及手、足小肌肉,常出现垂足。长期受压或创伤可致骨质吸收破坏和关节变形,称营养不良性关节炎(Charcot关节)。

诊断依据:临床有糖尿病基础,存在周围神经损害的症状、体征或电生理检测的异常,并排除其他原因引起的肢体麻木、无力、疼痛。在临床症状出现前,电生理检查已可发现感觉和运动神经传导速度减慢。

临床类型:对称性复发性神经病,包括远端感觉性神经病、自主神经病和迅速可逆性神经病。单神经病或复发性单神经病:局灶性周围神经损害(脑神经多见)或下肢近端运动神经病(糖尿病性肌萎缩或痛性肌萎缩)。

其临床表现通常分为4型。

(一) 感觉性神经病

表现为肢体远端对称的多发性神经病,大多起病隐匿,自下向上进展,下肢较重。主要症状包括肢体麻木和疼痛,多为隐痛、刺痛、烧灼痛,夜间尤甚。体检可发现袜套、手套式感觉减退或缺失,跟、膝腱反射减弱或消失。病理改变呈小纤维受累为主、大纤维受累为主或混合型3种形式。小纤维受累为主者,常有痛温觉和自主神经功能减弱,可在感觉障碍较严重的部位即趾骨、足跟、踝关节等处发生溃疡,形成经久难愈的"糖尿病足",给患者造成极大的痛苦;有的患者趾关节、跖趾关节发生退行性病变,形成Charcot关节。大纤维受累为主者,可表现为行走不稳、容易跌倒等感觉性共济失调。

(二) 运动性神经病

多为亚急性或慢性起病,可对称,也可单发,有的表现为远端肌力减弱和肌肉萎缩,可表现为下肢力弱和疼痛。

(三) 自主神经病

慢性长病程的糖尿病患者,几乎都有自主神经功能障碍。病理及临床症状表明,患者的交感和副交感神经的传入和传出纤维均可受累。表现如下。

1. 心率调节反应　患者在活动、深呼吸时对心率的调节反应减弱,甚至完全性心脏失神经,心率固定,故应限制活动。

2. 直立性低血压　由于交感缩血管神经变性,站立时窦弓反射减弱,心率增加不明显,不能调节动脉压的明显降低,发生直立性低血压。严重者产生头晕、黑矇、晕厥等症。

3. 迷走神经对消化道的调节功能减弱　可引起食管蠕动和胃排空能力减弱,表现为上腹不适、饱胀、恶心、呕吐、腹泻、便秘等。由于胆囊收缩功能减弱,易发生胆石症、胆囊炎。

4. 出汗异常　可有下肢无汗而头、手、躯干大量出汗,吃饭时明显,即所谓的"味觉性出汗"(gustatory sweating)。

5. 泌尿生殖系统的异常　如尿意减弱、排尿次数减少、膀胱容量增大,形成低张力性膀胱,排尿困难,易发生尿路感染和肾功能障碍;男性患者常见阳痿、逆行射精等性功能障碍。

6. 其他表现　①脑神经病:糖尿病患者脑神经麻痹的发生率明显高于非糖尿病患者,以动眼神经麻痹最为多见,可单发、也可双侧受累,其次为滑车、外展、面神经麻痹,可表现为多组脑神经受损;②嵌压性神经病:常见挤压部位易患性增加,可出现多处压迫性麻痹,如腕管综合征(压迫正中神经)、肘管综合征(压迫尺神经)、跖管综合征(压迫胫神经)。

三、治　疗　措　施

(一) 控制血糖

严格控制血糖是治疗糖尿病周围神经病变的根本原则。近年来运用胰岛素泵严格控制血糖,对神经病变的防治已获较好的疗效。

（二）药物治疗

1. 钙拮抗剂 如尼莫地平、尼群地平、氟桂利嗪等。使用钙拮抗剂治疗糖尿病周围神经病变是糖尿病治疗上的重要进展。它不仅对神经病变的发生有预防作用,还可使已经发生的神经病变有所改善。最常用的是尼莫地平。其治疗糖尿病周围神经病变的作用为:①增加神经血流量,改善神经缺血缺氧;②增加神经内毛细血管密度,促进微血管生长;③改善神经突触前肾上腺素能反应;④直接的神经保护作用。川芎嗪是中药川芎的有效成分四甲基吡嗪,具有典型的钙拮抗剂特征,即具有扩张微血管,增加局部血流量,改善微循环,降低血黏度,抑制醛糖还原酶活性,抗氧化作用等。

2. 血管扩张剂 糖尿病周围神经病变主要由滋养神经的微血管病变所引起。酚妥拉明是 α 受体阻断药,能扩张微动脉、小动脉,缓解微血管痉挛,从而改善微循环灌注。莨菪类药物对大脑皮质有镇静作用,可通过自主神经调节血管紧张度和全身平滑肌,扩张全身小动脉、静脉,改善微循环。

3. 醛糖还原酶抑制剂（ARI） 研究发现该类药物可抑制醛糖还原酶（AR）活性,从而降低细胞内山梨醇和果糖的浓度,恢复细胞内肌醇的浓度,增加 Na^+-K^+-ATP 酶活性,改善神经供血,加快神经传导速度,改善糖尿病神经病变的组织结构。目前对托瑞司他研究较多,动物实验证实,该药对醛糖还原酶有很强的作用。近年研究中药筋脉通胶囊对红细胞醛糖还原酶的活性有抑制作用。筋脉通由生黄芪、丹参、葛根、水蛭、菟丝子、女贞子、桂枝等中药组成,具有益气养阴、补肾活血、温经通络之功效。治疗后患肢凉、麻、痛症状明显减轻,同时反映髓鞘功能的神经传导速度（NCV）和反映轴索功能的波幅（AMP）亦有不同程度的改善。ARI 对神经病变有肯定的疗效,即使镇痛药、解痉药无效者,甚至是晚期的危重病例,应用本剂也可能有效。

4. 前列腺素类 有研究用前列地尔治疗糖尿病周围神经病变,能明显改善症状和体征,明显提高周围神经传导速度。而且糖尿病病程越短,治疗效果越好,不良反应仅见颜面潮红。前列腺素类具有扩张末梢血管、增加血流量、抑制血小板凝集等作用,从而有效改善糖尿病微循环障碍引起的周围神经病变的症状和体征,明显提高周围神经传导速度。

5. 自由基清除剂 研究证实:抗氧化剂维生素 E 可增加神经血供,加快神经传导速度。谷胱甘肽（GSH）是重要的自由基清除剂,可直接使自由基还原或促进 SOD 合成。给 STZ 诱发的糖尿病大鼠静脉注射 GSH 200mg/kg,每周 2 次,结果显示从第 1 周开始到第 10 周,能部分预防糖尿病神经病变的发生。

6. 神经生长因子（NGF） NGF 已经应用于神经系统多种疾病的治疗,如脊髓损伤、化疗药物所致的神经损害、脑卒中等。Apfel 等给予糖尿病鼠注射外源性 NGF,可预防脊髓根神经节中 P 物质和降钙素基因相关肽的降低。4-甲基苯酚是一种儿茶酚胺衍生物,在体外及体内均显示有对 NGF 合成的促进作用。当给 STZ 诱导的大鼠用 4-甲基苯酚后第 8 周,坐骨神经 NGF 含量、运动神经传导及平均有髓神经直径 3 项指标均见明显改善,提示 4-甲基苯酚可能通过促进内源性 NGF 合成的作用而预防糖尿病周围神经病变。

7. 其他药物 不少文献报道用丹参注射液、肝素、尿激酶、神经节苷脂、肌醇、维生素 B_{12} 衍生物弥可保等治疗糖尿病周围神经病变,均有一定的疗效。

（三）对症治疗

1. 物理疗法 针对麻木及疼痛,可采用温水浴、温热疗法、按摩、针灸治疗,可有一定疗效。

2. 镇痛剂　常用的有卡马西平、苯妥英钠、氟奋乃静、阿密替林等。

3. 止泻剂　鞣酸蛋白、碱式碳酸铋、中药健脾温肾止泻剂。针灸治疗对糖尿病性腹泻疗效较好。

4. 神经源性膀胱　可试用耻骨上按摩，每 3 ~ 4 小时鼓励自动小便；较重者给予卡巴胆碱 0.25mg，皮下注射，有一定疗效；必要时应留置导尿、膀胱冲洗。

5. 胃肠低张状态　可给予甲氧氯普胺 5 ~ 10mg，每日 3 ~ 4 次。

6. 直立性低血压　可给予 9α-氟氢化可的松 0.1 ~ 0.3mg，每日 1 次，起床或起立时应缓慢进行。

7. 阳痿　可肌内注射绒毛膜促性腺激素或睾酮，中药补肾剂有一定疗效。

8. 其他　为防止损伤继续发生，应坚持运动锻炼，平衡饮食，控制体重，避免血糖大幅度波动。

四、葡萄多酚与糖尿病周围神经病变

（一）葡萄籽原花青素与糖尿病周围神经病变

糖尿病周围神经病变是糖尿病最常见的并发症之一，最近研究表明，高血糖导致线粒体 ROS 产生增多在糖尿病并发症的发展中起关键作用。氧化应激直接损害 DNA、蛋白和细胞内脂质。体内和体外试验均表明糖尿病时氧化损伤的生物标志物 MDA 升高。氧化应激导致内源性抗氧化酶如 SOD 的减少。GSPE 具有强大的抗氧化活性，其抗氧化成分十分复杂，包括低聚体（二聚体、三聚体和四聚体）和高聚体。其中低聚物清除自由基的活性最强。Cui 等研究 GSPE 对 STZ 诱导的糖尿病大鼠周围神经病变的作用时发现，糖尿病大鼠丙二醛（MDA）水平明显升高，而 SOD 活性降低。糖尿病时通常伴有不对称性的感觉性多神经病，神经传导速度降低。神经轴突鞘膜增厚，神经胶质和微丝增多，而微管和线粒体减少。250mg/kg GSPE 能够明显提高大鼠运动神经传导速度（motor nerve conductive velocity，MNCV）和 SOD，降低 AGE 和 MDA 的水平。GSPE 还能够减轻周围神经节段性脱髓鞘及痛觉异常，并且改善施万细胞的损伤。施万细胞在合成和维持外周神经髓磷脂中发挥重要的作用。而髓磷脂对于神经纤维的冲动传导非常重要。虽然结构损伤不足以解释早期糖尿病神经传导速度的降低，但脱髓鞘和神经纤维损失在糖尿病周围神经病变的发生发展中起到关键性的作用。氧化应激还能导致神经细胞凋亡，GSPE 通过改善非酶糖基化，从而改善 NF-κB 或 ROS 产生导致的细胞凋亡。

（二）白藜芦醇与糖尿病周围神经病变

糖尿病周围神经病变的病因包括氧化应激，AGE 形成，脂质过氧化等。这些致病因素激活了炎症反应的过程，而 NF-κB 级联信号通路是炎症反应的主要因素。NF-κB 的激活使炎症介质的产生增多，COX-2 和 TNF-α 与糖尿病神经病变的发病密切相关。Kumar 等研究表明，白藜芦醇能够减少糖尿病大鼠 p65 和 IκB-α 的表达。也能降低 TNF-α、IL-6 和 COX-2 的水平。此外，白藜芦醇能够显著降低神经 MDA 水平，从而减轻神经炎症。白藜芦醇能够抑制 NF-κB 活性，对糖尿病周围神经病变具有改善作用。Sharma 等研究也发现，白藜芦醇降低 TNF-α 和 NO 水平，减轻糖尿病痛觉异常。

Kumar 等还发现 STZ 诱导的糖尿病大鼠周围神经病变时，MNCV、神经血流量（NBF）减少和明显的痛觉过敏;MDA、过氧亚硝酸盐和过氧化氢酶水平升高,白藜芦醇能够显著改善这些指标,并且显著减少 DNA 片段。白藜芦醇通过减轻氧化应激和 DNA 片段,发挥了对糖尿病神经病变的保护作用。

五、应 用 前 景

糖尿病周围神经病变发病机制复杂,随着研究的逐渐深入,治疗方法多种多样。葡萄多酚通过抗炎、抗氧化,显著改善神经传导速度、神经血流量、丙二醛及 TNF-α 等因子的水平,具有明显的神经保护作用。对已有的神经病变有缓解甚至逆转的作用。葡萄多酚的应用对糖尿病周围神经病变的治疗提供了新的思路。

参 考 文 献

[1] 庞国明. 糖尿病概述及有关研究进展. 适宜诊疗技术,2003,21:37-46.

[2] American Diabetes Association. Executive summary:standards of medical care in diabetes-2011. Diabetes Care,2011,Suppl 1:S4-10.

[3] 马亚兵,高海青,周雁,等. 葡萄籽原花青素降低糖尿病大鼠氧化应激的作用. 营养学报,2005,27:173-174.

[4] Bufer AE,Janson J,Waler C,et al. Increased β-cell apoptosis prevents adaptive increase in β-cell mass in mouse model of type 2 diabetes:evidence for role of islet amyloid formation rather than direct action of amyloid. Diabetes,2003,52:2304.

[5] 杨立勇,吴佩文. 细胞因子介导的 2 型糖尿病患者 B 细胞损伤机制. 国外医学·内分泌学分册,2005,25:13-15.

[6] Yun JM,Chien A,Jialal I,et al. Resveratrol up-regulates SIRT1 and inhibits cellular oxidative stress in the diabetic mellitus:mechanistic insights. J Nutr Biochem,2011,[Epub ahead of print].

[7] Sun C,Zhang F,Ge X,et al. SIRT1 improves insulin sensitivity under insulin-resistant conditions by repressing PTP1B. Cell Metab,2007,6:307-319.

[8] Ku CR,Lee HJ,Kim SK,et al. Resveratrol prevents Streptozotocin-induced diabetes by inhibiting the apoptosis of pancreatic b-cell and the cleavage of poly(ADP-ribose)polymerase. Endocr J,2011,[Epub ahead of print].

[9] Xu Y,Nie L,Yin YG,et al. Resveratrol protects against hyperglycemia-induced oxidative damage to mitochondria by activating SIRT1 in rat mesangial cell. Toxicol Appl Pharmacol,2011,[Epub ahead of print].

[10] Roy S,Sannigrahi S,Majumdar S,et al. Resveratrol regulates antioxidant status,inhibits cytokine expression and restricts apoptosis in carbon tetrachloride induced rat hepatic injury. Oxid Med Cell Longev,2011,[Epub 2011 Oct 15].

[11] Kim YH,Kim YS,Roh GS,et al. Resveratrol blocks diabetes-induced early vascular lesions and vascular endothelial growth factor induction in mouse retinas. Acta Ophthalmol,2011,[Epub ahead of print].

[12] Pasinetti GM,Wang J,Marambaud P,et al. Neuroprotective and metabolic effects of resveratrol:therapeutic implications for Huntington's disease and other neurodegenerative disorders. Exp Neurol,2011,[Epub 2011 Aug 30].

[13] Baur JA,Pearson KJ,Price NL,et al. Resveratrol improves health and survival of mice on a high-calorie diet. Nature,2006,444:337-342.

[14] Chi TC,Chen WP,Chi TL,et al. Phosphatidylinositol-3-kinase is involved in the antihyperglycemic effect induced by resveratrol in streptozotocin-induced diabetic rats. Life Sci,2007,80:1713-1720.

［15］ Nakashima H,Akiyama Y,Tasaki H,et al. Coronary microvascular dysfunction in coronary artery disease associated with glucose intolerance. J Cardiol,1997,30:59-65.

［16］ Braunwald. Heart Disease:A Textbook of Cardiovascular Medicine. 2001,2133-2150.

［17］ Brown L,Wall D,Marchent C,et al. Tissue-specific changes in angiotensin II receptors in streptozotocin-diabetic rats. J Endocrinol,1997,154:355-362.

［18］ Wohaieb SA,Godin DV. Alteration in free radical tissue-defense mechanism in streptozocin-induced diabetes in rat. Effects of insulin treatment. Diabetes,1987,36:1014-1018.

［19］ Hoit BD,Castro C,Bultron G,et al. Noninvasive evaluation of cardiac dysfunction by echocardiography in streptozotocin-induced diabetic rats. J Card Fail,1999,5:324-333.

［20］ Fouyas IP,Kelly PA,Ritchie IM,et al. Cerebrovascular responses to pathophysiological insult in diabetes rats. J Clin Neurosci,2003,10:88-91.

［21］ Mohamed AK,Bierhaus A,Schiekofer S,et al. The role of oxidative stress and NF-kappa B activation in late diabetic complications. Biofactors,1999,10:157-167.

［22］ Hall KE,Liu J,Sima AA,et al. Impaired inhibitory G-protein function contributes to increased calcium currents in rats with diabetic neuropathy. J Neurophysiol,2001,86:760-770.

［23］ Muranyi M,Fujioka M,Qingping H,et al. Diabetes activates cell death pathway after transient focal cerebral ischemia. Diabetes,2003,52:481-486.

［24］ 李显丽,陶文玉,徐纪. 美舒郁对合并抑郁症者血糖的影响. 辽宁实用糖尿病杂志,2001,9:41.

［25］ 孙海鸥,殷玉华,姬秋和. 糖尿病脑病. 国外医学·内分泌学分册,2004,24:79-81.

［26］ Biessels GJ,ter Laak MP,Hamers FP,et al. Neuronal Ca^{2+} disregulation in diabetes mellitus. Eur J Pharmacol,2002,447:201-209.

［27］ Bouchard P,Ghitescu LD,Bendayan M. Morpho-functional studies of the blood-brain barrier in streptozotocin-induced diabetic rats. Diabetologia,2002,45:1017-1025.

［28］ 李健斋,王抒. 老年人血脂异常与冠心病及其防治问题. 世界医学杂志,2003,7:1-4.

［29］ Pandolfi A,Giaccari A,Gilli C,et al. Acute hyperglycemia and acute hyperinsulinemia decrease plasma fibrinolytic activity and increase plasminogen activator inhibitor type1 in the rat. Acta Diabetol,2001,38:71-76.

［30］ Li ZG,Zhang W,Sima AA. C-peptide prevents hippocampal apoptosis in type 1 diabetes. Int J Exp Diabetes Res,2002,3(4):241-245.

［31］ 钱玉英,赵咏梅,赵志炜,等. 记忆增强肽对糖尿病小鼠学习记忆功能及海马 NT-3 神经元的影响. 中国糖尿病杂志,1999,7:94-96.

［32］ Li W,Zhou Q,Qin M,et al. Reduced absolute rate of myo-inositol synthesis of cultured bovine retinal capillary pericytes in high glucose. Exp Eye Res,1991,52:569-573.

［33］ Hinokio Y,Suzuki S,Hirai M,et al. Oxidative DNA damage in diabetes mellitus:its association with diabetic complications. Diabetologia,1999,42:995-998.

［34］ Hammes HP,Bartmann A,Engel L,et al. Antioxidant treatment of experimental diabetic retinopathy in rats with nicanartine. Diabetologia,1997,40:629-634.

［35］ Mizutani M,Kern T,Lorenzi M. Accelerated death of retinal microvascular cells in human and experimental diabetic retinopathy. J Clin Invest,1996,97:2883-2890.

［36］ 刘学政,萧鸿,曲维新,等. 糖尿病大鼠视网膜毛细血管细胞凋亡及其凋亡相关基因的表达. 中华眼科杂志,2001,1:59-61.

［37］ 杨乃龙. 糖尿病神经病变的发病机制及治疗近况. 医学综述,2001,7:657.

［38］ 陈晓云,杨庚明,赵义娟,等. 前列地尔治疗糖尿病周围神经病变初步探讨. 新医学,2000,31:545-546.

[39] Apfel SC, Arezzo JC, Brownlee M, et al. Nerve growth factor administration protects against experimental diabetic sensory neuropathy. Brain Res, 1994, 634:7-12.

[40] Bagchi D, Lau F, Bagchi M. Genomics, Proteomics and Metabolomics in Nutraceuticals and Functional Foods. U. S. A. :WILEY-BLACKWELL, 2010.

[41] 周雁, 马亚兵, 高海青, 等. 葡萄籽多酚抗糖尿病大鼠非酶糖基化实验研究. 中华老年医学杂志, 2005, 24:49-52.

[42] American Diabetes Association. Screening for type 2 diabetes. Diabetes Care, 2000, 23:20-23.

[43] Dikow R, Ritz E. The patient with diabetes mellitus. Davison AM, Cameron JS, Grunfeld JP, et al. Oxford textbook of clinical nephrology. 3rd ed. Vol 2. New York: Oxford University Press Inc, 2005:659-678.

[44] 中华医学会肾脏病分会透析移植登记工作组. 1999 年度全国透析移植登记报告. 中华肾脏病杂志, 2001, 17:77-78.

[45] Brownlee M. Biochemistry and molecular cell biology of diabetic complications. Nature, 2002, 13:813-820.

[46] Du X, Matsumura T, Edelstein D, et al. Inhibition of GAPDH activity by poly(ADP-ribose)polymerase activates three major pathways of hyperglycemic damage in endothelial cells. J Clin Invest, 2003, 112:1049-1057.

[47] Nishikawa T, Edelstein D, Du XL, et al. Normalizing mitochondrial superoxide production blocks three pathways of hyperglycaemic damage. Nature, 2002, 404:787-790.

[48] Jensen LJ, Denner L, Schrijvers BF, et al. Renal effects of a neutralising RAGE-antibody in long-term streptozotocin-diabetic mice. J Endocrinol, 2006, 188:493-501.

[49] Bierhaus A, Humpert PM, Morcos M, et al. Understanding RAGE, the receptor for advanced glycation end products. J Mol Med, 2005, 83:876-886.

[50] Hogan M, Cerami A, Bucala R. Advanced glycosylation endproducts block the antiproliferative effect of nitric oxide. Role in the vascular and renal complications of diabetes mellitus. J Clin Invest, 1992, 90:1110-1115.

[51] Ramana KV, Friedrich B, Tammali R, et al. Requirement of aldose reductase for the hyperglycemic activation of protein kinase C and formation of diacylglycerol in vascular smooth muscle cells. Diabetes, 2005, 54:818-829.

[52] Misawa S, Kuwabara S, Kanai K, et al. Aldose reductase inhibition alters nadal Na^+ currents and nerve conduction in human diabetics. Neurology, 2006, 66:1545-1549.

[53] Wolf G, Schroeder R, Ziyadeh FN, et al. High glucose stimulates expression of p27 in cultured mouse mesangial cells:Relationship with hypertrophy. Am J Physiol, 1997, 273:F348-F356.

[54] Whiteside CI, Dlugosz JA. Mesangial cell protein kinase C isozyme activation in the diabetic milieu. Am J Physiol Renal Physiol, 2002, 282:F975-F980.

[55] Ganz MB, Seftel A. Glucose-induced changes in protein kinase C and nitric oxide are prevented by vitamin E. Am J Physiol, 2000, 278:E146-E152.

[56] Kuboki K, Jiang ZY, Takahara N, et al. Regulation of endothelial constitutive nitric oxide synthase gene expression in endothelial cells and in vivo a specific vascular action of insulin. Circulation, 2000, 101:676-681.

[57] 李颖健, 刘志红, 刘栋, 等. 己糖胺通路的过度活化介导系膜细胞转化生长因子 β1 的表达. 肾脏病与透析肾移植杂志, 2000, 9:303-310.

[58] Goldberg HJ, Whiteside CI, Fantus IG. The hexosamine pathway regulates the plasminogen activator inhibitor-1 gene promoter and Sp1 transcriptional activation through protein kinase C-beta I and-delta. J Biol Chem, 2002, 277:33833-33841.

[59] Schrijvers BF, de Vriese AS, Flyvbjerg A. From hyperglycemia to diabetic kidney disease:the role of metabol-

ic,hemodynamic,intracellular factors and growth factors/cytokines. Endocr Rev,2004,2:971-1010.

[60] Oldfield MD,Bach LA,Forbes JM,et al. Advanced glycation end products cause epithelial-myofibroblast transdifferentiation via the receptor for advanced glycation end products(RAGE). J Clin Invest,2001,108: 1853-1863.

[61] 刘志红,胡可斌,周虹,等.2 型糖尿病肾病患者肾组织中血管内皮细胞生长因子及其受体的变化.肾脏病与透析肾移植杂志,2001,10:401-405.

[62] Raz I,Wexler I,Weiss O,et al. Role of insulin and the IGF system in renal hypertrophy in diabetic *Psammomys obesus*(sand rat). Nephrol Dial Transplant,2003,18:1293-1298.

[63] KDOQI. KDOQI clinical practice guidelines and clinical practice recommendations for diabetes and chronic kidney disease. Am J Kidney Dis,2007,49:S12-154.

[64] American Diabetes Association. Standards of medical care in diabetes-2007. Diabetes Care, 2007, 30: S4-S41.

[65] The diabetes control and complications trial research group. The effect of intensive treatment of diabetes on the development and progression of long-term complications in insulin-depentent diabetes mellitus. N Eng J Med,1993,329:977-986.

[66] Prospective Diabetes Study Group. Intensive blood-glucose control with sulphonylureas or insulin compared with conventional treatment and risk of complications in patients with type 2 diabetes. Lancet,1998,352: 837-853.

[67] 刘志红. 糖尿病肾病的治疗. 中国实用内科杂志,2006,26:322-323.

[68] Lewis EJ,Hunsicker LG,Clarke WR,et al. Renoprotective effect of the angiotensin-receptor antagonist irbesartan in patients with nephropathy due to type 2 diabetes. N Engl J Med,2001,345:851-860.

[69] Brenner BM,Cooper ME,de Zeeuw D,et al. Effects of losartan on renal and cardiovascular outcomes in patients with type 2 diabetes and nephropathy. N Engl J Med,2001,345:861-869.

[70] Parving HH,Lehnert H,Brochner-Mortensen J,et al. The effect of irbesartan on the development of diabetic nephropathy in patients with type 2 diabetes. N Engl J Med,2001,345:870-878.

[71] Blanco S,Vaquero M,Gomez-Guerrero C,et al. Potential role of angiotensin-converting enzyme inhibitors and stains on early podocyte damage in a model of type 2 diabetes mellitus,obesity,and mild hypertension. Am J Hypertens,2005,18:557-565.

[72] Shibata S,Nagase M,Fujita T,et al. Fluvastatin ameliorates podocyte injury in proteinuric rats via modulation of excessive Rho signaling. J Am Soc Nephrol,2006,17:754-764.

[73] Aggarwal BB,Bhardwaj A,Aggarwal RS,et al. Role of resveratrol in prevention and therapy of cancer:preclinical and clinical studies. Anticancer Res,2004,24:2783-2840.

[74] Kiritoshi S,Nishikawa T,Sonoda K,et al. Reactive oxygen species from mitochondria induce cyclooxyenase-2 gene expression in human mesangial cells:potential role in diabetic nephropathy. Diabetes, 2003, 52: 2570-2577.

[75] Du Y,Miller CM,Kern TS. Hyperglycemia increases mitochondrial superoxide in retina and retinal cells. Free Radic Biol Med,2003,35:1491-1499.

[76] Yu T,Robotham JL,Yoon Y. Increased production of reactive oxygen species in hyperglycemic conditions requires dynamic changes of mitochondrial morphology. Proc Natl Acad Sci USA,2006,103:2653-2658.

[77] Li Y,Cap Z,Zhu H. Up regulation of endogenous antioxidants and phase 2 enzymes by the red wine polyphenol,resveratrol in cultured aortic smooth muscle cells leads to cytoprotection against oxidative and electrophilic stress. Pharmacol Res,2006,53:6-15.

[78] King RE,Kent KD,Bomser JA. Resveratrol reduces oxidation and proliferation of human retinal pigment epi-

　　thelial cells via extracellular signal-regulated kinase inhibition. Chem Bio Interact,2005,151:143-149.

[79] Cengiz A,Hale K,Aysun B,et al. Protective effect of resveratrol against oxidative stress in cholestasis. J Surg Res,2005,127:112-117.

[80] 丁洪成,程长明,廖勇敢. 白藜芦醇对糖尿病大鼠肾脏内氧化应激的影响. 成都中医药大学学报,2009,32:62-65.

[81] Kitada M,Kume S,Imaizumi N,et al. Resveratrol improves oxidative stress and protects against diabetic nephropathy through normalization of Mn-SOD dysfunction in AMPK/SIRT1-independent pathway. Diabetes,2011,60:634-643.

[82] Meltem K,Murat U,Mukaddes E. Effect of resveratrol on tubular damage and interstitial fibrosis in kidneys of rats exposed to cigarette smoke. Toxicol Ind Health,2009,25:539-544.

[83] Kang OH,Jang HJ,Chae HS,et al. Anti-inflammatory mechanisms of resveratrol in activated HMC-1 cells: pivotal roles of NF-kappa B and MAPKl. Pharmacol Res,2009,59:330-337.

[84] Chen KH,Hung CC,Hsu HH,et al. Resveratrol ameliorates early diabetic nephropathy associated with suppression of augmented TGF-β/smad and ERK1/2 signaling in streptozotocin-induced diabetic rats. Chem Biol Interact,2011,190:45-53.

[85] Nonn L,Duong D,Peehl DM. Chemopreventive anti-inflammatory activities of curcumin and other phytochemicals mediated by MAP kinase phosphatase-5 in prostate ceils. Carcinogenesis,2007,28:1188-1196.

[86] 杨勤,谢汝佳,薛冰,等. 转化生长因子胞内信号蛋白 Smad2/3 在糖尿病大鼠肾脏表达的动态观察及意义研究. 中国病理生理杂志,2006,22:1879-1884.

[87] Shang J,Chen LL,Xiao FX,et al. Resveratrol improves nonalcoholic fatty liver disease by activating AMP-activated protein kinase. Acta Pharmacol Sin,2008,29:698-706.

[88] Brito PM,Devillard R,Nègre-Salvayre A,et al. Resveratrol inhibits the mTOR mitogenic signaling evoked by oxidized LDL in smooth muscle cells. Atherosclerosis,2009,205:126-134.

[89] Penumathsa SV,Thirunavukkarasu M,Zhan L,et al. Resveratrol enhances GLUT-4 translocation to the caveolar lipid raft fractions through AMPK/Akt/ eNOS signaling pathway in diabetic myocardium. J Cell Mol Med,2008,12:2350-2361.

[90] Li BY,Cheng M,Gao HQ,et al. Back-regulation of six oxidative stress proteins with grape seed proanthocyanidin extracts in rat diabetic nephropathy. J Cell Biochem,2008,104:668-679.

[91] Li X,Xiao Y,Gao H,et al. Grape seed proanthocyanidins ameliorate diabetic nephropathy via modulation of levels of AGE,RAGE and CTGF. Nephron Exp Nephrol,2009,111:e31-41.

[92] Li X,Xu L,Gao H,et al. Effects of grape seed proanthocyanidins extracts on AGEs and expression of bone morphogenetic protein-7 in diabetic rats. J Nephrol,2008,21:722-733.

[93] Petermann AT,Pippin J,Krofft R,et al. Viable podocytes detach in experimental diabetic nephropathy:potential mechanism underlying glomerulosclerosis. Nephron Exp Nephrol,2004,98:e114-123.

[94] 张芳林,李果. 糖尿病性心肌病发病机理的研究进展. 国外医学·内分泌学分册,2002,22:245-247.

[95] 程梅,高海青,许玲,等. 葡萄籽原花青素对糖尿病大鼠心肌超微结构的影响. 山东大学学报(医学版),2007,45:404-411.

[96] Das S,Cordis GA,Maulik N,et al. Pharmacological preconditioning with resveratrol:a role of CREB-dependent Bcl-2 singnaling via adenosine A3 receptor activation. Am J Physiol Heart Circ Physiol,2005,288:H328-H335.

[97] Hung LM,Chen JK,Huang SS,et al. Cardioprotective effect of resveratrol,a natural antioxidant derived from grapes. Cardiovasc Res,2000,47:549-555.

[98] 张红雨,徐长庆,李宏霞,等. 白藜芦醇抗心律失常和抗心肌缺血作用研究. 中国药理学通报,2006,22:

383-384.

[99] Bradamants S,Barenghi L,Piccinini F,et al. Resveratrol provides late-phase cardioprotection by means of ni-tric oxide and adenosine-mediated mechanism. Eur J Pharmacol,2003,465:115-123.

[100] Das S,Tosaki A,Bagchi D,et al. Potentiation of a survival signal in the ischemic heart by resveratrol through p38 MAPK-MSK-1-CREB signaling. J Pharmacol Exp Therapeutics,2006,317:980-988.

[101] 刘政,王庆山,赵娟,等.白藜芦醇对家兔窦房结起搏细胞的电生理效应.中国药理学与毒理学杂志,2005,19:407-411.

[102] Zhao J,Ma HJ,Dong JH,et al. Electrophysiological effects of resveratrol on guinea pig papillary muscles. Acta Physiol Sin,2004,56:708-712.

[103] 张丽男,王永梅,王桂英,等.白藜芦醇对家兔心房肌、乳头肌的影响.北京中医药大学学报,2008,31:323-325.

[104] 易方方,唐其柱,冯斯婷,等.白藜芦醇经蛋白激酶G影响豚鼠心室肌细胞L-型钙通道.中国病理生理杂志,2007,23:648-651.

[105] 刘妍妍,白云龙,王涛,等.白藜芦醇对豚鼠心室肌细胞L型钙通道的影响.中国药理学通报,2007,23:181-184.

[106] Brownlee M. Glycation products and the pathogenesis of diabetic complications. Diabetes Care,1992,15:1835-1840.

[107] 黄波.糖尿病视网膜病变发生机制及与维生素C的关系.锦州医学院学报,2002,23:65-68.

[108] Li M,Ma YB,Gao HQ,et al. A novel approach of proteomics to study the mechanism of action of grape seed proanthocyanidin extracts on diabetic retinopathy in rats. Chin Med J,2008,121:2544-2552.

[109] 李雯霖,肖诗艺,王莉,等.白藜芦醇对氧诱导鼠视网膜B细胞白血病蛋白2和血管内皮生长因子表达的影响.眼视光学杂志,2009,11:360-363.

[110] Burkitt MJ,Duncan J. Effects of trans-resveratrol on copper-dependent hydroxyl-radical formation and DNA damage:evidence for hydroxyl-radical scavenging and a novel,glutathione sparing mechanism of action. Arch Biochem Biophys,2000,381:253-263.

[111] Goldstein BJ,Mahadev K,Wu X. Redox paradox:insulin action is facilitated by insulin-stimulated reactive oxygen species with multiple potential signaling targets. Diabetes,2005,54:311-321.

[112] Lu M,Xu L,Li B,et al. Protective effects of grape seed proanthocyanidin extracts on cerebral cortex strepto-zotocin-induced diabetic rats through modulating AGEs/RAGE/NF-κB pathway. J Nutr Sci Vitaminol,2010,56:87-97.

[113] 欧阳昌汉,吴基良,郑敏,等.白藜芦醇对糖尿病脑病小鼠保护作用的实验研究.中国药理通讯,2008,25:49.

[114] Muller G,Ertl J,Gerl M,et al. Leptin impairs metabolic actions of insulin in isolated rat adipocytes. J Biol Chem,1997,272:10585-10593.

[115] Gonzale AM,Orlando RA. Curcumin and resveratrol inhibit nuclear factor-kappa B-mediated cytokine ex-pression in adipocytes. NutrMetab(Lond),2008,12:7.

[116] Kundu JK,Shin YK,Kim SH,et al. Resveratrol inhibits phorbol ester induced expression of COX-2 and ac-tivation of NF-κB in mouse skin by blocking IκB kinase activity. Carcinogenesis,2006,27:1465-1474.

[117] Tsai SH,Lin-Shiau SY,Lin JK. Suppression of nitric oxide synthase and the down-regulation of the activation of NF-kappa B in macrophages by resveratrol. Br J Pharmacol,1999,126:673-680.

[118] Zhu J,Yong W,Wu X,et al. Anti-inflammatory effect of resveratrol on TNF-α-induced MCP-1 expression in adipocytes. Biochem Biophys Res Commun,2008,369:471-477.

[119] Palsamy P,Subramanian S. Modulatory effects of resveratrol on attenuating the key enzymes activities of car-

bohydrate metabolism in streptozotocin nicotinamide-induced diabetic rats. Chem Biol Interact,2009,179：356-362.

[120] Shang J,Chen LL,Xiao FX. Resveratrol improves high-fat induced nonalcoholic fatty liver in rats. Zhonghua Gan Zang Bing Za Zhi,2008,16：616-619.

[121] 马亚兵,高海青,由倍安,等. 葡萄籽原花青素对动脉粥样硬化兔血脂的调节作用. 中国药理学通报,2004,20：325-329.

[122] Cui XP,Li BY,Gao HQ,et al. Effects of grape seed proanthocyanidin extracts on peripheral nerves in streptozocin-induced diabetic rats. J Nutr Sci Vitaminol,2008,54：321-328.

[123] Kumar A,Sharma SS. NF-kappa B inhibitory action of resveratrol：a probable mechanism of neuroprotection in experimental diabetic neuropathy. Biochem Biophys Res Commun,2010,394：360-365.

[124] Sharma S,Kulkarni SK,Chopra K. Effect of resveratrol,a polyphenolic phytoalexin,on thermal hyperalgesia in a mouse model of diabetic neuropathic pain. Fundam Clin Pharmacol,2007,21：89-94.

[125] Kumar A,Kaundal RK,Iyer S,et al. Effects of resveratrol on nerve functions,oxidative stress and DNA fragmentation in experimental diabetic neuropathy. Life Sci,2007,80：1236-1244.

第十三章 葡萄多酚与肿瘤

第一节 葡萄多酚的抗肿瘤机制

恶性肿瘤是危害人类生命和健康的一种严重疾病,其防治已是世界性的保健与医学问题。公认癌的发生可分为 3 个阶段,即始发、促癌及演进。其中在促癌阶段,不断增生的始发细胞经克隆后连续增殖,这一过程要经历一个漫长的渐变过程,其生物学变化是可逆的,是癌化学预防的理想靶点。其中癌症的化学预防作为解决癌症问题的最佳花费效益比的方法越来越受到人们的重视。癌症的化学预防是指用化学药物干预或阻断癌变的过程,使肿瘤分化逆转,从而达到预防癌症的目的。目前有 2000 多种天然和合成的化学物质在特定临床前研究中表现出化学预防作用。

研究证明,癌变的演变是多阶段的表现;癌的形成是细胞已完成了癌变的所有阶段。引发癌始发的因素有化学致癌物、电离辐射及致癌病毒等。有许多因素参与了促癌过程,如活性氧自由基,凡能保护组织免遭自由基攻击的物质都表现出抗促癌活性;又如能促进慢性增殖的化合物(如佛波酯、雌激素等)及某些条件如炎症、慢性感染等都属于促癌因子;此外,细胞内的信号传导通路和促癌过程密切相关,对细胞信号传递通路的干预,可在分子水平上达到预防癌变的目的。DNA 是遗传信息的载体,DNA 发生损伤和改变是癌症发生的关键步骤。癌的化学预防可通过消除致癌物与细胞 DNA 结合或可以减轻对 DNA 的损伤或促使损伤的 DNA 修复,从而抑制促癌的过程。许多研究结果显示葡萄籽提取物对遗传物质的损伤有一定的保护作用,其可能具有抗突变作用,从遗传学角度支持了葡萄籽提取物抗促癌作用的观点。原花青素,尤其是葡萄籽原花青素(GSPE)的抗癌效果良好,通过抗氧化和清除自由基,减少细胞增殖,增加凋亡,阻滞细胞周期,以及调节 NF-κB 及其目标基因的表达和活性,发挥抗癌作用。体内和体外肿瘤模型实验均证明原花青素对各种癌症都有重要的抑制作用。因此,原花青素有可能成为优良的抗癌新药。白藜芦醇(resveratrol),属于非黄酮类多酚化合物。白藜芦醇是一种天然活性成分,于 1940 年首次从毛叶藜芦(*Veratrum grandiflo*)的根部提取获得。在葡萄多酚中,抗肿瘤最有效的成分为白藜芦醇类化合物,其抗癌机制可能与调节相 I 细胞色素和相 II 脱毒酶、免疫调节、抑制环氧合酶(COX)和蛋白酶激酶活性、诱导肿瘤细胞凋亡分化、类雌激素作用以及抑制核苷酸还原酶活性等有关。大量科学实验证实白藜芦醇具有抗肿瘤活性,对肿瘤的起始、促进、发展 3 个主要阶段均有抑制作用。葡萄多酚抗肿瘤主要通过抗氧化,干扰信号传导通路,对细胞周期的调控及诱导肿瘤细胞凋亡,抑制部分酶类,抑制肿瘤血管的生成,激素的调节作用等机制起作用。

一、抗氧化作用

正常情况下,机体的氧化与抗氧化处于一种动态平衡之中,但当受到某些外源化合物

（如佛波醇酯、二噁英）或物理因素（如紫外线照射）的作用或机体自身的抗氧化系统受损时，均可使机体的自由基水平明显增高，过量产生的自由基特别是活性氧簇（ROS）可以使基因组 DNA 受到损伤而导致突变，进而激活原癌基因，抑制抑癌基因的表达，同时 ROS 通过改变转录因子以及蛋白激酶途径，干扰正常细胞的信号传导，影响细胞的生长、分化和死亡，最终导致癌症的发生。无论是内源性还是外源性自由基均可造成 DNA 的氧化损伤，导致基因突变、染色体断裂、缺失和重排等。这些致癌因素均可以产生游离氧或羟自由基，这些自由基可以和细胞中的 DNA 发生反应，使 DNA 损伤，从而引发基因突变。目前认为自由基参与了肿瘤发生的启动、促进和发展各阶段。其中，自由基在促癌阶段的作用越来越受到人们的重视，许多研究表明，凡能保护组织免遭自由基攻击的物质均表现出一定的抗促癌活性，因此，抗氧化已成为抗促癌研究的一个组成部分。

　　葡萄多酚作为一种抗氧化剂，可以捕获自由基，消除或减轻自由基所造成的氧化损伤，在肿瘤发生的各阶段发挥了重要的作用。原花青素是由儿茶素或表儿茶素或儿茶素与表儿茶素形成的二聚体，可以和亚硝酸胺类发生化学反应，阻断其致癌作用，而原花青素分子具有捕获过氧离子和 OH· 的基本结构，因而原花青素可以对抗羟自由基对 DNA 的损伤反应。N-亚硝基化合物可诱发大鼠肝细胞 p53 基因突变及染色体损伤，GSPE 可明显抑制 p53 基因突变及降低微核率，对 N-亚硝基化合物的诱变性具有良好的防护作用。丛红群等研究了 GSPE 对 N-亚硝基化合物诱变性的抑制作用，陆茵研究了原花青素抗促癌物诱发 H_2O_2 释放及脂质过氧化，研究发现原花青素能显著抑制巴豆油刺激大鼠多形核白细胞生成 H_2O_2，并能抑制小鼠肝线粒体脂质过氧化，提高肝线粒体 SOD 活力，减少 MDA 生成，这说明原花青素的抗氧化作用可能是其肿瘤化学预防作用的一个重要方面。1997 年，Jang 等在《Science》杂志上对白藜芦醇在癌症的始发、促进及发展阶段表现出的抑制作用进行了系统的报道，从而使白藜芦醇成为癌症化学预防和化学治疗领域的一个研究热点。Jang 等发现，白藜芦醇可以抑制 12-O-tetradecanoylphorbol-13-acetate（TPA）导致的小鼠氧化损伤作用，包括抑制过量的 H_2O_2 产生，使谷胱甘肽恢复到正常水平，并恢复了氧化型谷胱甘肽还原酶和超氧化物歧化酶的活性。Sgamboto 等发现白藜芦醇可以抑制烟草浓缩物诱导的鼠成纤维细胞 Rat-1 ROS 水平的升高；单细胞凝胶电泳实验结果也表明白藜芦醇可以保护 Rat-1 细胞内 DNA 避免氧化损伤作用。朱振勤等研究发现白藜芦醇可以抑制 HeLa 细胞 O_2 的自分泌量，同时也抑制细胞增殖，两者显著相关，即白藜芦醇对 HeLa 细胞增殖的抑制可能是通过抑制细胞自分泌 O_2 来实现的。

二、干扰细胞信号传导通路

　　细胞癌变的过程是一系列信号传导通路发生紊乱的结果。许多激素、生长因子等通过与细胞膜受体结合或直接作用的方式，激活细胞内相应的酶和细胞内的第二信使（cAMP，cGMP 等）激活并磷酸化转录因子，然后引发一系列基因的转录活化，参与细胞生长、增殖和分化的调节。恢复细胞正常的信号传导通路可预防癌症的发生，所以理论上讲，信号传导通路中的许多环节均可作为化学预防的靶点。研究最多的信号分子有 NF-κB、AP-1、c-fos 和 c-jun、MAPK、PKC 等蛋白分子及其通路。

　　NF-κB 是一种重要的核转录因子，作为信号传导途径中的枢纽，与免疫、肿瘤的发生发展等密切相关。许多因素可以激活这两种因子的活性，如 TNF-α、氧自由基、紫外线照射等。

AP-1 和 NF-κB 被激活后,可与核内特定的 DNA 序列结合,从而调控特定基因的转录,控制细胞增殖、细胞转化以及肿瘤的发生等。NF-κB 是能调节多种炎症和免疫基因表达的重要核转录因子,作为信号传导途径中的枢纽,与免疫、肿瘤的发生发展密切相关。近来的研究表明,在肿瘤细胞中 NF-κB 的活性可以影响肿瘤发生过程中的许多方面,包括肿瘤细胞的周期调控、凋亡与分化等。已有的研究发现,多种肿瘤细胞中 NF-κB 都处于异常激活状态。因此,抑制肿瘤细胞中异常的由 NF-κB 介导的分子信号传导途径具有重要的意义。在未激活状态,NF-κB 存在于细胞质,与抑制性蛋白 IκB 结合。当受到 TAP、紫外线、自由基等信号的刺激后,激活了细胞内的 IκB 激酶,导致 IκB 磷酸化被细胞蛋白酶体降解,NF-κB 从细胞质转移到细胞核,并在核内与靶基因启动子的特异性区域结合,激活特定基因的表达,从而控制细胞增殖、细胞转化以及肿瘤的发生。原花青素可明显降低脂多糖(LPS)诱导的RAW26417 细胞的 NF-κB 活性。葡萄籽原花青素能抑制中波紫外线(UVB)对 NF-κB/p65的激活与 IκB 和 IKK 与 NF-κB/p65 降解,从而抑制肿瘤的启动。有研究表明,白藜芦醇能够抑制 TNF 诱导的人单核细胞 THP-1 中 IκB 的降解,在肿瘤早期发挥作用。Tsai 等研究发现白藜芦醇可以抑制脂多糖刺激下的巨噬细胞—氧化氮的释放,进一步的研究结果表明白藜芦醇是通过抑制 IκB 的磷酸化作用,使 NF-κB 不能转变为活性形式,从而影响了受其调控的iNOS 基因的转录与表达,抑制了一氧化氮的合成。McNary 等发现白藜芦醇能抑制人单核细胞 THP-1 中 NF-κB 的活化信号途径,最终影响了受 NF-κB 调节的与细胞生长、炎症促进相关基因的表达。另有报道白藜芦醇可以抑制 U937 细胞 NF-κB 的活性,且与白藜芦醇诱导的终末分化密切相关。

AP-1 是一类由早期基因编码的核转录因子,其信号传导通路的活化与细胞癌变、增殖、凋亡等有关。葡萄多酚可以通过影响 AP-1 和介导的细胞内信号传导通路来抑制细胞的增殖。

c-fos 和 c-jun 两个家族的快速反应基因表达产物的主要功能是作为转录因子及调节因子去调节其他基因,从而使细胞间隙连接通讯功能微弱或缺失。TAP 等物质能抑制正常细胞间的通讯连接。细胞间隙连接通讯是细胞获取外界能量、信息的一种重要的通讯方式,可传输细胞群体内生长调控信号,调节细胞的正常增殖与分化。有研究结果显示,细胞在静息状态时,c-fos 和 c-jun 在 mRNA 水平上的表达量极低,但在 TAP 的刺激下,这两个基因的表达量瞬时增高,随刺激时间的延长,表达量趋于正常水平,说明 TAP 有可能是通过转录活化机制诱导细胞功能的变化。细胞经白藜芦醇提前作用后,可以在一定程度上减轻 TAP 引起的细胞内反应,说明白藜芦醇能够调控这两个原癌基因的表达,最终改变细胞的增殖分化状态。

有丝分裂原活化蛋白激酶(mitogen-aetivated portein kinase,MAPK)参与多种细胞功能的调控,尤其是在细胞增殖、分化及凋亡过程中具有关键性作用。在未受刺激的细胞内,MAPK为静止型。MAPK 的激活途径是一个磷酸激酶的级联反应过程,当其接收上游分子的磷酸化调控信号后,MAPK 中相邻的苏氨酸和酪氨酸均被磷酸化,从而成为活化形式的 MAPK。MAPK 被激活以后,转移至细胞核内。在核内,它可以使一些转录因子发生磷酸化,从而改变特定基因的表达。研究表明,在哺乳动物细胞中已证实至少有 3 种 MAPK 成员。研究还表明 ERK1/2 激活与细胞增殖有关;NJK 激活与细胞应激、细胞凋亡有关;p38 激活与炎症反应有关。MAPK 属于丝氨酸/苏氨酸蛋白激酶,是接受膜受体转换与传递的信号,并将其带入细胞核内。PKC 也是属于丝氨酸/苏氨酸的蛋白激酶,迄今为止已发现至少存在 12 种亚型,是一类非常重要的信号传导分子,与细胞的生长、分化等密切相关,通常 PKC 以无活性形式存在于胞质中,当受到胞外信号的刺激后,PKC 被激活,由胞浆转移到胞膜,激活的 PKC 使多种蛋白质的丝氨酸和苏氨酸残基磷酸化,从而影响细胞生物信息的传递。研究表明,白藜芦醇对 TAP 引起的 PKC 活化有明显的抑制作用,可以抑制致癌物诱导的活化 PKC 从细胞质转移到细胞膜。GSPE 能够增强 ERK1/2 的磷酸化作用,而且这种作用能够被 MAPK-ERK 激酶 1(MEK1)的抑制剂所抑制。进一步研究发现,GSPE 能够抑制表皮生长因子(EGF)引起的转录因子磷酸化和异源二聚体 AP-1 的激活,并且抑制肿瘤细胞的 DNA 合成。

三、对细胞周期的调控及诱导肿瘤细胞凋亡

细胞周期是细胞生命活动的基本过程,肿瘤的发生与细胞周期的失调密切相关。细胞周期主要分为 4 期:G_1 期(DNA 合成前期)、S 期(DNA 合成期)、G_2 期(DNA 合成后期)和 M 期(有丝分裂期)。近年的研究确立了细胞周期蛋白(cyclin)、细胞周期蛋白依赖激酶(cyclin dependent kinase,CDK)在细胞周期调控中的作用。细胞凋亡是受基因调控的一种主动性细胞自杀过程,它与肿瘤的发生、发展和消退有密切的关系,具有独特的生化和形态特征。有些肿瘤细胞凋亡的发生,往往是先被阻滞在细胞周期的某一阶段,然后发生细胞凋亡。根据文献报道,白藜芦醇对细胞周期的影响主要针对两个环节:即 G_1—S 或 S—G_2。在目前的研究中,原花青素抑制细胞的增殖,并诱导细胞的凋亡,研究最多的是原花青素对肿瘤细胞的影响。原花青素不仅可以抑制一些细胞凋亡,而且还可以抑制一些细胞的增殖并诱导其凋亡。

2001 年,Ahrnad 等首先对白藜芦醇对细胞周期的抑制作用进行了系统的研究,结果显示白藜芦醇可使人上皮样癌细胞(A431)停顿于 S 期,且这一过程是不可逆的,最终导致了细胞的凋亡。白藜芦醇诱导的细胞凋亡主要通过 p53 依赖途径。野生型 p53 基因是重要的细胞周期与细胞凋亡调控基因之一,参与维持细胞周期的正常运行,其诱导的细胞凋亡是抑制肿瘤发生的主要原因。p53 作为一种抑癌基因,在约 50% 的人类肿瘤中出现异常改变,正常情况下 p53 具有修复错误基因,使突变细胞停滞于 G_1 期,诱导细胞分化和细胞凋亡的功能。一些外界刺激如离子辐射、DNA 损伤等可以引起细胞内 p53 蛋白水平升高,从而激活一系列下游靶基因的转录,诱导细胞周期 G_1 期阻断、细胞凋亡和细胞分化,保护基因组的完整性以及抑制肿瘤的发生。白藜芦醇对 p53 表达阳性的细胞往往具有凋亡诱导的作用,而对 p53 阴性表达的细胞则无作用。She 等研究发现,肿瘤细胞经白藜芦醇处理后,p53 分子与被激活的细胞外信号调节蛋白激酶和 p38 激酶形成复合物,是 p53 在 15 位的丝氨酸磷酸化,激活 p53,上调 p53 蛋白表达,诱导肿瘤细胞凋亡。目前研究认为,白藜芦醇引起的凋亡只发生在表达野生型 p53 的细胞,而不出现在 p53 表达缺陷的细胞中。白藜芦醇可以通过激活 MAPK 家族中的两个成员 ERK 和 p38 的活性,二者形成的复合物使 p53 第 15 位的丝氨酸(Ser15)发生磷酸化,从而诱导细胞产生 p53 依赖的凋亡。Shin 等也报道白藜芦醇可以通过激活 MAPK 的活性,从而使 4 种甲状腺肿瘤细胞 p53 蛋白的丝氨酸磷酸化,并伴有细胞内 c-fos、c-jun mRNA 水平的增高。Huang 等研究发现白藜芦醇可以诱导转染了 p53 基因的鼠上皮细胞的凋亡。GSPE 也剂量依赖性地诱导编程性细胞凋亡,且 GSPE 的此作用是 p53 依赖性的。Roy 等用 JB6C141 细胞(用来研究角质化细胞肿瘤诱发的模型)和 p53+/+成纤维

细胞来研究 GSPE 的作用，发现因为其主要发生在表达野生型 p53（p53 +/+）的细胞中（15% ~80%），比 p53 表达缺陷（p53 -/-）的细胞高得多（6% ~ 20%）。GSPE 诱导 JB6 C141 细胞凋亡与肿瘤抑制蛋白 p53 和其 Ser15 的磷酸化表达提高有关。已有研究表明 GSPE 抑制小鼠皮肤的光致癌和化学致癌，但抗癌机制并不明确。

Fas（APO-1，CD95）是细胞表面蛋白，属于死亡受体家族的重要成员，可以通过与 Fas-L 结合形成一个被称为诱导死亡信号的复合物，激活 caspase-8 诱导细胞凋亡。在敏感型细胞中，通过 Fas 受体介导的信号传导能够诱导细胞的凋亡，白藜芦醇在一些肿瘤细胞中可通过 CD95-CD95L 系统诱导肿瘤细胞凋亡，主要发生在一些有 CD95 和 CD95L 表达尤其是高表达的肿瘤细胞。白藜芦醇作用于肿瘤细胞后，短时间内即可检测到 CD95 和 CD95L mRNA 表达的增高。白藜芦醇可通过上调 CD95 和 CD95L 的表达，在肿瘤的起始和发生过程中抑制肿瘤细胞的增殖，诱导其凋亡。还有研究表明白藜芦醇通过改变 Fas 受体在细胞膜上的重新分布，改变了 Fas 相关死亡功能区域和 caspase-8 分布，进而触发肿瘤的凋亡过程。

Bcl-2 家族在控制细胞凋亡的过程中起重要的作用，该家族中有大量同源氨基酸序列的蛋白，包括抑制凋亡的 Bcl-2 亚族和促进凋亡的 Bax 亚族，Bax 的过表达可促进细胞的死亡，Bcl-2 将抑制 Bax 的功能。白藜芦醇作用于肿瘤细胞后可下调 Bcl-2 的表达，上调 Bax 表达，使 Bcl-2/Bax 的比率下调，线粒体膜的渗透性改变，激活 caspase-9、caspase-3 等，诱导肿瘤细胞凋亡。GSPE 可以向下调节抗凋亡蛋白 Bcl-2，但显著提高 JB6 C141 细胞中凋亡前体蛋白 Bax 的表达以及细胞色素 C 和 caspase-9 的水平；也分别向下和向上调节 p53+/+成纤维细胞中的 Bcl-2 和 Bax，但在 p53-/-细胞中无此作用。结果表明 GSPE 诱导的细胞凋亡是 p53 依赖的，并介导 Bcl-2，Bax 和 caspase-3 途径。白藜芦醇对凋亡基因 Bcl-2 及抗凋亡基因 Bax 的影响也是其发挥凋亡诱导作用的一个途径。

Caspase 是与 Ced-3 样半胱氨酸激酶相关的家族，caspase 有 10 多种，可以分为始动（caspase-2，caspase-8，caspase-10）与效应（caspase-3，caspase-6，caspase-7）两类，均以酶原形式存在，活化的始动 caspase 激活效应 caspase，切割细胞骨架蛋白，在调节和执行细胞凋亡过程中发挥作用。在白藜芦醇诱导急性淋巴细胞白血病（ALL）凋亡的研究中，白藜芦醇可通过线粒体膜去极化，导致 caspase-9、caspase-2、caspase-3、caspase-6 的激活，首先激活 caspase-9，然后激活下游的 caspase 级联反应，促进和放大凋亡通路，引起细胞凋亡。研究也表明白藜芦醇还可以通过改变线粒体功能及激活 caspase 家族成员的活性来实现对肿瘤细胞的凋亡诱导作用。

Park 和 Ahmad 等发现，白藜芦醇以剂量和时间依赖的方式诱导细胞周期依赖性激酶抑制蛋白 p21 的产生，下调细胞周期蛋白 Cyclin D1、Cyclin D2、Cyclin E 和细胞周期蛋白依赖性激酶 CDK2、CDK4、CDK6 的表达，并可降低 CDK 活性，阻滞细胞周期。对于不同的肿瘤细胞，引起细胞周期阻滞时相也不同。

四、抑制部分酶类

（一）环氧合酶（cycloxygenase，COX）

环氧合酶是在花生四烯酸转变成为前列腺素过程中的限速酶，它有 2 个同分异构体：COX-1 和 COX-2。COX-2 在多种肿瘤中均有表达，如结肠癌、前列腺癌、肺癌、乳腺癌等，提示 COX-2 有可能作为肿瘤化学预防和治疗的靶点。近年来的研究发现 COX-2 的过表达可导致前列腺素水平的增高,其中前列腺素 E_2(prostaglandins E_2,PGE_2)最为丰富和重要,可通过多种机制影响肿瘤的发生、发展,其中包括刺激肿瘤细胞的增殖、抑制正常的免疫监视作用、抑制环氧化物酶,前列腺素能通过促进细胞增殖、促进血管生成以及抑制免疫监督而促进肿瘤生成。以往的研究证实,白藜芦醇对 COX-1 和 COX-2 均有直接抑制作用,并能通过抑制蛋白激酶 C 信号传导通路而抑制 COX-2 的基因表达。Subba Ramaiah 等研究发现,白藜芦醇可以在 mRNA 水平及蛋白水平抑制 TPA 诱导的人乳腺上皮细胞 184B5/HER COX-2 的表达和活性,使 TPA 刺激下胞内 PGE_2 含量的增高恢复到正常水平。Banerjee 等发现,每日口服白藜芦醇可以降低二羟甲基丁酸(DMBA)诱发的大鼠乳腺肿瘤的发病率,且与模型对照组相比延长了肿瘤发生的潜伏期。组织病理分析显示白藜芦醇抑制了 DMBA 诱发的管状癌及微转移灶。另有报道,在食管癌动物模型研究中发现,白藜芦醇可使肿瘤组织中的 COX-1 mRNA 和高表达的 COX-2 mRNA 的表达降低,前列腺素水平亦明显减少,从而干预该模型食管癌的生成。Mutoh 等在结肠癌细胞 DLD-1 中构建了 β-半乳糖苷酶报告基因系统,检测 COX-2 启动子依赖的转录活性,发现白藜芦醇能够抑制 TPA 或 TGF-α 诱导的 COX-2 转录活性增加。大量体外试验证实白藜芦醇可以通过抑制蛋白激酶 C(PKC)信号传导途径,抑制佛波醇酯介导 COX-2 的转录活性,可能与抑制佛波醇酯诱导的 PKC 从胞质转运至胞膜以及 c-jun 的过度表达有关。此外,Kundu 等研究发现,白藜芦醇还可能通过阻断 IκB 激酶抑制 NF-κB 的活性,从而使 COX-2 的表达减少。

(二) 细胞色素 P450 酶(cytochrome P450,CYP450)

CYP450 是一种以铁原卟啉为辅基的细胞色素,是一类参与内源性和外源性化合物代谢的酶,受到多环芳烃类化合物诱导。致癌物如四氯二苯二噁英等作为芳香烃受体的配体,在胞质中与芳香烃受体结合形成的复合体可以通过核膜进入细胞核,从而与 DNA 上的特异部位结合,促进 CYP1A1、CYP1A2、CYP1B1 等基因的转录,随后 CYP450 把无活性的前致癌物代谢转变为亲电子化合物,亲电子化合物可以攻击细胞内大分子,与 DNA 或蛋白质形成致癌物,最终引起癌基因和抑癌基因表达的改变而导致癌变。白藜芦醇可通过影响细胞色素 P450 的活性而发挥抑瘤作用。1998 年 Teel 等研究发现,白藜芦醇对多种 CYP450 同工酶均显示出抑制作用。随后有研究报道白藜芦醇以剂量依赖性方式抑制人肝微粒体中 CYP1A1 的活性,并且这种抑制作用有较高的选择性。二噁英对人的致癌作用已得到公认,白藜芦醇还可通过干预二噁英受体与 CYP1A1 基因启动子的结合,直接抑制 CYP1A1 酶活性,发挥抑癌作用。Casper 等发现,白藜芦醇作用于转染有 TCDD 应答元件序列的 T47D 细胞,促进 TCDD 与其受体向核内转移,并与 TCDD 应答元件处的 DNA 相结合,抑制 TCDD 诱导的 CYP1A1 基因的转录激活。目前研究已证实 CYP1B1 在人类不同器官的肿瘤中广泛地高表达,可激活原癌基因使之变成癌基因,在相应的正常组织中未见表达。肿瘤内的 CYP1B1 能通过催化白藜芦醇生成羟基化产物而抑制肿瘤生长,在白血病、乳腺癌、脑瘤等研究中均有报道,白藜芦醇可降低 CYP1B1 mRNA 的高表达水平,下调 CYP1B1 基因表达,呈浓度依赖性,发挥抑瘤作用。Thomas 等进行的体外试验发现,白藜芦醇可以抑制 CYP1B1 对底物的催化活性,并且可以降低乳腺癌 MCF-7 细胞中 CYP1B1 的转录水平。

(三) 对蛋白激酶 C 的影响

蛋白激酶 C(PKC)属于丝氨酸/苏氨酸蛋白激酶,至少存在 12 种亚型,与细胞的生长、分化等密切相关,近年来的研究表明 PKC 在肿瘤的促癌阶段起非常重要的作用。Subba Ramaiah 等发现,白藜芦醇可以抑制 TPA 诱导的 184B5/HER 细胞 PKC 从细胞质转位到细胞膜的活化作用。Stewart 等发现白藜芦醇对多种 PKC 亚型都有一定的抑制作用,对 PKC 的抑制作用还取决于 PKC 的底物及辅助因子的性质,对 PKC 催化的富含精氨酸蛋白底物的磷酸化抑制作用更显著。Slater 等报道白藜芦醇抑制 TPA 或甘油二酯促进 PKCα 的活化,同时发现对 PKCβ 也有抑制作用,而未发现对 PKCε 和 PKCζ 的活性有影响。Atten 等报道白藜芦醇可以抑制人胃腺癌 KATO-Ⅲ 细胞内 PKC 的活性,也可以抑制重组的 PKCα 活性,这说明白藜芦醇很可能是通过阻断 PKC 介导的信号通路来抑制 KATO-Ⅲ 细胞的增殖。

五、抑制肿瘤血管的生成

肿瘤的血管生成是一个复杂的多步骤过程,包括血管内皮细胞外基质的降解、内皮细胞的增殖和向基质降解处的迁移、侵袭,管状结构的形成以及细胞外基底膜的产生等,最终形成新的血管。肿瘤本身能诱导血管的形成,肿瘤细胞可释放血管生成因子,刺激血管内皮细胞的生长和移行。在此过程中,促血管生成分子和抗血管生成分子之间的平衡状态决定"血管生成的开关"。抗血管生成化合物可以抑制血管生成刺激因子的表达和分泌,阻断血管生成刺激因子同其受体的结合,以及内皮细胞的增殖、黏附、侵袭等来发挥其抗血管生成作用。整个过程是在各种促血管生成因子和抑制血管生成因子的相互作用下调控进行的。目前已知的促血管生成因子主要有血管内皮生长因子、血管内皮细胞生长因子、碱性成纤维细胞生长因子和血小板衍生的生长因子等。阻断肿瘤新生血管的形成一方面遏制原发肿瘤侵袭进入脉管系统,使之不发生转移,另一方面对已经形成微小转移的瘤灶也起到抑制增殖发展的作用。因此,无论是在肿瘤发生的早期还是已发生远处转移,应用血管生成抑制剂都将是抗肿瘤治疗的有效途径。血管生成抑制剂的研究主要有以下几种策略:①干扰血管生成因子的合成和释放,并拮抗其作用;②抑制血管内皮细胞黏附及向肿瘤组织迁移;③直接抑制内皮细胞的分裂增殖;④通过抑制基质金属蛋白酶,阻断内皮细胞向瘤体内的浸润。肿瘤的血管生成在肿瘤转移的多步骤过程中发挥重要作用,阻断其中的任何环节在理论上均能阻断血管的生成。有报道显示白藜芦醇也具有抑制血管生成的作用

体内试验显示白藜芦醇能够抑制鸡胚尿囊膜及大鼠角膜血管生成模型中新生血管的形成。白藜芦醇能够抑制脐静脉内皮细胞(HUVEC)的增殖,表现在细胞形态发生了明显的改变,细胞由鹅卵形变为长梭形。流式细胞仪检测结果表明白藜芦醇能将 HUVEC 的细胞周期阻断在 G_1 期,这可能是其抑制内皮细胞增殖的主要原因。细胞周期依赖性蛋白激酶抑制物 P21,它决定细胞是否通过 G_1 期进入 S 期。P21 可以通过两方面的作用阻止细胞进入 S 期:一方面,P21 可抑制多种细胞周期蛋白依赖性激酶的活性,另一方面,通过抑制增殖核抗原的活性使 DNA 复制受阻。P21 基因的转录激活可以通过 p53 依赖性或非依赖性途径。

细胞间黏附分子-1(ICAM-1)、血管细胞间黏附分子-1(VCAM-1)、E-选择素等内皮细胞黏附分子,血管内皮细胞生长因子(VEGF)、胰岛素样生长因子(IGF)、成纤维细胞生长因子(FGF)等都是重要的血管生长因子,在调节肿瘤血管生成中起重要的作用。白藜芦醇明显抑制肿瘤坏死因子(tumor necrosis factor,TNF)激活 HUVEC 和人单核细胞产生 ICAM-1 及 VCAM-1,降低细胞间黏附能力。有研究发现白藜芦醇能抑制雌激素受体阴性的乳腺癌 MDA-MB-468 细胞自分泌血管内皮各种促血管内皮生长因子的受体与生长因子结合,阻断内皮细胞形成管腔、管襻和血管网。Ferrero 等研究白藜芦醇对巨噬细胞、单核细胞对于内皮

细胞黏附作用的影响,发现白藜芦醇在低浓度(100nmol/L～1μmol/L)时明显抑制 TNF 激活的 HUVEC 和脂多糖激活的人隐静脉内皮细胞产生 ICAM-1 及 VCAM-1 的表达,其机制可能是下调 NF-κB,从而抑制 ICAM-1 和 VCAM-1 的表达。白藜芦醇还可以抑制由脂多糖和细胞因子诱导内皮细胞表达 E-选择素,进而抑制由 E-选择素介导的单核细胞对内皮细胞的黏附,因脂多糖和细胞因子诱导内皮细胞表达 E-选择素是通过 NF-κB 信号传导途径的激活实现的,因此,白藜芦醇介导的 E-选择素基因表达的减少是由于其抑制了 NF-κB 激活的结果。

VEGF 是血管生成过程中最为重要的一个因子,它在血管生成的各个阶段都发挥着重要作用,是迄今为止发现的活性最强、最专一性针对内皮细胞的促血管生成因子。它与其受体结合后,刺激血管内皮细胞的增殖以及引起内皮细胞的迁移和管状样结构的形成,从而促进新生血管的形成。VEGF 在许多肿瘤细胞中都高表达。通过检测化合物对 VEGF 表达及分泌的影响,可推测出其能否抑制血管生成。有学者通过免疫杂交法检测了 ECV304 细胞及人肺腺癌细胞 A549 中 VEGF 的表达,结果显示白藜芦醇作用于这两种细胞后,可以下调 VEGF 的表达,并且这种抑制作用具有剂量依赖关系,说明 VEGF 很可能也是白藜芦醇抗血管生成作用的一个靶点。在动物实验中,Brakenhielm 等研究发现,口服白藜芦醇可以阻止血管的形成,其机制通过抑制 VEGF、FGF 受体介导的血管形成反应。Tseng 等发现灌胃给予白藜芦醇能抑制小鼠 Lewis 肺癌的增殖和转移,并发现该作用与白藜芦醇能够抑制 VEGF 的表达,从而抑制肿瘤血管生成有关。Lin 等在探讨白藜芦醇对神经胶质细胞 RT22 作用的研究中也发现了类似的结论,即白藜芦醇可以通过下调 VEGF 的合成,继而干扰肿瘤血管合成来抑制实验动物 RT22 移植性神经胶质瘤的发展。另外 Lin 等还根据其研究结果进一步推测,白藜芦醇可能是通过抑制依赖于反应氧簇的 Src 激酶的活化,继而抑制其下游的血管内皮细胞黏附因子以及 β 连锁蛋白酪氨酸的磷酸化来抑制 VEGF 的诱导血管生成作用。在卵巢癌细胞株中,Cao 等研究发现白藜芦醇能抑制低氧诱导因子-1α 诱导 VEGF、IGF 的表达,其机制可能是通过蛋白酶体水解途径,增加对 HIF-1α 的降解,抑制蛋白激酶 B 和 MAPK 的活性及转录调节因子对 HIF-1A 的转录激活作用,部分下调 HIF-1α 的表达,从而抑制血管的生成。综上所述的研究说明,白藜芦醇可以通过下调各种血管生成促进因子及其受体的水平,进而抑制血管的形成。

细胞外基质(extra cellular matrix,ECM)是由邻近细胞局部分泌的大分子复合物,主要包括两大成分,一是结构成分,由多糖和葡萄糖胺聚糖共同形成蛋白多糖和纤维蛋白结构;二是黏附成分,由层粘连蛋白和纤粘连蛋白等组成。细胞外基质形成一种网状结构,充填细胞间隙,协助细胞相互连接并参与调节细胞的多种功能如增殖、移动和分化等。细胞外基质和基底膜的降解和破坏是血管生成多阶段过程中的重要步骤,这些组织结构的破坏和降解需要相应的溶解酶参与。基质金属蛋白酶(matrix metallo-proteinase,MMP)是一组活性中心含金属锌离子的蛋白水解酶,它们对内皮细胞外基质的降解是血管生成的前提。在新血管形成时,内皮细胞必须破坏原有的基底膜,然后重组基底膜,形成新的血管。在此过程中,内皮细胞产生 MMP-2、MMP-9 等,为新血管形成时基底膜的破坏与重建提供了生物学基础。MMP-2 和 MMP-9 在多种实体肿瘤中均有较强的表达并且促进肿瘤血管生成。白藜芦醇能够直接抑制 HUVEC 细胞分泌 MMP-2 溶解明胶的活性,从而抑制细胞的生长、管型的形成。Woo 等发现白藜芦醇呈剂量依赖性地抑制佛波酯诱导的 MMP-9 的表达及活性,因佛波酯能够增强 MMP-9 启动子的活性,而这种活性可被白藜芦醇完全阻断,其机制可能是阻断了活化蛋白-1、NF-κB 对 MMP-9 基因转录的活性及佛波酯介导的 c-jun 氨基端激酶和 PKCζ 的激活。有研究发现,与对照细胞相比,白藜芦醇作用后的 ECV304 细胞与胞外基质成分纤粘连蛋白和层粘连蛋白的黏附能力明显下降。在以纤粘连蛋白作为趋化剂的细胞运动实验中,白藜芦醇可以抑制内皮细胞 ECV304 的运动。HUVEC 细胞生长融合后,在无血清培养条件下能够分泌出大量的 MMP-2,白藜芦醇可以剂量依赖性地抑制 HUVEC 细胞分泌 MMP-2。TAP 或 LPS 作用于巨噬细胞后,引起的最明显反应之一是炎症反应,可以激活细胞内相关酶的活性,如一氧化氮合酶、环氧合酶、基质金属蛋白酶等,继而产生一些致炎物如前列腺素、花生四烯酸等,并释放大量的自由基如 NO、活性氧自由基等,它们在促癌过程中起着重要的作用。原代培养的小鼠巨噬细胞在受到 TAP 或 LPS 刺激时,细胞内 MMP-9 的活性被激活,通过明胶酶谱法,在细胞培养上清液中检测到较高水平的 MMP-9,白藜芦醇能够明显抑制 TAP 引起的 MMP-9 分泌量的增多。但当 TAP 或 LPS 与白藜芦醇共同孵育时,MMP-9 的分泌量明显减少。

　　近年来许多研究表明,血液高凝状态可促进肿瘤细胞和内皮细胞的生长,在肿瘤血管的形成中发挥重要的作用。体外试验证实白藜芦醇可以抑制血小板功能和内皮细胞组织因子的表达,从而减少血栓形成。Di Santo 的试验表明,白藜芦醇可明显抑制受刺激后 HUVEC 和单核细胞中组织因子及其 mRNA 的表达,其机制可能是白藜芦醇通过对 NF-κB 信号途径的抑制实现的。Abou Agag 等发现,白藜芦醇能增强人血管内皮细胞组织型纤溶酶原激活物基因的转录活性,提高它们的蛋白及 mRNA 表达水平,从而增加纤溶活性。体外试验还证实了白藜芦醇由于抑制了花生四烯酸的合成和血小板钙通道,从而抑制了由血栓素、ADP 和胶原诱导的血小板聚集。以上研究表明白藜芦醇可以通过抗凝作用阻止血管的生成。

　　综上所述,白藜芦醇可以作用于血管生成的多个步骤和环节,这很可能是其发挥肿瘤化学预防作用的重要机制之一。

六、激素的调节作用

　　白藜芦醇的结构与一种合成雌激素己烯雌酚相似,被公认为是一种植物雌激素,能与雌激素受体相结合,成为雌激素受体的拮抗剂,并激活乳腺癌细胞内雌激素受体依赖性转录。尽管目前已有大量利用激素敏感型乳腺癌细胞及激素抵抗型乳腺癌细胞做相关实验,但结果表明白藜芦醇的雌激素调节作用仍存争议。近年来的研究发现,白藜芦醇具有雌激素样作用,可以与雌激素受体结合而发挥一定的雌激素效应,也可与 17β-雌二醇竞争性结合雌激素受体,表现出雌激素拮抗作用。白藜芦醇的雌激素作用和雌激素拮抗作用取决于剂量及机体的雌激素状态。Gehm 等发现白藜芦醇 3 ~ 10μmol/L 竞争性抑制 17β-雌二醇与雌激素受体结合,并能激活转染在 MCF-7 细胞中的雌激素应答基因的转录,同时发现这种作用是雌激素受体依赖性的。随后又发现白藜芦醇可以刺激雌激素依赖细胞 T47D 乳腺癌细胞的增殖,所以认为白藜芦醇具有雌激素样作用。Mizutani 等也发现在大鼠卵巢切除模型中,白藜芦醇显现出与雌激素相同的作用机制。Lu 等的研究发现,白藜芦醇抑制雌激素受体阳性的 MCF-7 细胞的增殖,并抑制 17β-雌二醇刺激下的孕酮受体表达增高,在抑制细胞 TGF-α、IGF-1R 表达的同时,显著增高 TGF-β$_2$ 的表达,说明当 17β-雌二醇存在时,白藜芦醇表现出雌激素拮抗作用。Basly 等发现,10 ~ 25μmol/L 的白藜芦醇促进 MCF-7 细胞的生长,但当体系中加入 17β-雌二醇时,25μmol/L 的白藜芦醇又表现出抑制 17β-雌二醇的作用。Bhat 等认为白藜芦醇具有植物雌激素样作用,即具有激动/拮抗的双重作用。他们发现在转染有雌激素应答元件(estrogen response element,ERE)的 MCF-7 细胞中,白藜芦醇表现出微弱的雌激素样作用,并诱导 MCF-7 孕酮受体的表达,但当与 1nmol/L 的 17β-雌二醇联合应用时,白藜芦醇以剂量依赖方式发挥出对 17β-雌二醇的拮抗作用,抑制细胞中孕酮受体的表达。研究还发现白藜芦醇显著降低 T47D 细胞在稳态及 17β-雌二醇刺激下孕酮受体的表达水平,并且也降低乳腺癌细胞 LY2 和 S30 的胞内 presnelin 2(pS2)蛋白水平。体内试验口服白藜芦醇 100mg/kg 明显减少 N-亚硝基甲基脲(NMU)诱发的大鼠乳腺癌发病率,并且与对照组相比延长了肿瘤发生的潜伏期。总之,对一些雌激素受体阳性细胞如 MCF-7 和 T47D 乳腺癌细胞,白藜芦醇的作用堪比受体超激动剂,而对其他乳腺癌细胞作用则弱得多。而即使在 MCF-7 细胞中,不同作用浓度的白藜芦醇对细胞作用完全相反,低浓度下可以促进增殖,下调 PZI 表达;而高浓度下则造成细胞周期主要阻滞在 G_1 期并诱导凋亡。

雌激素是通过结合到其特异性的雌激素受体,引起雌激素受体三维结构的改变,雌激素/雌激素受体复合物随后结合于靶基因结合位点,进而发挥其生物学作用。凡是能抑制雌激素和雌激素受体之间相互作用或降低雌激素水平的药物,均可对抗雌激素的生物学功能。白藜芦醇还能抑制雌激素受体阴性乳腺癌细胞的增殖,被认为是一种对雌激素受体阳性或阴性乳腺肿瘤均有疗效的植物雌激素,其结构类似于人工合成的雌激素。在一定程度上,白藜芦醇可表现出抗雌激素效应,如:抑制雌激素诱导的细胞生长,抑制肿瘤细胞的增殖、转移和发展等。白藜芦醇对雌激素受体阳性的乳腺癌细胞的生长可表现为促进-抑制的混合效应,即低浓度的白藜芦醇对 ER-α 阳性的乳腺癌细胞表现为生长促进效应;但当雌二醇存在时,白藜芦醇又表现为抑制雌二醇的促细胞生长作用,同时抑制雌二醇介导的转录作用;而高浓度的白藜芦醇对 ER-α 阳性和阴性的乳腺癌细胞均表现为生长抑制作用,但 ER-α 阳性乳腺癌细胞比 ER-α 阴性的乳腺癌细胞对白藜芦醇更为敏感。总的来说,白藜芦醇通过对乳腺癌细胞内涉及细胞周期调控、细胞凋亡、雌激素信号传导通路等相关基因 mRNA 的表达调控来表现其化学预防作用。

白藜芦醇也可通过降低雌激素的生成来抑制乳腺癌细胞的增殖。已知在胆固醇合成雌激素的过程中需多种催化酶的作用,如 CYP19(一种芳香化酶)是催化雌激素合成最后一步(即睾酮和雄烯二酮转化为雌激素酮和雌二醇)的一种关键酶,与雌激素的生成密切相关。有研究发现,白藜芦醇可通过抑制 CYP19 的活性,减少雌激素的生成量。Wang 等用定量 RT-PCR 技术研究了白藜芦醇在乳腺癌细胞株 SK-BR-3 中对芳香化酶 CYP19 mRNA 表达水平的影响,发现浓度为 50μmol/L 的白藜芦醇即可以使 SK-BR-3 细胞中的 CYP19 表达量下降 55% 左右,而浓度为 100μmol/L 白藜芦醇则可使 CYP19 表达量下降约 75%。

Morris 等报道,雄激素依赖的前列腺癌细胞 LNCaP 和非依赖细胞 DU-145 在白藜芦醇的作用下细胞活力明显下降,并且这种作用表现为时间及浓度依赖性方式。Hsieh 等发现,白藜芦醇抑制雄激素非依赖细胞 DU-145、PC-3、JCA-1 的生长,并将细胞周期阻滞在 G_1/S 期,同时也发现白藜芦醇诱导 LNCaP 细胞的凋亡,并降低细胞内及分泌到细胞外的前列腺特异性抗原(prostate-specific antigen,PSA)水平。Mitchell 等也发现白藜芦醇抑制 LNCaP 细胞的增殖,降低雄激素受体(androgen receptor,AR)的表达,在 mRNA 及蛋白水平上降低受雄激素调节的 PSA、雄激素受体特异的辅激活因子 ARA70 及 p21 水平,表明白藜芦醇对前列腺癌的预防及治疗具有潜在的意义。

随着对葡萄多酚抗肿瘤活性研究的不断发展和深入,已发现它对肝细胞癌、乳腺癌、前列腺癌、胃腺癌、口腔鳞癌、白血病、黑色素瘤、卵巢癌等多种肿瘤细胞均有显著的抑制作用。目前的研究成果表明,其抗肿瘤机制应该是多方面的。从植物中分离有效的抗癌活性成分是寻找新抗癌药物的途径之一,具有结构简单、毒性小等特点的葡萄多酚已被证实具有较为肯定的抗肿瘤作用。但迄今为止,对其抗肿瘤作用具体的分子机制仍不明确,同时还缺乏临床前多种动物模型的实验资料,包括器官特异性、剂量效应关系等,国内关于此方面的研究也较少,因此,葡萄多酚要真正进入临床试验以及最终成为抗肿瘤药物,仍需要进行更深入的研究。

第二节　葡萄多酚与呼吸系统肿瘤

据2004年统计报道,全球每年死于癌症约760万,其中约140万人死于肺癌。肺癌是导致全球人群死亡数最多的恶性肿瘤,居男性肿瘤死因第一,女性肿瘤死因第二。有学者研究发现,GSPE对肺癌有治疗作用,对肺癌细胞和大鼠多脏器癌症模型的肺癌均有较好的治疗和预防作用。Bagchi等在研究GSPE对肺癌、胃癌等癌细胞的生长抑制作用时发现,GSPE处理的癌细胞c-myc表达明显降低,而抑癌基因Bcl-2和p53的表达则上调。

目前放疗已成为治疗恶性肿瘤的主要手段之一,其中约70%的恶性肿瘤患者需要接受放射治疗。尤其是随着计算机、影像技术的快速发展,放疗的精度日益提高,使早期非小细胞肺癌也可以选择放疗(所谓早期非小细胞肺癌,Ⅰ期通常是指肺内肿块小,并且没有淋巴结转移的肺癌,Ⅱ期指仅有肺门淋巴结转移的患者。这类患者不经治疗,5年生存率只有3%~7%),显著拓展了放疗的适应证。但由于肿瘤异质性的存在,不可避免地存在放射抵抗,使肿瘤对放疗的治疗反应不一。提高放疗剂量可以提高肿瘤的局部控制率,但也意味着增加放疗的副作用和后遗症的发生率。因此,有必要寻找一种不需增加放射剂量却能增加放疗敏感性,还能保护正常组织的物质,即放射增敏剂,以提高肿瘤的治愈率。这一直是医学上的热点和难点。

(一)葡萄籽原花青素与呼吸系统肿瘤

资料显示,肿瘤的放射敏感性与细胞内的某些分子机制有关,促进凋亡基因、细胞周期调控基因、调控双链DNA损伤后修复能力调控基因等相关基因的缺失或变异导致了细胞放射敏感性的改变,如p53、DNA-PK基因等。理想的放疗增敏剂是能够增强生物体放射敏感性的一类物质,它可增强射线对肿瘤细胞的杀伤能力,逆转放射抵抗,增加疗效,相应减少放射剂量,减少放疗的副作用。它应该是高效、低毒、化学性质稳定、易溶于水、便于投药,吸收后主要分布在肿瘤细胞,专对肿瘤细胞有强的放疗增敏作用,对正常组织损伤较小。葡萄籽原花青素对肺癌SPC-A-1细胞有较好的放疗增敏作用,增敏剂量为$50\sim100\mu g/ml$,低于该剂量时增敏效果不显著。在增敏剂量下对单独X射线照射和药物作用后X射线照射细胞存活分数进行曲线拟合,结果表明,GSPE对X射线有显著的增敏作用,药物作用后D_0值降低,表明细胞对X射线敏感性增加;Dq代表准阈剂量,它反映曲线的肩区大小,表明细胞亚致死损伤修复能力。药物作用后,Dq变小,说明细胞修复亚致死损伤的能力变弱;N值减小,则细胞在低剂量区时对亚致死损伤的耐受性降低,增敏比为2.56。本实验为GSPE改善肺癌放疗抵抗的临床应用提供了依据,但是GSPE对肺癌SPC-A-1细胞的增敏机制尚不明确。既往研究认为,细胞的放射敏感性与细胞凋亡水平有关,细胞凋亡反应越强则放射敏感性越高,快速凋亡细胞的放射敏感性最强。流式细胞术(PI染色法)结果发现,原花青素与放疗联合应用时,凋亡率较对照组和单纯放疗组明显增加,提示原花青素能增强SPC-A-1细胞对放疗诱导凋亡的敏感性,在实验中发现它能使G_0/G_1期细胞比例明显增加,S期和G_2/M期减少,这样便相应抑制了肿瘤细胞进入DNA合成期和有丝分裂期,促进了细胞的凋亡,增加了放疗的敏感性。用荧光定量PCR检测细胞周期调控因子Cyclin D1的表达,结果表明原花青素可下调细胞Cyclin D1 mRNA的表达,减缓细胞周期进展,使发生突变的基因组DNA得到修复,从而抑制细胞向恶性转化。这些结果提示葡萄籽原花青素对肺腺癌SPC-A-1细胞有显著的放疗增敏作用,其可能机制是通过抑制细胞的增殖、G_1期阻滞、诱导细胞凋亡,下调Cyclin D1基因表达等而发挥抗肿瘤作用的。

(二) 白藜芦醇与呼吸系统肿瘤

白藜芦醇对鼻咽部肿瘤也有抑制作用,其针对喉癌的抗肿瘤作用表现在可以促进肿瘤细胞的凋亡。用四氮唑溴盐(MTT)法测定经白藜芦醇处理后的Hep-2细胞的生长抑制率,并以流式细胞术分析细胞周期,发现白藜芦醇呈时间-剂量依赖性抑制Hep-2细胞增殖,促进细胞凋亡,出现明显的凋亡峰和G_0/G_1期阻滞现象,荷瘤小鼠生长情况改善,免疫功能增强。

白藜芦醇可以提高人鼻咽癌细胞株CNE2对化疗药物敏感性的作用。实验结果显示,非细胞毒性剂量的白藜芦醇能够明显提高紫杉醇、顺铂和氟尿嘧啶对CNE2的细胞毒性作用,其增敏作用具有浓度依赖性,提示白藜芦醇具有化疗增敏作用。大多数化疗药物通过诱导肿瘤细胞凋亡而发挥作用,白藜芦醇对紫杉醇诱导的CNE2细胞凋亡有显著的增强作用,有研究结果显示白藜芦醇可以通过下调核转录因子HIF-1α及多药耐药相关基因mdr1、MRP1的表达,提高缺氧环境中鼻咽癌细胞株CNE2对化疗药物的敏感性,但是白藜芦醇使紫杉醇诱导的乳腺细胞的凋亡敏感性降低。这表明在不同的组织细胞中,白藜芦醇可能通过不同的信号通路影响细胞对化疗药物的敏感性。肿瘤耐药的形成机制较为复杂,已知P-gp和MRP等与耐药有关。MRP1是一种膜转运蛋白,其耐药机制是通过能量依赖性的药物泵出作用,参与药物进入细胞器或直接影响药物在细胞内的重新分布。HIF-1α是细胞缺氧状态下最重要的核转录因子,可以在转录水平调控特定靶基因的表达,从而引起一系列细胞对缺氧的反应。P-gp也是一种能量依赖性的膜转运蛋白,可将摄入细胞内的药物转运出细胞,降低细胞内药物的有效浓度。因此,P-gp的过度表达与肿瘤细胞的固有耐药性有关。白藜芦醇能显著降低HIF-1α和多药耐药相关基因mdr1、MRP1的表达,并具有浓度依赖性,提示在缺氧环境中,白藜芦醇可以通过下调多药耐药基因,从而提高肿瘤细胞对化疗药物的敏感性。

第三节　葡萄多酚与消化系统肿瘤

(一) 葡萄籽原花青素与消化系统肿瘤

研究证明原花青素可抑制抗脱落凋亡的胃癌细胞聚集成团,可阻滞悬浮培养的不同胃癌细胞于不同的细胞周期,并诱导胃癌细胞发生脱落凋亡。原花青素可诱导抗脱落凋亡的胃癌细胞发生脱落凋亡,而且不同的胃癌细胞对药物的敏感性不同,说明原花青素作用于不同类型肿瘤细胞的信号转导途径和信号网络的反应方式不相同。其确切的作用机制还有待于进一步深入的研究。

Kaur 等的研究表明,葡萄籽提取物可诱导人结肠癌 HT29 细胞阻滞于 G_1 期,并可引起 p21 蛋白表达水平的显著性增高及 G_1 期相关 Cyclin 和 CDK 的表达减少;Kaur 等通过体内、体外试验发现,GSPE 可以通过上调 p21 蛋白的表达,下调与 G_1 期相关细胞周期调节蛋白以及周期素依赖性蛋白激酶的水平,诱导结直肠癌 HT29 细胞阻滞在 G_1 期,引起细胞凋亡。Nomoton 等研究发现,原花青素在结肠癌的发生中可引起肿瘤细胞的凋亡,研究结果还显示这可能与 caspase-3 活性有关。黄学锋等研究发现,原花青素可明显抑制结肠癌 SW620 细胞的生长,该药在 $45.07\mu g/ml$ 可使半数细胞生长受抑制,在 $80\mu g/ml$ 可完全抑制 SW620 细胞的生长。原花青素抑制 SW620 细胞的生长可能与其阻滞细胞周期、诱导细胞凋亡有关。在对细胞 caspase-3 酶活性的检测实验中,证实了原花青素可通过诱导细胞凋亡,从而抑制肿瘤细胞的生长。

鲍永华,郭永臣等的实验研究结果发现,GSPE 对 SMMC-7721 人肝癌细胞的生长起抑制作用,且随浓度的增大和作用时间的延长而增强。此外,还发现 GSPE 可以诱导 SMMC-7721 细胞发生凋亡,并降低细胞端粒酶活性。还有研究报道 GSPE 对人肝癌细胞 SMMC-7721 增殖抑制率及细胞凋亡的影响呈现一定的浓度依赖性,说明 GSPE 直接作用可在体外明显抑制人肝癌细胞 SMMC-7721 增殖及诱导其凋亡。各浓度组细胞中脂质过氧化产物 MDA、ROS 含量明显下降,说明自由基的过氧化反应受到抑制,减少消耗还原性物质,减轻代谢产物在组织内积聚。而且 SOD 含量明显上升,提示 GSPE 不仅对自由基引起的脂质过氧化具有抑制作用,还可能通过调节 Mn-SOD 基因的表达,提高机体的抗氧化能力。Ray SD 等将 GSPE 作用于 N-亚硝基二甲胺(NDMA)诱导的患有肝癌的 B6C-3FI 小鼠,结果发现小鼠肝癌的发生率、病死率均明显降低,癌症发生率由 85% 降至 45%,病死率由 38% 降至 11%。实验表明 GSPE 可通过选择性地改变氧化应激、基因组完整性及细胞凋亡模式,达到抑制 NDMA 的致癌作用及降低肿瘤的发生。

胆囊癌是胆道系统常见的恶性肿瘤,在我国约占肝外胆道肿瘤的 25%,列消化道癌肿第 5 位。目前我国仍缺乏大宗流行病学调查资料。据美国报道,胆囊癌的发病率为 2.2/10 万~2.4/10 万,欧美等国家的胆囊癌手术占同期胆道手术的 4.1%~5.6%,其发病与人种、民族、地域有关。尽管近年来在胆囊癌的病因、诊断以及治疗等方面取得了许多进展,但是胆囊癌的预后仍很差,其侵袭转移、术后复发和对化疗药物的耐受性是患者死亡的主要原因。手术切除率较低,手术后常死于肿瘤复发或转移,化疗仍是其重要的治疗手段,但化疗效果往往较差。通常应用 1 种化疗药物后,肿瘤细胞不仅对该化疗药物产生耐药,而且可以获得对从未接触过的、结构和功能及作用机制完全不同的其他多种化疗药物的耐药,称为多药耐药性(multiple drug resistance,MDR)。MDR 可分为先天性耐药和获得性耐药,研究证明肿瘤的先天性耐药是影响其化疗效果的重要原因。寻找合适的耐药逆转剂是当前的研究热点。近年来研究发现 GSPE 在体内有一定的抗肿瘤作用且副作用小,药效学研究发现其具有逆转剂的化学结构,有理想的耐药逆转剂特征。

王占民等对 GSPE 诱导胆囊癌细胞系 GBC-SD 凋亡,体内外逆转胆囊癌细胞系 GBC-SD 耐药机制进行了实验研究。胆囊癌细胞株 GBC-SD 呈 MDR 和 P-gp 蛋白高表达,可能是胆囊癌细胞对化疗药产生耐药的机制之一。MDR 主要与 ATP 依赖的膜转运蛋白超家族过表达有关,其主要代表为 MDR1 基因及其编码的糖蛋白 P-gp 作为药物排出泵,依赖 ATP 供能将化疗药物排出体外,导致细胞内药物浓度降低而产生耐药。研究结果显示 GSPE 能部分逆转胆囊癌细胞系 GBC-SD 的耐药性,增加 GBC-SD 细胞系对化疗药物的敏感性,可下调 GBC-SD 细胞 MDR mRNA 及 P-gp 蛋白表达,使其编码的 P-gp 在细胞膜上的含量减少,导致耐药细胞对化疗药外排减少,提高细胞内的药物浓度,从而部分逆转肿瘤细胞耐药。GSPE 通过下调 GBC-SD 细胞 Bcl-2、p53 蛋白表达诱导凋亡,也可能是其部分逆转耐药的机制之一。王占民等在体外研究的基础上,进一步将 GSPE 应用于胆囊癌裸鼠移植瘤动物模型,在裸鼠体内进行 GSPE 逆转多柔比星耐药的实验研究。结果显示 GSPE 联合多柔比星在裸鼠体内可明显抑制肿瘤细胞的生长,并能减轻多柔比星的副作用。GSPE 联合多柔比星在裸鼠体内可明显降低 P-gp 蛋白表达,可有效逆转肿瘤细胞耐药。GSPE 联合多柔比星可明显诱导肿瘤细胞的凋亡,诱导凋亡可能是 GSPE 逆转耐药的机制之一。多因素参与调控细胞凋亡的抑制是细胞耐药的主要机制之一。调控因素 Bcl-2 基因及其产物的研究较多。Bcl-2 基因最初从 B 细胞淋巴瘤中分离鉴定出来,与多种肿瘤耐药有关,主要是抑制细胞程序性死亡,从而使细胞寿命延长。GSPE 亦可能通过下调 Bcl-2 表达,诱导胆囊癌细胞株 GBC-SD 的凋亡而部分逆转其耐药性。

胰腺癌恶性程度很高,是目前预后最差的消化系统肿瘤。其发病率和病死率几乎相同,发病率在国内外均呈上升趋势。近年来手术方式的改进及放疗、化疗等综合措施的引进,使其并发症和病死率有所降低,但 5 年生存率不到 2%。体外研究显示,原花青素对人胰腺癌细胞株 BXPC-3 细胞有明显的体外抑制作用,并随着浓度的增加和时间的延长,对细胞增殖的抑制作用也增强,呈现明显的剂量和时间效应关系。其发挥抑制肿瘤细胞增殖的作用可能是通过促进细胞凋亡、诱导细胞周期阻滞、下调炎症相关基因 COX-2 的表达来实现的。张军莉等研究表明,原花青素通过抑制 NF-κB 易位至核,下调核内 NF-κB 的表达,进而降低 NF-κB 介导的炎症相关基因 COX-2 的表达而发挥抗癌作用。Xu 等研究发现,COX-2 在 67.9% 的胰腺癌组织中表达上调,认为 COX-2 表达的提高与胰腺癌的快速增殖有关,COX-2 选择性抑制剂可能是防治胰腺癌的有效制剂。实验显示原花青素可抑制 BXPC-3 细胞增殖,降低细胞 COX-2 蛋白表达水平,这与文献报道相一致。刘建生等的研究结果显示,随着原花青素剂量的增加,G_0/G_1 期细胞进行性增加,原花青素诱导 BXPC-3 细胞停滞于 G_0/G_1 期,这与文献报道原花青素可抑制膀胱癌、乳腺癌、前列腺癌细胞的生长,使细胞周期停滞在 G_1 期相一致。原花青素促进 BXPC-3 细胞凋亡,呈明显的剂量和时间效应关系。抑制细胞增殖,其促进凋亡的可能分子机制是通过介导 Bcl-2 表达下调和 Bax 表达上调而实现的。综上所述,原花青素在体外可以明显抑制胰腺癌 BXPC-3 细胞的增殖。其分子机制可能是通过介导 Bcl-2 表达下调和 Bax 表达上调,诱导细胞凋亡,使细胞周期停滞于 G_0/G_1 期,下调 COX-2 蛋白的表达水平来实现的。

(二) 白藜芦醇与消化系统肿瘤

白藜芦醇对甲基苄基亚硝胺(NMBA)诱发的大鼠食管癌模型有化学预防作用,无论是腹腔注射还是口服给药,白藜芦醇均能明显减少 NMBA 诱发的食管肿瘤数,瘤体积均小于模型对照组的瘤体积。RT-PCR 及 ELISA 分析发现,食管肿瘤组织中 PGE 的表达比正常食管黏膜的表达高出 6 倍,且 COX-2 的表达也增高,但白藜芦醇能够抑制这两种基因的表达增高,说明白藜芦醇可能以 COX-2 和 PGE 作为靶点,抑制 NMBA 诱发的食管癌。zheu 等在人食管癌细胞株 EC-9706 也发现了类似的现象,白藜芦醇可通过下调 Bcl-2 的表达,上调 Bax 表达,引起肿瘤细胞凋亡,具有时间和剂量依赖性,可明显抑制 EC-9706 细胞的增殖。Li 等研究表明,食管癌细胞经白藜芦醇治疗后,高表达的 COX-1、COX-2 水平均被降低,PGE$_2$ 的水平亦明显下降,从而起到抑制肿瘤的作用。在探讨白藜芦醇诱导食管癌 Eca109 细胞凋亡的作用机制时发现,白藜芦醇对 Eca109 细胞生长有抑制作用,抑制率达 76.42%,并呈剂量-时间依赖关系,而且用白藜芦醇处理细胞后可见凋亡形态学变化。白藜芦醇诱导食管癌 Eca109 细胞的凋亡机制可能与调节生存素(survivin)和 Bax 的表达有关。孙雪平等用不同浓度的白藜芦醇作用于 Eca109 细胞后,也观察到人食管癌 Eca109 细胞的生长受到抑制,且具有时间和剂量依赖关系,提示白藜芦醇抑制人食管癌 Eca109 细胞的生长,引起细胞周期的阻滞并诱导细胞凋亡。Joe 等将白藜芦醇作用于 Seg-1 和 Bic-1 食管腺癌细胞系,在 Bic 细胞系的细胞周期多被阻滞在 G$_1$ 期,而在 Seg-1 细胞发现细胞周期未见明显改变,但 Cyclin D1 的表达均下降,当细胞经 300 μmol/L 白藜芦醇处理后,Seg-1 细胞的凋亡数可达 61%,而 Bic-1 细胞的凋亡数为 10%,可见白藜芦醇对不同种类的食管癌细胞系的抑制作用程度不同。

现有的文献报道,白藜芦醇对细胞周期的影响主要针对两个环节:即 G$_1$/S 和 S/G$_2$。Aitne 等报道白藜芦醇能抑制人胃腺癌细胞 DNA 的合成,并将细胞周期阻滞在 G$_0$/G$_1$ 期,最终诱导细胞凋亡。Attne 等报道白藜芦醇可以抑制人胃腺癌细胞内 PKC 的活性,也可以抑制重组 PKCa 的活性,说明白藜芦醇很可能是通过阻断 PKC 介导的信号通路来抑制细胞的增殖。张生军等发现白藜芦醇可抑制人胃癌细胞株 SGC7901 的增殖作用,其机制可能与诱导人胃癌细胞株 SGC7901 细胞出现凋亡,改变细胞周期及下调人胃癌细胞株 survivin 的表达有关。也有报道认为白藜芦醇对人胃癌 SGC7901 细胞的增殖和凋亡与激活 caspase-3 有关,而且白藜芦醇对胃癌 MGC803 细胞也有影响,可以抑制 MGC803 细胞与 S 期,并呈浓度依赖性。紫杉醇与白藜芦醇联合应用时,对 MGC803 细胞生长的抑制具有协同作用,紫杉醇对 G$_0$/G$_1$ 期有阻滞作用,白藜芦醇有明显的 S 期阻滞作用,两者从不同环节抑制肿瘤细胞增殖,同时端粒酶活性受到抑制,与单用白藜芦醇相比,紫杉醇与白藜芦醇联合应用可减少白藜芦醇的用药剂量,对胃癌的治疗有重要作用。李莹等观察了对脱落培养胃癌细胞 BGC823、SGC7901 和 HGC27 的生长状态,细胞周期的影响及诱导脱落细胞凋亡的作用,结果表明白藜芦醇可抑制抗脱落凋亡胃癌细胞聚集成团。流式细胞仪和 Annxin-V 及 PI 细胞染色表明,白藜芦醇可分别阻滞脱落培养的 BGC823、SGC7901 和 HGC27 细胞于 G$_0$/G$_1$、S、G$_2$/M 期,并可诱导这 3 株胃癌细胞发生脱落凋亡,其中 HGC27 细胞脱落凋亡比例达 19.3%,远高于其他两株胃癌细胞。不同胃癌细胞株对药物的反应性和敏感性不同,其确切的作用机制还有待进一步研究。有文献报道白藜芦醇具有抗胃癌细胞 BGC823、SGC7901 生长的作用,可能是通过以下机制发挥作用:以剂量和时间依赖的方式抑制 SGC7901、BGC823 细胞生长,以剂量依赖的方式使 SGC7901、BGC823 细胞周期阻滞在 S 期、诱导细胞凋亡。以时间依赖和剂量依赖的方式降低 SGC7901、BGC823 细胞的线粒体跨膜电位,从而诱导细胞凋亡。下调 SGC7901、BGC823 细胞的 survivin 蛋白及 mRNA 表达水平。上调 SGC7901、BGC823 细胞内 caspase-3 蛋白及 mRNA 表达水平,增加细胞内 caspase-3 的活性。增加 SGC7901、BGC823 细胞胞质的 Smac 蛋白含量,在 BGC823 细胞中上调 Smac mRNA 的表达,但是对 SGC7901 细胞中 Smac RNA 的表达无显著影响。survivin、caspase-3 和 Smac 基因这 3 个与细胞凋亡调控有关的分子参与了诱导 SGC7901、BGC823 细胞凋亡的作用。

研究发现,白藜芦醇能有效抑制人结肠癌细胞株 SW480 的生长并诱导其凋亡。Roemer 等发现,低浓度(10~20μmol/L)白藜芦醇作用于 HCT116 人大肠癌细胞后可导致细胞 Bax/ Bcl-xl 的比率升高,从而不能通过激活 caspase-9、caspase-3 而引起细胞凋亡。人们对 SW480 大肠癌的研究发现,白藜芦醇的浓度在 30~300μmol/L 可降低 Cyclin D 的表达,细胞周期被阻滞在 G_1/S 期;浓度在 300μmol/L 时,肿瘤细胞的凋亡数可达 47%,白藜芦醇对 SW480 细胞的抑制生长呈剂量和时间依赖性。Delmas 等的研究表明,白藜芦醇作用于大肠癌细胞后,不能增加肿瘤细胞表面死亡受体的数量,但可引起 CD95 的重新分布,逃避 Bcl-2 介导的抑制作用,诱导肿瘤细胞凋亡。

Cbar 等研究发现,白藜芦醇经腹腔给药,可以抑制 AH-130 肝癌腹水中的肿瘤细胞数,与模型对照组相比,抑制率达到 25%,并且这些细胞大多被阻滞在 G_2 期;随后的体外试验结果表明,白藜芦醇能够抑制 AH-130 细胞的周期进程,并最终诱导细胞凋亡。1998 年,Teel 等研究发现,白藜芦醇对多种 CYP450 同工酶均显示出抑制作用。随后有研究报道白藜芦醇以剂量依赖性的方式抑制人肝微粒体中 CYP1A1 的活性,并且这种抑制作用有较高的选择性。

Ciolino 等发现,白藜芦醇可以直接抑制苯并芘激活的肝癌 Hep G2 细胞微粒体 CYP1A1/CYP1A2 的活性,也可以通过干扰能够激活前致癌物活化的信号传导途径,即通过抑制 AhR 与 CYP1A1 基因启动子上的应答元件的结合,抑制苯并芘诱导的 CYP1A1 基因的转录激活作用,最终抑制前致癌物的活化。Ku 等对 p53 表达阳性肝癌细胞 Hep G2 的研究表明,在白藜芦醇的作用下,细胞周期被阻断在 G_1 期,胞内 p21 蛋白表达升高;同时,Bax 表达增强可能是其诱导凋亡的主要途径,由此可见,白藜芦醇以 p53 依赖方式诱导细胞凋亡。Kuo 等在 p53 阳性的肝癌细胞株 Hep G2 细胞中观察到了相似的现象,进一步肯定了这一机制。李科等将人肝癌细胞系 Hep G2 细胞经不同浓度白藜芦醇培养 24、48、72 小时,发现白藜芦醇可抑制肝癌 Hep G2 细胞增殖,其作用具有一定的时间和浓度依赖性,伴随细胞周期分布变化,G_0/G_1 期比例下降,S 期、G_2/M 期比例上调,且与对照组相比,实验组 CDK2 及 Cyclin E 表达增加,提示白藜芦醇可能通过影响 CDK2 及 Cyclin E 的活性,使 Hep G2 细胞阻滞在 S 期,从而抑制肝癌 Hep G2 细胞的增殖。马晓冬等报道了白藜芦醇诱导 Hep G2 细胞凋亡的机制之一是其线粒体膜电位去极化。线粒体膜电位的下降是凋亡的一个早期特征,白藜芦醇可以通过影响线粒体的功能而影响细胞的生理活性。因此,白藜芦醇可能通过使 Hep G2 细胞线粒体膜电位去极化,从而激活线粒体介导的细胞凋亡途径。还有学者报道,白藜芦醇处理后的人肝癌 Hep G2 细胞和大鼠肝癌 CBRH7919 细胞,细胞间隙连接通讯(gap junctional intercellular communication,GJIC)功能获得增强,表明白藜芦醇能提高 Hep G2 细胞及 CBRH7919 细胞的 GJIC 功能。白藜芦醇具有明显增强自杀基因 TK/GCV 的旁杀伤效应的作用,其作用机制很可能是通过增强大鼠肝癌细胞 CBRH7919 的 GJIC、调节细胞周期等而起到增效作用的,也可能是几个机制均起作用。

有研究显示白藜芦醇能够抑制人肝癌细胞 SMMC-7721 的增殖,并且促进其凋亡,其机制可能与上调 PTEN 的转录及表达,以及抑制 Akt 的磷酸化有关。刘云燕等研究了白藜芦醇对肿瘤坏死因子相关凋亡诱导配体(TRAIL)诱导肝癌细胞 SMMC-7721 凋亡的影响及其机制。结果表明 TRAIL 对 SMMC-7721 的凋亡诱导作用,TRAIL 作用 24 小时后,SMMC-7721 细胞的凋亡率与培养基对照组相比明显增加。白藜芦醇加强 TRAIL 诱导 SMMC-7721 细胞凋亡,并且这种作用呈剂量依赖关系。白藜芦醇可能通过下调 survivin 的表达,加强 TRAIL 诱导 SMMC-7721 细胞凋亡。还有学者报道白藜芦醇抑制人肝癌细胞 SMMC-7721 的增殖及促进其凋亡的机制,可能与促进 PTEN 的表达及抑制 Akt 的磷酸化有关。

有研究者利用小鼠移植性肝癌 H22 模型研究白藜芦醇的体内抗肿瘤效果。免疫组织化学检测显示实验组与对照组小鼠肝癌及瘤旁组织细胞周期蛋白 Cyclin D1、Cyclin B1 和 p34 cdc2 蛋白的表达有差异,白藜芦醇可能通过抑制 Cyclin B1 和 p34 cdc3 的表达影响细胞周期的进程。刘红山等对白藜芦醇合用 5-FU 对小鼠移植肝癌 H22 生长的影响进行研究,结果显示不同剂量的白藜芦醇与 5-FU 配伍,能显著增强 5-FU 对小鼠移植瘤 H22 的抑瘤率,透射电镜下白藜芦醇体内可诱导鼠肝癌细胞 H22 的凋亡,有典型的细胞凋亡形态学特征。实验组与对照组相比,小鼠的白细胞数提高 30.8%,胸腺重量提高 35.4%,脾脏重量提高 28.1%,吞噬及吞噬指数分别提高 84.1% 和 36.5%,差异具有统计学意义。

在黏附实验和侵袭实验中,白藜芦醇能显著抑制肝癌细胞与 FN 的黏附及降解基质的侵袭力,而对肝癌细胞的运动能力无明显的抑制作用,这说明白藜芦醇主要通过抑制肿瘤细胞的黏附力及降解基质能力两个环节来发挥其抗肿瘤侵袭的作用。此外,本研究中白藜芦醇作用于 3 株肝癌细胞后,Hep G2 细胞的各项侵袭指标均未受到明显抑制,且 Hep G2 细胞在 Transwell 小室中能穿过滤膜到达其背面的数目很少,说明可能这种肝癌细胞的侵袭力本身就相对较弱,因而白藜芦醇对它没有表现出明显的抗侵袭作用。还有可能白藜芦醇抗侵袭的作用存在着某种特异的靶点,而 Hep G2 细胞由于正好缺乏相应的作用靶点,使其在侵袭实验中对白藜芦醇不敏感。本实验结果表明白藜芦醇除了通过抑制细胞增殖,诱导细胞凋亡来抑制肿瘤生长外,还存在着另外的抗肿瘤机制,即通过抑制肿瘤细胞的黏附力及降解基质能力两个环节来抑制肿瘤细胞的侵袭,并存在着一定的细胞选择性。此外,通过白藜芦醇对肝癌 Bel-7404 细胞增殖的影响实验,也发现一定浓度的白藜芦醇可以抑制 Bel-7404 细胞增殖,诱导其凋亡,并可能通过抑制 Bel-7404 细胞与细胞外基质 FN 的黏附及对基质的降解来抑制 Bel-7404 细胞的侵袭能力,但是在较高浓度下($\geqslant 100 \mu mol/L$),白藜芦醇对正常肝细胞株也产生抑制增殖和诱导凋亡的毒性作用,因此应该注意其使用的最低浓度。在联合顺铂对 Bel-7402 体外增殖及体内生长抑制作用的实验中,两药也表现出协同作用,协同指数分布在 0.904~0.739,其药效优于两药单用,对指导联合用药有重要意义。而且其修饰物白藜芦醇烟酸酯可通过阻滞细胞于 G_1 期及诱导细胞凋亡来抑制人肝癌细胞 Hep G2 增殖。

第四节 葡萄多酚与泌尿系统肿瘤

膀胱癌是我国泌尿系统最常见的肿瘤,占全部恶性肿瘤的 3.2%,其中移行细胞肿瘤占 95% 以上,是一种直接威胁患者生存的疾病。近年来,我国部分城市肿瘤发病率报告显示膀胱癌发病率有增高趋势。据美国癌症协会报告,2006 年美国膀胱癌新增病例为 67 160 例(男 50 040 例,女 17 120 例),在男性常见肿瘤中居第 4 位,女性常见肿瘤中居第 9 位,因膀胱癌死亡的病例为 13 750 例(男 9630 例,女 4120 例)。

(一) 葡萄籽原花青素与泌尿系统肿瘤

近年来的研究显示,葡萄籽原花青素可在体外抑制人膀胱癌 BIU87 细胞增殖并诱导凋亡,人膀胱癌 BIU87 细胞呈现出随浓度增高而增强的生长抑制及凋亡诱导效应,其作用效果具有一定的浓度依赖性。刘洁等的研究表明,GSPE 可在一定浓度范围内呈剂量依赖性地阻滞人膀胱癌 BIU87 细胞于 G_1 期,进而实现其对人膀胱癌 BIU87 细胞的抗癌效应。有学者对 GSPE 对人膀胱癌 BIU87 细胞周期的影响及其可能机制进行研究,结果显示 GSPE 可呈剂量依赖性地阻滞细胞于 G_1 期,并可引起 Cyclin D1 和 CDK4 mRNA 及蛋白水平的表达减少。本实验有望为以 GSPE 作为一种新型灌注制剂应用于膀胱癌的治疗提供一定的理论依据,但尚待更为深入的研究。还有学者探讨了丝裂霉素 C(MMC)与 GSPE 联合应用对人膀胱癌细胞 BIU87 细胞生长的抑制作用。结果显示,MMC、GSPE 单独应用时,BIU87 细胞生长的抑制作用随药物浓度的增加而增加;MMC 与 GSPE 联合应用时,作用效果表现为在低浓度时呈协同作用,高浓度时呈拮抗作用。

Agarwal 等对 GSPE 抗前列腺癌细胞 DU145 的研究是最为深入的。其研究表明,无论在体内还是在体外,GSPE 都能显著抑制前列腺癌(PCA)细胞的增殖,并且能剂量、时间依赖性地诱导 PCA 细胞凋亡。分子机制研究显示这种凋亡作用是通过 caspase-3、-7、9 及聚腺苷二磷酸核糖聚合酶(PARP)介导的凋亡信号途径实现的;同时,实验还观察到,在 caspase 裂解之前,PCA 细胞线粒体膜电位消失,细胞质中细胞色素 C 的含量增加。这些结果表明 GSPE 很可能是通过损伤 PCA 细胞的线粒体,造成细胞色素 C 释放,从而激活 caspase 介导的细胞凋亡途径,诱导 PCA 细胞凋亡。Agarwal 还报道 GSPE 能使人前列腺癌细胞 DU145 的 ERK1 和 ERK2 的水平降低,且能使 CDK4、CDK2 和 Cyclin E 的活性降低,使细胞停留在细胞周期的 G_1 期,从而抑制肿瘤细胞的生长并诱导其凋亡。其最近研究又发现,对于表皮生长因子(EGF)引起的表皮生长因子受体(EGFR)激活作用,GSPE 能够抑制其作用的 70% 以上,但对于 EGF 引起的细胞外信号调节激酶(ERK1/2)的磷酸化作用,却只有低剂量的 GSPE 才具有抑制作用,高剂量的 GSPE 反而具有促进作用。而另一项实验表明,GSPE 诱导前列腺癌细胞凋亡的作用能够被丝裂原活化蛋白激酶激酶 1(MEK1)的抑制剂所加强。由此可见,GSPE 一方面能增强 ERK1/2 的磷酸化作用,一方面又能诱导细胞凋亡,所以他们猜测 GSPE 诱导前列腺癌细胞凋亡还具有其他机制。他们已经观察到 GSPE 能够显著增强 JNK1、JNK2、c-jun 的磷酸化水平及 JNK 的活性,而且使用 JNK 抑制剂抑制 GSPE,对 JNK 的激活能显著抑制。

PC-3 细胞是雄激素非依赖性前列腺癌(PCa)细胞,与其他 PCa 细胞株 LNCaP、DU145 相比,具有侵袭性和高转移性的特点。该细胞广泛应用于 PCa 化疗药物和化学预防药物的筛选、基础病理学、癌细胞耐药性等研究。通过 GSPE 对人雄激素非依赖性前列腺癌 PC-3 细胞的体外作用研究,观察 GSPE 对 PC-3 细胞的药理活性。结果表明 GSPE 可在体外抑制 PC-3 细胞生长并诱导其凋亡。目前,对雄激素非依赖性前列腺癌的治疗效果不佳,特别是晚期前列腺癌常会出现雄激素抵抗,为了提高晚期前列腺癌患者的生存率,探索一种促使雄激素非依赖性前列腺癌细胞发生凋亡的方法具有十分重要的意义。研究发现,GSPE 可以抑制 PC-3 细胞的体外生长并诱导其凋亡和坏死,因此,有希望成为治疗前列腺癌的新方法,但尚需进一步深入研究其抗肿瘤的机制及其在体内的详细药理作用。孙怡、商学军等在 GSPE 对体外前列腺癌 PC-3 细胞增殖及凋亡的影响中采用 MTT 法,观察到 GSPE 呈时间和剂量依赖性地抑制 PC-3 细胞的增殖,将 PC-3 细胞周期阻滞在 G_0/G_1 期。流式细胞仪检测还发现 GSPE 具有诱导 PC-3 细胞凋亡的能力,并且随着 GSPE 作用浓度的升高和时间的延长,PC-3 细胞发生凋亡的比率也随之增加,GSPE 可通过线粒体途径诱导 PC-3 细胞凋亡和坏死,抑制细胞生长。

吴自勃、黄浩等将 GSPE 与人雄激素依赖性前列腺癌细胞株 LNCaP 细胞共同培养,也观察到可以明显抑制 LNCaP 细胞的体外增殖并诱导其凋亡,结果还显示 GSPE 通过 caspase 途径诱导细胞凋亡,从细胞和亚细胞水平研究,证实了 GSPE 对人雄激素非依赖性 PCaPC-3 细胞具有毒性作用。

(二) 白藜芦醇与泌尿系统肿瘤

国内外一些研究证明白藜芦醇可以抑制人膀胱癌 T24 细胞增殖,阻滞细胞周期:白藜芦醇能明显抑制 T24 细胞增殖,并随药物浓度升高和作用时间的延长而抑制作用增强,呈显著浓度和时间依赖性;能明显使处于 G_1 期的 T24 细胞增多,细胞明显阻滞于 G_1 期;白藜芦醇作用 24 小时后,随着作用浓度的增加,T24 细胞 Cylin D1 和 CDK4 的表达逐渐降低,而 WAF-1/P21 表达逐渐增强,呈显著的浓度依赖性;白藜芦醇还能显著抑制 T24 细胞的黏附、迁移和侵袭能力,这种侵袭转移抑制能力可能与降低 MMP-9 的表达有关;白藜芦醇能诱导 T24 细胞凋亡,凋亡的诱导作用呈显著剂量依赖性。白藜芦醇能显著抑制 T24 细胞 PI3K/Akt 信号通路的激活,调节 MAPK 通路的信号变化(ERK1/2 与 p38),进而引起 Bcl-2 家族蛋白变化,激活 caspase-3,最终诱导凋亡发生。体内研究显示,白藜芦醇可以明显抑制裸鼠膀胱癌移植瘤的生长,这种作用可能与白藜芦醇降低肿瘤组织中 CD34、VEGF 和 FGF-2 的表达有关。

在白藜芦醇抗前列腺癌的研究中,Kuwajerwala 等首先发现白藜芦醇作用于雄激素敏感的 LNCaP 细胞,对 DNA 合成具有剂量及时间依赖性的双相作用。即经 5～10μmol/L 浓度处理 1 小时,白藜芦醇可抑制细胞 DNA 合成,而处理 24 小时后则刺激细胞 DNA 合成达 2～3 倍,核蛋白 p21 和 p27 的表达水平明显降低,而 Cyclin A 和 CDK2 的活性相对增高,可能反映了低浓度白藜芦醇对细胞 DNA 合成的促进作用,这种作用只发生在对雄激素敏感的 LNCaP 细胞,而在与雄激素分泌无关的 DU145 细胞和 NIH3T3 细胞中未见这种现象。白藜芦醇还可以通过抑制前列腺癌细胞雄激素的活性及表达来拮抗雄激素的作用。Stewart 等将白藜芦醇作用于与雄激素分泌无关的人类前列腺癌细胞 PC-3 的研究中,发现白藜芦醇对与雄激素无关的人类前列腺癌细胞 PC-3 和 DU145 有一定的生长抑制作用,白藜芦醇可以通过抑制依赖 EGFR 的 ERK1/2 的活性,选择性抑制 PKCα 影响增殖信号通路,从而起到抑制恶性前列腺癌细胞增殖的作用。结果表明白藜芦醇在高恶度前列腺癌中作为辅助化疗药物具有一定的实用价值。Morti 报道,雄激素依赖的前列腺癌细胞 LNCPa 和非依赖细胞 DU-145 在白藜芦醇的作用下,细胞活力明显下降,并且这种作用表现出时间及浓度依赖性。Hsihe 等发现,白藜芦醇抑制雄激素非依赖细胞 DU-145、PC-3、JCA-1 的生长,并将细胞周期阻滞在 G_1/S 期,同时也发现白藜芦醇诱导 LNCaP 细胞的凋亡,并降低细胞前列腺特异性抗原(PSA)的水平。Mctihen 等也发现白藜芦醇抑制 LNCaP 细胞的增殖,降低雄激素受体的表达,在 mRNA 及蛋白水平,降低受雄激素调节的 PSA、雄激素受体特异的辅激活因子 ARA70 及 p21 的水平,表明白藜芦醇对前列腺癌的预防及治疗具有潜在的意义。还有研究报道白藜芦醇可以通过下调 Bcl-2 基因,上调 Bax 基因表达等作用,诱导 PC-3 细胞的凋亡。

第五节　葡萄多酚与血液系统肿瘤

(一) 葡萄籽原花青素与血液系统肿瘤

石祥林利用一种葡萄籽提取物,使用不同的剂量来对付白血病细胞。剂量越高,所导致的凋亡白血病细胞数量就越多,却不会影响正常的健康细胞。然而,当研究人员往这种提取物中加入一种抑制 JNK 激酶蛋白的制剂时,或者利用基因工程来关闭 JNK 激酶基因时,葡萄籽提取物就不再有效。JNK 激酶可以调节导致细胞凋亡的细胞信号路径。这些研究结果意味着可以把葡萄籽提取物这样的制剂纳入预防或治疗恶性血液病中来。

(二) 白藜芦醇与血液系统肿瘤

近年来,国际上已有学者将白藜芦醇引入淋巴瘤的治疗研究。Jazirehi 等研究认为,白藜芦醇可以抑制非霍奇金淋巴瘤(NHL)以及多发性骨髓瘤(MM)细胞的增生,并促进其凋亡,原因在于白藜芦醇可以使肿瘤细胞的细胞周期停滞在 G_2/M 期。此外,白藜芦醇还可以选择性地下调抗凋亡蛋白 Bcl-xl 和骨髓细胞分化因子 1,并可以上调凋亡前体蛋白 Bax 和凋亡蛋白酶激活因子 Apaf-1。该研究小组还认为,将白藜芦醇与紫杉醇联合使用,可有协同作用。Nathaniel 等指出,滤泡型和弥漫型 NHL 均存在 t(14;18)染色体易位,这种易位导致了 Bd-2 原癌基因的过度表达,大量的 Bd-2 蛋白会诱导滤泡型 NHL 转变为弥漫型或是其他更具危险性的 NHL 类型。白藜芦醇的促凋亡机制正是下调了 Bd-2 的表达,因而对于 NHL 具有一定的特异作用。Faberl 等研究发现,经过白藜芦醇处理的淋巴瘤细胞产生了细胞周期停滞,并且这一反应具有明显的剂量依赖关系。原因在于白藜芦醇诱导了 p27 的表达,同时抑制了 CDK2 以及 Rb 蛋白的磷酸化,此外,白藜芦醇通过使 p53 在 Ser15/37 上产生磷酸化而引起了 p53 的表达上调。因此他们认为,白藜芦醇通过诱导 p27 和 p53 的表达上调,从而抑制淋巴瘤细胞的增殖。马泳泳报道白藜芦醇体外对淋巴瘤 Raji 细胞无增殖抑制作用,但可抑制 IL-8 和 VEGF 的分泌及 mRNA 的表达,抑制抗肿瘤瘤血管生成。有学者选取在组织病理学上与多数眼眶淋巴瘤同为 B 细胞来源的 BJAB 细胞作为实验对象,观察白藜芦醇对 BJAB 细胞的作用。结果表明白藜芦醇对 BJAB 细胞的增殖具有抑制作用,在一定范围内,随作用浓度的增加和作用时间的延长,抑制作用加强。白藜芦醇干扰了 BJAB 细胞的细胞周期,在一定作用浓度及作用时间范围内,使细胞群体中处于增殖周期的细胞比例减少,从而抑制细胞增殖。人 T 细胞淋巴瘤 Jurkat 细胞在白藜芦醇的作用下,凋亡百分率显著增加,Western-blot 分析 Bcl-xl,Bax 的表达降低,以致不能进一步产生 Bcl-2/Bax 和 Bcl-2/Bcl-xl 二聚体来抑制细胞凋亡,即减除了这些凋亡抑制因子对细胞凋亡的抑制,从而使细胞顺利进入 caspase 介导的凋亡途径。Bcl-2 基因最早是从 B 细胞淋巴瘤中鉴定出来的癌基因,随后的研究表明,它参与细胞程序化死亡的调控,是维持肿瘤细胞无限制生长的主要基因之一。

早在 1993 年,就有学者报道白藜芦醇对小鼠白血病细胞系 L1210 有一定的抑制活性,但其抗肿瘤活性并未引起学术界的充分重视。1998 年,新加坡国立大学的科学家研究发现,白藜芦醇可诱导人类早幼粒白血病 HL-60 细胞 DNA 的裂解,并致使膜磷脂丧失其不对称性,表明白藜芦醇可诱导人类白血病 HL-60 细胞的程序性死亡。

白藜芦醇对多种白血病细胞有生长抑制作用,包括 HL-60、THP-1、K562、Jurkart、U937 细胞等,对从白血病患者体内分离的白血病细胞也有抑制作用。研究证实白藜芦醇能够诱导人早幼粒白血病细胞 NB4 凋亡,细胞经白藜芦醇作用后出现明显的细胞凋亡特征,包括细胞荧光染色后出现浓染致密的颗粒荧光,DNA 凝胶电泳可见典型 DNA 梯形带,流式细胞仪检测出现典型的亚二倍体"凋亡峰"等。白藜芦醇与全反式维 A 酸(ATRA)联合应用,可以显著诱导人早幼粒白血病细胞 NB4 的分化。有学者以人早幼粒白血病细胞 NB4 为研究对象,较系统地研究了白藜芦醇的凋亡诱导作用。白藜芦醇与全反式维 A 酸(ATRA)联合应用时具有很强的分化诱导作用,导致细胞周期停滞在 S 期,进而向髓单核细胞表型分化。这个结果很有意义,它提示联合应用分化诱导剂,可以降低药物用量并增加治疗效果,克服传统治疗药物的耐药性。细胞在药物作用下启动死亡程序,通过线粒体途径或受体途径,激活体内已存在的细胞成分 caspase 触发激酶级联反应,最终引起染色体 DNA 的降解及细胞解体,完成其凋亡过程。目前线粒体在细胞凋亡中具有重要的作用,研究显示几乎所有因素诱导的细胞凋亡都存在线粒体功能紊乱,并且认为它的出现是导致细胞不可逆死亡的关键环节。白藜芦醇作用于 NB4 细胞后,可引起细胞线粒体膜电位明显下降,并具有剂量依赖关系。综上所述,我们认为白藜芦醇诱导的 NB4 细胞凋亡,很可能是影响上游 caspase 后,直接或间接作用于线粒体,导致下游 caspase 的活化,活化后的 caspase 又作用于线粒体膜,导致线粒体功能紊乱,后者进一步诱导 caspase 的活化,即 caspase 活化和线粒体功能破坏以一种环状反馈的方式发生,最终导致细胞的凋亡。Gao 等研究了白藜芦醇对 32Dp210 细胞的体内外实验,体外实验表明,白藜芦醇的半抑制浓度为 23μmol/L,可将细胞周期阻滞在 G_1/S 期,提高 caspase-3 的活性,切割 DNA 片段引起细胞的凋亡,抑制白血病细胞的增殖。以 8mg/kg 的剂量饲喂大鼠,白藜芦醇在体内对白血病的抑制不甚明显,只有高剂量才可抑制部分大鼠白血病的发生。

　　Dumazet 等报道白藜芦醇能抑制多种淋巴型及髓样白血病细胞的增殖,如 K562、KCL22、HL-60、Jukrat、WSU-CLL 等,并通过 G_2/M 期阻滞,诱导这些细胞凋亡。另外有报道表明,白藜芦醇在对人淋巴细胞无毒性的浓度下,以剂量依赖性的方式提高细胞内谷胱甘肽水平,并通过诱导谷胱甘肽超氧化物酶、还原酶及转移酶的活性,保护 H_2O_2 引起的 DNA 损伤。陈建斌等通过探讨白藜芦醇及其联合阿糖胞苷对 K562 细胞凋亡的影响及相关机制,发现白藜芦醇联合阿糖胞苷能通过上调 Fas/Fas L 的表达,激活 Fas/Fas L 凋亡途径,诱导人白血病 K562 细胞凋亡,同时下调 survivin 的表达,促进凋亡的发生。也有报道白藜芦醇在体内外均具有明显调控白血病 JAK1/STAT3 信号通路,发挥抗白血病的作用,甚至还有发现白藜芦醇可通过调节肾素-血管紧张素系统,下调血管紧张素 Ⅱ 的生成而抑制白血病细胞增殖。survivin 能特异地与细胞凋亡途径终末段分子 caspase-3、caspase-7、caspase-9 直接结合,也可通过 p21 间接抑制 caspase,抑制细胞凋亡。其中 caspase-3 涉及线粒体和死亡受体两条途径,也是 Fas 介导细胞凋亡途径中的关键性效应蛋白酶,因此 survivin 表达的增加会抑制 Fas 介导肿瘤细胞的凋亡。survivin 被认为是迄今发现最强的肿瘤特异性凋亡抑制因子,其抗凋亡功能较 Bcl-2 家族强。survivin 基因表达在恶性增殖的白血病细胞中处于失控表达状态,其表达与白血病的发生、发展密切相关。

　　Luzi 等报道白藜芦醇对人慢性粒细胞白血病 K562 细胞和急性淋巴细胞白血病 HSB-2 细胞有不同的凋亡诱导作用。白藜芦醇能明显不可逆转地抑制这两种癌细胞生长,并且伴随广泛的吞噬作用和亚二倍体细胞的增加。白藜芦醇的抑制作用与影响细胞周期、Bax 表达的增加、蛋白激酶 C 的增加有关,并且在所有细胞中,谷胱甘肽诱导与细胞内谷胱甘肽的含量无关。另有报道表明,通过线粒体的渗透性过渡孔,能提高白藜芦醇对急性淋巴细胞白血病细胞的诱导凋亡作用。此外,白藜芦醇的四聚物 heyneanol A 通过蛋白激酶 C 释放和 caspase 活化,能诱导白血病 U937 细胞凋亡,同时它对细胞周期也有一定影响,并比白藜芦醇具有更强的细胞毒作用。白藜芦醇同系物 3,4,5-三羟基-反式-二苯乙烯在人白血病 Jurkat T 细胞中引起 Fas 相关死亡结构域依赖凋亡的诱导,并且此种机制与已报道的

CD95L、TNF-α 和 TNF-α 相关诱导凋亡配体无关；与白藜芦醇相比，它具有更快的诱导作用。

研究还发现，白藜芦醇对几种 CD95 敏感或 CD95 非敏感型急性淋巴细胞白血病细胞（ALL）均产生诱导凋亡作用，这种作用并不依赖于 CD95-CD95L 途径，而是通过改变线粒体的膜电位及增加 caspase 的表达来实现的，这对不受 CD95L 途径影响的 B 型 ALL 的化学治疗具有一定的意义。Bemhdar 等对 T 细胞来源的急性淋巴细胞白血病细胞 CEM-C7HZ 的研究发现，白藜芦醇将细胞周期阻滞在 S 期，并最终诱导细胞凋亡，但这种凋亡作用并不依赖于 Fas 介导的凋亡途径，而与线粒体途径密切相关，尤其是 caspase 的活化。Romna 等发现，白藜芦醇通过降低胞内 iNOS 及 Bd-2 的蛋白水平，诱导人 B 细胞慢性白血病细胞 WSU-CLL 和 ESKOL 凋亡。Dorri 等在白藜芦醇抗 ALL 的研究中发现，白藜芦醇可通过上调 CD95 而引起 T 系及 B 系 ALL 细胞凋亡，白藜芦醇浓度在 50μmol/L 时持续培养 9 天，可高效持续地导致白血病细胞的凋亡，而没有明显的细胞毒作用。因此，目前研究认为白藜芦醇可作为一种有效的新型辅助化疗药物应用于 ALL 中，特别是 B 系的 ALL 效果更明显。Roman 等报道白藜芦醇作用于 B 淋巴细胞白血病细胞，可引起线粒体膜的破坏，caspase 激活导致凋亡。在发现 Bcl-2 表达被抑制的同时，还发现白藜芦醇可抑制 NO，iNOS，而 NO 有明显的抗凋亡作用。早年就有学者观察到白藜芦醇导致 T 淋巴细胞白血病细胞（CEM-CTH2）停顿于 S 期时，会出现 CDK4 抑制物的表达增多。

第六节　葡萄多酚与妇科肿瘤

宫颈癌是最常见的妇女恶性肿瘤之一，发病率占我国女性生殖系统恶性肿瘤的首位，呈显著增长的趋势，其发病年龄也在显著地年轻化。近年来，每年有近 50 万新发病例，而总体 5 年生存率仅为 52% 左右。美国每年约有 2 万例宫颈癌新发病例，而中国每年约有 13.2 万例宫颈癌新发病例，其病死率在中国女性癌症病死率中列第 2 位。宫颈癌的发生和发展是一个复杂的病理过程，除人乳头瘤病毒（human papilloma virus，HPV）感染外，宿主癌基因激活和抑癌基因失活，某些细胞因子、生长因子及其受体也参与宫颈癌的形成和发展。中晚期肿瘤细胞的转移与扩散是宫颈癌治疗失败的主要原因之一，寻找能控制和治疗宫颈癌细胞生长和转移的药物是目前宫颈癌治疗研究中的热门话题之一。宫颈癌的治疗手段目前主要有手术治疗、放射治疗、化学药物治疗等。

卵巢癌是严重危害妇女身心健康的恶性肿瘤疾病，占妇科恶性肿瘤 44.6%，在女性生殖器恶性肿瘤中，卵巢癌的发病率占第 3 位，但其病死率却居首，70% 的卵巢癌患者在就诊时已为晚期。虽经多年努力有许多新的治疗手段及方案，使其疗效不断提高，但结果表明卵巢癌患者的 5 年生存率仍徘徊在 30% 左右。目前对卵巢癌的治疗仍是以手术为主、辅以化疗等综合治疗，随着手术治疗的进步及化疗药物的开发，卵巢癌的治疗效果有了很大改善。近 20 余年来，卵巢癌临床处理出现了三大进展，即手术病理分期、肿瘤细胞减灭术和紫杉醇+铂类作为卵巢上皮癌的一线化疗方案。由于这三大进展，卵巢癌的 5 年生存率现已由 20 世纪 70 年代中期的 30% 左右上升为 50%，有 25% ~ 35% 可获得更长时间的长期缓解。但卵巢癌治疗的现状仍不容乐观，病死率、复发率仍较高，患者的 5 年生存率仍然很低，其重要原因就是化疗耐药性的产生。据报道，在首次化疗中，化疗反应率大约是 80%，而当卵巢癌复发时，化疗反应率降低到 20%。研究卵巢癌耐药机制是解决耐药、改善化疗效果的关键，已成为妇科肿瘤研究领域里的一个重要课题。

（一）葡萄籽原花青素与妇科肿瘤

GSPE 对卵巢癌 SKOV3 细胞具有明显的增殖抑制作用。作用时间越长，药物浓度越高，抑制细胞增殖现象越明显。GSPE 可以诱导卵巢癌 SKOV3 细胞凋亡，实验从形态学角度证实了 GSPE 有诱导卵巢癌 SKOV3 细胞凋亡的作用，进一步分析表明 GSPE 对 SKOV3 细胞周期的影响主要表现在 S 进入 G_2/M 受阻。通过 Western blot 发现，GSPE 可明显激活卵巢癌 SKOV3 细胞中 caspase-3 蛋白水平的表达。GSPE 还可以明显降低 survivin 的 mRNA 和蛋白水平的表达，这些作用均随 GSPE 浓度和作用时间的延长而增强，表明 GSPE 诱导卵巢癌 SKOV3 细胞凋亡可能与下调细胞内 survivin 的表达有一定的关系。GSPE 诱导卵巢癌 SKOV3 细胞凋亡相关基因中，survivin 与 caspase-3 的表达呈负相关。有学者通过体外试验，用不同浓度的 GSPE 与人卵巢癌耐药细胞株 COC1/DDP 共同培养，发现 GSPE 在体外对人卵巢癌耐药细胞 COC1/DDP 有明显的增殖抑制作用，并能诱导其凋亡，增加 caspase-3 和 Bax 蛋白表达，降低 Bcl-2 的表达。GSPE 诱导的人卵巢癌耐药细胞 COC1/DDP 凋亡的机制可能与增强 caspase-3 表达和上调 Bax/Bcl-2 比例有关。GSPE 在动物实验中也表现出同样的抗卵巢癌作用。通过体外培养卵巢癌 SKOV3 细胞，接种至裸鼠皮下，建立起人卵巢癌裸鼠移植瘤的动物模型，用不同浓度的 GSPE 进行实验干预，观察裸鼠及移植瘤的生长情况，石蜡切片 HE 染色进行肿瘤细胞形态学观察，流式细胞仪 PI 及 AnnexinV-FITC 双染检测 GSPE 处理对卵巢癌移植瘤细胞的周期分布及凋亡情况的影响。同时应用 RT-PCR 和 Western blot 的方法检测卵巢癌移植瘤细胞内 caspase-3 和 Bax、Bcl-2 基因在分子水平和蛋白水平的表达变化情况。结果 GSPE 对人卵巢癌裸鼠皮下移植瘤的生长有抑制作用；对移植瘤肿瘤细胞的凋亡有促进作用，肿瘤细胞出现明显的凋亡形态学变化，各组肿瘤细胞的周期分布显示，GSPE 处理后肿瘤细胞被阻滞在 G_2/M 期，Annexin-V 和 PI 染色后 FCM 分析细胞凋亡表明，GSPE 处理后的肿瘤组织出现了较多凋亡和死亡的细胞；进一步应用 RT-PCR 和 Western blot 方法检测 GSPE 可能通过上调 Bax 基因表达，下调 Bcl-2 的表达，激活 caspase-3 途径而发挥效应。田景鸣报道白藜芦醇同样可以诱导卵巢癌细胞 A2780 凋亡，Bcl-2 蛋白表达减少与 Bax 蛋白表达增多可能是白藜芦醇诱导卵巢癌细胞 A2780 凋亡的机制之一。

研究表明 GSPE 可剂量依赖性地降低宫颈癌 HeLa 细胞的存活率，诱导细胞的凋亡，其机制可能是激活 caspase-3，下调 survivin 和 Bcl-2，从而诱导其凋亡。

（二）白藜芦醇与妇科肿瘤

Zboeri 等也发现，预先经白藜芦醇处理过的人宫颈癌细胞 HeLa 和 SiHa 对放疗的敏感性增加，并且呈剂量依赖性方式，随后发现白藜芦醇可以抑制这两种细胞的增殖，并将细胞周期阻滞在 S 期。应用不同浓度的白藜芦醇作用于人宫颈癌 HeLa 细胞，发现白藜芦醇能明显抑制 HeLa 细胞的增殖，并呈剂量和时间依赖性。经白藜芦醇处理 HeLa 细胞后，各实验组 S 期细胞比例增高，G_2/M 期细胞比例减少，凋亡率明显高于对照组，并呈剂量依赖性，各实验组 HeLa 细胞 survivin 的表达均低于对照组，而 caspase-3 的表达均高于对照组，提示白藜芦醇能明显抑制人宫颈癌 HeLa 细胞的增殖，并诱导其凋亡，其机制可能与抑制 survivin 的表达、上调 caspase-3 的表达有关。也有报道称其机制与下调 Bcl-2、Bax、Bad 蛋白，上调 caspase-9 蛋白表达有关。朱振勤等通过 MMT 及流式细胞仪分析白藜芦醇作用后的 HeLa 细胞，结果表明白藜芦醇能强烈抑制 HeLa 细胞增殖，并阻滞 HeLa 细胞由 S 期向 G_2 期转变而引起 HeLa 细胞凋亡。白藜芦醇能抑制人宫颈癌 HeLa 细胞的增殖,调节 Bcl-2 和 Bax 基因的表达而诱导肿瘤细胞凋亡。白藜芦醇还可以调节宫颈癌细胞表皮生长因子(EGF)的表达,明显降低宫颈癌细胞 EGF mRNA 及蛋白表达水平。Koichi Igura 的实验发现白藜芦醇与氟尿嘧啶合用可协同促进 MCF-7 细胞凋亡。

放射增敏剂因能提高肿瘤细胞对放射线的敏感性,降低放射治疗过程中的使用射线剂量,保护周边正常组织免受过高剂量照射而受到广泛的关注。Imran 等研究白藜芦醇对人宫颈癌细胞的增殖抑制作用和电离辐射增敏作用时发现,白藜芦醇能使细胞周期发生 S 期阻滞,并能增强 HeLa 细胞对电离辐射的毒性反应。实验观察还发现白藜芦醇对 HeLa 细胞的转移能力也有影响,即随着白藜芦醇浓度的增高,HeLa 细胞的转移能力也逐渐降低。不同低剂量的白藜芦醇预处理可以提高宫颈癌细胞对 γ 射线的放射敏感性,其放射增敏效果随着白藜芦醇剂量增大而增加。在研究白藜芦醇抗宫颈癌细胞生长、转移及放射增敏机制的实验中,发现白藜芦醇明显影响细胞周期,可显著增加肿瘤转移抑制基因 KAI1 表达,而对细胞凋亡相关的 Bax 和 Bcl-2 未见影响,KAI1 可能是白藜芦醇抑制细胞贴壁和转移的重要靶基因之一。白藜芦醇还明显降低了宫颈癌细胞中多种 DNA 损伤修复基因的表达,其中包括 ATM、NBS1、DNA ligase Ⅳ、Ku70 和 Ku80 等,DNA 损伤修复基因的表达则可能是白藜芦醇放射增敏作用的主要机制之一,因为改变 DNA 损伤修复基因的表达水平可以直接影响到白藜芦醇放射增敏效果。另外,采用 siRNA 技术进一步发现,降低细胞中 DNA ligase Ⅳ 的表达能增强白藜芦醇的放射增敏能力。白藜芦醇既能在高剂量下抑制宫颈癌细胞的生长和贴壁能力,又能在低剂量下抑制细胞的转移并增加其放射敏感性。总之,这些实验结果均证实白藜芦醇是一非常有效的宫颈癌治疗药物。这些新的研究结果为临床控制宫颈癌细胞生长、浸润和转移以及增加宫颈癌细胞的放射治疗敏感性方面的研究提供了新的研究方向,同时为将来白藜芦醇作为一种新的临床宫颈癌治疗药物提供了重要的临床前实验基础。

第七节　葡萄多酚与神经系统肿瘤

垂体泌乳素瘤是人类最常见的功能性垂体肿瘤,女性明显多于男性,发病的主要年龄段与妇女育龄期相吻合,且临床观察到妊娠期间可使妇女的泌乳素瘤增大,长期服用雌激素的变性人也可以引起泌乳素瘤,可见雌激素在泌乳素瘤的发生发展中起着重要作用。药物治疗是泌乳素瘤最常见的初始治疗方法,但仍有 5% ~ 10% 的患者不能耐受溴隐亭等药物治疗。白藜芦醇因其多方面的有益作用,可能在泌乳素瘤的治疗,尤其对溴隐亭等药物耐药的患者中发挥作用。白藜芦醇是一种植物雌激素,在体内和体外的研究结果显示其具有雌激素激动剂和拮抗剂双重性质,人们希望把白藜芦醇开发成为选择性雌激素受体调节剂,用于与雌激素相关的疾病和抗肿瘤药物或化学预防药。Lee 等的研究证实,雌激素受体拮抗剂他莫昔芬(tamoxifen)可以抑制 GH3 细胞增殖。由于 GH3 细胞既是雌激素受体阳性细胞,又是缺乏多巴胺受体的垂体腺瘤细胞,因此抗雌激素药物可能成为对溴隐亭耐药的垂体泌乳素腺瘤患者的一种有效治疗药物。已有研究表明,新一代的选择性雌激素受体调节剂白藜芦醇可以抑制 GH3 细胞生长,诱导细胞凋亡,具有抗肿瘤的作用;近年来的电生理学研究表明,GH3 细胞中存在电压依赖性 K^+,Na^+,Ca^{2+} 通道,其中 K^+ 通道在控制静息膜电位和肿瘤细胞增殖的过程中起重要作用。有学者以此为基础,运用膜片钳技术研究了白藜芦醇对腺垂体瘤 GH3 细胞中电压依赖性 K^+ 通道电流的影响,并研究了白藜芦醇对 GH3 细胞增殖的抑制程度。结果提示白藜芦醇可能通过阻断电压依赖性 K^+ 通道电流,调控 GH3 细胞增殖周期,抑制 GH3 细胞增殖,抑制了 G_0/G_1 转化期细胞膜电位超极化,减少 Ca^{2+} 内流,调控 GH3 细胞增殖周期,抑制细胞增殖。初明等也对白藜芦醇对垂体腺瘤 GH3 细胞的抑制作用进行了研究,结果表明高浓度的白藜芦醇可以抑制 GH3 细胞生长,诱导细胞凋亡,具有抗肿瘤作用。白藜芦醇可以使 GH3 细胞膜电位逐渐超极化,通过抑制 G_0/G_1 转化期细胞膜电位的超极化,从而阻滞 K^+ 通道,调控 GH3 细胞增殖周期,抑制 GH3 细胞增殖。白藜芦醇作用于GH3 细胞后,以浓度效应关系抑制 GH3 细胞增殖,并使细胞增殖周期中 G_0/G_1 阻滞,S 期和G_2/M 期百分率降低;同时也呈时间依赖性地抑制 GH3 细胞增殖。

脑胶质瘤是常见的难治性脑恶性肿瘤,它起源于低分化的、具有神经干细胞特征的细胞群,增殖迅速,具有高度的局部侵袭能力。传统的治疗方式主要为手术和放、化疗辅助的综合治疗,但治疗效果不理想,大多数患者会在诊断后 2 年内死亡,5 年生存期不到 5%。因此,探寻新的治疗措施或药物显得尤为重要。近年来许多的研究表明白藜芦醇对多种肿瘤细胞的生长均具有显著的抑制作用。体外试验表明,白藜芦醇也能明显抑制胶质瘤细胞 U251 和 RT-2 的生长,诱导 U-87 细胞凋亡。在诱导 U-87 细胞凋亡的过程中,Fas 蛋白表达水平明显增高,同时线粒体膜电位降低,从线粒体释放到细胞质中的细胞色素 C 含量增多,caspase-3 活性增强,但不影响 U-87 细胞 Bcl-2 和 p53 的表达,提示白藜芦醇可通过上调 Fas/Fas L 表达,降低线粒体膜电位和促进细胞色素 C 从线粒体释放入细胞质,进而激活 caspases 级联反应,通过 Fas 和线粒体双途径诱导 U-87 细胞凋亡。荔志云等的研究也表明白藜芦醇对人脑胶质瘤细胞系 U-87 细胞增殖有抑制和诱导凋亡的作用,呈浓度和时间依赖性,流式细胞仪检测细胞 Fas 蛋白表达水平增高,线粒体跨膜电位降低,细胞色素 C 释放增加和 caspase-3 活性增高。因此白藜芦醇可能通过 Fas 线粒体途径诱导 U-87细胞凋亡。

髓母细胞瘤(medulloblastoma, MB)是儿童时期最常见的颅内恶性肿瘤之一。据美国Central BrainTumor Registry 统计显示,在小于 19 岁年龄段,每年每 10 万患者中 MB 的发病率为 0.48 个(女孩)和 0.75 个(男孩),占所有儿科脑肿瘤的 16%,发生于儿童小脑 40% 的肿瘤为髓母细胞瘤。一般认为 MB 起源于小脑颗粒细胞层的神经干细胞前体,属于神经上皮性肿瘤。由于 MB 具有高侵袭和转移特性,致使患儿的预后很差,5 年生存率常常低于50%。近年来,随着外科手术、放疗、化疗等方法和技术的不断改进,5 年生存率虽然有所提高,但是放、化疗的毒副作用常常使患者承受额外的生理、心理折磨,严重影响患者的生存质量。虽然髓母细胞瘤的发生和发展受多方面因素影响,除其本身的恶性程度较高外,对髓母细胞瘤发生和发展的内在分子机制的认识缺乏也是制约其临床治疗的重要原因之一。因此,深入探讨髓母细胞瘤发生的内在分子在机制,选择合适的治疗靶位,寻找安全有效、毒副作用低、能诱导髓母细胞瘤分化和凋亡的相关药物具有重大意义。已有研究表明白藜芦醇能以时间和剂量依赖性方式诱导髓母细胞瘤细胞的分化和凋亡,且这种诱导髓母细胞瘤分化和凋亡是通过 Fas 非依赖性的方式实现的。白藜芦醇能够通过调节 STAT3 等相关信号通路及下游靶基因 c-myc、survivin、Bcl-2 及 NF-κB 等相关因子的表达,从而发挥其诱导髓母细胞瘤分化和凋亡的作用。在中枢神经系统中,STAT3 在 IL-6 信号通路中起重要作用。周围神经系统的损伤,导致一些与IL-6相关的神经保护和神经再生有关的细胞因子产生。这些细胞因子主要通过STAT3信号通路来活化受损的神经。受损的脊神经可以诱导STAT3的活化,脊索背部小胶质细胞中的磷酸化STAT3对受损神经有保护作用。中枢神经系统和周围神经系统受到损伤后,均会激活JAK/STAT3信号通路。还有学者在白藜芦醇诱导髓母细胞瘤细胞系UW228-3细胞发生分化和凋亡的研究中发现,白藜芦醇抑制了STAT3通路的活化,而在胶质母细胞瘤细胞系LN-18细胞中,白藜芦醇未呈现其抗肿瘤作用,但是STAT3发生核易位。髓母细胞瘤细胞系UW228-3细胞对白藜芦醇的作用较敏感,而胶质母细胞瘤细胞系LN-18细胞对白藜芦醇的作用则具有耐药性。

Twist最初是在果蝇中发现,是碱性螺旋-环-螺旋(basic helix-loop-helix,bHLH)转录因子家族的重要成员,可调节胚胎发育过程中的细胞重建,并赋予细胞迁移能力,在中胚层细胞的分化和最初的肌细胞发生过程中发挥关键作用,是在进化过程中基因及其结构较为保守的转录因子之一。最近的研究发现,Twist在多种类型的人类肿瘤如神经胶质瘤、神经母细胞瘤、黑色素瘤、乳腺癌、胃癌和前列腺癌等中呈现过表达状态,Twist的过表达有助于肿瘤细胞的增殖、抗凋亡、侵袭和转移,并且Twist的高表达还能够抑制p53的表达,从而降低了p53抑癌功能的发挥。在髓母细胞瘤组织中,Twist呈高水平表达而p53的表达水平较低。白藜芦醇能够下调髓母细胞瘤细胞系UW228-2细胞中Twist的表达,明显上调p53的表达。白藜芦醇诱导髓母细胞瘤细胞分化和凋亡,可能与白藜芦醇下调Twist的表达和上调p53的表达有关。

Liu等还发现,白藜芦醇作用于VW228-3髓母细胞瘤可上调CYP1A1的表达,下调CYP1B1的表达,引起不依赖Fas途径的凋亡,从而抑制肿瘤细胞生长。Tseng等将白藜芦醇应用于鼠RT-2胶质瘤进行体内试验,证明白藜芦醇可引起胶质瘤细胞的细胞毒反应及凋亡,40mg/(kg·d)可对皮下胶质瘤有明显的抑制作用,影响其血管形成,免疫组化显示治疗组血管密度较对照组明显降低。而对颅内肿瘤只有在高剂量[100mg/(kg·d)]时才能起到一定的抑制作用。白藜芦醇的抑瘤作用有时间和剂量依赖性,可延长动物生存期。

白藜芦醇还对成神经管细胞瘤有抑制作用。通过对成神经管瘤细胞Med-3、UW228-1、UW228-2、UW228-3的研究发现,白藜芦醇可以抑制肿瘤细胞生长,使目标细胞凋亡,且其抑制方式与Fas方式无关。白藜芦醇抑制成神经管瘤细胞与细胞色素P450(CYP)1A1和CYP1B1有关,CYP1A1和CYP1B1是白藜芦醇对成神经管瘤细胞作用的靶点。

第八节 葡萄多酚与其他肿瘤

(一) 葡萄籽原花青素与其他肿瘤

Faria等在体外研究了GSPE对人乳腺癌株MCF-7细胞生长与增殖的影响,观察到GSPE具有高抗氧化活性成分的同时,还具备很强的抑制肿瘤细胞DNA合成的能力,从而抑制肿瘤细胞的增殖,诱导癌细胞的凋亡。Kijimal等通过将GSPE作用于转染芳香酶的乳腺癌MCF-7细胞,发现GSPE可降低芳香酶的活性并抑制雄激素依赖性乳腺癌的生长。Agarwal等在研究GSPE对乳腺癌细胞生长的抑制作用过程中发现,GSPE处理乳腺癌细胞48~72小时后,ADP聚合酶(PARP,poly-ADP-ribose polymerase)及caspase-3、7、9的裂解片段都增加,用总caspase抑制剂或caspase-3样蛋白激酶抑制剂,几乎完全(90%)抑制GSPE

诱导的凋亡。此外，Agarwal 等在乳腺癌的研究中亦发现，GSPE 可呈剂量依赖性地阻滞人乳腺癌 MDA-MB468 细胞 G_1 期，减少 CDK4、CDK2 和 Cyclin E 的表达。Cyclin D1 和 CDK4 是调控细胞 G_1 期的关键因子，Cyclin D1 CDK4 通路在细胞由 G_1 期跃迁至 S 期起到关键作用，其调节失常与许多人类肿瘤的发生发展有关。其机制为 Cyclin D1 与 CDK4 结合并激活 CDK4，可以活化使细胞通过 G_1 期进入 S 期的相关蛋白，使细胞周期由 G_1 进入 S 期。Cyclin D1 和 CDK4 被证实在肿瘤的发生中起重要作用，并被认为可能是判断肿瘤预后的重要因子和治疗靶点。Mantena SK 等研究发现，GSPE 可以抑制高转移性乳腺癌细胞的转移，并诱导癌细胞的凋亡。

美国阿拉巴马大学的研究人员对 GSPE 抑制紫外线诱导的皮肤癌的发生进行研究，长期在紫外光灯下照射的小鼠患上皮肤癌，但是食物中含有 GSPE 的小鼠却有效抑制了皮肤癌的发生。经常食用 GSPE 的小鼠患皮肤癌的比例要比没有食用 GSPE 的小鼠降低 65%，即使食用 GSPE 的小鼠不幸患上皮肤癌，其癌细胞也比另一组小鼠的癌细胞少 78%。还有学者观察到 GSPE 有明显抑制受巴豆油或佛波酯类促癌剂诱导的小鼠皮肤乳头状瘤生成作用，其抑瘤作用主要在促癌阶段。Chen 等以鸟氨酸脱羧酶（ornithine decarboxylase，ODC）的消化增殖作为小鼠皮肤肿瘤发生发展的标志物，研究了低聚原花青素（oligomeric proanthocyanidin，OPC）抑制 m-CPBA（m-chloroperoxybenzoicacid），诱导小鼠皮肤肿瘤发展的作用。当用 12mg 的 OPC 预先处理小鼠皮肤，m-CPBA 诱导的表皮 ODC 活性大部分受到抑制。Bomser 等也对 GSPE 抑制促癌剂佛波酯（TPA）诱导的小鼠皮肤肿瘤发展的活性进行了研究，以 ODC 和髓过氧化物酶（myeloperoxidase，MPO）的活化作为小鼠皮肤肿瘤发展的评价指标。结果显示，当小鼠皮肤预先分别用 5、10、20 和 30mg GSPE 处理，30 分钟后再涂以 TPA，与对照组相比，ODC 活性分别降低了 27%、37%、48% 和 70%，呈剂量依赖关系。而当小鼠皮肤预先分别用 1、5、10、20mg GSPE 处理，与对照组相比，MPO 活性抑制率分别为 43%、39%、54% 和 73%。Mittal 等对膳食 GSPE 保护皮肤免受紫外线损伤的关系进行了研究。用 UVB 照射 SKH-1 无毛小鼠，当喂予含 GSPE 的膳食时，与空白组相比，SKH-1 小鼠肿瘤发生率降低了 20%～95%，肿瘤个数降低了 46%～95%，肿瘤大小减小为 29%～94%。并且可使乳头状瘤向恶性肿瘤转化率降低 45%，瘤个数降低 61%，大小减小 75%。体内、体外生物化学分析结果表明，GSPE 可使 UVB 诱导的脂质过氧化降低 57%～66%，提示 GSPE 可能通过抗氧化作用，阻止 UVB 对小鼠皮肤的损伤。

有研究报道 GSPE 可诱导人口腔鳞癌细胞 HSC-2 及涎腺癌细胞 HSG 凋亡，其作用机制可能是通过激活 caspase，使细胞角蛋白（cytokeratin18）降解而促进凋亡，同时对正常牙龈成纤维细胞 HGF 具有保护作用。Bagchi M 等在烟草与肿瘤关系的研究中，用 GSPE 对烟草提取物（STE）诱导的人类口腔角化细胞（NHOK）的氧化抑制及细胞凋亡的保护作用进行了研究。他们在实验中采用正常人类口腔角化细胞，研究了烟草提取物对脂质过氧化（LP）、细胞色素还原（CCR）、DNA 片段（DF）和细胞凋亡的影响，并对不同抗氧化剂的保护作用进行了评价。从人类口腔组织分离培养细胞并用 STE 处理 24 小时，用 CCR 检测超氧化阴离子的生成，用 LP 和 DF 为指标检测组织氧化损伤，用流式细胞仪检测程序化细胞死亡。进而研究 GSPE 对上述损伤的保护作用。观察到 LP 和 DF 增加了 3.5～6 倍，应用抗氧化剂后保护率可达 34%～72%。类似结果亦可见于 LP、CCR 和 DF 实验中。Bagchi 等还将 STE 与人类口腔角化细胞共作用 24 小时,用 RT-PCR 检测其 Bcl-2、p53 和 c-myc 基因表达。结果发现 STE 与 NHOK 共作用,p53 mRNA 表达量约为正常的 2 倍,用 GSPE 先于 STE 作用 4 小时, p53 mRNA 表达量显著下降。Bcl-2 mRNA 表达量显著减少,用 GSPE 先于 STE 作用 4 小时, Bcl-2 mRNA 表达量显著上升。ST 或 GSPE 作用于 NHOK,c-myc 基因基本不变。

(二) 白藜芦醇与其他肿瘤

自从 1998 年 Clement 等首先报道白藜芦醇能通过 CD95-CD95L 途径(即 Fas-Fas L 途径)诱导 HL-60 细胞株和人乳腺癌细胞株 T47D 发生凋亡,而对正常人外周血淋巴细胞无此作用以来,许多研究者对其诱导肿瘤细胞凋亡进行了观察和研究。Akagawa 等报道高剂量白藜芦醇可增加人乳腺癌细胞株 KPL-1,MCF-7(雌激素受体阳性)及 MKL-F(雌激素受体阴性)Bax 及 Bak 蛋白的表达,同时减少 Bcl-x 蛋白的表达,并激活 caspase-3,进而导致细胞的凋亡。另有研究表明,白藜芦醇能抑制雌激素依赖的雌激素受体(ER)阳性人乳腺癌的生长,并证明白藜芦醇是 ER 的拮抗剂。白藜芦醇能抑制 MCF-7 细胞中雌二醇诱导的肿瘤生长和孕激素受体(PR)的表达,其作用机制可能是直接与雌二醇竞争受体,也可能与阻止 ER 和雌激素反应元件结合。Bovers 等研究发现,白藜芦醇 $\geqslant 50\mu mol/L$ 时,在 ER^+ 或 ER^- 的乳腺癌细胞系,白藜芦醇均可抑制细胞生长;浓度 $\leqslant 25\mu mol/L$,白藜芦醇可刺激 ER^+ 的乳腺癌细胞生长。Laux 等研究证实,白藜芦醇可通过 p53 途径而引起乳腺癌细胞凋亡,这种现象只发生在野生型 p53 的乳腺癌细胞,白藜芦醇对表达突变型 p53 基因乳腺癌细胞作用不明显。Fustier 等研究发现,白藜芦醇作用于乳腺癌细胞后,可通过激素受体通路增加重要抑癌基因 BRCA1 和 BRCA2 mRNA 的表达,发挥抑瘤作用。白藜芦醇通过植物雌激素性质调节激素基因的表达,抑制乳腺癌。对乳腺癌细胞 HBL100、MCF-7、MDA-MB-231 和纤维囊性 MCF10a 细胞的研究发现,白藜芦醇依赖雌激素受体 $ER\alpha$ 和 $ER\beta$ 调整这一系列基因的表达来抑制癌细胞,这都是通过调节致癌抑制物 BRCA1 的功能来实现的。在 MDA-MB-231 细胞中通过 $ER\alpha^-$ 和 $ER\beta^+$ 增加细胞凋亡因子,并且在体外可以明显降低细胞外的血管内皮生长因子。另有报道称,白藜芦醇在乳腺癌细胞中的雌激素作用在表达突变异种和野生型雌激素受体时亦受活化功能域 AF1 和 AF2 的影响,但是 AF 域的改变或消除取决于配体和被作用的基因。

白藜芦醇能抑制乳腺癌细胞 MDA-MB-468 的增殖,这一作用是通过改变自分泌生长调节因子和其在 MCF-7 细胞中的表达来实现的。白藜芦醇抑制转化生长因子 TGF-α、嗜铬细胞瘤来源的生长因子和胰岛素类生长因子 I 受体 mRNA 的表达(这 3 种因子起到刺激自分泌的作用)。这些研究表明,白藜芦醇能通过改变自分泌生长调节因子来抑制乳腺癌细胞增殖。Thomas 等进行的体外试验发现,白藜芦醇可以抑制 CYP 1B1 底物的催化活性,并且可以降低乳腺癌 MCF-7 细胞中 CYP 1B1 转录水平,这样可以保护细胞免受经 CYP 1B1 催化而发挥致癌活性的化合物的攻击。Subba Ramaiah 等研究发现,白藜芦醇可以在基因和蛋白水平抑制人乳腺上皮细胞 184B5/HER 的 COX-2 的表达和活性,使细胞内 PGE_2 含量的增高恢复到正常水平。

DMBA 诱发的大鼠乳腺癌模型由于与人类肿瘤致癌过程相似,被认为是评价新化合物癌化学预防作用较好的模型。DMBA 为多环芳香烃类化合物,在体内代谢后由前致癌物活化为终致癌物,并攻击细胞活跃增殖的特异性靶器官,最终诱导肿瘤的产生。有研究结果表明,口服白藜芦醇后,大鼠发生肿瘤的潜伏期明显延长,平均每鼠荷瘤数及平均荷瘤体积与单纯诱发组相比均明显下降,白藜芦醇可有效抑制乳腺癌发生,具有肯定的癌化学预防作用。乳腺癌 MCF-7 细胞经白藜芦醇处理后其 Cyclin D1 表达下调,细胞周期大多阻滞在 S 期,明显地抑制了细胞的增殖。

恶性黑色素瘤是一种来源于黑色素细胞的高度恶性肿瘤,发病率为全身恶性肿瘤的 1% ~3%。起病隐袭,误诊率高,预后很差,临床上比较少见。常发生在皮肤和邻近皮肤的黏膜、眼球的色素膜和脑膜的脉络膜丛,亦可见于消化道黏膜及手、足等。近年来,皮肤恶性黑色素瘤的发病率呈上升趋势,美国国家癌症研究中心网络的数据表明,美国白人发病率从 1973 年的 7.5/10 万上升到 2005 年的 22.5/10 万。由于人种不同,我国皮肤恶性黑色素瘤发病率较低,约为 0.3/10 万,进展期恶性黑色素瘤患者平均生存期仅 6~9 个月。这种预后不良与其较高的侵袭、远处转移发生率及其对常规治疗手段如化疗、放疗及免疫治疗等敏感性较低有关,早期诊断及正确处理对预后有重要意义。许多学者对白藜芦醇抗恶性黑色素瘤的效果和作用机制进行研究,白藜芦醇能够抑制 B16BL6 小鼠黑色素瘤细胞的集落形成,经白藜芦醇作用的 B16BL6 细胞形态亦发生明显改变,表现为细胞体积变大,向两端拉长,转变为长条形,并形成明显的树突状结构,提示黑色素瘤细胞向成熟的上皮样细胞分化。黑色素含量升高是黑色素瘤细胞分化的一个重要生化指标,用白藜芦醇处理 B16BL6 细胞后,细胞内的黑色素含量明显增高。此外,白藜芦醇还可以抑制 B16BL6 细胞与细胞外基质成分纤粘连蛋白和层粘连蛋白的黏附能力,对 B16BL6 细胞的趋化运动能力以及侵袭基底膜的能力都有一定的抑制作用,说明白藜芦醇可使黑色素瘤细胞分化,恶性度降低。还有学者研究表明,白藜芦醇能抑制人恶性黑色素瘤细胞株 G361 细胞的增殖,促进其凋亡,并以浓度依赖的方式抑制 G361 细胞中 CD147 mRNA 水平的表达和 CD147 蛋白水平的表达,与作用时间无关。CD147 是一种分子量为 50~60kDa,高度糖基化的免疫球蛋白超家族成员。CD147 广泛表达于多种细胞,包括上皮细胞、内皮细胞、淋巴细胞等。在肿瘤等增殖性疾病中,CD147 被认为发挥重要的致病作用,其机制为高表达的 CD147 分子可以通过诱导肿瘤细胞自身及其周围成纤维细胞表达基质金属蛋白酶(MMP),如:MMP-1、MMP-2、MMP-9 等,从而在多种肿瘤的浸润和转移中发挥作用。已有研究表明 CD147 可介导 caspase 途径的肿瘤细胞凋亡。CD147 广泛表达于恶性黑色素瘤细胞,对于肿瘤细胞的增殖、MMP 的生成、血管生成、肿瘤的侵袭和转移具有重要的作用。白藜芦醇能通过下调 CD147 进而影响 XIAP、caspase-9 和 caspase-3 的表达,诱导细胞凋亡。吴波等通过应用不同浓度的白藜芦醇处理正常皮肤细胞 HaCaT 和皮肤癌细胞 A431,探讨白藜芦醇诱导皮肤癌细胞 A431 凋亡的可能分子机制。研究提示白藜芦醇能够诱导皮肤癌 A431 细胞凋亡,可能机制是通过诱导凋亡相关蛋白 caspase-3 表达增加,凋亡抑制蛋白 Bcl-2 表达降低所致。Nies 等对黑色素瘤细胞 A537 和 SK-me128 的研究发现,白藜芦醇对两种癌细胞均有凋亡诱导作用,且对 A537 更为敏感,其作用机制可能涉及不同的促分裂原活化蛋白激酶(MAP)。白藜芦醇在两种细胞中都不能改变 p38 或 c-Jun 氨基酸激酶(JNK)及 MAP 激酶的磷酸化,但在 A537 中能诱导细胞外信号调节激酶 ERK1 和 ERK2 的磷酸化,在 SK-me128 中则无这种作用。赵婧等报道白藜芦醇对人

A375 及鼠 B16F10 细胞均有显著的增殖抑制作用,呈剂量效应依赖关系。此外,体外和体内试验都证实白藜芦醇有效抑制了恶性黑色素瘤的生长,并且发现其抗肿瘤机制可能通过抑制 p-Akt 蛋白的表达来实现。

参 考 文 献

[1] Bagchi D,Garg A,Krohn RL,et al. Oxygen free radical scavenging abolitions of vitamin C and Vitamin E,and a grape seed proanthocyanidins extract in vitro research. Res Commun Mol Pathol Pharmacol,1997,95:179-189.

[2] Bagchi D,Bagchi M,Stohs SJ,et al. Free radicals and grape seed proanthocyanidin extract:importance in human health and disease prevention. Toxicology,2000,148:187-197.

[3] Bagchi M,Kuszynski CA,Balmoori J,et al. Protective effects of antioxidants against smokeless tobacco induced oxidative stress and modulation of Bcl-2 and p53 gene in human oral keratinocytes. Free Rad Res,2001,35:181-194.

[4] Jang M,Cai L,Udeani G,et al. Cancer chemopreventive activity of resveratrol,a natural product derived from grapes. Science,1997,275:218-220.

[5] Jang M,Pezzuto J. Effects of resveratrol on 12-0-tetradecanoylphorbol-13-acetate-induced oxidative events and gene expression in mouse skin. Cancer Lett,1998,134:81-89.

[6] Sgambato A,Ardito R,Faraglia B,et al. Resveratrol,a natural phenolic compound,inhibits cell proliferation and prevents oxidative DNA damage. Mutat Res,2001,496:171-180.

[7] 朱振勤,张小轶,陈季武,等. 白藜芦醇抑制 HeLa 细胞肿瘤活性的自由基机理. 华东师范大学学报(自然科学版),2002,2:98-101.

[8] Tsai S,Shiau S,Lin J. Suppression of nitric oxide synthase and the down regulation of the activation of NF-κB in macrophages by resveratrol. Br J Pharmacol,1999,126:673.

[9] McNary M,Jr A. Chemopreventive properties of trans-resveratrol are associated with inhibition of activation of the IκB kinase. Cancer Res,2000,60:3477.

[10] Manna SK,Mukhopadhyay A,Aggarwal BB. Resveratrol suppress TNF-induced activation of nuclear transcription factor NF-κB,activator protein-1 and apoptosis:potential role reactive oxygen intermediates and lipid peroxidation. J Immunol,2000,164:6509-6519.

[11] Shin A,Davis F,Lin H,et al. Resveratrol induces apoptosis in thyroid cancer cell lines via a MAPK-and p53-dependent mechanism. J Clin Endocrinol Metab,2002,87:1223-1232.

[12] Woo JH,Lim JH,Kim YH. Resveratrol inhibits phorbol myristate acetate-induced matrix metalloproteinase-9 expression by inhibiting JNK and PKC delta signal transduction. Oncogene,2004,23:1845-1853.

[13] She QB,Bode AM,Ma WY,et al. Resveratrol-induced activation of p53 and apoptosis is mediated by extra-cellular-signal-regulated protein kinases and p38 kinase. Cancer Res,2001,61:1604-1610.

[14] Bagchi D,Bagchi M,Stohs S,et al. Cellular protection with proanthocyanidins derived from grape seeds. Ann NY Acad Sci,2002,957:260-270.

[15] Clement M,Hirpara J,Chawdhury S,et al. Chemopreventive agent resveratrol,a natural product derived from grapes,triggers CD95 signaling-dependent apoptosis in human tumor cell. Blood,1998,92:996-1002.

[16] Bernhard D,Tinhofer I,Tonko M,et al. Resveratrol causes arrest in the S-phase prior to Fas-independent apoptosis in CEM-C7H2 acute leukemia cells. Cell Death Differ,2000,7:834-842.

[17] Subba Ramaiah K,Chung W,Michaluart P,et al. Resveratrol inhibits cyclooxygenase-2 transcription and ac-

tivity in phorbol ester-treated human mammary epithelial cells. J Biol Chem,1998,273:21875-21882.

[18] Thomas C,Wendy L,Hin K. Trans-resveratrol modulates the catalytic activity and mRNA expression of the procarcinogen-activating human cytochrome P4501B1. Can J Physiol Pharmacol,2000,78:874-881.

[19] Igura K,Ohta T,Kuroda Y,et al. Resveratrol and quercetin inhibit angiogenesis in vitro. Cancer Lett,2001, 171:11-16.

[20] Cao Z,Fang J,Xia C,et al. trans-3,4,5'-Trihydroxystibene inhibits hypoxia-inducible factor 1 alpha and vascular endothelial growth factor expression in human ovarian cancer cells. Clin Cancer Res,2004,10: 5253-5263.

[21] Cao Y,Fu ZD,Wang F,et al. Anti-angiogenic activity of resveratrol,a natural compound from medicinal plants. J Asian Nat Prod Res,2005,7:205-213.

[22] Dobrydneva Y,Williams RL,Morris GZ,et al. Dietary phytoestrogens and their synthetic structural analogues as calcium channel blockers in human plateles. J Cardiovasc Pharmacol,2002,40:399-410.

[23] Lu R,Serrero G. Resveratrol,a natural product derived from grape, exhibits antiestrogenic activity and inhibits the growth of human breast cancer cells. J Cell Physiol,1999,179:297-304.

[24] Gehm B,Mcandrews J,Chien P,et al. Resveratrol,a polyphenolic compound found in grapes and wine,is an agonist for the estrogen receptor. Proc Natl Acad Sci,1997,94:14138-14143.

[25] Ray S,Bagchi D,Lim PM,et al. Acute and long-term safety evaluation of a novel IH636 grape seed proanthocyanidin extract. Res Commun Mol Pathol Pharmacol,2001,109:165-197.

[26] Quan F,Pan C,Ma Q,et al. Reversal effect of resveratrol on multidrug resistance in KBv200 cell line. Biomed Pharmacother,2008,62:622-629.

[27] Li Z,Hong T,Shimada Y,et al. Suppression of N-nitrosomethylbenzylamine(NMBA)-induced esophageal tumorigenesis in F344 rats by resveratrol. Carcinogenesis,2002,23:1531-1536.

[28] Ye X,Krohn RL,Lium W,et al. The cytotoxic effects of novel IH636 grape seed proanthocyanidin extract on cultured human cancer cells. Molecular and Cellular Biochemistry,1999,196:99-108.

[29] Ahmad N,Adhami V,Afaq F,et al. Resveratrol causes WAF-1/P21-mediated G1-phase arrest of cell cycle and induction of apoptosis in human epidermoid carcinoma A431 cells. Clin Cancer Res,2001,7:1466-1473.

[30] 梁慧敏,时小燕. 原花青素对人肝癌细胞 SMMC-7721 增殖及凋亡的作用. 山东医药,2010,50:4-6.

[31] Kuo P,Chiang L,Lin C. Resveratrol-induced apoptosis is mediated by p53-dependent pathway in HepG2 cells. Life Sci,2002,72:23-34.

[32] 刘红山,潘承恩,齐咏,等. 白藜芦醇合用 5-FU 对小鼠移植肝癌 H22 生长的影响. 世界华人消化杂志, 2002,10:32-35.

[33] Kim I,Moon SO,Park SK,et al. Angiopoietin-1 reduces VEGF-stimulated leukocyte adhesion to endothelial cells by reducing ICAM-1,VCAM-1,and E-selectin expression. Circ Res,2001,89:477-479.

[34] 李丽,周庚,张翠娟,等. GSP 逆转人乳腺癌多药耐药性及其机制的研究. 中华普通外科杂志,2004,19: 448-451.

[35] 张翠娟,周庚,李丽,等. GSP 对人乳腺癌细胞 MCF-7/ADR 在裸鼠体内的多药耐药逆转作用. 中华外科杂志,2004,42:795-797.

[36] 杨凤辉,王占民,乌新林. 葡萄籽多酚体外逆转胆囊癌细胞株 GBC-SD 多药耐药作用的研究. 中国现代普通外科进展,2005,8:355-357.

[37] 杨凤辉,王占民,乌新林. 葡萄籽多酚逆转胆囊癌细胞株 GBC-SD 耐药的研究. 中国普通外科杂志, 2006,15:202-205.

［38］ Xu XF,Xie CG,Wang XP,et al. Selective inhibition of cyclooxygenase-2 suppresses the growth of pancreatic cancer cells in vitro and in vivo. Tohoku Exp Med,2008,215:149-157.

［39］ Agarwal C,Sharma Y,Agarwal R. Anticarcinogenic effect of a polyphenolic fraction isolated from grape seeds in human prostate carcinoma DU145 cells:modulation of mitogenic signaling and cell-cycle regulators and induction of G1 arrest and apoptosis. Mol Carcinog,2000,28:129-138.

［40］ Agarwal C, Singh RP, Agarwal R. Grape seed extract induces apoptotic death of human prostate cancer DU145 cells via caspases activation accompanied by dissipation of mitochondrial membrane potential and cytochrome c release. Carcinogenesis,2002,23:1869-1876.

［41］ Agarwal R. Cell signaling and regulators of cell cycle as molecular targets for prostate cancer prevention by dietary agents. Biochem Pharmacol,2000,60:1051-1059.

［42］ 张立,商学军,滕文荟. 葡萄籽提取物诱导前列腺癌 PC-3 细胞凋亡的实验研究. 南京理工大学学报（自然科学版）,2008,32:782-787.

［43］ Hsieh T,Wu J. Differential effects on growth,cell cycle arrest,and induction of apoptosis by resveratrol in human prostate cancer cell lines. Exp Cell Res,1999,249:109.

［44］ Mitchell S,Zhu W,Young C. Resveratrol inhibits the expression and function of the androgen receptor in LN-CaP prostate cancer cell. Cancer Res,1999,59:5892.

［45］ Jazirehi AR,Bonavida B. Resveratrol modifies the expression of apoptotic regulatory proteins and sensitizes non-Hodgkin's lymphoma and multiple myeloma cell lines to paclitaxel-induced apoptosis. Mol Cancer Ther,2004,3:71-84.

［46］ Dumazet HF,Garnier O,Matsuda MM,et al. Resveratrol inhibits the growth and induces the apoptosis of both normal and leukemic hematopoietic cells. Carcinogenesis,2002,23:1327-1333.

［47］ Hengartner MO. The biochemistry of apoptosis. Nature,2000,407:770-777.

［48］ 钟志宏,李秋瑾,田红,等. 葡萄籽提取物对 HeLa 细胞的生长抑制作用. 疾病控制杂志,2005,9:80-81.

［49］ Zoberi I,Bradbury C,Curry H,et al. Radiosensitizing and anti-proliferative effects of resveratrol in two human cervical tumor cell line. Cancer Lett,2002,175:165-173.

［50］ 池余刚,钟玲,伍霞,等. 原花青素对卵巢癌 SKOV3 细胞增殖和凋亡的影响. 第三军医大学学报,2008,30:2203-2206.

［51］ 池余刚,钟玲,伍霞,等. 葡萄籽提取物诱导人卵巢癌细胞 SKOV3 细胞凋亡及其机制的探讨. 重庆医科大学学报,2009,34:826-829.

［52］ Jang M,Cai L,Udeani GO,et al. Cancer chemopreventive activity of resveratrol,a natural product derived from grapes. Science,1997,275:218-220.

［53］ 初明,胡志强,魏兰兰,等. 白藜芦醇对垂体腺瘤 GH3 细胞生长及其分子机制的研究. 中华医学杂志,2003,83:2004-2006.

［54］ Aziz MH,Kumar R,Ahmad N. Cancer chemoprevention by resveratrol in vitro and in vivo studies and the underlying mechanisms. Int J Oncol,2003,23:17-28.

［55］ Wu ML, Li H, Wu DC, et al. CYP1A1 and CYP1B1 expressions in meduloblastoma cells are AhR-independent and have no direct link with resveratrol-induced differentiation and apoptosis. Neurosci Lett,2005,384:33-37.

［56］ Le Corre L,Fustier P,Chalabi N,et al. Effects of resveratrol on the expression of a panel of genes interacting with the BRCA1 on-cosuppressor in human breast cancer cell lines. Clin Chim Acta,2004,344:115-121.

［57］ 胜利,安利锋,等. 白藜芦醇抗肿瘤作用的研究进展. 肿瘤医学,2005,11:605-606.

[58] Bomser JA,Singletary KW,Wallig MA,et al. Inhibition of TPA-induced tumor promotion in CD-1 mouse epidermis by a polyphenolic fraction from grape seeds. Cancer Letters,1999,135:151-157.

[59] Niles RM,McFarland M,Weimer MB,et al. Resveratrol is a potent inducer of apoptosis in human melanoma cell. Cancer Lett,2003,190:157-163.

[60] Ito H,Kobayashi E,Takamatsu Y,et al. Polyphenols from *Eribotrya japonica* and their cytotoxicity against human oral tumor cell lines. Chem Pharm Bull,2000,48:678-693.

第十四章　葡萄多酚与呼吸系统疾病

第一节　慢性阻塞性肺疾病

慢性阻塞性肺疾病(chronic obstructive pulmonary disease，COPD)是一种具有气流受限特征的肺部疾病，气流受限不完全可逆、呈进行性发展。确切的病因尚不清楚，主要与肺部对有害气体或有害颗粒的异常炎症反应有关。肺功能检查对确定气流受限有重要意义。在吸入支气管扩张剂后，第一秒用力呼气容积(forced expiratory volume in one second，FEV_1)<80%预计值，且FEV_1与用力肺活量(forced vital capacity，FVC)的比值<70%，表明存在气流受限，并且不能完全逆转。COPD是呼吸系统疾病中的常见病和多发病，患病率和病死率均很高。COPD与慢性支气管炎和肺气肿密切相关。慢性支气管炎是指支气管壁的慢性、非特异性炎症。如患者每年咳嗽、咳痰达3个月以上，连续2年或更长，并可除外其他已知原因的慢性咳嗽，可以诊断为慢性支气管炎。肺气肿是指肺部终末细支气管远端气腔出现异常持久的扩张，并伴有肺泡壁和细支气管的破坏而无明显的肺纤维化。"破坏"是指呼吸性气腔扩大且形态不均匀一致，肺泡及其组成部分的正常形态被破坏和丧失。当慢性支气管炎或(和)肺气肿患者肺功能检查出现气流受限并且不能完全可逆时，则诊断为COPD。

一、病理生理机制

COPD危险致病因素可以分为对疾病发生的危险因素与疾病进展有关的危险因素两种，已证实数量性状-肺功能的变异既受遗传基础控制，同时也受环境因素制约，而且环境因素对肺功能的影响更显著。

我国流行病学研究发现，吸烟是慢性阻塞性肺疾病的主要病因。有研究显示，72%的COPD患者由吸烟引起。COPD患者中85%是长期吸烟者，然而吸烟者中只有15%～20%会发展为有症状的COPD，即使是在吸烟>1200支/年的重度吸烟者中，尚有30%的人其FEV_1/FVC在正常范围，说明环境因素是在遗传易感性的基础上导致发病的，提示遗传因素是构成COPD易感性的重要基础：即COPD存在遗传高风险因子，这种高风险因子可因吸烟而表达。

随着COPD发病机制的不断阐明，发现多种由基因决定的个体差异可解释COPD易感性的不同。生物分子流行病学、分子生物学和分子遗传学方面的研究成为热点，以期鉴别易感个体和易感亚群。但迄今为止，与COPD易感性肯定相关的分子遗传标志只有1个，即基因型PIZ/Z，携带者为先天性 α1-AT 缺乏症，在所有COPD患者中所占的比例不足1%。对于其余99%的COPD患者来讲，尚有其他多个基因参与其遗传易感性。氧化-抗氧化失衡是

COPD 发病的重要环节,烟雾中有害成分可以直接对肺造成氧化损伤。随着新的分子流行病学的进展,COPD 易感性基因不断被发现,可能有多种基因同时控制着疾病的发生与发展过程,因此,多种易感基因联合检测对评价 COPD 的易感性可能更有意义。

非吸烟患者的存在促使人们去寻找其他暴露因素,近年来有关空气污染的研究揭示 COPD 除与室外空气污染有关外,还与阻塞性肺疾病的进展直接相关。最近的证据表明,慢性暴露于高浓度微粒子的空气环境中,会降低肺功能并促使慢性气道阻塞的发生。国外多项研究还证实了除吸烟外,职业暴露尤其是对有害气体或有害颗粒的暴露,也促使 COPD 的发生。

COPD 的发病机制尚未完全明了,目前认为其主要的发病机制与氧化/抗氧化失衡、蛋白酶/抗蛋白酶失衡、气道的慢性炎症和自主神经功能紊乱有关。

(一) 氧化应激

正常人体内存在着氧化/抗氧化平衡。正常情况下,肺部产生一定量的氧化物,同时肺具有抗氧化系统,使氧化物的产生和清除处于平衡状态。COPD 是一种慢性进展的气道炎症性疾病,患者肺组织内氧化剂持续增长,氧化/抗氧化失衡,出现氧化应激。氧化剂刺激肺泡巨噬细胞释放一系列的炎症介质,趋化中性粒细胞及其他炎症细胞在肺组织聚集;肺泡巨噬细胞、中性粒细胞通过还原型烟酰胺腺嘌呤二核苷酸磷酸(NADPH)系统等产生活性氧(reactive oxygen species,ROS)。

大量研究表明:吸烟者和 COPD 患者血中脂质过氧化物增加,提示氧化物直接引起肺组织细胞膜的脂质过氧化,参与 COPD 的发生和发展。并且 ROS 能够破坏血清中的蛋白酶抑制剂,增强弹性蛋白酶的作用,并增加黏蛋白的分泌;可激活核转录因子-κB(NF-κB),参与多种炎症因子的转录,如白介素-8(IL-8)、一氧化氮(NO)诱导合成酶和环氧化物诱导酶;直接氧化花生四烯酸,导致前列腺素、异前列腺素的生成。异前列腺素可使支气管收缩、血管通透性增加以及黏蛋白过度分泌。此外,ROS 还诱导花生四烯酸磷脂降解生成前炎症因子,它能促进炎症介质的释放,增强单核细胞、中性粒细胞与内皮细胞间的相互作用,在慢性炎症性疾病中起着重要作用。

氧化物在体内的大量聚积和肺内抗氧化剂的不断消耗,使肺内出现氧化/抗氧化失衡。长期吸烟者血中的抗氧化能力(TEAC)下降。COPD 急性发作期 TEAC 降低,经治疗后有所恢复,6 周后恢复到正常水平,吸烟者 COPD 的血中维生素 C,维生素 E 水平较正常者低。长期吸烟者红细胞的葡萄糖-6-磷酸脱氢酶(G-6-PD)及谷胱甘肽过氧化物酶活性下降,且细胞膜易脂质过氧化。此外,体外研究显示:氧化物能刺激豚鼠的肺泡 Ⅱ 型上皮细胞和巨噬细胞弹性蛋白酶失活。氧化物的损伤是 COPD 形成和发展机制之一,它与蛋白酶/抗蛋白酶失衡等其他机制存在内在联系,共同促进 COPD 的形成和发展。

(二) 蛋白酶和抗蛋白酶失衡

吸烟是引起 COPD 的确切性因素,但仅有 10% ~ 20% 的患者发展成为 COPD;有些患者早期即可发展,导致气道阻塞,α1 抗胰蛋白酶(α1-AT)缺乏可以在早期引起严重的肺气肿。α1-AT 是肝和肺泡巨噬细胞分泌合成的急性期蛋白,防御中性粒细胞弹性蛋白酶的破坏,α1-AT 等位基因 Z 纯合子通过削弱肺实质的抗蛋白酶活性作用而加速 FEV_1 的降低;肺泡巨噬细胞分泌的 α1 抗糜蛋白酶和 α2 巨球蛋白的多形性也与 COPD 的发生有关。当肺组织发生病变时,如在吸烟和吸入有害气体或有毒颗粒而诱发周围气道和肺实质的炎症反应,会引起蛋白酶的释放增多,当体内的抗蛋白酶(尤其是 α1-AT)不足以对抗过多的蛋白酶时,将引起大量蛋白酶分解消化肺组织。

另外,中性粒细胞和巨噬细胞通过释放自由基和蛋白酶而导致肺实质的破坏。向气管内滴注木瓜蛋白酶造成的肺气肿模型也支持蛋白酶-抗蛋白酶失衡在 COPD 发病中的重要作用。

(三) 感染

感染是 COPD 发生发展的重要因素之一,病毒、细菌、支原体和衣原体是本病加重的重要因素。

1. 病毒感染　下呼吸道感染的主要病原体是病毒,常见病毒有呼吸道合胞病毒、腺病毒、流感与副流感病毒等,以腺病毒 2 型最常见,支气管上皮细胞可能为腺病毒感染的主要靶细胞,在儿童时期感染此类腺病毒后,常可形成潜伏感染而长期带毒,可能影响气道重塑。

2. 细菌感染　COPD 的始动原因如吸烟、儿童呼吸道疾病等造成了支气管纤毛清除系统的损坏,寄生于上呼吸道的细菌移生至下呼吸道,细菌首先附着在黏膜内皮细胞上,一方面释放细菌产物,造成气道内皮细胞损伤;另一方面,可造成局部炎症反应,炎症细胞释放细胞因子和蛋白酶,增加弹性酶活性,破坏了弹性酶/抗弹性酶系统平衡,从而促进 COPD 的进展。

3. 肺炎衣原体感染　肺炎衣原体可在上皮细胞、巨噬细胞及内皮细胞和某些平滑肌细胞内生长。衣原体有在单核细胞和上皮细胞中繁殖的能力。衣原体感染后,机体对衣原体再感染并不能产生长期的免疫保护反应。通常免疫反应为短暂的及有局限性的,故常常有反复感染发生。

(四) 细胞因子

参与 COPD 发生的细胞因子较多,目前研究发现:IL-4、IL-8、TNF、IFN、白三烯(LT)等起着重要的作用。其中 LT 作为强有力的炎症介质,与 COPD 的关系密切。LT 的生物学活性包括支气管收缩、血浆渗出、血管收缩、黏液分泌亢进和嗜酸性粒细胞聚集及气道的高反应性等。LTB4 可引起炎症细胞的聚集和激活,其对于机体清除微生物和其他有害物是相当重要的;但 LTB4 产生过多,也会导致不同的炎症性疾病。

二、临床表现

(一) 症状

1. 慢性咳嗽　通常为首发症状。初起咳嗽呈间歇性,早晨较重,以后早晚或整日均有咳嗽,但夜间咳嗽并不显著。少数病例咳嗽不伴咳痰。也有部分病例虽有明显气流受限,但无咳嗽症状。

2. 咳痰　咳嗽后通常咳少量黏液性痰,部分患者在清晨较多;合并感染时痰量增多,常有脓性痰。

3. 气短或呼吸困难　这是 COPD 的标志性症状,是使患者焦虑不安的主要原因,早期仅于劳力时出现,后逐渐加重,以致日常活动甚至休息时也感气短。

4. 喘息和胸闷　不是 COPD 的特异性症状。部分患者特别是重度患者有喘息;胸部紧闷感通常于劳力后发生,与呼吸费力、肋间肌等容性收缩有关。

5. 全身性症状 在疾病的临床过程中,特别是较重患者,可能会发生全身性症状,如体重下降、食欲减退、外周肌肉萎缩和功能障碍、精神抑郁和(或)焦虑等。

(二)体征

COPD 早期体征可不明显,随着病情进展,可出现以下体征。

1. 视诊及触诊 胸廓形态异常,包括胸部过度膨胀、前后径增大、剑突下胸骨下角(腹上角)增宽及腹部膨凸等;常见呼吸变浅,频率增快,辅助呼吸肌如斜角肌及胸锁乳突肌参加呼吸运动,重症可见胸腹矛盾运动;患者不时采用缩唇呼吸以增加呼出气量;呼吸困难加重时常采取前倾坐位;低氧血症者可出现黏膜及皮肤发绀,伴右侧心力衰竭者可见下肢水肿、肝大。

2. 叩诊 由于肺过度充气而使心浊音界缩小,肺肝界降低,肺叩诊可呈过度清音。

3. 听诊 两肺呼吸音可减低,呼气相延长,平静呼吸时可闻干性音,两肺底或其他肺野可闻湿音;心音遥远,剑突部心音较清晰响亮。

(三)实验室和特殊检查

1. 肺功能检查 肺功能检查是判断气流受限的客观指标,其重复性好,对 COPD 的诊断、严重程度评价、疾病进展、预后及治疗反应等均有重要意义。气流受限是以 FEV_1 和 $FEV_1/FVC(\%)$ 降低来确定的。FEV_1/FVC 是 COPD 的一项敏感指标,可检出轻度气流受限。FEV_1 占预计值的百分比是中、重度气流受限的良好指标,它变异性小,易于操作,应作为 COPD 肺功能检查的基本项目。吸入支气管舒张剂后 $FEV_1/FVC(\%)<70\%$ 者,可确定为不能完全可逆的气流受限。呼气峰流速(PEF)及最大呼气流量-容积曲线(MEFV)也可作为气流受限的参考指标,但 COPD 时 PEF 与 FEV_1 的相关性不够强,PEF 有可能低估气流阻塞的程度。气流受限可导致肺过度充气,使肺总量(TLC)、功能残气量(FRC)和残气容积(RV)增高,肺活量(VC)减低。TLC 增加不及 RV 增加的程度大,故 RV/TLC 增高。肺泡隔破坏及肺毛细血管床丧失可使弥散功能受损,一氧化碳弥散量(DLCO)降低,DLCO 与肺泡通气量(VA)之比(DLCO/VA)比单纯 DLCO 更敏感。深吸气量(IC)是潮气量与补吸气量之和,IC/TLC 是反映肺过度膨胀的指标,它在反映 COPD 呼吸困难程度甚至反映 COPD 生存率方面具有意义。

2. 胸部 X 线检查 COPD 早期 X 线胸片可无明显变化,以后出现肺纹理增多、紊乱等非特征性改变;主要 X 线征为肺过度充气:肺容积增大,胸腔前后径增长,肋骨走向变平,肺野透亮度增高,横膈位置低平,心脏悬垂狭长,肺门血管纹理呈残根状,肺野外周血管纹理纤细稀少等,有时可见肺大疱形成。

3. 胸部 CT 检查 CT 检查一般不作为常规检查,但在鉴别诊断时 CT 检查有益,高分辨率 CT 对辨别小叶中心型或全小叶型肺气肿及确定肺大疱的大小和数量有很高的敏感性和特异性,对预计肺大疱切除或外科减容手术等的效果有一定价值。

4. 血气检查 血气异常首先表现为轻、中度低氧血症。随疾病进展,低氧血症逐渐加重,并出现高碳酸血症。

5. 其他 合并细菌感染时可行痰培养及血常规检查。

(四)COPD 严重程度分级及分期

1. COPD 严重程度分级 见表 14-1。

2. COPD 病程分期 急性加重期和稳定期。

表 14-1　COPD 严重程度分级

分　级	分 级 标 准
0 级:高危	有患 COPD 的危险因素;肺功能在正常范围;有慢性咳嗽、咳痰症状
Ⅰ级:轻度	$FEV_1/FVC<70\%$;$FEV_1≥80\%$ 预计值;有或无慢性咳嗽、咳痰症状
Ⅱ级:中度	$FEV_1/FVC<70\%$;$50\%≤FEV_1<80\%$ 预计值;有或无慢性咳嗽、咳痰症状
Ⅲ级:重度	$FEV_1/FVC<70\%$;$30\%≤FEV_1<50\%$ 预计值;有或无慢性咳嗽、咳痰症状
Ⅳ级:极重度	$FEV_1/FVC<70\%$;$FEV_1<30\%$ 预计值;或 $FEV_1<50\%$ 预计值,伴慢性呼吸衰竭

注:呼吸衰竭指静息状态下海平面吸空气时动脉血氧分压(PO_2)<60mmHg,伴或不伴动脉血二氧化碳分压(PCO_2)增高>50mmHg

三、治　疗　措　施

(一) COPD 稳定期的治疗

1. 教育与管理　通过教育与管理可以提高患者及有关人员对 COPD 的认识和自身处理疾病的能力,更好地配合治疗和加强预防措施,减少反复加重,维持病情稳定,提高生活质量。

2. 减少危险因素　戒烟,控制职业性环境污染和大气污染,避免或防止与粉尘和污染的空气环境接触等。

3. 预防感染　对 COPD 患者推荐常规应用流感疫苗和肺炎球菌疫苗。必要时可用非特异性免疫调节剂。

4. 药物治疗　根据严重程度可使用支气管扩张剂。如对激素有明显反应时,可使用吸入激素治疗。

5. 抗氧化治疗　抗氧化剂包括内源性和外源性两种,如超氧化物歧化酶(SOD)、过氧化氢酶等属于内源性抗氧化剂,维生素、微量元素和天然药物葡萄多酚等是外源性抗氧化剂。

6. 氧疗　如有呼吸衰竭,可给予长期氧疗。可以改善生存率,延长患者的生命。

7. 康复治疗　康复治疗可以使进行性气流受限、严重呼吸困难而很少活动的患者改善活动能力、提高生活质量,是 COPD 患者一项重要的治疗措施。它包括呼吸生理治疗、肌肉训练、营养支持、精神治疗与教育等多方面措施。

8. 外科治疗　肺大疱切除术,肺减容术,肺移植术。

9. 营养治疗　COPD 患者主要为蛋白质-热量型营养不良。因此,应根据对 COPD 患者进行营养状态的评估结果,合理调节饮食。

(二) COPD 急性加重期的治疗

首先评估患者症状的严重程度,进行血气分析和胸部 X 线检查。此外,应行血常规、痰培养、电解质及白蛋白等检测。如果患者出现呼吸性酸中毒、严重并发症及呼吸衰竭时,应及时收住入院。

四、葡萄多酚与 COPD

COPD 是一种慢性疾病,以不完全可逆的气流受限为特征。目前对于 COPD 患者使用吸入激素的治疗效果尚存在争议。有研究显示吸入激素治疗效果有限，部分患者短期内有可能改善肺功能，可能减少病情恶化和急性发作次数，但长期效果尚不清楚。

此外，随着对 COPD 发病机制的研究，近年认为 TNF 抗体、白三烯 β_4 受体拮抗剂、黏附因子阻断剂、抗蛋白酶制剂、抗氧化制剂、中性粒细胞抑制剂等均可能有助于 COPD 的治疗，但目前疗效和安全性尚不清楚。

（一）葡萄籽原花青素与 COPD

葡萄籽提取物中主要含有大量多酚类、脂质类和矿物类等有益于人体的化学成分，其中葡萄多酚（GSP）为其主要有效成分，葡萄籽中的抗氧化活性物质可以影响酶类的活性，而这些酶类直接参与自由基的产生、传递或灭活。葡萄籽原花青素可以活化谷胱甘肽过氧化物酶，提高细胞的抗氧化能力；抑制烟酰胺腺嘌呤二核苷酸（NADH）-辅酶 Q、琥珀酸-辅酶 Q 和泛醌醇-色素 C 还原酶的活性，从而中断电子的转移，保持细胞色素 C 的还原态，减少活性基团的产生。原花青素也可以抑制细胞色素 C 的还原，减轻组织损伤和细胞凋亡。葡萄多酚类化合物可以降低培养的细胞株 PC3 分泌一氧化氮，主要是抑制了诱导型一氧化氮合酶。随着 COPD 发病机制的不断阐明，氧化/抗氧化失衡是 COPD 发病的重要环节，烟雾中的有害成分可以直接对肺脏造成氧化损伤。因此，在 COPD 的治疗中，葡萄多酚在抗氧化和抑制诱导型一氧化氮合酶方面的作用有望在 COPD 的治疗中扮演不容忽视的作用。

（二）白藜芦醇与 COPD

白藜芦醇是一种多酚化合物，体内和体外研究表明白藜芦醇具有抗炎作用。国内学者周敏等观察了白藜芦醇对博来霉素诱导的大鼠 COPD 模型的干预作用，研究发现：白藜芦醇能抑制大鼠 COPD 的 PO_2 的下降，升高 FEV_1/FVC 的比值，降低支气管肺泡灌洗中细胞间黏附分子（ICAM-1）的含量，降低肺湿/干重比值，减轻肺组织病理学损伤。另外，董玉等研究发现：白藜芦醇可以抑制小鼠肺泡巨噬细胞过度释放 IL-8、IL-6、TNF-α，提高白藜芦醇的浓度后，TNF-α 的水平并没有随白藜芦醇的浓度提高而更显著地下降。

国外学者 Culpitt 等研究发现：白藜芦醇可以抑制 COPD 患者支气管肺泡灌洗液中以肺泡巨噬细胞为基础的细胞因子粒细胞集落刺激生物因子（GM-CSF）和 IL-8 的释放，及经 IL-1β 或香烟介质所刺激的 GM-CSF 和 IL-8 的释放，这与白藜芦醇的抗炎和抗氧化作用密切相关。Birrell 通过比较白藜芦醇和布地奈德对脂多糖诱导的大鼠气道炎症模型的研究发现：白藜芦醇呈剂量依赖性地抑制脂多糖诱导的肺组织中性粒细胞聚集，其强度与布地奈德相似，并可呈剂量依赖性地抑制肺组织中的 IL-1β、TNF-α、髓过氧化物酶（MPO）及细胞因子诱导的中性粒细胞化学趋化因子 1 的表达，这表明白藜芦醇对 COPD 具有一定的干预作用，可能通过非类固醇抗炎机制发挥治疗作用。

Knobloch 等人比较了从来不吸烟者、无气道阻塞的吸烟者及 COPD 吸烟者 3 组人群肺泡巨噬细胞，在脂多糖刺激下的细胞培养液中细胞因子和基质金属蛋白酶 9（MMP-9）的变化，并应用白藜芦醇和地塞米松进行干预。研究发现：地塞米松能够抑制 IL-6、IL-8、GM-CSF、单核细胞趋化因子 1（MCP-1）和 MMP-9 的释放，白藜芦醇也能够减少所有细胞因子和 MMP-9 的释放，并且对于激素抵抗的患者仍然有效。

五、应用前景

国内外大量资料均表明葡萄多酚对于 COPD 的治疗有效,其可能机制与抗炎和抗氧化作用有关。并且 COPD 患者饮用红葡萄酒(含丰富的原花青素和白藜芦醇)后临床观察,能够改善 COPD 患者的肺功能和降低他们气道阻塞的进展。进一步的研究发现,适度饮用红葡萄酒,能够抑制肺泡巨噬细胞大量炎症因子的释放,与红葡萄酒中葡萄多酚的抗炎作用紧密相关。这为临床上 COPD 的治疗提供了新的治疗途径。

深入研究其作用机制必将为肺部疾病的治疗提供新的思路。此外,白藜芦醇存在于多种常用中药如虎杖、藜芦、决明子中,以及食物如葡萄、花生中,开发白藜芦醇以及含白藜芦醇的天然植物资源,可带动种植业的发展并促进资源的合理利用,具有良好的社会效益和经济效益。

第二节　支气管哮喘

支气管哮喘(bronchial asthma,BA)是最常见的慢性呼吸道疾病,它是由多种细胞(如嗜酸性粒细胞、肥大细胞、T 淋巴细胞、中性粒细胞、气道上皮细胞等)和细胞组分参与的气道慢性炎症性疾患。这种慢性炎症导致气道高反应性(airway hyperreactivity,AHR)的产生,通常出现广泛多变的可逆性气流受阻,并引起反复发作的喘息、气急、胸闷或咳嗽等症状,常在夜间和(或)凌晨发作、加剧,多数患者可自行缓解或经治疗缓解。哮喘的发病率在全世界范围内呈上升趋势,全球患病率为 1%~18%。

一、病理生理机制

支气管哮喘的发病原因错综复杂,但主要包括两方面,即支气管哮喘患者的体质和环境因素。患者的体质包括“遗传素质”、免疫状态、精神心理状态、内分泌和健康状况等主观条件,是患者易感哮喘的重要因素。环境因素包括各种变应原、刺激性气体、病毒感染、居住的地区、居室的条件、职业因素、气候、药物、运动(过度通气)、食物以及食物添加剂、饮食习惯、社会因素甚至经济条件等,均可能是导致哮喘发生发展的更重要原因。

变应原是诱发哮喘的一组重要病因,主要分为吸入性变应原和食物性变应原。吸入性变应原主要来源于生活环境中含有变应原的微粒物质,其致敏成分主要为蛋白质和多糖。变应原侵入机体的途径可以决定病变发生的器官,由于微粒可借助空气传播且在生活中随时存在,因此吸入性变应原通常是引起儿童呼吸道致敏和哮喘发作的主要途径。

哮喘的发病机制包括变态反应性炎症、气道重塑、气道高反应性、神经因素和氧化应激五方面。

(一)　变态反应性炎症

目前研究认为哮喘是由 Th2 细胞驱导的对变应原的一种高反应,由其产生的气道炎症可分为以下几类。

1. 免疫球蛋白 E(IgE)介导的,T 淋巴细胞依赖的炎症途径　可分为以下三阶段:IgE 激活和 FcR 启动;炎症介质和细胞因子的释放;黏附分子表达促使白细胞跨膜移动。Th2 细胞分泌 IL-4 调控 B 淋巴细胞生成 IgE,后者结合到肥大细胞、嗜碱性粒细胞和嗜酸性粒细胞上的特异性受体,使之呈现致敏状态;当再次接触同种抗原时,抗原与特异性 IgE 交联结合,从而导致炎症介质链式释放。有多种炎症细胞包括肥大细胞、嗜酸性粒细胞、嗜碱性粒细胞、T 淋巴细胞、肺泡巨噬细胞、中性粒细胞和气道上皮细胞参与气道炎症的形成。炎症细胞、炎症介质和细胞因子的相互作用是维持气道炎症反应的基础。

2. 非 IgE 介导、T 淋巴细胞依赖的炎症途径　Th2 细胞还可以通过释放多种细胞因子(IL-4、IL-13、IL-3、IL-5 等)直接引起多种炎症细胞的聚集和激活,以这种方式直接促发炎症反应,主要是迟发型变态反应。

(二) 气道重塑

除了气道炎症反应外,哮喘患者气道发生重塑,可导致相对不可逆的气道狭窄。研究证实,非正常愈合的损伤上皮细胞可能主动参与了哮喘气道炎症的发生发展以及气道重塑的形成过程。

(三) 气道高反应性

表现为气道对各种刺激因子出现过强或过早的收缩反应,是哮喘患者发生发展的另一个重要因素。目前普遍认为气道炎症是导致气道高反应性的重要机制之一。气道上皮损伤和上皮内神经的调控等因素亦参与了 AHR 的发病过程。当气道受到变应原或其他刺激后,由于多种炎症细胞释放炎症介质和细胞因子,神经轴索反射使副交感神经兴奋性增加,神经肽的释放等,均与 AHR 的发病过程有关。AHR 为支气管道哮喘患者共同的病理生理特征,然而出现 AHR 者并非都是支气管哮喘,如长期吸烟、接触臭氧、病毒性上呼吸道感染、慢性阻塞性肺疾病(COPD)等也可出现 AHR。

(四) 神经因素

神经因素也被认为是哮喘发病的重要环节。支气管受复杂的自主神经支配,除胆碱能神经、肾上腺素能神经外,还有非肾上腺素能非胆碱能(NANC)神经系统。支气管哮喘与 β-肾上腺素能受体功能低下和迷走神经张力亢进有关,并可能存在 α-肾上腺素能神经的反应性增加。NANC 能释放舒张支气管平滑肌的神经介质,如血管肠激肽(VIP)、NO,以及收缩支气管平滑肌的介质,如 P 物质,神经激肽等。两者平衡失调,则可引起支气管平滑肌收缩。

(五) 氧化应激

炎症在支气管哮喘的发生和发展中起关键作用,嗜酸性粒细胞(EOS)、中性粒细胞(PMN)、巨噬细胞(AM)、淋巴细胞等炎症细胞在支气管黏膜上皮聚集,释放多种细胞因子和蛋白裂解活性物质,同时反应性氧化产物(ROS)增多。氧化物的增加和(或)抗氧化物的减少对支气管哮喘的发生发展起了很强的促进作用,主要表现在以下几方面:①氧化应激可直接损伤气道上皮细胞;②引起的脂质过氧化反应是通过激活肺成纤维细胞产生细胞外基质(ECM),如纤维连接蛋白(FN);③可激活 NF-κB 和激活蛋白 1(AP-1),增强哮喘炎症反应;④NO 自由基对肺损伤;⑤使 β$_2$ 肾上腺素受体下调;⑥产生糖皮质激素抵抗;⑦引起基质金属蛋白酶 9/基质金属蛋白酶组织抑制剂 1 失衡。此外,氧自由基还可以激活血小板,诱导血管内皮损伤,增加血管渗透性和血浆渗出,引起气道壁水肿。

哮喘存在氧化和(或)抗氧化失衡现象,氧化应激反应对哮喘的发生发展起了促进作用。因此合理地应用抗氧化剂治疗哮喘是一个良好的决策。如果能长期服用抗氧化剂,尤其对于缓解期的患者,有望在一定程度上使其症状减轻、发作次数减少,从而节省患者的开支;改善肺功能,提高生活质量。因此,开发新型、高效的抗氧化剂治疗支气管哮喘具有重要意义。

二、临床表现

(一) 症状和体征

典型的支气管哮喘出现反复发作的胸闷、气喘、呼吸困难、咳嗽等症状,在发作前常有鼻塞、打喷嚏、眼痒等先兆症状,发作严重者可短时内出现严重呼吸困难,低氧血症。有时咳嗽为唯一症状(咳嗽变异型哮喘)。在夜间或凌晨发作和加重是哮喘的特征之一。哮喘症状可在数分钟内发作,有些症状轻者可自行缓解,但大部分需积极处理。

发作时可出现两肺散在、弥散分布的呼气相哮鸣音,呼气相延长,有时吸气、呼气相均有干啰音。严重发展时可出现呼吸音低下,哮鸣音消失,临床上称为"静止肺",预示着病情危重,随时会出现呼吸骤停。

哮喘患者在不发作时可无任何症状和体征。

(二) 实验室和特殊检查

1. 痰液检查　涂片在显微镜下可见较多的嗜酸性粒细胞。

2. 呼吸功能检查

(1) 通气功能检测:在哮喘发作时有关呼气流速的全部指标均显著下降,FEV_1、$FEV_1/FVC(\%)$、最大呼气中期流速(MMFR)以及 PEF 均减少。肺容量指标见用力肺活量减少、残气量增加、功能残气量和肺总量增加,缓解期上述通气功能指标可逐渐恢复。

(2) 支气管激发试验:用以测定气道反应性。常吸入激发剂醋甲胆碱或组胺等。吸入激发剂后其通气功能下降,气道阻力增加。运动也可诱发气道痉挛,使通气功能下降。一般适用于通气功能在正常预计值的 70% 以上患者,若 FEV_1 下降>20%,可诊断支气管激发试验阳性。

(3) 支气管舒张试验:常吸入支气管舒张剂沙丁胺醇或特布他林。若 FEV_1 较用药前增加 15% 以上,且其绝对值增加>200ml,可诊断支气管舒张试验阳性。

(4) 呼气流速峰值及其变异率测定:PEF 可反映气道通气功能变化,哮喘发作时 PEF 下降。哮喘有通气功能时间节律性变化特点,常于夜间或凌晨发作或加重,若昼夜 PEF 变异率≥20%,则符合气道气流受限可逆性改变的特点。

3. 动脉血气分析　哮喘发作时,由于气道阻塞且通气分布不均,通气/血流比值失衡,可致肺泡-动脉血氧分压差($PA\text{-}aDO_2$)增大;严重发作时可有缺氧,PO_2 降低;由于过度通气可使 PCO_2 下降,pH 上升,表现为呼吸性碱中毒。若重症哮喘,气道阻塞严重,可有缺氧及 CO_2 滞留,PCO_2 上升,表现为呼吸性酸中毒。若缺氧明显,可合并代谢性酸中毒。

4. 胸部 X 线检查　在哮喘发作早期可见两肺透亮度增加,呈过度充气状态;在缓解期多无明显异常。

5. 特异性变异原的检测

(1) 体外检测:可检测患者的特异性 IgE。

(2) 在体试验:包括皮肤变应原测试和吸入变应原测试。

（三）诊断标准

1. 反复发作的喘息、气急、胸闷或咳嗽,多与接触变应原,冷空气、物理、化学性刺激,病毒性上呼吸道感染,运动等有关。

2. 发作时双肺可闻及散在或弥漫性、以呼气相为主的哮鸣音,呼气音延长。

3. 上述症状可经治疗缓解或自行缓解。

4. 除外其他疾病引起的喘息、气急、胸闷和咳嗽。

5. 临床表现不典型者应有下列 3 项中至少 1 项阳性:①支气管激发试验或运动试验阳性;②支气管舒张试验阳性;③昼夜 PEF 变异率≥20%。

符合 1～4 条或 4、5 条者,可诊断为支气管哮喘。

（四）支气管哮喘的分期

根据临床表现,哮喘可分为急性发作期(acute exacerbation)、慢性持续期(chronic persistent)和临床缓解期(clinical remission)。慢性持续期是指每周均不同频度和(或)不同程度地出现症状(喘息、气急、胸闷、咳嗽等);临床缓解期系指经过治疗或未经治疗症状、体征消失,肺功能恢复到急性发作前水平,并维持 3 个月以上。

三、治疗措施

（一）控制目标

2006 年全球哮喘防治创议(GINA)明确指出,哮喘的治疗目标是达到并维持哮喘的临床控制。哮喘临床控制的定义包括如下 6 项:无(或≤2 次/周)白天症状;无日常活动(包括运动)受限;无夜间症状或因哮喘憋醒;无(或≤2 次/周)需接受缓解药物治疗;肺功能正常或接近正常;无哮喘急性加重。

（二）药物治疗

1. 支气管扩张药　包括 $β_2$ 受体激动药、茶碱类药物。

2. 抗炎药物　包括糖皮质激素、白三烯调节剂、色甘酸钠和尼多酸钠、抗 IgE 单克隆抗体和抗组胺药物。

3. 抗氧化治疗　用抗氧化剂纠正哮喘自由基代谢失衡,使体内的氧化/抗氧化系统保持动态平衡、组织免受损伤,可能是防止哮喘的重要方法。如 N-乙酰半胱氨酸、维生素、多酚类天然药物。

（三）免疫治疗

1. 特异性免疫治疗　是在临床上确定过敏性疾病患者的变应原之后,将变应原制成变异原提取液并配制成不同浓度的制剂,经反复注射或其他给药途径与患者反复接触,剂量由小到大,浓度由低到高,从而提高患者对该种变应原的耐受性,当再次接触该变应原时不再产生过敏现象或过敏现象得以减轻。

2. 非特异性免疫治疗　如注射卡介苗、转移因子、细菌菌素等生物制剂以调节机体的免疫功能,仅作为辅助治疗。

四、葡萄多酚与支气管哮喘

过敏性哮喘是以气道高反应性和气道炎症为特征的疾病,伴有诱导型一氧化氮合酶表达增高和一氧化氮合成过多。呼气中 NO 含量的测定可以作为评价哮喘气道炎症程度的一个指标。一氧化氮合酶(NOS)有 3 种亚型:神经元型 NOS(nNOS),可诱导型 NOS(iNOS)和内皮型 NOS(eNOS),其中 iNOS 对于 NO 的长时间大量合成起主要作用。NO 在哮喘发病的机制中起重要作用,特别是对后期气道反应性的作用。NO 升高可以导致哮喘气道炎症和气道的高反应性,同时 NO 也可以导致气道上皮增生、Th2 淋巴细胞增多和肥大细胞的浸润。

目前对于过敏性哮喘的治疗和症状控制主要依赖于使用糖皮质激素。糖皮质激素对于预防哮喘发作和改善症状有显著的作用,但是长期应用糖皮质激素会产生一系列副作用,而且糖皮质激素本身不能保证哮喘患者恢复原有的支气管反应性,因此,对于过敏性哮喘,寻求一种安全的抗炎药物的需求是相当迫切的。

(一) 葡萄籽原花青素与支气管哮喘

葡萄籽原花青素(GSPE)是天然植物中提取的一种有效的抗氧化物质,具有抗氧化、抗肿瘤等多种药理学作用,Zhou 等进行了 GSPE 对哮喘气道炎症和气道高反应性作用的研究。该研究通过使用卵清蛋白致敏 BALB/c 小鼠,制作哮喘的动物模型,通过腹腔注射 GSPE 对模型小鼠进行治疗。结果发现,经过 GSPE 治疗的小鼠气道阻力明显下降,支气管肺泡灌洗液(BALF)中的炎症细胞和上皮细胞计数也明显减少;同时经过 GSPE 治疗的小鼠 BALF 中和血清中 INF-γ 含量明显上升,而 IL-4、IL-13 的含量显著下降;GSPE 治疗后肺组织中的嗜酸性粒细胞和黏液杯状细胞的数量也有所下降;GSPE 治疗后的模型小鼠肺组织中 iNOS 的表达明显下降。以上结果表明,GSPE 可以通过下调 iNOS 的表达,延缓哮喘中气道炎症和气道高反应性的病情进展,对治疗过敏性哮喘可能有一定的作用。

(二) 白藜芦醇与支气管哮喘

在临床上,糖皮质激素被认为是治疗支气管哮喘最为有效的抗炎药物。近来 Barnes 等发现吸烟的哮喘患者及重症哮喘患者,应用糖皮质激素治疗时却表现出激素抵抗效应。所以,选择其他非激素类抗炎药物将成为激素抵抗性哮喘患者新的治疗途径。

目前的研究表明白藜芦醇可能通过其非类固醇抗炎机制发挥治疗支气管哮喘的作用。Donnelly 等研究了白藜芦醇对人气道上皮细胞的抗炎作用及分子机制,表明白藜芦醇在很大程度上较糖皮质激素地塞米松地更能抑制 NF-κB、AP-1 及环磷酸腺苷(cAMP)效应元件结合蛋白依赖的基因转录;抑制细胞因子 IL-1β、TNF-α 和 γ-干扰素刺激的气道上皮细胞诱导型一氧化氮合酶(iNOS)的表达和亚硝酸盐的产生;抑制粒细胞-巨噬细胞集落刺激因子(CM-CSF)和 IL-8 的释放;抑制环氧合酶-2(COX-2)的表达,这表明白藜芦醇以非类固醇抗炎机制抑制支气管哮喘炎症细胞因子的释放。

国外学者 Lee 等对于卵清蛋白诱发的小鼠哮喘模型,应用白藜芦醇干预,地塞米松作为阳性对照药物。研究发现:白藜芦醇能够显著抑制血浆和支气管肺泡灌洗液中细胞因子 IL-4 和 IL-5 的含量,并且能够抑制气道高反应性、嗜酸性粒细胞增多和黏液的过度分泌,其作用与糖皮质激素地塞米松相当,这表明白藜芦醇在治疗支气管哮喘方面具有重要的作用。

五、应 用 前 景

葡萄多酚是一种天然有效的抗氧化剂,具有调节氧化/抗氧化系统的平衡,清除氧自由基,提高抗氧化酶 SOD 活力,对抗自由基对血管内皮的损伤,改善微循环,减少支气管黏膜的渗出等重要作用,且无任何毒副作用。鉴于以上机制,应用葡萄多酚辅助治疗哮喘能减轻哮喘症状、缩短病程,从而提高哮喘患者生活质量。这表明葡萄多酚在支气管哮喘的防治中具有良好的开发前景。

第三节　肺 纤 维 化

间质性肺病(interstitial lung disease,ILD),又称为肺间质纤维化,是一组主要累及肺间质、肺泡和(或)细支气管的肺部弥漫性疾病,通常亦称作弥漫性实质性肺疾病。ILD 并不是一种独立的疾病,它包括 200 多个病种。尽管每一种疾病的临床表现、实验室和病理学改变有各自的特点,然而,它们具有一些共同的临床、病理生理学和胸部 X 线特征。病程多缓慢进展,逐渐丧失肺泡-毛细血管功能单位,最终发展为弥漫性肺纤维化和蜂窝肺,导致呼吸功能衰竭而死亡。

间质性肺病是各种急慢性间质性肺部病变发展的结果,其特征是纤维组织增生,细胞外基质过度沉积,肺组织结构紊乱破坏,如细胞外基质沉积与降解失衡,则造成肺纤维化结局。主要临床症状是进行性呼吸困难,劳力性加重,终至发展为呼吸衰竭和右侧心力衰竭。本病病因复杂,其不明原因者称为特发性肺纤维化(idiopathic pulmonary fibrosis,IPF)。肺纤维化发病率随年龄增长而增加,近年来该类疾病发病率不断上升,其原因可能与人口老龄化、生活环境污染、接触毒物及诊断检出率增加有关。肺纤维化发病率可达万分之十以上,大多数诊断患者 3 年内死于急性加重。目前对其治疗尚无根本性突破,仍以糖皮质激素、免疫抑制剂、抗纤维化制剂等为主要治疗药物。此类药物疗效尚无高质量临床试验证实,而毒副作用往往很严重,因此,研究开发新型药物是肺纤维化治疗的根本性问题。

一、病理生理机制

随着对肺纤维化发生机制研究的不断深入,大量研究结果证实细胞因子在肺纤维化发生发展中起关键作用。细胞因子通过自分泌或旁分泌方式发挥其生物学作用,通过与其靶细胞表面相应受体相互作用,将生物信号转导至细胞内,启动胞内信号转导级联,调控胞内基因表达,而致肺纤维化。

(一) 肺纤维化的细胞机制

肺纤维化过程包括肺组织的炎症损伤、组织结构破坏以及随后伴有肺间质细胞积聚的组织修复过程。在此过程中,肺炎症细胞(主要为单核-巨噬细胞)、肺上皮细胞、肥大细胞、内皮细胞和肺间质细胞(如成纤维细胞、肌成纤维细胞)通过分泌细胞因子、炎症介质等生物活性物质,发挥直接或间接作用。其中巨噬细胞、肺泡上皮细胞及肺间质细胞在纤维化起始及进展过程中起最为关键的作用。

肺纤维化过程起始于肺泡,肺泡上皮损伤、肺泡炎及巨噬细胞数量增多可能是病变的早期阶段。肺泡上皮细胞凋亡在肺炎症、肺纤维化的发生与发展中可能起非常重要的作用。肺间质细胞是肺纤维化过程中合成和分泌细胞外基质的主要效应细胞。细胞间隙连接通讯(GJIC)是细胞增殖与分化的重要调节机制,在肺纤维化发生过程中,相关细胞 CJIC 功能的下调,进而诱导肺成纤维细胞增殖,可能发挥了重要的作用。

(二) 肺纤维化的细胞因子网络

1. 参与局部损伤和炎症反应的细胞因子

(1) 肿瘤坏死因子 α(TNF-α):是一种细胞毒细胞因子,作为前炎症细胞因子,可增加中性粒细胞和嗜酸性粒细胞的功能,并刺激其产生超氧化物,释放溶酶体酶,对其周围细胞产生毒性作用,还可介导其他细胞因子和炎症因子的表达,并能刺激成纤维细胞增殖。

(2) 白介素(IL-1、IL-6、IL-8):主要是由免疫细胞分泌的一类细胞因子,通过复杂的细胞因子网络介导免疫应答和炎症反应,并对细胞的生长、分化起重要调节作用。

(3) 单核细胞趋化因子-1(MCP-1):为一种前炎症细胞因子,参与调节白细胞的趋化性、增殖和细胞因子表达。

2. 参与纤维化进展的细胞因子

(1) 转化生长因子-β1(TGF-β1):是迄今发现的最强的细胞外基质沉积促进剂,可由多种细胞分泌,如肺泡巨噬细胞、上皮细胞、内皮细胞、成纤维细胞等,它能作用于多个环节,刺激各种细胞外基质的合成和沉积以及抑制细胞外基质蛋白的降解,最终促使肺间质胶原的沉积。

(2) 血小板衍生生长因子(PDGF):是刺激细胞生长的主要致分裂原,对成纤维细胞有趋化作用,通过与受体特异性结合而诱导成纤维细胞的趋化、分裂。

(3) 结缔组织生长因子(CTGF):是一种促纤维化生长因子,属即刻早期反应基因家族。

(4) 胰岛素样生长因子(IGF-1):是调节机体胚胎器官生长发育的重要因子之一。研究表明:肺内 IGF-1 的增多与肺纤维化的严重程度成正比。

(5) 碱性成纤维细胞生长因子(bFGF):主要表达于大气道壁和血管壁的平滑肌细胞,它可以刺激细胞的增殖、分化以及包括胶原在内的生物大分子的合成。

3. 抗损伤和抑制纤维化的细胞因子

(1) γ-干扰素(IFN-γ):主要由淋巴细胞和自然杀伤细胞分泌,具有抗增殖、免疫抑制及抗纤维化作用,并在调节成纤维细胞及胶原合成方面具有整体作用。

(2) 肝细胞生长因子(HGF):是一种多功能的细胞因子,不仅对肝细胞起作用,它还是一个肺营养因子。研究发现:HGF 能促进肺的发育,预防和治疗肺纤维化,促进肺炎后肺上皮细胞的修复,诱导肺血管发生。

(3) 角化细胞生长因子(KGF):KGF 又称 FGF7,是介导间质与上皮之间相互作用的一种生长因子。它只在间质细胞中表达,以旁分泌形式作用于上皮细胞,特异性刺激上皮细胞增生,而对间质细胞及其他细胞无此作用。KGF 在肺发育及防止、缓解肺损伤等方面都起着重要作用。

(三) 肺纤维化的核转录因子

核转录因子通过与靶基因 5 上游启动子特定的结合位点作用,上调众多与炎症反应相关的下游靶基因的 mRNA 转录速率和蛋白质合成。目前研究最多的是 AP-1 和 NF-κB。一般被认为是肺组织炎症反应及纤维化进程的枢纽性因子。

AP-1 主要是由 Fos 家族和 Jun 家族组成的二聚体。AP-1 的调控目前认为发生在其组分的转录调控、翻译调控和相互作用蛋白质调控 3 个水平。转录调控的机制如下:Fos 家族为

AP-1 的重要组分之一,血清应答因子(serum response factor,SRF)和三元复合因子(triple complex factor,TCF)可调节其转录。elk-1 是 TCF 成员之一,同时又是 NF-κB 下游靶基因之一,因此,抑制 NF-κB 的转录和表达能抑制 elk-1 的表达,进而抑制 Fos 的转录、表达和 AP-1 的活性。AP-1 对肺纤维化的形成可能通过如下机制:通过增加致炎因子的生成,导致肺组织炎症损伤;通过增加生长因子的表达,造成胶原纤维沉积;通过炎症细胞趋化作用,增强炎症反应及组织损伤;通过促进成纤维细胞增殖,造成胶原纤维在肺基质中的沉积。

肺纤维化的形成有细胞因子如 AP-1,NF-κB 等的参与,而且这种参与可能是枢纽性的。不妨设想一下,纷繁复杂的机制可能只是通过一两个或者数个枢纽来进行启闭。对于细胞,这是易于调节的和可行的,而如果离开这些枢纽性因子,一切将杂乱无章。而我们所探索的治疗手段,必须是作用于这些枢纽才是可行的和有效的。这就是研究 AP-1、NF-κB 这类因子的主要意义所在,而此种研究也将包括干预这些枢纽将对肺纤维化的进程起到哪些干预作用,这无疑已经牵涉到治疗药物的研究。

(四) 氧化应激

机体在正常情况下,肺内的氧化物(ROS)与抗氧化物(GSH 等)维持氧化还原平衡状态。外源性或内源性产生过多的氧化物(如 ROS)或抗氧化物(如 GSH 等)减少,均会导致机体氧化/抗氧化失衡。

1. 氧化物的直接损伤　ROS 可直接与脂类不饱和脂肪酸反应,导致细胞膜功能的障碍和酶的损伤,进而破坏膜的流动性和通透性;脂质过氧化过程中也产生 ROS,加重对酶和其他细胞成分的损伤;使蛋白质变性,改变酶的活性;与 DNA 中的核酸发生反应而使核酸破坏,还可与碱基反应,进而修饰碱基。

2. 炎症损伤和细胞因子释放　ROS 除直接损伤肺上皮细胞,并激活肺泡巨噬细胞、中性粒细胞、肺泡上皮细胞及淋巴细胞等,引发早期肺泡炎症反应,并释放许多细胞因子和炎症介质(IL-1、IL-6、IL-8、TNF-α 和 TGF-β 等)。

3. 成纤维细胞增殖　ROS 能使肺泡上皮细胞释放 TGF-β 增多,并能直接激活 TGF-β,使成纤维细胞增殖,导致成纤维细胞显著增加并形成增殖灶;而 TGF-β 还能趋化成纤维细胞与巨噬细胞浸润,促进细胞外基质(ECM)的合成,并使其降解减少,从而使 ECM 沉积增多,这样逐渐破坏了肺的正常结构,最终形成肺间质纤维化。

4. 与蛋白酶/抗蛋白酶系统　ROS 可通过改变半胱氨酸残基,激活基质金属蛋白酶(MMP),进而改变蛋白酶/抗蛋白酶系统的平衡。ROS 不仅能激活蛋白酶,也能灭活蛋白酶 MMP 和蛋白酶抑制剂,从而促进肺纤维化的发生。

二、临 床 表 现

(一) 症状和体征

分为急性型与慢性型。急性型极少见,多发生于儿童和青年,病程短,在 2 周内至半年内死亡。绝大多数为慢性型,平均病程 5~6 年,最长可达 15 年。多在 40~50 岁发病,男性稍多于女性。以隐袭性、进行性呼吸困难为其突出的症状,干咳或有少量白色黏痰,当有继发感染时痰量增多并变黄色。偶有血痰。部分患者有胸痛、盗汗、食欲减退、体重减轻、消瘦、无力等。体检有呼吸浅快,双肺底可闻及吸气相爆裂音(velcro 啰音)。40%~80% 有杵状指(趾),晚期出现发绀,但对氧疗效果并不理想。易反复出现自发性气胸,最终死于呼吸衰竭。

(二) 实验室和特殊检查

早期虽有呼吸困难,但 X 线胸片可能基本正常或呈磨砂玻璃样变化,隐约可见小结节影;中后期可出现两中下肺野弥漫性网状或结节状阴影,病变渐向上肺发展,呈蜂窝肺。随着肺间质纤维化加重,肺体积渐缩小。肺功能表现为进行性通气功能障碍和弥散量减少。实验室检查血乳酸脱氢酶增高;类风湿因子、抗核抗体滴度和丙种球蛋白增高。

(三) 特发性肺纤维化诊断标准

诊断主要根据临床特征、胸部 X 线表现、肺通气及弥散功能、病理活检及排除其他已知原因导致的 ILD。2000 年美国胸科学会(ATS)和欧洲呼吸学会(ERS)提出了 IPF 诊断的确诊条件和临床诊断条件。

确诊条件:在活检表现为普通型间质性肺炎(UIP)的基础上,除外其他已知病因的间质性肺疾病;肺功能异常,表现为限制性通气功能障碍和(或)气体交换障碍;胸片或高分辨 CT (HRCT)典型的影像学异常。

如没有外科活检,需具备下列 4 项主要条件和 3 项次要条件。主要条件:排除其他已知病因的间质性肺疾病;肺功能异常,表现为限制性通气功能障碍和(或)气体交换障碍;高分辨 CT 表现为双肺基底部网状影、伴轻度磨玻璃影;经支气管肺活检(TBLB)或支气管肺泡灌洗(BAL)没有支持其他诊断的所见。次要条件:年龄大于 50 岁;出现不明原因的呼吸困难;隐袭发病,病程大于 3 个月;双肺基底部闻及吸气相爆裂音(velcro 啰音)。

三、治 疗 措 施

(一) 糖皮质激素和免疫抑制剂

本病以糖皮质激素治疗为主,慢性型常规起始剂量为泼尼松 40～60mg/d,分 3～4 次服用。待病情稳定,X 线阴影不再吸收,可逐渐减量,维持 4～8 周后每周每次减 5mg,待减量至 20mg/d 时,每周每次减 2.5mg,以后 10mg/d 维持不应小于 1 年。在减量过程中如病情复发加重,应再重新加大剂量以控制病情,仍然有效。疗程可延至 2 年甚至终身使用。如病情进展凶险或急性型发病者,可用糖皮质激素冲击疗法,如甲泼尼龙 500～1000mg/d,持续 3～5 天,病情稳定后改为口服。治疗无效者,可改用或加用免疫抑制剂如硫唑嘌呤、环磷酰胺、环孢素等。

(二) 抗纤维化药物

抗纤维化药物有时也用于肺纤维化治疗,理论而言是可行的。此类药物主要有秋水仙碱、D-青霉胺和甲苯吡啶酮等,以秋水仙碱较为常用,其毒副作用较皮质激素为小,是一个较为安全的药物。对于拟大剂量皮质激素治疗的患者,可作为替代治疗。但目前的临床试验表明,秋水仙碱对于改善症状和延缓病程并无显著作用,也不能改善生存率,故其用于肺纤维化的治疗尚缺乏试验证据。其他药物的相关研究较少,毒副作用突出,一般较少选用。秋水仙碱临床上长期用于治疗痛风,是一种常用的抗纤维化制剂。近年来研究证实吡非尼酮具有抗氧化、抗炎和抗纤维化活性。γ-干扰素是一种糖蛋白的细胞因子,具有抗病毒、抗肿瘤、抗纤维化及免疫调节等多种生物活性。它能减少肺成纤维细胞的增殖,下调转化生长因子 TGF-β 的表达而抑制胶原的合成,抑制血管生成等。

（三）抗氧化剂

巯基化合物 N-乙酰半胱氨酸(N-acetylcysteine,NAC)具有强大的抗氧化作用和细胞解毒作用。盐酸氨溴索也具有良好的抗氧化作用。此外,天然药物葡萄多酚等也具有强大的抗氧化作用。

四、葡萄多酚与肺纤维化

对于肺纤维化的治疗,目前可供选择的药物有糖皮质激素、免疫抑制剂、抗纤维化药物、抗氧化剂等。其中糖皮质激素的主要作用为抗炎作用,即对组织炎症反应的抑制作用。其通过抑制炎症细胞的趋化作用、炎症介质的释放及蛋白质合成而发挥作用。然而肺纤维化的治疗实践证实,糖皮质激素仅对少数几种肺纤维化的类型有一定的治疗作用,对多数类型无效或者作用甚微,对于特发性肺纤维化则基本上没有作用。糖皮质激素现多用于肺纤维化急性加重、呼吸道症状明显和当肺组织活动性炎症反应时,往往不单独使用。

免疫抑制剂常作为肺纤维化治疗的选择,且往往与糖皮质激素联用。但截至目前,还几乎没有高质量的临床对照试验证实免疫抑制剂的治疗作用。某些非对照试验虽然有比较乐观的结论,某些临床试验显示出较强的趋势,但尚不能作为有力证据。

糖皮质激素与免疫抑制剂疗效并不确切,其毒副作用却比较严重。毒副作用不仅使患者依从性差、中断治疗率高,而且严重影响其生活质量,并且可能严重危害其健康。所以,以此两种药物作为主要治疗药物实际上面临窘境,到了不破不立之际。其他有望成为肺纤维化治疗之选的药物还有内皮素受体拮抗剂、肿瘤坏死因子阻断剂、甲磺酸伊马替尼、吡非尼酮、血管紧张素转化酶抑制剂等,目前多在临床试验阶段,结果难以预计,但据已经获得的进展来看,此类药物的前景并非乐观。

抗氧化剂可作为治疗药物之选,与前两种药物合用。代表性药物如 N-乙酰半胱氨酸。但有研究表明,安慰剂组与 N-乙酰半胱氨酸合并泼尼松组相比,病死率并无显著差异,尽管后者取得了延缓病变进展的作用。

（一）葡萄籽提取物与肺纤维化

肺纤维化的治疗期待药物上的突破。近年来某些中药提取物日益引起有关研究者的兴趣。中药提取物一般具有安全、价廉易得、低毒副作用及用药方便等基本特点,并且具有较为复杂的作用机制和作用位点,可能作为肺纤维化治疗一大突破口。

国外学者 Hemmati 建立二氧化硅致肺纤维化大鼠模型,通过葡萄籽提取物和维生素 E干预 90 天,并且测定血清中丙二醛(MDA)含量和肺组织羟脯氨酸的表达。研究发现:葡萄籽提取物和维生素 E 均能够显著减轻肺纤维化程度,抑制组织羟脯氨酸的表达和减少血清MDA 含量,这表明抗氧化剂葡萄籽提取物对于二氧化硅所致的肺纤维化具有明显的抑制作用,对临床上肺纤维化的治疗提供了新的途径。

（二）白藜芦醇与肺纤维化

白藜芦醇多提取自中药虎杖、藜芦等中药,亦可从某些食物如葡萄皮、花生等提取,具有广泛的来源。国内已大量提取,一般价格低廉。白藜芦醇可以口服或注射给药,吸收完全。它具有较大的安全窗,美国有关机构对白藜芦醇推荐用量为 4mg,每天 2 次,一定范围内加大用量亦无明显毒副作用。已知毒性作用主要为较大剂量时引起的大鼠肝细胞坏死。国内外已有相关保健品上市。

白藜芦醇可能从抗炎、抗氧化、抗细胞增生等多方面对肺纤维化的演进起到干预作用。在炎症反应阶段,白藜芦醇可有效减轻炎症反应的损伤及有关成纤维细胞激活和胶原纤维化生成;其抗氧化作用可减轻炎症反应过程的"呼吸暴发",从而减轻其损伤作用。在肺间质病变趋向于肺纤维化阶段时,白藜芦醇可能通过细胞因子机制干预成纤维细胞增生、胶原纤维沉积等而发挥干预作用。值得注意的是,AP-1 自炎症反应开始其活性即明显上调,因而其作用贯穿肺纤维化进展的全过程。白藜芦醇具有如此多的作用,因而自造模之日起即给予白藜芦醇,白藜芦醇通过干预 AP-1 而干预肺纤维化全过程。这需要进一步的相关实验予以证实。白藜芦醇对于实验性大鼠肺纤维化 AP-1 具有下调作用。通过对此种关键性、枢纽性因子的作用,白藜芦醇对肺纤维化起到明显的抑制作用。

白藜芦醇可以抑制脂质过氧化,减少细胞增生,保护由脂质过氧化引起的细胞膜稳定性的破坏;可以清除自由基,活化某些抗氧化酶(如 SOD),维持细胞内谷胱甘肽(GSH)动态平衡,并保持细胞内 GSH 总量,由此可保护由炎症作用和细胞外基质的沉积引起的肺纤维化。在肺纤维化晚期,白藜芦醇可以调节肺组织中胶原的代谢,减轻胶原在肺间质的沉积,起到减轻肺纤维化的作用。白藜芦醇是一个有效的羟基、超氧化物和金属诱导基团的清除剂,并对活性氧引起的细胞膜脂质过氧化和 DNA 损伤具有保护作用。白藜芦醇能够通过升高肺组织 SOD 活力,降低肺组织 MDA 的含量,清除体内过多的氧自由基,从而抑制细胞外基质异常重构所致的纤维化。此外,白藜芦醇可抑制 TNF-α、白介素-1β(IL-1β)、IL-6 和 TGF-β 等因子在肺纤维化组织中的表达,并降低炎症介质的水平,保护由博来霉素诱导的肺组织的氧化损伤。这表明在肺纤维化的治疗中,白藜芦醇具有重要的临床价值。

第四节　急性肺损伤

急性肺损伤(acute lung injury,ALI)/急性呼吸窘迫综合征(acute respiratory distress syndrome,ARDS)是指由心源性以外的各种肺内、外致病因素导致的急性、进行性呼吸衰竭。ALI/ARDS 具有性质相同的病理生理改变,ARDS 是严重的 ALI。二者为同一疾病过程的两个阶段,ALI 代表早期和病情相对较轻的阶段,而 ARDS 代表后期病情较严重的阶段。ALI 概念的提出有 3 个意义:强调了 ARDS 发病是一个动态过程。致病因子通过直接损伤,或通过机体炎症反应过程中细胞和相应介质间接损伤肺毛细血管内皮和肺泡上皮,形成 ALI,逐步发展为典型的 ARDS;可在 ALI 阶段进行早期治疗,提高临床疗效;按不同发展阶段对患者进行分类(严重性分级),有助于判断临床疗效。

一、病理生理机制

目前,严重的急性肺损伤又称为急性呼吸窘迫综合征(ARDS),是临床上最棘手的危重症,病死率高达 40% ~60%,危害极大。尽管近年来对其进行了广泛的研究,但其发病机制尚未完全明了,大量研究表明炎症细胞因子的过度表达及其相互作用是发生 ALI 的根本原因,调控机体炎症反应是治疗 ALI 的根本手段。细胞因子的表达受特定转录因子的调控,其中核转录因子 NF-κB 参与多种细胞因子及炎症介质基因的转录调控,在炎症反应的细胞因子网络调节中起重要作用。

（一）参与 ALI 发病的主要细胞

1. 中性粒细胞（PMN）　ALI 绝大部分表现为中性粒细胞依赖性,中性粒细胞是造成其过度性炎症反应的元凶。中性粒细胞由于细胞生物力学、细胞动力学的改变,随后则由于 P-选择素、β_2-整合素、ICAM-1 等黏附分子及前炎症因子的参与,最后发生呼吸暴发,脱颗粒释放大量氧自由基、蛋白酶和脂质介质,引起肺损伤。

2. 肺血管内皮细胞（PVEC）　肺血管内皮细胞在 ALI 中不仅是受损的靶细胞,更是活跃的炎症和效应细胞,在 ALI 发病中发挥重要作用。肺毛细血管通透性增高是 ALI 的特征性病理变化之一。

3. 肺泡巨噬细胞（AM）　在 ALI 发病中,除既往强调的中性粒细胞作用外,肺泡巨噬细胞也有重要作用。肺泡巨噬细胞是细胞因子的主要来源,在 ALI 发病过程中,肺泡巨噬细胞首先被激活且分泌功能异常活跃,在 ALI 发病过程中最早释放 IL-1、TNF-α 等细胞因子。

（二）细胞因子

在 ALI 的发病过程中,前炎症细胞因子(主要有 TNF-α、IFN-γ、IL-1)等和抑炎症细胞因子(TGF-β、IL-4、IL-10)的共同作用介导着炎症的发展。炎症反应早期,巨噬细胞产生多种促炎因子,促发炎症发展并扩大炎症过程,而抑炎因子相对削弱,导致炎症反应过度引起组织器官损伤。在内毒素性休克时,肺泡单核-巨噬细胞、多形核白细胞产生补体 C、IFN-γ 和 IL-1β,启动炎症的级联反应,它们再刺激肺内多种细胞产生各种趋化因子,介导外周循环的炎症细胞聚集到肺间质和肺泡,其中主要是 PMN 被激活,释放大量的炎症介质如花生四烯酸代谢产物,各类自由基和酶类等,从而导致肺损伤。

（三）氧化应激

肺组织处于富氧环境中,在急性肺损伤时,在毒性因子的攻击下,容易产生活性氧和超氧阴离子。当氧自由基产生超过机体再氧化能力时,过多的氧化物将通过多种途径进入毛细血管内皮和其他组织。被激活的 PMN 在毛细血管内与内皮细胞(EC)黏附的同时转移单电子,使还原辅酶 Ⅱ 氧化浓度升高而引起"呼吸暴发"反应,产生氧自由基。其造成肺损伤的表现为:损伤核酸,直接损伤或破坏 DNA 链,引起 DNA 与 DNA 之间、DNA 与蛋白质之间产生交联作用或断裂,破坏染色体,导致细胞的损伤、死亡,或引起碱基修饰障碍,导致碱基错配,诱发突变等;破坏蛋白质,氧化、破坏蛋白质肽链中的氨基酸(特别是巯基基团),引起氨基酸残基的修饰、交联、肽链断裂、蛋白质变性等;攻击脂质结构,攻击膜磷脂,产生膜脂质过氧化,形成血管活性物质和前炎症因子如血栓素等,导致细胞膜通透性变化。

总之,氧化应激在肺损伤中的作用不可忽视。近来,已有学者实验性地用抗氧化剂和自由基消除剂治疗急性肺损伤并取得良好效果。

二、临床表现

（一）症状和体征

除原发病如外伤、感染、中毒等相应症状和体征外,主要表现为突发性进行性呼吸窘迫、气促、发绀,常伴有烦躁、焦虑、出汗等。其呼吸窘迫的特点是呼吸深快、用力,伴明显的发绀,且不能用通常的吸氧疗法改善,亦不能用其他原发心肺疾病解释。早期体征可无异常,或仅闻及双肺少量细湿啰音;后期可闻及水泡音,可有管状呼吸音。

(二)诊断标准

目前大多采用 1994 年欧美联席会议(AECC)推荐诊断 ALI 标准:急性起病;胸片显示双肺浸润阴影;低氧血症,$PO_2/FiO_2 \leqslant 300mmHg$;肺动脉楔嵌压(PAWP)$\leqslant 18mmHg$,或临床除外心源性因素。

ARDS 诊断标准:低氧血症,$PO_2/FiO_2 \leqslant 200mmHg$;其他标准同 ALI。现行诊断标准在一定程度上已体现出 ALI 和 ARDS 不是两种独立的疾病,而是一种疾病发展的不同阶段。

三、治 疗 措 施

急性肺损伤是急性危重病,宜在严密监护下治疗。治疗的目标包括:改善肺氧合功能、纠正缺氧、生命支持、保护器官功能、防治并发症和基础病的治疗。常规的治疗包括:进行特别监护、氧疗、机械通气或持续气道内正压以及合理的液体平衡等。

(一)氧疗

纠正缺氧为刻不容缓的重要措施。一般需用高浓度给氧。

(二)机械通气

尽管 ARDS 机械通气的指征尚无统一的标准,多数学者认为,一旦诊断为急性肺损伤,应尽早进行机械通气。

(三)维持适当的液体平衡

有效血容量不足时会加重低血压和休克,但过多的液体又会加重肺水肿。在血压稳定的前提下,出入液体量宜轻度负平衡。

(四)积极治疗基础疾病

基础疾病是急性肺损伤发生和发展最重要的病因,必须及时治疗。

(五)抗氧化治疗

N-乙酰半胱氨酸、维生素、依达拉奉、超氧化物歧化酶、天然药物葡萄多酚等均为有效的抗氧化剂。

四、白藜芦醇与急性肺损伤

祖国传统中药虎杖具有"祛风利湿、散瘀定痛、止咳化痰"的功效。白藜芦醇苷(polydatin,PD)是其根茎的主要成分,在肠道内分离后成为白藜芦醇。其药理作用包括:对心血管的保护作用;保肝作用;降血脂、抗脂质过氧化;对多种因素引起的组织器官损伤的保护作用;抗菌作用;镇咳、平喘作用。我们前期研究发现:以 PD 10mg/kg 的剂量给予内毒素肺损伤大鼠后,可不同程度地阻止内毒素引起的血压下降,改善肺组织病理形态学变化,明显降低肺系数、肺通透指数、肺泡灌洗液(BALF)中蛋白含量。在本实验中给予肠 I/R 损伤大鼠同等剂量 PD,可见其对肺组织病理改变及降低肺水肿程度的保护作用与前期研究结果相一致。而且我们还检测到给予 PD 处理后,MPO、ICAM-1 蛋白及 NF-κB、HMGB 的表达均较 UR+NS 组明显下降,提示 PD 可抑制炎症细胞因子的过度表达,实现其对肺损伤的保护作用。

PD 能明显减轻 LPS 导致的肺血管内皮损伤,舒张肺动脉,竞争性抑制去甲肾上腺素收缩肺动脉作用以及非竞争性抑制组胺的收缩血管作用,降低血管内压,使组织缺氧得到改善。因 PD 分子中含有 3 个酚羟基,推测其是一种氧自由基清除剂,通过抗氧化效应而实现其保护作用。PD 对大鼠挤压伤及所引起的多器官功能衰竭(multiple organ failure,MOF)影响的实验研究,显示其能不同程度地提高机体的抗氧化能力;可使 MOF 的发生率从 52.6% 降到 23.5%;肺衰竭的发生率从 55.6% 降到 25.0%。但 PD 究竟是通过何种机制实现对肠缺血再灌注所致急性肺损伤的保护作用,目前仍不完全清楚,可能是通过其抗氧自由基的作用而实现对肺损伤的保护作用。而且高海青课题组的实验研究表明 PD 可通过其抗自由基的作用而间接抑制 NF-κB 的活化。本研究在第一部分的研究认为,NF-κB 信号转导通路参与了肠缺血再灌注急性肺组织损伤的 HMGB1 基因表达的调控过程,因此,我们推测 PD 通过抑制 NF-κB 激活的信号传递 HMGB1 mRNA 的表达,从而减轻了肠缺血再灌注所致的肺组织损伤。

目前的研究表明,我国传统中药虎杖含有的白藜芦醇及其糖苷(白藜芦醇苷)对急性肺损伤有一定的改善作用。Mc Clintock 等在大鼠气管内注入半芥子气,通过肺组织的形态学观察(肺泡出血、肺泡壁及肺泡间隔纤维素及胶原沉积、中性粒细胞及肺泡巨噬细胞聚集)及 γ 计数测定^{125}I 标记的牛血清白蛋白的渗漏等,发现半芥子气可造成剂量和时间依赖性的急性肺损伤,用白藜芦醇处理可使肺组织损伤减轻 48%,推测白藜芦醇通过其抗氧化作用改善肺损伤。这为临床上急性肺损伤的治疗提供新的思路和理论依据。

参 考 文 献

[1] 王吉耀,廖二元,胡品津. 内科学. 北京:人民卫生出版社,2005.

[2] 余国辉,陈敏. 慢性阻塞性肺疾病发病机制的发展状况. 临床肺科杂志,2010,15:72-73.

[3] 刘冬,许西琳. 慢性阻塞性肺疾病与氧化/抗氧化. 实用诊断与治疗杂志,2007,21:676-678.

[4] 刘慧,李文朴. 呼吸系统氧化与抗氧化作用机制的研究进展. 中国现代医学杂志,2008,18:1075-1079.

[5] 杨淑艳,王爽,方青,等. 慢性阻塞性肺疾病发病机制的研究进展. 吉林医药学院学报,2005,26:171-173.

[6] 高惠英,宋满景. 慢性阻塞性肺疾病与氧化/抗氧化. 国外医学·呼吸系统分册,2002,22:88-90.

[7] 何志义,冉丕鑫,钟南山. 氧化/抗氧化失衡与慢性阻塞性肺疾病. 国外医学·呼吸系统分册,2003,23:5-7.

[8] 赵华,赵瑾. 蛋白酶/抗蛋白酶系统与慢性阻塞性肺疾病. 临床肺科杂志,2010,15:1149-1151.

[9] 周新. 慢性阻塞性肺疾病诊治指南 2003 年进展. 世界临床药物,2003,25:138-139.

[10] Rahman I. Antioxidant therapeutic advances in COPD. Ther Adv Respir Dis,2008,2:351-374.

[11] Rahman I,Kilty I. Antioxidant therapeutic targets in COPD. Curr Drug Targets,2006,7:707-720.

[12] Sharafkhaneh A,Velamuri S,Badmaev V,et al. The potential role of natural agents in treatment of airway inflammation. Ther Adv Respir Dis,2007,1:105-120.

[13] Tominaga T,Kawaguchi K,Kanesaka M,et al. Suppression of type-I allergic responses by oral administration of grape marc fermented with Lactobacillus plantarum. Immunopharmacol Immunotoxicol,2010,32:593-599.

[14] 包海荣,刘继新,刘晓菊. 白藜芦醇抗肺部疾病作用的研究进展. 国际呼吸杂志,2007,27:681-684.

[15] Wood LG,Wark PA,Garg ML. Antioxidant and anti-inflammatory effects of resveratrol in airway disease. Antioxid Redox Signal,2010,13:1535-1548.

［16］周敏,何建林,余书勤,等.白藜芦醇对大鼠慢性阻塞性肺疾病的干预作用及其机制.药学学报,2008, 43:128-132.

［17］Knobloch J,Hag H,Jungck D,et al. Resveratrol impairs the release of steroid-resistant cytokines from bacterial endotoxin-exposed alveolar macrophages in chronic obstructive pulmonary disease. Basic Clin Pharmacol Toxicol,2011,109:138-143.

［18］Hwang JW,Chung S,Sundar IK,et al. Cigarette smoke-induced autophagy is regulated by SIRT1-PARP-1-dependent mechanism:implication in pathogenesis of COPD. Arch Biochem Biophys,2010,500:203-209.

［19］Culpitt SV,Rogers DF,Fenwick PS,et al. Inhibition by red wine extract,resveratrol,of cytokine release by alveolar macrophages in COPD. Thorax,2003,58:942-946.

［20］董玉,戚好文,刘安.白藜芦醇对小鼠肺泡巨噬细胞释放 IL-8 的影响.陕西医学杂志,2006,35: 1091-1093.

［21］Kamholz SL. Wine,spirits and the lung:good,bad or indifferent? Trans Am Clin Climatol Assoc,2006,117: 129-145.

［22］Knobloch J,Sibbing B,Jungck D,et al. Resveratrol impairs the release of steroid-resistant inflammatory cytokines from human airway smooth muscle cells in chronic obstructive pulmonary disease. J Pharmacol Exp Ther,2010,335:788-798.

［23］李报春,牟爱平.氧化和(或)抗氧化失衡与支气管哮喘.临床军医杂志,2002,30:94-95.

［24］王尧,况九龙.支气管哮喘气道重塑与氧化应激的关系.中华哮喘杂志,2008,2:133-136.

［25］Kay AB. Asthma and inflammation. J Allergy Clin Immunol,1991,87:893-910.

［26］Lim KG,Mottram C. The use of fraction of exhaled nitric oxide in pulmonary practice. Chest,2008,133: 1232-1242.

［27］Korhonen R,Lahti A,Kankaanranta H,et al. Nitric oxide production and signaling in inflammation. Curr Drug Targets Inflamm Allergy,2005,4:471-479.

［28］李报春,牟爱平.茶色素治疗支气管哮喘的机理研究概况.上海中医药杂志,2001,47-49.

［29］Zhou DY,Du Q,Li RR,et al. Grape seed proanthocyanidin extract attenuates airway inflammation and hyperresponsiveness in a murine model of asthma by downregulating inducible nitric oxide synthase. Planta Med, 2011,77:1575-1581.

［30］周丹阳,曹琦,黄茂,等.原花青素抑制哮喘小鼠气道炎症及气道高反应性.南京医科大学学报(自然科学版),2011,31:981-985.

［31］Mainardi T,Kapoor S,Bielory L. Complementary and alternative medicine:herbs,phytochemicals and vitamins and their immunologic effects. J Allergy Clin Immunol,2009,123:283-294.

［32］González R,Ballester I,López-Posadas R,et al. Effects of flavonoids and other polyphenols on inflammation. Crit Rev Food Sci Nutr,2011,51:331-362.

［33］Lee M,Kim S,Kwon OK,et al. Anti-inflammatory and anti-asthmatic effects of resveratrol,a polyphenolic stilbene,in a mouse model of allergic asthma. Int Immunopharmacol,2009,9:418-424.

［34］胡萍,高占成.间质性肺疾病的发病机制.国际呼吸杂志,2009,29:854-858.

［35］卫张蕊,周国锋,田琼.炎症细胞和细胞因子在肺纤维化中作用的研究进展.细胞与分子免疫学杂志, 2005,21:S85-S87.

［36］陈海峰,段国兴.肺纤维化发病机制研究进展.预防医学情报杂志,2004,20:386-388.

［37］刘涛,宋良文.肺纤维化发生的分子机制和早期防治研究进展.军事医学科学院院刊,2003,27: 312-315.

［38］韦小瑜,何云,程明亮.细胞因子与肺纤维化.西南军医,2006,8:54-57.

[39] 张旭,谢敏.活性氧簇在低氧诱导的肺纤维化中的作用.国际呼吸杂志,2010,30:1002-1006.

[40] 柴文戍,李永春.特发性肺纤维化的诊治进展.中国现代医学杂志,2003,13:44-46.

[41] 李学军,崔社怀.肺纤维化治疗研究进展.中国综合临床,2001,17:725-727.

[42] 王在岩,张平.白藜芦醇在纤维增生性疾病中的作用机制研究进展.综述与进展,2010,39:112-114.

[43] Hemmati AA,Nazari Z,Samei M. A comparative study of grape seed extract and vitamin E effects on silica-induced pulmonary fibrosis in rats. Pulm Pharmacol Ther,2008,21:668-674.

[44] 裴旭,陈少贤,陈彦凡.白藜芦醇对大鼠肺纤维化 AP-1 干预作用的研究.温州医学院硕士学位论文,2009,26-31.

[45] 张艳,梁标.磷脂酶 A2 活性与肺间质纤维化关系的研究及白藜芦醇苷对大鼠肺间质纤维化的防治作用.广东医学院硕士学位论文,2003,20-25.

[46] Sener G,Topaloǧlu N,Sehirli AO,et al. Resveratrol alleviates bleomycin-induced lung injury in rats. Pulm Pharmacol Ther,2007,20:642-649.

[47] Fagone E,Conte E,Gili E,et al. Resveratrol inhibits transforming growth factor-β-induced proliferation and differentiation of ex vivo human lung fibroblasts into myofibroblasts through ERK/Akt inhibition and PTEN restoration. Exp Lung Res,2011,37:162-174.

[48] 孙海鹏,呼彩莲.急性肺损伤发病机制的研究进展.医学信息,2010,23:532-533.

[49] 杨琼,刘丰海,徐仑.急性肺损伤的发病机制及肝素的保护作用.齐鲁医学杂志,2002,17:278-279.

[50] 夏长江,孟革,赵建,等.中性粒细胞在急性肺损伤中的作用机制研究进展.国际药学研究杂志,2009,36:418-422.

[51] 何杰明,郝青林.细胞因子与急性肺损伤研究进展.医学综述,2009,15:385-389.

[52] 马丽梅,郑春兰,马加庆.急性肺损伤与细胞因子相关性的研究进展.医学综述,2009,15:2909-2912.

[53] 段立彬,何先弟.细胞因子与急性肺损伤的关系.蚌埠医学院学报,2010,35:208-210.

[54] 高冬娜,张彧.急性肺损伤研究进展.中国急救医学,2008,28:72-76.

[55] 赖荣德,梁子敬.急性肺损伤的氧化作用与抗氧化研究进展.国际呼吸杂志,2006,26:924-927.

[56] 郭琳瑛,甘小庄,宋国维.急性肺损伤诊断进展.实用儿科临床杂志,2004,19:513-515.

[57] 杨书英,曹书华.急性肺损伤的药物治疗研究进展.中国现代医生,2007,45:156-158.

[58] Meng Y,Zhang M,Xu J,et al. Effect of resveratrol on microcirculation disorder and lung injury following severe acute pancreatitis in rats. World J Gastroenterol,2005,11:433-435.

[59] 申美霞,王少华,熊淑英,等.白藜芦醇甙对大鼠急性肺损伤模型的保护机制.南华大学学报·医学版,2006,34:18-20.

[60] 许书见,黄星星,朱瑞芳,等.白藜芦醇对脂多糖诱导小鼠急性肺损伤的保护作用.中国生化药物杂志,30:375-378.

[61] 王铮,马清涌,任雷,等.白藜芦醇对重症急性胰腺炎急性肺损伤作用的实验研究.四川大学学报(医学版),2006,37:904-907.

[62] 张明静,王兴勇,卢仲毅.白藜芦醇苷对内毒素休克肺损伤大鼠 Th1/Th2 失衡的干预作用.儿科药学杂志,2003,9:1-4.

[63] 杨廷芳,王兴勇.大鼠肠缺血再灌注致急性肺损伤信号转导机制及白藜芦醇苷的保护作用.重庆医科大学硕士学位论文,2008,32-35.

[64] McClintock SD,Hoesel LM,Das SK,et al. Attenuation of half sulfur mustard gas-induced acute lung injury in rats. J Appl Toxicol,2006,26:126-131.

[65] McClintock SD,Till GO,Smith MG,et al. Protection from half-mustard-gas-induced acute lung injury in the rat. J Appl Toxicol,2002,22:257-262.

[66] Wang L, Ma Q, Chen X, et al. Effects of resveratrol on calcium regulation in rats with severe acute pancreatitis. Eur J Pharmacol,2008,580:271-276.

[67] Cao Q, Jing C, Tang X, et al. Protective effect of resveratrol on acute lung injury induced by lipopolysaccharide in mice. Anat Rec (Hoboken),2011,294:527-532.

[68] Sha H, Ma Q, Jha RK, et al. Resveratrol ameliorates lung injury via inhibition of apoptosis in rats with severe acute pancreatitis. Exp Lung Res,2009,35:344-358.

第十五章 葡萄多酚与消化系统疾病

第一节 消化性溃疡

消化性溃疡（peptic ulcer）指胃肠道黏膜被胃酸和胃蛋白酶消化而发生的溃疡，好发于胃和十二指肠，也可发生在食管下段，小肠、胃肠吻合口，以及异位的胃黏膜。其中胃溃疡（gastric ulcer，GU）和十二指肠溃疡（duodenal ulcer，DU）是最常见的消化性溃疡。

一、病理生理机制

在正常生理情况下，胃、十二指肠黏膜具有一系列防御和修复机制，各种食物的理化因素和酸性胃液的消化作用不会损伤胃和十二指肠黏膜而导致溃疡形成。只有当某些因素损害了这一机制，才可能发生胃酸和胃蛋白酶侵蚀黏膜，导致溃疡形成。近年来的实验与临床研究表明，胃酸分泌过多、幽门螺杆菌感染和胃黏膜保护作用减弱等因素是引起消化性溃疡的主要环节。此外，胃排空延缓和胆汁反流、胃肠肽的作用、遗传因素、药物因素、环境因素和精神因素等也和消化性溃疡的发生有关。主要机制介绍如下。

（一）胃酸和胃蛋白酶

胃酸和胃蛋白酶自身消化是形成消化性溃疡的原因之一。盐酸是胃液的主要成分，由壁细胞分泌。胃蛋白酶由胃体和胃底部主细胞分泌的胃蛋白酶原经盐酸激活转化而来，活性与胃内 pH 有关，pH 在 1~3 时胃蛋白酶最活跃。胃酸分泌受神经、体液的调节。壁细胞内含有 3 种受体，即组胺受体、胆碱能受体和胃泌素受体。壁细胞上还存在抑制性前列腺素受体和生长抑素受体。当壁细胞的受体被相应物质结合后，通过细胞内第二信使——环腺苷酸（cAMP）和 Ca^{2+}，影响壁细胞顶端的分泌性膜结构及质子泵——H^+-K^+-ATP 酶，使 H^+ 分泌增加或减少。十二指肠溃疡者胃酸分泌量明显增高，而胃溃疡发病过程中除幽门前区溃疡者外，胃酸分泌量大多正常甚至低于正常。

（二）幽门螺杆菌（Hp）

大量研究证明了 Hp 感染是引起消化性溃疡的重要病因。十二指肠溃疡患者中的检出率高达 95%~100%，胃溃疡达 70% 以上。Hp 感染导致消化性溃疡的发病机制尚未完全阐明，主要有 Hp-胃泌素-胃酸学说、"屋漏顶"学说、十二指肠胃上皮化生学说等假说。总之，Hp 是一种重要的攻击因子，可损伤局部胃黏膜，增加侵袭因素胃泌素和胃酸的分泌，削弱黏膜的防御和修复机制，导致溃疡的形成。

（三）非甾体抗炎药

非甾体抗炎药（non-steroidal anti-inflammatory drug，NSAID）是引起消化性溃疡的另一个常见病因。大量研究资料显示，服用 NSAID 患者发生消化性溃疡及其并发症的危险性显著高于普通人群。NSAID 引起的溃疡以 GU 较 DU 多见。NSAID 通过削弱黏膜的防御和修复功能而导致消化性溃疡发病,损害作用包括局部作用和系统作用两方面,其中系统作用是主要致溃疡机制。NSAID 进入血液循环后与血浆白蛋白结合,抑制环氧合酶-1(COX-1)活性,导致内源性前列腺素(PG)的合成减少,削弱胃黏膜屏障对侵袭因子的防御能力。

(四) 胃黏膜防御机制受损

正常胃黏膜具有保护功能,各种食物、理化因素和酸性胃液的消化作用均不能损伤黏膜而导致溃疡形成,正常胃黏膜防御机制包括黏液-碳酸氢盐屏障的完整性,丰富的黏膜血流,上皮细胞的更新,前列腺素的保护,细胞生长因子[如一氧化氮(NO)、转化生长因子(TGF)、成纤维细胞生长因子等]的促黏膜再生修复等。近年来,越来越多的研究发现,活性氧自由基通过细胞膜脂质过氧化、蛋白质变性、酶失活、DNA 的断裂、线粒体损伤等途径损伤胃黏膜,同时活性氮自由基尤其是 NO 可与氧自由基相互作用,进一步破坏胃黏膜屏障。

概言之,消化性溃疡是一种多因素疾病,其中幽门螺杆菌感染和服用 NSAID 是已知的主要病因,溃疡发生是黏膜侵袭因素和防御因素失衡的结果,胃酸在溃疡形成中起关键作用。

二、临床表现

本病患者临床表现不一,多数表现为中上腹反复发作性节律性疼痛,少数患者无症状,或以出血、穿孔等并发症的发生作为首发症状。上腹疼痛为主要症状,性质多为灼痛,亦可为钝痛、胀痛、剧痛或饥饿样不适感。多位于中上腹,可偏右或偏左。一般为轻至中度持续性痛,疼痛常有典型的节律性和周期性。疼痛常因精神刺激、过度疲劳、饮食不慎、药物影响、气候变化等因素诱发或加重;可因休息、进食、服制酸药、以手按压疼痛部位、呕吐等方法而减轻或缓解。部分患者无上述典型表现的疼痛,而仅表现为无规律性的上腹隐痛或不适。还可有唾液分泌增多、胃灼热、嗳酸、嗳气、恶心、呕吐等其他胃肠道症状。溃疡活动时上腹部可有局限性轻压痛,有消化道出血者可有贫血和营养不良的体征。缓解期无明显体征。

病史是诊断消化性溃疡的初步依据,根据本病具有慢性病程、周期性发作和节律性中上腹疼痛等特点,可作出初步诊断。内镜检查和 X 线钡餐检查是确诊手段,其中内镜检查是确诊消化性溃疡的主要方法,可确定溃疡的部位、大小、形态与数目,结合活组织病理检查,可判断良恶性胃溃疡及分期。此外,还有幽门螺杆菌检测等,此检查有助于病因的诊断和治疗方案的选择。

三、治 疗 措 施

消化性溃疡的治疗目的是消除病因、缓解症状、促进溃疡愈合、防止溃疡复发,减少并发症。

(一) 一般治疗

避免过度劳累和精神紧张,溃疡活动期伴并发症时,需卧床休息。注意饮食规律,戒烟、酒。慎重使用可诱发溃疡的药物如 NSAID、肾上腺皮质激素等。

(二) 常用治疗药物

1. 降低胃酸药物

(1) 碱性抗酸剂:中和胃酸,降低胃蛋白酶活性,缓解疼痛,促进溃疡愈合。包括碳酸氢钠、碳酸钙、氧化镁、氢氧化铝等。

（2）H_2受体拮抗剂：选择性竞争结合 H_2 受体，使胃酸分泌明显减少，促进溃疡愈合。如西咪替丁、雷尼替丁、法莫替丁等。

（3）质子泵抑制剂：能明显减少任何通路引起的胃酸分泌。奥美拉唑是目前临床应用最广泛的质子泵抑制剂。常用的还有兰索拉唑、泮托拉唑、雷贝拉唑等。

2. 胃黏膜保护药

（1）胶体铋：在酸性环境下，铋剂与溃疡面的黏蛋白形成螯合剂，覆盖于胃黏膜上，促进胃上皮细胞分泌黏液，抑制胃蛋白酶活性，促进前列腺素的分泌，还可干扰 Hp 的代谢。

（2）硫糖铝：是硫酸化二糖和氢氧化铝的复合物，在酸性胃液中凝聚成糊状黏稠物，附着于黏膜表面，阻止胃蛋白酶侵袭溃疡面，促进溃疡愈合。

（3）前列腺素：米索前列醇能抑制胃酸的分泌，增加胃和十二指肠黏膜黏液/碳酸氢盐分泌，增加黏膜血流量，加强胃肠黏膜的防卫能力。

（4）其他用于保护胃黏膜的药物：还有铝碳酸镁、替普瑞酮、双八面体蒙脱石、生长抑素、表皮生长因子等。

3. 胃肠动力药　部分患者出现恶心、呕吐、腹胀等症状，可同时给予促进胃动力药物，如甲氧氯普胺、多潘立酮等。

4. 根除幽门螺杆菌治疗　对幽门螺杆菌感染引起的消化性溃疡，根除幽门螺杆菌不仅可促进溃疡愈合，而且可预防溃疡复发。因此，凡 Hp 阳性的消化性溃疡患者，无论初发或复发、活动或静止、有无合并症，均应予以根除幽门螺杆菌治疗。在体内具有杀灭幽门螺杆菌作用的抗生素有克拉霉素、阿莫西林、甲硝唑（或替硝唑）、四环素、呋喃唑酮、某些喹诺酮类如左氧氟沙星等。此外，质子泵抑制剂（PPI）及胶体铋在体内也能抑制幽门螺杆菌，与上述抗生素有协同杀菌作用。目前尚无单一药物可有效根除幽门螺杆菌，因此必须联合用药。研究证明，PPI 或胶体铋为基础，联合应用两种抗生素的三联或四联疗法有较高的根除率。

（三）外科手术治疗

由于内科治疗的进展，目前外科手术主要限于少数有并发症者。

四、白藜芦醇与消化性溃疡

非甾体抗炎药有良好的解热、镇痛和抗炎作用，早已广泛用于临床，且使用者日益增多。NSAID 引起胃肠损害相当常见，成为消化性溃疡（PU）的主要病因。NSAID 相关胃肠黏膜损害是药物局部损害和全身性作用的结果，主要的发病机制是药物全身性作用，使前列腺素（PG）合成受抑制。PG 是花生四烯酸经环氧合酶催化转变而成。COX 有两种异构体，即 COX-1 和 COX-2。COX-1 存在于大多数组织细胞中，催化 PG 合成，参与调节机体多种生理功能，如保护胃黏膜、维持血小板功能。COX-2 在正常组织细胞很少表达，在炎症刺激等诱导下大量表达，促进 PG 合成，参与炎症反应过程。传统 NSAID 的抗炎作用是通过抑制 COX-2 实现的，而不良反应则是抑制 COX-1 的结果。胃肠的 COX-1 被抑制，导致 PG 合成减少，黏膜屏障功能破坏，在胃酸等损害因子作用下发生溃疡。

NO 是左旋精氨酸在 NO 合酶（NOS）催化作用下生成的，NOS 是 NO 生物合成的关键限速酶。NOS 分为 3 种异构型：神经元型（nNOS），内皮型（eNOS）以及诱导型（iNOS），其中 nNOS 和 eNOS 统称为结构型一氧化氮合酶（cNOS）。在生理情况下，由 cNOS 少量合成并释放的 NO 参与众多生理功能的调节,如调节胃黏膜血流动力学,抑制白细胞、血小板和巨细胞的黏附,保护胃黏膜的屏障功能。在病理情况下,iNOS 基因大量表达催化生成大量的 NO,加速过氧亚硝基阴离子($ONOO^-$)及羟自由基($OH \cdot$)等的生成,这些有毒的代谢产物可引起细胞膜脂质过氧化、蛋白质变性、酶失活、DNA 的断裂、线粒体损伤等,同时可与氧自由基相互作用,损伤胃黏膜屏障,破坏机体内环境稳定。

Li 等采用酒精诱导胃黏膜损伤大鼠模型,通过组织病理分析、非对称性二甲基精氨酸(ADMA)、NO 的含量以及二甲基精氨酸二甲胺水解酶(DDAH)的活力测定等实验方法,发现在用白藜芦醇衍生物预处理的实验组大鼠与对照组大鼠相比,溃疡指数下降,说明炎症有所缓解;ADMA 的含量降低,NO 的含量和 DDAH 的活力升高。其中 ADMA 是 L-精氨酸的同类物,能竞争性抑制 NOS,进而抑制 NO 的合成,损伤胃黏膜的屏障功能,而 DDAH 可以代谢失活 ADMA,故 ADMA 和 DDAH 在调节 NO 合成中起重要作用。因此研究表明,白藜芦醇通过调节 NO 的合成,减少酒精导致的胃黏膜损伤,加速炎症的恢复。Solmaz A 等以醋酸诱导胃溃疡大鼠为模型,通过组织病理学分析、髓过氧化物酶(MPO)、丙二醛(MDA)和谷胱甘肽(GSH)、TNF-α 含量测定以及化学发光检测活性氧簇分析发现,白藜芦醇预处理组与白藜芦醇正常治疗组大鼠的溃疡指数,促炎细胞因子 TNF-α、MPO、MDA、$OH \cdot$、H_2O_2、$HOCl$、$O_2^- \cdot$ 等氧自由基的含量都低于对照组,并且白藜芦醇干预组大鼠的 GSH 含量远远高于对照组。其中 TNF-α 是一种重要的具有多种生物活性的促炎细胞因子,常出现在炎症反应初期,诱导炎症介质产生。MPO 是中性粒细胞释放的重要过氧化物酶类,能催化产生有细胞毒性的氯化物,这些氯化物可以诱导中性粒细胞的自身致炎作用,因此 MPO 活性是评估中性粒细胞富集程度和胃黏膜炎症的有利指标之一。MDA 作为脂质过氧化反应的代谢产物,其含量变化间接反映了组织中氧自由基含量及细胞损伤的程度。GSH 是体内非常重要的氧自由基清除剂,能保护细胞免受损伤,其活力的高低间接反映机体清除氧自由基的能力。此研究表明白藜芦醇通过抑制促炎因子的表达、中性粒细胞的富集以及清除自由基抗氧化等多种途径,起到保护胃黏膜屏障防御功能以及在胃黏膜损伤后降低氧化应激水平,加速炎症修复的双重作用。

同样地,Guha 等采用白藜芦醇衍生物干预吲哚美辛诱导的胃溃疡小鼠,通过 Real-Time PCR 检测并用 Western blot 分析验证后,得出实验组 eNOS 的表达升高,iNOS 的表达下降,eNOS/iNOS 比率升高,同时溃疡指数和 MPO 的活力均下降。其中 eNOS 合成并释放的 NO 起着调节胃黏膜血流动力学,保护胃黏膜屏障功能的作用,而 iNOS 催化生成大量的 NO,可与 $O_2^- \cdot$、O_2 迅速反应产生强效氧化剂,产生更大的细胞毒作用,损伤胃黏膜屏障。因此,研究结果表明白藜芦醇衍生物通过调节 NOS 依赖的信号传导通路来保护胃黏膜,促进胃溃疡愈合。

但也有少量研究发现,白藜芦醇是特异性 COX-1 抑制剂,有延迟溃疡愈合的作用。因此可以像 Li、Guha 等选用白藜芦醇衍生物或给予外源性左旋精氨酸治疗等方法来避免此副作用的出现。

五、应 用 前 景

消化性溃疡是临床常见病、多发病之一。随着溃疡病治疗药物的进展,消化性溃疡的近期愈合已不成问题,但其并发症(出血、穿孔)若不及时处理,可导致一定的病死率。因此,采取及时、合理、有效的治疗手段尤为重要。目前主要采用抗酸分泌药物治疗、抗幽门螺杆菌治疗、胃黏膜保护剂治疗等措施,虽取得了一定的疗效,但同时也带来了诸多的不利。一方面,化学合成药物在治疗溃疡病的同时,也引起了不可估量的毒副作用;另一方面,随着质子泵抑制剂和 H_2 受体拮抗剂的出现,溃疡病的愈合已不成问题,但停药后溃疡的复发率却很高,因而迫切需要研究新作用机制的药物,开辟药物治疗的新途径。近年来,炎症在消化性溃疡发病中的作用日益受到重视,大量研究证实白藜芦醇通过抑制炎症因子的表达、抗氧化清除自由基、抗脂质过氧化等途径保护胃黏膜屏障功能,降低损伤后氧化应激水平,促进溃疡愈合,并且白藜芦醇作为一种天然的多酚类化合物,具有副作用小、易于提取等优点,将为消化性溃疡药物治疗开辟新的前景。

第二节　急性胰腺炎

急性胰腺炎(acute pancreatitis,AP)是指多种病因引起的胰酶激活,继以胰腺局部炎症反应为主要特征,伴或不伴有其他器官功能改变的疾病,可分为轻型胰腺炎和重型胰腺炎两型。临床上,大多数患者的病程呈自限性,20%~30%患者临床经过凶险。总体病死率为5%~10%。AP 的病因较多,且存在地区差异。在确诊 AP 基础上,应尽可能明确其病因,并努力祛除病因,以防复发。常见病因有胆石症(包括胆道微结石)、酒精性、外伤性、暴饮暴食、壶腹乳头括约肌功能不良、药物和毒物、高脂血症、高钙血症、感染性、特发性等。

一、病理生理机制

正常情况下,胰腺腺泡细胞内酶蛋白的形成与分泌过程处于与细胞质隔绝状态。胰腺各种蛋白酶进入十二指肠之前,均处于无活性或微活性的酶原状态。胰液中还存在中性胰蛋白酶、α_1-抗胰蛋白酶、抗糜蛋白酶等多种蛋白酶抑制剂以抑制胰液中存在的少量已激活的胰酶活性。此外,正常胰管具有黏膜屏障作用,它可以抵挡少量蛋白酶的消化作用,这些都是胰腺避免自身消化的生理性防御屏障。胰腺实质与胰管、胰管与十二指肠之间均存在压力差,胰液的分泌压力也大于胆汁分泌压,因此一般情况下,十二指肠液和胆汁不会反流入胰腺。若各种病因导致胰胆管梗阻,十二指肠液反流,胰腺管内压力增高,均可在胰腺内激活各种胰酶原,形成急性胰腺炎。当激活的胰酶进入全身血液循环时,引起远处脏器和全身酶系统损伤,即可产生大量炎症介质和细胞因子,引起全身炎症反应综合征(systemic inflammation response syndrome,SIRS)和多器官功能障碍综合征(multi-organ dysfunction syndrome,MODS)。这些炎症因子和细胞因子包括氧衍生自由基、血小板活化因子、白三烯、胰血管舒缓素、激肽系统、肿瘤坏死因子、一氧化氮、补体等。

二、临床表现

腹痛是 AP 的主要症状,位于上腹部,常向背部放射,多为急性突然性发作,呈持续性,少数无腹痛。可伴有恶心、呕吐。发热常源于急性炎症、坏死胰腺组织继发感染或继发真菌感染。发热、黄疸者多见于胆源性胰腺炎。体征上,轻症者仅为轻压痛,重症者可出现腹膜刺激征、腹水、Grey-Turner 征和 Cullen 征。少数患者因脾静脉栓塞而出现门静脉高压,脾大。腹部因液体积聚或假性囊肿形成,可触及肿块。其他可有相应并发症所具有的体征。常用的辅助检查有血清酶学检查(血清淀粉酶、尿淀粉酶、同工酶及胰蛋白酶原测定、血清脂肪酶等)、血清标志物(如 C-反应蛋白、白细胞介素-6 测定等)及影像学检查等,推荐 CT 扫描作为诊断 AP 的标准影像学方法。必要时行增强 CT 或动态增强 CT 检查。

　　根据典型的临床表现和实验室检查,常可作出诊断。轻症的患者有剧烈而持续的上腹部疼痛,恶心、呕吐、轻度发热、上腹部压痛,但无腹肌紧张,同时有血清淀粉酶和(或)尿淀粉酶显著升高,排除其他急腹症者,即可以诊断。重症除具备轻症急性胰腺炎的诊断标准,且具有局部并发症(胰腺坏死、假性囊肿、脓肿)和(或)器官衰竭。

三、治 疗 措 施

(一) 轻型胰腺炎

以内科治疗为主。

1. 禁食及胃肠减压。

2. 静脉输液,积极补足血容量,维持水、电解质和酸碱平衡。

3. 镇痛,常用的有山莨菪碱或哌替啶等。

4. 抗生素治疗。胆源性 AP 可选用氨基苷类、喹诺酮类、头孢菌素类等。

5. 抑酸治疗。应用 H_2 受体拮抗剂或质子泵抑制剂等。

(二) 重型胰腺炎

1. 内科治疗　①禁食及胃肠减压;②及时补足血容量,纠正水、电解质和酸碱平衡紊乱;③肠内营养;④应用广谱高效抗生素:可选用第三代头孢菌素或甲砜霉素类以降低胰腺坏死后感染;⑤减少胰液分泌:生长抑素具有抑制胰液和胰酶分泌,抑制胰酶合成的作用;⑥抑制胰酶活性,减少胰酶合成:如抑肽酶、加贝酯、乌司他丁等。

2. 中医中药　常用的中药有清胰汤,大乘气汤等。

3. 内镜下 Oddi 括约肌切开术　适用于胆源性胰腺炎合并胆道梗阻或胆道感染者。

4. 外科治疗　腹腔灌洗可清除腹腔内细菌、内毒素、胰酶、炎症因子等;手术治疗。

四、白藜芦醇与急性胰腺炎

　　早在 1886 年,Chiari 就提出 AP 发病机制中最关键的环节是胰腺被胰蛋白酶自身消化。在各种致病因素的持续作用下,胰腺自身防御机制被破坏,胰蛋白酶原被激活,导致胰腺自身消化胰腺细胞,细胞的坏死又加剧了消化酶的释出,大量胰腺坏死产物迅速激活核转录因子(NF-κB)和激活蛋白-1(AP-1),并随之诱导大量炎症因子如肿瘤坏死因子(TNF-α)、白介素 1(IL-1)、IL-6、IL-8、血小板活化因子(PAF)、细胞间黏附分子(ICAM-1)等的产生,引起不可逆的促炎症递质刺激物大量释放以及效应细胞的活化,最终导致患者发生全身炎症反应综合征和多器官功能障碍综合征。国内外研究发现,通过抑制 NF-κB 的表达,可以在整体水平上降低炎症因子的水平。Szabolcs 和 Meng 等人应用白藜芦醇对 AP 大鼠进行干预治疗后,采用免疫组织化学染色、放射性免疫测定等方法,并从基因水平检测到 NF-κB mRNA 表达水平的降低,其相关炎症因子 TNF-α、IL-1、IL-6 等的表达水平也相应下降。与此同时,通过病理学检查等手段发现大鼠胰腺和其他脏器的损害程度也明显减轻,病死率随之下降。这提示白藜芦醇可以通过降低细胞因子和炎症介质水平,阻断 AP 过程中炎症介质的"瀑布样"级联反应,起到治疗 AP 的作用。

Wisner 等在 1988 年就已提出,急性胰腺炎时氧自由基产生增加且清除功能下降,胰腺组织内氧自由基增多,机体处于严重的氧化应激状态。氧自由基可使胰腺毛细血管通透性增加,膜稳定性降低,导致胰腺水肿、出血、组织变性坏死以及各种胰酶的释放活化;自由基又可激活磷脂酶 A,分解胰腺细胞膜上的卵磷脂,进一步损伤胰腺组织。国内外研究发现,白藜芦醇可以清除体内的自由基,减轻由活性氧导致的细胞膜脂质过氧化及 DNA 损伤等。Li 等应用白藜芦醇对 AP 大鼠进行干预后,通过取胰、肝、肺、肾和肠壁组织匀浆液检测超氧化物歧化酶(SOD)及脂质过氧化终产物 MDA,观察腹水量及各器官病理学检查,发现白藜芦醇可使胰、肝、肺、肾和肠壁组织的 SOD 活性降低,MDA 水平增加,并可减轻各器官组织的病理损伤。其中 MDA 可反映组织中氧自由基含量及细胞损伤的程度。SOD 是体内非常重要的氧自由基清除剂,其活力的高低可反映出机体清除氧自由基的能力。这提示白藜芦醇可通过提高组织 SOD 活性、降低 MDA 活性而清除过多的氧自由基,从而减轻急性胰腺炎早期多器官的损害。

大量研究证实,细胞凋亡在急性胰腺炎多器官功能损伤中发挥着重要的作用,普遍存在于胰腺以及胰腺以外的器官。细胞凋亡已经成为研究急性胰腺炎及其并发多器官功能损伤的热点问题。细胞凋亡是机体维持自身稳定的一种基本生理机制,器官生理功能的维持依赖于细胞增殖与凋亡之间的平衡,凋亡过度则会引起器官功能障碍。Li、Sha 等分别用白藜芦醇对 AP 模型大鼠进行干预后发现,大鼠胰腺、肺和肝脏器官促凋亡基因如 Bax、caspase-3、Fas、Fas L 的表达受到抑制,而抑制凋亡的 Bcl-2 基因表达则明显增强。同时应用组织病理学、电镜及血清酶学检查,发现大鼠胰腺、肺和肝脏的器官损害程度也随之减轻,器官功能得到不同程度的改善。研究结果表明白藜芦醇可以通过抑制促凋亡基因表达,增强抑制凋亡基因表达,使细胞增殖与凋亡保持平衡,从而减轻胰腺及其他脏器的损伤。

五、应 用 前 景

急性胰腺炎是由多种因素参与的复杂的病理生理过程,各因素之间既相互独立又相互渗透,共同促进疾病的发生发展。但是,目前对急性胰腺炎的发病机制和病理变化仍缺少足够的认识,所以缺乏足够的方法和策略去治疗和预防该病。这就使得对该病的治疗仍停留在高成本和治疗效果不够理想的水平。因此,基于上述发病机制衍生出的许多新型治疗方案,例如应用 NF-κB 抑制剂、细胞因子抗体及拮抗剂、抗氧化剂和氧自由基清除剂,构建各种载体的基因治疗等手段则有着深远的意义。

白藜芦醇作为一种存在于植物中的具有活性的多酚类化合物,近年来在心脑血管疾病、痴呆、肿瘤等的治疗研究方面取得了一定的进展。它保护心脑血管、抗肿瘤、抗氧化、抗糖基化、抗炎、免疫调节等生物学活性越来越被人们所认识,并且白藜芦醇具有毒副作用小和易于提取等优点,因此其临床应用前景广阔,有望成为一种治疗急性胰腺炎的新型靶向药物。

第三节　溃疡性结肠炎

溃疡性结肠炎(ulcerative colitis,UC)是一种病因尚不十分清楚的直肠和结肠慢性非特异性炎症性疾病。病变主要限于黏膜与黏膜下层。临床表现为腹泻、黏液脓血便、腹痛。病情轻重不等,多呈反复发作的慢性病程。

一、病理生理机制

目前发病机制尚未完全明确，多认为是多因素相互作用的结果，主要包括感染、免疫因素、环境因素和遗传因素。

（一）感染因素

肠道感染可能是疾病的一种诱发因素，可能引起肠腔内环境改变，特别是菌群的改变，菌群紊乱会影响肠黏膜的免疫系统而产生肠道持续性炎症。

（二）免疫因素

活动期黏膜呈弥漫性炎症反应，固有膜内弥漫性淋巴细胞、浆细胞、单核细胞等细胞浸润是 UC 的基本病变。肠黏膜局部分泌的调节黏膜微环境的细胞因子失衡，如促炎细胞因子（IL-1、IL-6、TNF-α、IFN-β 等）增高，抗炎细胞因子（IL-4、IL-10、TGF-γ 等）减少，细胞间黏附分子、趋化因子、集落刺激因子等表达增加，与活性氧簇（ROS）代谢产物、NO 等对肠道的毒性作用等因素相互影响，形成扩大的肠道炎症反应和免疫反应。氧化/抗氧化的平衡对 UC 病情的进展和复发有重要的作用。

（三）环境因素

在环境因素中，吸烟与 UC 的发病关系较为密切。

（四）遗传因素

有明显家族聚集性和种族差异，是一种多基因遗传性疾病。

二、临床表现

起病多数缓慢，少数急性起病。病程呈慢性经过，多表现为发作期与缓解期交替。腹泻和黏液脓血便见于绝大多数患者。轻型患者可无腹痛或仅有腹部不适。一般诉有轻度至中度腹痛，多为左下腹或下腹的阵痛，亦可涉及全腹。有疼痛便意，便后缓解的规律，常有里急后重。还有恶心、呕吐、食欲缺乏等消化道症状。中、重型患者还可有发热、贫血、消瘦、低蛋白血症等表现。轻型患者或在缓解期可无阳性体征，轻、中型患者可有左下腹轻压痛，有时可触及痉挛的降结肠或乙状结肠。重型和暴发型患者常有明显压痛和鼓肠。本病可伴有多种肠外表现，包括外周关节炎、巩膜外层炎、口腔复发性溃疡等。

主要辅助检查有：①血液检查：贫血常见，急性期常有中性粒细胞增多；②粪便检查：肉眼检查常有黏液脓血，显微镜检见红细胞和脓细胞，急性发作期可见巨噬细胞；③自身抗体检查：血清中外周型抗中性粒细胞胞浆抗体（pANCA）和抗酿酒酵母抗体（ASCA）分别为溃疡性结肠炎和克罗恩病的相对特异性抗体，但其诊断的敏感性和特异性尚有待进一步评估；④结肠镜检查：该检查是本病诊断与鉴别诊断的最重要手段之一，应作全结肠及回肠末段检查，直接观察肠黏膜变化，取活组织检查，并确定病变范围；X 线钡剂灌肠检查等。

若有典型临床表现疑诊 UC 患者，应进一步检查，根据临床表现和结肠镜或钡剂灌肠检查中的一项，可为拟诊 UC 者，若有病理学特征性改变，可以确诊。若不典型者，则应密切随访，观察病情变化。

三、治疗措施

治疗目的是控制急性发作、促进缓解、维持治疗、减少复发、防治并发症。

（一）一般治疗

强调休息、饮食和营养。

（二）药物治疗

1. 氨基水杨酸制剂柳氮磺吡啶（SASP）是治疗本病的常用药物。该药适用于轻、中度患者或重度经糖皮质激素治疗已有缓解者。

2. 糖皮质激素对急性发作期有较好疗效。适用于对氨基水杨酸制剂疗效不佳的轻、中度患者，特别适用于重度患者及急性暴发型患者。

3. 免疫抑制剂硫唑嘌呤或巯嘌呤可试用于对激素治疗效果不佳或对激素依赖的慢性持续型病例。

（三）手术治疗

有大出血、肠穿孔、中毒性巨结肠等内科治疗无效且伴有严重毒血症状者，应行紧急外科手术治疗。

四、葡萄多酚与溃疡性结肠炎

（一）葡萄籽原花青素与溃疡性结肠炎

Wang 等采用三硝基苯磺酸（TNBS）诱导复发性溃疡性结肠炎大鼠为实验模型，给予 GSPE 治疗后，测定了大鼠组织与血清 GSH 含量、谷胱甘肽过氧化物酶（GSH-Px）和 SOD 活力，用酶联免疫法测定了结肠组织中 NF-κB 和 TNF-α 的表达水平，同时用 Western blot 分析法测定了 NF-κB 抑制蛋白-α（IκBα）、IκB 激酶（IKKα/β）及其磷酸化蛋白的表达水平。实验结果显示 GSPE 干预组大鼠 SOD、GSH-Px 活力明显增强，GSH 含量明显增高，NF-κB 和 TNF-α 含量以及 p-IκBα、p-IKKα/β 蛋白表达水平与对照组相比明显降低。其中 NF-κB 作为重要的转录因子，调控着溃疡性结肠炎患者细胞因子、酶等的释放，在静止细胞中，NF-κB 与 IκB 结合并以非活性形式存在于细胞质中；在多种因素刺激下，NF-κB 可被激活，促进单核细胞分泌 TNF-α 和 IL-1 增多，而这两个细胞因子又是 NF-κB 的激活剂，不仅使 TNF-α 和 IL-1 进一步分泌增多，也可进一步增加其他细胞因子的分泌，引起级联反应，从而使炎症放大。因此，GSPE 通过清除氧自由基，抑制促炎因子生成，使 NF-κB 失活，阻断了 NF-κB 信号传导通路，减轻了结肠黏膜损伤及炎症，发挥其治疗复发性结肠炎的作用。

（二）白藜芦醇与溃疡性结肠炎

Jun 等采用葡聚糖硫酸钠制作溃疡性结肠炎小鼠模型，通过组织病理评估、氧化应激指标的检测、qRT-PCR、Western blot 检测等实验方法，发现白藜芦醇干预的实验组 UC 小鼠与对照组小鼠相比，溃疡指数下降，说明炎症有所缓解。MPO 和 MDA 活性均降低，GSH-Px 和 SOD 升高，NADPH 氧化酶 gp91phox 和 p22phox 的 mRNA 与蛋白表达水平均降低。其中 MPO 是中性粒细胞释放的重要过氧化物酶类，催化 H_2O_2 生成有潜在细胞毒性的次氯酸、氯离子和氯胺，这些氧化物可以诱导中性粒细胞和巨噬细胞的自身致炎作用，因此 MPO 活性是评估结肠炎症的有利指标之一。MDA 作为脂质过氧化反应的代谢产物，其含量变化间接反映了组织中氧自由基含量及细胞损伤的程度。SOD、GSH-Px 是体内非常重要的氧自由基清除剂，能保护细胞免受损伤，其活力的高低间接反映机体清除氧自由基的能力。gp91phox 和 p22phox 是 NADPH 氧化酶的主要功能亚单位。激活的 NADPH 氧化酶作为细胞内外电子转移体，使超氧阴离子接受氧后转变为 ROS 的中间产物 H_2O_2 和氢氧根，因此，NADPH 氧化酶对 ROS 产生及肠道氧化应激起到了非常关键的作用。此研究表明白藜芦醇通过清除自由基抗氧化等途径,减少了氧化物对结肠组织的损伤,降低了肠道氧化应激水平,有利于肠道炎症的恢复。

Sánchez-Fidalgo 等采用葡聚糖硫酸钠诱导溃疡性结肠炎小鼠为实验模型,通过组织病理检测,细胞因子水平测定,Western blot 检测等实验方法,发现白藜芦醇干预组小鼠诸如体重减轻、腹泻、血便等症状与对照组小鼠相比明显好转,实验结束后治疗组小鼠全部存活,而对照组小鼠出现了 40% 的病死率。与对照组小鼠相比,治疗组小鼠促炎细胞因子 TNF-α、IL-1 的含量下降,而抗炎细胞因子 IL-10 的水平上升,同时 COX-2、PGE 表达水平降低,iNOS 表达水平也降低,并且可能是通过下调 p38 丝裂原活化蛋白激酶(MAPK)信号传导通路实现的。其中 TNF-α 和 IL-1 等促炎因子是公认的能介导 UC 发病的细胞因子,TNF-α 主要由单核-巨噬细胞分泌,出现在炎症反应初期,是一种重要的具有多种生物活性的促炎细胞因子,与多种细胞因子如 IL-1、IL-8 等协同作用,诱导炎症介质产生。而抗炎因子 IL-10 主要由活化的单核细胞和巨噬细胞产生,是典型的抗炎与免疫抑制性细胞因子,可抑制 IL-2、IFN-γ、TNF-α 等细胞因子的产生,进而阻止炎症的发生。COX-2 是花生四烯酸转化为前列腺素代谢中的关键酶,包括 COX-1 和 COX-2 两种异构体,COX-2 在正常情况下水平很低,但在炎性刺激或细胞因子的诱导下,于炎症组织中有高表达;同时 COX-2 表达水平增高导致 PGE_2 水平增高,加重炎症的免疫损伤。表达 COX-2 的上皮细胞同时也表达 iNOS,iNOS 的局限性表达增多,使催化合成的 NO 明显增多。此外,iNOS 可通过提高 COX-2 的活性,进一步促进 NO 的合成,过量表达的 NO 作为一种促炎因子,直接或间接导致黏膜损伤。MAPK 是生物体内重要的信号系统之一,参与介导细胞生长、发育、分裂和分化等多种生理及病理过程。在哺乳动物细胞中,MAPK 亚族主要包括 ERK、JNK 和 p38,白藜芦醇干预组小鼠的 p38MAPK、p-p38MAPK 表达都是下降的,表明 MAPK 参与溃疡性结肠炎的炎症过程。此研究表明白藜芦醇通过抑制促炎因子表达,促进抗炎因子表达等途径,减少炎症因子对结肠组织的损伤,从而达到治疗炎症性肠道疾病的目的。

五、应用前景

溃疡性结肠炎是炎症性肠病的一种,是以结肠黏膜慢性炎症和溃疡形成为病理特点的一种消化道疾病。由于其发病机制尚不完全清楚,病因复杂,发病环节多,加之该病难以治愈,易复发,因此,溃疡性结肠炎已受到国内外的广泛关注,有关其病因、发病机制以及治疗药物的研究也越来越多。现在治疗溃疡性结肠炎的药物 SASP、糖皮质激素和免疫抑制剂等副作用均较大,并且像抗肿瘤坏死因子抗体、干扰素等生物制剂在治疗过程中常产生抗药体、不应答等,难以长期应用,因而,迫切需要研究新作用机制的药物,开辟药物治疗的新途径。

随着研究的不断深入,研究者发现葡萄多酚具有很高的营养价值和药用价值,其抗氧化、抗炎、抗肿瘤、保护心血管、免疫调节等生物药理学活性已经明确。大量研究证实葡萄多酚具有极强的抗氧化、清除自由基、抗炎、抑制炎症因子表达等能力,并且其吸收代谢的特点使其可与结肠黏膜充分接触,具有天然结肠靶向的特征,还具有副作用小、易于提取等优点。因此,葡萄多酚将为溃疡性结肠炎的药物治疗开辟新的前景,有望成为具有广阔发展前景的天然药物。

第四节　肝纤维化

肝纤维化（liver fibrosis）是指由各种致病因子所致肝内结缔组织异常增生，导致肝内弥漫性细胞外基质（extracellular matrix，ECM）过度增生沉淀的病理过程，结构上表现为肝窦毛细血管化与肝小叶内以及汇管区纤维化；功能上可以表现为肝功能减退、门静脉高压等，是各种慢性肝病共有的病理改变。在国内以病毒性肝炎，尤其是慢性乙型肝炎和慢性丙型肝炎所致的肝纤维化最为常见。在国外，尤其是北美、西欧，则以酒精性肝纤维化为最多。

一、病理生理机制

肝纤维化是肝损伤的持续存在，组织发生修复时，细胞外基质合成与降解失衡而引起的病理改变，是涉及复杂的细胞及分子机制的动态过程。随着细胞和分子生物学技术的进步，对肝纤维化形成的机制有了较深入了解。主要围绕肝星状细胞（hepatic stellate cell，HSC）、细胞外基质（ECM）及与纤维化形成密切相关的细胞因子等。

HSC，又称为储脂细胞、Ito 细胞、窦周脂肪细胞等，是肝脏的一种非实质细胞。该细胞位于肝血窦内皮细胞与肝细胞之间，是肝脏细胞外基质的主要细胞来源，是肝纤维化形成的细胞学基础。在正常情况下，其主要功能是储存和代谢维生素 A；在肝损伤过程中，HSC 激活成为肌成纤维细胞，活化的 HSC 产生大量 ECM 促进肝纤维化的形成。近年来，越来越多的临床及实验证据表明，肝纤维化是可逆性的病变，并且 HSC 在肝纤维化的逆转中起着重要作用。活化 HSC 的减少是由于活化 HSC 凋亡的结果。HSC 活化后可表达凋亡基因 Fas 和 Fas 配体（Fas/Fas L 系统），同时伴有 Bcl-2 及 p53 等凋亡调节基因的表达改变。而其凋亡也受着某些细胞因子如 TGF-β 和 TNF-α 及某些促增殖因子如血小板衍生生长因子（PDGF）、表皮生长因子（EGF）、内皮素-1（ET-1）等的影响。在 HSC 增殖、活化及合成 ECM 的过程中，TGF-β、PDGF、EGF、TNF、IL、IFN 等多种细胞因子及其信号传导途径发挥着重要的调控作用。

ECM 是肝纤维化的微环境，主要包括胶原、非胶原糖蛋白及蛋白多糖，还包括基质金属蛋白酶（MMP）、金属蛋白酶组织抑制剂（tissue inhibitors of metalloproteinase，TTMP）、基质黏附分子（cell-matrix adhesion molecules）等。ECM 不仅起机械性的支架作用，而且还具有调节细胞增殖、分化、迁移以及基因表达等作用，在细胞间联系网络中起重要的调控作用。随着 ECM 成分的不断变化，最终引起肝细胞的功能改变。其中 MMP 是细胞外降解 ECM 的主要酶，在损伤修复、纤维化、肿瘤生长等过程中发挥重要作用。肝纤维化后会出现 MMP 活性的相对或绝对降低，活化后的 HSC 会表达多种 MMP，也能合成 TIMP 和纤溶酶原激活物抑制剂等。TIMP 能有效抑制 MMP 的活性，从而调节 ECM 的代谢。因此研究发现，肝纤维化早期 MMP 活性变化不大或仅轻微增加，正常基底膜结构遭到破坏，进一步活化 HSC，但随着肝纤维化的进展，MMP 下降伴随 TIMP 表达的上调，胶原降解减少，ECM 总量升高。

因此，肝脏内细胞-细胞、细胞-基质、基质-递质间相互作用，构成了复杂的网络系统，参与肝纤维化的发生及发展。

二、临 床 表 现

由于肝脏具有较强的代偿功能,患者的临床表现常不典型,即使有症状,往往也缺乏特征性。食欲减退、疲乏无力,有时伴恶心、呕吐,往往是最早的症状。患者还可出现慢性消化不良症状,腹胀气,便秘或腹泻,肝区隐痛等及慢性胃炎症状,如反酸、嗳气、呃逆、上腹部隐痛及上腹饱胀等。若患者由于肝功能减退影响凝血酶原及其他凝血因子的合成,还可出现蜘蛛痣、鼻出血、牙龈出血、皮肤和黏膜紫斑或出血点、女性月经过多等临床表现。

肝纤维化是一种病理状态,其诊断须通过一系列的检查予以综合判断,包括临床评估、病原学、组织病理学、体液中肝纤维化标志物和影像学检查等。目前肝纤维化诊断最可靠的方法仍然是肝组织活检,它是明确诊断、衡量炎症活动度、纤维化程度以及判定药物疗效的重要依据,但为有创检查,难为患者所接受。因此,非创伤性诊断研究日益受到重视。血清生化学评估应动态联合检测有意义的指标,其中包括肝纤维化血清标志物:如反映 ECM 成分的透明质酸、Ⅲ型前胶原肽或其代谢片段、Ⅳ型胶原或其代谢片段及层黏蛋白,反映 ECM 改变相关酶的基质蛋白酶抑制因子-1(TIMP-1)和反映纤维化形成的相关细胞因子 TGF-β_1 等;相关肝功能及必要的免疫功能检查:如谷丙转氨酶(ALT)、谷草转氨酶(AST)、胆碱酯酶(CHE)、转肽酶(GGT)、白蛋白(ALB)、球蛋白(GLO)、血清总胆红素(TBIL)、直接胆红素(DBIL)、凝血酶原活动度(PA)、凝血酶原时间(PT)、α_2-巨球蛋白、γ-球蛋白、IgG 及甲胎蛋白(AFP)等。影像学检查可从形态角度对肝脏病变的诊断提供有价值的诊断信息,超声、CT 和(或)MRI 的合理选用及相互对照验证,有助于动态观察诊断治疗。量化或半量化标准观察肝脏的弹性、肝脏体积、肝脏表面的边缘、肝包膜厚度、肝实质、肝内血管和胆管、脾脏和脾静脉以及胆囊等指标的改变,对肝纤维化的诊断和评估病变的活动度可提供有价值的参考资料。

三、治 疗 措 施

肝纤维化为诸多慢性肝病发展至肝硬化过程中所共有的病理组织学变化,是影响慢性肝病预后的重要环节。其有效治疗主要包括针对原发病的病因治疗及针对肝纤维化本身的治疗,如抗炎症治疗、抑制 HSC 活化并促进其凋亡、抑制肝内 ECM 生成、促进 ECM 降解、拮抗促纤维化细胞因子的作用等。

(一)病因治疗

针对原发病的病因治疗是抗肝纤维化治疗的最主要有效手段。针对原发病的特异性治疗可以阻止甚至逆转肝纤维化。由于清除慢性感染的乙型肝炎或丙型肝炎病毒较为困难,大量的肝细胞保护药已用于临床,如熊去氧胆酸、水飞蓟宾等。

(二)抗炎症治疗

纤维化是机体对炎症所致组织损伤的自我修复反应,长期、反复的肝脏炎症反应是肝纤维化形成的前提。肝纤维化的抑制或减轻往往与肝组织炎症改善是同步的。糖皮质激素,前列腺素及中药小柴胡汤均是通过抑制炎症而达到抗肝纤维化的目的。

(三)HSC 抑制剂

其中首推干扰素,其具有广谱抗病毒、抗肿瘤及调节免疫作用,能诱导多种抗病毒蛋白产生,抑制病毒在细胞内复制,增强自然杀伤细胞活性。目前认为 α-和 γ-干扰素具有明显的抗纤维化作用。

（四）干扰 ECM 代谢,抑制 ECM 生成、促进 ECM 降解类药物

主要指具有胶原酶活性或促进胶原酶活性的药物,但临床应用者尚不多。

（五）中和细胞因子类

肝纤维化是多细胞因子作用的结果。利用细胞因子及其抗体治疗逐渐成为临床抗肝纤维化的热点。如 IFN-γ、TGF-β$_1$抗体、TGF-α 抗体、IL-10 等,这是一种有发展潜力的抗纤维化疗法。

（六）基因治疗

肝纤维化的基因治疗,在理论上是将外源性 DNA 引入肝细胞内,抑制宿主细胞胶原纤维或其他基质表达,从而达到治疗肝纤维化的目的。随着分子生物学的发展和肝纤维化发生机制的不断被阐明,基因治疗有望成为一种有效的抗肝纤维化手段。

（七）中医中药治疗

中药复方是中医治疗疾病的重要特点之一,其具有多靶点、多途径、多层次药理作用的特点。如强肝软坚汤、桃仁提取物和人工虫草菌丝、肝平胶囊、复方 861 合剂、复方鳖甲软肝片等。

四、白藜芦醇与肝纤维化

HSC 激活和增殖是肝纤维化发生和发展的中心环节,而细胞因子在 HSC 的激活、调节 ECM 产量方面发挥着重要作用。其中研究显示 TGF-β$_1$与肝纤维化的发生机制有密切的关系,是其中较关键的细胞因子。TGF-β$_1$可激活 HSC,促使 HSC 转化为肌成纤维细胞,并可促进胶原基因表达,分泌胶原纤维,从而加速 ECM 合成与沉淀,并抑制其降解。PDGF、EGF 等也在 HSC 活化增殖的过程中发挥着重要调节作用。

Lee 等应用白藜芦醇对肝纤维化模型大鼠进行干预治疗后,大鼠的体重和肝脏重量有所回升,并从基因水平检测到 TGF-β$_1$、Ⅰ型胶原纤维的 mRNA 表达水平下降,同时血清学检查发现药物干预后,ALT、AST、TBIL、DBIL、ALB 等肝功能指标有了相应的改善,这提示白藜芦醇通过抑制 TGF-β$_1$的表达、下调Ⅰ型胶原的含量,从而抑制 HSC 活化,促进 ECM 降解,减少 ECM 沉积,起到防治纤维化的作用。Godichaud 用肝脏肌成纤维细胞为研究模型,用高、中、低 3 种不同浓度的白藜芦醇干预后,发现白藜芦醇可以明显抑制肌成纤维细胞的增殖和迁移,并且Ⅰ型胶原的 mRNA 水平表达也受到抑制,呈现一定的剂量依赖性。Godichaud 又以肝脏成纤维细胞为实验模型,研究白藜芦醇是如何通过 PDGF、EGF 达到抗肝纤维化作用的。他分别从蛋白水平和基因水平进行分析,得出白藜芦醇通过抑制 PDGF 受体(PDGF-R)的活化,从而影响 ERK 细胞内信号传导通路,还通过抑制 AKt/PI3K 信号传导通路,从而抑制 EGF 的 DNA 合成而达到抑制肝纤维化作用的。

在 ECM 降解过程中,起关键作用的是 MMP,而 TIMP 可抑制 MMP 的活性,从而阻止 ECM 的降解。其中 TIMP-1 主要由巨噬细胞和结缔组织细胞产生,正常肝组织中表达极微。在肝纤维化形成过程中,TIMP-1 主要由激活的 HSC 分泌,随着肝纤维化的发展,TIMP-1 进行性升高,通过与 MMP-1 特异性结合,使 MMP-1 活性逐渐下降,抑制Ⅰ、Ⅲ型胶原等 ECM 的降解,从而导致 ECM 在肝脏的过度沉积,加速肝纤维化过程。Lin 等以 HSC-T6 细胞株为研

究对象,用高、中、低 3 种剂量的白藜芦醇对细胞干预后,发现白藜芦醇对 HSC-T6 细胞的增殖有明显抑制作用,且有一定的量效关系,并且发现 3 种剂量下 TIMP-1 mRNA 的表达也明显低于正常对照组,从而说明白藜芦醇可以通过直接抑制 TIMP-1 的活性而起到抗肝纤维化的作用。

在多种肝病包括肝炎病毒、药物、毒物及酒精等所致的肝细胞损伤中,氧化应激是它们的共同损伤机制。大量的自由基可攻击肝细胞的各种膜结构,引起脂质过氧化,形成一系列脂质过氧化物如 MDA,还导致肝细胞膜的通透性增加,使 ALT、AST 等的释放增加,同时可使谷胱甘肽等抗氧化物消耗增多。在上述 Lee 应用白藜芦醇干预肝纤维化大鼠实验中,也均发现给药组大鼠 MDA 水平明显下降,而谷胱甘肽含量升高。Kasdallah-Grissa 等在酒精性肝损伤所致肝硬化大鼠模型中,也发现白藜芦醇干预的大鼠中超氧化物歧化酶、谷胱甘肽过氧化物酶和过氧化氢酶的含量均升高。研究表明白藜芦醇通过对抗自由基的脂质过氧化作用,保护肝细胞膜的完整性,起到抗纤维化的作用。

NF-κB 是一种具有转录激活功能的蛋白质,正常生理状态下以无活性的形式存在于细胞质中。在受到细胞因子、氧自由基等刺激时,NF-κB 即被激活,进入细胞核与相应的靶基因相结合,导致促炎细胞因子、氧自由基等炎症介质大量产生,引发炎症反应。越来越多的研究发现,NF-κB 通过对肝细胞、HSC 的调节,对肝纤维化形成起着重要的调控作用。Muriel P、Chavez 等研究发现白藜芦醇能够抑制 NF-κB 的激活,并能调节相应的细胞因子 TGF-β、IL-6、IL-10 含量来调控 HSC 的活化,达到抗肝纤维化的作用。

五、应用前景

肝纤维化是一切慢性肝病的共同病理学基础,虽然不同肝病的致病机制不完全相同,但肝纤维化发生的共同途径都是肝星状细胞的激活,细胞外基质合成和降解的失衡。目前临床上抗肝纤维化的治疗仍停留在应用抗肝炎病毒和保肝阶段,缺乏有效的治疗手段。随着肝纤维化发病机制研究不断取得突破,理想的肝纤维化治疗策略应包含抑制 HSC 活化和增殖、调控相关细胞因子的表达;调节细胞外基质合成与降解;抑制炎症反应、抗氧化,保护肝细胞,减少肝细胞的损害等方面。白藜芦醇作为一种天然的多酚类化合物,其抗炎、抗氧化、抗病原微生物、抗肿瘤、保护心血管、免疫调节等生物学活性越来越被人们所认可。近年来越来越多的基础研究发现白藜芦醇在抑制 HSC 增殖活化、调节 ECM 合成与降解、抗氧化、保护肝细胞、调控相关细胞因子等方面均发挥着较好的生物学作用,并且白藜芦醇具有副作用小、易于提取等优点,将为肝纤维化药物治疗开辟新的前景。相信随着基因治疗、细胞因子生物学和基质生物学等研究的不断深入,在不远的将来,应用白藜芦醇抗纤维化治疗将在临床上成为现实。

参 考 文 献

[1] Li L,Luo XJ,Liu YZ,et al. The role of the DDAH-ADMA pathway in the protective effect of resveratrol analog BTM-0512 on gastric mucosal injury. Can J Physiol Pharmacol,2010,88:562-567.

[2] Guha P,Dey A,Chatterjee A,et al. Pro-ulcer effects of resveratrol in mice with indomethacin-induced gastric ulcers are reversed by L-arginine. Br J Pharmacol,2010,159:726-734.

[3] Solmaz A,Sener G,Cetinel S,et al. Protective and therapeutic effects of resveratrol on acetic acid-induced gas-

tric ulcer. Free Radic Res,2009,43:594-603.

[4] Dey A,Guha P,Chattopadhyay S,et al. Biphasic activity of resveratrol on indomethacin-induced gastric ulcers. Biochem Biophys Res Commun,2009,381:90-95.

[5] Guha P,Dey A,Sarkar B,et al. Improved antiulcer and anticancer properties of a trans-resveratrol analog in mice. J Pharmacol Exp Ther,2009,328:829-838.

[6] Jha RK,Ma Q,Lei Z,et al. Resveratrol Ameliorates the Deleterious Effect of Severe Acute Pancreatitis. Cell Biochem Biophys,2011 Nov 1. [Epub ahead of print].

[7] Ma Q,Zhang M,Wang Z,et al. The beneficial effect of resveratrol on severe acute pancreatitis. Ann N Y Acad Sci,2011,1215:96-102.

[8] Jha RK,Ma Q,Sha H,et al. Emerging role of resveratrol in the treatment of severe acute pancreatitis. Front Biosci (Schol Ed),2010,2:168-175.

[9] Li ZD,Ma QY,Luo YH. Effect of resveratrol-induced Fas L up-regulation on the apoptosis of pancreatic acinar cells in rats with severe acute pancreatitis. Nan Fang Yi Ke Da Xue Xue Bao,2009,29:454-457.

[10] Sha HC,Ma QY,Jha RK,et al. Protective effect of resveratrol on intestinal mucosal barrier in rats with severe acute pancreatitis. Sichuan Da Xue Xue Bao Yi Xue Ban,2008,39:740-743.

[11] Sha H,Ma Q,Jha RK,et al. Resveratrol ameliorates hepatic injury via the mitochondrial pathway in rats with severe acutepancreatitis. Eur J Pharmacol,2008,601:136-142.

[12] Wang L,Ma Q,Chen X,et al. Effects of resveratrol on calcium regulation in rats with severe acute pancreatitis. Eur J Pharmacol,2008,580:271-276.

[13] Szabolcs A,Varga IS,Varga C,et al. Beneficial effect of resveratrol on cholecystokinin-induced experimental pancreatitis. Eur J Pharmacol,2006,532:187-193.

[14] Li ZD,Ma QY,Wang CA. Effect of resveratrol on pancreatic oxygen free radicals in rats with severe acute pancreatitis. World J Gastroenterol,2006,12:137-140.

[15] Ma ZH,Ma QY,Wang LC,et al. Effect of resveratrol on peritoneal macrophages in rats with severe acute pancreatitis. Inflamm Res,2005,54:522-527.

[16] Lawinski M,Sledzinski Z,Kubasik-Juraniec J,et al. Does resveratrol prevent free radical-induced acute pancreatitis? Pancreas,2005,31:43-47.

[17] Ma ZH, Ma QY. Resveratrol:a medical drug for acute pancreatitis. World J Gastroenterol,2005,11:3171-3174.

[18] Meng Y,Ma QY,Kou XP,et al. Effect of resveratrol on activation of nuclear factor kappa-B and inflammatory factors in rat model ofacute pancreatitis. World J Gastroenterol,2005,11:525-528.

[19] Sha H,Ma Q,Jha RK,et al. Resveratrol ameliorates lung injury via inhibition of apoptosis in rats with severe acute pancreatitis. Exp Lung Res,2009,35:344-358.

[20] Abdallah DM,Ismael NR. Resveratrol abrogates adhesion molecules and protects against TNBS-induced ulcerative colitis in rats. Can J Physiol Pharmacol,2011,89:811-818.

[21] Yao J,Wang JY,Liu L,et al. Anti-oxidant effects of resveratrol on mice with DSS-induced ulcerative colitis. Arch Med Res,2010,41:288-294.

[22] Cui X,Jin Y,Hofseth AB,et al. Resveratrol suppresses colitis and colon cancer associated with colitis. Cancer Prev Res (Phila),2010,3:549-559.

[23] Sánchez-Fidalgo S,Cárdeno A,Villegas I,et al. Dietary supplementation of resveratrol attenuates chronic colonic inflammation in mice. Eur J Pharmacol,2010,633:78-84.

[24] Wang YH,Yang XL,Wang L,et al. Effects of proanthocyanidins from grape seed on treatment of recurrent ul-

cerative colitis in rats. Can J Physiol Pharmacol,2010,88:888-898.

[25] Li XL,Cai YQ,Qin H,et al. Therapeutic effect and mechanism of proanthocyanidins from grape seeds in rats with TNBS-inducedulcerative colitis. Can J Physiol Pharmacol,2008,86:841-849.

[26] Wang YH,Ge B,Yang XL,et al. Proanthocyanidins from grape seeds modulates the nuclear factor-kappa B signal transduction pathways in rats with TNBS-induced recurrent ulcerative colitis. Int Immunopharmacol, 2011,11:1620-1627.

[27] Lee ES,Shin MO,Yoon S,et al. Resveratrol inhibits dimethylnitrosamine-induced hepatic fibrosis in rats. Arch Pharm Res,2010,33:925-932.

[28] Hong SW,Jung KH,Zheng HM,et al. The protective effect of resveratrol on dimethylnitrosamine-induced liver fibrosis in rats. Arch Pharm Res,2010,33:601-609.

[29] Godichaud S,Si-Tayeb K,Augé N,et al. The grape-derived polyphenol resveratrol differentially affects epidermal and platelet-derived growth factor signaling in human liver myofibroblasts. Int J Biochem Cell Biol, 2006,38:629-637.

[30] Godichaud S,Krisa S,Couronné B,et al. Deactivation of cultured human liver myofibroblasts by trans-resveratrol,a grapevine-derived polyphenol. Hepatology,2000,31:922-931.

[31] Kasdallah-Grissa A,Mornagui B,Aouani E,et al. Resveratrol,a red wine polyphenol,attenuates ethanol-induced oxidative stress in rat liver. Life Sci,2007,80:1033-1039.

[32] Chávez E,Reyes-Gordillo K,Segovia J,et al. Resveratrol prevents fibrosis,NF-kappaB activation and TGF-beta increases induced by chronic CCl$_4$ treatment in rats. J Appl Toxicol,2008,28:35-43.

[33] Muriel P. NF-kappaB in liver diseases:a target for drug therapy. J Appl Toxicol,2009,29:91-100.

[34] 刘兆平,霍军生.白藜芦醇的生物学作用.国外医学·卫生学分册,2002,29:146-148.

[35] 余慧琳.白藜芦醇的生理功能及其应用前景.生物学通报,2005,40:12-13.

[36] 鲍彤华,钟桂芳.葡萄籽原花色素对超氧阴离子的清除作用.安徽农业科学,2007,35:3782,3825.

[37] 高尧来,温其标,张福艳.葡萄酒中的多酚类物质及其保健功能.食品与发酵工业,2002,28:68-72.

[38] 王旗,刘恩岐.植物多酚的研究现状.山西农业科学,2009,37:92-94.

[39] 沈鸣.消化性溃疡发病机制、诊断、治疗进展.实用儿科临床杂志,2006,21:1357-1360.

[40] 李岩.消化性溃疡的药物治疗进展.中国实用内科杂志,2007,27:24-25.

[41] 恽海峰,葛惠男.消化性溃疡的中西医结合治疗进展.江苏中医药,2007,39:65-66.

[42] 陆杨春,卢桂姐.胃黏膜损伤与保护的研究进展.中国医学文摘·内科学,2005,26:111-114.

[43] 任建林,卢雅丕,潘金水.胃黏膜保护的基础与临床研究进展.世界华人消化杂志,2005,13:2521-2529.

[44] 王琳,任建林.一氧化氮与胃黏膜保护和损伤.世界华人消化杂志,2005,13:2601-2604.

[45] 杨昭徐.抗氧化剂与胃肠黏膜屏障损伤.临床药物治疗杂志,2005,3:23-28.

[46] 施华秀,任建林.氧自由基与胃黏膜损伤.世界华人消化杂志,2005,13:2582-2585.

[47] 李富军,邹益友,周惠.幽门螺杆菌感染的胃十二指肠病患者体内非对称性二甲基精氨酸浓度的变化.第二军医大学学报,2008,29:1256-1258.

[48] 李春艳,刘丽娜,吕申,等.大鼠酒精性胃损害中一氧化氮与内皮素的关系研究.大连医科大学学报,1999,21:254-456.

[49] 王丽,周源,姜德建,等.一氧化氮合酶抑制物在胃黏膜损伤中的作用与机制.国际病理科学与临床杂志,2006,26:1-6.

[50] 马清涌.重症急性胰腺炎治疗的现状和展望.肝胆外科杂志,2005,13:74.

[51] 马清涌,沙焕臣.白藜芦醇对急性胰腺炎治疗作用的研究现状与展望.西安交通大学学报(医学版),

2009,30:1-4.

[52] 王铮,马清涌,任雷,等.白藜芦醇对重症急性胰腺炎急性肺损伤作用的实验研究.四川大学学报(医学版),2006,37:904-907.

[53] 黄建勇,马清涌,孙青,等.白藜芦醇治疗重症急性胰腺炎的实验研究.西安交通大学学报(医学版),2005,26:163-165.

[54] 沙焕臣,马清涌,王连才.白藜芦醇对大鼠重症急性胰腺炎肠黏膜细胞凋亡的影响.西安交通大学学报(医学版),2006,27:593-595.

[55] 秦勇,马清涌,党晓燕,等.白藜芦醇对早期重症急性胰腺炎大鼠多器官组织氧自由基的影响.西安交通大学学报(医学版),2007,28:572-574.

[56] 王连才,马清涌,沙焕臣,等.白藜芦醇对重症急性胰腺炎钙离子调节失衡的影响.中华普通外科杂志,2005,20:809-810.

[57] 沙焕臣,拉吉姆,马清涌,等.白藜芦醇通过线粒体途径减轻大鼠重症急性胰腺炎肺损伤.第四军医大学学报,2008,29:1745-1748.

[58] 沙焕臣,马清涌,Jha RK,等.白藜芦醇对大鼠重症急性胰腺炎肠黏膜细胞的保护作用及其机制.南方医科大学学报,2008,28:1542-1545.

[59] 李震东,马清涌,徐军,等.Fas 和 Fas L 在急性胰腺炎中的共表达及其与凋亡的关系.南方医科大学学报,2006,26:25-29.

[60] 李震东,马清涌,罗羽宏.白藜芦醇上调 Fas L 表达对大鼠重症急性胰腺炎腺泡细胞凋亡的影响.南方医科大学学报,2009,29:454-457.

[61] 徐刚潮.白藜芦醇对大鼠急性胰腺炎肺损伤 NF-κB 活性影响的实验研究.昆明医学院硕士学位论文,2008.

[62] 沙焕臣,马清涌,Jha RK,等.白藜芦醇对重症急性胰腺炎大鼠肝脏的保护作用.西安交通大学学报(医学版),2009,30:5-9.

[63] 李琦,沙焕臣,马清涌,等.白藜芦醇对大鼠重症急性胰腺炎胰腺组织 COX-2 和 iNOS 表达的影响.西安交通大学学报(医学版),2009,30:14-16.

[64] 桑力轩,刘汉立,姜敏.溃疡性结肠炎发病机制研究进展.世界华人消化杂志,2007,15:2249-2254.

[65] 陈勇,陈如山.溃疡性结肠炎免疫学发病机理及中医药治疗探讨.深圳中西医结合杂志,2006,16:56-60.

[66] 陈剑明,唐利龙,岳宏,等.溃疡性结肠炎中医药研究进展.湖北中医学院学报,2010,12:56-59.

[67] 刘一品,李延青.核因子-κB 的表达在溃疡性结肠炎发病机制中的意义.胃肠病学,2006,11:103-106.

[68] 徐萍,周小江,吕农华,等.溃疡性结肠炎组织中环氧合酶-2 与一氧化氮合酶的表达及意义.中华消化内镜杂志,2003,20:398-399.

[69] 方维丽,王邦茂,刘心娟,等.环氧合酶2 和前列腺素在溃疡性结肠炎中的作用.中华内科杂志,2003,42:652.

[70] 黄俊,罗和生,李颖.大鼠实验性溃疡性结肠炎中 NO、MDA、SOD 的变化.武汉大学学报(医学版),2002,23:146-148.

[71] 王艳红.葡萄籽原花青素治疗大鼠复发性溃疡性结肠炎的作用及其机理研究.兰州大学硕士学位论文,2010.

[72] 曾民德,王泰龄,王宝恩.肝纤维化诊断及疗效评估共识.肝脏,2002,7:3-4.

[73] 陆玮,陆思源.肝纤维化诊断和治疗进展.国际消化病杂志,2006,26:2-4.

[74] 李爽,崔永康.中药活性成分抗肝纤维化研究进展.现代中西医结合杂志,2010,19:4646-4648.

[75] 黄瑾.肝星状细胞活化的启动、维持和调控.国外医学·消化系疾病分册,2002,22:227-230.

［76］徐宁,石小枫,刘杞.TGF-β_1与肝纤维化的关系再探讨.重庆医学,2008,37:2356-2357.

［77］周俊英,甄真,姚树坤.肝星状细胞凋亡与肝纤维化逆转.国外医学・内科学分册,2004,31:403-406.

［78］吴晓玲,曾维政,蒋明德,等.肝纤维化的信号转导通路.世界华人消化杂志,2006,14:2223-2228.

［79］杨妙芳,谢渭芬.肝星状细胞活化的分子机制研究进展.国际消化病杂志,2006,26:348-350.

［80］曾军,杨镇.肝星状细胞、相关因子与肝纤维化关系的研究进展.中华肝胆外科杂志,2005,11:427-429.

［81］林家禾.白藜芦醇对大鼠肝纤维化的防治及相关机制的研究.广州中医药大学博士学位论文,2009.

［82］唐明增.白藜芦醇抗实验性肝损伤和抗乙型肝炎病毒的药效学研究.广州中医药大学博士学位论文,2005.

第十六章 葡萄多酚与眼科疾病

第一节 葡 萄 膜 炎

葡萄膜由虹膜、睫状体和脉络膜组成,富含色素及血管,因此又称色素膜或血管膜。这三部分相互连接,血液供应来自同一血管系统,彼此吻合。葡萄膜血管密集,睫状体产生房水,对供应眼球营养和眼压的维持有重要作用,葡萄膜病累及前房、瞳孔、晶状体、玻璃体和视网膜。脉络膜血流丰富而缓慢,致病因子容易滞留,因此,来自全身血液中的多种有害物质都可能导致葡萄膜发病,而葡萄膜疾患也可能影响其他部位,葡萄膜病中主要以炎症多见。

葡萄膜炎是一类常见的眼病,由于其主要影响青壮年,治疗棘手,易于反复发作,治疗不及时或处理不当易导致眼盲,因此受到全球眼科学界的重视。葡萄膜炎有多种分类方法,主要有解剖学分类法、病因学分类法、时间分类法和病理学分类法等。目前,以国际葡萄膜炎研究组织的解剖分类法为常用,分为前葡萄膜炎、后葡萄膜炎、中间葡萄膜炎和全葡萄膜炎。前葡萄膜炎包括虹膜炎、前部睫状体炎和虹膜睫状体炎,中间葡萄膜炎的炎症累及睫状体平坦部、周边部视网膜和玻璃体基底部,后葡萄膜炎的炎症累及玻璃体膜以后的脉络膜和视网膜组织,全葡萄膜炎是指前部、中间和后葡萄膜炎的混合型。

一、病理生理机制

葡萄膜炎的发病机制十分复杂,一直以来都是人们研究的重点领域之一,现多认为人类葡萄膜炎与免疫因素密切相关。

1. 葡萄膜炎与免疫 葡萄膜组织是免疫好发部位。它富含血管,全身免疫反应介质易于进入、沉积,难以排出,易发生多种免疫反应。葡萄膜炎的发生与眼内抗原和眼内多种免疫细胞有关。研究表明,眼组织中有多种致葡萄膜炎的抗原,如视网膜S抗原、光感受器间维生素A类结合蛋白、葡萄膜黑色素相关抗原等;眼组织中有多种免疫细胞,如主要组织相容性抗原复合物Ⅱ类阳性细胞、巨噬细胞、视网膜神经小胶质细胞等,这些细胞在正常情况下具有维持眼内免疫微环境稳定的作用,但在功能紊乱时可导致免疫反应,从而引起葡萄膜炎。

葡萄膜炎多是因眼内自身抗原引起自身反应性辅助性T细胞(Th细胞)激活和增殖所致。Th细胞激活需要2个信号:第一信号由抗原提呈细胞表面的主要组织相容性复合体(MHC)Ⅱ类抗原及加工后表达于细胞表面的抗原和Th细胞受体等相互作用而产生,可诱导活化淋巴细胞的核因子(NFAT)合成;第二信号由抗原提呈细胞表面的共刺激分子和Th细胞表面的共刺激分子的配体相互作用产生,可诱导核因子κB(NF-κB)合成。如果只有第一信号,则仅诱导出克隆无能,机体对此种抗原产生耐受;如同时有第二信号,可激活 Th 细胞,引起克隆增殖及随后的一系列反应。NFAT 及 NF-κB 均为转录激活因子,结合于白细胞介素 2(IL-2)基因启动区,引起 IL-2 合成和分泌,进而引起抗原特异性 T 细胞的增殖,产生一系列的细胞因子,引起免疫损伤及炎症反应,如葡萄膜炎。这些 T 细胞的不断增殖或这些细胞在体内不能有效地被清除,则可使炎症病变如葡萄膜炎慢性化或复发。

葡萄膜炎的免疫表现出混合性和复杂性。葡萄膜组织中既有外来的抗原,又有本身及其周围组织的抗原;既有局部免疫反应,又有全身免疫反应参与。眼免疫分离现象表现为体液免疫和细胞免疫反应不一致,呈现体液免疫亢进,细胞免疫抑制。另一种表现为全身免疫反应和局部免疫反应不一致,多表现为全身免疫反应功能低下,局部免疫反应功能亢进。因而在临床治疗时不能盲目使用免疫抑制剂。

人类组织相容性抗原(HLA)系统由复杂的基因位点控制,这些位点称为 HLA 位点,位于人体第 6 对染色体短臂上,控制着特异性免疫反应。葡萄膜炎也是 HLA 相关疾病之一。眼的自身免疫性疾病常有遗传倾向,常有诱因,相关葡萄膜炎主要有:前葡萄膜炎、伴发强制性脊柱炎的葡萄膜炎、Behcet 病、Vogt-小柳-原田综合征、交感性眼炎、晶状体过敏性葡萄膜炎等。

2. 葡萄膜炎与炎症介质　研究表明,葡萄膜炎与多种炎症介质关系密切。实验证明,前列腺素(PG)是眼炎中起主要病理作用的介质。将 PGE 或花生四烯酸给家兔点眼或注入前房均可引起葡萄膜内小动脉扩张,毛细血管充盈及通透性增强。荧光血管造影显示虹膜睫状体内血管有渗漏现象。血浆中大分子物质进入前房时,会出现房水蛋白增加,眼压升高等一系列血-房水屏障被破坏的现象,这些现象与急性虹膜睫状体炎相似。应用放射免疫学方法发现前葡萄膜炎患者房水中 PGE 升高,Behcet 病及青光眼-睫状体炎综合征患者中也检出高于正常的 PGE,证明 PGE 在葡萄膜炎发病机制中起着某种重要作用。

白细胞三烯(LT)与葡萄膜炎的关系也有研究。实验发现,在鼠 S 抗原葡萄膜炎房水中 LTC_4 升高,实验性葡萄膜炎眼组织中 LTB_4 升高,也有报告 Bechet 病患者血清中 LTB_4 升高。LTB_4 可促进白细胞的趋化作用,增高血管通透性,促进抑制性 T 淋巴细胞活化,并可致痛。研究还发现,某些特殊型葡萄膜炎与溶酶体酶也有一定关系,如 Behcet 病、Vogt-小柳-原田综合征等。

3. 葡萄膜炎与自由基　自身氧化是一种重要的炎症因素。以白细胞活性增强为特征的疾病如 Behcet 病等患者,其中性粒细胞经用酵母聚糖处理后,其衍生氧中间产物明显高于对照组。已证明 Behcet 病中性粒细胞趋化性明显增加,其产生氧能力亢进,导致组织损伤。因而对于部分眼科学家用秋水仙碱和维生素 E 治疗 Behcet 病是有理论根据的,后者有助于氧自由基的清除。有报道称用抗氧化剂治疗实验性葡萄膜炎,使炎症和组织损伤减少。

二、临床表现

(一) 前葡萄膜炎的临床表现

1. 症状

(1) 疼痛、畏光、流泪:由虹膜睫状体的三叉神经末梢受到刺激,睫状肌痉挛性收缩和肿胀组织的压迫所致。

(2) 视力减退:由屈光间质不清、睫状肌发射性痉挛及葡萄膜炎的一些并发症引起。

2. 体征　睫状充血或混合充血,房水浑浊,角膜后沉着物,虹膜纹理不清、虹膜周边前粘连及虹膜结节出现,瞳孔可出现缩小、光反射迟钝或消失,玻璃体浑浊,严重时可出现视网膜静脉充盈及黄斑水肿。

3. 主要并发症　角膜浑浊、虹膜后粘连和前粘连、瞳孔闭锁、瞳孔膜闭、并发性白内障、继发性青光眼、低眼压及眼球萎缩等。

(二) 中间葡萄膜炎的临床表现

1. 症状　轻者仅有飞蚊症、雾视或暂时性近视。如出现黄斑囊样水肿、并发性白内障等,可引起视功能减退,视野改变。

2. 体征　可见玻璃体基底部、睫状体平坦部和周边部视网膜有炎症改变。下方睫状体平坦部由大量渗出物形成雪堤状渗出样改变。玻璃体呈絮状、微尘状或雪球状浑浊。

3. 并发症　黄斑囊样水肿、后囊下白内障等。

(三) 后葡萄膜炎的临床表现

1. 症状　患者无疼痛、畏光、流泪等刺激症状,多表现为视功能紊乱。可表现为眼前闪光、黑影飘动、视物变性、中心暗点、视力减退等。

2. 体征　眼前段正常或轻微改变。炎症细胞及渗出物进入玻璃体,可见玻璃体微尘状或絮状浑浊。急性期脉络膜血管扩张,浸润水肿,眼底可见散在或弥漫的渗出病灶,多边界不清,形态各异。炎症消退后,病灶边界清晰,色素脱失,脉络膜萎缩,严重或广泛的脉络膜炎可发生视乳头萎缩。眼底荧光血管造影可见脉络膜视网膜屏障破坏,有明显的渗漏,视网膜呈强荧光,在萎缩病灶内可见硬化的脉络膜血管。

3. 并发症　黄斑部视网膜前膜、黄斑部及视盘水肿,视神经炎,视网膜血管周围炎,视网膜脱离,脉络膜脱离,玻璃体萎缩,眼球萎缩等。

三、治 疗 措 施

葡萄膜炎的治疗原则是积极控制炎症,缓解畏光不适症状,预防或治疗并发症,恢复或改善视功能。由于多数患者病因诊断困难,且多数为非感染性炎症,因此除病因治疗外,多采用非特异性治疗。

(一) 局部治疗

局部治疗对葡萄膜炎很重要,任何原因的葡萄膜炎都应尽早控制,减少组织损伤,防止并发症。

1. 散瞳和睫状肌麻痹剂　解除瞳孔括约肌和睫状肌的痉挛,有使眼休息和止痛的作用;减少睫状肌对血管的压迫,改善局部血流,有利于炎症恢复;降低血管通透性,减少渗出;开大瞳孔,防止虹膜后粘连,保持瞳孔的活动性。常用的有阿托品、东莨菪碱、后马托品等。

2. 局部抗炎治疗

(1) 局部糖皮质激素:可增强小血管扩张,降低毛细血管通透性,抑制炎症浸润和渗出;并可抑制成纤维细胞增殖,防止后粘连。可滴眼或局部注射。

(2) 抗前列腺素药:抑制前列腺素的合成,缓解炎症。

(3) 热敷:能扩张血管,促进血液循环,减轻炎症反应,并有止痛作用。有湿热敷、干热敷、蜡疗及超短波透热等。

(4) 有色眼镜:可解除畏光、流泪等刺激症状。

（二）全身治疗

1. 糖皮质激素　是治疗葡萄膜炎最有效的非特异性疗法,主要利用其抗炎、抗过敏和免疫抑制作用。糖皮质激素有多种副作用,因而要慎用,应根据炎症程度和发病急缓以及患者的全身情况决定用量。

2. 非激素类消炎药　常用的有阿司匹林、吲哚美辛、布洛芬等。可抑制前列腺素的合成;抑制溶酶体的不安定性,减少溶酶体酶释放;缓解炎症代谢产物的作用;抗血小板聚集,防止血栓形成;减轻免疫反应等。

3. 免疫调节剂　包括免疫抑制剂和免疫增强剂。

（1）免疫抑制剂:可阻断核酸和蛋白质合成,下调免疫反应过程中的某阶段,对自身免疫疾病等可起到缓解作用。其对组织没有特异性,常使集体免疫功能全面抑制,并对正常组织也有毒性,可导致各种副作用,所以必须谨慎用药。常用的有环磷酰胺、苯丁酸氮芥、硫唑嘌呤、甲氨蝶呤、环孢素、他克莫司、秋水仙碱等。

（2）免疫增强剂:也是一种非特异性疗法,是通过非特异性活化单核-巨噬细胞或激活促进淋巴细胞增殖,从而提高机体免疫应答水平,增强机体免疫功能,用于免疫低下者的辅助治疗,有时用于久用免疫抑制剂者。常用的有左旋咪唑、转移因子等,某些中药也可以增强免疫作用。

4. 其他　维生素、血浆置换疗法、中医辨证施治等。

四、葡萄多酚与葡萄膜炎

葡萄籽提取物中主要含有大量多酚类、脂质类和矿物类等有益于人体的化学成分,其中葡萄多酚(GSP)为其主要有效成分,它包括原花青素和芪类,研究较多的是原花青素与白藜芦醇,药理学作用十分广泛,其在眼科疾病中的应用还处于实验性研究阶段。

（一）葡萄籽原花青素和葡萄膜炎

葡萄膜炎最常见的发病机制是自身免疫应答反应,葡萄膜炎的免疫表现出混合性和复杂性,既有局部免疫反应,又有全身免疫反应参与。眼免疫分离现象表现为体液免疫和细胞免疫反应不一致,呈现体液免疫亢进,细胞免疫抑制。另一种表现为全身免疫反应和局部免疫反应不一致,多表现为全身免疫反应功能低下,局部免疫反应功能亢进。原花青素具有良好的抗炎活性和免疫调节功能,已多次用于抗葡萄膜炎的基础研究中。

葡萄多酚的抗氧化和抗炎活性可防止葡萄膜炎引起的眼组织破坏和并发症的发生。即使在炎症发生时,原花青素也可降低炎症介质组胺、缓激肽等引起的毛细血管通透性增高,从而改善毛细血管的抵抗力和通透性,减少毛细血管壁的脆性,使毛细血管的张力和通透性减小,保护毛细血管的物质转运能力。环氧合酶2(COX-2)是病理性前列腺素的关键酶,催化花生四烯酸生成PG,进而在病变部位引起各种病理性炎症反应。用原花青素处理人类单核细胞,观察其对由内毒素脂多糖诱导的不同分化期COX-2的表达抑制作用,检测细胞中一些已知的、能调节COX表达的上游酶,包括胞外信号调节激酶(ERK)、C-Jun氨基端激酶、p38丝裂原活化蛋白激酶。结果表明,原花青素处理的细胞可使3种酶活性降低。其次,PC可通过抑制NF-κB的活化,从而抑制COX-2的表达。Peng等通过脐静脉内皮细胞(HUVEC)凝胶电泳分析表明,用原花青素预处理可浓度依赖性地抑制由肿瘤坏死因子α(TNF-α)诱导的NF-κB活化。TNF-α明显增加HUVEC中超氧阴离子和过氧化氢的释放,原花青素则剂量依赖性地抑制它们的释放。最近的研究表明,原花青素能通过阻断促分裂原活化蛋白激酶(MAPK)介导的 COX-2 mRNA 和蛋白合成,减少炎症介质 PGE$_2$ 的释放,从而减轻炎症损伤。Ipatova 等和 Ohgami 等在利用内毒素介导大鼠葡萄膜炎的模型中,采用 Aronia 提取物干预,结果证明其具有良好的抗眼内炎活性,主要作用表现在直接抑制眼球内部诱导型一氧化氮合酶(iNOS)和 COX-2 表达及其活性,降低一氧化氮(NO)、PGE$_2$ 和 TNF-α 水平而有效防治眼内炎。

(二) 白藜芦醇与葡萄膜炎

白藜芦醇对花生四烯酸代谢的脂氧酶(LOX)和环氧酶(COX)两条代谢途径均有抑制作用,可减少其代谢产物白三烯和前列腺素的生成,对 COX-2 有选择性抑制作用。体外试验显示,白藜芦醇通过抑制蛋白激酶 C(PKC)信号传导途径,抑制佛波酯(PMA)介导 COX-2 的转录活性。同时,它能显著抑制 PMA 诱导的 PKC 从胞浆至胞膜的转运,抑制活化蛋白-1(AP-1)依赖的 COX-2 的活化,抑制 PMA 诱导的 c-Jun 过度表达或 Fra 的表达。NF-κB 及 AP-1 是多功能核转录因子,具有广泛的生物学活性,激活后可促进细胞因子、黏附分子、趋化因子等基因的转录,在炎症反应中起重要作用。白藜芦醇可抑制 NF-κB、AP-1 的激活,减少 TNF-α、PMA、H$_2$O$_2$ 等炎症因子的产生,从而起到抗炎、抗氧化损伤的作用。Leonard 等的实验证实白藜芦醇是一个有效的羟基、超氧化物和金属诱导基团的清除剂,并对活性氧簇(ROS)引起的细胞膜脂质过氧化和 DNA 损伤具有保护作用。

五、应 用 前 景

长期以来,葡萄膜炎的免疫学研究一直是探讨其病因、发病机制及治疗方法的重要内容,一些免疫抑制剂逐渐应用并取得较好效果。现在糖皮质激素仍是治疗葡萄膜炎的首选药物,但因其长期应用会产生多种副作用,故在具体应用时应谨慎。此外,运用中药辨证施治治疗葡萄膜炎的报道也不少见。中药主要作为辅助性药物,在控制炎症、改善症状及减少免疫抑制剂的副作用等方面起作用。

葡萄多酚药理学作用十分广泛,其具体机制正在进一步研究中,根据目前研究状况,主要表现在抗氧化和抗自由基作用、心血管保护、抗肿瘤、抗炎、抗缺血再灌注损伤、抗衰老和抗疲劳以及免疫调节等方面。如今国内外将葡萄多酚用于眼科的研究已经逐步展开,由于其来源于自然界,作用广泛,毒副作用低,希望通过进一步发掘药理学功效,在不久的将来能为葡萄膜炎的临床治疗提供一种有效的药物选择。

第二节　白　内　障

晶状体浑浊称为白内障,是最常见的致盲原因之一。晶状体处于眼内液体环境,任何影响眼内环境的因素如衰老、物理损伤、化学损伤、手术、肿瘤、炎症、药物以及某些全身性代谢性或免疫性疾病,都可以直接或间接破坏晶状体的组织结构,干扰其正常代谢而使晶状体浑浊,导致白内障。此外,晶状体或眼球的发育异常以及某些先天性全身性综合征,都可以导致晶状体形成异常而致白内障。

白内障是全球最重要的致盲性眼病。在我国,白内障是致盲率最高的眼病,是我国当前防治的重点。随着中国老龄化社会进程的加快,白内障的患病人数逐渐增加,据估计,2020

年中国的老龄人口将达到 2 亿 4 千万,预计盲人人数将达到 2000 万人,其中约 46% 是由白内障引起的。眼盲除了给个人和他们的家庭带来巨大影响,还直接影响到全社会的发展,使整个社会承受巨大经济负担,严重消耗地方和国家资源,是一个严重的公共卫生和社会问题。

一、病理生理机制

白内障发生的危险因素包括日光照射、营养不良、糖尿病、吸烟、饮酒、受教育程度、阿司匹林和糖皮质激素的应用、性别、青光眼和遗传因素等。不同类型的白内障,其致病危险因素及发病机制也不相同,白内障的发生是多种因素综合作用的结果。20 世纪以来,人们对晶状体各层面的研究都有了进一步的认识,但迄今对白内障的发病机制尚未达成共识。

研究表明,自由基引起的氧化损伤与白内障的发生发展密切相关,尤其是年龄相关性白内障。许多实验都证明,晶状体的氧化损伤发生在晶状体浑浊之前。各种理化因素均可通过不同途径导致晶状体自由基的产生,如自由基产生过多或清除障碍,都可导致自由基聚积。

自由基在晶状体内的生成途径有多种。晶状体在其蛋白自然氧化及其在维持透明性和内外离子平衡的能量糖代谢中,可产生大量自由基。晶状体上皮细胞质膜中含有很多不饱和脂肪酸,易发生脂质过氧化反应,形成脂质过氧化物,并在反应过程中形成多种自由基中间产物。无论是紫外线还是可见光,在一定条件下均可引起自由基反应。当波长 300nm 的紫外线被晶状体吸收时,晶状体内色氨酸被光解,生成 N-甲酰犬尿氨酸及其他光化学产物,N-甲酰犬尿氨酸可经过多个途径产生活性氧自由基。环境中的某些毒物如锄草剂、杀虫剂等作用于细胞,也可产生活性氧自由基。某些化学制剂如多柔比星、亚硒酸钠等可使氧自由基过量产生,导致氧化应力过强而诱导白内障。此外,吸烟也可使晶状体中的自由基生成增多。

晶状体本身具有抗氧化系统对抗晶状体的氧化损伤,包括以还原型谷胱甘肽(GSH)、维生素 C 和维生素 E 等抗氧化剂为代表的清除自由基机制及谷胱甘肽过氧化物酶(GSH-Px)、过氧化氢酶(CAT)和超氧化物歧化酶(SOD)等抗氧化酶系统。同时,α-晶状体蛋白具有分子伴侣的功能,能够抑制其他晶状体蛋白和晶状体中酶的化学修饰和热凝聚而保护其活性,维持晶状体的透明性。α-晶状体蛋白的分子伴侣作用随年龄增高而减弱,且 α-晶状体蛋白的翻译后修饰,包括氧化、糖基化、切除作用等亦可减弱其分子伴侣作用。

当晶状体的急性或慢性氧化应激超过其抗氧化能力时,晶状体氧化损伤则不可避免。紫外线光子可与上皮细胞膜蛋白如 Na^+-K^+-ATP 酶、Ca^{2+}-ATP 酶以及离子通道中的色氨酸残基反应,破坏其维持离子平衡的能力。晶状体细胞内生物膜含多价不饱和脂肪酸,极易受到自由基的攻击而产生过氧化反应。膜脂质的过氧化作用,可导致膜的流动性发生改变,使通透性升高,加重细胞内外离子分布异常。蛋白质是晶状体的重要组成部分,自由基和丙二醛可处理氨基酸残基,导致蛋白质结构的交联、聚合和肽链断裂,亦可使蛋白质和脂质结合形成聚合物,使蛋白质功能消失,晶状体浑浊。自由基与巯基反应,可使酶和受体等的生物活性降低,功能受损。自由基可通过多种途径作用于 DNA,从核酸戊糖中夺取氢离子而引起 DNA 的氢键断裂、碱基降解和主链解旋,从而引起细胞的生物学活性改变,导致基因突变、细胞凋亡、死亡。

晶状体上皮源性生长因子(LEDGF)是一种新型细胞存活因子,Singh 等将从白内障术中取出的晶状体制成的探针与人晶状体 cDNA 文库杂交而发现的。Singh 等证明 LEDGF 可以与热休克蛋白(HSP)、αB 晶状体蛋白、抗氧化蛋白 AOP$_2$、乙醇脱氢酶(ADH)启动子上的热休克元件(HSE)nGAAn 和应激相关元件(STRE)T/AGGGG 结合,从而促进应激相关基因的转录,应激相关的蛋白质——热休克蛋白家族 HSP27 和 αB 晶状体蛋白、抗氧化蛋白 AOP、乙醇脱氢酶(ADH)和乙醛脱氢酶(ALDH)。这些蛋白质相互作用,抵抗各种应激损伤,其中 LEDGF 处于核心地位。

细胞水平和(或)细胞超微结构的改变均可引起晶状体板层乃至整个晶状体的改变。白内障形成过程中,囊膜下上皮细胞异常增殖,同时,作为水肿和水潴留的直接结果,大量细小囊泡形成并广泛分布。晶状体纤维水肿是白内障形成过程中最基本的病理改变,随着白内障程度的不断加重,晶状体纤维可发生变性,变性纤维失去正常形态及膜结构,纤维之间无明显分隔。当白内障进一步发展,晶状体纤维进入变性坏死阶段,可形成典型的变性小体(Morgagni globules)。

二、临床表现

(一)症状

1. 视力下降及视物模糊 这是白内障最明显也是最重要的症状,严重者可造成白内障盲。视力障碍程度与晶状体浑浊的程度和浑浊位置有关。晶状体周边部的轻度浑浊可不影响视力,而晶状体后极部处即使是微小的浑浊也可严重影响视力。皮质性年龄相关性白内障,浑浊一般从周边部逐渐向中心部发展,只要在中心皮质浑浊之间留有透明的部分,则患眼仍然可有接近正常的视力。而核性白内障,由于浑浊发生在视轴区,因此在白内障早期即可发生较明显的视力障碍。以周边部浑浊为主的患者,在强光下由于瞳孔缩小而排除浑浊的干扰,视力可以改善;而核性白内障患者进入暗处后,由于瞳孔散大,视力反而得到改善。

2. 单眼复视或多视 白内障发展过程中,伴随着晶状体纤维形态学的改变,屈光指数也发生改变。由于晶状体浑浊的不规则性和发生次序的不一致性,导致屈光紊乱,从而引起单眼复视、多视、散光等白内障症状。

3. 固定性黑影 在白内障发展过程中,有时可以在视野的某一方向出现点状或片状固定性黑影。因晶状体浑浊位于节点之前,所以固定性黑影与浑浊在同侧位置。将瞳孔散大时,由于进入光线较多和光圈效应,有时黑点会变小或消失。

4. 色觉改变 浑浊晶状体对光谱中位于蓝光端的光线吸收增强,使患者对这些光的色觉敏感度下降,晶状体核颜色的改变也可使患眼产生相同的色觉改变。

5. 近视 白内障患者近视的出现与核硬化有关。核硬化使晶状体屈光指数明显增加,因而产生近视。但当晶状体核进一步硬化时,患者近视力又明显减退。当晶状体核硬化十分局限,屈光力增加特别明显时,还可以出现同轴双焦点现象,引起严重视力障碍。

(二)体征

白内障最突出的表现即晶状体出现不同程度的浑浊。对患者晶状体浑浊情况、核硬度情况准确评价及分级,对于监测其浑浊变化规律及评价临床治疗均有重要意义。晶状体浑浊可在肉眼、检眼镜或裂隙灯显微镜下观察并定量。不同类型的白内障具有特征性的浑浊表现。对晶状体周边的浑浊,需散瞳后方可看到。此外,对患者行视力、视功能等系列检查,可对病情有更全面的评价。

三、治　疗　措　施

尽管白内障可以通过手术治疗,但广大发展中国家的大多数患者仍无法获得手术治疗,即使是在发达国家,白内障的卫生保健也是一个耗资巨大的经济负担,随着人类平均寿命的延长、人口老龄化的出现,这一难题更为突出。评估认为,如果白内障的发病年龄能被平均推迟 10 年,最终需要手术治疗的患者人数将下降 40%。正是基于这个原因,各国都在开发研制针对白内障各种发病因素的防治药物。

由于白内障的发生是多种因素综合作用的结果,其发病机制还没有定论。当前,各科研组织多是针对某一发病因素,或是对抗发病过程中的某些生理生化变化,进行抗白内障药物的研究开发。

1. 抗氧化药物　越来越多的实验证实,在白内障发生发展中,氧化损伤作用是各个层次上生理生化变化的枢纽,所以对各种抗氧化剂的研究成为抗白内障药物开发的焦点。针对白内障发生的自由基氧化学说而开发的抗氧化药物,包括谷胱甘肽、牛磺酸、维生素 E、维生素 C、β-胡萝卜素,以及带有还原性巯基的各类化合物等。

2. 营养类药物　针对因眼部组织能量新陈代谢失调,特别是因制造不足导致的白内障而开发的能量补充剂,主要含有维生素 B_1、维生素 B_2、维生素 B_6、烟酰胺、腺嘌呤核苷、琥珀酸、维生素 C、维生素 E、ATP、儿茶酚、细胞色素 C 等成分。

3. 醛糖还原酶抑制剂　代表药物有卡他林和法可立辛,通过抑制晶状体中多元醇积累,起到缓解糖性白内障的作用,同时二者与晶状体蛋白的结合力均很强,可保护晶状体蛋白不受因色氨酸代谢异常而产生的醌亚氨酸的损伤。

4. 其他药物　如糖基化抑制剂、阿司匹林类药物、钙离子拮抗剂等。

5. 中医中药　中医认为老年性白内障是老龄化眼病,肾脾肝虚,精气血不足所致,故可补肝益气,健脾益精,达到抗老龄化眼病的目的。

四、葡萄多酚与白内障

白内障的发生是多种因素综合作用的结果,其中最具有普遍意义的环节便是氧化损伤。葡萄多酚作为一种有效的抗氧化剂及自由基清除剂,可以抑制晶状体氧自由基的生成和脂质过氧化,可有效抑制白内障发生。

(一) 葡萄籽原花青素和白内障

早在 20 世纪 80 年代,法国科学院研究生院就曾做了葡萄籽原花青素(GSPE)清除自由基活性实验,结果认为 GSPE 是迄今为止所发现的最强有效的自由基清除剂之一,尤其是其体内活性是维生素 E 的 50 倍、维生素 C 的 20 倍,是其他抗氧化剂所不可比拟的。原花青素含有大量的活性酚羟基,是氢的供体,能有效清除多种活性氧自由基,具有极强的抗氧化活性。Bagchi 曾用小鼠进行体内实验,用葡萄籽原花青素、维生素 C、维生素 E 对 TPA(12-O-四葵酰佛波醇-13-醋酸盐)诱导的肝、脑组织中脂质过氧化的保护作用进行了比较,发现在 100mg/kg 剂量下,葡萄籽原花青素、维生素 C、维生素 E 均可降低 TPA 诱导产生的活性氧,使用腹腔巨噬细胞发光法降低率分别为 70%、18%、47% 和 16%,使用细胞色素还原法降低率分别为 65%、15%、37% 和 19%,同时还发现葡萄籽提取物原花青素对于抑制 TPA 诱导的腹腔巨噬细胞活性氧的产生具有剂量反应关系。结果表明,葡萄籽提取物原花青素可对氧化损伤起到保护作用,且保护作用优于其他抗氧化剂。此外,Bagchi 的体外试验也获得了相似的结果。周雁等的实验发现葡萄籽原花青素能显著升高糖尿病大鼠血清 SOD,降低丙二醛(MDA),提高糖尿病大鼠抗氧化能力,且其抗氧化能力强于抗氧化剂氨基胍。Noda 等通过对天然植物、健康食品和抗氧化物质进行羟基自由基、超氧负离子清除活性试验,证实了原花青素捕获羟基自由基能力仅次于绿茶提取物而强于银杏叶提取物(EGb761),在抗氧化方面则次于 EGb761,强于 β-儿茶素和茶。Koga 等研究一次给予葡萄籽原花青素(25mg/kg)对禁食大鼠血浆抗氧化水平的影响时,发现摄入原花青素可提高血浆对氧化应激的抵抗力。Provost 等用酶学方法研究了原花青素对超氧阴离子自由基的清除活性,用免疫化学的方法研究了原花青素对羟基诱导的 DNA 损伤的清除活性,发现这些多酚类化合物清除自由基的能力与它们的化学性质和立体化学结构密切相关。即使在葡萄酒中浓度很低时,原花青素也能有效地清除自由基,而且葡萄或葡萄酒中其活性要比其他一些天然抗氧化剂(例如维生素 E、没食子酸等)更强。

Osakabe 等用可可豆提取的原花青素作用于糖尿病白内障大鼠,发现其具有良好的抗糖尿病鼠白内障发生的效果,其机制可能也与其抗氧化作用有关,也可能是原花青素能有效抑制醛糖还原酶的活性,防止葡萄糖通过多元醇通路代谢。Durukan 等在用亚硒酸钠致大鼠白内障模型的研究中,发现原花青素能有效抑制白内障的发生,服用 GSPE 的大鼠其晶状体中的谷胱甘肽含量明显高于未服用组,丙二醛的含量均明显低于未服用组,大鼠食物中加入 GSPE 亦可延缓白内障的进展。张俊鸽等用原花青素作用于兔氧化损伤性白内障模型,发现原花青素可使兔晶状体总抗氧化能力(T-AOC)及谷胱甘肽过氧化物酶(GSH-Px)活性增高,脂质过氧化物终产物 MDA 降低,提高兔晶状体的抗氧化能力,保护晶状体上皮细胞,降低脂质过氧化物水平,减轻晶状体的氧化损伤,减缓白内障的形成。

(二) 白藜芦醇与白内障

多羟基芪类物质大都具有抗氧化、抗自由基作用。研究证明,白藜芦醇具有抗氧化、抗自由基及影响花生四烯酸代谢的药理作用。这也是其具有多重生物学效应的重要机制之一,如抗肿瘤、保护心血管、防止组织器官损伤、保肝、抗休克等。

后囊膜浑浊是现代囊外摘除术和人工晶状体植入术后最常见的并发症之一,是术后患者视力下降最主要的原因。白内障术后后囊膜浑浊形成与术后残留的晶状体上皮增殖、移行、纤维化有关,而白藜芦醇能通过诱导晶状体上皮细胞凋亡而抑制其生长与增殖,可成为一种新型的、高效低毒的防治白内障术后后囊膜浑浊的药物。

五、应 用 前 景

白内障是我国的第一位致盲眼病,也是眼科疾病的研究重点。在近阶段,白内障的治疗一般仍以手术为主。但随着人类基因组、分子生物学和生理学等研究的进展,白内障的病因及发病机制将逐渐明了,从而增加了白内障预防和药物治疗的可能性。

葡萄多酚药理作用十分广泛,其具体机制正在进一步研究中,如今国内外将其用于眼科的研究已经逐步展开。白内障的具体发病机制尚无共识,但氧化损伤在白内障发生发展中具有重要作用是不容置疑的事实,而葡萄多酚具有良好的抗氧化及抗自由基作用,且由于其来源于自然界,种类众多,作用广泛,毒副作用低,因而其在白内障防治中的应用具有较大的研究价值和发展潜力。

第三节 视 网 膜 病

视网膜是眼球内结构最复杂精细的部分,它既是光的接收器又是传导器,通过视网膜光感受器的视锥细胞、视杆细胞将所接受的光刺激转变为神经冲动,经突触联系双极细胞、水平细胞乃至神经节细胞,其突触形成神经纤维层并形成视神经,传递至外侧膝状体,最终达到枕叶视皮质,经大脑加工翻译形成视觉。视网膜病多种多样,包括视网膜血管病、黄斑疾病、炎症性疾病、视网膜变性、视网膜营养不良性疾病、先天性视网膜疾病以及视网膜肿瘤等,其中部分疾病具有遗传因素,尚无有效治疗。

视网膜血管病是常见的视网膜疾病,包括视网膜动脉阻塞、视网膜静脉阻塞、糖尿病视网膜病变、高血压性视网膜疾病、Coats 病等。糖尿病视网膜病变(diabetic retinopathy,DR)是50 岁以上人群的重要致盲眼病之一,在西方国家是致盲的主要原因。糖尿病患者在我国日渐增多,DR 是糖尿病最为常见和严重的并发症之一,我国糖尿病患者中糖尿病视网膜病变的患病率达 44% ~51%,已成为防盲的重要课题,其发病率随糖尿病病程的发展而增高。

黄斑是维持形觉、色觉及立体视觉等中心视力最重要的部位,黄斑病变直接威胁中心视力,对人的生存质量影响重大。老年性黄斑变性(Age-related macular degeneration,AMD)已经成为老年人中致盲的主要疾病之一。AMD 以视觉极为敏感的视网膜黄斑区的退行性改变和新生血管生成为特征,进而导致进行性中心视力下降。在我国,随着人口的老龄化和卫生保健水平的不断提高,AMD 的发病率也越来越高。此种疾病对老年人及其家庭的身心均有很严重的影响,并且已经成为一个重要的公共卫生问题。

一、病理生理机制

视网膜病虽然多种多样,但病变的形态有许多相似之处,主要为视网膜血管的改变、血-视网膜屏障破坏造成的病变以及其他视网膜所特有的改变如色素沉着或脱失等。

糖尿病视网膜病变发病机制尚未完全阐明,多年来,国内外学者对其进行了大量的实验性和应用性研究,并取得了一定的进展。DR 的发生发展是多种因素、多阶段作用的结果,它与高血糖、蛋白质非酶糖基化、自由基作用、多元醇代谢异常、DG-PKC 系统的激活等因素有关,细胞因子作用贯穿其中。

在 DR 早期阶段,糖尿病患者微血管功能改变,并导致视网膜血管扩张,长期血管扩张导致微动脉瘤和血管结构上的改变:周细胞变性、基底膜增厚和内皮细胞增生。由于周细胞破坏消失,破坏了毛细血管完整性,血-视网膜屏障受到损害,引起一系列病理变化(毛细血管内皮细胞增生,基底膜增厚),继而导致管腔缩窄和血流改变,促进糖尿病视网膜病变后期发生视网膜缺血和新生血管形成。

血糖水平是影响 DR 进展公认的危险因素。Berinstein 等报道,DR 和增生期糖尿病视网膜病变(PDR)患者平均空腹血糖显著高于非 DR 患者,差异具有统计学意义。Kohner 等的研究与许多国内外学者报道结果均一致,而且经多因素 Logistic 回归分析,血糖水平是 DR 的一个独立危险因素。糖尿病危险因素及流行病学调查表明,血糖的高低与 DR 的严重程度呈正相关。相关统计学分析表明,糖化血红蛋白(HbA1c)水平是预示 DR 发生、进展或发生 PDR 的重要指标,HbA1c 长期偏高,表明今后 DR 发生、DR 进展或发生 PDR 的概率越大。

长期高血糖引起机体蛋白质非酶糖基化,形成糖基化终末产物(advanced glycation end product,AGE),AGE 堆积于内皮细胞及基底膜,从而活化白细胞,后者在视网膜毛细血管的异常黏附和浸润,可阻塞视网膜毛细血管。此外,活化的白细胞释放自由基及蛋白酶,损伤周细胞和内皮细胞,又影响血管通透性和自我调节功能。毛细血管基底膜或基膜蛋白的非酶糖基化除了能引起本身结构和功能改变外,还能抑制周细胞的增殖并促进视网膜内皮细胞的增生。此外,在蛋白非酶糖基化的过程中,伴随着大量氧自由基和 H_2O_2 的生成。自由基可使膜发生脂质过氧化,产生交链反应,使膜通透性增高;通过攻击膜蛋白及胞内的酶系统和核酸,使细胞增殖周期延长,并可诱导细胞凋亡。

在高糖条件下周细胞功能受到损害,周细胞内过量葡萄糖在醛糖还原酶的作用下还原成山梨醇,进入葡萄糖代谢的山梨醇通路。细胞内山梨醇代谢缓慢,蓄积在细胞内,造成渗透压升高、细胞肿胀、细胞膜破坏。蓄积形成渗透梯度及 D-葡萄糖竞争性与肌醇载体结合,细胞内肌醇池耗竭,造成周细胞的 Na^+-K^+-ATP 酶活性降低,DNA 活性下降,导致周细胞死亡,同时血管内皮细胞受损,出现无结构的毛细血管,最后闭塞。高血糖还可提高组织内甘油二酯的含量,继而激活了 PKC 的活性。PKC 可促进多种细胞因子的表达,如血管内皮生长因子(VEGF)、血小板源性生长因子(PDGF)等,促进新生血管的形成;可使诱导型 NO 合酶生成增加,损伤内皮细胞和周细胞;PKC 还可抑制 Na^+-K^+-ATP 酶的活性。

老年性黄斑变性是中心视力严重损害的主要原因之一。脉络膜毛细血管及视网膜色素上皮细胞(RPE)萎缩、玻璃膜增厚引起黄斑区萎缩性病变者为干性型,脉络膜毛细血管侵入视网膜下形成视网膜下新生血管性黄斑病变者为湿性型。近年来,许多学者对 AMD 发病机制进行了大量的深入研究,发现老化与代谢失调、循环障碍、光损害与氧化损伤、炎症反应及相关的分子生物学改变等均与 AMD 发病有关。

随着年龄增长,RPE 发生一系列变化。Del Priore 等发现,年龄与 RPE 细胞凋亡的比例呈正相关,凋亡的 RPE 细胞主要限于老年人黄斑。RPE 细胞内溶酶体系统中酶的活性发生年龄相关性改变。RPE 内脂褐素积聚增多,尤其在黄斑。脂褐素主要的感光色素族 A2-E 产生活性氧,使细胞质、细胞核氧化损伤,导致细胞外基质改变。由于 RPE 细胞生理性吞噬视网膜感光细胞外节盘膜,消化后残余的代谢产物不断从 RPE 细胞内排泄至 Bruch 膜处堆积起来,形成玻璃膜疣,从而引起 Bruch 膜及 RPE 细胞发生变性,RPE 细胞的基底膜及 Bruch 膜内胶原纤维层增厚及弹力纤维层断裂,致使脉络膜的毛细血管通过裂损的 Bruch 膜进入 RPE 下及神经上皮下,形成视网膜下新生血管膜(SRNVM)。以后则因 SRNVM 的一系列渗出、出血以及机化等病理过程,在眼底后极部形成广泛的盘状瘢痕,致使黄斑功能丧失殆尽。

早期研究已证实,AMD 眼脉络膜血流下降,灌注不足,渗出型 AMD 眼更显著。Grunwald 等进一步证实,脉络膜新生血管(CNV)发生风险越高的 AMD 眼,中心凹脉络膜血流下降越显著。认为低氧诱导血管生成因子产生 CNV。Welge-Lussen 等发现,AMD 眼局部低氧引起 RPE 细胞的连接组织生长因子和血纤维蛋白溶酶原激活抑制酶-1 表达,可增加细胞外基质形成,抑制其降解,参与 AMD 早期和晚期改变。

在人的一生,黄斑暴露于光照中,脂褐素作为光敏剂产生活性氧,可引起氧化损伤,诱导光感受器凋亡。光损伤积累,自由基损伤,血流动力学异常,引起 RPE 氧化损伤。且 AMD 眼抗 RPE 氧化损伤的保护机制下降,Yildirim 等测定 30 位 AMD 患者与 60 位健康者红细胞的过氧化氢酶活性和丙二醛血浆水平，AMD 患者过氧化氢酶活性显著低于健康者，丙二醛水平高于健康者。Hahn 等发现，在 AMD 眼黄斑区，RPE 和 Bruch 膜总铁含量增加，尤其在病理改变严重的区域，产生高活性的氢氧基，可引起黄斑氧化损伤，导致 AMD。类胡萝卜素，尤其是芦丁和玉米黄质组成的黄斑色素，具有抗氧化功能，视网膜玉米黄质还可减少光诱导的光感受器凋亡。Gale 等报道 AMD 眼视网膜芦丁和玉米黄质下降。

RPE 通过一些生长因子对神经视网膜和脉络膜毛细血管营养支持，并维持抗血管生成状态，这些生理功能被扰乱，成为 AMD 中 CNV 起始生长的基础；Bruch 膜老化导致营养功能损害，脉络膜毛细血管萎缩，以及弥散到神经视网膜的氧减少，结果外层视网膜低氧，是驱动 CNV 形成的重要因素；此外，氧化应激和炎症反应通过 RPE 刺激 VEGF 过量表达，RPE 老化和低氧可能使血管生成抑制物如色素上皮衍生因子（PEDF）表达下降，改变这些因子的平衡。正常情况下，VEGF 以自分泌方式诱导 PEDF 表达上调，使光感受器层保持无血管状态。随着年龄增长，尤其在 AMD 眼，玻璃体中 PEDF 浓度逐渐降低，缺少由 VEGF 诱导的 PEDF 基因上调，CNV 易于形成。此外，在 CNV 中发现转化生长因子-β、成纤维生长因子、血管生成素家族-1、血管生成素家族-2、胰岛素样生长因子及其受体，调控 VEGF 可诱导新生血管形成。

二、临床表现

糖尿病视网膜病变早期可无自觉症状，病变累及黄斑后有不同程度的视力减退。现多将糖尿病视网膜病变分为非增生期和增生期，有利于了解疾病预后和确定治疗方案。非增生期糖尿病视网膜病变眼底表现为：视网膜静脉扩张、动脉硬化、微血管瘤、深层和浅层出血、硬性渗出、棉絮状白斑、视网膜水肿，长期视网膜水肿产生黄斑囊样水肿，视力明显下降。增生期糖尿病视网膜病变：当损害进一步加重，毛细血管闭塞，视网膜新生血管形成。视网膜出血水肿加重，进而新生血管由视网膜表面长入内界膜与玻璃体后界面间，形成纤维血管膜。新生血管容易出血，大量出血进入玻璃体形成机化物，导致牵拉性视网膜脱离。因缺血的视网膜产生血管生长因子，进入前房，致虹膜新生血管形成，阻塞房角可致新生血管性青光眼而失明。

干性老年性黄斑变性患者多为 50 岁以上老年人，常为双眼发病，视力缓慢进行性下降或视物变形。其主要特点为中心凹光反射消失，视网膜外层、色素上皮层、Bruch 膜、脉络膜毛细血管不同程度地萎缩变性，可见色素上皮下大小不一的黄白色类圆形的玻璃膜疣，有时可以融合，色素上皮增生和（或）萎缩，部分患者后极部地图状萎缩，呈金箔样反光，后极部色素紊乱，视功能不同程度受损。荧光眼底血管造影于病程早期，由于 RPE 的萎缩，可见脉络膜荧光，即窗形缺损；病程晚期，由于脉络膜毛细血管的萎缩而呈现弱荧光，甚至可见一些残留的脉络膜粗大血管。

湿性老年性黄斑变性多发生于 60 岁以上老年人，常为一侧先发病，对侧眼正常或处于萎缩性 AMD 的早期。据统计。单眼湿性 AMD 患者每年有 12%～15% 对侧眼发生湿性 AMD。渗出性 AMD 病程虽久，但出血及渗出未损及黄斑中心凹时，多无自觉症状；待病变损及中心凹时，常于短期内突感视力骤降。这种视力的突然减退与干性 AMD 视力缓慢进行性减退迥然不同。眼底后极部视网膜下出血、渗出，其中有时可见灰黄色病灶，可能有新生血管膜存在。位于神经上皮下或色素上皮下的出血颜色暗红，甚至呈黑色，边缘略红，同时可有浅层鲜红色出血,附近有时仍可见玻璃膜疣,病变区可隆起。荧光血管造影可见视网膜下典型的新生血管,在造影早期出现边界清楚的血管形态,迅速出现荧光素渗漏而边界不清,造影晚期仍呈相对的高荧光。如大量浅层出血可进入玻璃体,致使玻璃体积血,眼底不能窥入。经过一段漫长的病程后,视网膜下的出血及渗出液逐渐吸收,而为伴随新生血管以及RPE化生的纤维组织所代替,最终使病变区形成一片机化的盘状瘢痕。大约有16%的患者在瘢痕的边缘又发生新的视网膜下新生血管膜,再一次经历渗出、出血、吸收、机化等过程,使瘢痕更扩大,最终遗留一巨大的永久性中心暗点。

三、治 疗 措 施

由于糖尿病视网膜病变损害的不可逆性,且糖尿病眼底病变导致的失明很难恢复,早期发现、及时合理治疗就显得尤为重要。定期找眼科医生检查,可早期发现异常,获得及时治疗的机会。一旦确诊患了糖尿病视网膜病变,必要时应做眼底血管造影检查,及时掌握疾病程度和发展趋势,根据情况制订治疗方案。

糖尿病视网膜病变早期以控制糖尿病为主,辅助药物治疗以延缓其发展;若发展至增殖性糖尿病视网膜病变和(或)糖尿病黄斑水肿,就需要眼底激光治疗。如果发展到更严重的阶段,如严重的玻璃体积血、视网膜脱离等,可以选择手术治疗。

(一) 糖尿病视网膜病变的治疗

多年来,人们对糖尿病视网膜病变的病因和发病机制进行了大量研究,并针对性应用药物治疗,主要如下。

1. 基础药物治疗　用药长期控制血糖,控制血压,降低血脂等。

2. 改善视网膜微循环药物　包括扩张血管药物、抗血小板药物、抑制白细胞停滞药物、降低血液黏度药物等,另外许多活血化瘀的中药,也能起到良好的改善视网膜微循环的效果。

3. 蛋白非酶糖基化终末产物(AGE)抑制剂　包括抑制AGE的形成、PTB-交联破坏物、可溶性AGE受体(sRAGE)以及抗RAGE抗体等,减少AGE的形成,阻断AGE与其受体的结合效应。

4. 抗氧化剂　临床研究和实验研究均证实,糖尿病时体内氧自由基产生增多,抗氧化酶活性降低,机体处于氧化应激状态。糖尿病大鼠长期给予多种抗氧化剂,可抑制视网膜组织病理改变,细胞凋亡蛋白酶和NF-κB的活化。

5. 血管内皮生长因子抑制剂和抑制因子促进剂　眼内许多细胞可生成血管内皮生长因子,包括视网膜色素上皮细胞、周细胞以及内皮细胞。动物实验以及临床试验已经证实,低氧诱发的视网膜VEGF浓度升高可导致视网膜新生血管形成。

6. 其他　蛋白激酶C抑制剂,DAG-PKC抑制剂,醛糖还原酶抑制剂等。

(二) 老年性黄斑变性的治疗

年龄相关性黄斑变性的患病率逐年上升,近年来其治疗方面取得很大进展。预防性治疗以抗氧化剂为代表,抗CNV的治疗重心由激光治疗转为从转录及表达水平针对VEGF及其受体的治疗。联合治疗是研究CNV治疗新的发展方向,多项试验验证了光动力疗法(PDT)联合抗VEGF治疗的有效性。手术治疗CNV作为一项补充的治疗措施,其疗效需要更多的随机对照临床试验验证。

1. 预防性治疗

（1）戒烟：吸烟被认为是发生 AMD 的危险因素。Tomany 等研究认为，正在吸烟者与戒烟者或非吸烟者相比，AMD 的发病危险增高。

（2）抗氧化剂：AREDS 研究显示，给予研究对象每日维生素 C、维生素 E 和锌、铜、β-胡萝卜素等微量元素补充，可以使中度视力丧失危险从 29% 下降到 23%，发展成进展期 AMD 危险从 28% 下降到 20%。

（3）他汀类药物：van Leeuwen 等研究显示，应用他汀类药物或降胆固醇类药物可降低 AMD 形成的危险。McGwin 等提出，降脂治疗有预防 AMD 进展的作用。

（4）激光治疗：玻璃膜疣。

2. CNV 的治疗（对于湿性型 AMD）

（1）破坏性治疗：激光光凝，新生血管膜位于距中心凹 $500\mu m$ 以外者，可行激光光凝封闭新生血管，防止继续发展，但不能防止复发。光动力疗法在循环中与低密度脂蛋白组合成复合物，用 689nm 的激光照射，维替泊芬（verteporfin）诱导产生活性氧物质，血栓形成导致内皮细胞损伤和血管闭塞。经瞳孔温热疗法（TTT），用一种长曝光时间、低能量、大光斑直径的 810nm 波长的近红外二极管激光照射 CNV 区域。照射区域视网膜温度仅升高 $10℃$，导致内皮细胞损伤，引起继发性血管血栓形成。放射治疗，增生组织（如 CNV、血管内皮）对放射敏感，放射通过外部光子束或质子束或通过放射性敷贴破坏 CNV。

（2）基于新生血管生成过程中信号转导途径的治疗：由于隐匿型 CNV 对其他治疗手段的反应不佳，药物治疗是另一种尝试，现阶段药物治疗目标是抑制 VEGF 的作用。抑制 VEGF 的方法有通过玻璃体内注射，Tenon 囊下给药等途径阻断 VEGF，抑制其生成，拮抗其受体，阻断受体后的信号转导。

（3）CNV 的手术治疗：黄斑下 CNV 清除术、黄斑出血清除术、黄斑转位手术和 RPE 移植手术等方法。Falkner 等报道一项 meta 分析结果表明，用上述任何手术方法来治疗 AMD 并没有益处。但是在黄斑下大量出血，有大片纤维增殖或者其他治疗无效时，仍可以考虑手术治疗。

四、葡萄多酚与视网膜病

（一）葡萄籽原花青素与视网膜病

视网膜血管病变是常见的视网膜疾病，与高血压、糖尿病、动脉硬化等全身性疾病关系密切，而葡萄多酚对全身性血管疾病有良好的防治作用。原花青素可以有效地提高血管弹性、抑制血管紧张酶的活性而降低血压；可降低低密度脂蛋白和胆固醇水平，抗 LDL 氧化修饰，预防动脉粥样硬化；能抑制凝血酶和血小板活化因子诱导的血小板聚集和胶原蛋白引起的血小板激活，减少血小板在动脉损伤部位的沉积和聚集，还能使内皮细胞羟脯氨酸代谢，使内壁的胶原含量相对减少，有利于防止血小板黏附、聚集和血栓形成等，并可以降低应激反应和肾上腺素引起的血小板凝集升高。这些作用都有利于原花青素对视网膜微循环障碍的改善，进而在视网膜病的防治中发挥作用。Sano 等利用激光诱导小鼠颈动脉血栓形成，构建颈动脉栓塞模型后，在体内注入高纯度葡萄籽原花青素后，血栓明显变小，其机制可能与 PC 直接抑制血小板作用有关。研究表明，原花青素能够显著抑制 AGE 诱发血管内皮细胞 RAGE 和炎症因子（VCAM-1、ICAM-1、IL-6、TNF-α 等）的表达，从而保护血管内皮细胞的糖基化损伤,也能够抑制糖尿病大鼠体内 AGE 的生成,对靶器官起到保护作用,Li 的实验表明,原花青素可以显著降低糖尿病大鼠血 AGE 水平,并抑制视网膜新生血管的形成,改善糖尿病的视网膜病变(见附录二附图 13)。

Boissin 和 Corbe 等分别研究了原花青素对视觉的影响,其结果表明,服用原花青素患者其眼球在强光照射后的视觉性能比对照组有明显改善,发现原花青素对微血管的保护作用是使视紫红素再生率提高,从而使视网膜结构得到较好的营养。有研究报道,视网膜在光照后第 7 天,由于坏死细胞大部分被吸收,外核层损伤加重,表现为细胞排列紊乱,部分消失,空泡出现,外核层进一步变薄,仅留 3~5 层,所以外核层的厚度变化可以作为疗效观察的一个敏感指标。刘学政等报道,光损伤后外核层厚度与视细胞凋亡有着密不可分的联系,视细胞凋亡导致外核层细胞的细胞核丢失,而外核层细胞的细胞核丢失引起了外核层的厚度减少。彭清等对视网膜光化学损伤模型小鼠进行原花青素混悬液灌胃,对小鼠视网膜外核层厚度平均值和凋亡指数进行统计学分析,结果显示原花青素给药组与造模组比较,视网膜外核层厚度平均值明显增厚,视网膜外核层细胞凋亡指数明显减小,均具有统计学差异,提示原花青素不仅可以减轻和延缓视网膜光损伤导致的感光细胞的凋亡,而且对外核层细胞起到一定的保护和拯救作用。其可能的机制是通过增加抗氧化剂的应用,阻止细胞凋亡,从而发挥对视网膜细胞的保护作用。有研究显示,在年龄相关性黄斑变性中,原花青素分解产物表儿茶素可有效抑制硝普钠致黄斑变性模型中神经细胞的损伤,认为其保护机制与原花青素抗氧化作用有关。

(二) 白藜芦醇与视网膜病

诸多研究表明,白藜芦醇具有多重生物活性作用,包括抗肿瘤、抗氧化、抗炎、心血管保护以及对抗 2 型糖尿病及其相关疾病等,尤其近年来研究发现白藜芦醇具有抑制新生血管的再生,降低血糖,改善胰岛素抵抗,调节异常的脂质代谢,减少炎症因子的分泌和表达、抗氧化、抑制血小板聚集等作用,说明白藜芦醇可能成为视网膜病防治的有效药物。

有实验证实白藜芦醇能够通过阻断依赖于 ROS 的 SRC 激酶的活化和继发的血管内皮钙黏蛋白的酪氨酸磷酸化,从而抑制由 VEGF 诱导的血管增生。李雯霖等用 100μmol/L $CoCl_2$ 模拟缺氧环境,以体外培养的人视网膜血管内皮细胞为模型,观察白藜芦醇对 $CoCl_2$ 诱导的视网膜血管内皮细胞增殖的影响。结果显示,白藜芦醇对 $CoCl_2$ 诱导的视网膜血管内皮细胞增殖具有显著的抑制作用,且呈时间和剂量依赖关系。同时,各给药组均抑制 VEGF 的表达,提示白藜芦醇可能用于视网膜新生血管疾病的药物防治。此外,他们建立高氧诱导的早产儿视网膜病变鼠模型,给予白藜芦醇灌胃干预,观察白藜芦醇对于早产儿视网膜病变模型鼠视网膜 Bcl-2 和 VEGF 表达的影响。结果显示,白藜芦醇干预组鼠视网膜 Bcl-2 和 VEGF 的表达均减弱,且呈剂量依赖关系,3 种不同浓度(10mg/kg、30mg/kg、60mg/kg)的白藜芦醇均显著抑制视网膜 Bcl-2 和 VEGF 的表达,其抑制率分别为 11.09%、38.05%、69.76% 和 3.42%、23.04%、43.69%,提示白藜芦醇可能对早产儿视网膜病变等视网膜新生血管疾病具有防治作用。

五、应 用 前 景

糖尿病视网膜病变是糖尿病的主要并发症之一,激光光凝是 DR 传统的治疗方法,然而其提高视力的可能性很小。随着对 DR 发病机制认识的提高,药物治疗是目前一个重要的研究方向,并取得了一定的进展。黄斑变性疾病威胁着全球老年人的视力,迄今为止没有特效药物,干性 AMD 虽对视力的影响远小于湿性 AMD,但大多数干性 AMD 最终会发展为湿性 AMD,使患者视力迅速恶化。目前市场上尚无针对干性 AMD 的治疗药物,也缺乏安全有效的治疗湿性 AMD 的药物。随着对 AMD 发病机制的深入了解和不断探究,愈来愈多的医药工作者投身于 AMD 防治药物的研究。葡萄多酚历经 30 多年的研究、开发,其优越的生物学活性已逐渐得到人们的肯定。葡萄多酚作为一种天然药物,来源广泛且无明显不良反应,对其开发将具有极大的市场潜力。其良好的抗氧化、抗糖基化及抗心血管疾病等作用,都提示其在视网膜疾病尤其是糖尿病视网膜病变与年龄相关性黄斑变性的防治中具有良好的研究价值。

第四节   青光眼视神经损伤

青光眼是一组威胁视神经视觉功能,主要与眼压升高有关的临床综合征或眼病,即眼压超过了眼球内组织尤其是视网膜所能承受的限度,将带来视功能损害。最典型和最突出的表现是视神经乳头的凹陷性萎缩和视野的缺损、缩小,如不及时进行有效的治疗,视野可全部丧失终至失明。而这种失明,就目前的治疗手段来说是无法使其逆转而恢复的。流行病学资料表明,青光眼在全球是仅次于白内障致盲的主要病因。

眼球内容物主要包括晶状体、玻璃体、眼内血液量和房水,前三者变化不大,只有房水循环的动态平衡直接影响眼压的稳定性。房水循环途径中任何一个环节发生障碍,都会影响到房水生成和排出之间的平衡,表现为眼压的高低变化。

青光眼视神经损伤主要因素是升高的眼压,同时也存在一些患者的易感因素,如近视眼、糖尿病和心血管疾病等。传统上有两种理论即机械压力学说和血管缺血学说,认为它们共同参与了青光眼视神经损伤。青光眼视神经损伤临床上表现为特征性的视神经萎缩,是神经节细胞轴突变性的直接表现。视网膜神经节细胞损伤变性,最终凋亡。

一、病理生理机制

青光眼视神经损伤的发生机制尚未完全清楚,长期以来通常被归纳为机械压迫学说与血管学说。

(一) 视神经损伤的机械压迫学说

眼压升高时,直接挤压从筛孔通过的神经纤维,使视神经细胞轴浆运输阻滞于筛板区,线粒体产生的 ATP 酶不能为轴膜所利用,轴突蛋白生成和移动减少,致使细胞正常代谢受损而死亡。强调眼压升高可损伤视网膜神经节细胞及其轴突,这一观点已被关于高眼压延缓视神经内正常轴浆运输的实验所证实。Calandrella 等通过高眼压作用于离体神经纤维的实验证实,高眼压本身具有影响神经功能的直接作用。因此,虽然机械压迫学说并不完善,但在说明青光眼视神经损伤方面起了重要作用。

(二) 视神经损伤的血管学说

青光眼视神经损伤的发病机制至少有部分原因是由于视神经和视盘的血流异常所致。视网膜缺血可由于眼压升高或是视神经乳头局部灌注减少引起。原发性开角型青光眼和正常眼压性青光眼患者视盘血流下降,红细胞黏度升高,血管痉挛的发病率增高,这提示血流异常是导致青光眼视神经损害的重要因素。Grunwold 等运用激光多普勒血流仪测量了青光眼患者和正常人视盘的血液循环情况,发现前者血流速度和流量下降 24%,提示青光眼视神经损伤的发病机制与视盘微循环的障碍有关。

随着对青光眼发病机制研究的深入,传统的机械压迫学说和血管学说已不足以解释青光眼视神经损害的发生机制。当前研究有较多证据表明,视网膜神经节细胞凋亡可能是青光眼视神经损伤的主要机制之一。比较青光眼患者及年龄匹配的对照组的视网膜组织切片,发现青光眼患者中死亡的视网膜神经节细胞具有凋亡细胞的特征。Quigley 研究发现,高眼压作用下 RGC 染色体明显浓缩、边集,胞质中有多个比核小而浓缩的小体(即凋亡小体)并由膜包绕,这种形态异常表明青光眼中 RGC 发生凋亡。逆向轴浆流转运受阻、神经营养因子缺乏、缺血以及兴奋性氨基酸的毒性作用等可能是诱发凋亡的因素。

神经营养因子家族包括神经生长因子(NGF)、脑源性神经营养因子(BDNF)、神经营养因子-3(NTF-3)等,它们可与神经细胞上的表面受体结合,促进神经细胞的生长和存活。通过对人眼和实验性青光眼的研究发现,眼压升高造成视神经的直接压迫,视神经轴索损伤,顺向和逆向轴浆流转运均受到干扰,引起逆行运输供应神经节细胞胞体营养的神经营养因子不足,视网膜神经节细胞发生凋亡。

在生理情况下,谷氨酸是一种神经递质,但是在病理情况下,谷氨酸浓度增高,成为兴奋性毒素,对神经元产生生毒性作用。谷氨酸有 4 个亚型,其中最重要的是 N-甲基-D-天冬氨酸(NMDA)受体。神经元受损后释放高浓度的谷氨酸,或组织缺血、缺氧导致细胞外谷氨酸蓄积,高浓度的谷氨酸过度刺激了细胞表面的受体,尤其是 NMDA 受体,通过胞内信号传导通路,引起细胞膜内的钙离子通道开放,细胞内钙离子超载。钙离子超载使一些钙敏感酶如核酸内切酶、蛋白酶、一氧化氮合酶等被激活,产生具有自由基性质的一氧化氮。同时,在线粒体内干扰腺苷三磷酸合成,中间产物增加,这些都造成细胞 DNA 裂解,细胞死亡。钙离子内流还可以介导一系列反应,耗尽细胞内能量,间接导致细胞死亡。

细胞凋亡是受基因调控的细胞死亡过程,蛋白酶也参与了调控过程。参与细胞凋亡调控的基因包括原癌基因 c-myc 基因、c-fos 基因、p53 基因、ICE 基因、Bcl-2 基因家族等,研究较多的主要是 p53 基因、Bcl-2 基因家族等。p53 基因过度表达具有促进细胞凋亡的作用;Bcl-2 基因家族对细胞凋亡具有双向调控的作用,可分为抑制细胞凋亡和促进细胞凋亡两类,前者包括 Bcl-2、Bcl-xl、Bcl-w 等,后者包括 bak、bax、Bcl-xs 等。高眼压或低血流灌注压致缺血、缺氧等使青光眼视神经纤维轴浆流中断,导致靶源性神经营养因子的供给中断,直接受到损伤的视网膜神经节细胞死亡;同时,由于产生较多的兴奋性毒素,作用于细胞表面受体如 NMDA 受体,大量钙离子内流,细胞内钙离子超载,通过胞内信号转导,激活某些诱导凋亡基因,激发一系列级联反应,最终导致 DNA 断裂,引起损伤周围视网膜神经节细胞发生凋亡。

有研究发现,青光眼视神经损伤和自身免疫也有一定关系。Cartwright 等研究发现,30% 的正常眼压性青光眼(NTG)患者有自身免疫性疾病。Romano 等进行的类似调查发现,NTG 患者血清中非器官特异性自身抗体、单克隆异型蛋白及抗视紫质抗体均高于正常人群。这些结果提示,相当比例的 NTG 患者可能由于自身免疫调节功能的紊乱,致使患者本身视网膜及神经纤维中的某些成分改变并表现自身抗原性,引发自身免疫反应,导致视神经及视网膜的损伤。

二、青光眼的视神经保护

青光眼视神经损害最终导致视力功能丧失，眼压升高是最常见的危险因素，但有些眼压正常后，视功能仍然继续受损。随着对青光眼视神经损害发病机制的研究进展，理论上的青光眼治疗应包括降低眼压和视神经保护两方面。在有效控制眼压的基础上，通过阻断细胞凋亡途径或给予外源性神经营养因子等是未来青光眼药物治疗研究的方向。目前研究的青光眼视神经保护药物主要如下。

1. 钙通道阻滞药　在通道水平选择性阻滞钙离子通道，降低细胞内钙离子浓度，并可改善视神经的血液灌注及改善血管痉挛。Netland 等给予青光眼患者口服维拉帕米，青光眼视神经损害的进展明显慢于对照组；对于正常眼压的青光眼患者随访 3、4 年，所有患者视神经损伤均无进展，而对照组进展者达 44%。肖明等通过临床试验认为，尼莫地平能有效改善开角型青光眼视盘筛板区的血流。Toriu 等研究发现，氟桂利嗪和新型钙通道阻滞药洛美利嗪（lomerizine）均可减轻高眼压引起的大鼠视网膜缺血再灌注损伤，而且二者均可拮抗谷氨酸对培养大鼠视网膜神经节细胞的神经毒性损伤。

2. 谷氨酸受体拮抗剂　兴奋性谷氨酸的过量释放，对 NMDA 受体过量的兴奋性毒性刺激可导致细胞内钙离子超载。过多的钙离子导致一氧化氮合酶、脂质过氧化物酶增加，氧自由基积聚，线粒体变性，核酸酶和蛋白酶的激活，从而导致细胞死亡。MK-801、美金刚（memantine）等非竞争性的 NMDA 受体拮抗剂可以阻断谷氨酸对培养 RGC 的损伤，部分拮抗谷氨酸毒性的作用。

3. 一氧化氮途径抑制剂　在一氧化氮合酶的作用下，左旋精氨酸在转化过程中可产生一氧化氮，钙离子内流可增加其合成，对神经节有很强的毒性作用。抑制一氧化氮生成可防治视网膜神经节细胞受到缺氧、兴奋性毒素的损害。Adachi 等给高眼压鼠静脉注射一氧化氮合酶抑制剂 L-MAME，改善了视网膜缺血性损伤，使 RGC 的丢失减少。Neufeld 等在实验性慢性青光眼鼠模型中，将眼压升高到中等程度，利用一氧化氮合酶抑制剂胍氨酸治疗 6 个月。结果发现，未治疗组的视乳头苍白，视盘凹陷，而治疗组正常。治疗组视网膜神经节细胞丧失不到 10%，未治疗组丧失 36%，两组眼压基本相同。

4. 神经营养因子　神经营养因子是一些对神经细胞的生长、分化、增殖、再生及功能特性的表达均有重要调节作用的多肽或蛋白质。替代或通过转基因等基因治疗的方法表达神经营养因子，对青光眼视网膜神经节细胞损伤的修复及防止其进一步损害起着重要的作用。目前认为对光感受器有营养保护作用的可溶性的神经营养因子家族：成纤维细胞生长因子（FGF）、睫状神经营养因子（CNTF）、脑源性神经营养因子（BNDF）、胰岛素样生长因子（IGF）等。

5. 抗氧化剂　近年来的研究证明，青光眼视神经损伤可能与氧化作用有关。氧自由基在缺血性细胞损伤中起重要作用，缺血后再灌注损伤能产生大量的氧自由基，它们能直接与脂质、核酸蛋白发生反应，又能促进兴奋性毒素的释放，激活 NMDA 受体，导致细胞凋亡。Gherghel 等阐述了原发性开角型青光眼血液中的谷胱甘肽水平较正常人低。青光眼模型中检测到了活性氧和脂质过氧化物的存在，同时抗过氧化物酶也有升高。氧自由基清除剂包括过氧化物酶、超氧化物歧化酶等内源性酶系统，以及维生素 C 及维生素 E 等抗氧化的维生素。许多中草药如人参、三七、黄芪、五味子、丹参等，其本身或其所含成分具有抗氧化，清除自由基的作用。也有研究发现天然的叶黄素和玉米黄素可以对高眼压动物模型的神经节细胞起抗氧化损伤的保护作用。实验表明青光眼患者服用维生素E后能降低脂溶性过氧化物的产物,同时视野有所改善。另一项研究表明患者服用3mg的维生素E后明显具有改善视野的作用。

以上简略介绍了青光眼视神经保护药物的作用,但这些药物的临床应用还存在着一些问题。有效的青光眼神经保护药物至少要满足4条标准:视网膜和视神经上要有特定的受体;靶受体的激活应能增强相应神经元的耐损伤能力;药物在安全的药理学剂量下应能分布到视网膜和视神经;经多中心随机临床对照试验(随机对照临床研究)验证。迄今为止,除了美金刚,尚无其他视神经保护药物进入青光眼临床治疗研究。国内市场上也有神经保护类药物,如鼠源性神经生长因子、神经节苷脂、中药川芎嗪、葛根素、益脉康等,但都有待随机对照临床研究验证。此外,还有药物给药途径及药物相关副作用的问题,制约了药物的临床应用前景,需要进一步研究解决。

三、葡萄多酚的应用前景

葡萄多酚的药理学作用十分广泛,根据目前研究主要表现在抗氧化及抗自由基作用、心血管保护、抗肿瘤、抗炎、抗缺血再灌注损伤、抗衰老和抗疲劳、免疫调节等方面。

1997年,Orgogozo等调查后发现,经常饮用红葡萄酒的老年人,其罹患老年痴呆病的概率显著下降,推测红葡萄酒具有神经保护作用。之后,大量实验证实白藜芦醇是红葡萄酒中发挥神经保护作用的主要物质。研究发现,白藜芦醇可以标识激酶和神经细胞,通过饮用红葡萄酒摄入白藜芦醇,对于老年人的退化病,如帕金森症、痴呆症等都有较好的预防和治疗作用。瑞典与英国科学家的科学试验表明,白藜芦醇可保护老鼠胚胎脑细胞,含有脑磷脂细胞的神经元可因为它的保护,避免叔丁基过氧化物自由基的损伤。此外,有研究发现白藜芦醇能对抗谷氨酸对培养的小脑颗粒细胞的神经毒作用和对大鼠局灶性脑缺血细胞有保护作用,其对缺血神经损伤的保护作用可能与抗血小板聚集、抗炎、抗氧化作用有关。研究表明,白藜芦醇通过降低脂多糖(LPS)激活的小胶质细胞p38和ERK的磷酸化表达程度及降解的$i\kappa B\alpha$蛋白和iNOS表达的增加,抑制神经毒性因子NO释放,对神经元产生保护作用。

急性高眼压是眼科临床上常见的急症,急性高眼压发作时,视网膜常常会受到机械压迫、组织缺血缺氧等损伤,而在眼压降低、血供恢复后,又极易通过自由基和兴奋性氨基酸的过度释放、细胞内钙离子超载、炎症细胞因子和细胞黏附分子的高表达等产生缺血再灌注,进一步损伤视网膜,使视功能严重受损。刘苏等对急性高眼压模型大鼠进行原花青素混悬液灌胃干预,结果显示,与急性高眼压模型组大鼠相比,原花青素干预组大鼠视网膜SOD活性升高,MDA、NO、Ca^{2+}、Glu含量降低,caspase-3表达降低,视网膜超微结构损伤减轻,证实原花青素对急性高眼压导致的视网膜缺血再灌注损伤确有明显的保护作用,其主要机制可能与其抑制自由基,增强视网膜组织抗氧化能力;阻止Ca^{2+}异常释放,降低NO及Glu水平,减少其对视网膜的毒性作用等有关。原慧萍等实验发现,微波可诱导视网膜神经节细胞凋亡,而原花青素对此损伤有一定的拮抗作用,且该作用与原花青素剂量呈正相关,推测其与原花青素良好的抗氧化及抗炎作用有关。

崔晓霈等用葡萄籽原花青素干预STZ诱导的糖尿病大鼠,研究其对大鼠坐骨神经的作用。发现原花青素能明显减轻糖尿病大鼠周围神经病变,推测其主要通过降低大鼠体内氧化应激水平而起到保护作用。现已有研究报道原花青素可降低脑组织中一氧化氮合酶的活性,从而减少 NO 对神经细胞的毒性作用而发挥脑保护作用。原花青素在大鼠脑缺血模型中可抑制前脑皮质及海马神经细胞表达 Bcl-2 蛋白和 bax 蛋白,可有效抑制神经细胞的凋亡。这对于我们进一步研究应用青光眼视神经保护药提供了新的思路。

参 考 文 献

[1] Bagchi D,Garg A,Krohn RL,et al. Oxygen free radical scavenging abilities of vitamin C and vitamin E,and a grape seed proanthocyanidins extract in vitro. Res Commun Mol Pathol Pharmacol,1997,95:179-189.

[2] Bagchi D,Stohs S,Bagchi M,et al. Cellular protection with proanthocyanidins derived from grape seeds. Ann NY Acad Sci,2002,957:260-270.

[3] Koga T,Moro K,Nakamori K,et al. Increase of antioxidative potential of rat plasma by oral administration of proanthocyanidin-rich extract from grape seeds. J Agric Food Chem,1999,47:1892-1897.

[4] Osakabe N,Yamagishi M,Natsume M,et al. Ingestion of Proanthocyanidins Derived from Cacao inhibits Diabetes-Induced Cataract Formation in Rats. Exp Bio Med,2004,229:29-33.

[5] Durukan AH,Evereklioglu C,Hurmeric V,et al. Ingestion of IH636 grape seed proanthocyanidin extract to prevent selenite-induced oxidative stress in experimental cataract. Cataract Refract Surg,2006,32:1041-1045.

[6] Leonard SS,Xia C,Jiang BH,et al. Resveratrol scavenges reactive oxygen species and effects radical-induced cellular responses. Biochem Biophys Res Commun,2003,309:1017.

[7] Subbaramaiah K,Dannenberg AJ. Resveratrol inhibits the expression of cyclooxygenase-2 in mammary epithelial cells. Adv Exp Med Biol,2001,492:147.

[8] Sano T,Oda E,Yamashita T,et al. Anti-thrombotic effect of Proanthocyanidin,a purified ingredient of grape seed. Thromb Res,2005,115:115-121.

[9] Yamakoshi J,Saito M,Kataoka S,et al. Safety evaluation of proanthocyanidin-rich extract from grape seeds. Food Chem Toxicol,2002,40:599-607.

[10] 晏兴云,刘苏. 原花青素在眼科的应用研究. 国际眼科杂志,2007,7:1095-1097.

[11] 杨倍增,杜利平. 我国葡萄膜炎研究的现状及发展. 中华眼科杂志,2010,46:924-929.

[12] 何守志. 晶状体病学. 北京:人民卫生出版社,2004.

[13] 葛坚,黄晶晶,蓝卫忠,等. 国内外青光眼领域近五年进展. 中华眼科杂志,2010,46:893-899.

[14] 周雁,高海青,由倍安,等. 原花青素提取物对糖尿病大鼠氧化应激的影响. 中国老年学杂志,2005,25:1189-1190.

[15] 梁英,高海青,由倍安,等. 葡萄籽原花青素对兔心肌再灌注损伤诱发的细胞凋亡保护作用. 山东大学学报(医学版),2006,44:1036-1039.

[16] 高海青,马亚兵. 葡萄多酚——防病抗衰植物有效成分. 济南:山东科学技术出版社,2006.

[17] 张俊鸽,李平华. 原花青素抗氧化活性的相关研究. 国际眼科杂志,2007,7:179-181.

[18] 孟雪莲,杨静玉,吴春福. 白藜芦醇的药理学作用研究进展. 沈阳药科大学学报,2008,25:51-54.

[19] Preuss HG,Montamarry S,Echard B,et al. Long-term effects of chromium,grape seed extract,and zinc on various metabolic parameters of rats. Mol Cell Biochem,2001,223:95-102.

[20] Nandakumar V,Singh T,Katiyar SK. Multi-targeted prevention and therapy of cancer by proanthocyanidins. Cancer Letters,2008,269:378-387.

[21] Schroeter H,Heiss C,Spencer JP,et al. Recommending flavanols and procyanidins for cardiovascular health: Current knowledge and future needs. Mol Aspects Med,2010,31:546-557.

[22] García-Ramírez B,Fernandez-Larrea J,Salvadó MJ,et al. Tetramethylated dimeric procyanidins are detected

in rat plasma and liver early after oral administration of synthetic oligomeric procyanidins. J Agric Food Chem,2006,54:2543-2551.

[23] Zhang B,Osborne NN. Oxidative-induced retinal degeneration is attenuated by epigallocatechin gallate. Brain Res,2006,8:176-187.

[24] Ipatova OM,Prozorovskaia NN,Rusina IF,et al. Antioxidant properties of a leaf extract from Aronia (Aronia melanocarba) containing proanthocyanidins. Biomed Khim,2003,49:165-176.

[25] Ohgami K,Ilieva I,Shiratori K,et al. Anti-inflammatory effects of aronia extract on rat endotoxin-induced uveitis. Invest Ophthalmol Vis Sci,2005,46:275-281.

[26] 李雯霖,张莉,张越骊. 白藜芦醇对视网膜内皮细胞增殖及 VEGF 表达的影响. 国际眼科杂志,2008,8:1087-1090.

[27] 崔晓霈. 葡萄籽原花青素对糖尿病大鼠周围神经保护作用的实验研究. 山东大学硕士学位论文,2007.

[28] Reiter E,Azzi A,Zingg JM. Enhanced anti-proliferative effects of combinatorial treatment of delta-tocopherol and resveratrol in human HMC-1 cells. Biofactors,2007,30:67-77.

[29] Zhang J,Wang XF,Lu ZB,et al. The effects of meso-2,3-dimercaptosuccinic acid and oligomeric procyanidins on acute lead neurotoxicity in rat hippocampus. Free Radic Biol Med,2004,37:1037-1050.

[30] Goncalves C,Dinis T,Batista MT. Antioxidant properties of proanthocyanidins of Uncaria tomentosa bark decoction:mechanism for anti-inflammatoryactivity. Phytochemistry,2005,66:89-98.

[31] Hou DX,Masuzaki S,Hashimoto F,et al. Green tea proanthocyanidins inhibit cyclooxygenase-2 expression in LPS-activated mouse macrophages:Molecular mechanisms and structure-activity relationship. Arch Biochem Biophys,2007,460:67-74.

[32] Feng Y,Liu YM,Fratkins JD,et al. Grape seed extract suppresses lipid peroxidation and reduces hypoxic ischemic brain injury in neonatal rats. Brain Res Bull,2005,66:120-127.

[33] Robert AM,Robert L,Renard G. Effect of procyanidolic oligomers on corneal collagen fibrillogenesis. J Fr Ophtalmol,2005,28:1017-1025.

[34] Roy AM,Baliga MS,Elmets CA,et al. Grape seed proanthocyanidins induce apoptosis through p53,Bax,and caspase 3 pathways. Neoplasia,2005,7:24-36.

第十七章 葡萄多酚与其他疾病

第一节 骨质疏松症

骨质疏松症(osteoporosis,OP)是一种以骨量减少和骨微结构破坏为特征,导致骨脆性增加和易于骨折的代谢性骨病。OP 可分为原发性和继发性两类。原发性者又分为绝经后 OP(postmenopausal osteoporosis,PMOP,Ⅰ型)和老年性 OP(senile osteoporosis,SOP,Ⅱ型)。前者发生于绝经后女性,其中多数患者的骨转换(turnover)率增高;后者是老年人的常见病。继发性 OP 是指各种原发疾病引起的骨质疏松。随着人口老龄化和人均寿命的延长,原发性 OP 的发病率在逐年升高。

骨质疏松症是 Pornmer 在 1885 年提出的,但人们对骨质疏松的认识是随着历史的发展和技术的进步而逐渐深化的。早年一般认为全身骨质减少即为骨质疏松,美国则认为老年骨折为骨质疏松。直到 1990 年在丹麦举行的第三届国际骨质疏松研讨会及 1993 年在中国香港举行的第四届国际骨质疏松研讨会上,骨质疏松才有一个明确的定义,并得到世界的公认。每年的 10 月 20 日定为"国际骨质疏松日"。

一、病理生理机制

正常成熟骨的代谢主要以骨重建方式进行。在骨代谢调节激素和局部细胞因子的协调作用下,骨组织不断吸收旧骨,生成新骨。成年以后,随着增龄,骨密度(bone mineral density,BMD)逐年下降,但如 BMD 的降低超过一定程度即视为低骨量(osteopenia)或 OP。

骨强度(bone strength)包括骨质量(bone quality)和 BMD 两方面。一般来说,BMD 下降伴骨微结构紊乱和破坏,当骨丢失到一定程度时,骨质量显著下降,骨小梁变窄、变细、弯曲,错位甚至断裂。有的被全部吸收形成空洞和空隙,骨小梁数目减少,但骨矿含量与骨基质中有机质(主要为胶原)的比例仍基本正常。骨皮质变薄,脆性增加,直至发生骨折。

(一) 老年性和绝经期后骨质疏松

男性 55 岁后,女性见于绝经期后。老年性骨质疏松可能与性激素水平低下,蛋白质合成性代谢刺激减弱以及成骨细胞功能减退,骨质形成减少等有关。雌激素有抑制破骨细胞活性、减少骨吸收和促进成骨细胞活性及骨质形成作用,并有拮抗皮质醇和甲状腺激素的作用。绝经期后雌激素降低,故骨吸收加速而逐渐发生骨质疏松。雌激素还有刺激 1α-羟化酶产生 $1,25\text{-}(OH)_2\text{-}D_3$ 的作用。更年期后缺乏性激素 1α-羟化酶对甲状旁腺激素(PTH)低血磷等刺激生成的敏感性降低,$1,25\text{-}(OH)_2\text{-}D_3$ 生物合成低下,也参与发生骨质疏松。随着年龄的增长,骨母细胞逐渐死亡,骨基质在量与质方面均在改变。因此,老年性骨质疏松实际上是机体老化过程的表现,特别是骨组织表现最突出。

（二）营养性骨质疏松

蛋白质缺乏导致骨有机基质生成不良,维生素C缺乏影响基质形成,并使胶原组织的成熟发生障碍;饮食中长期缺钙(每日不足400mg)者可发生继发性甲状旁腺功能亢进症,促进骨质吸收也可致病。

（三）失用性骨质疏松

各种原因的失用少动、不负重等,对骨骼的机械刺激减弱可造成肌肉萎缩、骨形成作用减少,骨吸收作用增强,形成骨质疏松。

1. 青年特发性骨质疏松　原因不明,多见于青年人,故又称青年型骨质疏松。

2. 内分泌性骨质疏松　皮质醇增多症、甲状腺功能亢进症、糖尿病、肢端肥大症、原发性甲状旁腺功能亢进、性腺功能减退、遗传性结缔组织病等均可以导致骨质疏松。

原发性OP的原因和发病机制未明。凡可使骨吸收增加和(或)骨形成下降的因素都会促进OP的发生。

（四）骨吸收及其影响因素

骨吸收主要由破骨细胞介导,破骨细胞在接触骨基质时被激活,分泌某些酶和细胞因子以溶解骨基质,矿物质被游离。导致骨吸收增强的主要因素是雌激素缺乏和PTH分泌增多。

1. 雌激素缺乏　为PMOP的主要病因。成年以后,女性的骨量低于同龄男性。女性绝经后,雌激素缺乏使破骨细胞功能增强,骨丢失加速,数年内可丢失骨质总量的20%~25%。绝经时间越早,雌激素缺乏越严重,骨丢失的量也越多。

2. 甲状旁腺素分泌增多　PTH作用于成骨细胞,通过其分泌的骨吸收因子促进破骨细胞的作用。随着增龄,肠钙吸收减少,$1,25-(OH)_2D_3$生成量下降,血PTH相对增高,骨吸收增多,导致骨丢失。部分PMOP患者有轻度原发性甲状旁腺功能亢进的临床表现,称为绝经后原发性甲状旁腺功能亢进症。血钙、骨源性碱性磷酸酶(B-ALP)、骨钙素和血PTH均升高,骨转换率加速。

3. 其他因素　如随着年龄的增加,成骨性细胞谱系的护骨素(osteoprotegerin,OPG)表达下降,破骨细胞生成增多,骨丢失加速。

（五）骨发育生长与形成及其影响因素

骨的发育生长与形成主要由成骨细胞介导。在成骨过程中,向基质分泌胶原蛋白和其他基质物质,为矿物质的沉积提供纤维网架,类骨质被矿化为正常骨组织。

1. 峰值骨量（peak bone mass,PBM）　是影响成年后骨量的重要因素。随着骨骼的逐渐发育和成熟,骨量不断增加,约在30岁达到PBM。青春发育期是人体骨量增加最快的时期,性激素为青春期骨骼突发生长的始动因子,故青春发育延迟或此期的骨骼发育和成熟障碍可致PBM降低,成年后发生OP的危险性增加,OP发病年龄提前。

PBM主要由遗传因素(如种族、骨代谢相关因子和骨基质的基因多态性等)决定,有些PMOP患者有明显的家族发病倾向。白种人和亚洲人的PBM较低。此外,营养、生活方式和全身性疾病等对PBM也有明显影响。

2. 营养因素　钙是骨矿物质中最主要的成分。钙不足必然影响骨矿化。在骨的生长发育期和钙需要量增加时(妊娠、哺乳等),摄入不足或老年人钙的肠吸收功能下降均可诱发OP。

3. 生活方式和生活环境　足够的体力活动有助于提高 PBM 和减少骨丢失。成骨细胞和骨细胞具有接受应力、负重等力学机械刺激的接受体,故成年后的体力活动是刺激骨形成的一种基本方式,而活动过少者易于发生 OP。此外,吸烟、酗酒、高盐饮食、大量引用咖啡、维生素 D 摄入不足和光照减少等均为 OP 的易发因素。长期卧床和失重(如太空宇航员)也常导致骨丢失。

(六) 骨的质量及其影响因素

骨质量决定骨的生物力学性能,主要由骨微结构、骨转换率、骨矿化程度、骨微损伤以及骨基质的胶原和骨矿盐成分与比例决定;由于决定骨质量的多数因素与遗传素质有关,故骨的转换率即成为决定同一个体骨质量的最重要因素。骨代谢转换过低可导致骨微损伤累积和因矿化过高所致的骨脆性增高,而转换过高则引起骨形成不足,骨小梁变细或穿孔,并因矿化不足而出现骨小梁的连续性丧失,骨代谢转换率过高或过低的后果均使骨质量下降,易发生骨折。

此外,某些药物如抗惊厥药苯妥英钠、苯巴比妥以及卡马西平,会引起治疗相关的维生素 D 缺乏及肠道钙的吸收障碍,并且继发甲状旁腺功能亢进。过度使用包括铝制剂在内的制酸剂,能抑制磷酸盐的吸收以及导致骨矿物质的分解。糖皮质激素能直接抑制骨形成,降低肠道对钙的吸收,增加肾脏对钙的排泄,继发甲状旁腺功能障碍及性激素的产生。长期使用肝素会出现骨质疏松,具体机制未明。化疗药如环孢素已证明能增加啮齿类动物的骨更新。

某些疾病如肿瘤,尤其是多发性骨髓瘤的肿瘤细胞产生的细胞因子能激活破骨细胞,以及儿童或青少年的白血病和淋巴瘤,后者的骨质疏松常是局限性的。胃肠道疾病例如炎性肠病导致吸收不良和进食障碍;神经性厌食症导致快速的体重下降以及营养不良,并与无月经有关。珠蛋白生成障碍性贫血,源于骨髓过度增生以及骨小梁连接处变薄,这类患者中还会出现继发性性腺功能减退症。

二、临　床　表　现

(一) 疼痛

原发性骨质疏松症最常见的症状以腰背痛多见,占疼痛患者中的 70% ~ 80%。疼痛沿脊柱向两侧扩散,仰卧或坐位时疼痛减轻,直立时后伸或久立、久坐时疼痛加剧,日间疼痛轻,夜间和清晨醒来时加重,弯腰、肌肉运动、咳嗽、排便用力时加重。一般骨量丢失 12% 以上时即可出现骨痛。老年骨质疏松症时,椎体骨小梁萎缩,数量减少,椎体压缩变形,脊柱前屈,腰直肌为了纠正脊柱前屈,加倍收缩,肌肉疲劳甚至痉挛,产生疼痛。新近胸腰椎压缩性骨折亦可产生急性疼痛,相应部位的脊柱棘突可有强烈压痛及叩击痛,一般 2 ~ 3 周后可逐渐减轻,部分患者可呈慢性腰痛。若压迫相应的脊神经,可产生四肢放射痛、双下肢感觉运动障碍、肋间神经痛、胸骨后疼痛类似心绞痛,也可出现上腹痛,类似急腹症。若压迫脊髓、马尾,还可影响膀胱、直肠功能。

(二) 身材缩短和驼背

多在疼痛后出现。脊椎椎体前部几乎多由骨松质组成,而且此部位是身体的支柱,负重量大,尤其第 11、第 12 胸椎及第 3 腰椎,负荷量更大,容易压缩变形,使脊椎前倾,背曲加剧,形成驼背。随着年龄增长,骨质疏松加重,驼背曲度加大,致使膝关节挛拘显著。每人有 24

节椎体,正常人每一椎体高度约 2cm,老年人骨质疏松时椎体压缩,每椎体缩短 2mm 左右,身长平均缩短 3～6cm。

(三) 骨折

这是退行性骨质疏松症最常见和最严重的并发症,它不仅增加患者的痛苦,加重经济负担,并严重限制患者活动,甚至缩短寿命。据我国统计,老年人骨折发生率为 6.3%～24.4%,尤以高龄(80 岁以上)女性老人为甚。骨质疏松症所致骨折在老年前期以桡骨远端骨折(Colles 骨折)多见,老年期以后腰椎和股骨上端骨折多见。一般骨量丢失 20% 以上时即发生骨折。BMD 每减少 1.0SD,脊椎骨折发生率增加 1.5～2 倍。脊椎压缩性骨折有20%～50% 的患者无明显症状。

(四) 呼吸功能下降

胸、腰椎压缩性骨折,脊椎后弯,胸廓畸形,可使肺活量和最大换气量显著减少,肺上叶前区小叶型肺气肿发生率可高达 40%。老年人多数有不同程度的肺气肿,肺功能随着增龄而下降,若再加骨质疏松症所致胸廓畸形,患者往往可出现胸闷、气短、呼吸困难等症状。

诊断标准:详细的病史和查体是临床诊断的基本依据。临床上,凡存在 OP 家族史、OP 性骨折史、消瘦、闭经、绝经、慢性疾病、长期营养不良、长期卧床或长期服用致骨丢失药物者,均要考虑本症的可能。一般根据 BMD 结果确定是低骨量(低于同性别 PBM 的 1SD 以上但小于 2.5SD)、OP(低于 PBM 的 2.5SD 以上)或严重 OP(OP 伴一处或多处自发性骨折),然后再确定是原发性或继发性 OP。对可疑为 OP 者应作 BMD 测量,以双能 X 线吸收测定(DXA)为最佳方法。

三、治　疗　措　施

(一) 一般治疗

1. 运动　运动可增加和保持骨量,并可使老年人的应变能力增强,减少骨折意外的发生。

2. 钙剂和维生素 D　无论何种 OP 均应补充适量钙剂,使每日元素钙的总摄入量达到800～1200mg。除了增加饮食钙含量外,尚可补充碳酸钙、葡萄糖酸钙、枸橼酸钙等制剂,同时补充维生素 D,如骨化三醇等。两者联合用药效果较好。

3. 其他　主要包括多从事户外活动、预防跌倒、戒除烟酒、少饮咖啡,停用致骨丢失的药物及进食富含钙、镁与异黄酮类食物等。

(二) 对症治疗

1. 有疼痛者可给予适量非甾体类镇痛药,如阿司匹林或吲哚美辛。

2. 有骨畸形者应局部固定或采用其他矫形措施,防止畸形加剧。

3. 有骨折者应给予牵引、固定、复位或手术治疗,同时应尽早辅以物理疗法和康复治疗,努力恢复运动功能。骨折患者要尽量避免少卧床、多活动,必要时由医护人员给予被动运动,以减少制动或失用所致的骨丢失。

(三) 特殊治疗

1. 雌激素和选择性雌激素受体调节剂　雌激素补充治疗适用于:①绝经后骨质疏松症的预防,有时也可作为治疗的方案之一。②围绝经期伴有或不伴有骨量减少者。③卵巢早衰或因各种原因切除卵巢者。

选择性雌激素受体调节剂（selective estrogen receptor modulators，SERM）：对某些组织表现为雌激素激动剂，而对另一些组织则表达雌激素的拮抗作用，如他莫昔芬、雷洛昔芬等，主要适用于治疗无更年期症状、无血栓栓塞疾病的 PMOP。

2. 降钙素　为骨吸收的抑制剂。主要适用于：高转换型骨质疏松症患者；骨质疏松症伴或不伴有骨折者，其止痛效果好；变形性骨炎者；急性高钙血症或高钙血症危象者。

3. 二膦酸盐　是一类与钙有高度亲和力的人工合成化合物。其作用机制未明。实验观察其对骨代谢主要有两种作用：①改变骨基质特性，抑制破骨细胞生成和骨吸收。②破骨细胞胞饮二膦酸盐，并抑制其活性。二膦酸盐主要用于骨吸收明显增强的代谢性骨病，如变形性骨炎、多发性骨髓瘤、甲状旁腺功能亢进、肿瘤性高钙血症、骨纤维结构不良症、骨干发育不全、成骨不全、系统性肥大细胞增多症等。亦可用于治疗原发性和继发性骨质疏松症，主要适用于高转换型者，尤其适用于高转换型 PMOP 又不宜用雌激素治疗者，对类固醇性骨质疏松症也有良效。骨转换率正常或降低者不宜单独用二膦酸盐治疗。

4. 甲状旁腺素　低剂量间歇性应用 $hPTH_{1-34}$ 可促进骨形成，增加 BMD，降低椎体和非椎体骨折发生率。

（四）预防

骨质疏松症给患者生活带来极大不便和痛苦，治疗收效很慢，一旦骨折又可危及生命，因此，要特别强调落实三级预防。

1. 一级预防　应从儿童、青少年做起，如注意合理膳食营养，多食用含钙、磷高的食品，如鱼、虾、虾皮、海带、牛奶（250ml 含钙 300mg）、乳制品、骨头汤、鸡蛋、豆类、精杂粮、芝麻、瓜子、绿叶蔬菜等。尽量摆脱"危险因子"，坚持科学的生活方式，如坚持体育锻炼，多接受日光浴，不吸烟、不饮酒，少喝咖啡、浓茶及含碳酸饮料，少吃糖及食盐，动物蛋白也不宜过多，晚婚、少育，哺乳期不宜过长，尽可能保存体内钙质，丰富钙库，将骨峰值提高到最大值是预防生命后期骨质疏松症的最佳措施。加强骨质疏松的基础研究，对有遗传基因的高危人群重点随访，早期防治。

2. 二级预防　人到中年，尤其妇女绝经后，骨丢失量加速进行。此时期应每年进行 1 次骨密度检查，对快速骨量减少的人群，应及早采取防治对策。近年来欧美各国多数学者主张在妇女绝经后 3 年内即开始长期雌激素替代治疗，同时坚持长期预防性补钙或用骨肽口服制剂（骨肽片）进行预防治疗，以安全、有效地预防骨质疏松。日本则多主张用活性维生素 D（罗钙全）及钙预防骨质疏松症，注意积极治疗与骨质疏松症有关的疾病，如糖尿病、类风湿关节炎、脂肪泻、慢性肾炎、甲状旁腺功能亢进或甲状腺功能亢进、骨转移癌、慢性肝炎、肝硬化等。

3. 三级预防　对退行性骨质疏松症患者，应积极进行抑制骨吸收（雌激素、CT、Ca），促进骨形成（活性维生素 D），骨肽口服制剂（骨肽片）的药物治疗，还应加强防摔、防碰、防绊、防颠等措施。对中老年骨折患者应积极手术，实行坚强内固定，早期活动，体疗、理疗、心理、营养、补钙、止痛、促进骨生长、遏制骨丢失、提高免疫功能及整体素质等综合治疗。

退行性骨质疏松症是骨骼发育、成长、衰老的基本规律，但受着激素调控（主要有 PTH 破骨；雌激素、CT 成骨；维生素 D_3 双向调节）、营养状态、物理因素（日照、体重）、免疫状况（全身体质、疾病）、遗传基因、生活方式（吸烟、饮酒、咖啡、饮食习惯、运动、精神情绪）、经济文化水平、医疗保障等八方面的影响，若能及早加强自我保健意识，提高自我保健水平，积极进行科学干预,退行性骨质疏松症是可能延缓和预防的,这将对提高我国亿万中老年人的身心健康及生活质量具有重要而现实的社会和经济效益。

四、葡萄多酚与骨质疏松症

(一)葡萄籽原花青素与骨质疏松症

葡萄籽原花青素(GSPE)具有极强的抗氧化及清除自由基的活性,是迄今为止人类所发现的最强、最有效的自由基清除剂之一。其抗自由基氧化能力是维生素 C 的 20 倍、维生素 E 的 50 倍,尤其是其体内活性,是其他抗氧化剂不可比拟的。

葡萄籽原花青素可明显抑制胶原引起的过氧化氢产生,从而抑制血小板凝集。体外试验证明,葡萄籽原花青素对过氧化氢、羟自由基和超氧阴离子均具有直接显著的捕获作用,自身参与自由基的电子转移而灭活自由基。同样,原花青素也可以直接和羟自由基、过氧化氢反应,减少氧化应激引起的细胞损伤。此外,相当一部分实验结果表明,葡萄籽中的抗氧化活性物质可以影响酶类的活性,而这些酶类直接参与自由基的产生、传递或灭活。葡萄籽原花青素可以活化谷胱甘肽过氧化物酶,提高细胞的抗氧化能力;抑制 NADH-辅酶 Q、琥珀酸-辅酶 Q 和泛醌醇-色素 C 还原酶的活性,从而中断电子的转移,保持细胞色素 C 的还原态,减少活性基团的产生。研究表明,大量活性氧的摄入会从整体、细胞和基因不同水平影响骨的代谢过程。在骨重建中,胶原蛋白是骨构成过程中重要的组成部分,自由基可以破坏其形成,导致骨中矿物质沉积减少,从而造成钙、磷、镁、锰等元素的流失,影响骨密度,抑制骨的形成,造成骨质疏松。同时,胶原蛋白加速分解生成羟脯氨酸并随血、尿流失,且流失程度随年龄增加,使得骨中两者的含量均相应减少。另外由于骨基质结构建成受阻,同时矿物质含量下降,从而使骨的结构力学和生物力学受到影响,显著降低了骨的抗变性能力,提高了发生骨折的概率。葡萄籽原花青素是良好的活性氧淬灭剂,可有效淬灭多种自由基,防止脂质过氧化的发生。

随着人口老龄化,老年性骨质疏松的发病率逐年升高。老年人伴随糖尿病及心脑血管疾病等较常见。衰老及体内葡萄糖浓度升高均会升高体内糖基化终末产物(advanced glycation end product,AGE)的浓度。随着 AGE 浓度增加,AGE 在骨胶原上大量沉积,直接影响成骨细胞的增殖与分化,结果使成骨细胞数量减少,活性降低,导致骨形成降低。同时,AGE 还可以和细胞膜上的特异受体结合,促使该细胞合成和释放细胞因子和生长因子,如白细胞介素-1(IL-1)、IL-6 等,从而改变细胞间信息传递,影响破骨细胞的增殖与分化,导致骨吸收增加。加之对骨基质的破坏,最终导致骨质疏松症的发生。有研究表明,GSPE 不仅具有抗氧化作用,而且具有明确的抗糖基化作用。国内外研究表明:葡萄籽原花青素能够显著抑制 AGE 诱发血管内皮细胞 RAGE 和炎症因子(VCAM-1、ICAM-1、IL-6、TNF-α)的表达,从而保护血管内皮细胞的糖基化损伤,也能够抑制糖尿病大鼠体内 AGE 的生成,对靶器官起到保护作用。葡萄籽原花青素对骨质疏松的保护作用可能与其抗糖基化有关。

现有研究表明,同时摄入钙和黄酮类化合物对促进骨形成有重要的作用,同时黄酮类化合物还有抑制骨质吸收的作用,因此对于骨质疏松等易导致骨折的疾病有一定的改善作用。食物是机体获得钙的重要来源,近期一些研究发现,黄酮类物质中的葡萄籽原花青素可以和食物中的钙质相互作用,对骨骼发育有重要的相互联系,特别是在生长发育期和骨骼构建的时期有至关重要的作用。

研究表明,葡萄籽原花青素对幼年大鼠下颌骨骨骼发育有重要的影响作用。此外,骨质疏松还可以增加牙周疾病的危险性,下颌骨骨质丢失对于义齿的稳定性和移植物的稳定性有显著的影响。5周龄的大鼠经过低钙饮食处理后造成骨质疏松模型,继以 GSPE 3mg/kg 配合标准钙含量饮食治疗,结果发现经过 GSPE 治疗后,下颌骨的骨皮质密度和矿物质含量都有了明显的增长,小梁骨骨密度、小梁骨矿物质含量也有了显著的提高。在 Ishikawa 等的研究中发现,高钙饮食配合 GSPE 的效果比正常饮食+GSPE 或单纯高钙饮食更加显著。以上研究结果表明,GSPE 对于促进大鼠下颌骨发育,增强骨强度有显著的作用。

Yahara 等研究了 GSPE 和钙剂对低钙饮食(30% 正常饮食含钙量)后大鼠胫骨骨干的影响,该研究主要测定骨矿物质含量、骨密度,使用有创性和无创性方法(pQCT)测定骨强度和几何学特征。5周龄的大鼠随机分配到对照组、低钙饮食组、低钙-标准饮食组、低钙-标准饮食+GSPE 组。结果发现,4组动物的体重无明显改变,低钙饮食组测量参数明显低于其他各组。低钙-标准饮食+GSPE 组的骨皮质矿物质含量、骨皮质骨密度和骨膜周长均显著高于低钙-标准饮食组。另外,低钙-标准饮食+GSPE 组的骨骼中钙、磷、锌等微量元素也显著高于低钙-标准饮食组。结果表明,GSPE 与钙剂同时使用可以促进骨骼形成、增加骨强度,对低钙造成的骨质疏松有一定的改善作用。

(二)白藜芦醇与骨质疏松症

正常骨代谢过程是一种骨吸收和骨形成的动态平衡过程,这一过程受到体内外许多因素的调控,如年龄、性别、营养状况、生活习惯等。一旦这些方面出现问题,就会导致骨代谢受阻,引发骨质疏松。其发生的本质在于骨重建过程紊乱,即破骨细胞介导的骨吸收大于成骨细胞介导的骨形成。裴凌鹏等研究表明,反式白藜芦醇可以使破骨细胞数量和抗酒石酸酸性磷酸酶(TRAP)活性降低,阻止破骨细胞的形成与分化,有助于延缓骨吸收过程。

成骨细胞的主要功能是沉积钙质、形成新骨质并填充破骨细胞所致的骨陷窝,维持骨吸收与骨形成之间的动态平衡。成骨细胞的产生、增殖、分化受多种因素的调节,其中 BMP-2 在成骨细胞分化过程中起非常关键的作用。骨形成蛋白2(BMP-2)是储存在骨内的骨诱导生长因子 BMP 家族成员之一,属转化生长因子 β(transforming growth factor β,TGF-β)超家族成员。BMP-2 从两方面促进骨形成:一是促进成骨细胞分化。骨基质中的 BMP-2 可募集骨髓干细胞,并诱导骨髓干细胞分化为成骨细胞及软骨细胞,再通过钙盐沉积形成新骨。BMP-2 还诱导间叶细胞中成骨细胞的分化及幼骨的重塑。BMP-2 在骨的再生和修复过程中也促进成骨细胞的分化并抑制其凋亡。二是促进其他成骨因子的表达。BMP-2 能够增加成骨细胞标志基因 OPN、Cbfa1、Col Ⅰ alpha1、BSP、ALP、fabp4 等的表达,这些基因的相应蛋白在成骨细胞分化中起非常关键的作用。Chang 等的研究表明,白藜芦醇可以提高碱性磷酸酶活性,增强矿化作用,提高 Ⅰ 型前胶原蛋白、骨钙素和 BMP-2 的水平。并且发现白藜芦醇只对 BMP-2 有影响,而对 BMP 其他亚型无作用。在细胞株中加入白藜芦醇6小时后,开始检测到 BMP-2 的水平开始增加,在24小时达到最高水平值,并且具有量效关系。白藜芦醇通过影响 BMP-2 的合成和表达,进而影响碱性磷酸酶活性和骨钙素的生成。Chan 等采用条件永生胚胎成骨细胞株(hFOB)和人类骨肉瘤细胞 MG263,对白藜芦醇进行了检测。从细胞增殖、碱性磷酸酶活性、矿化作用、Ⅰ 型前胶原蛋白的水平、骨钙素和 BMP-2 的水平多方面分析白藜芦醇的作用。实验结果表明,白藜芦醇可以提高碱性磷酸酶活性,增强矿化作用,提高 Ⅰ 型前胶原蛋白的水平、骨钙素和骨形态发生蛋白的水平。因此,可以认为白藜芦醇是一种潜在的预防和治疗骨质疏松的提取物。

雌激素缺乏使破骨细胞功能增强,骨丢失加速是绝经后妇女骨质疏松症的主要病因。雌激素缺乏导致多种细胞因子分泌异常,这些细胞因子在体外试验中都体现出调节骨保护素(OPG)、NF-κB配体的受体或激活因子(RANKL)的作用,后两者参与绝经后骨质疏松症的发病。雌激素替代疗法曾经作为预防控制绝经引起的心血管疾病和骨质疏松症的首选,但由于其对子宫和乳腺的副作用,限制了它的临床应用。白藜芦醇的化学结构与内源性雌激素相似,体内和体外研究均证实白藜芦醇具有雌激素样作用,因此它被认为是一种新型的植物雌激素。近些年来,国内外很多学者对白藜芦醇的抑制骨丢失作用进行了研究,发现白藜芦醇对骨密度的保护效果很好。研究显示,白藜芦醇在体外能与雌激素竞争性结合雌激素受体,有雌激素/抗雌激素样作用,被视为一种植物雌激素。临床研究表明,植物性雌激素如人工合成依普黄酮可有效预防和治疗绝经期骨质疏松症。很多研究表明白藜芦醇具有促进造骨细胞分化、增殖和促进成骨细胞的活性。如 Mizutani 等用白藜芦醇对成骨细胞MC3T3-E1 干预的结果发现:白藜芦醇可以活化细胞中的脯氨酸羟化酶和碱性磷酸酶的活性,促进细胞分化和增殖,具有潜在的促进造骨细胞分化和增殖的活性。国内外学者研究发现:白藜芦醇能抑制去卵巢大鼠骨密度的下降,并且能够改善骨的生物力学性能、提高骨质量、降低骨折的风险,其机制可能与白藜芦醇上调骨组织中 OPG 表达而下调 RANKL 的表达有关。

破骨细胞来源于骨髓造血干细胞的单核巨噬细胞系,其分化过程涉及 NF-κB 活化受体(RANK)/骨保护素(OPG)/RANK 配体(RANKL)系统的调节。RANKL 表达于成骨细胞表面,与破骨细胞前体细胞表面的 RANK 结合,与巨噬细胞克隆刺激因子(M-CSF)一起启动破骨细胞的分化。有研究表明,反式白藜芦醇在成骨细胞分化、OPG/RANKL 调控方面具有一定作用,并且在破骨细胞代谢调控方面也发挥着重要的作用。研究表明,高剂量反式白藜芦醇可以使破骨细胞数量降低,阻止破骨细胞的形成和分化。同时在破骨细胞分化过程中,不同剂量反式白藜芦醇处理的各组细胞 RANK 基因表达水平均有所上调,呈现一定的量效关系。表明白藜芦醇在体外可以有效抑制破骨细胞的形成和分化,有助于延缓骨吸收过程。

另外,白藜芦醇具有与葡萄籽原花青素同样的抗氧化作用,是良好的活性氧淬灭剂,可有效减少多种自由基的产生,在骨的代谢过程中起到积极的作用。

五、应 用 前 景

氧化自由基的产生及非酶糖基化在骨质疏松症的发生发展过程中起着重要的作用。葡萄多酚具有明确的抗氧化、抗糖基化作用,从细胞、分子、基因水平参与骨代谢的各种过程并具有保护作用。白藜芦醇还因其具有的雌激素样作用,可用于骨质疏松症的治疗。目前葡萄多酚在心血管系统疾病中的研究较为多见,但在骨质疏松防治中的作用机制尚未完全明了。随着骨质疏松症发病率的逐年升高,探索发病机制及有效的治疗措施显得十分必要。葡萄多酚在骨质疏松症中具有巨大的应用前景,为人类防治骨质疏松症提供了新的方向。

第二节　过敏性疾病

过敏性疾病又称变态反应性疾病,是指机体通过吸入、食入、注入或接触某种物质,包括抗原物质或半抗原物质后,引起某一组织或器官,甚至全身性的过度反应,引起各种各样的功能障碍或组织损伤的一类疾病,如过敏性皮肤病和过敏性鼻炎、支气管哮喘等。

随着工业经济的发展、生态环境的改变以及人类物质生活的日益丰富,人们接触的致敏物质越来越多,导致过敏性疾病的发病率日趋增加。

一、病理生理机制

过敏性疾病发生的原因复杂,是由遗传因素和环境因素共同作用的结果。多种炎症细胞及其分泌的介质参与了过敏性疾病的发病机制。各种过敏症状的表现及轻重与变应原的类型无关,但与免疫细胞识别及对抗变应原而释放的免疫产物有关,其中最为重要的过程是 B 细胞产生免疫球蛋白 IgE 及 Th2 细胞释放各种细胞因子。

过敏性疾病的发生必须具备 3 个条件:第一要有变应原存在;第二要有致敏机体;第三需要变应原与致敏机体的密切接触,三者缺一不可。

(一) 变应原的刺激

变应原物质刺激是诱导机体发生变态反应的先决条件。引起变态反应的抗原称为变应原,也叫过敏原。变应原种类繁多,可以是完全抗原,如异种动物血清,异体组织细胞、各种微生物、寄生虫及其代谢产物、植物花粉和动物皮毛等,也可以是半抗原,如青霉素、磺胺等药物及染料、生漆和多糖等低分子物质。此外,还包括那些由于受微生物感染、电离辐射、烧伤等生物理化因素影响而使结构或组织发生改变的自身组织抗原和那些由于外伤或感染而释放的自身抗原。

(二) 机体的反应性

变应原可引起变态反应,但并非对人群中每一位个体均能引起过敏的作用。事实上,接触相同的变应原后,只有少数人发生过敏反应,通常临床上将这些人称为过敏体质的人。过敏体质具有遗传倾向,父母双方都是过敏体质,所生子女遗传过敏体质的概率为 70% ~ 80%;父母单方是过敏体质,所生子女遗传过敏体质约占 50%。

(三) Ⅰ型变态反应的发生机制

过敏体质者首先接触变应原(抗原)如药物、粉尘等后,体内产生大量的 IgE 抗体,这种亲细胞性抗体与体内的肥大细胞、嗜碱性粒细胞和嗜酸性粒细胞相结合,是集体致敏。当再次接触变应原时,则变应原与细胞上的 IgE 抗体相结合,并损伤该类细胞,使其释放大量的血管活性物质,如组胺、血清素、缓激肽及慢反应物质等,引起小血管扩张和通透性增加,平滑肌痉挛及腺体分泌增多。按变态反应所发生的部位不同,临床上可引起不同的疾病。若发生在皮肤黏膜处,则引起荨麻疹和各种皮炎;在呼吸道则引起咽喉部及声带充血水肿、过敏性鼻炎、支气管哮喘等;在消化道则引起过敏性肠胃炎;在全身小血管则引起过敏性休克。

二、临床表现

过敏性疾病从新生儿到老年人的各个年龄阶段都可能发生,往往具有明显的遗传倾向。过敏性疾病中,以速发型过敏反应比较常见,其主要类型有皮肤过敏反应、呼吸道过敏反应、消化道过敏反应及过敏性休克等,常见疾病有如下几种。

(一) 过敏性皮炎

1. 药疹　有些药物会引起皮肤过敏反应,主要表现为皮肤红斑、紫癜、水疱及表皮松解、瘙痒疼痛,有时还会伴随低热。皮疹消退后多无色素沉着。

2. 接触性皮炎 指皮肤接触某种物质(如首饰、表链、凉鞋、化妆品等)后,局部发生红斑、水肿、痒痛感,严重者可有水疱、蜕皮等现象出现。

3. 湿疹 局部或全身可见红斑、丘疹、水疱、糜烂、渗出、结痂、脱屑、色素沉着;剧烈瘙痒;有明显渗出。

4. 荨麻疹(风团、风疹块) 皮肤突然剧烈瘙痒或烧灼感;患处迅速出现大小不等、局限性块状水肿性风团,小到米粒,大至手掌大小,常见为指甲至硬币大小,略高于周围皮肤。

5. 皮肤划痕症皮肤瘙痒 用手抓后起一条条伤痕。

6. 食物过敏 牛奶、面粉类、玉米类、鸡蛋、糖、西红柿、马铃薯、巧克力、水果、牛肉、猪肉等食物都可能会引起过敏,食物过敏的表现可以是多种多样的,皮疹最为常见,多发生于脸部、口周的红斑,躯干部也较多见,瘙痒脱屑,并可有色素沉着,也有出现恶心、腹泻、腹痛的情况。

7. 环境因素引起过敏 花粉、霉菌、灰尘、树、烟草、烟雾、香水、汽油、油漆、杀虫剂、清洁剂、药物、宠物、地毯等可以引起过敏。

(二)过敏性鼻炎

过敏性鼻炎的典型症状主要有:①阵发性连续性的喷嚏,每次发作一般不少于5个,多时甚至达到十几个、几十个,打喷嚏的时间常以早起、夜晚入睡或随季节变换加重,严重的几乎每天都会发作几次;②喷嚏过后大量清水样的鼻涕;③鼻腔的堵塞,每次发作的轻重程度不一,可持续十几分钟或几十分钟不等。

(三)过敏性哮喘

过敏性哮喘多在幼年发病,患者常具有对某些物质过敏的特应性体质,如吸入冷空气、花粉、尘螨等;进食鱼虾、牛奶等;接触某些药物,如青霉素等。当这些变应原进入患者体内,便通过一系列反应,使肥大细胞或嗜碱性粒细胞释放致敏活性物质,作用于支气管,造成广泛小气道狭窄,发生喘憋症状,如不及时治疗,哮喘可以致命。

(四)过敏性紫癜

发病前1~3周往往有上呼吸道感染史,并且全身不适、疲倦乏力、发热和食欲缺乏等,继之出现皮肤紫癜,伴有关节痛、腹痛、血尿或黑便等,这些症状往往易误诊。

(五)过敏性休克

过敏性休克(anaphylaxis,anaphylactic shock)是外界某些抗原性物质进入已致敏的机体后,通过免疫机制在短时间内发生的一种强烈的多脏器累及综合征。过敏性休克的表现与程度依机体反应性、抗原进入量及途径等而有很大差别。通常都突然发生且很剧烈,若不及时处理,常可危及生命。

三、治 疗 措 施

(一)避免接触变应原

通过变应原检测技术准确找到变应原,明确变应原后,在日常生活中主动避免接触。

变应原是过敏发生的必要条件,离开了变应原就可以避免过敏的发生,这是一种有效的办法,但不是对所有的过敏患者都有用。有的人是一种变应原过敏,有的人变应原可能有几种;有的变应原是可以避开的,但有的变应原是很难避开的;而且很多变应原还是未知的,所以,远离变应原是一种很好的办法,但不是对所有患者都有用。

(二) 特异性免疫治疗(脱敏治疗)

明确了变应原后,使患者从小剂量开始接触变应原,剂量逐渐增加到维持剂量,继续使用足够的疗程,使患者机体的免疫系统产生免疫耐受,再次接触变应原时,过敏症状明显减轻或者不再发生。这种治疗方法是一种对因治疗,是可以阻断过敏性疾病自然进程的方法。

(三) 药物治疗

是一种对症治疗,可以较快地控制临床症状,但不能改变疾病的自然进程。常用的药物有以下两类。

1. 抗组胺类药物　如氯苯那敏、阿司咪唑、盐酸异丙嗪、氯雷他定等。抗组胺药物都有副作用,长期使用会使人嗜睡、疲倦、脑力迟钝。

2. 激素类药物　对过敏疾病的治疗效果非常明显,但副作用太大,不能常用,因此,只能在病情严重时暂时控制一下病情。常用激素会严重损伤肝、肾等内部器官,还会影响儿童的生长发育。

四、葡萄多酚与过敏性疾病

葡萄多酚(GSP)对过敏性疾病的改善作用主要通过以下几个方面实现。

1. 深入细胞　从根本上抑制致敏因子"组胺"的释放,提高细胞对变应原的耐受性。

2. 高效清除自由基　减少自由基对肥大细胞和嗜碱性粒细胞的细胞膜损伤,使得在较强变应原的刺激下,减少过敏介质的释放,从而起到抗炎、抗过敏作用。

3. 稳定皮肤血管组织　缓解荨麻疹、枯草热、过敏性鼻炎等各种过敏症状。

4. 有效调节机体免疫力　改善过敏体质。

(一) 葡萄籽原花青素与过敏性疾病

周丹阳等研究了葡萄籽原花青素抑制哮喘小鼠气道炎症及气道高反应性的作用。哮喘是一种由肥大细胞、嗜酸性粒细胞和 T 淋巴细胞等多种炎症细胞参与的,以气道慢性炎症和气道高反应性为主要特点的疾病。研究表明哮喘患者的气道炎症与体内高水平的 IgE 以及 Th2 细胞因子有关,IgE 与效应细胞膜上的受体结合,促使它们释放各种介质,引起气道高反应性、黏液分泌增加、血管增生等。哮喘的气道炎症与肺组织中诱导型一氧化氮合酶(iNOS)的活性增强、表达增多有关,而由后者诱导产生的过量一氧化氮(NO)在哮喘的病理改变(如炎症细胞浸润、气道高反应性、黏液分泌)及哮喘恶化中起重要作用。实验结果发现,哮喘组气道阻力、气道炎症、BALF 中细胞计数和嗜酸性粒细胞分类计数、IL-4、血清总 IgE 以及肺内 iNOS 蛋白表达明显增高,而支气管肺泡灌洗液(BALF)中 INF-γ 明显降低;与哮喘组相比,除 INF-γ 升高外,原花青素治疗组各项指标均降低。原花青素通过减少肺内 iNOS 的表达而减轻哮喘小鼠气道炎症和气道高反应性,具有潜在的临床应用前景。

Carini 等研究了葡萄籽原花青素在体外对人多形核白细胞氧化性突发呼吸和溶酶体酶释放是否有抑制作用,以确定 GSPE 的抗炎作用。研究中考察的 3 种溶酶体酶为骨髓过氧化物酶(MPO)、β-葡萄糖苷酸酶(B)及弹性蛋白酶(E)。结果表明,原花青素浓度相关性地抑制过氧化物的生成,IC_{50} 为 7.2μmol/L,浓度为 0.5 ~ 15μmol/L 时,抑制率为 10.3% ~ 87%,对照药儿茶素和槲皮素的 IC_{50} 分别为 33.3 和 42.4μmol/L。GSPE 抑制氮蓝四唑(NBT)还原的 IC_{50} 为 5.6μmol/L。上述结果及原花青素与过氧化物的反应速度常数($7.55×10^5$/mol·

s),表明 GSPE 抑制突发性呼吸的机制是直接清除过氧化物,而不是直接抑制与中性粒细胞膜结合的 NADPH 氧化酶。槲皮素对 NBT 还原的抑制作用很弱,IC_{50} 为 51.7μmol/L,并推测儿茶素与槲皮素有相同的作用机制。葡萄籽原花青素组织激活的中性粒细胞脱颗粒,从而避免髓过氧化物酶、β-葡萄糖苷酸酶和弹性蛋白酶从附着位点释放,对这 3 种酶释放的最低有效浓度分别为 0.5μmol/L、2μmol/L 和 2μmol/L,抑制率分别为 91.3%、82.5% 和 95.5%,IC_{50} 分别为 5.4μmol/L、7.2μmol/L 和 13.9μmol/L。槲皮素和儿茶素 30μmol/L 时,对髓过氧化物酶和弹性蛋白酶的抑制率为 50% ~ 60%,对 β-葡萄糖苷酸酶的抑制率为 25% ~ 30%。此外,GSPE 对释放出的 MPO 活性也有一定的抑制作用。

(二) 白藜芦醇与过敏性疾病

Tan 等的研究结果显示,低剂量的反式白藜芦醇(<100μmol/L)可以产生抑制人类嗜酸性粒细胞活化和脱颗粒的作用,减少过氧化物酶的释放,而对嗜酸性粒细胞的凋亡无明显促进作用,说明反式白藜芦醇对于治疗嗜酸性粒细胞相关的过敏性疾病有一定的作用。Cheong H 等研究了白藜芦醇对培养的肥大细胞(RBL-2H3)中 β-氨基己糖酶释放的抑制作用,结果显示,白藜芦醇能明显抑制 β-氨基己糖酶的释放,并呈剂量依赖性,其作用强于对照药物 DSSG 和酮替芬,与抗过敏成分槲皮素相当。

Lee 等研究了白藜芦醇对卵清蛋白(OVA)致敏小鼠的哮喘模型的作用,研究发现,白藜芦醇对哮喘动物模型中的多种参数如细胞因子释放、嗜酸性粒细胞增多、气道高反应性和黏液分泌增多等有明显的改善作用。白藜芦醇显著抑制血浆和 BALF 中辅助 T 细胞 2(Th2)细胞因子如 IL-4、IL-5 的增加,抑制嗜酸性粒细胞增多、气道高反应性和黏液分泌增多,其作用同对照用药地塞米松效果相似。

第三节　牙　齿　疾　病

牙齿疾病主要包括龋齿和牙龈炎,龋齿(dental caries)是一种由口腔中多种因素复合作用所导致的牙齿硬组织进行性病损,表现为无机质脱矿和有机质分解,随病程发展而从色泽改变到形成实质性病损的演变过程。龋齿是细菌性疾病,因此它可以继发牙髓炎和根尖周炎,甚至能引起牙槽骨和颌骨炎症。龋齿的继发感染可以形成病灶(focal infection),可导致关节炎、心骨膜炎、慢性肾炎和多种眼病等全身其他疾病。

龋齿是小儿常见的多发病,乳牙患龋率高峰约在 5 岁,恒牙患龋率约在 15 岁左右。根据上海市 1981 年的调查材料,在 15 059 名幼儿园儿童和中小学学生中,乳牙患龋人数为 8523 人,乳牙患龋率为 56.62%。4 岁时患龋率达 65.92%,9 岁为 83.57%。

据 1983 年北京地区对中小学生的调查,城郊区 7 岁儿童恒牙患龋率平均为 48.88%,12 岁为 67.29%,17 岁为 73.61%。一般农村较城市人口恒牙患龋率低。资料表明城市人口恒牙患龋率平均为 63.65%,平均龋牙数为 1.67 颗;农业人口患龋率为 55.67%,平均龋牙数 1.27 颗。龋齿应以保健预防为主。

一、病理生理机制

龋齿是多因素疾病,主要包括三方面:细菌、饮食、牙和唾液,三者相互关联,缺少任一方面都不能发生龋齿。当前学者们认为,唾液作为牙齿的外环境,是影响龋病的重要因素。

目前公认的龋病病因学说是四联因素学说,主要包括细菌口腔环境宿主和时间,其基本点为:致龋性食物(特别是蔗糖和精制碳水化合物)紧紧贴附于牙面由涎液蛋白形成的获得性膜上,在这种由牙齿表面解剖结构和生化、生物物理特点形成的不仅得以牢固地附着于牙面,而且可以在适宜温度下有足够的时间在菌斑深层产酸侵蚀牙齿,使之脱矿并进而破坏有机质,产生龋洞。

(一) 细菌

在龋齿发生和发展过程中,由于细菌在龋病发病中起着主导作用,因此,近年来国际上公认龋病是细菌病。致龋的细菌种类很多,最主要的是某些变形链球菌和乳酸杆菌。这些细菌与唾液中的黏蛋白和食物残屑混合在一起,牢固地黏附在牙齿表面和窝沟中。这种黏合物称为牙菌斑或菌斑(dental plaque)。菌斑中的大量细菌产酸,造成菌斑下面的釉质表面脱钙、溶解。临床调查证明口腔中菌斑多的儿童,其龋齿也多。

(二) 饮食

在龋齿形成过程中,饮食是细菌的重要作用物。食物中含有大量的碳水化合物和糖,这些物质既供给菌斑中细菌生活和活动能量,又通过细菌代谢作用使糖酵解产生有机酸,酸长期滞留在牙齿表面和窝沟中,使釉质脱矿破坏,继之某些细菌又使蛋白质溶解形成龋洞。致龋的糖类很多,最主要的是蔗糖。

在牙齿发育时期,营养决定牙齿组织的生化结构,钙化良好的牙齿抗龋性高。如果食物中含有的矿物盐类、主要维生素和微量元素,如钙、磷、维生素 B_1、维生素 D 和氟等不足,牙齿的抗龋性就低,造成龋齿发病的条件。乳牙在胎儿期即已发生、发育和钙化,母乳期的营养,对胎儿乳牙的发育虽然没有决定性影响,但加强母体营养仍对乳牙钙化有利。除非母体患严重代谢障碍病或遗传病,一般乳牙不易受到严重影响。

(三) 牙齿

牙齿的形态、结构和位置与龋齿发病有明显的关系。牙齿咬面的窝沟是发育过程中留下的缺陷,深窝沟内容易滞留细胞和食物残屑,而且不易清除掉,容易诱发龋齿。矿化不足,特别是钙化不足的牙齿,釉质和牙本质的致密度不高,抗龋性低,容易患龋齿。氟在牙齿矿化结构中的含量虽然很微少,但对增强牙齿的抗龋性很重要。牙齿中含适量氟就不易发生龋齿。乳牙和年轻恒牙的结构和钙化程度都还不够成熟,因此容易受致龋因素的影响,患龋率高。

唾液是牙齿的外环境,起着缓冲、洗涤、抗菌或抑菌等作用。量多而稀的唾液可以洗涤牙齿表面,减少细菌和食物残屑堆积。量少而稠的唾液易于滞留,助长菌斑形成和黏附在牙齿表面上。唾液的性质和成分影响其缓冲能力,也影响细菌的生活条件。

二、临　床　表　现

龋齿最容易发生在磨牙和双尖牙的咬面小窝、裂沟中,以及相邻牙齿的接触面。前者称为窝沟龋,后者称为邻面龋。儿童发生在牙颈部的龋齿极少,只在严重营养不良或某些全身性疾病使体质极度虚弱时才可见到。根据龋齿破坏的程度,临床可分为浅龋、中龋和深龋。

1. 浅龋　龋蚀破坏只在釉质内,初期表现为釉质出现褐色或黑褐色斑点或斑块,表面粗糙,继而形成表面破坏。邻面龋开始发生在接触面下方,窝沟龋则多开始在沟内,早期都不容易看到。只有发生在窝沟口时才可以看到,但儿童牙齿窝沟口处又容易有食物的色素沉着,医师检查不仔细也会误诊或漏诊。浅龋没有自觉症状。

2. 中龋　龋蚀已达到牙本质,形成牙本质浅层龋洞。患儿对冷水、冷气或甜、酸食物会感到牙齿酸痛,但刺激去掉以后,症状立即消失。这是牙本质对刺激感觉过敏的缘故。中龋及时得到治疗的效果良好。

3. 深龋　龋蚀已达到牙本质深层,接近牙髓,或已影响牙髓。患儿对冷、热、酸、甜都有痛感,特别对热敏感,一旦深龋去掉以后,疼痛仍持续一定时间才逐渐消失。这时多数需要作牙髓治疗以保存牙齿。

深龋未经治疗,则牙髓继发感染或牙髓坏死。细菌可以通过牙根到达根尖孔外,引起根尖周围炎症。可能形成病灶感染。牙冠若已大部破坏或只留残根时,应将其拔除。

三、治　疗　措　施

牙齿龋洞治疗称为龋洞充填术,俗称补牙。龋洞治疗的目的是终止龋坏的发展,恢复牙齿的外形,如牙尖和邻接点的重建;达到恢复牙齿的功能;同时保护了牙髓组织。

龋洞的治疗方法是根据龋坏的不同情况,分别采取龋坏组织磨除法、药物疗法、再矿化法、充填法和修复法等,临床上常用充填法修补龋洞缺损。

1. 药物治疗　适用于龋坏比较浅,还没有形成龋洞的初期龋。使用的药物是氨硝酸银。采用氨硝酸银棉球涂搽龋坏病变组织,一般反复涂搽1~2分钟,用热气吹拂、吹干后再重复1次,再吹干,以达到药物治疗龋病组织的目的。因为氨硝酸银是一种防腐杀菌性药物,具有防腐、收敛、杀菌及腐蚀作用。氨硝酸银棉球涂搽过的龋坏组织,一般使用丁香油或10%甲醛溶液棉球涂搽产生银黑色,并能形成蛋白银和还原银,沉积到牙本质小管内,堵塞牙本质小管,并导致牙本质小管内的细菌停止繁殖,最终达到阻止龋病发展的目的。药物疗法常常与龋坏组织磨除法结合治疗,效果更好。药物方法仅适用于后牙治疗,因为氨硝酸银可使牙齿染色,故不适用于前牙治疗。

2. 龋坏组织磨除法　适用于龋坏面积广泛,如整个咬合面龋坏以及牙釉质或牙本质层剥落,不能制成补牙洞型的牙齿。重点磨除过锐的牙尖、牙边缘和表层龋坏组织,达到阻止龋坏继续发展的目的。

3. 龋坏组织再矿化法　指的是通过人工配制钙、磷、氟化物的矿化液作用于牙齿,使牙齿病变区组织发生矿物化,也就是使矿化液中的钙、磷、氟化物渗透到牙齿病变区。这种能使病变区组织重新获得矿物质的过程,称为再矿化。龋坏组织再矿化方法适用于初期龋。具体方法是使用人工配制的矿化液含漱。临床上使用再矿化方法治疗初期龋,可使白垩色缩小或停止发展。再矿化疗法方法简单,效果好,没有痛苦而且安全。

4. 龋坏组织填充法　是治疗龋坏组织最常用的方法,适用于牙齿龋坏后能制作固位洞型的牙齿。利用补牙洞型将充填材料固定在牙齿上,恢复牙齿的缺损和功能,以保持牙齿外形,维护牙列的完整性。

龋洞治疗的原则是:彻底去除龋坏病变组织,尽可能多地保存牙体硬组织。也就是说,在防止龋病发展的基础上,去净龋坏组织,保留更多的牙齿组织。

5. 嵌体　用金属或其他材料制成与牙齿窝洞适合的修复体,镶嵌在洞内,称为嵌体;盖在合面的为盖嵌体。

四、葡萄多酚与牙齿疾病

(一) 葡萄籽原花青素与牙齿疾病

龋齿是由于口腔中的致龋齿菌所导致的,这种细菌能分解糖生成酸,从而把牙齿腐蚀,形成龋洞,暴露出里面的牙神经,使患者疼痛难忍。但是致龋菌只有依靠一种纤维蛋白复合物膜先附着在牙冠或牙面上后,才能发挥其致龋作用。葡萄籽原花青素(GSPE)可以结合在这种蛋白纤维上,阻止它们相互结合形成菌斑黏在牙齿上。这样,致龋菌就失去了"根据地",在口腔内唾液的冲洗下,不能长时间附着在牙上,也就不能分解糖生成酸去腐蚀牙齿了。GSPE还可以分解已经形成的并黏附在牙上的菌斑,使其脱落,因而可以使已经形成的龋洞不再进一步发展。

牙齿腐蚀和牙龈疾病还与食物中所含的自由基引起的炎症有关。OPC通过其抗炎、自由基清除功效及结缔组织保护作用,对牙齿及牙龈提供强烈的预防和治疗作用。

葡萄籽原花青素对龋齿菌(即变异链球菌)具有较强的抑制作用,$100\mu g/ml$ 时抑菌圈直径为 $10mm$,$250\mu g/ml$ 时为 $14mm$,$500\mu g/ml$ 时为 $20mm$。

Pavan 等的研究发现,GSPE 与氟化物联合使用可以增强 GSPE 对牙齿的保护作用,减少口腔酸性环境对牙基质的损伤,预防龋齿的产生。

葡萄籽原花青素除了可以降低外部细菌和酸性环境对牙齿的损害外,还可以通过改善牙齿表面釉质强度和生物结构来增强牙齿对损害因素的抵抗力。Bedran-Russo 等研究对比了经过葡萄籽原花青素和戊二醛(glutaraldehyde,GD)生物修饰过的牙本质在生物化学和生物力学特征上的改变。通过生物修饰提高硬组织结构(尤其是牙本质),为改善组织的生物化学和生物力学特征提供了一种全新的预防、治疗方法。这种改变可以通过测定药物和组织相互作用的程度、生物降解率、蛋白多糖交联、胶原纤维走向和环境因素对抗张力特性的影响来评价。实验结果显示,GSPE 具有最高的药物-组织相互作用度,表现出具有最高的变性温度,这种作用同 GSPE 的浓度无关;生物修饰过的牙本质基质经过 24 小时胶原酶消化后,生物降解率明显降低;经过 GSPE 处理后的样本中蛋白聚糖含量明显降低,而对照组和GD 处理组则无明显变化。经 GD 处理的样本抗张强度特征明显受牙本质胶原纤维走向的影响,GD 和 GSPE 生物修饰的样本在胶原酶处理后的抗张强度明显提高。牙基质的生物修饰不仅影响胶原的生物化学特征,还包含了蛋白聚糖的交联作用,牙基质同生物修饰物的相互交联提高了组织的预防和修复作用。

Carina 等研究了 GSPE 作为一种胶原交联剂对保持牙基质长期稳定的作用,实验中比较了多种原花青素提取物,包括葡萄籽(GSP),可可种子(CSE),酸果蔓(CRE),肉桂(CNE)和阿萨伊浆果(ACE)对牙基质的保护作用。结果表明,经过 GSP 和 CSE 处理后,可对牙基质产生长期的稳定保护作用,保持胶原机制的表观弹性模量的作用可长达 12 个月。

Vidhya 等对比了 GSPE 和抗氧化剂抗坏血酸钠对牙齿釉质抗剪切力强度的影响。在本实验中,将从人类牙齿表面提取出的牙釉质随机分配到以下几组:无抗氧化剂+38%过氧化氢的漂白剂,10%抗坏血酸钠处理+38%过氧化氢的漂白剂,5%葡萄籽原花青素处理+38%过氧化氢的漂白剂,空白对照组。实验结果显示:与空白对照组相比,经过 10%抗坏血酸钠和 5%葡萄籽原花青素预处理过的样本,经过漂白剂处理后的抗剪切力强度明显提高;在使用抗氧化剂组中,使用 5%葡萄籽原花青素后的样本抗剪切力强度又明显高于使用 10%抗坏血酸钠组。实验结果表明,GSPE 通过抗氧化作用可以明显降低漂白剂对牙釉质的损伤,起到了有效的保护作用。

(二) 白藜芦醇与牙齿疾病

Chae 等研究了牙齿畸形矫正后白藜芦醇对致炎细胞因子释放的抑制作用及其导致的牙齿移位。牙齿畸形矫正后,由于正畸力导致对牙周膜的慢性挤压,造成局部受压组织的缺氧,引起细胞内活性氧释放增多,IL-1β、IL-6、IL-8、TNF-α 及血管生长因子 VEGF mRNA 表达增加,最终造成牙齿移位。研究对使用正畸矫正器的大鼠应用白藜芦醇,发现用药后由于物理压迫导致的牙齿移位减轻,免疫组织化学染色显示 IL-1β、IL-6、IL-8、TNF-α 和 VEGF 的表达明显下降,表明白藜芦醇对下调由于压迫导致的牙周膜致炎细胞因子的释放,减轻牙齿移位有一定的作用。

第四节　骨 关 节 炎

骨关节炎(osteoarthritis,OA)又称骨关节病、退行性变关节炎、增生性关节炎、老年性关节炎等,是一种由于关节软骨退行性病变引起的关节疼痛和关节功能障碍(包括关节畸形)的中老年常见疾病。

骨关节炎的主要病理改变为软骨退行性变性和消失,以及关节边缘韧带附着处和软骨下骨质反应性增生形成骨赘,并由此引起关节疼痛、僵直畸形和功能障碍。该病在临床上可分为原发性和继发性两类。原发性骨关节炎系指随年龄老化而不和其他疾病相关的关节病变,继发性骨关节炎则由损伤、炎症、遗传及代谢、内分泌等疾病所引起。

骨关节炎可从 20 岁开始发病,但大多数无症状,一般不易发现。骨关节炎的患病率随着年龄增长而增加,女性比男性多见。据世界卫生组织统计,50 岁以上人群中,骨关节炎的发病率为 50% ;55 岁以上的人群中,发病率为 80% 。我国骨关节炎的发病情况约占总人口的 10% ,为 1 亿人左右。1990 年,我国只有 4000 多万骨关节炎患者,而 2000 年已达到 8000万。据 WHO 预测,到 2015 年中国骨病患者将达到 1.5 亿,中国将成为世界骨关节炎患病人数最多的国家之一。

一、病理生理机制

(一) 病因

根据有无局部和全身致病因素,将骨关节病(OA)分为原发性和继发性两大类。

原发性 OA 的病因尚不清楚,可能与高龄、女性、肥胖、职业性过度使用等因素有关。近年来研究发现,遗传也是影响 OA 发病的因素之一。

继发性 OA 常见病因如下。

(1) 机械性或解剖学异常:髋关节发育异常、股骨头骨骺滑脱、股骨颈异常、多发性骨骺发育不良、陈旧性骨折、半月板切除术后、关节置换术后、急慢性损伤。

(2) 炎症性关节疾患:化脓性关节炎、骨髓炎、结核性关节炎、类风湿关节炎、白塞病、Paget 病。

(3) 代谢异常:痛风、假性痛风、血色病、Gaucher 病、糖尿病、进行性肝豆状核变性、软骨钙质沉着症。

（4）内分泌异常：肢端肥大症、性激素异常、甲状旁腺功能亢进、甲状腺功能减退伴黏液性水肿、肾上腺皮质功能亢进。

（5）神经性缺陷：周围神经炎、脊髓空洞症、Charcot 关节病。

（二）发病机制

近年来，对 OA 发病机制的认识逐渐深入，关节软骨在长期活动磨损或创伤后，软骨中蛋白聚糖和胶原分子的浓度或分子量降低，失去黏弹性，丧失了对软骨的机械保护作用，加剧软骨磨损创伤，同时也促进软骨细胞合成和释放蛋白酶。该酶能促进软骨中的蛋白多糖和胶原分子降解，进而破坏自身软骨组织。软骨破坏释放的碎片刺激滑膜引起滑膜炎，炎性滑膜释放炎症介质进一步降解软骨，形成恶性循环。此外，软骨破坏释放的碎片刺激滑膜吞噬细胞的细胞膜，形成大量的氧自由基，引起进一步组织损伤。主要炎症介质有 IL-1，其次为 TNF。IL-1 和 TNF 促进硬蛋白酶和血浆酶原激活因子产生，促进软骨基质破坏和微晶体产生，加重关节滑膜炎症反应。此外，受累部位骨内压增高引起的动脉血流灌注减少也参与 OA 的发病。

二、临床表现

（一）症状

1. 疼痛　疼痛是该病的主要症状，也是导致功能障碍的主要原因。特点为隐匿发作、持续钝痛，多发生于活动以后，休息可以缓解。随着病情进展，关节活动可因疼痛而受限，甚至休息时也可发生疼痛。睡眠时因关节周围肌肉受损，对关节保护功能降低，不能和清醒时一样限制引起疼痛的活动，患者可能疼醒。

2. 晨僵和黏着感　晨僵提示滑膜炎的存在。但和类风湿关节炎不同，时间比较短暂，一般不超过 30 分钟。黏着感指关节静止一段时间后，开始活动时感到僵硬，如黏住一般，稍活动即可缓解。上述情况多见于老年人和下肢关节。

3. 其他症状　随着病情进展，可出现关节挛曲、不稳定、休息痛、负重时疼痛加重。由于关节表面吻合性差、肌肉痉挛和收缩、关节囊收缩以及骨刺等引起机械性闭锁，可发生功能障碍。

（二）体征

1. 关节肿胀　因局部骨性肥大或渗出性滑膜炎引起，可伴局部温度增高、积液和滑膜肥厚，严重者可见关节畸形、半脱位等。

2. 压痛和被动痛　受累关节局部可有压痛，尤其是伴滑膜渗出时。有时虽无压痛，但被动活动时可发生疼痛。

3. 关节活动弹响（骨摩擦音）　以膝关节多见。检查方法：患者坐位，检查者一手活动膝关节，另一手按在所查关节上，关节活动时可感到"咔嗒"声。可能为软骨缺失和关节欠光整所致。

4. 活动受限　由于骨赘、软骨丧失、关节周围肌肉痉挛以及关节破坏，可导致关节活动受限。

（三）受累关节

1. 手　手指关节的退行性变表现在远端指间关节的 Heberden 结节，好发于中指和示指，第一掌指关节的退行性变可引起腕关节桡侧部位的疼痛。Heberden 结节的发生与遗传及性别有关,女性多见,大多无明显疼痛,但可有活动不便和轻度麻木刺痛。

2. 膝　原发性骨关节炎影响膝关节最为常见。患者常诉关节有喀喇音,走路时感疼痛,休息后好转,久坐久站时觉关节僵硬,走动及放松肌肉可使僵硬感消失。症状时轻时重,甚至每天可有差别。关节肿大常由骨质增生,亦可由少量渗液所致,急性肿胀提示关节腔内出血。

3. 脊柱　在颈椎,钩椎关节边缘的骨赘可使颈神经根穿离椎间孔时受挤压而出现反复发作的颈局部疼痛,可放射至前臂和手指,且可有手指麻木及活动欠灵等。椎体后缘的骨赘可突向椎管而挤压脊髓,引起下肢继而上肢麻木、无力,甚至四肢瘫痪。椎动脉受压时可出现基底动脉供血不足的表现。胸椎的退行性变较少发生。在腰椎,腰4-5,腰5-骶1是最易发生椎间盘突出之处,主要症状为腰痛伴坐骨神经痛。脊柱的继发性骨关节炎多由于脊柱先天性畸形、侧凸、骨折和骨结核等引起。

4. 髋　髋关节的原发性骨关节炎在我国较为少见。继发性者常由股骨头或股骨颈骨折后缺血性坏死,或先天性髋脱位、类风湿关节炎等引起。临床表现主要为髋部疼痛,当病情发展严重时,髋关节屈曲内收,代偿性腰椎前凸,下背部疼痛,甚至不能行走。检查髋关节局部压痛,活动受限,"4"字试验阳性。

（四）特殊类型

1. 原发性全身性骨关节炎(primary generalized osteoarthritis)　常发生于绝经期妇女,有多数关节累及,常影响指关节和第一掌指关节,一般均有急性疼痛阶段,有时易与类风湿关节炎混淆,急性症状缓解后,关节功能保持。

2. 弥漫性原发性骨肥大症(diffuse idiopathic skeletal hyperostosis)　多见于老年男性,骨赘大量增生,有时融合在一起,临床症状不如X线表现严重,患者诉轻度疼痛和关节僵硬感,但能保持较好活动。X线诊断有3项标准:连续4个椎体前侧部位钙化或骨化;无严重的椎间盘病变;椎体边缘硬化;有时可见脊柱外钙化,尤其是鹰嘴突及跟骨部位可见大的骨刺。

3. 侵蚀性炎症性骨关节炎　好发于绝经期后妇女,主要侵犯手指间关节,偶尔亦累及掌指关节,表现为关节红、肿、热、痛、压痛等炎症表现,最终导致关节畸形与强直。X线检查可见关节间隙消失,骨赘和软骨硬化,骨受侵蚀,软骨下板塌陷,关节严重变形硬化。

三、治 疗 措 施

骨关节炎是骨关节生理性退化的表现,尚无逆转或中止该病进展的药物。治疗的目的是减轻疼痛,缓解症状,阻止和延缓疾病的发展,保护关节功能,以防残疾。一般采用综合治疗,包括患者教育、药物治疗、理疗及外科手术治疗。

（一）一般治疗

1. 宣传防病知识、保护关节　首先要让患者对该病有所认识,体育锻炼要循序渐进,防止关节过度运动和负重,避免关节机械性损伤。严重时应制动或石膏固定,以防畸形。减轻体重,使用把手、手杖以减轻受累关节负荷。与职业有关者,应调换工作。进行有关肌肉群的锻炼,可保持和改善关节活动,以增强关节的稳定性。

2. 物理疗法　热疗、水疗、红外线、超短波、电刺激等均可增强局部血液循环、缓解肌肉紧张,减轻疼痛等症状。牵引疗法对颈椎病神经根型患者效果较好,可以松弛肌肉,缓解疼痛,并能防止神经根相邻的组织形成粘连,但须在专科医生指导下进行。

3. 推拿和中药 祖国医学的推拿、针灸治疗在减轻骨关节炎症状方面有明显效果。中药贴剂可活血止痛,有时亦有良效,如镇骨驱风贴。

(二) 药物治疗

1. 改善症状的药物 镇痛药如对乙酰氨基酚有镇痛作用,但抗炎作用弱。非甾体抗炎药(nonsteroid anti-inflammatory drug,NSAID)有抗炎、止痛的特点,用药后可减轻关节疼痛,改善关节活动度。

2. 糖皮质激素 不宜全身用药,仅在对其他治疗无效,关节有急性炎症发作表现或有关节周围滑膜炎、肌肤炎等,可给予关节腔内或病变部位局部注射。不宜反复使用。同一部位两次注射间隔时间至少在3个月以上。

3. 使用软骨保护剂 可缓解症状,维持和恢复关节功能。如聚氨基葡萄糖(gly-cosami-noglycan)。

4. 黏弹性补充疗法(viscosupplementation) 是向关节腔内注射大分子量的透明质酸(hyaluronic acid,HA)溶液,减轻滑膜炎症,软骨破坏和改善关节功能,阻断局部病变的恶性循环。

(三) 外科治疗

根据病情,采用关节镜下关节冲洗、骨软骨移植、软骨细胞或间质干细胞移植。关节畸形严重者,可采取截骨矫形术,关节破坏、功能障碍严重者可行关节置换。

四、葡萄多酚与骨关节疾病

(一) 葡萄籽原花青素与骨关节病

葡萄籽原花青素具有强大的抗氧化应激、抗炎症反应及抗过敏作用,可以帮助治愈受损组织,缓解疼痛,对各种类型的关节炎效果显著。

由于氧化应激被认为是导致 OA 的一个病理性因素,Woo 等研究了天然抗氧化剂葡萄籽原花青素对单碘醋酸钠(MIA)引发的小鼠膝关节炎模型的作用。小鼠给予 MIA 注射 4 周后,每周给予 3 次口服 GSPE 100mg/kg 或 300mg/kg 或生理盐水,疼痛的程度通过动物行为学实验评价,关节损伤通过组织学和计算机断层扫描评价,基质金属蛋白酶-13(MMP-13)和硝基酪氨酸通过免疫组织化学的方法检测。经过 GSPE 治疗后的 MIA 关节炎模型,疼痛反应明显减轻,软骨细胞和黏蛋白的丢失明显减少,MMP-13、硝基酪氨酸、IL-1 和骨赘的形成明显减少,同时减少了 MIA 关节炎模型软骨下骨折的发生率。实验结果显示,GSPE 对 MIA 关节炎模型小鼠有很好的镇痛作用和减轻关节损伤的作用。

Cho 等则使用小鼠胶原诱发风湿性关节炎模型研究 GSPE 作为抗氧化剂对风湿性关节炎的治疗作用。实验动物给予腹腔注射 GSPE(10mg/kg、50mg/kg 或 100mg/kg)或生理盐水,通过耐酒石酸的酸性磷酸酶(TRAP)对炎症关节和 RANKL、M-CSF 培养的骨髓细胞染色,计数破骨细胞数量,使用羧基二氯二氢荧光素二乙酯测定细胞外过氧化氢的水平。结果表明,GSPE 可以显著减轻胶原诱发风湿性关节炎模型小鼠的病情严重程度,并且这种作用存在剂量依赖;GSPE 可以显著减轻炎症反应,减少炎症对骨和软骨的侵蚀,减少 TRAP 阳性破骨细胞的数量;此外,GSPE 可以显著减少滑液组织细胞中 TNF-α 和 IL-17 的含量,并且 GSPE 组动物血清中 II 型胶原特异性 IgG2α 和血清中 8-异前列烷的含量同对照组相比都有明显的降低。GSPE 在体外可以抑制破骨细胞的生成，减少过氧化氢的生成。

Cho 等的实验结果表明，GSPE 可以减轻胶原诱发的骨关节炎，Park 等对于 GSPE 的抗炎、抗自身免疫机制进行了进一步的研究。实验通过研究 GSPE 对小鼠和人类 CD4(+)T 细胞分化为 Th17 细胞和调节性 T 细胞亚型的调节作用来阐明 GSPE 治疗自身免疫性关节炎的机制。实验观察到 GSPE 可以减少关节和脾细胞 IL-17(+)CD4(+)Th17 细胞的生成，增加 CD4(+)CD25(+)Foxp3(+)调节性 T 细胞的生成；此外，GSPE 可以降低人类 CD4(+)T 细胞内 IL-21、IL-22、IL-26 和 IL-17 的合成；相反地，GSPE 增加人体内 Foxp3(+)调节性 T 细胞的数量。因此，GSPE 有可能通过调节炎症 T 细胞分化，对炎症性疾病和自身免疫性疾病包括风湿性关节炎起到治疗作用。

通过以上研究结果，可以说明 GSPE 可以通过减少氧化应激、抑制炎症反应和自身免疫反应，起到改善骨关节炎症状，减少骨质损伤的作用，使得 GSPE 有可能成为辅助治疗 OA 的一类新型药物。

（二）白藜芦醇与骨关节病

白藜芦醇可以通过抗炎、抗氧化、免疫抑制和调节细胞凋亡等几方面，对关节炎起到治疗作用。

类风湿关节炎是免疫介导的炎症性疾病，滑膜组织中的巨噬细胞、成纤维样滑膜细胞、T 细胞产生大量的前炎症性细胞因子如 TNF-α、IL-1 和 IL-6。TNF-α 是滑膜炎症反应的关键性细胞因子，可显著刺激 RA 患者滑膜细胞的增生，并可引起关节肿胀。IL-1 在软骨细胞的降解、退变过程中起到最重要的分解作用。IL-6 也是 RA 关节炎症中主要的炎症介质之一，主要诱导免疫球蛋白的产生及急性期蛋白的形成，增强 IL-1、TNF-α 的效应，放大对关节的损害作用。对角叉菜胶引起的大鼠炎症模型的研究发现，不论在炎症急性阶段还是慢性阶段，白藜芦醇均能明显减低大鼠脚掌水肿，其抗炎作用是由于抑制了前列腺素的合成。另有实验表明白藜芦醇对中性粒细胞的功能和 IL-6、IL-1β、TNF-α 等细胞因子的生成有较强的抑制作用。体外试验显示白藜芦醇能明显抑制脂多糖（LPS）诱导的小胶质细胞激活时所分泌的 NO 和 TNF-α 的量。饶慧等分别用 60mg/kg 和 120mg/kg 白藜芦醇给实验性骨关节炎兔灌胃，结果显示白藜芦醇可降低实验性关节炎模型动物血清中 IL-6 的浓度，其抑制作用与白藜芦醇的剂量呈明显正相关性。杜金烽等采用牛 Ⅱ 型胶原为免疫原，建立胶原诱导大鼠关节炎模型（CIA），分别以 10mg/kg、50mg/kg 和 100mg/kg 的白藜芦醇灌胃，结果显示高、中剂量白藜芦醇均可以缓解 CIA 大鼠炎症症状，并且高剂量白藜芦醇疗效强于白芍总苷。

RA 患者关节滑膜组织内环氧化酶 2（COX-2）、iNOS 过度表达，其诱导产物前列腺素 E_2（PGE_2）、NO 大量合成，造成血管扩张，滑液外渗，组织肿胀疼痛及关节软骨和骨的损伤。临床试验证明 COX-2 抑制剂有良好的镇痛作用。白藜芦醇能传递抗炎症作用，还可以抑制环氧化酶和过氧化氢酶的功能，从而具有免疫促进作用。国外有学者研究认为白藜芦醇能强烈抑制脂多糖激活的巨噬细胞生成 NOS，明显减低细胞胞质内 iNOS 蛋白和 mRNA 的水平，从而表现出其抗炎活性。白藜芦醇可以降低骨关节炎模型的兔关节液、血清、滑膜及软骨中的 NO 和 iNOS 的水平，调节 COX-2 在关节中的表达，进而起到关节炎的治疗作用。Surh 等研究发现，白藜芦醇能通过抑制 NF-κB 的活化，降低 COX-2 和 iNOS 的表达。有研究证实，白藜芦醇能通过在多个水平上对 PKC 从胞液到胞膜的转位和激活蛋白 1（AP-1）的抑制，达到对佛波酯（PMA）介导的 COX-2 转录激活。另有研究发现，白藜芦醇虽可抑制 COX-2 和前列腺素的表达,但是对 COX-1 却没有影响。NF-κB 是人类免疫应答中重要的调控因子,能被细胞因子、细菌、病毒、氧化物、紫外线等物质激活,激活后的转录因子能够编码许多细胞因子、细胞黏附分子、炎症酶等目的基因。研究发现,NF-κB 的过度表达与类风湿关节炎等许多疾病的免疫病理机制相关。已有证据证实,RA 中存在着 NF-κB 的过度持续激活,导致滑膜细胞的大量增生,炎症细胞因子如 TNF-α、IL-1β、IL-6、MMP-1、MMP-3、COX-2 和 LPS 的表达增加。使用 NF-κB 抑制剂可以显著减轻胶原诱导性关节炎小鼠的足趾肿胀度。Tas 等向 AA 大鼠关节腔内注射 NF-κB 激活抑制剂,结果显示 TNF-α、IL-1β 等致炎细胞因子水平显著下降,滑膜炎症和骨组织破坏减少,关节炎严重程度降低。这提示调节和控制它的活化,能够作为针对 RA 治疗的靶位。Elmali 等在兔膝关节腔内注射脂多糖诱导的实验性关节炎模型,成模后以 10mmol/kg 白藜芦醇向关节腔内注射 2 周,滑膜炎症减轻,软骨中基质蛋白多糖的损失降低,显著减少关节软骨破坏。白藜芦醇对 NF-κB 的抑制作用是多方面的。IKK(IκB kinase)复合体是 NF-κB 激活的重要蛋白激酶,白藜芦醇能抑制 IKK 的激活,进而阻断 NF-κB 的激活;白藜芦醇还可减少 p65 的磷酸化,使 NF-κB 转录失活;并且白藜芦醇还能够抑制多种炎症细胞因子(如 TNF-α)和炎症介质(如佛波酯、内毒素和过氧化氢)对 NF-κB 的激活。

　　T 细胞的活化在 RA 的发生发展过程中占有重要地位。T 细胞能促进新生血管和淋巴管的形成,刺激滑膜细胞增生及破骨细胞激活,引起骨侵蚀。于良等进行体外试验证实,白藜芦醇浓度>2.5mg/L 时,对人外周血 T 细胞增殖及淋巴细胞转换率有明显的抑制作用。白藜芦醇可抑制 DNA 合成过程中 DNA 多聚酶和核糖核苷酸还原酶的活性,从而抑制淋巴细胞的增殖和活化。白细胞介素 2(IL-2)是 T 细胞的主要生长因子,目前认为 IL-2 基因的转录是 T 细胞活化过程中的重要表现。Th1 与 Th2 细胞之间的动态平衡对维持机体正常的免疫功能起重要作用。Th1 细胞功能亢进可促进类风湿关节炎的发生,而白藜芦醇具有抑制 Th1 型细胞功能亢进的作用。其中 Th1 类炎症细胞因子如 IFN-γ、TNF-α 的过度表达被认为在 RA 的发病中起重要作用。俞瑜等认为,白藜芦醇可抑制多克隆刺激剂 PDB 和 Iono 共同刺激后的小鼠淋巴细胞增殖。进一步试验得出:以 50μmol/L 及 25μmol/L 的白藜芦醇作用于小鼠的淋巴细胞,能不同程度地抑制 IL-2 和 IFN-γ mRNA 的表达。

　　阻止骨和软骨的破坏也是治疗关节炎的重要靶点。动物体内实验表明,白藜芦醇能够明显改善手术所致的兔膝关节骨关节炎的病变,抑制关节软骨的损伤及软骨蛋白多糖基质的降解。在体外对患者关节软骨细胞的研究显示,与其可以促进肿瘤细胞凋亡的作用相反,白藜芦醇能对抗软骨细胞的凋亡,其可通过抑制 IL-1β 诱导的凋亡相关蛋白 caspase-3 的表达和抑制 DNA 修复酶 PARP 的裂解及对抗 IL-1β 所致的活性氧簇水平的上调。

　　Barkhardt 等发现,白藜芦醇能减轻铬离子和 H_2O_2 引起的 DNA 氧化损伤,指出这一保护作用与其直接清除自由基的能力有关,并呈剂量依赖关系。Hung 等研究证实白藜芦醇的抗氧化作用强于维生素 E 及维生素 C,并能清除自由基,尤其是羟自由基,使 DNA 免受损伤,还可通过抑制二硫化谷胱甘肽的形成,使谷胱甘肽处于还原状态,从而抑制自由基的形成,由此可以推测白藜芦醇可能对关节炎有一定的治疗效果。

参 考 文 献

[1] 王吉耀,廖二元,胡品津. 内科学. 北京:人民卫生出版社,2005.

［2］ Gehm BD,McAndrews JM,Chien PY,et al. Resveratrol,a polyphenolic compound found in grapes and wine,is an agonist for the estrogen receptor. Proc Natl Acad Sci USA,1997,94:14138-14143.

［3］ Yasuda H,Shima N. A novel molecular mechanism modulating osteoclast differentiation and function. Bone,1999,25:109-133.

［4］ 肖本熙,黄忆明.白藜芦醇对去卵巢大鼠骨密度的影响.营养学报,2005,27:510-513.

［5］ 王艳,汤旭磊.白藜芦醇对去卵巢大鼠股骨骨保护素及核因子κB受体活化子配体表达的影响.中国临床药理学与治疗学,2008,13:266-269.

［6］ Tatò L,Antoniazzi F,Zamboni G. Bone mass formation in childhood and risk of osteoporosis. Pediatr Med Chir,1996,18:373-375.

［7］ Recker RR,Davies KM,Hinders SM,et al. Bone gain in young adult women. JAMA,1992,268:2403-2408.

［8］ Ross JA,Kasum CM. Dietary flavonoids:bioavailability,metabolic effects,and safety. Annu Rev Nutr,2002,22:19-34.

［9］ Martini M,Formigli L,Tonelli P,et al. Effects of ipriflavone on perialveolar bone formation. Calcif Tissue Int,1998,63:312-319.

［10］ Kamitani Y,Maki K,Tofani I,et al. Effects of grape seed proanthocyanidins extract on mandibles in developing rats. Oral Dis,2004,10:27-31.

［11］ Kojima K,Maki K,Tofani I,et al. Effects of grape seed proanthocyanidins extract on rat mandibular condyle. J Musculoskelet Neuronal Interact,2004,4:301-307.

［12］ Gunjima M,Tofani I,Kojima Y,et al. Mechanical evaluation of effect of grape seed proanthocyanidins extract on debilitated mandibles in rats. Dent Mater J,2004,23:67-74.

［13］ Ishikawa M,Maki K,Tofani I,et al. Grape seed proanthocyanidins extract promotes bone formation in rat's mandibular condyle. Eur J Oral Sci,2005,113:47-52.

［14］ Bhat KP,Lantvit D,Christov K,et al. Estrogenic and antiestrogenic properties of resveratrol in mammary tumor models. Cancer Res,2001,61:7456-7463.

［15］ 涂平生,黄自为,曾颖,等.依普黄酮对绝经后妇女骨质疏松性骨折愈合的临床研究.中国药物与临床,2005,5:190-191.

［16］ Mizutani K,Ikeda K,Kawai Y,et al. Resveratrol stimulates the proliferation and differentiation of osteoblastic MC3T3-E1 Cells. Biochem Biophys Res Commun,1998,253:859-863.

［17］ 裴凌鹏.反式白藜芦醇对破骨细胞分化的影响.河南师范大学学报,2008,36:114-116.

［18］ Chang JK,Hsu YL,Teng IC,et al. Piceatannol stimulates osteoblast differentiation that may be mediated by increased bone morphogenetic protein2 production. Eur J Pharmacol,2006,551:1-9.

［19］ 周丹阳,曹琦,黄茂,等.原花青素抑制哮喘小鼠气道炎症及气道高反应性.南京医科大学学报,2011,31:5.

［20］ Carini M,Stefani R,Aldini G,et al. Procyanidins from Vitis vinifera seeds inhibit the respiratory burst of activated human neutrophils and lysosomal enzyme release. Planta Med,2001,67:714-717.

［21］ Tan Y,Lim LH. trans-Resveratrol,an extract of red wine,inhibits human eosinophil activation and degranulation. Br J Pharmacol,2008,155:995-1004.

［22］ Cheong H,Ryu SY,Kim KM. Anti-allergic action of resveratrol and related hydroxystilbenes. Planta Med,1999,65:266-268.

［23］ Lee M,Kim S,Kwon OK,et al. Anti-inflammatory and anti-asthmatic effects of resveratrol,a polyphenolic stilbene,in a mouse model of allergic asthma. Int Immunopharmacol,2009,9:418-424.

［24］ Pavan S,Xie Q,Hara AT,et al. Biomimetic approach for root caries prevention using a proanthocyanidin-rich agent. Caries Res,2011,45:443-447.

[25] Bedran-Russo AK,Castellan CS,Shinohara MS,et al. Characterization of biomodified dentin matrices for potential preventive and reparative therapies. Acta Biomater,2011,7:1735-1741.

[26] Castellan CS,Bedran-Russo AK,Karol S,et al. Long-term stability of dentin matrix following treatment with various natural collagen cross-linkers. J Mech Behav Biomed Mater,2011,4:1343-1350.

[27] Vidhya S,Srinivasulu S,Sujatha M,et al. Effect of grape seed extract on the bond strength of bleached enamel. Oper Dent,2011,36:433-438.

[28] Chae HS,Park HJ,Hwang HR,et al. The effect of antioxidants on the production of pro-inflammatory cytokines and orthodontic tooth movement. Mol Cells,2011,32:189-196.

[29] Woo YJ,Joo YB,Jung YO,et al. Grape seed proanthocyanidin extract ameliorates monosodium iodoacetate-induced osteoarthritis. Exp Mol Med,2011,43:561-570.

[30] Cho ML,Heo YJ,Park MK,et al. Grape seed proanthocyanidin extract (GSPE) attenuates collagen-induced arthritis. Immunol Lett,2009,124:102-110.

[31] Park MK,Park JS,Cho ML,et al. Grape seed proanthocyanidin extract (GSPE) differentially regulates Foxp3 (+) regulatory and IL-17(+) pathogenic T cell in autoimmune arthritis. Immunol Lett,2011,135:50-58.

[32] Jang M,Cai L,Udeani GO,et al. Cancer chemopreventive activity of resveratrol,a natural product derived from grapes. Science,1997,275:218-220.

[33] Aggarwal BB,Bhardwaj A,Aggarwal RS,et al. Role of resveratrol in prevention and therapy of cancer:preclinical and clinical studies. Anticancer Res,2004,24:2783-2840.

[34] 朴花子,张成镐,朴日龙.白藜芦醇对脂多糖诱导一氧化氮和肿瘤坏死因子生成的影响.中药药理与临床,2006,22:12-14.

[35] 饶慧,高洁生,高戈,等.白藜芦醇抑制兔实验性骨关节炎血清白介素-6 的研究.中南药学,2008,6:440-444.

[36] 杜金烽,李芬,田静,等.白藜芦醇对胶原诱导大鼠关节炎的抗炎作用研究.中华风湿病学杂志,2009,13:123-126.

[37] Surh YJ,Chun KS,Cha HH,et al. Molecular mechanisms underlying chemopreventive activities of anti-inflammatory phytochemicals:down-regulation of COX-2 and iNOS through suppression of NF-kappa B activation. Mutat Res,2001,480-481:243-268.

[38] Martinez J,Moreno JJ. Effect of resveratrol,a natural polyphenolic compound,on reactive oxygen species and prostaglandin production. Biochem Pharmacol,2000,59:865-870.

[39] Wen D,Nong Y,Morgan JG,et al. A selective small molecule IkappaB Kinase beta inhibit or blocks nuclear fact or kappaB-mediated inflammatory responses in human fibroblast-like synoviocytes,chondrocytes,and mast cells. Front Biosci,2005,10:2478-2488.

[40] Elmali N,Baysal O,Harma A,et al. Effects of resveratrol in inflammatory arthritis. Inflammation,2007,30:1-6.

[41] Elmali N,Esenkaya I,Harma A,et al. Effect of resveratrol in experimental osteoarthritis in rabbits. Inflamm Res,2005,54:158-162.

[42] Holmes-McNary M,Baldwin AS Jr. Chemopreventive properties of trans-resveratrol are associated with inhibition of activation of the IkappaB kinase. Cancer Res,2000,60:3477-3483.

[43] Weyand CM,Goronzy JJ. T-cell-targeted therapies in rheumatoid arthritis. Nat Clin Pract Rheumatol,2006,2:201-210.

[44] 于良,吴胜利,张梅,等.白藜芦醇及与环孢素 A 联用对人外周血 T 细胞免疫功能的影响.细胞与分子免疫学杂志,2003,19:549-551.

[45] 俞瑜,曾耀英,季煜华,等.白藜芦醇对小鼠 T 细胞活化、增殖及细胞因子分泌的影响.细胞与分子免

疫学杂志,2005,21:697-730.

［46］童敏,高戈,高洁生,等.白藜芦醇对骨关节炎模型兔关节液中一氧化氮水平的影响.新乡医学院学报,2007,24:49-52.

［47］Shakibaei M,John T,Seifarth C,et al. Resveratrol inhibits IL-1 beta-induced stimulation of caspase-3 and cleavage of PARP in human articular chondrocytes in vitro. Ann NY Acad Sci,2007,1095:554-563.

［48］Csaki C,Keshishzadeh N,Fischer K,et al. Regulation of inflammation signalling by resveratrol in human chondrocytes in vitro. Biochem Pharmacol,2008,75:677-687.

［49］Burkhardt S,Reiter RJ,Tan DX,et al. DNA oxidatively damaged by chromium(Ⅲ) and H_2O_2 is protected by the antioxidants melatonin,N(1)-acetyl-N(2)-formyl-5-methoxykynuramine,resveratrol and uric acid. Int J Biochem Cell Biol,2001,33:775-783.

［50］Creedon A,Cashman KD. The effect of calcium intake on bone composition and bone resorption in the young growing rat. Br J Nutr,2001,86:453-459.

第十八章　葡萄多酚与美容保健

葡萄素有"水果皇后"之美誉,其果实不仅味道鲜美,而且含有丰富的营养物质,是保健美容佳品。通常,葡萄浆果中除含有70%~85%的水分外,还含有1%~25%易于被人体吸收的葡萄糖和果糖,0.01%~0.1%的果胶,0.3%~1.5%的有机酸,0.3%~0.5%的各种矿物质,1%的白藜芦醇以及0.5%的多酚等多种营养物质。由于受气候条件、栽培方式、葡萄品种以及病菌侵染程度等多种因素的影响,不同营养物质在葡萄的皮、籽、核中分布不匀。如葡萄籽中富含油脂,该物质属于一种必需脂肪酸,具有柔软、保湿肌肤的功能。葡萄果肉中富含新陈代谢不可缺少的水溶性维生素B族、糖以及钙、磷、钾、镁等矿物质。葡萄皮中则含有白藜芦醇、类黄酮等多种营养物质。而葡萄籽、果肉、果皮以及果梗中均散布有葡萄多酚,其含量比例不一,以葡萄籽最高(65%~70%),葡萄皮和葡萄梗次之(25%~30%)。该类物质包括黄酮、单宁、香豆酸、儿茶素、花色素等多种成分,具有促进人体微血管循环、保护皮肤的胶原蛋白与弹性纤维、防止紫外线对皮肤的损伤、保护并增强皮肤组织的抵抗力等功能,使抗老化、抗皱、美白、保湿等过程同步完成,使肌肤拥有健康的光泽。

除可食用外,葡萄可入药,还可酿成美酒。葡萄酒以其独特的"性情"和"格调"吸引了众多的消费者。

第一节　葡萄酒与美容保健

葡萄酒是以新鲜葡萄或葡萄汁经发酵酿制而成的低酒精度数的饮料酒,具有丰富的营养价值。据调查统计表明,生活在盛产葡萄酒区域的人们,由于饮用葡萄酒的机会较多,平均寿命较长。而在葡萄种植园工作的农民,平均寿命可达90岁以上。法国的一项调查报告指出,每天饮用2~3杯干型葡萄酒尤其是干红,可以使心脏病、癌症的病死率降低49%,使老年痴呆症减少3/4,还可使65岁以上老人的衰老速度减缓80%。诚如法国著名科学家巴斯德所说:"葡萄酒是最健康、最卫生的饮料"。近年来,对葡萄酒中生理活性物质的研究引起了越来越多国家和地区的关注。

葡萄酒的化学成分很复杂,葡萄品种不同,葡萄酒的品种也就不同,其化学成分也有所不同,主要包含:①酒精(葡萄酒的酒精含量为10% vol~13% vol)、糖类、其他醇类、醛酮类、酯类、有机酸类;②含氮化合物:葡萄酒中有几十种氨基酸,且与人体血液中氨基酸的含量极为接近,因此又被称为"天然氨基酸";③维生素类:葡萄酒中富含维生素C、维生素B_1、维生素B_2、维生素B_6和维生素B_{12}等多种维生素;④无机盐类和多酚类物质:主要包括黄酮类、花色苷类、没食子酸类、鞣花酸等单体及其衍生物,以及花色素原、没食子丹宁、鞣花单宁等低聚或多聚的多酚类物质。研究表明,葡萄酒中的多酚类化合物能对抗或清除体内有害的氧自由基,从而起到抗氧化、延缓衰老的作用。

Maxwell 研究发现,饮用红葡萄酒后人体血液中的抗氧化能力开始上升,90 分钟后达到最大,抗氧化活性平均上升 15%;多酚类物质还可以通过抑制低密度脂蛋白(LDL)的氧化、抑制血小板的凝集、防治血栓形成等而起到预防心脑血管疾病的作用;同时葡萄酒中含量较丰富的多酚类物质之一——白藜芦醇可预防癌症、抑制癌症的进展。Roy SK 采用体内、体外两种胰腺癌模型研究,均发现白藜芦醇通过调控 ERK/Akt/FOXO 信号通路,抑制胰腺癌的进展。因此,葡萄酒中的酚类化合物乃健康长寿之源。

葡萄酒对美容养颜也有很好的作用。自古以来,红葡萄酒作为美容养颜的佳品,备受人们喜爱。早在元代,当时的宫廷医师忽思慧在《饮膳正要》中便提到葡萄酒能"益气调中",有"运气行滞,使百脉流畅"之功效。明代李时珍在《本草纲目》中明确指出:葡萄酒能"暖腰肾,驻颜色,耐寒"。清代《古今图书集成》中云:"葡萄酒治肌肤粗糙,容颜无华"。这些都表明葡萄酒有促进血液循环和美容养颜的功效。后经科学研究发现,葡萄酒中的多酚类物质即为可以延缓皮肤衰老的物质,多酚类物质可以抵消自由基的氧化作用,维持细胞膜及皮肤组织结构的完整,是一种天然的强大的抗氧化剂。其中白藜芦醇还可抑制酪氨酸酶的活性,减少黑色素的形成。原花青素和儿茶素能降低紫外线带来的伤害,还可抑制胶原蛋白分解酶的活性,防止胶原蛋白与弹力纤维受到破坏。此外,葡萄酒还可直接涂敷于面部和体表,具有抗皱洁肤、延缓皮肤衰老,使皮肤更加光泽、细腻,富有弹性的特殊功效。

因此,葡萄酒无论是外用还是饮用,都有润肤滋色、美容养颜、延缓皮肤衰老的功效。

第二节　葡萄多酚与美容

葡萄多酚(grape seed polyphenols,GSP)是葡萄籽、果肉、果皮以及果梗中多种成分组合起来的复合分子,主要包括类黄酮类物质、缩合单宁(即原花色素)、花色素苷类和酚酸类等4 大类。葡萄多酚类物质可以清除体内自由基,起到预防多种疾病、延缓衰老、护肤美容等保健作用。其中类黄酮和原花色素是较主要的种类,它们含量的多少在很大程度上可以决定总抗氧化能力的大小。

一、葡萄籽原花青素的美容作用

原花青素(proanthocyanidins,PC)是自然界中广泛存在的一大类多酚化合物的总称,是葡萄中最主要的多酚类物质。葡萄籽原花青素(GSPE)是由儿茶素、表儿茶素及其没食子酸酯共价相连组成的多聚体。研究表明 GSPE 具有有效清除自由基、抗氧化、抗辐射、抗炎、预防动脉粥样硬化和心脑血管疾病、抗肿瘤、改善视力等生物活性,并可通过清除自由基、抗氧化、抗辐射等发挥美容保健作用。Bagchi 等研究发现 GSPE 具有强抗氧化能力,其抗氧化效果是维生素 C 的 20 倍,维生素 E 的 50 倍。

(一)增加弹性、减少皱纹

皮肤属于结缔组织,其中所含有的胶原蛋白和硬弹性蛋白对皮肤的整个结构起重要作用。原花青素可以有效清除自由基,促使皮肤中胶原蛋白适度交联,阻止皮肤皱纹和囊泡的出现。原花青素还可阻断弹性蛋白酶的产生及降解弹性蛋白,协助机体保护胶原蛋白和改善皮肤的弹性;改善皮肤的健康循环,从而避免或减少皱纹的产生,防止皮肤松弛老化,使皮肤光滑、具有弹性。研究报道指出,低聚原花青素的分子配置对胶原质的稳定性最适合,对胶原纤维的弹性恢复、交联及稳定效果最好。体内研究结果亦证实原花青素注入幼兔皮肤后可束缚皮内弹性纤维，抑制胰蛋白酶水解弹性蛋白，使皮内周围的弹性蛋白大量重建。

（二）祛斑、美白肌肤

随着年龄的增长，人体肌肤受大量自由基的侵害，清除自由基抗氧化能力下降，在外界紫外线的损害下，长期积累会引起黑色素形成的增多，加速人体肌肤的衰老。原花青素可以抑制由于紫外线照射皮肤而引起的过氧化物生成，协助保护皮肤免受紫外线损害；也可以抑制酪氨酸酶的活性，将黑色素的邻苯二醌结构还原成酚型结构，使色素褪色；还可抑制因蛋白质氨基和核酸氨基发生的美拉德反应（Maillard reaction），从而抑制脂褐素、老年斑的形成。因此，原花青素具有防止黑化、增白皮肤、抗老化的作用。

Hughes-Formella 等通过口服原花青素对皮肤日晒损伤所致红斑大小的研究，证明口服 GSPE（100mg/d）、4 周后接受紫外线照射的皮肤与单纯接受紫外线照射的皮肤相比，日晒所致红斑直径显著缩小，表明原花青素对紫外线造成的急性光损伤具有较好的防护作用。Yuan 等通过对外用原花青素 30 分钟后接受紫外线照射皮肤中日晒伤细胞数量的研究也得出了相同的结论。因此原花青素具有防护紫外线照射的功能。

Cho 等通过采用原花青素对紫外线所致黑色素生成影响的研究发现，原花青素可明显抑制酪氨酸酶的活性及与黑色素生成相关的细胞因子酪氨酸酶相关蛋白（tyrosinase-related protein-1，TRP-1）、TRP-2、小眼畸形相关转录因子（microphthalmia-associated transcription factor，MITF）的表达，研究结果表明原花青素可减少紫外线照射引起的黑色素生成。

（三）保湿

自由基攻击细胞，使皮肤细胞的细胞膜受到破坏，细胞内水分大量流失，导致皮肤缺乏水分，干燥、脱屑，形成皱纹。而原花青素的多羟基结构使其在空气中极易吸湿，具有收敛性和保湿的作用。Hughes-Formella 等在研究原花青素对皮肤日晒损伤具有防护作用的同时，还发现原花青素处理组皮肤含水量较对照组也有明显提高。

（四）清除痤疮

痤疮是由于肌肤内脂质堆积和细菌的存在而引起的皮肤炎症反应。而炎症反应的形成与组胺的存在密切相关，组胺是由于体内嗜碱性粒细胞和肥大细胞受到自由基攻击，导致细胞膜破裂释放出来的致炎因子。原花青素可以有效清除自由基抗氧化、抗炎、抗过敏，从而减少组胺的释放和炎症反应的形成，达到治疗痤疮的效果，同时原花青素还有愈合瘢痕的作用，使皮肤变得光滑。

此外，原花青素还能增强细胞活力，促进细胞营养；减少皮肤干裂和皱纹，能有效修复皮肤组织，使皮肤富有弹性。

二、白藜芦醇的美容作用

白藜芦醇作为一种存在于植物中的天然抗氧化剂，主要通过清除或抑制自由基的生成，抑制脂质过氧化，调节与抗氧化相关的酶和细胞因子的活性等机制，发挥较强的抗氧化作用。研究已证实白藜芦醇的抗氧化作用要强于维生素 E 和维生素 C。

Yao 等在观察白藜芦醇对小鼠衰老现象影响的研究中发现，白藜芦醇处理组小鼠体内的血清超氧化物歧化酶（SOD）的含量升高，血清丙二醛（MDA）的含量降低。MDA 作为脂质过氧化反应的代谢产物，其含量变化间接反映了组织中氧自由基含量及细胞损伤的程度。

SOD 是体内非常重要的氧自由基清除剂,能保护细胞免受损伤,其活力的高低间接反映机体清除氧自由基的能力。研究结果表明白藜芦醇能够抵抗由自由基及其代谢产物引起的脂质过氧化而导致的机体老化,提高机体免疫力,延缓组织损伤,具有一定的抗衰老作用。Wang 等在观察白藜芦醇对衰老小鼠 H_2O_2 含量和 ATP 酶活力影响的试验研究中发现,白藜芦醇能减少皮肤组织中 H_2O_2 的含量和提高 ATP 酶的活力,得出了同样的结论,白藜芦醇具有延缓皮肤自然衰老的作用。

与原花青素祛斑、美白皮肤的功能相似,白藜芦醇也可以抑制由于紫外线照射皮肤而引起的过氧化物生成的增多,协助保护皮肤免受紫外线损害。Nichols 在研究中发现,白藜芦醇通过清除氧自由基抗氧化、抗炎、免疫抑制、修复 DNA 损伤等途径,达到缓解紫外线照射造成的皮肤损伤,抑制黑色素生成的疗效。

此外,研究还发现白藜芦醇能抑制脂肪酸合成酶的活性,抑制脂肪酸和甘油三酯的合成,并且能诱导脂肪细胞的凋亡,最终造成组织中脂肪含量减少,达到预防和消除赘肉组织,瘦身塑形的效果。Lagouge 研究发现,白藜芦醇处理 9 周后能防止高脂喂养引起的大鼠肥胖症。

第三节　葡萄多酚在化妆品和保健品中的应用

由于年龄、紫外线辐射、饮食、环境等因素,人的皮肤逐渐趋于衰老。目前研究认为皮肤衰老主要包括自然老化和光老化两类。关于其成因有多种学说,如遗传学说、免疫学说、自由基学说等,其中自由基学说越来越得到人们的认同。自由基学说认为,随着年龄增长所产生的皮肤变化是由自由基的副作用所产生的。正常情况下,机体内自由基的产生与消失处于动态平衡状态,而当机体衰老时,机体内清除自由基的能力出现急性或慢性减弱,过剩的自由基就会对构成组织细胞的生物大分子化学结构发生破坏性反应,从而损伤正常组织形态和功能的完整性。

近年来,具有抗衰老、美白等功效的天然化妆品正逐步为消费者所信赖。天然化妆品中的活性成分主要来源于植物、动物和微生物,其中植物活性成分的应用最为广泛,它已成功应用于护肤、美白、抗衰老等领域。葡萄多酚是一大类可广泛存在于植物体内的复杂多元酚类化合物,具有独特的化学和生理活性,在护肤品中可起到多重作用,例如保湿、美白、防晒、抗氧化及延缓衰老等,因而对多种因素造成的皮肤老化皱纹和色素沉着均有独到的功效。

一、葡萄籽原花青素在化妆品中的应用

原花青素一直享有"皮肤维生素"和"口服化妆品"的美誉,原花青素的多羟基结构使其具有特殊的抗氧化活性和清除自由基的能力,为其在化妆品领域的应用开辟了广阔前景。近 10 年来,原花青素在欧美、日本等地区和国家的保健品、化妆品领域得到了广泛应用。

原花青素是一种很强的抗氧化剂,相比于维生素类,其抗氧化能力要高 20 ~ 50 倍。同时,它可以通过中和反应消除或抑制脂质过氧化产生的自由基,延缓皮肤衰老。原花青素可以维持胶原蛋白的完整,使皮肤不会过早产生皱纹,保持肌肤饱满并富有光泽。同时原花青素还可防护皮肤减少紫外线损伤,淡化皮肤色斑和美白皮肤。并且低聚原花青素在 280nm 处有较强的紫外吸收特性,这些特征使低聚原花青素在防晒美白化妆品中占有重要地位。

原花青素亲水性的多羟基结构使皮肤保湿细腻。

　　目前,美国已开发出含低聚原花青素的 Dermaopc 产品,具有预防皮肤皱纹、延缓衰老、保护皮肤健康循环的功效。意大利的 Indena 公司用了 5 年时间研制成功了以磷脂(天然磷脂或合成磷脂)为载体的功能化妆品 Phytosome。此产品含5%银杏原花青素二聚体,可用于防护紫外线引起的皮肤损害。18 名由于紫外线照射而出现皮肤炎症和红斑的受试者已证明该化妆品可抗炎、改善微循环,有较好的防护紫外线损害作用。日本于 1990 年研制出了含1%低聚原花青素的可使皮肤亮洁的油性化妆品,此产品可抑制酪氨酸酶的活性,淡化色斑,美白皮肤。日本还研制开发出维生素 C 和维生素 E-原花青素复合型美白奶液,用于美白皮肤和保护水分。美国在 1998 年也专利开发了含有 60% 低聚原花青素提取物的防晒剂,保护肌肤减少紫外线损害。Chihara 等在 1994 年研制开发了含有葡萄籽原花青素的保湿乳液,此产品主要功效即为防止皮肤因失水造成的干燥、干裂和皱纹,提高了皮肤的保湿营养能力。目前,在我国的化妆品市场上也存在一些葡萄多酚类的化妆品,如葡萄籽面膜、葡萄籽保湿卸妆乳、葡萄籽洁面乳、葡萄籽抗氧化润肤露、葡萄籽润发精华、葡萄籽润唇膏、葡萄籽抗氧化精华油等,产品种类多样,各具有不同的美容功效。

　　在国内市场上,还存在各种品牌的原花青素胶囊和原花青素片剂,这些产品都是以原花青素为主要功效成分来发挥美容和保健作用的。

二、白藜芦醇在化妆品和保健品中的应用

　　白藜芦醇在 1998 年被列为"100 种最热门的有效抗衰老物质"之一。白藜芦醇具有较为全面的有益于人体健康的生物药理活性,被广泛应用于医药、保健品、化妆品和食品等领域,白藜芦醇制品越来越多地被消费者认识和接受。在日本已将植物中提取的白藜芦醇作为一种食品;在美国把白藜芦醇作为一种膳食补充剂;在我国也有将含白藜芦醇的植物提取物制成具有降脂、抗癌、美容、减肥的胶囊,还有用其配制出对心血管疾病具有良好预防作用的白藜芦醇保健佐餐酒。由于白藜芦醇具有极强的清除自由基、抗氧化、抗衰老的作用,所以,在开发具有抗氧化作用的化妆品方面,有较大的上升空间和市场应用潜力。目前,我国已研发出以白藜芦醇植物提取物为原料而制成的降脂、美容和减肥效果的白藜芦醇胶囊。

　　与传统化妆品相比,从植物中提取出来的天然物质更容易被皮肤吸收,疗效明显,针对性强,且具有不易在体内沉积,长期使用无副作用或副作用较小的优点。因此,具有抗衰老、美白保湿功效的葡萄多酚类纯天然化妆品正逐步为消费者所信赖。在未来的产品应用中,应更为全面地发挥葡萄皮、籽中各成分的美容保健作用,开发出功效更为全面、效果更好的葡萄类化妆品和保健产品,促进葡萄相关产业和化妆品、保健品产业的共同发展。

参 考 文 献

[1] Maxwell S,Cruickshank A,Thorpe G. Red wine and antioxidant activity in serum. Lancet,1994,344:193-194.

[2] Maxwell S,Thorpe G. Impact of red wine on antioxidant status in vivo. Eur Heart J,2000,21,1482-1483.

[3] Roy SK,Chen Q,Fu J,et al. Resveratrol inhibits growth of orthotopic pancreatic tumors through activation of FOXO transcription factors.PLoS One,2011,6:e25166.

[4] Bagchi D,Garg A,Krohn RL,et al. Oxygen free radical scavenging abilities of vitamins C and E,and a grape seed proanthocyanidin extract in vitro. Res Commun Mol Pathol Pharmacol,1997,95,179-189.

［5］ Hughes-Formella B,Wunderlich O,Williams R. Anti-inflammatory and skin-hydrating properties of a dietary supplement and topical formulations containing oligomeric proanthocyanidins. Skin Pharmacol Physiol,2007, 20:43-49.

［6］ Yuan XY,Liu W,Hao JC,et al. Topical Grape Seed Proanthocyandin Extract Reduces Sunburn Cells and Mutant p53 Positive Epidermal Cell Formation,and Prevents Depletion of Langerhans Cells in an Acute Sunburn Model. Photomed Laser Surg,2011 Nov 21［Epub ahead of print］.

［7］ Cho HS,Kwak DH,Choi IS,et al. Inhibitory effect of proanthocyanidin on ultraviolet B irradiation-induced melanogenesis. J Toxicol Environ Health A,2009,72:1475-1483.

［8］ Nichols JA,Katiyar SK. Skin photoprotection by natural polyphenols:anti-inflammatory,antioxidant and DNA repair mechanisms. Arch Dermatol Res,2010,302:71-83.

［9］ Afaq F,Katiyar SK. Polyphenols:Skin Photoprotection and Inhibition of Photocarcinogenesis. Mini Rev Med Chem,2011 Oct 28［Epub ahead of print］.

［10］ Vander Spuy WJ,Pretorius E. Is the use of resveratrol in the treatment and prevention of obesity premature? Nutri Res Rev,2009,22:111-117.

［11］ Rayalam S,Yang JY,Ambati S,et al Resveratrol induces apoptosis and inhibits adipogenesis in 3T3 adipocytes. Phytother Res,2008,22:1367-1371.

［12］ Rivera J,Moron R,Zarzuelo A,et al Long-term resveratrol administration reduced metabolic disturbances and lowers blood pressure in obese Zucker rats. Biochem Pharmacol,2008,77:1053-1063.

［13］ 范恩国,韩丽娟,白玉华. 保健美容佳果——葡萄. 植物杂志,2002,17.

［14］ 王晨,房经贵,刘洪,等. 葡萄与葡萄酒的营养成分. 江苏林业科技,2009,36:38-40.

［15］ 陈玉庆. 葡萄酒的营养与保健. 酿酒科技,2005,106-108.

［16］ 邱冬梅. 葡萄酒的营养与保健功能. 中国食物与营养,2001,55.

［17］ 刘树文,李华,房玉林. 葡萄酒的营养与保健. 1999,4-6.

［18］ 李光宇,彭丽萍. 葡萄酒中主要的多酚类化合物及其作用. 酿酒,2007,34:60-61.

［19］ 席学莉,吴广黔. 红酒的功效. 酿酒科技,2008,115-117.

［20］ 凌关庭. 红葡萄酒及其衍生制品的生理功能. 江苏食品与发酵,2000,33-35.

［21］ 刘文忠,奚德智,刘欠欠,等. 葡萄多酚的保健作用及其在酿酒葡萄成熟度判定中的应用. 中国酿造, 2008,1-6.

［22］ 孙丽华,江月仙,王巧懿. 天然抗氧化剂原花青素的保健功能及其应用. 食品研究与开发,2004,25: 109-112.

［23］ 吴嘉慧,袁春龙,宋洋波. 葡萄籽功能性成分及其应用. 日用化学工业,2011,41:216-222.

［24］ 万本屹,李宏,董海洲. 葡萄籽原花青素提取及其应用研究进展. 粮食与油脂,2002,43-45.

［25］ 暴悦梅,佟永薇,章勤学. 葡萄籽中原花青素的研究. 食品研究与开发,2010,31:185-186.

［26］ 孙传范. 原花青素的研究进展. 食品与机械,2010,26:146-148.

［27］ 林海,王宫,吴华嵩. 养颜胶囊祛斑作用的人体试食研究. 福建中医学院学报,2005,15:23-24.

［28］ 魏彦锋,胡文效,渊辛华. 葡萄籽提取物原花青素功能及其应用. 中外葡萄与葡萄酒,2005,64-65.

［29］ 段玉清,谢笔钧. 原花青素在化妆品领域的研究与开发现状. 香料香精化妆品,2002,23-26.

［30］ 高薪,王峥,王超,等. 植物提取物在化妆品中的应用. 吉林农业,2011,318-319.

［31］ 张参战,李志洲. 植物多酚在化妆品中的应用机理及开发. 安康师专学报,2004,16:87-89.

［32］ 车景俊,李明,金哲雄. 植物多酚作为护肤因子在化妆品领域的研究进展. 黑龙江医药,2006,19: 97-99.

［33］ 黄溢彬,何庭玉,陈俊涛. 葡萄籽中原花青素在老年人专用护肤霜中的应用. 广东化工,2010,37: 43-44.

［34］ 齐继成.植物多酚的开发应用前景.中国医药技术与市场,2007,7:31-34.

［35］ 周福成,周艳琴,郭婷婷,等.白藜芦醇的研究进展.中国医药导报,2009,6:11-13.

［36］ 王培,吴景东,张惠淑.白藜芦醇对自然衰老小鼠 H_2O_2 含量和 ATP 酶活力影响的实验研究.中国美容医学,2010,19:63-64.

［37］ 程丽英,刘树兴.白藜芦醇研究现状与应用展望.食品研究与开发,2005,26:25-27.

［38］ 王长本,李良琼,孟凡萍.白藜芦醇抗衰老作用的实验研究.现代生物医学进展,2009,19:2451-2453.

［39］ 姚煜,田涛,南克俊.白藜芦醇抗衰老免疫机制的研究.中药材,2006,29:464-467.

［40］ 郜海燕,于震宇,陈杭君,等.白藜芦醇功能和作用机理研究进展.中国食品学报,2006,6:411-415.

［41］ 向敏,匡晓东,杨勇,等.白藜芦醇及其药理保健功能的研究.中国食品添加剂,2004,16-20.

［42］ 张效莉,吴景东.白藜芦醇抗衰老研究现状.辽宁中医药大学学报,2010,(11)12:138-139.

附　录
（高海青教授课题组的
部分实验结果图片）

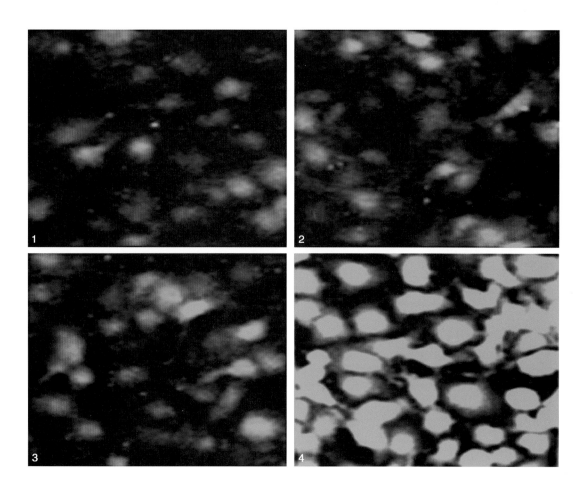

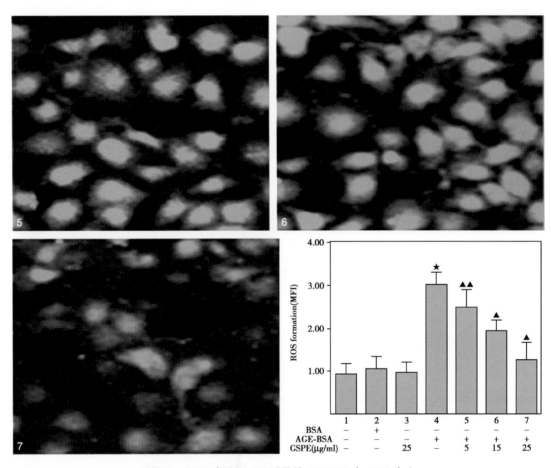

附图 1　GSPE 抑制 AGE 诱导的 HUVEC 内 ROS 产生

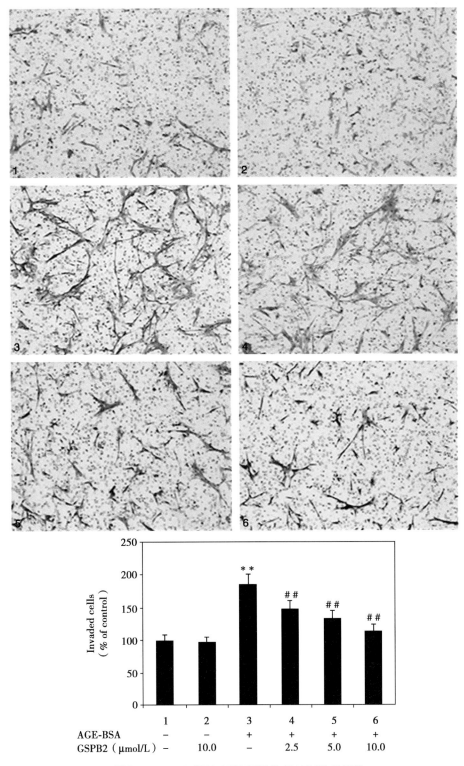

附图 **2**　**GSPB2 抑制 AGE 诱导的 HASMC 的迁移**

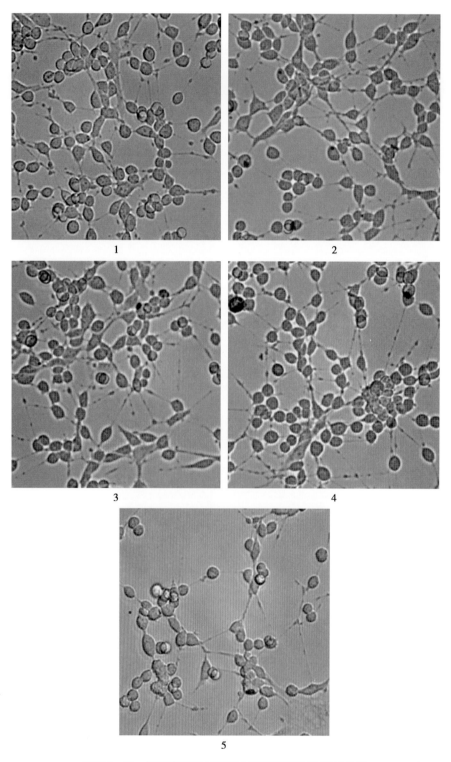

附图3　Res 抑制高糖诱导的肾小球系膜细胞的增殖作用

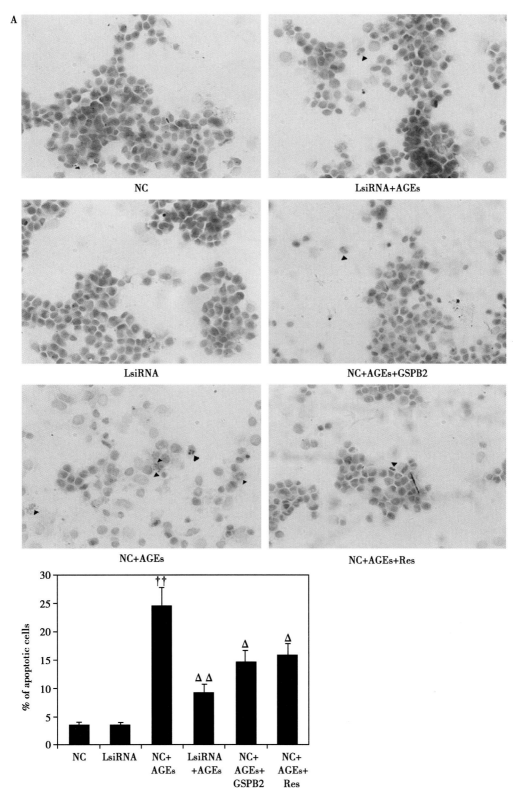

附图4　A:GSPB2 和 Res 对 AGE 诱导的 HUVEC 细胞凋亡的影响

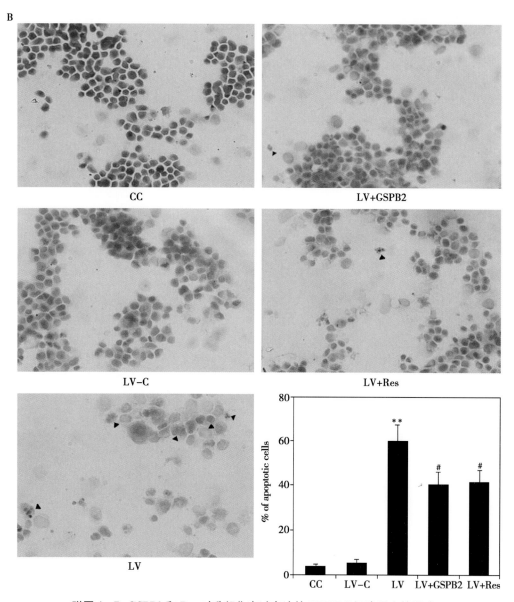

附图 4   B：GSPB2 和 Res 对乳凝集素过表达的 HUVEC 细胞凋亡的影响

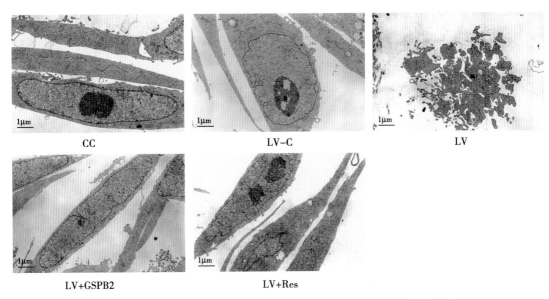

CC

LV−C

LV

LV+GSPB2

LV+Res

附图 5 GSPB2 和 Res 对乳凝集素过表达的 HUVEC 超微结构的影响

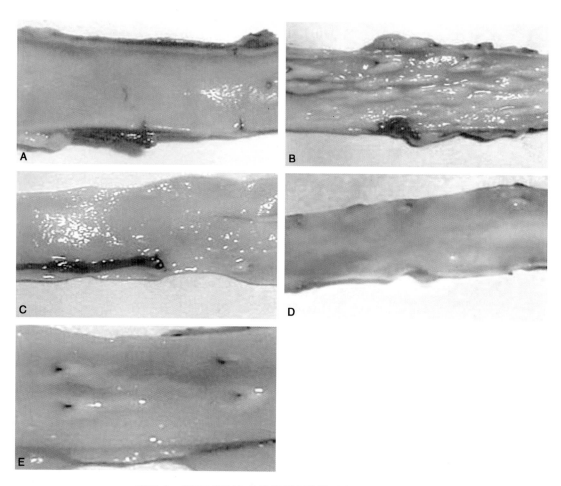

附图6 GSPE 抑制兔动脉粥样硬化模型主动脉斑块形成

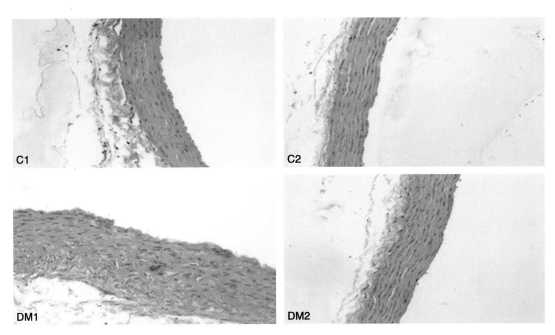

附图7 GSPE 抑制 STZ 诱导的糖尿病大鼠主动脉血管重构

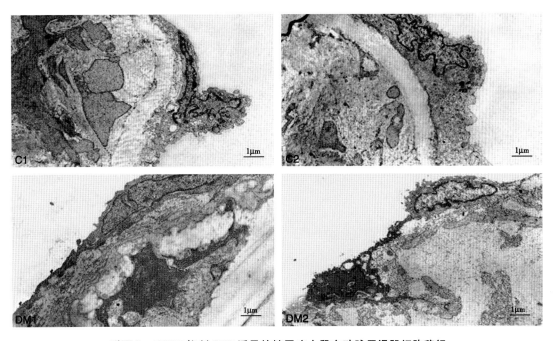

附图8 GSPE 抑制 STZ 诱导的糖尿病大鼠主动脉平滑肌细胞移行

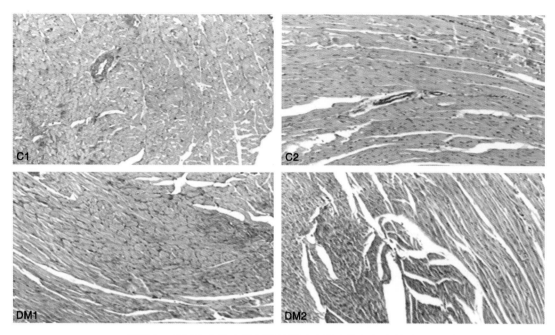

附图 9　GSPE 对 STZ 诱导的糖尿病大鼠心肌组织保护作用

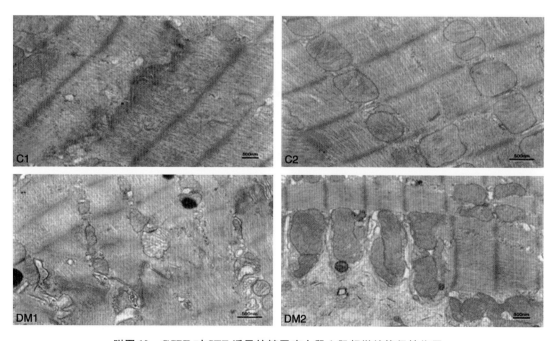

附图 10　GSPE 对 STZ 诱导的糖尿病大鼠心肌超微结构保护作用

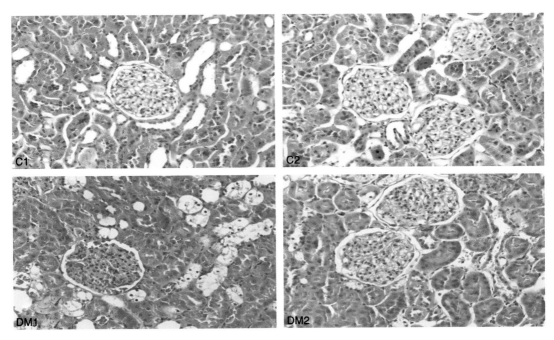

附图 11 GSPE 对 STZ 诱导的糖尿病大鼠肾脏组织保护作用

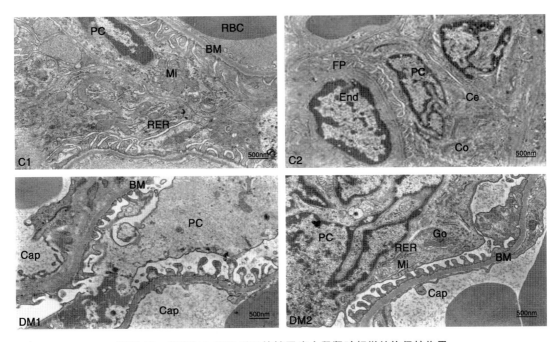

附图 12 GSPE 对 STZ 诱导的糖尿病大鼠肾脏超微结构保护作用

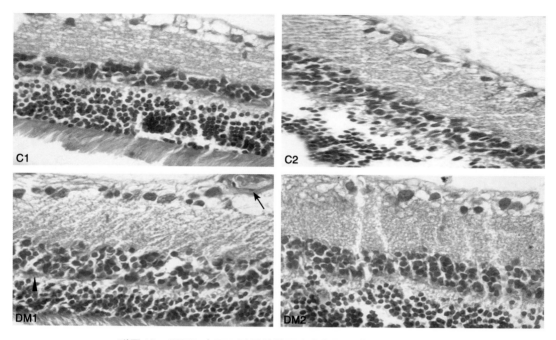

附图 13　GSPE 对 STZ 诱导的糖尿病大鼠视网膜组织保护作用

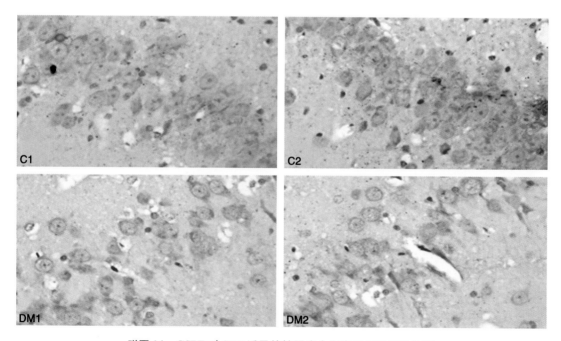

附图 14　GSPE 对 STZ 诱导的糖尿病大鼠海马组织保护作用

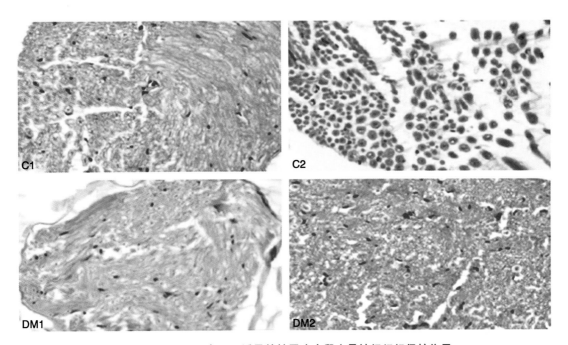

附图15　GSPE 对 STZ 诱导的糖尿病大鼠坐骨神经组织保护作用

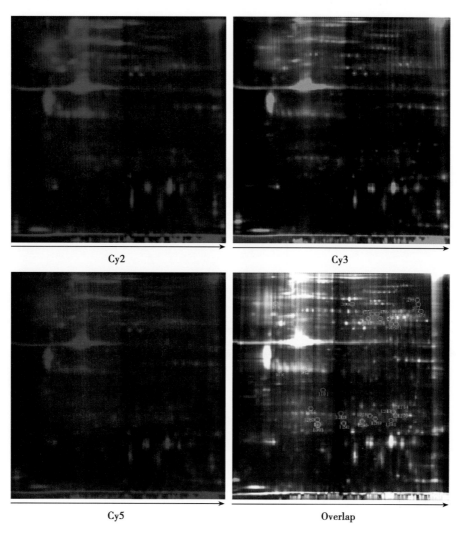

附图16　GSPE 对 STZ 诱导的糖尿病大鼠主动脉组织的 2D-DIGE 图谱

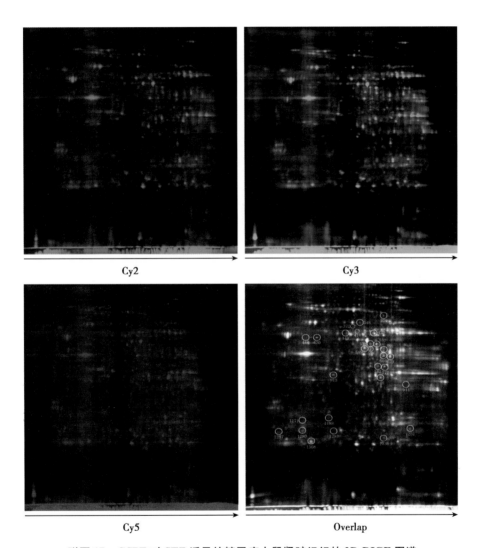

附图 17　GSPE 对 STZ 诱导的糖尿病大鼠肾脏组织的 2D-DIGE 图谱

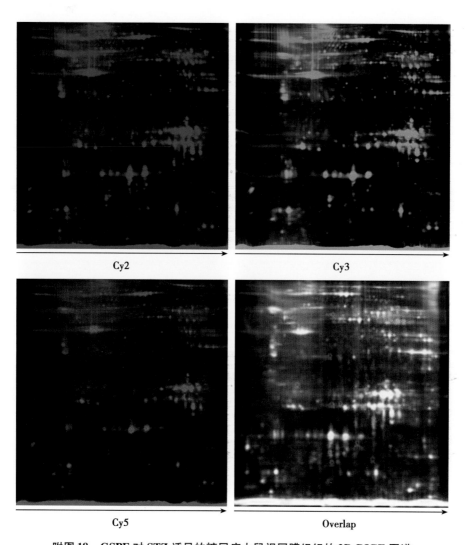

附图 18 GSPE 对 STZ 诱导的糖尿病大鼠视网膜组织的 2D-DIGE 图谱

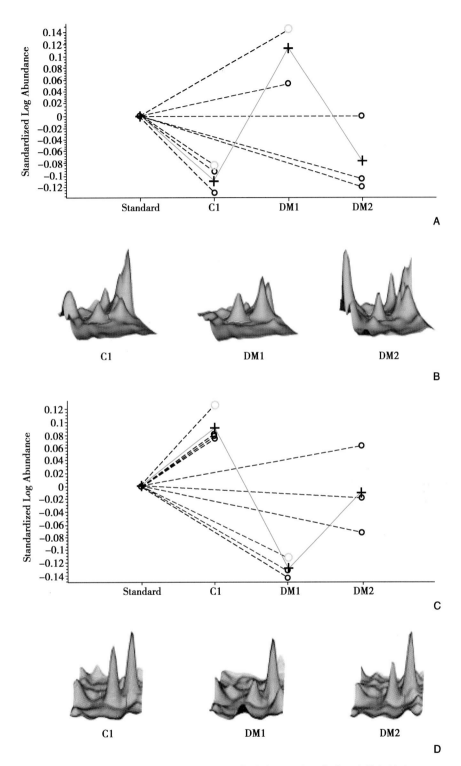

附图 19 GSPE 对 STZ 诱导的糖尿病大鼠主动脉组织差异表达蛋白的折线和 3D 图

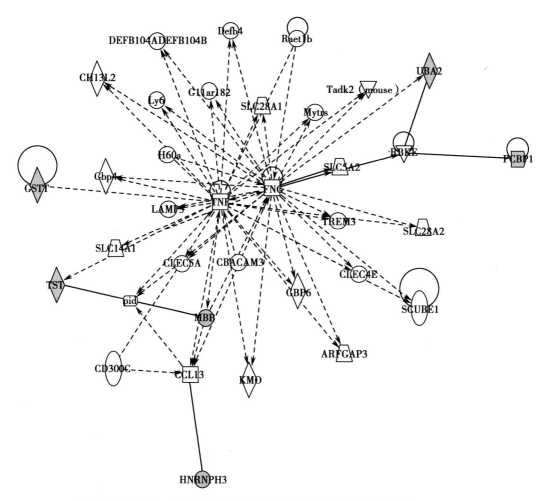

附图 20   GSPB2 对 db/db 小鼠干预后主动脉组织差异表达蛋白的 IPA 分析图